Verhandlungsbericht der Deutschen Gesellschaft für Urologie

33. Tagung
21. bis 24. Oktober 1981, Köln

Tagungsleitung
K. F. Albrecht, Wuppertal

Redigiert durch den zweiten Schriftführer
der Deutschen Gesellschaft für Urologie
J. Kaufmann, Hamburg

Mit 310 Abbildungen und 197 Tabellen

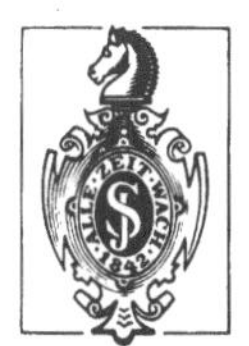

Springer-Verlag
Berlin Heidelberg New York 1982

Prof. Dr. K. F. Albrecht
Direktor der Urolog. Klinik im Klinikum Barmen, Heusnerstraße 40, D-5600 Wuppertal 2

Prof. Dr. J. Kaufmann
Chefarzt der Urolog. Abt. des Allgem. Krankenhauses Altona, Paul-Ehrlich-Straße 1, D-2000 Hamburg 50

ISBN-13:978-3-540-11514-4   e-ISBN-13:978-3-642-81831-8
DOI: 10.1007/978-3-642-81831-8

CIP-Kurztitelaufnahme der Deutschen Bibliothek
Deutsche Gesellschaft für Urologie:
Verhandlungsbericht der Deutschen Gesellschaft für Urologie: Tagung. – Berlin, Heidelberg, New York:
Springer.
33. 1981. 21. bis 24. Oktober 1981, Köln. – 1982.
ISBN-13:978-3-540-11514-4

Verantwortlich für den Anzeigenteil: H. Hüttig, Kurfürstendamm 237, D-1000 Berlin 15
2122/3321–543210

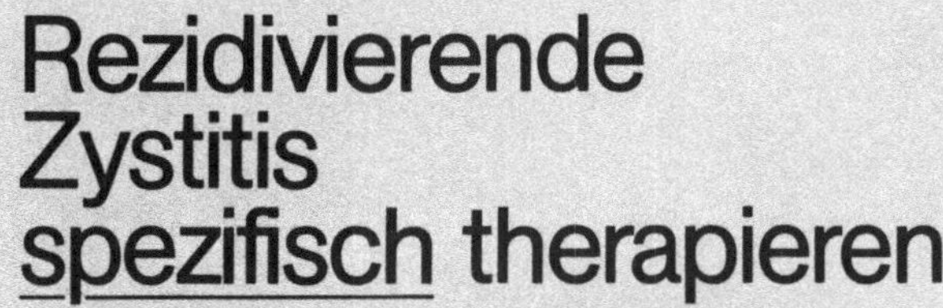

Rezidivierende
Zystitis
spezifisch therapieren

1. Rasche Schmerz- und Keimfreiheit durch
hochdosierte Kurztherapie: 7–10 Tage

Furadantin® retard

2. Verhinderung von Reinfektionen durch
niedrigdosierte Langzeitprophylaxe:
mindestens 3 Monate

Furadantin® RP

Kalenderpackung
OP 84 Kapseln (3 × 28)

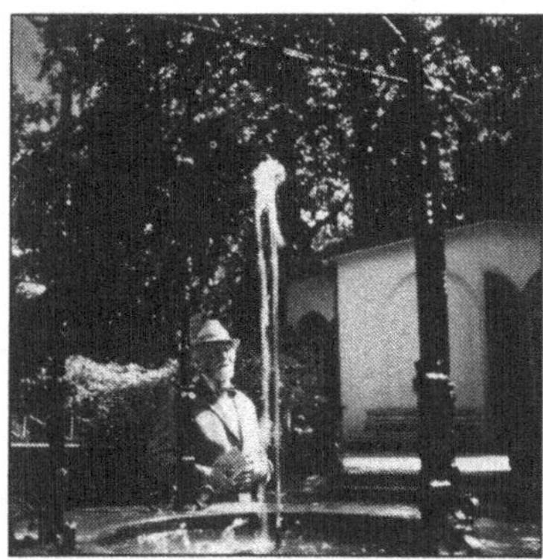

Das prostata- spezifische* Sitosterin Harzol®

✱ Das im Harzol enthaltene ß-Sitosterin hat seinen Ursprung in der afrikanischen Hypoxis rooperi. Für die Wirkung des Harzol auf das Prostata-Adenom ist nach vorliegenden Untersuchungen auch der ß-Sitosterin-Anteil von Bedeutung, der natürlicherweise in glykosidischer Bindung vorliegt.

Zusammensetzung: 1 Kapsel enthält 10 mg β-Sitosterin. **Anwendungsgebiet:** Prostata-Adenom. **Gegenanzeigen:** sind bisher nicht bekannt. **Nebenwirkungen:** In seltenen Fällen Magenunbekömmlichkeit.

Dosierung und Anwendungsweise: Initialtherapie: Im allgemeinen 3mal täglich 2 Kapseln. Langzeittherapie: Im allgemeinen 3mal täglich 1 Kapsel. Die Kapseln sollen mit etwas Flüssigkeit nach den Mahlzeiten eingenommen werden. **Darreichungsform, Packungsgrößen und Preise:** OP mit 60 Kapseln DM 23,49; OP mit 120 Kapseln DM 39,40; OP mit 360 Kapseln DM 103,17.   Stand: Jan. 1982

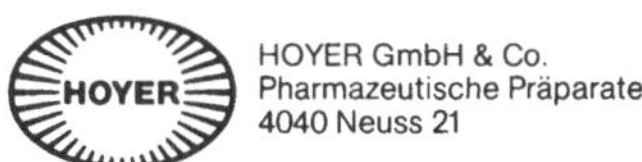

HOYER GmbH & Co.
Pharmazeutische Präparate
4040 Neuss 21

A3

Traumatologie des Urogenitaltraktes

Von H.U. Braedel, S. Chlepas, G. Durben, W. Lutzeyer, H. Melchior
P. Rathert, A. Sigel, O. Trentz
Herausgeber: W. Lutzeyer

1981. Etwa 360 Seiten.
(Handbuch der Urologie, Band 14)
Gebunden DM 220,–; approx. US$ 100.00
Vorbestellpreis/Subskriptionspreis
Gebunden DM 176,–; approx. US$ 80.00
ISBN 3-540-05143-0
(Der Vorbestellpreis gilt nach Erscheinen weiter als Subskriptions-
preis bei Verpflichtung zur Abnahme aller Bände des Handbuchs)

Inhaltsübersicht: Verletzungen der Niere. – Spezielle radiologische
Untersuchungsverfahren bei Nierenverletzungen. – Stumpfe, nicht
penetrierende Verletzungen des Harnleiters. – Verletzungen der
Harnröhre und der Harnblase. – Verletzungen der Genitalorgane. –
Polytrauma. Unter besonderer Berücksichtigung des Urogenitaltrak-
tes. – Sachregister.

Durch die Zunahme von Verkehrsunfällen, Massenkatastrophen und
Sportunfällen gewinnt die Traumatologie des Urogenitaltraktes immer mehr an Bedeutung. Differenzierte diagnostische Maßnahmen
ermöglichen, einzeln oder in Kombination, die sofortige oder auch
verzögerte Versorgung der verschiedenen Organe des Urogenitaltraktes, angefangen von den Nieren und den Nierengefäßen über
Harnleiter, Blase und äußere Genitale.
Dieses Werk stellt die neuesten wissenschaftlichen und praktisch-
klinischen Erfahrungen kritisch dar. Dabei kommen den einzelnen
Kapiteln die großen persönlichen Erfahrungen der Autoren zugute.
Neue Gesichtspunkte des Pathomechanismus mit Rückwirkung auf
Art und Schwere des Traumas werden aufgezeigt. Relative Seltenheit der Harnleiterverletzung im Gegensatz zur Häufigkeit von Bla-
senverletzungen und Verletzungen der hinteren Harnröhre ergeben
sich aus den großen und modernen Statistiken. Verletzungen der
äußeren Genitale wie Hoden und Nebenhoden sind nicht nur vom
psychologischen, sondern auch vom versicherungsrechtlichen
Aspekt her wichtig.
Daher ist dieses Werk für Urologen, Unfallchirurgen und Allgemein-
chirurgen, aber auch Kinderchirurgen und Pädiater eine unerläßliche
Informationsquelle.

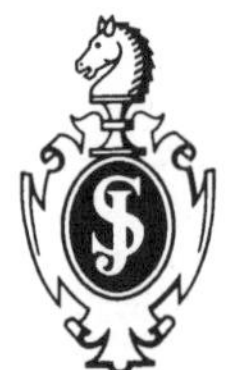

Springer-Verlag Berlin Heidelberg New York

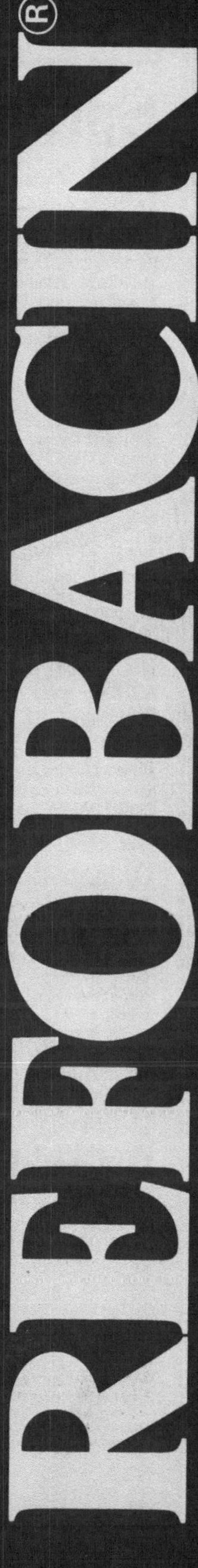
REFOBACIN®

L-Methionin-GRY

Tabletten

<u>Zur Harnansäuerung</u>

- zur Hemmung des Bakterien-Wachstums

- zur Vermeidung von Steinbildungen
  (Struvit-Apatit-Brushit-Steine)

- zur Optimierung
  der Wirkung von Antibiotika

Zusammensetzung: 1 Tablette enthält 500 mg L-Methionin. **Indikationen:** 1. In der Urologie: Als harnansäuernde Substanz a) zur Verbesserung der Steinlöslichkeit bzw. Verzögerung der Steinkristallisation b) Hemmung des Bakterien-Wachstums c) Steigerung der Wirkung von Antibiotika. 2. In der Nephrologie: Behandlung chron. niereninsuffizienter Patienten a) Senkung der Produktion des Urämietoxins Guanidinbernsteinsäure b) Behebung des Aminosäurendefizits. 3. In der Toxikologie: Behandlung der Paracetamol-Vergiftung. **Kontraindikationen:** Schwere metabolische Acidose. Schwere Leberinsuffizienz. Uratsteindiathese. **Hinweis:** Bei acidose-gefährdeten Patienten sollte die langfristige Behandlung mit L-Methionin unter regelmäßiger Kontrolle des Säuren-Basen-Haushaltes im Blut erfolgen. **Dosierung:** Im allgemeinen genügen 3 x 1–2 Tabletten pro Tag. In besonderen Fällen kann bei nicht acidose-gefährdeten Patienten diese Dosierung erheblich überschritten werden (bis zu 10 g L-Methionin pro Tag). Bei Paracetamol-Vergiftung sollten alle 4 Stunden 5 Tabletten bis zu einer Gesamtdosis von 20 Tabletten gegeben werden. Die Tabletten können bei bewußtlosen Patienten nach vorheriger Zerkleinerung auch durch eine Magensonde zugeführt werden. Die erste L-Methionin-Gabe sollte möglichst innerhalb von 10 Stunden nach Vergiftungsbeginn erfolgen! **Handelsformen:** Originalpackung mit 90 Tabletten.

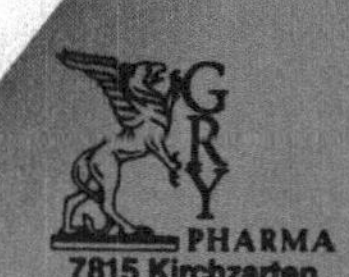

Disturbances in Male Fertility

By K. Bandhauer; G. Bartsch; A. Eshkol; J. Frick; M. Glezerman; J.B. Kerr;
D.M. de Kretser; B. Lunenfeld; W. Pöldinger; H.P. Rohr; F. Scharfetter;
P.D. Temple-Smith

Editors: K. Bandhauer; J. Frick

1982. 153 figures. Approx. 500 pages.
Cloth DM 290,-; approx. US $ 135.00
Republication price/Subscriåption price DM 232,-; approx. US $ 108.00
(Handbuch der Urologie/Encyclopedia of Urology, Volume 16)
ISBN 3-540-05279-8
The subscription price is applicable on orders for the complete set of volumes.
The Republication price is valid until publication date.

Contents: Anatomical and Functional Aspects of the Male Reproductive
Organs. – Quantitative Morphology of the Prostata and Epididymis. – Etiology
of Fertility Disturbances in Man. – Male Fertility Disorders History and
Clinical Examination. – Semen Analysis. – Testicular Biopsy. – Radiology
Investigation of Male Fertility Disorders. – Endocrine Evaluation of Male
Fertility Disorders. – Neurology of Male Fertility Disorders. – Immunologic
Causes of Male Fertility Disorders. – Treatment of Male Infertility. – Operative
Therapy of Male Infertility. – Artificial Insemination and Semen Preservation.
– Male Contraception. – Impotence. – Functional Sexual Disorders in the
Male. – Male Climacterie? – Subject Index.

This volume provides urologists, andrologists, gynecologists, dermatologists,
and internists with a modern, comprehensive description of the diagnosis and
treatment of male infertility.

Central to the presentation is a consideration of the questions relevant to
clinical practice. The book also lays the foundation for an understanding of the
causes of male infertility with its detailed account of the anatomy, physiology,
pathophysiology, and function of the testes and other glandular organs in the
male reproductive tract. The major conceptual determinant is, however, the
complex of problems involved in male fertility disorders, ranging from
morphologic changes and endocrinologic, genetic, immunologic and vascular
disturbances, to external and psychosomatic factors.

The contributors to this volume – each of them al leading specialist in his
field – base their discussions on the current morphologic and functional know-
ledge of the various organs in the male reproductive apparatus. Together they
cover the following topics:

- etiology of fertility disturbances in men
- clinical aspects of semen analysis
- testicular biopsy
- radiologic examination of male infertility disorders
- endocrinologic and neurologic causes of male infertility
- immunologic problems in diagnosis and treatment
- artificial insemination and semen preservation
- impotence, the male climacteric, and functional sexual disorders.

This sythesis of morphology and function, of the principles of spermiogenesis
and the various factors affecting sperm formation and maturation, as well as of
the most important developments in basic research and their clinical implica-
tions set **Disturbances in Male Fertility** apart from all others in the field. The
book includes a critical evaluation of the relevant literature as well as a
comprehensive bibliography.

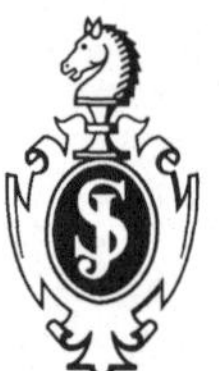

Springer-Verlag
Berlin
Heidelberg
New York

1959/5/1

Springer Chirurgie/Urologie

Eine Auswahl

I. Klempa
Hyperparathyreoidismus
Chirurgische Therapie
Unter Mitarbeit von P. Röttger, M. Schneider
1981. 96 zum Teil farbige Abbildungen, 16 Tabellen. VIII, 144 Seiten
Gebunden DM 124,–
ISBN 3-540-10750-9

W. Mauermayer
Transurethrale Operationen
Mit Beiträgen von F. Flachenecker, R. Hartung, G. H. Schlund,
W. Schütz
1981. 240 Abbildungen, 14 Farbtafeln. XXVI, 524 Seiten
(Allgemeine und spezielle Operationslehre, Band 8, 3., völlig neu-
bearbeitete Auflage, Teil 1)
Gebunden DM 480,–
Vorbestellpreis/Subskriptionspreis
Gebunden DM 384,–
(Der Vorbestellpreis gilt nach Erscheinen weiter als Subskriptions-
preis bei Verpflichtung zur Abnahme aller Bände des Handbuchs)
ISBN 3-540-10957-9

Transplantationschirugie
Herausgeber: R. Pichlmayr
Bearbeitet von zahlreichen Fachwissenschaftlern
1981. 208 zum Teil farbige Abbildungen. XXXI, 1121 Seiten
(Allgemeine und spezielle Operationslehre, Band 3)
Gebunden DM 790,–
Vorbestellpreis/Subskriptionspreis gültig bei Abnahme des Gesamt-
werkes: Gebunden DM 632,–
ISBN 3-540-10605-7

Traumatologie des Urogenitaltraktes
Von H. U. Braedel, S. Chlepas, G. Durben, W. Lutzeyer, H. Melchior,
P. Rathert, A. Sigel, O. Trentz
Herausgeber: W. Lutzeyer
1981. Etwa 360 Seiten (Handbuch der Urologie, Band 14)
Gebunden DM 220,–
Vorbestellpreis/Subskriptionspreis:
Gebunden DM 176,–
(Der Vorbestellpreis gilt nach Erscheinen weiter als Subskriptions-
preis bei Verpflichtung zur Abnahme aller Bände des Handbuchs)
ISBN 3-540-05143-0

S. N. Chatterjee
Manual of Renal Transplantation
With contributions by numerous experts
1979. 55 figures, 22 tables. XV, 190 pages
Cloth DM 69,–
ISBN 3-540-90337-2

A. T. K. Cockett, K. Koshiba
Manual of Urologic Surgery
Illustrated by I. Takamoto
1979. 532 color illustrations. XVIII, 284 pages
(Comprehensive Manuals of Surgical Specialties)
Cloth DM 249,–
ISBN 3-540-90423-9

Idiopathic Hydronephrosis
Editors: P. H. O'Reilly, J. A. Gosling
1982. 87 figures, approx. 14 tables. Approx. 152 pages
Cloth DM 65,–
ISBN 3-540-10937-4

G. P. Marzoli, S. Vesentini
Warren's Operation
With the cooperation of F. Frasson, G. Fugazzola, G. Mangiante,
R. Maso
1981. Approx. 45 figures. Approx. 90 pages
Cloth DM 86,–
ISBN 3-540-10785-1

Renal and Adrenal Tumors
Pathology, Radiology, Ultrasonography, Therapy, Immunology
Editor: E. Löhr
With contributions by numerous experts
Translated in Part from the German by H.-U. Eickenberg
1979. 208 figures (14 in color) in 344 separate illustrations, 42 tables.
XVIII, 372 pages
Cloth DM 198,–
ISBN 3-540-09192-0
Distribution rights for Japan: Maruzen Co. Ltd., Tokyo

L. N. Pyrah
Renal Calculus
Foreword by D. Innes Williams
1979. 55 figures, 27 tables. XIV, 370 pages
Cloth DM 96,–
ISBN 3-540-09080-0

The Ureter
Editor: H. Bergman
With 52 Contributors
2nd edition. 1981. 760 figures. XVII, 780 pages
Cloth DM 173,–
ISBN 3-540-90561-8

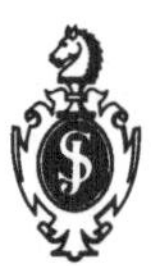

Springer-Verlag Berlin Heidelberg New York

2070/5/1

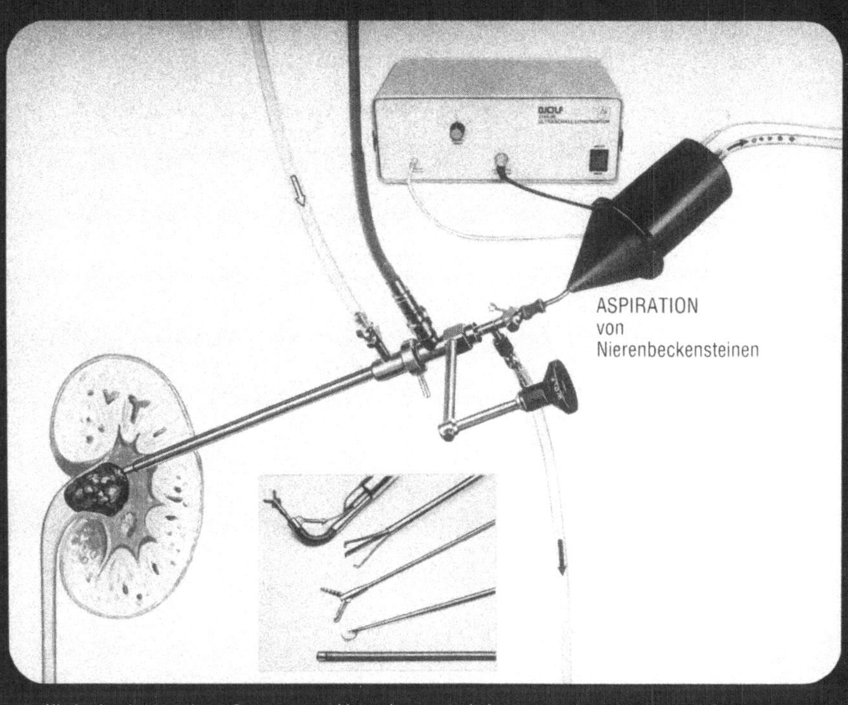

Perkutanes
Universal-Nephroskop nach Marberger
zur Niederdruck-Ultraschall-Lithotripsie
von Nierensteinen und für intrarenale Manipulationen

neu

ASPIRATION
von
Nierenbeckensteinen

Niederdruck-Irrigations-System zur Vermeidung von intrarenalem Überdruck und zur Gewährleistung klarer Sichtverhältnisse.

Lichtstarke lumina SL-Operations-Optik, 25°-Blickrichtung, mit Sondenkanal (auch für Spülung und Aspiration).

Leistungsstarker Ultraschall-Generator zur Zerstörung und Aspiration von Nierenbeckensteinen.

Reichhaltiges Instrumentarium für intrarenale Manipulationen durch Schaft oder Sondenkanal der Operations-Optik.

Teleskop-Dilatatoren zur Dilatation des Punktionskanals.

WOLF
ENDOSKOPE
D-7134 KNITTLINGEN
(0 70 43) 35-1   Tx. 7 263 890 wolf d

WOLF realisiert Ideen
in ausgereifter Technik
und Präzision

D 30

Transplantationschirurgie

Herausgeber: R. Pichlmayr

Bearbeitet von zahlreichen Fachwissenschaftlern

1981. 212 zum Teil farbige Abbildungen. Etwa 1120 Seiten.
(Allgemeine und spezielle Operationslehre, Band 3)
Gebunden DM 790,–
Vorbestellpreis (nach Erscheinen des Bandes weiterhin gültig als Subskriptions-
preis bei Abnahme des Gesamtwerks)
Gebunden DM 632,–
ISBN 3-540-10605-7

Preisänderung vorbehalten

Inhaltsübersicht: Einleitung. – Allgemeiner Teil: Grundlagen der Organtransplantation. – Spezieller Teil: Transplantation einzelner Organe und Gewebe.

Die Organtransplantation ist auf dem Gebiet der Nierentransplantation und der
Gewebsübertragungen (Hornhaut, Gehörknöchelchen, Knochen und anderes) in
das Stadium der breiten klinischen Anwendung getreten. Daher kann die Durchführung der Transplantationen und die Kenntnis der darin liegenden Möglichkeiten und Probleme nicht mehr auf wenige ''Transplantationszentren'' beschränkt
bleiben.

Das Werk behandelt sowohl die Grundlagen der Organtransplantation, speziell
der Transplantationsimmunologie, als auch die Durchführung der Transplantation. Ausführlich werden die heute durchführbaren Transplantationen einschließlich der sogenannten Gewebetransplantationen abgehandelt. Der Schwerpunkt
liegt auf dem Gebiet der Transplantation parenchymatöser Organe, speziell der
Nierentransplantation. Abweichend vom strengen Konzept einer ''reinen'' Operationslehre wird nicht nur die Technik der Transplantation einschließlich der
Organentnahme, sondern das gesamte Gebiet der Vorbereitung, Indikation und
Nachbehandlung im Rahmen dieser Eingriffe dargestellt. Daher ist dieses Werk
auf die heute aktuelle praktische Durchführung der Transplantation in allen
Teilbereichen ausgerichtet und für jeden Arzt, der mit diesen Fragen konfron-
tiert wird, ein wichtiger Ratgeber.

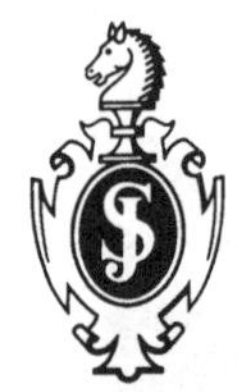

Springer-Verlag Berlin Heidelberg New York

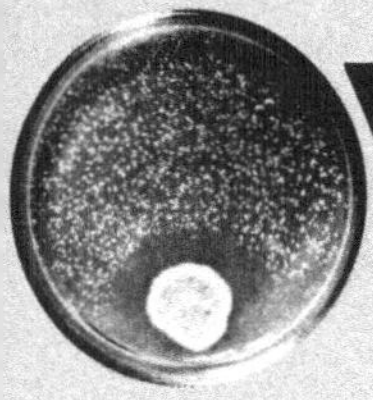

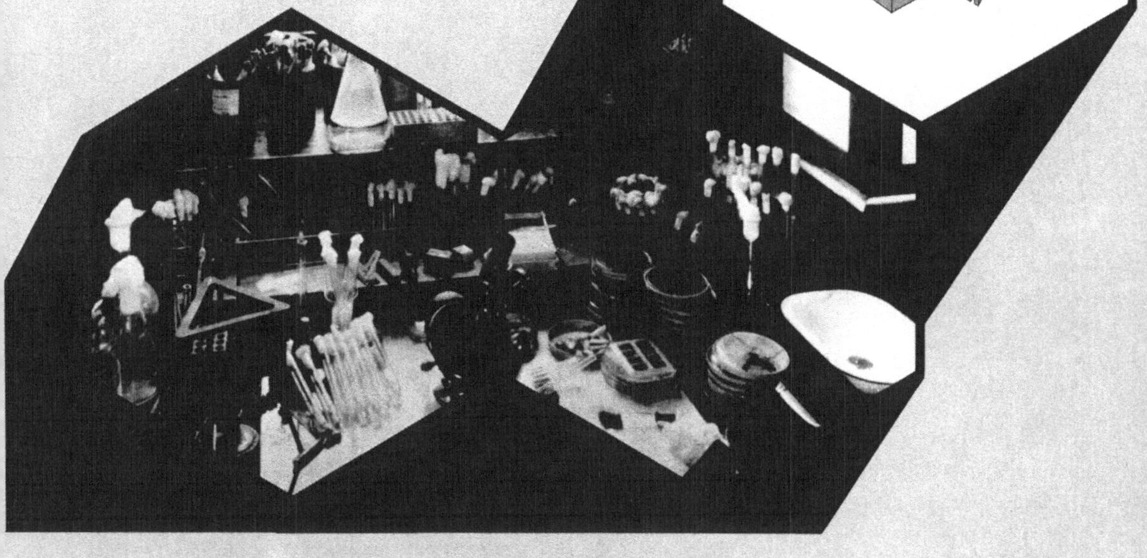

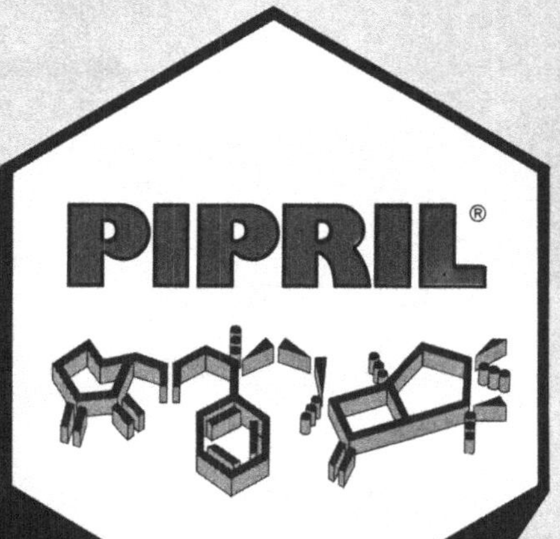

Advances in Diagnostic Urology

Editor: C.C. Schulman

1981. 282 figures. 46 tables. Approx. 370 pages.
Cloth DM 120,
ISBN 3-540-10806-8

Contents: General Radiology. – Varicocele Evaluation. – Evaluation of Male Impotence. – Preoperative Renal Stone Localization. – Lymph Node Evaluation. – Ultrasounds. – Computed Tomography. – Nuclear Medicine: Differential Renal Function. Imaging Procedures. Urodynamics. – Urodynamics: Upper Urinary Tract. – Lower Urinary Tract. – Subject Index.

The preoperative diagnostic accuracy necessary for success in urology has been substantially increased by major advances made over the last 10 years in the imaging of the kidney and genito-urinary tract. Of the new and reliable techniques available today, echography, radioisotope studies and computerized tomographic scanning have become the most important in the investigation of urologic disorders, and recent developments in urodynamics have facilitated the diagnosis of upper and lower urinary tract disorders.

The application of these and other advances in diagnostic urology are described in this volume by internationally recognized experts. Their contributions will prove an indispensable source of information for urologists, nuclear medicine specialists, pediatricians, and general practitioners engaged in the care of patients with renal and genito-urinary disorders.

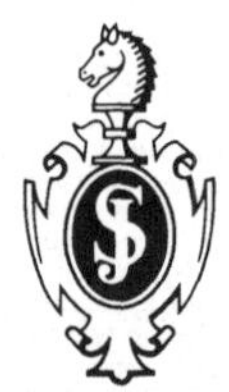

Springer-Verlag Berlin Heidelberg New York

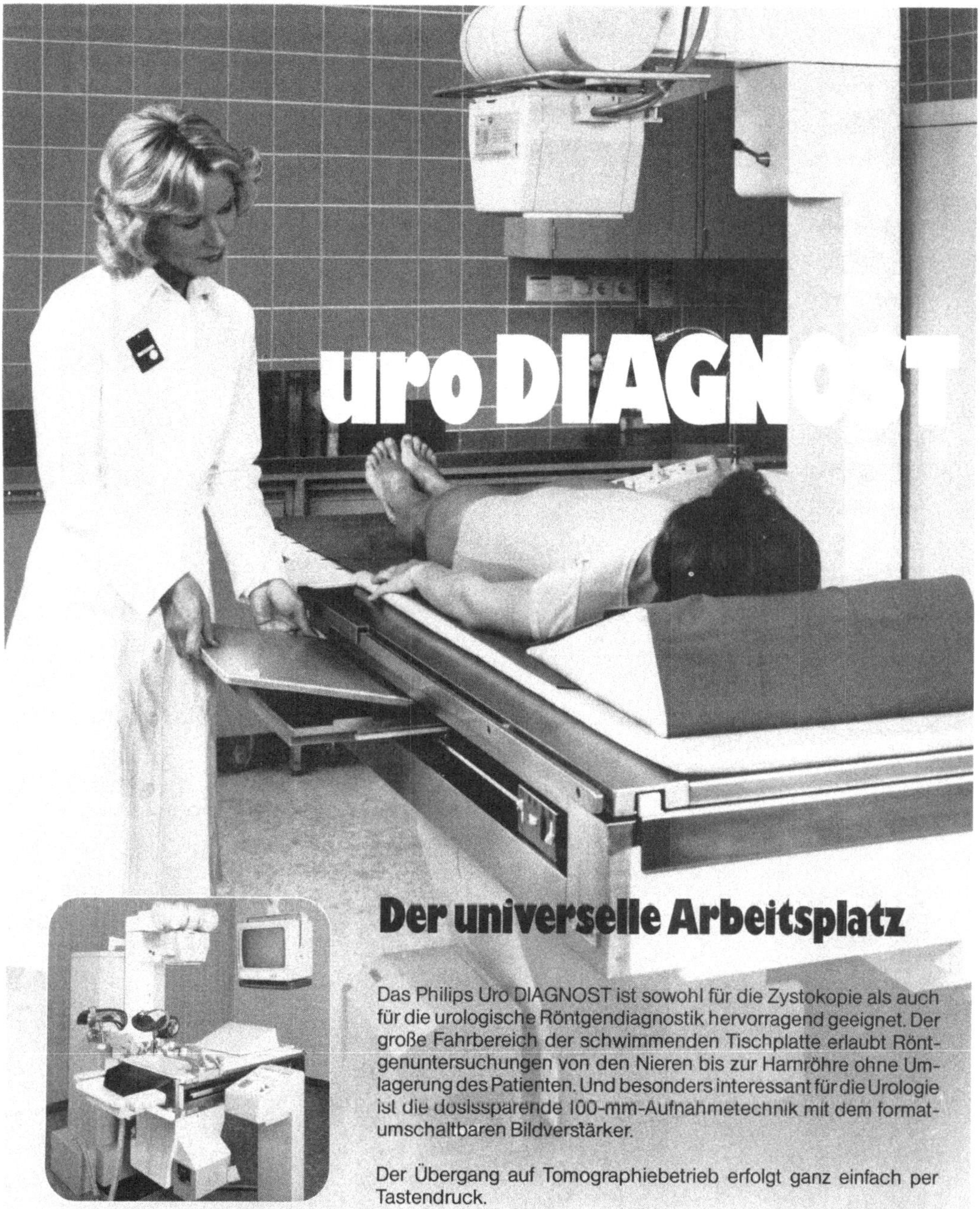

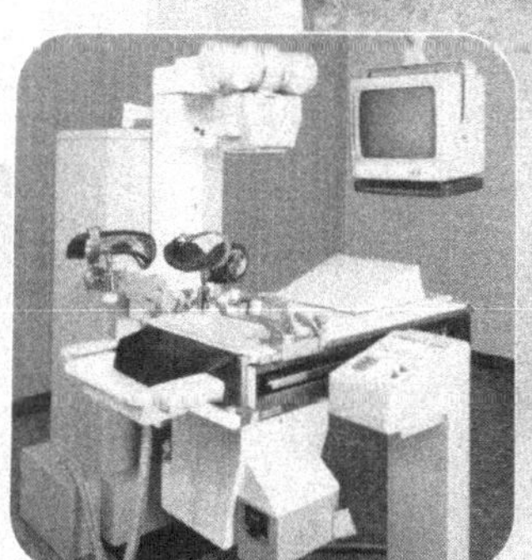

PHILIPS

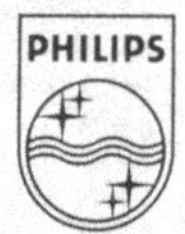

C.H.F. Müller Unternehmensbereich der Philips GmbH   Medizinisch-Technische Systeme

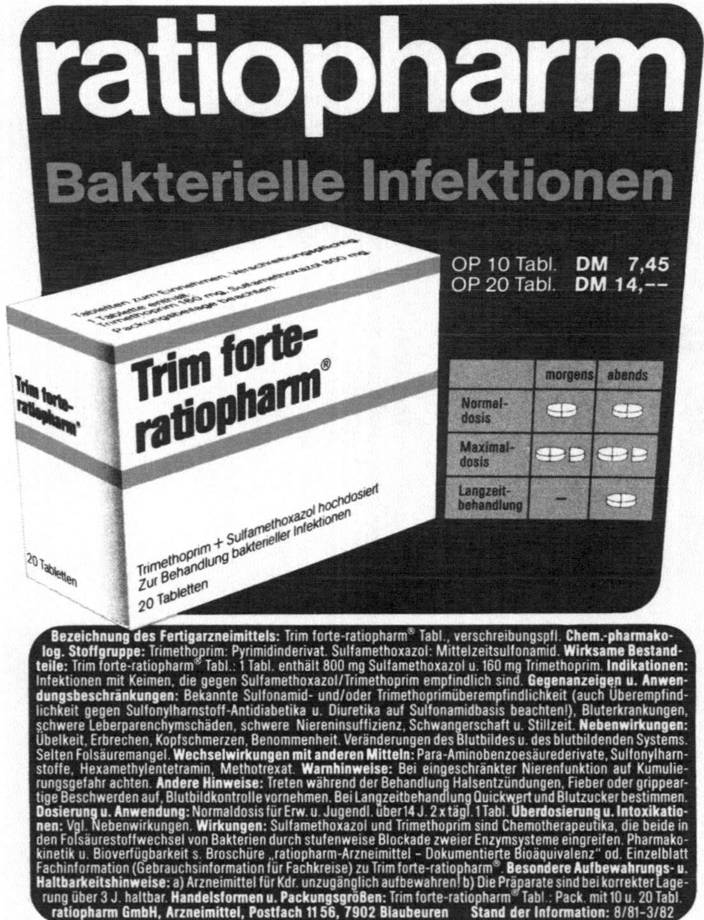

Bezeichnung des Fertigarzneimittels: Trim forte-ratiopharm® Tabl., verschreibungspfl. Chem.-pharmakolog. Stoffgruppe: Trimethoprim: Pyrimidinderivat. Sulfamethoxazol: Mittelzeitsulfonamid. Wirksame Bestandteile: Trim forte-ratiopharm® Tabl.: 1 Tabl. enthält 800 mg Sulfamethoxazol u. 160 mg Trimethoprim. Indikationen: Infektionen mit Keimen, die gegen Sulfamethoxazol/Trimethoprim empfindlich sind. Gegenanzeigen u. Anwendungsbeschränkungen: Bekannte Sulfonamid- und/oder Trimethoprimüberempfindlichkeit (auch Überempfindlichkeit gegen Sulfonylharnstoff-Antidiabetika u. Diuretika auf Sulfonamidbasis beachten!). Bluterkrankungen, schwere Leberparenchymschäden, schwere Niereninsuffizienz, Schwangerschaft u. Stillzeit. Nebenwirkungen: Übelkeit, Erbrechen, Kopfschmerzen, Benommenheit. Veränderungen des Blutbildes u. des blutbildenden Systems. Selten Folsäuremangel. Wechselwirkungen mit anderen Mitteln: Para-Aminobenzoesäurederivate, Sulfonylharnstoffe, Hexamethylentetramin, Methotrexat. Warnhinweise: Bei eingeschränkter Nierenfunktion auf Kumulierungsgefahr achten. Andere Hinweise: Treten während der Behandlung Halsentzündungen, Fieber oder grippeartige Beschwerden auf, Blutbildkontrolle vornehmen. Bei Langzeitbehandlung Quickwert und Blutzucker bestimmen. Dosierung u. Anwendung: Normaldosis für Erw. u. Jugendl. über 14 J. 2 x tägl. 1 Tabl. Überdosierung u. Intoxikationen: Vgl. Nebenwirkungen. Wirkungen: Sulfamethoxazol und Trimethoprim sind Chemotherapeutika, die beide in den Folsäurestoffwechsel von Bakterien durch stufenweise Blockade zweier Enzymsysteme eingreifen. Pharmakokinetik u. Bioverfügbarkeit s. Broschüre „ratiopharm-Arzneimittel – Dokumentierte Bioäquivalenz" od. Einzelblatt Fachinformation (Gebrauchsinformation für Fachkreise) zu Trim forte-ratiopharm®. Besondere Aufbewahrungs- u. Haltbarkeitshinweise: a) Arzneimittel für Kdr. unzugänglich aufbewahren! b) Die Präparate sind bei korrekter Lagerung über 3 J. haltbar. Handelsformen u. Packungsgrößen: Trim forte-ratiopharm® Tabl.: Pack. mit 10 u. 20 Tabl. ratiopharm GmbH, Arzneimittel, Postfach 11 56, 7902 Blaubeuren Stand der Information: 8/81–3/82

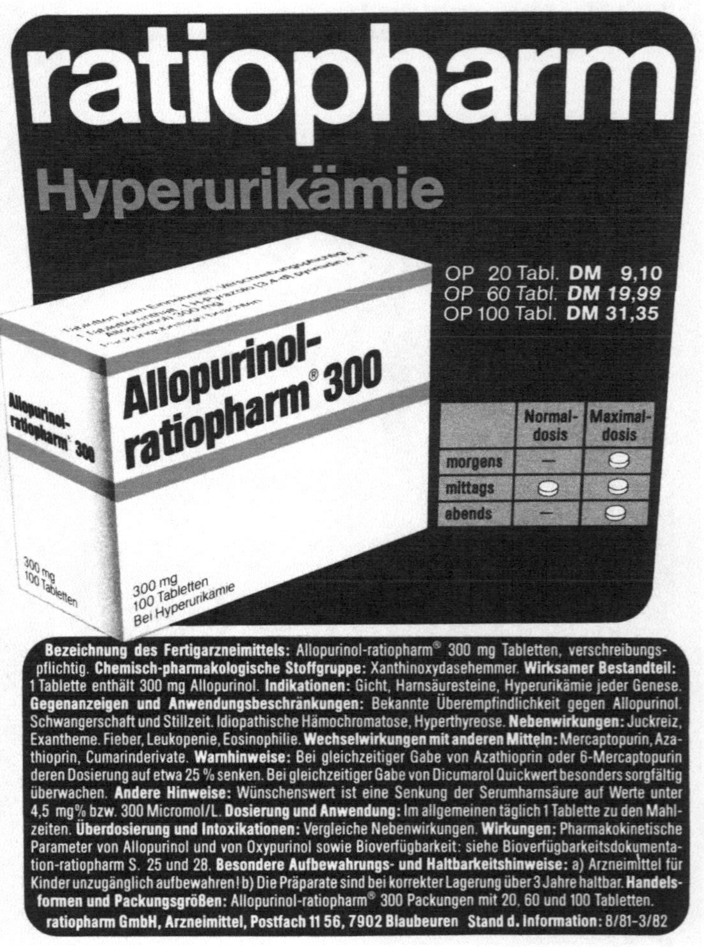

Bezeichnung des Fertigarzneimittels: Allopurinol-ratiopharm® 300 mg Tabletten, verschreibungspflichtig. Chemisch-pharmakologische Stoffgruppe: Xanthinoxydasehemmer. Wirksamer Bestandteil: 1 Tablette enthält 300 mg Allopurinol. Indikationen: Gicht, Harnsäuresteine, Hyperurikämie jeder Genese. Gegenanzeigen und Anwendungsbeschränkungen: Bekannte Überempfindlichkeit gegen Allopurinol. Schwangerschaft und Stillzeit. Idiopathische Hämochromatose, Hyperthyreose. Nebenwirkungen: Juckreiz, Exantheme. Fieber, Leukopenie, Eosinophilie. Wechselwirkungen mit anderen Mitteln: Mercaptopurin, Azathioprin, Cumarinderivate. deren Dosierung auf etwa 25 % senken. Bei gleichzeitiger Gabe von Azathioprin oder 6-Mercaptopurin deren Dosierung auf etwa 25 % senken. Bei gleichzeitiger Gabe von Dicumarol Quickwert besonders sorgfältig überwachen. Andere Hinweise: Wünschenswert ist eine Senkung der Serumharnsäure auf Werte unter 4,5 mg% bzw. 300 Micromol/L. Dosierung und Anwendung: Im allgemeinen täglich 1 Tablette zu den Mahlzeiten. Überdosierung und Intoxikationen: Vergleiche Nebenwirkungen. Wirkungen: Pharmakokinetische Parameter von Allopurinol und von Oxypurinol sowie Bioverfügbarkeit: siehe Bioverfügbarkeitsdokumentation-ratiopharm S. 25 und 28. Besondere Aufbewahrungs- und Haltbarkeitshinweise: a) Arzneimittel für Kinder unzugänglich aufbewahren! b) Die Präparate sind bei korrekter Lagerung über 3 Jahre haltbar. Handelsformen und Packungsgrößen: Allopurinol-ratiopharm® 300 Packungen mit 20, 60 und 100 Tabletten. ratiopharm GmbH, Arzneimittel, Postfach 11 56, 7902 Blaubeuren Stand d. Information: 8/81–3/82

Inhaltsverzeichnis

Eröffnung und Begrüßung durch den Präsidenten Herrn Prof. Dr. K.F. Albrecht   XI

I. Hauptthema: Erkrankungen und Funktionsstörungen im Bereich des Penis

F. Schultze-Seemann: Historische Bilder von Penistumoren   3

Hauptreferate

W. Lierse: Gefäß- und Nervenanatomie des Penis   8
E. Haneke: Hautkrankheiten am Penis   11
R. Hautmann, W. Lutzeyer: Gutartige Tumoren und tumorähnliche Veränderungen des Penis   20

Dermatosen, Präkanzerosen, Entzündungen und Ödeme

St.H. Flüchter, H. Fischbach, R. Harzmann, K.-H. Bichler: Adenomartige Hyperplasie der para-
urethralen Drüsen der glans penis   25
R. Engelking, J. Seiferth, H. Beer: Ein Beitrag zur Erythroplasie Queyrat des Penis   28
B. Egger, H.-J. Vogt: Lichen sclerosus et atrophicus des Penis   30
R. Haensch: Bowenoide Papulose der Genitalregion   33
U. Seppelt, R. Förster, H. Wand: Zur Therapie prämaligner und maligner Penisläsionen   36
W. Jellinghaus, K.-H. Gohlke, R. Ackermann, H. Frohmüller: Die Fourniersche Gangrän – Eine seltene,
lebensbedrohliche Erkrankung des Scrotum   39
G. Hubmann: Lymphödem des Penis   42
Diskussion   44

Das Peniskarzinom

R. Ackermann: Das Penis-Carcinom – Therapeutische Konsequenzen   45
F. Heß: Behandlung des Penis-Karzinoms – Radiologisches Referat   51

Klinische Berichte

K. Janca, B. Jankovic, D. Bonert: Vernachlässigte und seltene Erkrankungen im Bereich des Penis . .   54
D. Basak, A. Gregl, F. Truss, A. Zimmermann: Ergebnisse der Diagnostik und Therapie bei 180 Penis-
karzinomen   57
K. Burk, B. Ulshöfer, R. Priegnitz, G. Rodeck, Z. W. Dunkel, P. Pittner: Bericht über 56 Patienten mit
Peniscarcinomen   59

H.-E. Mellin, G. Staehler: Diagnostik und Therapie des Peniskarzinoms ... 62

P.H. Walz, M. Hill, K.F. Klippel: Peniskarzinom – Eine Analyse von 51 Fällen ... 65

C.F. Rothauge, H.D. Nöske, J. Kraushaar: Möglichkeiten und Grenzen einer organerhaltenden Therapie des Peniscarcinoms unter impulscytophotometrischer Überwachung ... 67

K. Rothenberger, A. Hofstetter, R. Böwering, A. Friesen: Neodym-YAG-Lasereinsatz in der Behandlung von Penis-Karzinomen ... 69

Diskussion ... 72

Sekundärerkrankungen am Penis

R. Wienhöwer, H.P. Caspers, M. Zander, D. Zoedler: Metastasierung in den Penis ... 77

B. Ulshöfer, K. Burk: Penismetastasen ... 79

A. Papacharalambous, N. Papadogiannis, K. Patropoulos, A. Manthopoulos: Metastasierende Penistumoren – Beschreibung von vier Fällen ... 82

J. Pasiewicz, A. Nowak, L. Teneta, J. Zielinski: Tuberkulome der Schwellkörper des Penis (2 Fälle) . 88

Diskussion ... 91

Induratio penis plastica

L.V. Wagenknecht, W.H. Meyer, A. Wiskemann: Wertigkeit verschiedener Therapieverfahren bei Induratio penis plastica – Urologisches Referat ... 93

H. Ernst: Die Strahlentherapie der Induratio penis plastica – Radiologisches Referat ... 97

Klinische Berichte

R. Hartung, H.-J. Vogt, M. Lambardh: Erfahrungen mit der Röntgen-Weichstrahltherapie bei der Induratio penis plastica ... 99

A. Baumüller, H. Sommerkamp: Konservative Therapie der Induratio penis plastica ... 101

G. Bartsch, H. Marberger: Orgotein, ein neues Medikament in der Behandlung der Induratio penis plastica ... 102

J. Zana, D. Frang, J. Székely: Über die chirurgische Behandlung der Induratio penis plastica ... 106

V.E. Hesse: Die Verwendung von Kunstfasern bei der operativen Behandlung der Induratio penis plastica ... 108

Th. Senge, U.W. Tunn, H. Thieme: Die operative Behandlung der Induratio penis plastica durch freies Hauttransplantat ... 109

S. Das, St. Kösters: Operative Behandlung der Induratio penis plastica durch Implantate der Tunica vaginalis testis ... 111

Diskussion ... 113

Störung der Penisentwicklung

F. Schreiter: Die operative Korrektur der Penis-Deviation ... 118

K.G. Naber: Extreme ventrale Penisverkrümmung ohne Hypospadie ... 122

R. Basting, J.E. Altwein: Kongenitale Peniskurvatur ... 124

V. Borgmann, R. Nagel: Therapie der Penisdeviation ... 126

Diskussion ... 128

Penisfraktur und andere Verletzungen

L. V. Wagenknecht, B. Medenwaldt: Traumatische Penisläsionen – Urologisches Referat 130
K. Möhring, U. Ikinger: Konservative oder operative Behandlung der Penisfraktur? 133
B. Ulshöfer: Die sogenannte Penisfraktur 138
M. Lazica, G. Hubmann: Die Penisruptur 140
M. Blech, F. Truss, A. Zimmermann: Penisnekrose durch Kompression der Prostataloge nach TUR . 143
P. Rathert, U. Ansorge: Penisverletzungen: Ein Problem somatischer und psychischer Therapie 145
P. Podsiadly, J. Darewicz: Behandlung von Patienten mit skalpiertem Penis und Skrotum 147
G. Kunit, R. Casagranda, J. Frick: Ungewöhnliche Strangulation des Penis 149
G. Fudickar, J. Moncada: Masturbationsverletzungen des Penis 151
Diskussion 153

Priapismus

R. Tauber: Priapos, Namenspatron des Priapismus – Kulturhistorische Betrachtungen 157
D. Hauri, M. Spycher, W. Brühlmann: Erektion und Priapismus – Ein neues pathophysiologisches
Konzept 162
H. Frohmüller: Priapismus – Klinisches Referat 174

Ätiologie

J. Moncada: Priapismus bei Dauerdialyse 179
H. W. Asbach, S. Kösters: Priapismus unter HCG-Behandlung bei einem 10jährigen Knaben 182
G. Fröhlich, G. Böhm: Priapismus bei extraossärem Ewing-Sarkom des Corpus cavernosum 184
L. V. Wagenknecht, W. Schulze, C. F. Lotzien: Shunt-Perfusionsstudien bei simuliertem Priapismus . 187
G. Karcher: Ergebnisse der Punktions-Heparin-Lavage sowie anderer Methoden (Diskussions-
bemerkungen zur Therapie des Priapismus) 189
H. Zöckler, P. Kolle, E. Schindler, T. Schwedler: Erfahrungen bei der operativen Behandlung des
Priapismus 192
J. Darewicz, P. Podsiadly: Behandlungsspätergebnisse beim Priapismus nach konservativer oder
operativer Therapie 194
A. Schoenenberger, O. Schmucki, D. Bundeller: Die Behandlung des Priapismus: Eine Analyse von
42 Fällen 195
F. Hild, J. Sökeland: Idiopathischer Priapismus – Operative Therapie durch cavernoso-glandulären
Punktions-Shunt 197
B. Kopper, G. Reißfelder, R. Schwaiger, D. Neisius: Operative Versorgung des Priapismus durch
cavernoso-glandulären Punktions-Shunt 199
Diskussion 201

Erektionsstörungen
Genese und Diagnostik

W. Weidner, W. Krause, U. Deichert, C. F. Rothauge: Relation von endokrinen Daten und anderen
Befunden bei Störung der Potentia coeundi 205
H. C. Becker, W. Weidner, W. Krause, Th. Schöndorf, C. F. Rothauge: Die Bedeutung des Penisflow-
index (PFI) zur Klassifikation der Impotentia coeundi 208
C. F. Rothauge, W. Weidner, S. Bayindir, H. C. Becker: Röntgenbefunde bei erektiler Impotenz 211
R. Sintermann, E. M. Fahrner, G. Kockott: Zur Differentialdiagnose erworbener Erektionsstörungen . 216
H. Madersbacher, W. Pauer, H. Hetzel, P. Dietl: Neurogene Erektionsstörungen 218
H. Leliefeld, W. Lutzeyer: Abklärung der erektilen Impotenz – Klinische Erfahrungen mit der Phallo-
plethysmographie 221

C.C. Schulman, E. Wespes: Penile Plethysmographie in der Diagnose der Impotenz 223
H. Porst, J.E. Altwein: Problematik der Diagnostik und Therapie der vaskulären erektilen Impotenz . 224
Diskussion 227

Penisprothesen

B. Matthiesen: Erfahrungen mit der Implantation von 150 Penisprothesen 229
W.M. Stomps, U. Jonas: Dreieinhalb Jahre Erfahrung mit der Silikon-Silber-Penisprothese 234
F. Schreiter, M. Bressel: Die chirurgische Behandlung der erektilen Impotenz mit der AMS-Penisprothese – 7 Jahre Erfahrung 238
A. Spengler: Penisprothesen – Eine Stellungnahme aus psychiatrischer Sicht 242
Diskussion 246

II. Hauptthema: Kinderurologie

Urolithiasis im Kindesalter

V. Borgmann, R. Nagel: Urolithiasis im Kindesalter 251

Ursachen und Therapie

G. Aplas, K.M. Schrott, B. Böwing: Ursachen, Therapie und Verlauf der Urolithiasis im Kindesalter (eine Analyse von über 170 Fällen) 256
M. Bressel, S. Schwenn, W. Jörger: Ursachen und Behandlung der Steinbildung im Kindesalter unter besonderer Berücksichtigung des primären Hyperparathyreoidismus 262
K.-H. Bichler, K. Naber, E. Matouschek, S. Korn, R. Harzmann: Untersuchungen zur Pathogenese der Urolithiasis im Kindesalter 266
M. Westenfelder: Mikrobiologische Hinweise zur Pathogenese des kindlichen Infektionssteins 271

Klinische Berichte

F. Hering, M. Frank, W. Lutzeyer: Kindliche Harnsteine der RWTH Aachen der Jahre 1969–1980 . 274
O. Zechner, H. Pflüger: Verlauf und Prognose der Urolithiasis im Kindesalter 278
F.X. Lustenberger, B. Kehrer: Verlauf der kindlichen Urolithiasis im Erwachsenenalter 281
Diskussion 283

Problemsteine im Kindesalter

P. Brühl, H.P. Weber: Operatives Vorgehen beim Problemstein im Kindesalter 287
H.P. Bastian, M.A.H. Gebhardt, U. Needré: Ergebnisse der Harnsteinanalyse bei Kindern im Vergleich zu Erwachsenen und ihre klinische Bedeutung 288
J. Joost, G. Egger, F. Schabel: Problematik des Harnsäuresteines im Kindesalter 291
B. Jannopoulos, A. Kyriakidis, D. Stokidis, C. Dimopoulos: Zystinurie und Therapiemöglichkeiten durch MPG bei Kindern 294
B. Lux, P. May: Rezidivprophylaxe bei Cystinsteinbildnern 298
Diskussion 303

III. Hauptthema: Freie Themen

Das Blasenkarzinom

F.H. Schröder, O.G.J.M. van Aubel: Lymphknotenmetastasen beim Blasenkarzinom – Heilung durch Radiotherapie? ... 307

A. Zimmermann, M. Blech, F. Truss: DNS-Grading der Karzinome des Urogenitaltraktes ... 309

H.J. Tanke, J.S. Ploen, U. Jonas: Automatische Blasenepithelzytologie zur Karzinomerkennung mit Hilfe quantitativer zytochemischer Methoden und Bildanalysesystemen ... 312

K.F. Klippel, R. Hohenfellner: Radikale Zystektomie beim Harnblasenkarzinom: Klinische Erfahrung mit 155 Patienten ... 316

C. Schulman, M.R.G. Robinson, L. Denis, P. Smith, R. Viggiano, M. de Pauw, O. Dalesio, R. Sylvester: Randomisierte Studie über Chemotherapie beim oberflächlichen Blasenkarzinom ... 320

K. Burk, B. Hautumm, H. Herold, E. Lymberopoulos, P. Pittner: Rezidivprophylaxe mit Adriamycin bei nicht invasiven Harnblasencarcinomen; zweijährige Beobachtung von 140 Patienten ... 321

C. Schulman, L. Denis, W. Oosterlinck, W. de Sy, M. Chantrie, C. Bouffioux, P. van Cangh: Intravesikale Adriamycin-Behandlung bei oberflächlichen Blasentumoren ... 325

Diskussion ... 326

Urologische Operationen

D. Bocancea: Hinweise und Ergebnisse in der Behandlung der Hypospadie ... 328

F.J. Marx, E. Schmiedt: Technik und Ergebnisse plastischer genitalkorrigierender Eingriffe bei Frau-zu-Mann-Transsexuellen aus urologischer Sicht ... 329

J. Krakowski, J. Bieda: Eigene Modifikation des suprapubisch-transperitonealen-transvesikalen Fistelverschlusses in der Behandlung der Blasenscheidenfisteln ... 334

H. Sommerkamp, W. Wannenmacher: Jod^{125}-Implantation in der Therapie des Prostata-Karzinoms: Eine Zwischenbilanz ... 336

A. Teodorescu, G. Constantinescu, A.A. Teodorescu, F.A. Teodorescu: Die zirkuläre Inzision im Sulcus retroglandularis für die Penis- und Harnröhrenoperation ... 338

H. Becker, J. Kaufmann, R. Hubmann, A. Spengler: Zur psychischen und sexuellen Situation von Patienten nach radikaler Prostatektomie ... 342

Diskussion ... 345

Operative Urologie

P.H. Petritsch, G. Hubmer, H. Wendler, E. Ring: Ektopie der Harnleitermündung im Kindesalter: Diagnostische und therapeutische Aspekte ... 348

M. Kazon, J. Antczak, J. Proniewski: Harnfisteln nach Kaiserschnitt und Geburt ... 351

V. Lent, A. Reuter: Todesursache und Überlebensaussicht bei einzeitiger suprarenaler Ligatur der unteren Hohlvene ... 355

Ultraschall in der Urologie

G. Hutschenreiter, H. Riedmiller, J. Thüroff, P. Alken: Intraoperative, sonographische Steinlokalisation und dopplergesteuerte Nephrotomie – das Ende von Ischämie und Kühlung? ... 357

H. Bertermann, H. Wensky, H. Wand: Sonographische intraoperative Kelchsteinlokalisation mit einem neuen Sector-Scanner ... 358

M. Marberger, W. Stackl, W. Hruby: Perkutane Ultraschallithotripsie von Nierensteinen ... 361

V. Neagu, T. Pop, M. Gălesanu: Die Sonographie der urographisch stummen Niere ... 363

G. Bartsch, G. Egender, H. Hübscher, H.P. Rohr: Sonometrie der Prostata ... 366

J. Schüller, V. Walther, G. Staehler, H.-W. Bauer: Die intravesikale Ultraschalltomographie: Ein neuer
Aspekt zum Staging von Blasentumoren 370

Ch. Chaussy, E. Schmiedt, D. Jocham, B. Forssmann, V. Walther, W. Weber: Weitere klinische
Erfahrungen mit der extrakorporalen Stoßwellenlithotrypsie (ESWL) 373

Diskussion 376

Neue urologische Untersuchungs- und Behandlungsmethoden

H. Huland, H. Klosterhalfen: Neue Methode zur Funktionsbeurteilung transplantierter Nieren mit
Schnellbiopsie und Serienrenogrammen am Krankenbett 381

D. Jocham, G. Staehler, Ch. Chaussy, C. Hammer, U. Loehrs: Laserbestrahlung von Blasentumoren
nach Photosensibilisierung mit Hämatoporphyrin-Derivat – Eine neue Therapiemöglichkeit? 385

H. Melchior: Ein urologischer Röntgen-Untersuchungstisch neuer Konzeption 388

M.A. Reuter, R. Harzmann, K.-H. Bichler, St.H. Flüchter: Transurethrale Ureterorenoskopie 392

R.A. Zink, M. Schätzel: Zur Technik intraoperativer und transkorporaler Röntgen-Sofortbild-
Darstellung 394

L. Baán, L. Galuska: Die Wertigkeit mit nuklearmedizinischen Untersuchungsverfahren umschriebener
Parenchymprozesse 397

E. Perez-Castro: Transurethrale Ureterorenoskopie 400

Diskussion 402

Endokrinologie

G. Bartsch, H.U. Schweikert: Diagnostik des männlichen Pseudohermaphroditismus (endokrinologische Untersuchungen) 403

P. Schramek, H. Haschek, Ch. Punzengruber, G. Geyer: Spätergebnisse nach beidseitiger Adrenalektomie bei hypophysärem Cushing-Syndrom 407

G. Rodeck, B. Ulshöfer, R. Sechtem: Primärer Hyperparathyreoidismus – Langzeitbeobachtung 411

G. Carmignani, E. Belgrano, P. Puppo, U. Repetto, L. Giuliani: Epithelkörperchen-Autotransplantation:
Langzeitergebnisse und direkte Überprüfung der Funktion des Implantates durch selektive Parathormonbestimmung und Belastungstests 414

Operative Urologie

R. Hohenfellner, E. Straub, D. Frohneberg: Ergebnisse von harnableitenden Operationen bei Blasenekstrophie 415

D. Jonas, W. Weber, G. Dathe, W. Fassbinder, U. Frei, P. Hanke: Retrospektive Analyse über 12 Jahre
Nierentransplantationen 419

A. Rost, W. Hantelmann, M. Molzahn: Bilaterale Nephrektomie und Nieren-Transplantation zur
Behandlung der therapieresistenten malignen Hypertonie 422

Diskussion 426

Fortsetzung II. Hauptthema: Kinderurologie

Rhabdomyosarkome

R.J. Scholtmeijer: Rhabdomyosarkom des Urogenitaltraktes im Kindesalter 433

H. Frohmüller, H.R. Osterhage, R. Ackermann: Die Behandlung des Sarcoma botryoides – Verlaufsbeobachtung zweier Fälle 438

VIII

H. Feiber, G. Rodeck: Das embryonale Rhabdomyosarkom der kindlichen Harnblase – Fallbeschreibung ... 441

R. Harzmann, L. Weißbach: Therapie und Prognose intraskrotaler Rhabdomyosarkome im Kindesalter ... 444

Diskussion ... 447

Hodentumoren im Kindesalter

J.E. Altwein, P.J.B. Smith: Kindliche Hodentumoren: Statistik, Epidemiologie, Klinik, Therapie und Ergebnisse ... 448

F.M.J. Debruyne, J.D.M. de Vries: Maligne Hodentumoren im Kindesalter ... 451

H. Behrendt, W. Havers, R.H. Ringert, H.-U. Eickenberg: Intraskrotale Tumoren bei Kindern – Erfahrungsbericht über die interdisziplinäre Behandlung von 13 Kindern ... 452

K.-H. Bichler, St.-H. Flüchter, R. Harzmann: Das Teratoma adultum des Hodens im Kindesalter ... 456

M. Westenfelder: Das Risiko der malignen Degeneration bei Mal descensus testis ... 459

Diskussion ... 462

Wilms-Tumoren

R. Hohenfellner, K.F. Klippel: Wilms-Tumor ... 464

R.H. Ringert, W. Havers, B. Stollmann, H.-U. Eickenberg: Ergebnisse der interdisziplinären Behandlung des Wilms-Tumors ... 469

R.A. Zink, S. Kurz, H. v. Lieven, R. Haas, K. Devens: Ergebnisse kombinierter Therapieformen beim Wilms-Tumor ... 472

R. Böcker, W. Ebell, Th. Stolze: Wilms-Tumor in der Schwangerschaft ... 473

G. Kunit, M. Engels, J. Rücker: Problemdiagnose Wilms-Tumor ... 475

R. Harzmann, K.-H. Bichler, St.-H. Flüchter: Wilms-Tumor: Probleme der Differentialdiagnose ... 476

M. Westenfelder, H. Sommerkamp, A. Jobke: Diagnostische Fehler und Gefahren beim Wilms-Tumor ... 480

Diskussion ... 485

Schlußsitzung

R.J.A.M. van Dongen: Die Behandlung von Nierenarterienstenosen und Nierenarterieneurysmen ... 488

R. Hartung: Aktuelle Information ... 495

Berufspolitik

Bericht des Präsidenten des Berufsverbandes Deutscher Urologen e.V., D. Heck ... 508

Schlußwort des Präsidenten ... 511

Ultraschall-Seminar

Einführung ... 515

Eröffnung durch den Präsidenten der Deutschen Gesellschaft für Urologie, Herrn Prof. Dr. K.F. Albrecht ... 516

Nierenerkrankungen I
H.-H. Schwaab: Nierencyste, differentialdiagnostische Hinweise 517
H.-P. Volkmer: Nierenzysten und Nierensteine 519
B. Egger: Die Nephrosonographie in der Diagnostik von Nierencysten und -steinen 521
Nierenerkrankungen II
R. Heckemann: Sonographie parenchymaler Nierenerkrankungen 524
Nierenerkrankungen III
H. Bartels: Solide Tumoren 526
Nierenerkrankungen IV
M. Hegemann, H. Leyh: Die „Stumme Niere" im Sonogramm 528
R. Heckemann, H.-U. Eickenberg: Sonographie solider Raumforderungen im Retroperitoneum 531
P.H. Walz: Ultraschalluntersuchung von Blase, Prostata und Samenblasen 534
B. Aurich, B. Frentzel-Beyme: Diskussionsbeitrag zur transrektalen Prostatasonografie 537
B. Egger, R. Pfab, W. Kropp: Die Ultraschalldiagnostik des Scrotalinhaltes 540
H.-U. Eickenberg: Ultraschall in Gegenwart und Zukunft 543
H. Bachmann, R. Heckemann, H. Olbing: Ultraschallgesteuerte Stanzbiopsien der Niere bei Kindern . 545
P. Alken: Die ultraschallgesteuerte Nephrolithotomie 547
P. Alken: Ultraschallgesteuerte perkutane Nierensteinentfernung 549
J. Schüller, V. Walther, E. Schmiedt: Intravesikaler Ultraschall 551
J. Braun: Die Restharnbestimmung durch Ultraschall 554
J. Braun, J. Heinzerling: Fehlermöglichkeiten bei der Ultraschalluntersuchung 556

**Bericht über die 4. Arbeitssitzung
des „Register und Verbundstudie für Harnwegstumoren RWTH Aachen"**

(H. Rübben, W. Lutzeyer, Ch. Mittermayer, J. Man) 559

Wissenschaftliche Ausstellung 565

Wissenschaftliches Filmprogramm 566

Generalversammlung 567
Satzung der Deutschen Gesellschaft für Urologie 573
Verzeichnis der Mitglieder der Deutschen Gesellschaft für Urologie 576
Autorenregister 595

Eröffnung und Begrüßung durch den Präsidenten Herrn Prof. Dr. K. F. Albrecht

Verhandlungsbericht der Deutschen Gesellschaft für Urologie, 33. Tagung (1981), XI–XIV
© Springer-Verlag Berlin Heidelberg New York 1982

Meine sehr verehrten Damen und Herren!

Nach Verklingen des ersten Satzes der Serenade Nr. 11 Es-Dur von Wolfgang Amadeus Mozart, in vollendeter Weise vorgetragen vom „Kölner Bläser-Oktett" unter der Leitung von Herrn Hans-Rudolf Seith, möchte ich Sie zur 33. Tagung der Deutschen Gesellschaft für Urologie in Köln, der Stadt meiner Universität, herzlich willkommen heißen.

Eine besondere Ehre ist es für mich, den Oberbürgermeister dieser Stadt, Herrn Norbert Burger, begrüßen zu dürfen. Die Universität ist vertreten durch den Rector Magnificus Prof. Dr. Dr. Ing. Günther Binding, den Dekan der Medizinischen Fakultät, Herrn Prof. Dr. Dr. Heinz Pichlmaier, und den Vertreter unseres Fachgebietes an der seit 1388 bestehenden Albertus-Magnus-Universität zu Köln, Herrn Prof. Dr. Rüdiger Engelking. Ferner heiße ich willkommen den Hauptgeschäftsführer der Bundesärztekammer, Herrn Prof. Volrad Deneke.

Eine Freude ist es für mich, eine große Anzahl von ausländischen Kollegen aus insgesamt 18 Ländern aus Europa und Übersee bei uns begrüßen zu dürfen. Ganz besonders erfreulich ist die Zunahme der Zahl von urologischen Fachkollegen aus den Ostblockländern und sogar aus Rot-China, die in diesem Jahre an unserem Kongreß teilnehmen.

Meine sehr verehrten Damen und Herren!

Wie in jedem Jahr müssen wir uns auch heute von denjenigen Mitgliedern verabschieden, die der Tod uns entrissen hat.

Am 26. 1. 1981 verstarb unser ehemaliger Präsident, Herr Prof. Dr. Paul Deuticke, der den 17. Kongreß der Deutschen Gesellschaft für Urologie in Wien 1957 leitete. Er war Primarius der Urologischen Abteilung an der Wiener Städtischen Poliklinik bis 1967. Sein spezielles Arbeitsgebiet war die röntgenologisch-urologische Diagnostik. Mit ihm verlor die Deutsche Gesellschaft für Urologie eines seiner prominentesten Ehrenmitglieder.

Ganz unerwartet verstarb kürzlich Herr Dr. H. Haefele, praktischer Urologe aus Wiesloch, in noch jugendlichem Alter. Er war Mitglied des Ausschusses unserer Gesellschaft.

Am 11. August 1981 schloß unser langjähriges Mitglied, Herr Oberstarzt a. D. Dr. Helmuth Lompa aus Darmstadt im Alter von 89 Jahren für immer die Augen.

Am 14. 8. 1981 verstarb unser ehemaliges Mitglied, Herr Sanitätsrat Dr. Werner Nette aus Leipzig im 91. Lebensjahr. Viele werden sich noch an ihn erinnern, der es sich nicht nehmen ließ, nach seiner schon lange zurückliegenden Pensionierung mit großer Regelmäßigkeit an den Kongressen der Deutschen Gesellschaft für Urologie teilzunehmen.

Einer der prominentesten Urologen der spanischen Urologie, das Ehrenmitglied unserer Gesellschaft, Herr Prof. Dr. Enrique Perez-Castro senior, verstarb am 16. November 1980 in Madrid.

Ferner starben Herr Dr. Robert Jüngling aus Nürnberg und Herr Prof. Dr. E. Altenähr aus Berlin.

Schließlich erreichte uns vor kurzem die Nachricht, daß der ehemalige Chefarzt im Städtischen Krankenhaus von Lengerich, Herr Prof. Dr. Ch. Schröder, verstorben ist.

Vor wenigen Tagen starb unser Ehrenmitglied Prof. Dr. Kurt Boshamer in Neustadt an der Weinstraße im Alter von 81 Jahren.

Ich möchte Sie bitten, sich zu Ehren unserer Toten von Ihren Plätzen zu erheben.

Auch in diesem Jahre möchte der Vorstand und Ausschuß unserer Gesellschaft die Ernennung eines verdienten Urologen als Ehrenmitglied vorschlagen: Herr Prof. Dr. Theodor Schultheis.

Er erhielt am St.-Hedwig-Krankenhaus in Berlin, dem damaligen Mekka der Urologie nicht nur für Deutschland, sondern für die ganze Welt,

"

bei Herr Prof. Dr. von Lichtenberg seine urologische Fachweiterbildung. 1941 erfolgte seine Einberufung zum Wehrdienst, und bis zum Kriegsende arbeitete er in verschiedenen Lazaretten. 1944 wurde er Leitender Arzt des Hilfskrankenhauses im Kreis Rothenburg/Fulda. Von 1945 bis 1952 war er wissenschaftlicher Assistent und Oberarzt an der Chirurgischen Universitätsklinik in Marburg unter Prof. Dr. Wiedhopf und Prof. Dr. Zenker. Er leitete dort die in die Chirurgische Klinik integrierte Urologische Abteilung. 1951 habilitierte er sich für das Fach Chirurgie und Urologie und übernahm 1952 die Leitung der Chirurgischen und Urologischen Abteilung des St.-Barbara-Hospitals in Gladbeck. 1931 veröffentlichte er seine erste wissenschaftliche Arbeit mit dem Thema „Histologische Untersuchungen an Steinnieren" in der Zeitschrift für urologische Chirurgie. Es folgte eine große Anzahl von wissenschaftlichen Veröffentlichungen auf dem urologischen Fachgebiet. Bemerkenswert ist seine Monographie über den unfreiwilligen Harnabgang aus dem Jahre 1950. Besonders bekannt geworden ist uns Herr Prof. Dr. Schultheis durch die Verfassung des Bandes „Das urologische Gutachten" im Handbuch der Urologie. Neben einer großen Anzahl von Vorträgen, die er auf Kongressen und Fortbildungsveranstaltungen hielt, ist er Mitherausgeber der „Zeitschrift für Urologie und Nephrologie" und Schriftleiter der „Wildunger Hefte".

Vom 30. September 1949 an, dem Neugründungstag unserer Gesellschaft nach dem Zweiten Weltkrieg, bis zum Kölner Kongreß 1961 war Herr Prof. Dr. Schultheis 12 Jahre lang als Schatzmeister Mitglied des Geschäftsführenden Vorstandes unserer Gesellschaft.

Nach seiner Pensionierung im Jahre 1972 übernahm er in Bad Wildungen die Betreuung der Kurklinik. Hier ist er noch heute im Bereich der rehabilitiven Urologie für sein Fachgebiet tätig. Ich glaube, daß Herr Prof. Dr. Schultheis aufgrund seiner qualifizierten wissenschaftlichen Betätigung und seines langjährigen Einsatzes für unsere Gesellschaft würdig ist, die Ehrenmitgliedschaft verliehen zu bekommen.

Um die Verbindungen zu anderen nationalen urologischen Verbänden enger zu knüpfen, hat die Deutsche Gesellschaft für Urologie seit jeher qualifizierten ausländischen Fachkollegen den Status „Korrespondierendes Mitglied" verliehen. Vorstand und Ausschuß der Gesellschaft möchte in diesem Jahre Herrn Dr. Viktor Erich Hesse aus Pretoria/Südafrika zum korrespondierenden Mitglied vorschlagen.

Herr Dr. Hesse wurde 1938 in Südafrika geboren. Seine Vorfahren sind Deutsche, die im Jahre 1871 nach Südafrika auswanderten. Im Rahmen des Deutschen Akademischen Austauschdienstes erhielt er ein Stipendium und arbeitete in der Chirurgischen Klinik der Universität München unter Herrn Prof. Dr. R. Zenker und dem damaligen Abteilungsleiter für Urologie der Klinik, Herrn Prof. Dr. E. Schmiedt. Von Ende 1964 bis 1968 erfolgte die Weiterbildung an den Kliniken der Universität von Pretoria zum Facharzt für Chirurgie und Urologie mit dem Abschlußurteil summa cum laude. Es folgte dann eine Tätigkeit als Associate-Professor in Urology am Roswell Park Memorial Institute in Buffalo im Staate New York. Nach Rückkehr arbeitete er als Senior-Urologe an der Universität von Pretoria. Er betreute das Fachgebiet „Allgemeine Urologie" und „Nierentransplantation". Die ersten 25 Nierentransplantationen an der Universität von Pretoria wurden unter seiner Leitung durchgeführt. 1972 organisierte er den Südafrikanischen Urologenkongreß als verantwortlicher Kongreßsekretär. Herr Dr. Hesse veröffentlichte eine große Anzahl von Arbeiten in deutschen, britischen, amerikanischen und südafrikanischen medizinischen Fachzeitschriften. Er nahm in den letzten Jahren aktiv als Vortragender an den Kongressen der Deutschen Gesellschaft für Urologie teil.

Der Tradition unserer Gesellschaft folgend ist es für mich eine große Freude, meiner akademischen Lehrer zu gedenken, die es mir ermöglicht haben, heute hier an dieser ehrenvollen Stelle zu stehen. 1951 trat ich in die Chirurgische Universitätsklinik in Marburg ein, die Herr Prof. Dr. Rudolf Zenker wenige Monate vorher übernommen hatte. Er führte die Klinik in seiner systematischen, dynamischen und gütigen Art, die ihn zum uneingeschränkten ärztlichen Vorbild für uns angehende Chirurgen machte. Zu seinem Bedauern konnte er wegen vorher eingegangener Verpflichtungen heute nicht an der Eröffnung unseres Kongresses teilnehmen.

Bei meinem Eintritt in die Klinik wurde ich der Urologischen Abteilung zugeteilt, die der damalige Privatdozent Dr. Theodor „Teddy" Schultheis, dem wir heute die Ehrenmitgliedschaft angetragen haben, leitete. Er faszinierte mich in seiner intelligenten und bestechend klaren Art für das Fach Urologie, so daß ich im Laufe meiner weiteren chirurgischen und internistischen Weiterbildung nie mehr von der Urologie los kam. Nach seinem Fortgang von Marburg übernahm der damalige Dr. Egbert Schmiedt die Leitung der Urologischen Abteilung der Klinik, und mit ihm zusammen habe ich in harmonischer Freundschaft bis zu seinem Fortgang nach München im Jahre 1958 in dieser Abteilung gearbeitet. Danach übernahm ich die Leitung der Abteilung unter dem kommissarischen Direktor der Klinik, Herrn Prof. Dr. Georg Heberer. 1959 ging ich mit ihm an die Chirurgische Klinik der Universität Köln. Hier baute ich auf seine Anregung hin mit seiner unermüdlichen Hilfe und seinen taktischen Ratschlägen erst eine urologische Abteilung in Köln-Merheim und später eine zweite urologische Abteilung im Klinikum Lindenburg auf.

Als ich 1966 die Urologische Klinik in Wuppertal übernahm, die bis dahin von Herrn Prof. Dr. Kurt Boshamer geleitet wurde, habe ich so viele Anregungen bekommen, daß ich – auch wenn ich nicht Schüler und Mitarbeiter von Boshamer war – ihn doch indirekt und in Dankbarkeit meinen Lehrer nennen möchte. Allen Genannten und vielen anderen, wie Prof. Bretschneider, Prof. Bock, Prof. Eigler, Prof. Schink, Prof. Schwaiger, die mir den Weg gewiesen und geebnet haben, möchte ich hiermit herzlich danken.

Nun noch ein paar Worte zur Auswahl der Themen des diesjährigen Kongresses.

Bei der Durchsicht der Kongreßthemen der letzten Jahrzehnte fiel mir auf, daß die Erkrankungen und Funktionsstörungen des prominentesten Organs unseres Fachgebietes, des Penis, niemals ausführlich abgehandelt wurden.

Vertreter aus dem anatomischen Fachbereich und der Dermatologie werden neben urologischen Referenten die Fülle von Erkrankungen und Funktionsstörungen des Penis abhandeln.

Bei der Behandlung des seltenen Peniscarcinoms gibt es heute immer noch unterschiedliche Meinungen, die wir aufgrund größerer Fallzahlen analysieren müssen.

Bei der Induratio penis plastica, einer Verhärtung der Schwellkörper, stehen konservative, radiologische und operative Behandlungsmethoden in Konkurrenz miteinander, und wir müssen auch hier eruieren, welche Behandlung für welchen Krankheitsfall die optimale ist.

Auch zur Frage der Behandlung von Penisfrakturen und anderen Verletzungen gibt es kontroverse Meinungen, die abgestimmt werden müssen.

Die Behandlung des Priapismus, einer Dauerversteifung des männlichen Gliedes, die neuerdings häufig bei Dialysepatienten auftritt, zeigt einen Wandel in seiner Behandlung. Die rein konservative Therapie wurde eine Zeitlang durch Gefäßanastomosen abgelöst, die heute wiederum durch sehr viel einfachere Punktionstechniken mit Spezialnadeln oder speziellen Stichinzisionen ersetzt werden. Auch hier ist eine Standortbestimmung notwendig.

Erektionsstörungen werden in letzter Zeit diagnostisch näher abgeklärt und bei geeigneter Indikation durch Kunststoffeinpflanzungen in die Schwellkörper behandelt. Ob der Enthusiasmus der ersten Zeit berechtigt war, muß durch Analyse von Nachbeobachtungsserien geprüft werden.

Auch die Kinderurologie, die in enger Zusammenarbeit mit den Pädiatern unverzichtbarer Bestandteil unseres Fachgebietes ist, wird in diesem Jahr mit zwei Themen vertreten sein.

Das Steinleiden im Kindesalter hat in den letzten 30 Jahren in Deutschland zugenommen. Dabei spielen sicher Ernährungsfragen und die Zunahme von Bevölkerungsgruppen aus dem Mittelmeerbereich – besonders aus der Türkei – eine bedeutende Rolle.

Der Chef unserer Wuppertaler Kinderklinik erzählte mir, daß er als Oberarzt im Jahre 1951 bei einem eingelieferten Kind seinem damaligen Chef die Möglichkeit eines Harnleitersteines unterbreitete. Sein sehr erfahrener pädiatrischer Chef, Schüler von Finkelstein, was unseren Pädiatern sicher etwas sagt, sah seinen damals noch 30 Jahre jüngeren Oberarzt mitleidig an und sagte ihm: „Nieren- oder Harnleitersteine – das kommt doch im Kindesalter nicht vor – reden Sie doch nicht so einen Unsinn".

Es war übrigens ein Harnleiterstein.

Ich glaube, wir werden im Laufe dieses Kongresses zu diesem Thema noch sehr viel Neues hören.

Das zweite kinderurologische Thema hat nicht geringere Aktualität: „Urologische Onkologie im Kindesalter".

Drei maligne urologische Tumoren des Kindesalters werden besprochen:
1. Rhabdomyosarkome des Urogenitaltraktes,
2. Hodentumoren,
3. der typische urologische Tumor des Kindesalters, der Wilms-Tumor.

Durch die Neuentwicklung und Erprobung von Zytostatika sind neue Behandlungsrichtlinien erarbeitet worden, die das Spektrum der operativen, zytostatischen und radiologischen Behandlung dieser drei Tumorarten im Bereich des Urogenitaltraktes des Kindes entscheidend verändert haben.

Die freien Themen, die wissenschaftliche Ausstellung und das Filmprogramm tragen der wissenschaftlichen Weiterentwicklung unseres Fachgebietes Rechnung.

Die urologische Diagnostik ist in den letzten Jahren durch zwei neue Untersuchungsmethoden erweitert worden:

1. Die Ultraschalldiagnostik, die heute schon routinemäßig in vielen urologischen Praxen etabliert ist. Die Erkennung von Nierentumoren, Nierencysten, pararenalen Abszessen, retroperitonealen Raumforderungen oder die einfache Restharnbestimmung sind nur ein Teil der Anwendungsmöglichkeiten des Ultraschalls in der Urologie. Die Untersuchung erfolgt ohne Belastung durch ionisierende Strahlen und ohne Belästigung des Patienten.

2. Eine weitere nicht invasive Untersuchungsmethode, die in den radiologischen Sektor fällt, ist die Computertomographie, die uns bei der Diagnostik und Differentialdiagnostik von Erkrankungen der Urogenitalorgane ganz überraschend neue Einblicke gibt und risikoreichere angiographische Untersuchungen oder sogar Staging-Operationen ersparen hilft.

Im therapeutischen Bereich hat die Entwicklung einer Anlage zur Zertrümmerung von Nierensteinen durch extrakorporal erzeugte Stoßwellen in der Urologischen Klinik der Münchner Universität in Großhadern einen neuen Weg gewiesen, bei sorgfältiger Indikation Steinoperationen zu vermeiden. Wir werden im Laufe dieses Kongresses Neues über den heutigen Stand der klinischen Erfahrungen mit dieser Methode hören.

Wenn es auch nicht Aufgabe einer wissenschaftlichen medizinischen Gesellschaft ist, sich primär mit berufspolitischen Entwicklungen zu beschäftigen, so hat es sich in den letzten Jahren doch gezeigt, wie wirkungsvoll die enge Zusammenarbeit zwischen Berufsverband und wissenschaftlicher Gesellschaft sein kann. Aus diesem Grunde möchte ich zu einem brennenden berufspolitischen Problem Stellung nehmen, ohne dem Jahresbericht des Präsidenten des Berufsverbandes, der am Ende des Kongresses abgegeben wird, vorzugreifen.

Unter dem Deckmantel der Kostensenkung im Gesundheitswesen hat das Bundesarbeitsministerium einen Referentenentwurf zu einer amtlichen Gebührenordnung für Ärzte erarbeitet, der zeigt, daß es sich dabei nicht nur um eine Senkung der Kosten, sondern um eine ideologisch gesteuerte Systemveränderung im Bereich des Gesundheitswesens handelt. Der Referentenentwurf beschränkt sich nicht entsprechend der gesetzlichen Ermächtigungsgrundlage auf die Festlegung einer „Taxe" für die Vergütung ärztlicher Leistungen im Rahmen des bürgerlichen Dienstvertragsrechts, sondern erstrebt eine Einheitsversicherung, die – wie es Erfahrungen in anderen Ländern zeigen – weder zu einer Kostensenkung noch zu einer Verbesserung der Patientenversorgung führt. Hier bahnt sich eine existenzielle Gefahr für eine freie Ärzteschaft an, wie sie in der Bundesrepublik in dieser Form noch nie bestanden hatte und bisher durch Beteuerungen aller regierenden und opponierenden Parteien beschwörend verneint wurde.

Meine sehr verehrten Damen und Herren!

Mir war der Hinweis auf diese berufspolitische Situation so wichtig, daß ich ihn an das Ende meiner Eröffnungsansprache gesetzt habe. Ich möchte den 33. Kongreß der Deutschen Gesellschaft für Urologie eröffnen und möchte den Oberbürgermeister der Stadt Köln, Herrn Norbert Burger, um sein Grußwort an die Teilnehmer unseres Kongresses bitten.

Prof. Dr. K. F. Albrecht
Urologische Klinik der Stadt
im Klinikum Barmen
Heusnerstr. 40
D-5600 Wuppertal 2

I. Hauptthema: Erkrankungen und Funktionsstörungen im Bereich des Penis

Verhandlungsbericht der Deutschen Gesellschaft
für Urologie, 33. Tagung (1981), 3–7

Historische Krankheitsbilder von Penistumoren

F. Schultze-Seemann

Die Durchsicht der medizinischen Literatur auf Krankheitsbilder von Penistumoren ließ zwei deutlich voneinander getrennte Zeitabschnitte erkennen:

1. Die Zeit bis um 1800, in der sich nur Berichte über Penis-Tumoren und -Amputationen ohne entsprechende Abbildungen fanden, und
2. die Zeit nach 1800 mit zögernd zunehmenden Abbildungen, die erst nach 1850 zahlreicher wurden. Dieses Datum beinhaltet auch gleichzeitig noch eine weitere Unterteilung:

In der 1. Hälfte des 19. Jahrhunderts wurde vorwiegend über die zweckmäßigste Operationsmethode diskutiert, während in der 2. Hälfte die weitergehende histologische Differenzierung erfolgte.

Gegen 1900 folgten dann die Versuche von plastischen Operationen nach der Amputation.

Im ersten Abschnitt bis 1800 ließen sich Berichte über lokale Excisionen am Penis und anschließende Kauterisation der Blutung schon bei Celsus finden. Paul von Aegina (625–690) differenzierte bereits zwischen gut- und bösartigen Auswüchsen an Glans und Praeputium und empfahl bei Bösartigkeit ebenfalls Entfernung und Kauterisation. Ähnliche Berichte liegen von Abulcasim (936–1013), Roland (Ende des 12. Jahrhunderts), Gilbertus Angelicus (1. Hälfte des 13. Jahrhunderts), Lanfranchi (um 1300) und Ypermann (1295–1351) vor.

Fabricius Hildanus (1560–1634) beschrieb einen fast kindskopfgroßen Penistumor, der sich bis in die Bauchmuskulatur erstreckte. Einen weiteren Bericht verdanken wir 1666 dem Ulmer Wundarzt Scultetus, der eine Penisgangrän amputierte und über eine gleiche Operation in Padua berichtete, wobei auch dort die Blutung kauterisiert wurde. Nach Morgagni (1761) hatte der Bologneser Arzt Valsalva bei der Penisamputation wegen der Retraktion des Stumpfes und der Gefäße diese bereits mit Nadel und Faden unterbunden.

Der holländische Chirurg und Anatom Ruysch führte 1691 wegen häufiger Verblutungstodesfälle die Ligatur als neue Operationsmethode ein: Über einem liegenden Blasenkatheter wurde der vom Tumor befallene Teil abgeschnürt und nach Nekrotisierung etwa um den 5. Tag durch Scherenschnitt entfernt. Auch der berühmte deutsche Chirurg Lorenz Heister wandte diese Methode an. Neben Ätzung und Behandlung mit Glüheisen war sie bis gegen Ende des 18. Jahrhunderts die gebräuchlichste Amputationsmethode in Europa. Allmählich kam sie in dieser Zeit in Verruf wegen der starken Schmerzen, dem furchtbaren Gestank des abfallenden Penisteiles und den Komplikationen wie Gangrän und Phlebitis des noch gesunden Stumpfes.

Das allgemeine Stillschweigen der medizinischen Schriftsteller über die Peniserkrankungen begann sich gegen Ende des 18. Jahrhunderts zu lockern. In Deutschland war es Loder (1794) und in Frankreich Le Dran, die nun vermehrt auf diese Krankheiten hinwiesen. Die erste deutsche Dissertation über Penistumoren erschien 1804 in Königsberg von Richter, der noch bis zur Jahrhundertmitte weitere fünf folgten, während bei einer Übersicht über rund 470 lateinische Dissertationen urologischer Themen ab 1590 aus dem deutschen Sprachraum keine einzige über pathologische Prozesse am Penis gefunden werden konnte.

In einem Rückblick auf diese Zeit vor 1800 sei noch an eine Betrachtung Eugen Holländers erinnert, der vor dem 1. Weltkrieg schrieb, daß im auffälligen Gegensatz zu der sonstigen Prüderie und der Gewohnheit von Jahrhunderten eine gewisse Körpergegend der Betrachtung zu entziehen die so oft gemalte Szene der Beschneidung Christi stand, die aber als eine rein religiöse Handlung angesehen wurde.

Etwa ab 1800 standen nun im Vordergrund die Operationsmethoden zur Vermeidung der erwähnten Komplikationen, mit besonderem Nachdruck hinweisend auf die schambeinnahen

Penisamputationen. Loder bevorzugte den Cirkelschnitt mit anschließender Gefäßunterbindung und Zusammendrücken des Stumpfes mit schmaler Binde nach vorheriger Einlage eines Röhrchens in die Harnröhre. Von nun an wurde auch das postoperative Wasserlassen und die spätere Zeugungsfähigkeit in Betracht gezogen. Loder empfahl daher, von dem Penis soviel wie möglich zu erhalten.

Wegen der immer wieder beschriebenen Verblutungsgefahr veröffentlichte 1810 der Erlanger Chirurg Schreger seinen „Schnitt mit wiederholten Zügen", bei dem die sechs Arterien paarweise einzeln durchtrennt und unterbunden wurden und erst dann auf die nächsten Gefäße eingeschnitten wurde. Vor Einführung der Narkose konnte sich diese Methode wegen der großen Schmerzen jedoch nicht durchsetzen. So kam die frühere Ligaturmethode, die 1816 durch den Berliner Graefe d. Ä. durch seinen Schnürapparat wesentlich verbessert werden konnte, erneut in Gebrauch. Durch diesen Schnürapparat konnte der Ligaturfaden sofort so fest angezogen werden, daß der nekrotische Penis bereits am zweiten Tag schmerzlos und ohne Blutungsgefahr abgetrennt werden konnte. Sie hielt sich bis 1850 auf dem Lande und in kleinen Städten, da sie die Amputation ohne Gehilfen ermöglichte. Die Ligaturmethode fand schließlich ihr Ende mit Einführung der Chloroformnarkose und besseren Blutstillungsmethoden. So kam um 1850 wieder die Schregersche Methode mehr zur Anwendung, die sich schon früher bei Zang in Wien durchgesetzt hatte.

Dieser wies auf die oft beobachtete Kombination des Penistumors, der hauptsächlich an der Eichel saß, mit der Phimose hin. Er stellte als einer der ersten Regeln für die Hauterhaltung am Stumpf auf und beobachtete, daß die Zahl der Harnröhrenverengung nach der Operation größer war als zunächst angenommen. So wurde etwa in der Mitte des 19. Jahrhunderts von den Chirurgen die Vernähung der Harnröhre mit der Penishaut empfohlen oder bei eingetretener Stenose die Spaltung der Urethra nach unten. Die Einlage eines Röhrchens in die Harnröhre wurde auch besonders deswegen empfohlen, weil die Urinentleerung über den Stumpfschorf starke Schmerzen hervorrief. Nach Abstoßung dieses Schorfes stand außerdem die Nachblutung im Vordergrund, die Zang mit einem Klebepflasterstreifen über dem eingelegten Röhrchen bekämpfte, während Ruggieri aus Padua sich zu diesem Zweck eines schmalen Bleibandes bediente.

Seit dem 1. Drittel des 19. Jahrhunderts wurde vermehrt auf den „unwiderstehlichen Trübsinn", bzw. die „Melancholie" hingewiesen, die den durch Penisamputation Verstümmelten mehr noch als durch die Kastration ergriff.

Das Hauptproblem der Amputation am Schambein aber lag im Aufsuchen des retrahierten Penisstumpfes mit seinen Gefäßen und der Harnröhre. Zum Druck gegen den Schambogen wurden Pelotten erfunden oder Schraubentourniquets nach Pallucci oder nach Joachim, bzw. die Methoden Siebolds und Heys, bei denen versucht wurde, den hinteren Penisteil zusammenzuschnüren. Zum besseren Aufsuchen des zurückgerutschten Penis-Stumpfes hatte Rust eine Methode angegeben, bei der der Patient im Stehen amputiert wurde und sich erst zum Aufsuchen des Stumpfes mit dem Körper zurücklegen mußte. Langenbeck d. Ä. versuchte das Septum der Corpora cavernosa mit einer Schlinge hervorzuziehen, während der Franzose Barthelemy 1829 einen elastischen Katheter bei der Amputation einfach durchschnitt, um so die Harnröhre aufsuchen zu können.

In diesen Jahren ließ offensichtlich die allgemeine Prüderie nach, so daß nicht mehr so große Tumoren wie vor 1800 beschrieben wurden. Inzwischen war festgestellt worden, daß manche Tumoren lange Zeit bis zur weiteren Ausdehnung brauchen, wobei offenbar die Tunica der Corpora cavernosa lange der auf der Eichel sitzenden Geschwulst ein Hemmnis entgegensetzte. So versuchte der Franzose Lisfranc soviel wie möglich vom Penis zu erhalten, indem er zunächst durch einen Tumorlängsschnitt klärte, ob die Tunica albuginea der Schwellkörper schon ergriffen war. Demselben Ziel dienten plastische Vorhautoperationen von Dieffenbach in Berlin um 1845. Für das Lisfrancsche Vorgehen sprach die Beobachtung von Chelius (1853), der innerhalb einer zolldicken Krebsschicht die bis zu einer Bohne komprimierte Eichel noch gesund vorgefunden hatte, wodurch die geplante Amputation umgangen werden konnte.

In der Literatur wurde in diesen Jahren vermehrt auf die Komplikationen nach hoher Penisamputation hingewiesen. Bei zu kurzer Harnröhre kam es zu Ekzembildung am Scrotum, so daß man sich noch wie im Mittelalter mit angesetzten Röhren behelfen mußte, um dem Harnstrahl die gewünschte Richtung zu geben. Die erschwerte postoperative Miktion blieb weiter das größte Problem (nach Dieffenbach).

Das verschiedene operative Vorgehen in der Mitte des 19. Jahrhunderts wurde durch die nun einsetzende nähere histologische Differenzierung ermöglicht. Zur Zeit Dieffenbachs unterschied man schon einen langsam wachsenden Haut- oder Epithelialkrebs vom schneller wachsenden Drüsenkrebs mit harten Rändern, sowie den Markschwamm der Eichel und den Fungus hämatodes und melanodes.

Jetzt fanden sich auch Abbildungen von Penistumoren in den chirurgischen Lehrbüchern, so in dem 1852 erschienenen des Müncheners Frank, nachdem zuvor nur einzelne Abbildungen den erwähnten Dissertationen beigegeben waren.

Die bis 1856 festgestellten gut- wie bösartigen Tumorformen am Penis fanden ihren Niederschlag in der großen Arbeit des Wieners v. Pitha im „Handbuch der speziellen Pathologie und Therapie". Er betonte besonders die Häufigkeit des blumenkohlartig wachsenden Epithelkrebses mit spät einsetzender Metastasenbildung.

Dem Franzosen Boisson verdanken wir 1856 die Mitteilung, daß der Peniskrebs im vorigen Jahrhundert häufiger vorgekommen sei. Nach seiner Erfahrung gehörte die Penisamputation nicht zu den seltenen Operationen, da der Krebs eine traurige Vorliebe gerade zu diesem Organ hätte. Die bei den Geschlechtskrankheiten beobachteten „Vegetationen und plastischen Ablagerungen" begünstigten nach seiner Ansicht diese Tumorentstehung. Die Blutung war in jenen Jahren noch so gefürchtet, das Boissons Landsmann Bonnet zunächst wieder die Ätzmethode einführte und wegen der starken Schmerzen seit 1855 wieder die früher geübte Kauterisation neu empfahl.

Nach Boisson wollten die meisten Chirurgen der damaligen Zeit von einer Nahtvereinigung Urethralschleimhaut – Penishaut wegen der Möglichkeit postoperativer Erektionen und des Einreißens der Nähte nichts wissen. Besser hätte sich die in England und Deutschland des öfteren geübte Methode des Lostrennens eines Hautlappens erwiesen, der über die Corpora cavernosa geschlagen wurde, um die Eiterung des Harnröhrenendes zu verhindern und damit der Striktur vorzubeugen. Eine glückliche Modifikation war dem Franzosen Demarquay zu verdanken, der die Harnröhre bei der Amputation 1–2 cm länger stehen ließ, sie vertikal spaltete, um sie beiderseits umzuschlagen und mit der Penishaut zu vernähen. Um der postoperativ erschwerten Miktion und den Scrotalekzemen vorzubeugen, erinnerte Boisson an ein Operationsverfahren, das schon 1832 von Delpech vorgenommen, aber leider nie veröffentlicht worden war. Jener

hatte eine Scrotumspaltung in der Raphe vorgenommen und beide Hälften gesondert vereinigt, so daß jeder Hoden in einer gesonderten Tasche zu liegen kam. Zwischen beiden mündete die Harnröhre, so daß der Patient zur komplikationslosen Miktion beide Hälften des Scrotums auseinander halten mußte. Diese Operationsmethode wurde 1844 wiederum von Lallemand in Montpellier mit gutem Erfolg ausgeführt (wieder ohne Veröffentlichung). Boisson bekannte, daß er mit dieser Methode des Scrotum bifidum mehrmals gute Erfolge erzielt hätte.

Die Urethralmündung bei hoher Penisamputation wurde so in der Geschichte der Penisamputation immer weiter nach hinten verlegt, bis ihr Thiersch einen neuen Ausgang am Damm verschaffte.

1867 befaßte sich der deutsche Chirurg Stromeyer in seinem Lehrbuch wieder näher mit dem Peniskrebs. Neben dem am häufigsten beobachteten Epithelkrebs erwähnte er die sehr seltene Elephantiasis des Penis. Bei seiner Differentialdiagnose betonte er, daß das syphilitische Geschwür keine Ähnlichkeit mit dem Peniskrebs hätte.

Einen weiteren ausgezeichneten Überblick lieferte 1871 Podrazki im „Lehrbuch der Allgemeinen und Speciellen Chirurgie" von v. Pitha und Billroth. Er wies nochmals auf das recht langsame Wachstum des Epithelkrebses hin, so daß die Leistendrüsenschwellung nach seiner Ansicht keine absolute Kontraindikation zur Operation darstellte, da sie auch entzündlich bedingt sein könnte. So empfahl er wiederum bei dieser Krebsart Lisfrancs Methode. Nach Podraszkis Erfahrung führten 1871 viele Chirurgen die Amputation mit dem Écraseur (der sogenannten Quetschkette) oder durch Abbrennen mit der galvano-kaustischen Schneidschlinge statt mit dem Messer durch. Ähnlich wie schon Dieffenbach 1845 empfahl auch Podrazki postoperativ Wasserspülungen des Wundbettes nach der Miktion.

Nach einer Übersicht von Zielewicz betrug die Mortalität bei Penisamputationen in jenen Jahren rund 16 %.

Eine ausgezeichnete Übersicht über alle bekannten Erkrankungen am Penis erschien 1886 in der großen Monographie des Zürichers Kaufmann: „Verletzungen und Krankheiten der männlichen Harnröhre und des Penis" im Rahmen der damaligen Reihe „Deutsche Chirurgie", die neben reicher Literaturangabe auch mehrere Abbildungen von Penistumoren aufwies. Daneben differenzierte er die bis dahin bekannten Pe-

niserkrankungen, für die er die Sammlungen der
Pathologischen Institute von Basel, Bern, München, Würzburg und Zürich sowie die Präparate
des Musée Dupuytren in Paris benützt hatte. Er
unterschied die Phlegmone und die Gangrän des
Penis vom Aneurysma, die sehr seltene Elephantiasis, Knorpel- und Knochenbildungen, Atherome und Keratosen sowie das Papilloma penis neben dem Carcinom.

Für diese Arbeit hatte Kaufmann 158 Fälle
von Penistumoren aus der Literatur gesammelt,
während die 1877 von dem Franzosen Démarquay veröffentlichte Übersicht 134 eigene und
fremde Fälle umfaßte. In beiden Arbeiten wurde
die Frequenz des Peniskrebses auf etwa 1%
sämtlicher Krebse berechnet, während v. Winiwarter eine solche von 2,55% und Billroth eine
von 3,01% angaben. In Europa war das 6. Altersdezennium bevorzugt.

Immer wieder wurde die Phimose als das
hauptsächlichste ätiologische Moment des Peniscarcinoms angesehen. Auch Kaufmann unterschied das relativ spät in die Leistendrüsen
wachsende Blumenkohlgewächs des Epithelkrebses von dem schneller metastasierenden Peniskrebs mit Infiltration und Ulceration der Ränder. Auch sekundäre und tertiäre Metastasen
waren nach Kaufmann beim epithelialen Peniscarcinom kaum bekannt, bzw. höchst selten.
Nach Gussenbauer in Prag erkrankten aber
beim ulcerösen Peniskrebs die Leistendrüsen
häufiger als bisher angenommen; auch wurden
in jener Zeit akute Verblutungstodesfälle beschrieben, bedingt durch Turmorinvasion in die
Gefäße der Leistenbeuge. In jener Zeit spielte die
Prüderie noch eine große Rolle: Vom Beginn der
Erkrankung bis zum Eintritt in eine Behandlung
wurde ein Zeitraum von 22 Monaten errechnet.

Kaufmann führte 1886 folgende vier zu seiner
Zeit gebräuchliche Operationsmethoden an:

1. Mit der galvanocaustischen Schlinge, 1854
von Middeldorpf angegeben und 1855 von Bardeleben erstmalig ausgeführt. Bis 1880 kam
diese Methode immer mehr zur Anwendung, so
daß bis 1886 117 Fälle mit der neuen Methode
operiert worden waren.

2. Die Operation mittels des Écraseur (der
Quetschkette) nach Chassaignac,

3. Die Operation mit dem Thermocauter nach
Bonnet (1848) und

4. Die Amputation mit dem Messer.

Sehr selten waren bis 1886 syphilitische
Gummata des Penis beobachtet worden, während Zuelzer in seinem ersten Urologischen
Handbuch von 1894 nun auch die sehr seltene

Tuberkulose der Penishaut beschrieben hatte.

1895 wurden die Präparate des Hunterian
Museum und des Royal College of Surgeons von
dem Engländer Morris in seinem Urologischen
Lehrbuch veröffentlicht.

Um 1900 hatte sich von allen Operationsmethoden die Penisamputation mit dem Messer als
führend durchgesetzt. Jetzt setzten auch Versuche ein, den Penisstumpf bei der Operation plastisch zu erhalten, um den häßlichen Verunstaltungen des Organs durch Narbenzug vorzubeugen. So veröffentlichte Janssen 1905 eine von
Witzel angegebene Plastik bei Penisamputation.

Um 1900 betrug die Zeit zwischen Auftreten
der Krankheit und Aufsuchen eines Artzes immer noch rund 20 Monate.

Nach Manteuffels Statistik aus dem Jahr 1900
waren von den Operierten 35,7% mehr als zwei
Jahre p.o. frei von Recidiv. Empfohlen wurde
dabei die zusätzliche Exstirpation der Inguinaldrüsen. In den urologischen Operationslehren
von Oppenheimer 1910, von Voelcker-Wossidlo
1924 und Lichtenstern – Wien 1935 wurde nur
noch die Amputation mit dem Circelschnitt und
1–2 cm länger verbleibendem Harnröhrenstumpf nach Abschnüren der großen Gefäße an
der Peniswurzel durchgeführt.

Einen großen Überblick über alle gut- wie bösartigen Penistumoren gab 1928 Wildbolz im
5. Band des „Handbuches der Urologie". Er erwähnte die damals bekannten Neubildungen am
Penis wie die Papillome, die Hauthörner, cavernöse Angiome, Lymphangiome, Myome, Lipome sowie Fibrome, Enchondrome in den
Schwellkörpern und Cystengeschwülste, wovon
Dermoidcysten und Zylinderepithelcysten angeboren und die traumatischen Epithelcysten und
sehr kleine Atherome erworben waren. Unter
den bösartigen Tumoren stände das Carcinom
an erster Stelle. Betrachtet man die Krebsfälle
beim Manne allein, so betrug die Häufigkeit am
Penis 4–5%, bei Gesamtstatistik unter Einbeziehung auch der weiblichen Carcinome nur 1–3%.
Wildbolz erwähnte auch die große Übersicht des
Amerikaners Young, der unter den 12 500 Kranken seiner Klinik 34 Peniscarcinome bei ungefähr 500 Blasen- und 600 Prostatacarcinomen
festgestellt hatte. 20% der von Young beobachteten Peniscarcinome fanden sich vor dem
40. Lebensjahr.

Auch Wildbolz schloß sich der Ansicht an,
daß papillomatöse Wucherungen der Vorhaut,
sowie Leukoplakien und alle langdauernden Entzündungen zur Carcinombildung beitrugen. Metastasen entstünden auf dem Lymphwege sehr

häufig, auf dem Blutwege dagegen sehr selten. Bei den Leistendrüsenschwellungen waren nur 60% durch Carcinom bedingt, die übrigen durch Entzündung. Als einzig erfolgversprechende Therapie sah Wildbolz die Amputation an, während er von Elektrokoagulation, sowie Röntgen- und Radiumbestrahlungen wenig Erfolg sah. Da das Peniscarcinom erfahrungsgemäß nie auf die Hoden übergriff, sollten die Testes immer erhalten bleiben, zumal mit einem kleinen Penisstumpf auch noch die Kohabitationsmöglichkeit bliebe.

Von den nichtcarcinomatösen Geschwülsten führte Wildbolz bis 1928 nur 32 Fälle an, die 7 Endotheliome, 8 Melanosarkome und 17 Rundzellen-, Spindelzellen- oder Mischzellen- sowie Fibrosarkome betrafen. Die Prognose war sehr schlecht, da sie schnell recidivierten und Metastasen bildeten.

Überblickt man die Erkrankungsmöglichkeiten am Penis, die bis zum „Handbuch der Urologie" von 1928 bekannt waren, so wird man an den Ausspruch von Podrazki von 1871 erinnert: „Bei einem verhältnismäßig so kleinem Gebiet wie dem Penis treffen so vielfache und seltene Krankheiten zusammen, wie syphilitische Affektionen und Strikturen der Harnröhre, die schon zum Spezialstudium einzelner Ärzte geworden sind. Vielleicht ist kein anderes Organ so vielen Infekten und Gefahren ausgesetzt wie der Penis. Es bestehen angeborene Defekte, Phimose, Epispadien, Traumen, Schnitt- und Schußwunden, selbst Frakturen neben den verschiedenartigsten gut- und bösartigen Neubildungen".

Zusätzlich sei noch an die Erfahrungen Kaufmanns in seinem Werk von 1886 erinnert, der berichtet hatte, daß rachsüchtige Frauen den Penis total durchgeschnitten hätten, und außerdem sei der Fall Dupuytrens erwähnt, der einen Peniskrebs entstehen sah, nachdem sein Patient über vier Jahre lang an seiner Vorhaut zwei kleine goldene Vorhängeschlösser hätte tragen müssen, angelegt von seiner Geliebten, um sich seiner Treue zu versichern.

Dr. F. Schultze-Seemann
Münchener Str. 22
D-1000 Berlin 28

Hauptreferate

Verhandlungsbericht der Deutschen Gesellschaft
für Urologie, 33. Tagung (1981), 8–10
© Springer-Verlag Berlin Heidelberg New York 1982

Gefäß- und Nervenanatomie des Penis

W. Lierse

Der Penis ist entwicklungsgeschichtlich aus zwei Anlagegebieten entstanden: ein wesentlicher Teil des Sinus urogenitalis wird zur Urethra. Das Material der Geschlechtsfalten differenziert sich zum Corpus spongiosum penis (Corpus cavernosum urethrae). Das Corpus cavernosum penis differenziert sich im Geschlechtshöcker selbst. Diese Entwicklung erklärt die komplizierte Gefäßversorgung ebenso wie die funktionellen Erfordernisse.

Die A. pudenda interna ist das Stammgefäß zur Penisversorgung. Sie entspringt in 50% der Fälle gemeinsam mit der A. glutaea inferior aus der A. iliaca interna. In der Fossa ischiorectalis gibt die A. pudenda interna Aa. anales and Aa. perineales ab und zieht als A. penis in den vorderen Rezessus der Ischiorektalgrube. Sie gibt dann für das Corpus spongiosum penis die A. bulbi penis und die A. urethralis ab und für das Corpus cavernosum penis die A. profunda penis und die A. dorsalis penis. Die Äste der Arterien gehen als Aa. helicinae in die Corpora cavernosa des Penis und der Urethra über. Der direkte Übergang der Arterien in weite Bluträume, hier Corpora cavernosa genannt, ist eine Eigenschaft von Schwellgeweben. Ähnliche Anordnungen findet man im Schwellgewebe des Canalis ani oder in der Milz. Das besondere Element im Penis ist die derbe Umhüllung der Corpora cavernosa, wodurch das Schwellgewebe zum Bauelement des Organs wird. Das Corpus spongiosum penis ist walzenförmig und proximal am Bulbus und distal in der Glans aufgetrieben. Die Urethra tritt proximal schräg in das kavernöse Gewebe ein. An dieser Stelle sind Corpus spongiosum penis und Urethra mit dem Diaphragma urogenitale verwachsen. Distal geht das Corpus spongiosum penis in die Glans penis über und bestimmt die Form der Eichel.

Das Corpus cavernosum penis ist sattel- oder nierenförmig. Es ist ein Körper, der in der Mitte nicht vollständig durch ein Bindegewebsseptum getrennt ist. In älteren Lehrbüchern ist die Beschreibung nicht ganz richtig, wenn von paarigen Schwellkörpern gesprochen wird. Proximal weicht das Corpus cavernosum penis in zwei Schenkel auseinander, die spitz auslaufen. Ähnliches gilt für das distale Ende: es ist ebenfalls spitz zulaufend. Die proximalen Schenkel sind am Becken verwachsen.

-Die cavernösen Gewebe der Urethra und des Penis enthalten weite Bluträume, die mit Endothel ausgekleidet sind. Im allgemeinen werden sie als in den drei Richtungen des Raumes verlaufende Bluträume beschrieben. Durch die Einführung der Korrosionsanatomie in Verbindung mit der Rasterelektronenmikroskopie erkennt man Vorzugsrichtungen. Im Corpus cavernosum penis verlaufen die kavernösen Bluträume vorzugsweise in der Querrichtung mit kurzen längsgerichteten Verbindungen; im Corpus spongiosum penis sind sie überwiegend längs orientiert, und die Verbindungen sind kurz und quergerichtet.

Im histologischen Präparat sind die Bluträume von Endothel ausgekleidet, in Bindegewebe eingebettet und von Muskelgewebe umgeben. Hierdurch und durch elastisches Gewebe wird das kavernöse Gewebe zum funktionellen System, das gemeinsam mit der Tunica albuginea wirkt.

Zuvor bedarf der Übergang der Arterien in die kavernösen Räume noch der Beachtung. Äste der A. profunda penis zweigen sich in den Corpora cavernosa penis büschelförmig auf und gehen ohne Zwischenschaltung von Kapillaren in die kavernösen Räume über. In zwei anderen Organen finden wir eine ähnliche Anatomie: Im Corpus haemorrhoidalis des Canalis ani und in der Milz. In beiden Fällen ist der Anfangsteil der weiten Bluträume, die auf die Arterien folgen, nicht mit venösem Blut gefüllt. Man darf vermuten, daß auch im Penis im Corpus cavernosum ein Mischblut vorhanden ist.

Es handelt sich somit um arteriokavernöse Anastomosen, die sämtliche Merkmale arteriovenöser Anastomosen besitzen: Knäuelung des

Gefäßes und epitheloide Zellen in der Wand. Der Übergang kann geöffnet und verschlossen werden: das Blut kann z.T. die kavernösen Räume umgehen und in Venen münden.

Die Venen des Penis sammeln sich in der V. profunda penis und V. dorsalis penis. Die Venen des Corpus spongiosum penis umkreisen faßreifenartig als Vv. circumflexae den Penis und münden in die dorsale oberflächliche V. dorsalis penis subfascialis. Die Venen des Corpus cavernosum penis beginnen im Schwellkörper in der Außenzone und streben zur Peniswurzel, wo sie durch Emissarien durch die Tunica albuginea hindurchgehen. Eine V. dorsalis penis subcutanea nimmt Blut von der Haut und der Glans penis auf. Es gibt eine Trias der Abflußwege: die Hautvene (V. dorsalis penis subcutanea) mündet in die V. pudenda externa und somit in die V. saphena magna am Oberschenkel; die V. dorsalis penis subfascialis mündet in den Plexus vesicalis im unteren Stockwerk des Beckens auf dem Beckenboden; die V. bulbi geht in die V. profunda penis über, die über die A. pudenda interna im Becken in die V. iliaca interna mündet.

Man kann somit drei Mündungsstockwerke unterscheiden:

1. Oberschenkelregion mit der V. saphena magna, die die V. pudenda externa und die V. dorsalis penis subcutanea aufnimmt.
2. Die tiefe Beckenregion mit dem Plexus vesicalis, der die V. dorsalis penis subfascialis des Corpus spongiosum penis und Corpus cavernosum penis aufnimmt.
3. Die hohe Beckenregion mit der V. iliaca interna und der V. pudenda interna, die die V. profunda penis und das Blut aus dem Corpus cavernosum penis aufnimmt.

Die Gefäßversorgung des Penis wird zum funktionellen System durch kollagenes Bindegewebe, elastische Fasern und glatte Muskelbündel. Das Corpus spongiosum penis und das Corpus cavernosum penis werden gemeinsam eingehüllt von der Fascia penis. Dieser Name ist irreführend, weil man im allgemeinen mit dem Wort Faszie ein straffes kollagenes Bindegewebe verknüpft. Die Fascia penis ist aber eine elastische Haut, die von glatten Muskelbündeln gespannt werden kann. Man findet in ihr reichlich in der Längsrichtung ausgespannte elastische Netze, in die glatte Muskelbündel mit Endsehnen einstrahlen. Zwischen der subkutanen elastischen Membran und der tiefer liegenden Tunica albuginea finden sich kollagene Bindegewebslagen, die verdichtete und lockere Schichten bilden. Hierdurch wird gewährleistet, 1. eine Verschieblichkeit und

2. eine Druckstabilität. Unter der Faszie liegen die V. dorsalis penis subfascialis, die Vv. circumflexae, die A. dorsalis penis und die N. dorsalis penis, die zu den Schwellkörpern gehören. Die Faszie ist am Penis an der Glans befestigt und spaltet sich an der Peniswurzel in zwei Blätter, die in die Faszien der vorderen Bauchwand übergehen.

Das straffe Bindegewebe der Schwellkörper ist die Tunica albuginea. Die Tunica albuginea des Penis ist ein straffes kollagenes Bindegewebe, das aufgrund seiner Faserqualität undehnbar wäre. Durch die Fasertextur wird ein funktionelles System erreicht, das auf Druck und Dehnung hin konstruiert ist. Die Fasern bilden Netze, die im verkürzten Zustand des Organs in der Querrichtung, im erigierten Zustand in der Längsrichtung orientiert sind. Die Umstellung der Fasernetze erfolgt als Gleitmechanismus, der zur Verschmälerung der Tunica albuginea im erigierten Zustand führt. Im Corpus cavernosum penis besteht zusätzlich eine mittlere Scheidewand, von der aus strahlenförmige Trabekel zur äußeren Tunica albuginea streben. Die Corpora cavernosa sind somit wie jedes andere schwellbare Organ konstruiert: eine straffe „Kapsel" wird vom „Hilus" aus von Trabekeln erreicht. Die Verstellung der kollagenen Netze ermöglicht die Volumenzunahme und begrenzt sie zugleich. Wenige elastische Fasern wirken der Dehnung entgegen. In den Trabekeln ziehen die interkavernalen Arterien. Sie haben eine eigene Mediamuskulatur und eine bindegewebige Verschiebeschicht. Die hier liegenden Venen haben keine Mediamuskulatur und sind daher vom Spannungszustand der Trabekel abhängig. Dehnung der Tunica albuginea verschmälert die Trabekel und engt die Venen ein: der Abfluß wird behindert. Verkürzung der Schwellkörper verbreitert die Trabekel und erweitert die Venen. Glatte Muskelbündel können die Spannung der Trabekel und der Tunica albuginea und die Lumenweite der intrakavernalen Venen ändern. In den Trabekeln liegen neben Venen auch Arterien und Nerven. Anders als in den Organen wird der Dehnungsreiz der Tunica albuginea, der Kapselreiz, nicht als Schmerz empfunden. Dies bestätigt die Hypothese, daß Schmerz nicht in der Peripherie allein entsteht, sondern daß er erst zentral zum Schmerzerlebnis wird.

Im Corpus spongiosum penis liegen in den Trabekeln weit mehr elastische Fasern als im Corpus cavernosum penis. Bei gesteigertem Innendruck in den Bluträumen bleibt der Urethra eine elastische Aufhängung und die Möglichkeit der Lumenschwankung. Sie ist in Längs- und Querrichtung elastisch in das Corpus spongiosum gelagert.

Das straffe Bindegewebe der Tunica albuginea um die Corpora cavernosa sind das passive funktionelle Element der Schwellkörper. Bei starker Füllung liegen die kavernösen Räume sehr eng beieinander, so daß kaum ein freier Raum bleibt. Das mag das bisher ungelöste Problem aufzeigen, daß trotz der hohen venösen Drucksteigerung kein örtliches Ödem auftritt.

Die Innervation des Penis beginnt in der Haut und in den Corpora cavernosa mit freien Nervenendigungen und Nervenendkörperchen. Vieles ist hier noch unklar; z.B. weiß man nicht die Bedeutung der Vater-Pacinischen Körperchen, die als große Mechanorezeptoren in den Schwellkörpern liegen.

Die somatosensible Afferenz verläuft von der Peniswurzel über den N. ilioinguinalis und die Nn. perineales, vom Schaft und von der Glans über den N. penis dorsalis in den N. pudendus. Die epikritische feine Sensibilität steigt dann über die Hinterstränge im Rückenmark auf und wird in der Medulla oblongata im Nucleus gracilis fast Punkt zu Punkt umgeschaltet. Hierdurch wird eine sehr feine lokalisierbare Sensibilität erklärlich. Über die gleichen Fasern verlaufen auch solche, die einen feinen stechenden Schmerz signalisieren. Von der Medulla oblongata steigen die Nervenfasern im Lemniscus medialis zur Gegenseite kreuzend zum Thalamus auf. Hier enden die Fasern im lateralen Thalamus und vorher mit Kollateralen im Mittelhirnbereich. Das Kerngebiet des Thalamus bildet mit bestimmten Rindenfeldern funktionelle Einheiten, die man als spezifische Thalamuskerne bezeichnet. Die Projektion vom Thalamus zur Rinde erfolgt in den Gyrus postcentralis, wo keine Punkt-zu-Punkt-Zuordnung mehr besteht. Das Bewußtsein wird hier eher diffus.

Eine zweite afferente Leitung erfolgt über den Tractus spinothalamicus, der im Hinterstrang von den sakralen Spinalnerven an beginnt. Die Substantia gelatinosa ist der Beginn des zweiten Neurons. Es kreuzt zur Gegenseite und endet als extralemniskales System ebenfalls im Thalamus. Dieses System ist dadurch ausgezeichnet, daß es die protopathische Sensibilität und den dumpfen Schmerz leitet. Außerdem hat das System zahlreiche Kollateralen: in Höhe des Rückenmarkes über den Elementarapparat des Rückenmarkes auf die sympathischen und parasympathischen Kerngebiete und über die Substantia reticularis

auf das extrapyramidal-motorische System, das für die Somato-Motorik verantwortlich ist.

Parasympathische Zentren für den Penis liegen im Nucleus intermediolateralis des Spinalnerven S 2–4, sympathische Zentren in Spinalnerven Th 12 bis L 1. Die parasympathischen Fasern verlaufen mit den Nerven des Plexus sacralis, dem N. pudendus und Plexus prostaticus zum Penis und versorgen vor allem die Aa. Helicinae, so daß sie geöffnet werden und die Schwellkörper gefüllt werden. Die sympathischen Fasern ziehen im Plexus hypogastricus, der über zahlreiche topographische Besonderheiten verfügt, in das kleine Becken und über die A. iliaca interna und die A. pudenda zum Penis. Bei inkompletter Sympathektomie in Höhe der ersten 3 lumbalen Grenzstrangganglien kann – aber muß nicht – eine Ejakulationsstörung auftreten. Dennoch sollten bei 50% Wahrscheinlichkeit der Störungsmöglichkeit die Ganglien und der Plexus hypogastricus geschont werden.

Literatur

Benda (1902) Struktur der Vena dors. penis. Anat Anz 21, Erg.-Heft: 220–225. Halle, 16. Verslg Anat Ges. – Calabrisi P (1956) The nerve supply of the erectile cavernous tissue of the genitalia in the human embryo and fetus. Anat Rec 125:713. – Dennis ST, Melzack R (1977) Pain – signalling systems in the dorsal and ventral spinal cord. Pain 4:97–132. – Dykes RW (1975) Nociception. Brain 99:229–245. – Elze C (1961) Die anatomischen Grundlagen der Headschen Zonen. Z Anat Entwickl-Gesch 122:402–413. – Hassler R (1967) Die am Schmerz beteiligten Hirnsysteme und ihre gegenseitige Beeinflussung. Verh Dtsch Ges inn Med, Bd 79, S 15. – Kiss F (1921) Anatomisch-histologische Untersuchungen über die Erection. Z Anat 61:455–521. – Langer C (1862) Über das Gefäßsystem der menschlichen Schwellorgane. S-B Akad Wiss, Wien, math-nat Kl I 46, S 120–169. – Learmonth JR, Montgomery H, Counseller VS (1933) Resection of sensory nerves of perineum in certain irritative conditions of the external genitalia. Arch Surg 26:50. – Lierse W (1981) Anatomische Grundtatsachen. In: Rudolf Janzen (Hrsg) Schmerzanalyse als Wegweiser zur Diagnose. Georg Thieme, Stuttgart New York. – Müller J (1835) Entdeckung der bei der Erection des männlichen Gliedes wirksamen Arterien. Müller's Arch Anat Physiol, 202–213. – Reissig D (1965) Untersuchungen über die Fascia penis mit Hilfe von Trockenpräparaten. Anat Anz 116:364–369. – Wesson MB (1953) What are Buck's and Colles' fasciae? J Urol 70:503

Prof. Dr. med. W. Lierse, Anatomisches Institut
Martinistraße 52, D-2000 Hamburg 20

Verhandlungsbericht der Deutschen Gesellschaft
für Urologie, 33. Tagung (1981), 11–19
© Springer-Verlag Berlin Heidelberg New York 1982

Hautkrankheiten am Penis

E. Haneke

Das männliche Genitale weist bei einem Anteil der Körperoberfläche von unter 1 % vier verschiedene Haupttypen auf. Am Mons pubis ist die Haut stark behaart und drüsenreich. Die des Scrotum ist durch die Tunica dartos gekennzeichnet, sie ist meist stärker pigmentiert, sehr dehnbar und neigt eigenartigerweise zur Bildung aphthenähnlicher Ulzera. Der Penisschaft mit äußerem Vorhautblatt weist eine zarte, verschiebliche Haut auf, was die enorme Schwellungsneigung erklärt. Inneres Vorhautblatt und Glans penis besitzen ein wenig verhornendes, geschichtetes Plattenepithel mit Halbschleimhautcharakter, der nach Circumcision weitgehend verschwindet. Der Präputialsack ist besonders bei Diabetikern häufig Sitz unspezifischer Infektionen.

Praktisch alle bekannten Hautkrankheiten können auch am Penis auftreten. Aufgrund der anatomischen Besonderheiten der Penishaut und -schleimhaut können sie einerseits erheblich vom gewohnten klinischen Bild abweichen und/oder bei gleichzeitigem Befall an Glans und Penisschaft völlig anders aussehen, andererseits treten manche Dermatosen am Penis besonders häufig in ansonsten eher seltener klinischer Variante auf. Da es unmöglich ist, alle Dermatosen auch nur zu erwähnen, sollen die wichtigsten Hautkrankheiten und ihre lokalisationsspezifischen Aspekte, die die Diagnostik selbst dem Dermatologen, sicherlich aber dem Urologen Schwierigkeiten bereiten können, kurz erörtert werden.

Allergische Hautkrankheiten

Wie an der Haut ganz allgemein ist es sinnvoll, die allergischen Reaktionen auch am Penis nach dem immunologischen Reaktionstyp einzuteilen (Tabelle 1). Es ist jedoch zu beachten, daß man

Tabelle 1. Immunologische Reaktionstypen [aus 1]

Typ	Klinik	Beteiligte Faktoren	Erkrankungen
Humoral			
I	anaphylaktische Sofortreaktionen	IgE, vasoaktive Amine	Atopie, Urtikaria, Asthma bronchiale, Rhinitis allergica, anaphylaktischer Schock
II	zytotoxische Reaktionen	IgG, IgM, Komplement	Leukopenie, Agranulozytose, Thrombopenie, hämolytische Anämie, Autoimmunkrankheiten
III	Arthus-Reaktion, Serumkrankheit	IgG, IgM, Komplement, Neutrophile	Vasculitis allergica, Alveolitis (Quincke-Ödem, Urtikaria)
Zellulär			
IVa	Tuberkulinreaktion	T-Lymphozyten, Lymphokine Makrophagen	allergische Exantheme, id-Reaktionen, Transplantatabstoßung
IVb	Ekzemreaktion		allergisches Kontaktekzem

weder den Hauterscheinungen ihren allergischen oder nicht-allergischen Charakter ansehen noch das Antigen nur auf Grund des klinischen Bildes vermuten kann. Viele Hautkrankheiten, die allgemein als allergisch angesehen werden, können auch nichtallergisch bedingt sein, da die eigentliche klinische Symptomatik durch die der spezifischen immunologischen Reaktion folgende unspezifische Phase hervorgerufen wird [1].

Allergische Urtikaria und Quincke-Ödem sind am Penis nicht scharf zu trennen. Es handelt sich um eine Sofortreaktion, die zu Histaminfreisetzung mit Juckreiz, Gefäßerweiterung, Erhöhung der Gefäßpermeabilität und Schwellung führt. Die Schwellung tritt meist sehr schnell auf und kann ebenfalls rasch wieder abklingen. Ein Rezidiv ist bei erneutem Antigenkontakt zu erwarten. Häufigste Ursache einer allergischen Urtikaria sind Lebensmittel, Fremdeiweiße, Arzneimittel wie Penicillin, Kontrastmittel und Analgetika. Eine nicht-allergische Urtikaria kann durch verschiedenste physikalische und chemische Reize und beim sog. Intoleranzsyndrom durch zahlreiche Analgetica und Lebensmittelzusätze ausgelöst werden. Eine Therapie ist in ausgeprägten Fällen mit Kortikosteroiden möglich, insbesondere bei der akuten allergischen Paraphimose kann sie fast immer die blutige Reposition vermeiden.

Reaktionen vom zytotoxischen Typ verursachen selten Hauterscheinungen. Noch am häufigsten ist die allergische thrombozytopenische Purpura, die zu disseminierten, gelegentlich konfluierenden, nicht wegdrückbaren, nicht indurierten roten Flecken an der Penishaut führen kann.

Eine klassische Typ-III-Reaktion ist die Vasculitis allergica. Zirkulierende Immunkomplexe gelangen in die Gefäßwand, es kommt zur Komplementaktivierung und Leukozytenansammlung, was schließlich zur Gefäßwandnekrose mit von der Intensität der Schädigung abhängiger Hautnekrose und Hämorrhagien führt. Klinisch bestehen rote bis schwarze, tastbare Effloreszenzen, die eine Neigung zur Ulceration aufweisen können. Häufige Ursachen sind Bakterien- und Tumorantigene sowie Medikamente, hier besonders Analgetica, Sulfonamide und Penicillin.

Das Behçet-Syndrom ist durch die klassische Trias der Mund- und Genitalaphthen und Hypopyoniritis gekennzeichnet. Es handelt sich um eine schwere Allgemeinkrankheit mit gelegentlich letalem Ausgang. Allen krankhaften Veränderungen liegt anscheinend eine Vaskulitis zugrunde, jedoch ließ sich bisher kein Antigen eru-

ieren. Die aphthösen Ulcera am Penis können Ähnlichkeit mit einem Primäraffekt haben [2].

Das allergische Kontakekzem ist eine zelluläre (Spättyp-)Reaktion. Es tritt nach wiederholtem Kontakt mit einer allergisierenden Substanz auf. Es beginnt meist mit Rötung und Juckreiz, am Penis auch unter Umständen erheblicher Schwellung, danach bilden sich kleinste, bald konfluierende Bläschen, die platzen und schließlich zu großflächiger Erosion mit profusem Nässen führen. Im Präputialsack gleicht das klinische Bild mehr einer akuten nässenden Balanoposthitis. Wird das Kontaktallergen eliminiert, kommt es unter Krustenbildung und Schuppung bald zur Heilung. Zur Lokalbehandlung eignet sich Zinköl, wenn keine Superinfektion besteht evtl. mit Zusatz von 1 % Hydrokortisonacetat. Bei der allergischen Balanoposthitis sind mehrmals täglich Gliedbäder bei zurückgestreiftem Präputium, nachfolgendes vorsichtiges Trocknen, am günstigsten mit dem Föhn, und Einstreuen von Zinkoxydpuder in den Vorhautsack günstig. Sobald der Puder durchfeuchtet ist, wird er erneut aufgestreut. Die Ursachenforschung beim allergischen Genitalekzem kann schwierig sein, ist aber Voraussetzung für eine erfolgreiche Therapie.

Das fixe Arzneiexanthem ist eine eigenartige Reaktion, bei der es nach Allergenzufuhr stets zum Rezidiv am gleichen Ort kommt. Typisch sind runde, rote, evtl. blasige und dann erosive Herde, die mit Hyperpigmentierung abheilen und besonders häufig am Penis lokalisiert sind.

Weitere Dermatosen am Penis

Das atopische Ekzem (endogenes Ekzem, Neurodermitis) beruht auf einer vererbten Immunregulationsstörung, die einerseits durch eine Neigung zu allergischen Reaktionen vom Soforttyp wie Asthma bronchiale allergicum und Rhinitis pollinosa, andererseits durch eine komplexe Störung des zellulären Immunsystems gekennzeichnet ist. Hinzu kommen eine Reihe neurovaskulärer Anomalien und eine deutliche Herabsetzung der Juckreizschwelle. Im Schulkindalter kommt es – nicht selten sogar isoliert ohne Befall anderer, an sich typischer Lokalisationen – zu Schuppung, Infiltration, Lichenifikation und Rhagadenbildung an der Peniswurzel, besonders dorsal. Nässende Herde sind seltener und treten eher bei Säuglingen auf. Die Therapie besteht in gründlichem Fetten, evtl. kurzfristiger Anwendung einer milden Kortikosteroidsalbe und ausreichender Juckreizstellung mit Antihistaminika.

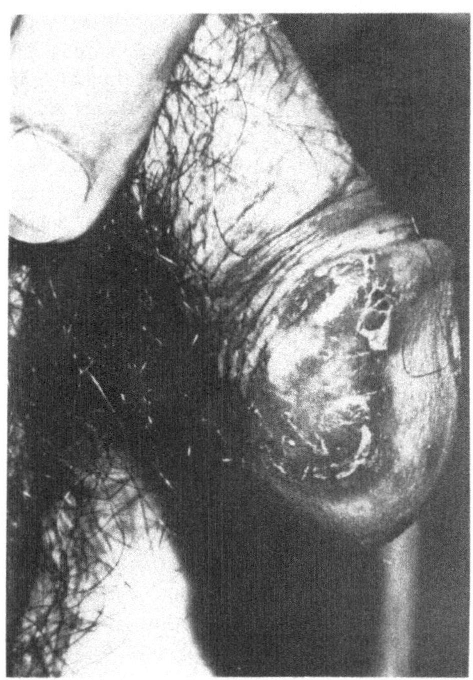

Abb. 1. Psoriasis der Glans penis

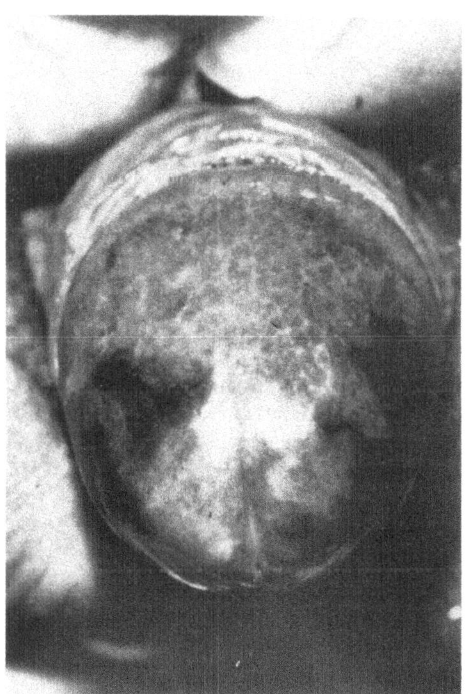

Abb. 2. Lichen ruber planus der Glans penis mit netziger weißer Streifenzeichnung und Erosionen

Die Psoriasis vulgaris ist eine ebenfalls erbliche Hautkrankheit. Sie ist gekennzeichnet durch flacherhabene rote Herde mit unterschiedlich stark ausgeprägter Schuppung. Diese kann weiß bis gelblich sein, an der frei getragenen Glans oft auch etwas bräunlich, wodurch eine gewisse Ähnlichkeit mit einem Morbus-Bowen entstehen kann (Abb. 1). Im feuchten Präputialsack entsteht keine Schuppung, sondern das Bild der Balanitis circinata, und auch histologisch ist dann keine Unterscheidung zwischen Psoriasis und Morbus Reiter möglich. Die Therapie kommt oft ohne Kortikosteroide nicht aus, doch ist zu beachten, daß gerade die Genitalhaut sehr schnell einen ausgeprägten Kortikosteroidschaden entwickelt. Bei Anwendung im Präputialraum ist weiterhin zu bedenken, daß sich bakterielle oder Candida-Superinfektionen sehr schnell entwickeln können.

Der Lichen ruber äußert sich gewöhnlich in Form kleiner roter Knötchen mit wachsartigem Glanz. Er kommt auch isoliert am Penis vor, dann besonders häufig in seiner anulären Variante, die durch kleine Ringe aus dicht auseinanderliegenden roten flachen Knötchen mit dunkler pigmentiertem, leicht eingesunkenem Zentrum charakterisiert ist. Die Glans zeigt hingegen die für den Schleimhaut-Lichen planus typischen spritzer- und netzartigen leukoplakischen Veränderungen. Gelegentlich wird der Lichen ruber an der Glans erosiv und kann starke Beschwerden verursachen (Abb. 2). Bei Verdacht auf einen Lichen ruber planus sollten stets die volaren Handgelenke als Vorzugslokalisation und die Mundschleimhaut angesehen werden. Die Therapie ist schwierig, allerdings im allgemeinen nur erforderlich, wenn Beschwerden bestehen. Selten kann ein Granuloma anulare schwer von einem Lichen ruber anularis abzugrenzen sein.

Besonders häufig tritt der Lichen sclerosus et atrophicans am Penis auf. Bei Befall der Glans im Meatusbereich wird auch die Bezeichnung Balanitis xerotica obliterans, bei Befall der gesamten Penisschleimhaut Kraurosis penis gebraucht. Charakteristisch ist eine Weißverfärbung, Atrophie mit eigenartig trockener, pergamentartiger Oberfläche und Neigung zu Schrumpfung mit Rhagaden und Hyperkeratosen. Häufig entwickelt sich eine Phimose, darunter gelegentlich ein Karzinom. Als Therapie eignet sich 1 % Testosteronsalbe oder Clobetasolcreme (Dermoxin), entweder unter Präputiumoder Kondomokklusion. Die Entwicklung eines Karzinoms ist, zumindestens solange keine Phi-

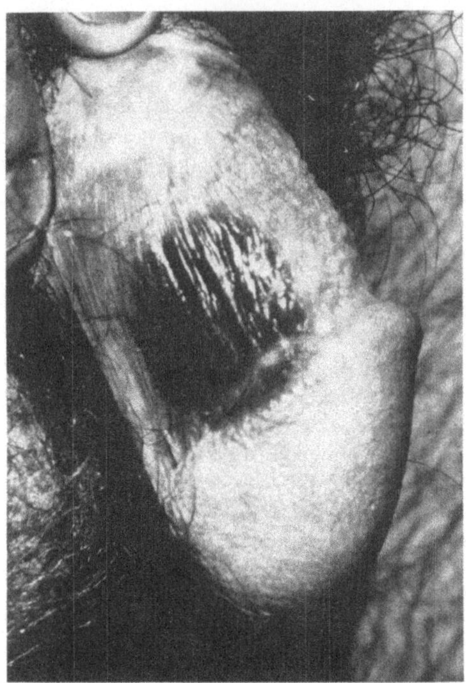

Abb. 3. Balanitis plasmacellularis

mose besteht, eher selten. Differential-diagnostisch ist eine Vitiligo auszuschließen.

Bei der Balanitis plasmacellularis bestehen umschriebene braunrote Herde (Abb. 3). Das histologisch charakteristische plasmazellreiche Infiltrat, das überwiegend IgG produziert [4], ist vermutlich unspezifisch und nur Folge von Veränderungen der Epidermis und der daruntergelegenen Gefäße [7].

Infektionskrankheiten

Virosen

Warzen sind infektiöse benigne Virusepitheliome und werden durch verschiedene humane Papillomviren (HPV)-Typen hervorgerufen. Außer Condylomata acuminata im Schleimhautbereich von Glans und Präputium kommen am Penisschaft vulgäre Warzen und plane juvenile Warzen vor. Lediglich die Riesenkondylome (Buschke-Löwenstein-Tumoren) besitzen eine gewisse Tendenz zur malignen Entartung. Während die Diagnose im allgemeinen einfach ist, kann die Therapie enorme Schwierigkeiten bereiten. Bewährt hat sich die Pinselung mit einer 20% Podophyllinlösung, mit der die gesamte

Oberfläche der Kondylome eingepinselt wird. Bei vorsichtigem Arbeiten unter Schonung der umgebenden gesunden Haut braucht man die Lösung nicht nach einer Stunde abzuwaschen [6]. Gesättigte Trichloressigsäure kann zur Therapie planer und vulgärer Warzen benutzt werden. Kryotherapie ist verhältnismäßig sicher, führt aber zur Blasenbildung und unter Umständen stärkerem Penisödem. Diese Behandlungen werden in Abständen von ca. 1 Woche wiederholt, bis die Warzen verschwunden sind. Elektrochirurgische Abtragung oder scharfe Excision kann bei großen Warzen notwendig sein. Eine Kontrolle über 4–6 Monate ist erforderlich, weil wegen der langen Inkubationszeit noch Warzen nachkommen können. Prädisponierende Faktoren, z.B. Fluor, müssen beseitigt werden. Da Warzen ansteckend sind, ist unter Umständen eine Partnerbehandlung erforderlich. Sehr ausgedehnte Warzen können Hinweis auf einen Immundefekt sein. Weitere Behandlungsmöglichkeiten sind 5-Fluoruracil (Verrumal), Bleomycin, Dinitrochlorbenzol und Autovakzine, doch befinden sich die letzteren Methoden noch im experimentellen Stadium.

Mollusca contagiosa (Dellwarzen) werden durch ein Quadervirus verursacht. Es handelt sich um halbrunde, hautfarbene, glatte Knötchen mit zentraler Delle, aus der ein Brei aus Viren und Epithelzellen exprimiert werden kann. Zur konservativen Therapie eignen sich Trichloressigsäure oder die täglich zweimalige Anwendung einer Vitamin-A-Säure-Lösung (Airol, Epiaberel). Kryochirurgie und Kurettage werden als Alternative empfohlen. Da die Inkubationszeit sehr lang ist, können auch nach erfolgreicher Behandlung noch 2–4 Monate später Mollusca contagiosa auftreten, weshalb eine langfristige Kontrolle erforderlich ist.

Der Herpes simplex tritt mit unregelmäßig rezidivierenden, gruppierten Bläschen auf. Er kann sowohl durch Herpesvirus hominis Typ II als auch Typ I hervorgerufen werden. Die Rezidive treten immer an der gleichen Stelle auf, weil die Viren latent in den zugehörigen Sacralganglien liegen. Die Bläschendecke ist sehr dünn und geht schnell verloren. Die entstehenden Erosionen weisen eine unregelmäßige Begrenzung auf. Schmerzen und regionale Lymphknotenschwellungen sind häufig. Ansteckungsgefahr besteht mindestens eine Woche lang. Gewöhnlich kündigen sich die Rezidive mit Schmerzen oder Juckreiz, gelegentlich auch mit ischialgiformen Beschwerden an. Die Behandlung ist sehr undankbar. Der Placebo-Effekt liegt sehr hoch. Antivirale Mittel wie Joddesoxyuridin (Virunguent) oder Vidarabin können versucht werden; Aciclovir befindet sich noch in klinischer Erprobung. Tromantadin (Virumerz) ist mit einer hohen Allergierate belastet. Photoinaktivierung ist möglicherweise synkarzinogen und sollte, solange die Frage der Carcinomentstehung durch HSV II nicht geklärt ist, nicht angewandt werden. Zahlreiche andere Mittel (BCG-Impfung, Vaccination, Äther, Vereisen usw.) sind von fraglichem Wert.

Der Herpes zoster wird durch das Varicella-Zoster-Virus hervorgerufen. Befall der Genitalhaut ist selten, aber im allgemeinen sehr schmerzhaft. Bei alten Männern kann es zu flächenhaften oberflächlichen Nekrosen mit schmierigen Belägen kommen. Eine antivirale Therapie mit Amantadin (Contenton, PK Merz, Symetrel) und Moroxydin (Flumidin) ist nur in den ersten Tagen sinnvoll. Die Gabe von L-Dopa (Levodopa) soll sowohl die Schmerzen als auch postzostäre Neuralgien reduzieren. Analgetika sind meist zusätzlich erforderlich. Die Lokaltherapie soll eine bakterielle Superinfektion verhüten.

Mykosen

Candidosen befallen im Rahmen ausgedehnter intertriginöser Candidosen auch die Penisschafthaut. Bei der Candida-Balanitis, die praktisch nur bei nicht circumcidierten Männern auftritt, kommt es zu Juckreiz und Fluor, winzigen Erosionen mit Neigung zu Konfluenz. Häufig besteht ein Diabetes oder eine Candidakolpitis der Partnerin. Die Therapie besteht in mehrmaliger täglicher Anwendung eines gegen Cadida albicans wirksamen Antimykotikums, z.B. Nystatin (Moronal, Nystatin), Amphotericin B (Ampho-Moronal), Clotrimazol (Canesten), Miconazol (Daktar, Epi-Monistat), Econacol (Epi-Pevaryl), Isoconazol (Travogen) oder Haloprogin (Mycanden). Nach dieser Therapie ist eine längere austrocknende Behandlung des Präputialsackes mit Puder zu empfehlen.

Die Tinea befällt meist nur sekundär die Penishaut als Folge einer ausgedehnten Tinea inguinalis oder genitocruralis.

Bakterielle Erkrankungen

Die Impetigo contagiosa ist eine ansteckende Streptokokken- oder Staphylokokken-Infektion der Epidermis. Befall des Penis ist meist Folge von Kratzern und Autoinokulation. Zur Behandlung reicht im allgemeinen eine antibakterielle Salbe, z.B. PVP-Jod (Betaisodona).

Das Erysipel ist eine akute Streptokokken-Infektion der kutanen und subkutanen Lymphgefäße, die mit Fieber, Schüttelfrost, Abgeschlagenheit, Senkungsbeschleunigung und Leukozytose mit Linksverschiebung einhergeht. Im Penis-Scrotum-Bereich kommt es außer zu diffuser Rötung meist auch zu erheblicher Schwellung. Bei verminderter Körperabwehr sind Blasenbildung, Hämorrhagien oder gar Nekrosen möglich. Die Therapie der Wahl ist Penicillin, das im allgemeinen zu schneller Heilung führt. Besonders unangenehm ist die Neigung zu Rezidiven mit der Folge einer Elephantiasis, weshalb beim rezidivierenden Erysipel eine Penicillindauerprophylaxe empfohlen wird, allerdings reicht die für die Therapie des rheumatischen Fiebers empfohlene Dosierung des Benzathin-Penicillin (Tardocillin) *nicht* aus.

Geschlechtskrankheiten

Die Geschlechtskrankheiten sind meldepflichtig, die Patienten sind zur Angabe der Infektionsquelle und zur Behandlung verpflichtet.

Die Syphilis verursacht etwa 3 Wochen nach der Infektion als Primäraffekt den harten Schanker, ein derbes, bald ulcerierendes, schmerzloses Infiltrat, das besonders an der Kranzfurche und der Corona glandis lokalisiert ist. Gelegentlich bildet sich nur ein Oedema indurativum aus. Ca. 2 Wochen später kommt es zur regionären derben schmerzlosen Lymphknotenschwellung, weitere 4 Wochen später zur Polyskleradenitis, die das 2. Stadium ankündigt. Selten entwickeln sich Condylomata lata an der Peniswurzel, inguinal und genitocrural. Tertiärsyphilide sind nur ausnahmsweise am Penis lokalisiert. Die Therapie der Wahl ist Penicillin über einen ausreichend langen Zeitraum, angepaßt an das klinische Stadium. Die serologische Kontrolle vor, während und über längere Zeit nach der Behandlung ist vorgeschrieben.

Das Ulcus molle wird durch Haemophilus Ducreyi verursacht. 3–5 Tage nach der Infektion kommt es zu einer kleinen Papulopustel, die schnell zu einem schmerzhaften Ulcus mit weichem, überhängendem Rand zerfällt. Nach wenigen Tagen bilden sich schmerzhafte Lymphknotenschwellungen inguinal aus, die nach außen durchbrechen können. Die Diagnose wird am sichersten durch einen Ulcusausstrich gestellt. Gelegentlich besteht ein Ulcus mixtum als Zeichen einer Doppelinfektion mit einer Syphilis. Deshalb ist auch hier vor, während und nach der Therapie mit Cotrimoxazol (Bactrim, Eusaprim) die Luesserologie zu kontrollieren.

Parasitosen

Bei uns häufige Ektoparasitosen, die den Penis befallen, sind Filzläuse und Krätze. Die Phthiriasis führt zu Juckreiz und später evtl. bläulichen Fleckchen (tâches bleues). Der Parasit, Phthirius pubis, hat eine plumpe, schildartige Form, bewegt sich relativ träge und klebt seine Nissen an die Genital- und übrigen Körperhaare. Bei der Scabies findet man am Penis sehr häufig die typischen Milbengänge. Der Juckreiz ist besonders heftig in der Bettwärme. Durch Kratzen kommt es oft zur Impetiginisation. Hexachlorcyclohexan (Jacutin, Quellada) führt rasch zur Abtötung der Parasiten.

Benigne Tumoren

Die Zahl der benignen Tumoren einschließlich verschiedenster Naevi ist sehr groß, und es können daher nur wenige kurz besprochen werden. Keine echten Tumoren sind die Cysten, die besonders häufig am Scrotum, nicht selten aber auch am proximalen Penisschaft auftreten. Es sind meist keine Steatocystome, sondern Epidermiscysten. Durch Verkalkung können sie sehr derb werden [5]. Die Therapie besteht in der Ausschälung der Cyste.

Häufig sind auch seborrhoische Warzen, die gerade am Penisschaft oft besonders klein sind und Schwierigkeiten in der Differentialdiagnose zur bowenoiden Papulose machen können.

Die Basalzellpapillome sind oft schon angeborene, brombeerartige, braune bis fast schwarze Tumoren, die histologisch als Variante der Verruca seborrhoica anzusehen sind. Erstmals wurde von uns auch ein Klarzellakanthom im Sulcus coronarius beobachtet.

Besondere differentialdiagnostische Schwierigkeiten können pigmentierte Läsionen bereiten, da stets ein Melanom ausgeschlossen werden muß. Die Diagnose pigmentierter Herde ist besonders schwierig an der Glans, da hier einerseits gutartige Pigmentierungen, wie z.B. der Naevus spilus, andererseits das mucoso-lentiginöse Melanom mit besonders ungünstiger Prognose auftreten können (Tabelle 2).

Tabelle 2. Differentialdiagnose pigmentierter Veränderungen am Penis

---

postinflammatorische Hyperpigmentierung
Naevus spilus
Lentigo simplex
Naevus naevocellularis
Naevus coeruleus
Melanosis naeviformis Becker
malignes Melanom

Pseudokanzerosen

Die inzwischen bekannteste Pseudokanzerose ist die bowenoide Papulose des Penis, die wahrscheinlich mit den pigmentierten Penispapeln und dem multiplen pigmentierten Morbus Bowen der Genitoinguinalregion identisch ist. Es handelt sich um multiple, flach erhabene Papeln an Glans, Praeputium und Penisschaft, die histologisch eindeutige Veränderungen im Sinne eines Carcinoms in situ aufweisen. Ihre Kenntnis ist deshalb so wichtig, weil sie offensichtlich klinisch benigne bleiben, aber wegen der histologischen Veränderungen unter Umständen eine unangemessene radikale Therapie betrieben wird (Tabelle 3).

Tabelle 3. Differentialdiagnose der bowenoiden Papulose, pigmentierten Penispapeln und des pigmentierten M. Bowen der Genitoinguinalregion

---

Lichen ruber planus
Condylomata acuminata
Psoriasis vulgaris
Granuloma anulare
Syringome
Verrucae planae juveniles
Verrucae seborrhoicae

Präkanzerosen

Während Leukoplakien präkanzerös werden können, sind M. Paget, M. Bowen, Erythroplasie Queyrat und Melanosis circumscripta praeblastomatosa hingegen echte Carcinomata in situ, sie werden aber traditionell bei den Präkanzerosen abgehandelt.

Leukoplakien

Weißliche bis schmutziggelbe Hyperkeratosen können an der Glans penis beim Lichen sclerosus et atrophicans auftreten. Die Epidermis weist häufig dysplastische Veränderungen auf, die scharf zur umgebenden Epidermis abgegrenzt sind. Aus ihr kann sich ein Plattenepithel-Carcinom entwickeln. Die Exzision zur histologischen Diagnosesicherung und Abschätzung der Dignität der Leukoplakie ist zu empfehlen.

Morbus Paget

Der extramammäre M. Paget tritt nur selten am Penisschaft auf, häufiger in der Genitocruralfalte und perineal. Er beginnt als juckender und brennender, scharf begrenzter, ekzemähnlicher, oft nässender Herd. Nicht selten ist eine multifokale Entstehung zu beobachten. Ein darunterliegendes Adenocarcinom ist selten, doch liegen signifikant häufiger Carcinome anderer Organe vor. Die Therapie der Wahl ist die lokal-radikale Exzision. Wegen der Gefahr der Randrezidive ist eine langfristige Nachkontrolle erforderlich.

Morbus Bowen
und Erythroplasie Queyrat

M. Bowen und Erythroplasie Queyrat sind histologisch praktisch identische Krankheitsbilder. Sitzt ein Herd an der Haut-Schleimhaut-Grenze, kann man den Übergang von M. Bowen zur Erythroplasie Queyrat nur klinisch, nicht aber histologisch ausmachen. Der M. Bowen an der trockenen äußeren Haut ist durch eine flache braunrote, mit schmutziggelber Schuppenkruste bedeckte Plattenbildung gekennzeichnet. Die Erythroplasie ist rot, nässend mit sandartig gekörnter Oberfläche. Ulceration oder papillomatöse Wucherung weisen auf die Entwicklung zum Bowen-Carcinom hin. Die Erythroplasie Queyrat wird häufiger invasiv als der M. Bowen. Eine besondere Syntropie mit Tumoren innerer Organe besteht nicht. Therapie der Wahl ist die lokalradikale, aber organerhaltende Entfernung der Läsion.

Maligne Tumoren

Maligne Tumoren am Penis sind mit Ausnahme des Plattenepithel-Carcinoms relativ selten [3]. Unter den mesenchymalen Tumoren ist das Leiomyosarkom des Penis wiederholt beschrieben worden.

Basaliome

Basaliome am Penis sind sehr selten [7]. Es sind meist hautfarbene, eigenartige transparente, aus Einzelknötchen zusammengesetzte Tumoren mit Teleangiektasien. Das Wachstum ist sehr langsam. Metastasierung wurde nur ein einziges Mal beschrieben [8].

Peniskarzinom

Das Plattenepithel-Carcinom ist der häufigste maligne Tumor des Penis. Meist ist es an der Glans lokalisiert, seltener am Praeputium oder Penisschaft. Bei Völkern, bei denen eine rituelle Beschneidung bald nach der Geburt durchgeführt wird, ist das Peniskarzinom praktisch unbekannt. Wird die Beschneidung im Alter von 5–10 Jahren vorgenommen, sind Peniskarzinome äußerst selten. Mangelnde Genitalhygiene bei langem engem Praeputium ist wichtigster Kausalfaktor.

Über ein Viertel der Patienten sucht den Arzt erst nach einem Jahr oder später auf. Falsche Scheu und auch Angst vor der Therapie sind die häufigsten Gründe. Leider wird auch von ärztlicher Seite die Diagnose oft verzögert.

Einen klinisch unterschiedlichen Verlauf weisen das Karzinom auf einem Buschke-Löwenstein-Tumor und das verruköse Karzinom auf, die von manchen Autoren als identisch angesehen werden.

Das Peniskarzinom beginnt als kleines Wärzchen oder wunde Stelle unter dem Praeputium. Juckreiz, Blutung, Schmerzen und Ausfluß, manchmal auch Paraphimose treten erst später auf. Besonders gefährlich sind Karzinome unter einer Phimose, da sie noch später erkannt werden. Die Differentialdiagnose des Peniskarzinoms umfaßt eine große Zahl verschiedener Läsionen (Tabelle 4).

Das verruköse Karzinom ist ein Plattenepithel-Karzinom feuchter Regionen mit relativ benignem Verlauf. Es wächst langsam, ist nur lokal aggressiv und metastasiert sehr spät. Vermutlich sind die an der Basis eines Cornu cutaneum bestehenden Veränderungen ebenfalls als verruköses Karzinom anzusehen. Zu beachten ist, daß eine ungeeignete Therapie, insbesondere die Röntgenbestrahlung, die Umwandlung in ein gewöhnliches Peniskarzinom mit sehr schlechter Prognose bewirken kann.

Die TNM-Klassifikation maligner Penistumoren ist nicht unumstritten und gilt nur für

Tabelle 4. Differentialdiagnose des Peniskarzinoms [nach 3]

entzündlich	benigne	präkanzerös	maligne
Primäreffekt	Keloide	Leukoplakie	Adenokarzinom
Ulcus molle	Paraffinome	Erythroplasie	Sarkome:
Balanitis	Epidermiscysten	M. Bowen	Leiomyosarkom
Herpes simplex	Warzen	M. Paget	Epitheloidzellsarkom
Lymphogranuloma inguinale	Condylomata acuminata		Angiosarkom
Granuloma venereum	Lipom		Kaposi-Sarkom (8)
Tuberkulose	Fibrom		amelanotisches Melanom
Pyoderma gangraenosum	Hämangiom		Metastasen (Abb. 15)
	Xanthoma verruciforme (41)		
	bowenoide Papulose		
	Leiomyoma verruciforme (55)		
	Verruca seborrhoica		
	Syringome		
	apokrines Cystadenom		
	Klarzellenakanthom		

Tabelle 5. TNM-Klassifikation des Peniskarzinoms

T0	kein Tumor	N0	keine Lymphknotenmetastase
Tis	Carcinoma in situ	N1	bewegliche homolaterale Lymphknoten
T1	Tumor unter 2 cm	N2	bewegliche bilaterale Lymphknoten
T2	Tumor 2–5 cm	N3	fixierte regionäre Lymphknoten
T3	Tumor über 5 cm, Infiltration in die Tiefe		
T4	Tumor in benachbarte Strukturen eingedrungen	M0	keine Fernmetastasen
		M1	Fernmetastasen

Karzinome. Als regionäre Lymphknoten gelten die Leistenlymphknoten (Tabelle 5).

Die Therapie muß dem Entwicklungsstadium des Peniskarzinoms angepaßt sein. Grundsätzlich ist die chirurgische Behandlung anzustreben. Bei verrukösem Karzinom und Buschke-Löwenstein-Tumor reicht die sehr ausgedehnte lokale Exzision unter Erhaltung des Penis, Lokalrezidive werden erneut operiert oder kombiniert behandelt [3]. Beim Plattenepithel-Karzinom ist nur bei sehr frühen Karzinomen eine organerhaltende Therapie möglich. Bei Superinfektion im Praeputialsack sind regionäre Lymphknotenschwellungen häufig. Ihre Behandlung ist erforderlich, um ein unnötig radikales Vorgehen zu vermeiden. Über die Erfahrungen mit der Laserchirurgie wird im Rahmen dieses Kongresses berichtet.

Malignes Melanom

Melanome des Penis sind selten. Gewöhnlich handelt es sich um mucosolentiginöse Melanome, die sekundär knotig werden. In Anbetracht der Seltenheit liegen keine gesicherten Vergleichsstudien über die Erfolgsrate einer lokal radikalen Chirurgie oder Penektomie vor.

Zusammenfassung

Am Penis können fast alle Hautkrankheiten vorkommen. Der unterschiedliche Aufbau der Penishaut und -schleimhaut kann weiterhin zu erheblichen Standortvariationen dieser Hautkrankheiten führen, so daß die Diagnose auch dem geübten Dermatologen große Schwierigkeiten bereiten kann. Es ist deshalb im Interesse des Patienten eine gute Zusammenarbeit von Urologen und Dermatologen anzustreben.

Literatur

1. Haneke E (1980) Allergisch bedingte Ekzeme und Exantheme – eine scheinbar seltene Verwechslungsmöglichkeit. Therapiewoche 30:2129–2142. – 2. Ha-

neke E (1981) Behandlung der rezidivierenden oralen Aphthen und des Morbus Behçet. Hautarzt 32, Suppl V:321–324. – 3. Haneke E (1982a) Basaliome und Karzinome im Genitalbereich (im Druck). – 4. Haneke E (1982b) Immunohistochemical demonstration of immunoglobulins in plasmacellular inflammation (im Druck). – 5. Korting GW (1980) Praktische Dermatologie der Genitalregion. FK Schattauer, Stuttgart New York. – 6. Lynch PJ (1980) Genital dermatology. Urol Clin N Amer 7:137–151. – 7. Marsch WC, Nürnberger F (1975) Zur Frage der Häufigkeit des Penisbasalioms. Z. Hautkr 50:413–418. – 8. Richter G (1957) Subpleurale Metastasen bei sog. Basalzellencarcinom. Hautarzt 8:215–219. – 9. Souteyrand P, Wong E, McDonald DM (1981) Zoon's balanitis (balanitis circumscripta plasmacellularis). Br J Dermatol 105:195–199

Prof. Dr. E. Haneke
Dermatologische Univ.-Klinik
Hartmannstr. 14
D-8520 Erlangen

Verhandlungsbericht der Deutschen Gesellschaft
für Urologie, 33. Tagung (1981), 20–24
© Springer-Verlag Berlin Heidelberg New York 1982

Gutartige Tumoren und tumorähnliche Veränderungen des Penis

R. Hautmann und W. Lutzeyer

Das Spektrum der Penistumoren reicht vom Plattenepithelkarzinom bis zu den dermatologischen Tumoren. Im Grenzbereich der Fächer Urologie und Dermatologie gibt es dabei Tumoren, die in der einschlägigen urologischen Literatur so gut wie unberücksichtigt bleiben und höchstens als Nachtrag zum Peniskarzinom unter Abschnitten wie: „andere Penistumoren" oder „tumorähnliche Läsionen" abgehandelt werden. In unserem Patientengut war aber die Inzidenz dieser „anderen" Tumoren 3mal so hoch wie diejenige des Karzinoms.

Die Proliferation des Penisepithels reicht vom typischen Condyloma acuminatum über die Praekanzerosen: Morbus Bowen und die Erythroplasie de Queyrat bis hin zum Riesenkondylom, das klinisch einem Karzinom täuschend ähnlich sieht. Tumoren entstehen auch im Bindegewebe, das die Masse des Penis ausmacht. Diese mesenchymalen und neurogenen Tumoren sind aber deutlich seltener als die epithelialen.

Eine Beschreibung dieser „anderen" Penistumoren soll deren anatomische, ätiologische und histologische Beziehung zum Peniskarzinom aufzeigen.

I. Condyloma acuminatum

Beim Condyloma acuminatum handelt es sich um papillom- oder warzenartige Tumoren, die solitär oder multipel auftreten (Abb. 1).

Der Prädilektionsort sind alle feuchten Haut/Schleimhautregionen genital, anal und oral. Im Bereich des Penis, geordnet nach abnehmender Häufigkeit, das Präputium, der Sulcus coronarius, der Meatus. Seltener findet man diese Tumoren im Bereich des Penisschaftes, der Harnröhre und der Blase.

Condylomata acuminata werden durch Viren hervorgerufen, wenn begünstigend ein feuchtwarmes Milieu, wie es im Präputialsack herrscht, hinzukommt [1].

Histologisch handelt es sich um eine gewöhnliche Epithelproliferation *ohne* Invasion. Alle Hautschichten bleiben erhalten, es handelt sich

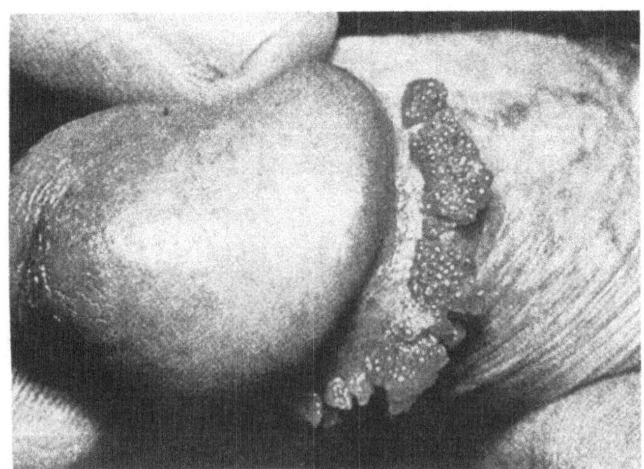

Abb. 1. Typisches Condyloma acuminatum als papillomartiger, warzenartiger, multipler Tumor im Bereich des Sulcus coronarius

um ein Papillom des Plattenepithels. Mit Vorsicht zu bewerten ist eine Histologie, die nach Podophyllinbehandlung entnommen wurde. Podophyllin hat einen massiven Einfluß auf die Zellteilung und induziert histologisch ein karzinomähnliches Bild! In zweifelhaften Fällen und bei großen Kondylomen muß daher eine Probeexzision *vor* der Podophyllinapplikation erfolgen [11].

Condylomata acuminata wachsen stets lokal und oberflächlich. Rezidive sind häufig. Maligne Entartung ist für den Bereich des Penis nicht beschrieben, für anale und orale Kondylome jedoch gesichert [12]. Kondylome und Karzinome können gleichzeitig auftreten.

Die Diagnose wird in aller Regel durch Inspektion gestellt.

Die Therapie der Wahl ist Podophyllin *plus* Zirkumzision [3]. Bei der Podophyllinapplikation ist jedoch die umgebende, normale Haut zu schützen. Die zusätzliche Zirkumzision ist aus 4 Gründen indiziert:

1. Zur Beseitigung des Milieus.
2. Zur Entfernung Präputial lokalisierter Kondylome.
3. Zur offenen Freilegung der Glans, um deren Zugänglichkeit für die Therapie zu verbessern.
4. Zur Erleichterung des Follow up.

Bei großen Tumoren kommt die Exzision mit Koagulation in Frage. Auch Bleomycin [10] und 5-FU sind als erfolgreich beschrieben.

II. Riesenkondylom

Synonyma sind Kondylomatoides Karzinom, karzinomähnliches Kondylom und Buschke-Löwenstein-Tumor [9].

Das Riesenkondylom ist ein grotesker, blumenkohlartiger, exophytischer Tumor, der makroskopisch *nicht* von einem Karzinom unterscheidbar ist. Anfänglich handelt es sich um einen begrenzten papillären Tumor. Später kommen als Folge der Zerstörung des Penis durch Superinfektionen und Zerfall ein abstoßender Geruch und ein erheblicher Ausfluß hinzu. Durch Arrosion entstehen Blutungen und Harnröhrenfisteln.

Der Tumor wächst expansiv und destruktiv. Im Unterschied zum Condyloma acuminatum, das immer, auch wenn es noch so groß ist, oberflächlich bleibt, verdrängt, penetriert und zerstört das Riesenkondylom die Nachbarstrukturen durch Kompression. Abgesehen von diesem unbegrenzten, lokalen Wachstum weist das Riesenkondylom jedoch keine Kriterien der Malignität auf. Es ist nicht invasiv, es metastasiert nicht. Beim günstigen Verlauf vieler gut differenzierter Peniskarzinome handelt es sich wahrscheinlich um Riesenkondylome.

Trotz der großen klinischen Ähnlichkeit mit dem Karzinom handelt es sich histologisch um einen gut differenzierten Plattenepitheltumor, im Grunde um ein typisches Kondylom. Mit diesem ist auch die Virusätiologie gemeinsam.

Die Differentialdiagnose Karzinom/Buschke-Löwenstein-Tumor ist klinisch *nicht* möglich. Aus diesem Grunde muß vor der Penisamputation eine Biopsie durchgeführt werden.

Die Therapie der Wahl ist, wie Sie hier sehen, die organerhaltende Exzision des Tumors. Nur bei großen Tumoren ist eine Teilamputation indiziert.

Das Riesenkondylom ist sehr therapieresistent. Podophyllin, Bestrahlung und 5-FU sind ineffektiv [2].

Morbus Bowen und Erythroplasie de Queyrat sind Dysplasien im Penisbereich. Manche Pathologen fassen diese Erkrankungen unter dem Begriff „Leukoplakie" zusammen. Dies ist nicht zutreffend. Der Tumor muß klassifiziert werden [11]!

III. Morbus Bowen

Beim Morbus Bowen handelt es sich um ein Carcinoma in situ der *Haut*, das gemeinsam mit kutanen Dys-/ und Neoplasien oder primär visceralen Karzinomen auftritt.

Die Morphologie ist variabel. In der Regel findet sich ein inkrustierter oder ulcerierter Plaque, selten von mehr als 1,5 cm Durchmesser. Der Prädilektionsort ist der Penisschaft.

Es handelt sich um eine eindeutige Präkanzerose. 40 % dieser Patienten entwickeln prämaligne oder maligne Hauttumoren. 25 % entwickeln ein primär viscerales Karzinom. In 5 % der Patienten entsteht an der Stelle des Morbus Bowen ein Plattenepithelkarzinom des Penis [11].

Bei der Histologie handelt es sich definitionsgemäß um ein Carcinoma in situ.

Die Therapie erfordert eine eindeutige Diagnose, d. h. multiple und tiefe Biopsien sind notwendig.

Die Therapie der Wahl ist dann die Exzision *plus* Zirkumzision. Die Bestrahlungstherapie ist von Komplikationen wie Ödembildung, Meatusstenose, Schmerzen und Teleangiektasien gefolgt. 5-FU-Creme als Primärtherapie liefert

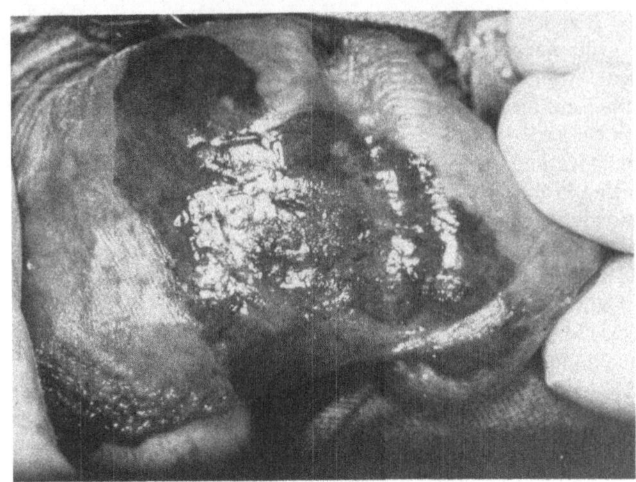

Abb. 2. Klassische Erythroplasie de Queyrat: Roter, samtartiger, gut begrenzter Plaque

kosmetisch ausgezeichnete Ergebnisse [5, 6]. Die normale Haut wird nicht mitgeschädigt, die 5-FU-Absorption ist minimal.

IV. Erythroplasie de Queyrat

Definitionsgemäß handelt es sich um ein Carcinoma in situ der Penismukosa.

Bei der Inspektion findet sich ein roter, samtartiger gut begrenzter Plaque, der papillär oder ulceriert sein kann (Abb. 2).

Der Tumor tritt im Glans- und Präputialbereich auf.

Histologisch handelt es sich um ein Carcinoma in situ, ähnlich dem Morbus Bowen. Im Unterschied dazu kommt es jedoch zu einem ausgeprägten Plasmazellinfiltrat der Submukosa.

Es handelt sich um eine klare Präkanzerose. Die Erythroplasie de Queyrat unterscheidet sich vom Morbus Bowen durch das Fehlen systemischer Karzinome oder dermatologischer Neoplasien. Ob es sich um eine Frühmanifestation des Peniskarzinoms handelt, muß derzeit unklar bleiben. In 10 % der Fälle entwickelt sich ein Plattenepithelkarzinom des Penis [11].

In der Therapie unterscheidet sich die Erythroplasie nicht vom Morbus Bowen.

Wir verlassen nun die epithelialen Penistumoren und wenden uns den mesenchymalen zu. Eine ausführliche Beschreibung und komplette Literaturangaben finden sich an anderer Stelle [8, 4].

I. Neurofibromatose (von Recklinghausen)

Die Neurofibromatose ist eine dominante Phakomatose. Diese Krankheitsgruppe umschließt neben der Neurofibromatose
2. das Sturge-Weber-Syndrom
3. das von-Hippel-Lindau-Syndrom und
4. die tuberöse Sklerose.

Im Gegensatz zum lokalisierten Auftreten des allgemein bekannten Neurofibroms betrifft die Neurofibromatose das Ausbreitungsgebiet eines oder mehrerer Nerven. Pathologisch handelt es sich um einen Nervenscheidentumor. Die Schwannsche Zelle ist der Ursprungsort der Neurofibromatose. Diese Zellen proliferieren zu gewundenen Strängen und sind in Kollagen und eine unorganisierte interzelluläre Matrix eingebettet [4].

Das vollentwickelte plexiforme Neurofibrom stellt die groteske Veränderung eines normalen Nerven dar. Wir kennen 4 Formen der Neurofibromatose:
1. die zentrale Fibromatose mit ausschließlicher Manifestation im ZNS,
2. die periphere Fibromatose mit Ausbreitung im Bereich eines peripheren Nerven unter Aussparung des ZNS und der visceralen Gebiete,
3. die viscerale Neurofibromatose mit vorwiegender Manifestation im Gebiet des autonomen Nervensystems,
4. Formes Frustes
Die klinische Diagnose steht und fällt mit dem Erkennen der Cafe-au-lait-Flecken, hier im Ge-

nitalbereich des Jungen. Diese Flecken finden sich aber über den ganzen Körper verteilt, vorwiegend im Gesicht.

Im Ausbreitungsgebiet des von der Neurofibromatose betroffenen Nerven, hier im Bereich des N. ilioinguinalis, kommt es zum Auftreten des ebenfalls für die Neurofibromatose pathognomonischen lokalen Gigantismus. In diesem Falle ist also der Penis betroffen.

Ebenfalls charakteristisch ist der merkwürdige Palpationsbefund: Unter der normalen Penishaut tastet man diese derben Nervenstränge. Dieser klassische Palpationsbefund jeder Neurofibromatose, nicht nur derjenigen des Genitalbereiches wird in der Literatur mit „wie ein Sack voll Würmer" beschrieben. Dieser Terminus ist außerordentlich zutreffend und entspricht dem unangenehmen Empfinden des Untersuchers bei der Palpation.

Ein reines Neurofibrom metastasiert nicht. Es zeichnet sich aber durch rapides, aggressives, lokales Wachstum aus. Transformation in einen malignen Tumor ist möglich, da sich in 15 bis 30% der Fälle maligne Nervenscheidentumoren in einem Neurofibrom entwickeln.

Wegen der enormen Rezidivrate ist die radikale Exzision die einzige halbwegs erfolgversprechende Therapie.

II. Haemangiom

Sowohl beim kavernösen wie auch beim kapillären Hämangiom ist die Diagnose des vaskulären Tumors von schwammartiger Konsistenz einfach. Typischerweise blaßt er bei Kompression mit einem Glasspatel ab.

Dies ist ein Hämangiom der Glans penis. Die Therapie ist in aller Regel konservativ, d.h. die spontane Sklerose kann abgewartet werden. In unserem Patientengut war nur in einem einzigen Fall eine Exzision erforderlich.

Die dann fehlende Penishaut muß durch ein Einbetten des Penisschaftes in das Skrotum analog einer Cecil Plastik beschafft werden.

III. Dermatofibrom

Es handelt sich um einen soliden, verschieblichen Tumor. Der Palpationsbefund ist uncharakteristisch. Die Diagnose ergibt sich durch die Probeexzision. Einzig erfolgversprechende Therapie ist die Exzision.

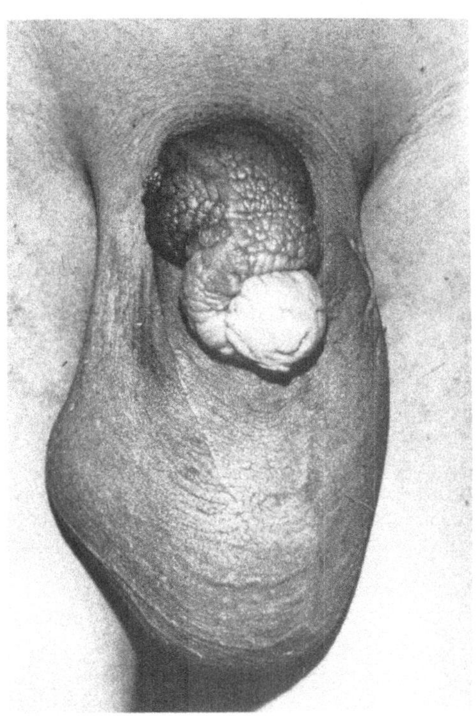

Abb. 3. Klassischer Befund eines penoskrotalen Lymphödems

IV. Lymphödem

Letzter Tumor dieser Gruppe ist das Lymphödem (Abb. 3). Es soll an dieser Stelle nicht näher diskutiert werden, da später in Einzelreferaten ausführlich darauf eingegangen wird.

Die sogenannten „anderen" Penistumoren können also gutartig, prämaligne oder potentiell maligne, und maligne sein. So heterogen diese Gruppe auch sein mag, sie haben doch alle mehr oder weniger eine enge Beziehung zum Plattenepithelkarzinom: Glans und Präputium sind der Prädilektionsort; sie treten so gut wie immer bei nicht Zirkumzidierten auf und finden sich vor oder gleichzeitig mit dem Peniskarzinom.

Ihre Kenntnis wird vor allem dann unumgänglich, wenn eine radikale chirurgische Therapie eines Penistumors in Erwägung gezogen wird, um nicht eine unnötige Penisamputation durchzuführen.

Literatur

1. Barret TJ, Silbar JD, McGinley JP (1954) Genital warts a venereal disease. JAMA 154:333. – 2. Bruns

TNC, Lauvetz RJ, Kerr ES, Ross G (1975) Buschke-Löwenstein giant condylomas. Pitfalls in management. Urology 5:773. – 3. Culp OS, Magid MA, Kaplan IW (1944) Podophyllin treatment of condylomata acuminata. J Urol 51:655. – 4. Dehner LP, Smith BH (1970) Soft tissue tumors of the penis: a clinicopathologie study of 46 cases. Cancer 25:1431–1447. – 5. Goette DK (1971) Erythroplasia of Queyrat. Arch Dermatol 110:271. – 6. Hueser JN, Pugh RP (1969) Erythroplasia of Queyrat treated with topical 5-Fluorouracil. J Urol 102:595. – 7. Harkin JC, Reed R (1969) Tumors of the peripheral nervous system. In: Atlas of Tumor Pathology, Second Series. Fascicle 3, Armed Forces Institute of Pathology, Washington, DC, pp 67–97. – 8. Hautmann R, Lutzeyer W (1981) Tumoröse kindliche Penisanomalien: Diagnose und Therapie von 12 Fällen (Neurofibromatose, Hämangiom, Dermatofibrom) Verhandlungsbericht der Deutschen Gesellschaft für Urologie, 32. Tagung (1980). Springer, Berlin Heidelberg New York, S 265–267. – 9. Hautmann R, Lutzeyer W (1980) Das Riesenkondylom des Penis (Buschke-Löwenstein) Verhandlungen der Deutschen Gesellschaft für Urologie, 31. Tagung (1979). Springer, Berlin Heidelberg New York, S 286/287. – 10. Ichikawa T, Nakano I, Hirokawa I (1969) Bleomycin treatment of the tumors of penis and scrotum. J Urol 102:699. – 11. Mostofi FK, Price EB (1973) Tumors of the male genital system. In: Atlas of Tumor. Pathology, Second Series, Fascicle 8. Armed Forces Institute of Pathology, Washington, DC, pp 277–293. – 12. Siegel A (1962) Malignant transformation of condyloma acuminatum. Am J Surg (103:613

Prof. Dr. R. Hautmann
Urolog. Abtlg. der Med. Fakultät
der RWTH Aachen
Goethestraße 27–29
D-5100 Aachen

Verhandlungsbericht der Deutschen Gesellschaft
für Urologie, 33. Tagung (1981), 25–27
© Springer-Verlag Berlin Heidelberg New York 1982

Adenomartige Hyperplasie der paraurethralen Drüsen der Glans Penis

St. H. Flüchter, H. Fischbach, R. Harzmann und K.-H. Bichler

Parameteale Zysten werden in der Literatur vereinzelt beschrieben [3, 7, 15, 18]. Der Fall eines adenomartigen, soliden Tumors der paraurethralen Drüsen der glans penis war Anlaß, zur Pathogenese und Klinik dieser Erkrankung Stellung zu nehmen.

Kasuistik

Bei einem 12jährigen Jungen fanden wir paraurethral, neben dem frenulum auf der glans penis lokalisierte, scharf begrenzte, bläuliche, ca. 0,8 cm große solide Tumoren. Der meatus urethrae war normal weit und zur kontralateralen Seite verdrängt (Abb. 1). Die in toto entfernten Tumoren zeigten histologisch innerhalb von Bindegewebe liegende, unterschiedlich weite Drüsen von mehrschichtigem, prismatischem Epithel. Mucoidsezernierende Drüsenzellen waren

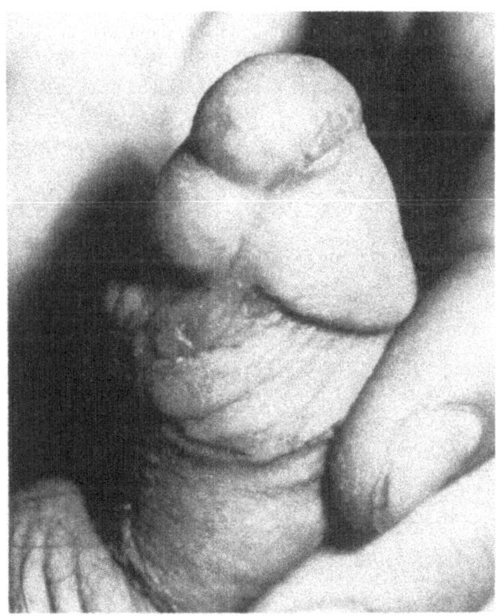

Abb. 1. Paraurethraler, solider Tumor der glans penis

vereinzelt erkennbar. Mitosen und infiltrierendes Wachstum fehlten. Histologisch wurde eine adenomartige Hyperplasie der paraurethralen Drüsen der glans penis diagnostiziert (Abb. 2).

Ätiologie

Zur Tumorentstehung lassen sich folgende Theorien diskutieren:

1. Ektope Littresche Drüsen in entodermalen, embryonalen Resten des Urethragewebes als Folge unvollständigen Verschlusses der Penoscrotal-Perinealraphe hypertrophieren und bilden, wie dies für den gesamten Harnröhrenverlauf bekannt ist [11, 19, 20], zystische bzw. adenomatöse Tumoren auf der Ventralseite des Penis [3, 12].

2. Das Vordringen einzelner, periurethraler Drüsen bis tief in das corpus spongiosum bestärkt die Annahme, daß sich Littresche Drüsen während der Fetalentwicklung von der Harnröhre lösen und exzentrisch in die Peripherie einwachsen können [3, 4].

3. Eine nach der Harnröhrenbildung beobachtete überschießende embryonale Urotheliferation führt nach kompletter bzw. inkompletter Abschnürung der Zellverbände von der Harnröhre zur Entstehung von Zysten bzw. Divertikeln [10, 11].

Klinik

Paraurethrale Tumoren entstehen überwiegend meist symptomlos. In unserem Fall bestanden Miktionsbeschwerden. Darüber hinaus können beim Erwachsenen Schmerzen bzw. Coitusbeschwerden resultieren. Nach Trauma sind Einblutung, Ulzeration bzw. Balanitis möglich. Die Diagnose wird im Alter von 15 bis 35 Jahren, meist nach einer Circumcision, gestellt. Eine Mucoidzyste wurde jedoch bereits bei einem

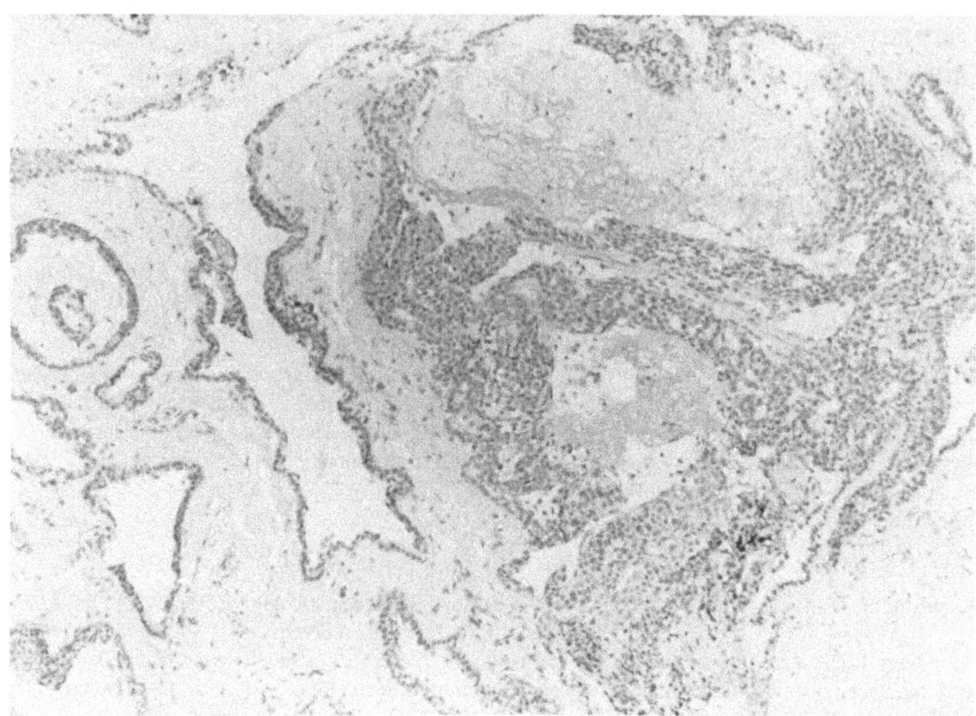

Abb. 2. Histologie: Innerhalb von Bindegewebe liegende Drüsen von mehrschichtigem, prismatischem Epithel, vereinzelt mucoidsezernierende Zellen und glatte Muskelzellen

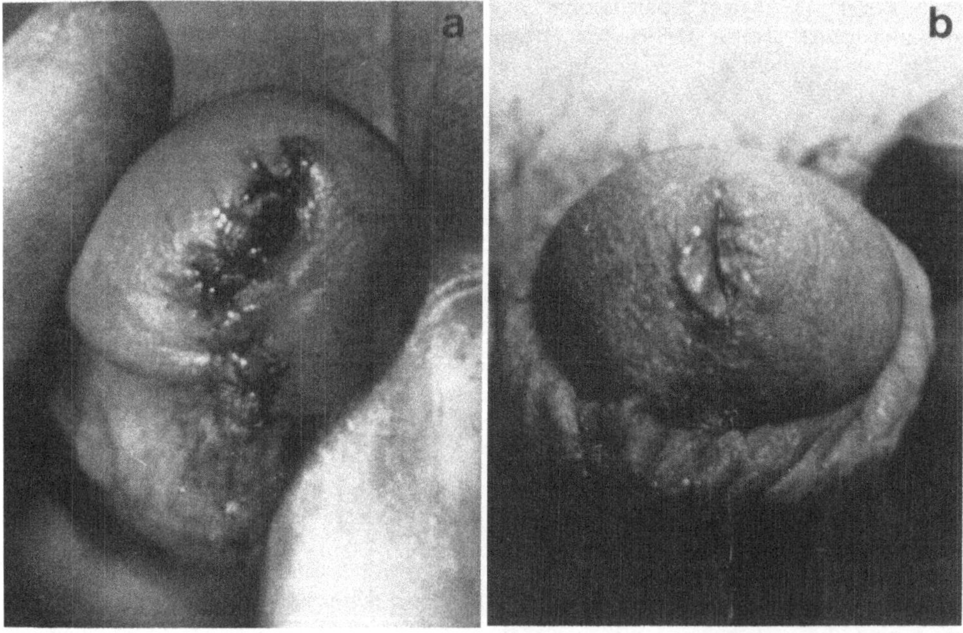

Abb. 3. Vollständige Resektion des Tumors. a postoperativ, b kosmetisch und funktionell gutes Ergebnis nach 2,5 Jahren

3 Tage alten Säugling gefunden [3]. Die Differentialdiagnose umfaßt parameatale Zyste [7,
15, 18], Hämangiom [17], Fibrom, Lipom,
Atherom und Myom [6], Harnröhrendivertikel
[11] und Karzinom. Zu denken ist auch an selte-
nere Diagnosen wie sklerosierende Lymphangitis [9, 13], molluscum contagiosum [2] und peni-
les Angiofibrom [1].

Schlußfolgerungen

Für die Entstehung des beschriebenen, adenomartigen paraurethralen Tumors ist aufgrund des
histologischen Befundes ektopes, embryonales
Urethragewebe anzusehen. Unser Tumor ähnelt
den von Cole [3] beschriebenen Mucoidzysten
der glans penis. Anders als bei Cole überwiegen
in unserem Fall die drüsigen, soliden Strukturen.
Therapie der Wahl ist die vollständige Entfernung des Tumors, die kosmetischen und funktionellen Gesichtspunkten Rechnung tragen sollte
(Abb. 3). Eine unvollständige Resektion führt
zum Rezidiv. Eine maligne Entartung ektoper
paraurethraler Drüsen ist beschrieben [5, 14, 16]
und damit auch für das hier beschriebene Kran-
kenbild prinzipiell zu erwarten.

Literatur

1. Ackermann AB, Kornberg R (1973) Pearly penile
papules (Acral angiofibromas). Arch Dermat
108:673. – 2. Ayres S, Mihan R (1964) Molluscum
contagiosum of the glans penis. Arch Dermat 89:465.
– 3. Cole LA, Helwig EB (1976) Mocoid cysts of the
penile skin. J Urol 115:397. – 4. Copenhaver WM,
Bunge RP, Bunge MB (1971) Bailey's textbook of his-
tology. 16th ed. The Williams and Wilkins Co., Baltimore, pp 545–546. – 5. Dobos EI, Downing SW,
Ashe SMP (1954) Primary carcinoma originating in
the littre glands. Cancer 7:539. – 6. Hashem M, El
Etriby A, Gergis SM (1957) Tumours of the penis. Report on eleven cases and review of the literature. Egypt
Med Ass 40:647. – 7. Hill JT, Ashken MH (1977)
Parameatal urethral cysts: review of 6 cases. Br J Urol
49:323. – 8. Hinman F (1935) The principles and
practice of urology. W. B. Saunders Co., Philadelphia,
pp 166 and 403. – 9. Hoffmann E (1938) Über nicht
venerische plastische Lymphangitis im Sulcus Coronarius Penis mit umschriebenem Ödem. Derm Z
78:24. – 10. Johnson FP (1920) The later develop-
ment of the urethral in the male. J Urol 4:447. –
11. Johnson FP (1923) Diverticula and cysts of the
urethra. J Urol 10:295. – 12. Neff JH (1936) Con-
genital canals and cysts of the genito-perineal raphe.
Am J Surg 31:308. – 13. Nickel WR, Plumb RT
(1962) Nonvenereal sclerosing lymphangitis of penis.
Arch Dermat 95:658. – 14. Sacks SA, Waisman J,
Apfelbaum HB, Lake P, Goodwin WE (1975) Urethral adenocarcinoma (possibly originating in the
glands of littre). J Urol 113:50. – 15. Shiraki IW
(1975) Parameatal cysts of the glans penis: a report of
9 cases. J Urol 114:544. – 16. Shivagi R, Sunwasa R
(1967) Adenocarcinoma of penis. Indian J Surg
24:339. – 17. Smart RH, Newton DE (1975) Hem-
angioma of the penis with blue rubber-bleb nevus syndrome. J Urol 113:570. – 18. Thompson IM, Lantin
PM (1956) Parameatal cysts of the glans penis. J Urol
76:753. – 19. Weller CG (1956) Paraurethral cyst
within the corpus cavernosum urethrae. J Urol 76:94.
– 20. Wesson MB (1925) Cysts of the prostate and
urethra. J Urol 13:605

Dr. med. S. H. Flüchter
Lehrstuhl und Abteilung für Urologie
der Universität Tübingen
Calwer Str. 7
D-7400 Tübingen

Verhandlungsbericht der Deutschen Gesellschaft
für Urologie, 33. Tagung (1981), 28/29
© Springer-Verlag Berlin Heidelberg New York 1982

Ein Beitrag zur Erythroplasie Queyrat des Penis

R. Engelking, J. Seiferth und H. Beer

Die erstmals im Jahre 1893 von Fournier und Darier als „Epitheliome papillaire nu" beschriebene und 1911 von Queyrat als „Erythroplasie" bezeichnete Erkrankung ist verhältnismäßig selten.

Sie wird in neuerer Zeit nach Steigleder (1977) nicht mehr als Präkanzerose, sondern als ein Plattenepithelcarcinom „in situ" angesehen und sowohl wegen des histologischen Bildes als auch wegen ihrer höheren Malignität klar vom Morbus Bowen unterschieden.

Vom Urologen kann die Erythroplasie gelegentlich im Bereich der Glans penis oder des Präputiums beobachtet werden als samtige, rotglänzende und scharf begrenzte, wenig erhabene Veränderung (Abb. 1). Fraglos wird der Dermatologe heute sehr viel häufiger mit diesem Krankheitsbild konfrontiert, als bisher angenommen, so daß wir unsere eigenen Erfahrungen revidieren müssen. Die von uns hierdurch empfohlenen therapeutischen Konsequenzen unterscheiden sich daher von unserer früheren Auffassung und auch von der angemeldeten Kurzfassung.

Aus dem Schrifttum von 1911 bis 1976 konnten wir von insgesamt 104 Fällen letztlich nur noch 48 histologisch gesicherte und vergleichbare Fälle auswerten:

1. die Erythroplasie Queyrat wird überwiegend bei nicht beschnittenen Männern beobachtet. Das Smegma dürfte ein wesentlicher ätiologischer Faktor sein. Eine genetische Disposition wird diskutiert.

2. Das Alter der Patienten lag zwischen 24 und 79 Jahren mit einer ziemlich gleichmäßigen Verteilung über alle Dezenien.

3. Die Symptomatik beschränkt sich allenfalls auf ein leichtes Jucken und Brennen an der Glans.

4. Da typische Veränderungen nur bei der Hälfte der Patienten vorliegen, kann die Diagnose schwierig sein. Tabelle 1 soll die zahlreichen differentialdiagnostischen Möglichkeiten andeuten.

5. Die Diagnose kann nur histologisch gesichert werden.

6. Die Intervalle zwischen Erstbeobachtung und gesicherter Diagnose betrugen im Schnitt 3,5 Jahre (1 Mon. – 30 J.). Fast alle Fälle wurden primär fehlgedeutet und frustran vorbehandelt.

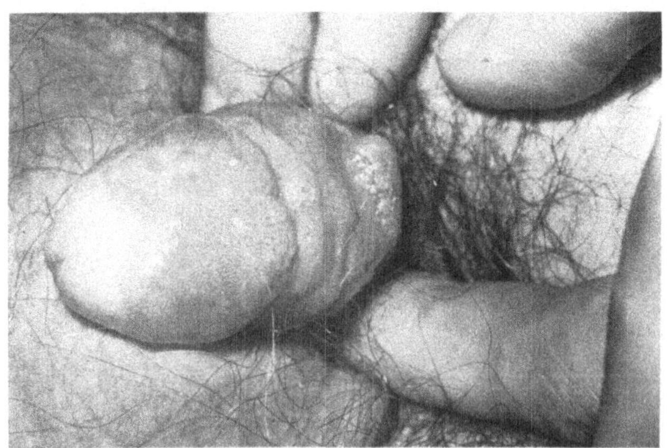

Abb. 1. Erythroplasie Queyrat an der Glans penis eines 70jährigen Patienten

Tabelle 1. Differential-Diagnosen der Erythroplasie Queyrat

Infekte	Dermatosen	Neubildungen
Lues	Ekzeme	Penis-Ca
TBC	Lichen	Basaliom
Mykosten	Medik.-Exanthem	M. Bowen
Herpes	Seborrh. Dermatitis	(Leukoplakie)
	Erythematodes	Condylome
	Diabetes	Warzen
	Psorasis	

7. Bei 26 der 48 Fälle war das Stadium eines „Carcinoma in situ" noch nicht erreicht.

Therapeutisch kommt eine chirurgische Behandlung, eine lokal-zytostatische Behandlung und eine Strahlentherapie in Frage. Nach dem Schrifttum wurden die besten Ergebnisse in der genannten Reihenfolge erzielt. Die wenigen von uns behandelten Fälle halten wir nicht für ausreichend repräsentativ, so daß an dieser Stelle auf ihre Darstellung verzichtet wird. Wir glauben jedoch, daß das bisherige Therapiekonzept überprüft werden muß. In Anbetracht des inzwischen veralteten Schrifttums und der zunehmenden technologischen Fortschritte, insbesondere auf dem Sektor der Strahlentherapie, sind wir mit Steigleder der Meinung, daß zum gegenwärtigen Zeitpunkt für die Erythroplasie der Vorrang der Behandlung mit einem Weichstrahlgerät bis 100 kV gebührt. Nur alternativ oder bei unzureichendem Ergebnis sollte noch chirurgisch vorgegangen werden, nach Möglichkeit organerhaltend.

Die lokale zytostatische Behandlung scheint demgegenüber in den Hintergrund zu treten, hat aber ihren Platz wohl noch bei der Behandlung des Morbus Bowen. Ungeachtet der im einzelnen bevorzugten Therapie sollte den regionalen Lymphknoten in der Leiste besondere Beachtung geschenkt werden.

Das vorgestellte Konzept, welches klar von unserer angemeldeten Kurzfassung abweicht und sich von unserer früheren Meinung distanziert, basiert in erster Linie auf den neuen und größeren Erfahrungen der Dermatologen und wird z. Z. überprüft.

Literatur

Beer H (1980) Inaugural-Dissertation (Med Fak d Univ Köln). – Bowen JT (1912) Precancerous dermatoses J Cutan Dis 30:241. – Fournier A, Darier J (1893) Epitheliome benin syphiloide de la verge (epithelioma papillaire). Bull Soc franc de dermat et syph 4:324. – Queyrat E (1911) Erythroplasie du gland. Bull soc franc de dermat et syph 22:387. – Ribbat O, Seiferth J, Engelking R (1974) Die Erythroplasie von Queyrat, ein carcinoma in situ des Penis. Vortrag, 15. Tagung Südwestd Ges Urol Fulda. – Steigleder GK (1977) Therapie der Hautkrankheiten mit Hinweisen zur Differentialdiagnose. Georg Thieme, Stuttgart. – Steigleder GK (1981) persönl Mitt

Prof. Dr. med. R. Engelking
Urologische Universitätsklinik zu Köln
Joseph-Stelzmann-Str. 9
D-5000 Köln 41

Verhandlungsbericht der Deutschen Gesellschaft
für Urologie, 33. Tagung (1981), 30–32
© Springer-Verlag Berlin Heidelberg New York 1982

Lichen sclerosus et atrophicus des Penis

B. Egger und H.-J. Vogt

Der Lichen sclerosus et atrophicus (LSA) ist eine progressive sklerosierende und atrophisierende Erkrankung der Haut und des angrenzenden Übergangsepithels. Er tritt extragenital und genital auf. Beim weiblichen Geschlecht ist er unter der Bezeichnung Kraurosis vulvae bestens bekannt.

Synonyma sind Weißfleckenkrankheit, Lichenatrophie und kartenblattförmige Sklerodermie. Die genitale Manifestation des LSA beim männlichen Geschlecht ist identisch mit der Kraurosis glandis et praeputii penis Delbanco und der Balanitis xerotica obliterans.

Das Hauptmanifestationsalter beim Mann liegt zwischen dem 30. und 49. Lebensjahr. Es sind aber auch Fälle bei präpubertären Knaben bekannt. Ursächlich wurden Zirkumzisionen, neurovegetative Störungen und hormonelle Einflüsse angeschuldigt, doch ist die Ätiologie weiterhin ungeklärt.

Die Hautveränderungen betreffen Präputium und Glans penis. Typischerweise finden sich kleinfleckig disseminierte, aber auch herdförmig aggregierte prozellanweiße oder bläulichweiße gering atrophische Effloreszenzen.

Bei fortschreitender Erkrankung des freien Präputialrandes oder des inneren Vorhautblattes kommt es zu einer sekundären Phimose.

Zu Beginn der Erkrankung sowie in Exazerbationsphasen weisen die LSA-Herde oft einen rötlichen Randsaum auf, so daß differentialdiagnostisch Balanitiden mikrobieller Genese erwogen werden. Entzündliche Begleiterscheinungen können auch zu Verwachsungen führen.

Ist die Glans penis mitbefallen, zeigen sich atrophische Veränderungen um den Meatus urethrae sowie Meatusstenosen.

Auch seröse oder hämorrhagische, subepidermale Bläschen mit folgender Erosion sind möglich.

Gegenüber den ausgeprägten lokalen Veränderungen besteht eine deutliche Symptomenarmut. Erst Erektions- und Kohabitationsschwierigkeiten führen zum Arzt. Juckreiz und Brennen kommen nur gelegentlich vor.

Histopathologisch findet man einen typischen

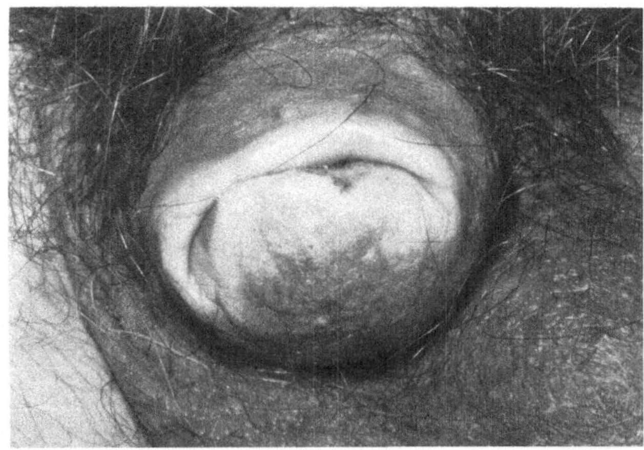

Abb. 1. Lichen sclerosus et atrophicus; sekundäre Phimose. Zentral verdächtige Epithelunruhe

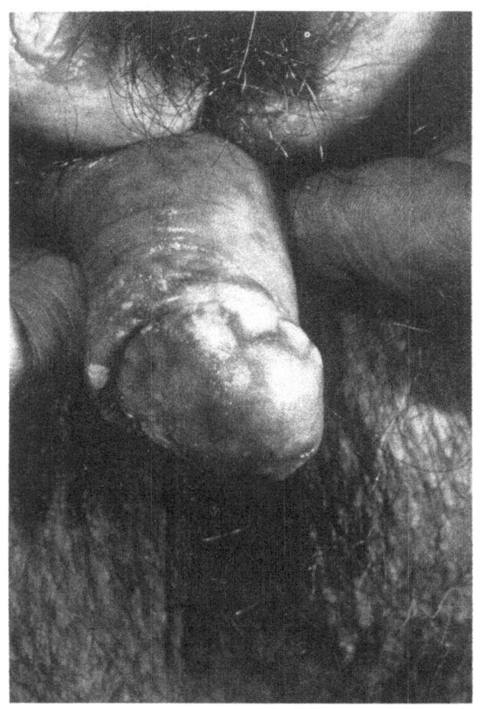

Abb. 2. Lichen sclerosus et atrophicus. Fleckförmige, sklerodermieartige Herde mit erythematösem Randsaum auf der Glans penis mit Übergreifen auf das innere Präputialblatt

dreizonalen Aufbau mit einer Orthokeratose und einer mehr oder minder ausgeprägten Hyperkeratose. In der Basalzellschicht können vakuolige Degenerationen auftreten. Subepidermal liegt eine kernarme homogene Schicht mit Rarefizierung der elastischen Fasern und einem lockeren

Ödem sowie einem darunterliegenden lymphohistiozytären Infiltrat. Wie die Kraurosis vulvae hat der LSA des Penis eine Bedeutung als fakultative Präkanzerose, wenn auch in wesentlich geringerer Häufigkeit. Unter den letzten 15 Patienten, die wegen eines LSAP zirkumzidiert wurden, fanden wir in 3 Fällen ein Carcinoma spinocellulare.

Die Therapie des LSAP besteht grundsätzlich in der kompletten Zirkumzision mit totaler Resektion des inneren Vorhautblattes und ist nicht nur bei sekundärer Phimose erforderlich. Bei verdächtiger Epithelunruhe sollte immer eine histologische Untersuchung durchgeführt werden. LSA-Veränderungen der Glans können mit Kortikoidexterna weitgehend zum Stillstand gebracht werden. Bei bestehender Meatusenge ist eine Meatotomie angezeigt.

Ist ein Karzinom nachgewiesen, wird die Therapie nach den Richtlinien des Peniskarzinoms durchgeführt. Bei nichtinvasivem Wachstum und nach Ausschluß von Metastasen kann zur Erhaltung des Organs eine Röntgenweichstrahlbehandlung erwogen werden.

Literatur

1. Grimmer H (1974) Gutartige und bösartige Erkrankungen der Vulva. Grosse, Berlin. – 2. Mikhail GR (1980) Cancers, precancers and pseudocancers on the male genitalia. J Dermatol Surg Oncol 6:12. – 3. Jänner M, Schütte B, Breitbart E (1978) Lichen sclerosus et atrophicus penis bei präpubertären Knaben. Z Hautkr 53 (24):923–928. – 4. Götz H, Zabel M, Patiri C (1977) Lichen sclerosus et atrophicus. Erstmalige Beobachtungen am Genitale eines Knaben. Hautarzt 28:235–238. – 5. Happle R (1973) Chirurgische Behandlung des Lichen sclerosus et atrophicus penis.

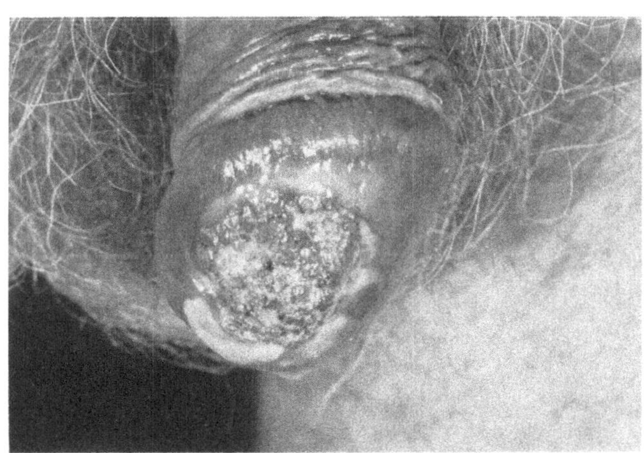

Abb. 3. Carcinoma spinocellulare auf dem Boden eines Lichen sclerosus et atrophicus

Derm Mschr 159:975–977. – 6. Post B, Jänner M
(1975) Lichen sclerosus et atrophicus penis. Z Hautkr
50 (16):675–681. – 7. Steppert A, Wruhs O, Zanda-
nell E (1970) Lichen sclerosus et atrophicus penis.
Münch Med Wschr 29:1349–1353

Dr. B. Egger
Urolog. Klinik rechts der Isar
TU München
Ismaninger Str. 22
D-8000 München 80

Verhandlungsbericht der Deutschen Gesellschaft
für Urologie, 33. Tagung (1981), 33–35
© Springer-Verlag Berlin Heidelberg New York 1982

Bowenoide Papulose der Genitalregion

R. Haensch

1980 hat Lloyd ein Krankheitsbild abgegrenzt, das bei jüngeren Erwachsenen beiderlei Geschlechts am äußeren Genitale, am Perineum und perianal in Erscheinung tritt und durch multiple Papeln gekennzeichnet ist. Histologisch entsprechen die Veränderungen einem praecancerösen M. Bowen bzw. einer Erythroplasie Queyrat. Diese Affektion ist seitdem unter verschiedenen Bezeichnungen in der angloamerikanischen und japanischen Literatur beschrieben worden. Aber erst in den letzten Jahren findet dieses Krankheitsbild auch im deutschsprachigen Schrifttum Beachtung (Tabelle 1). Die Erfahrungen sind gegenwärtig noch zu gering, um die Dignität endgültig beurteilen zu können. Bekannt ist jedoch, daß eine Rezidivneigung jahrelang bestehen kann (Eichmann et al.; eigene Beobachtungen), aber auch Spontanremissionen können vorkommen (Hagedorn u. Faber; Kerl et al.; Skinner et al.).

Klinisch zeigen diese Patienten im Genital- und/oder Analbereich multiple rund-ovale flache Papeln von einigen Millimetern Durchmesser und einem rötlichen, lividen oder bräunlichen, pigmentierten Aussehen. Die Oberfläche ist mattglänzend, samtartig oder verrucös (Abb. 1 und 2).

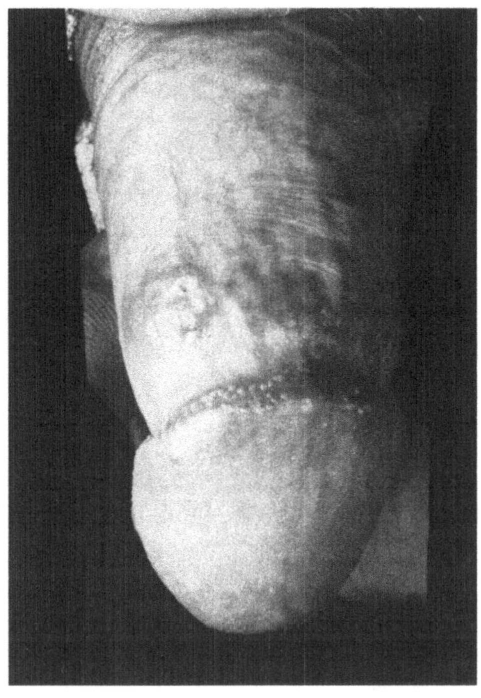

Abb. 1. Bowenoide Papulose. Flache, etwa linsengroße Papeln am Penis

Tabelle 1. Genitale bowenoide Papulose (Wade et al.) – Synonyma

Multicentric pigmented Bowen's disease of the groin	Lloyd; Yamamoto; Wilson
Pseudo-Morbus Bowen der Genital-Schleimhaut	Civatte
Reversible vulvar atypia	Friedrich
Pigmented penile papules with carcinoma in situ changes	Katz et al.
so-called multicentric pigmented Bowen's disease	Kimura et al.
Condylomata acuminata with pigmented papular lesions	Kimura
Bowenoid atypia of the vulva	Skinner et al.
Multizentrisches bowenoides Akanthom	Hagedorn u. Faber
Multiple bowenoid papules of the penis	Kopf u. Bart

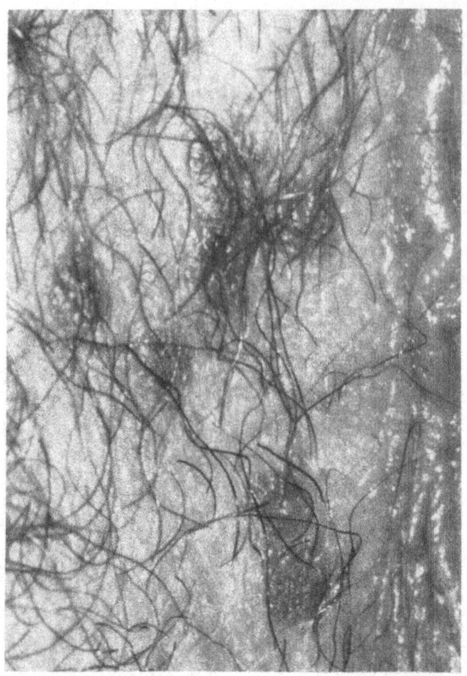

Abb. 2. Bowenoide Papulose. Pigmentierte, samtartig glänzende Papeln seitlich der Vulva

Die klinische Diagnostik und damit zugleich
die Differentialdiagnostik muß den Lichen ruber
planus, die Psoriasis vulgaris, den Lichen sklerosus et atrophicans und die Balanitis plasmacellularis in Betracht ziehen. Aber auch Condylomata acuminata, Verrucae vulgares, syphilitische
Condylomata lata, Scabies und Granuloma anulare können in Frage kommen (Tabelle 2).

Dagegen ist der M. Bowen bzw. die Erythroplasie Queyrat klinisch leicht abzugrenzen. Diese Patienten sind älter als 50 Jahre. Der meist
größere Einzelherd hat sich in einem langen Zeit-

Tabelle 2. Genitale bowenoide Papulose – Differentialdiagnose

Lichen ruber planus
Psoriasis vulgaris
Lichen sklerosus et atrophicans
Balanitis plasmacellularis

Condylomata acuminata
Verrucae vulgares

Condylomata lata
Scabies
Granuloma anulare

raum nur allmählich ausgedehnt. Eine spontane
Rückbildungstendenz fehlt.

Histologisch zeigt sich die Epidermis erheblich akanthotisch verbreitert. Der geordnete ge-
schichtete Epidermisaufbau ist verlorengegan-
gen. Es ist eine Hyperortho- und fokale Hyper-
parakeratose vorhanden. Das Stratum granulo-
sum ist unterschiedlich ausgeprägt. Im Stratum
spinosum fallen zahlreiche dysplastische Zellen
auf: unterschiedliche Zellkernkonfigurationen,
pyknotische und Riesenkerne, Einzelzellverhor-
nung und atypische Mitosen. Die Epidermis-Co-
rium-Grenze ist jedoch scharf. Subepidermal
enthält das Corium ein dichtes, aus Lymphozyten, Histiozyten, auch Plasmazellen zusammen-
gesetztes Infiltrat. Insgesamt also das histologische Bild des M. Bowen (Abb. 3 und 4). *Zwischen klinischem und histologischem Befund besteht also eine Diskrepanz, die das Problem dieser Affektion darstellt.*

Hinsichtlich der Ätiopathogenese wird eine
Virusgenese in Betracht gezogen. Die onkogene
Potenz bestimmter Papillomviren ist bekannt.
Auch Herpes genitalis-Infektionen scheinen in
der Anamnese gehäuft vorzukommen (Hagedorn u. Faber). Elektronenmikroskopische Befunde könnten für eine Virusgenese sprechen
(Lupulescu et al.). Wade et al. stellten aber auch
fest, daß mitunter eine UV-Phototherapie eines
Herpes genitalis oder eine Podophyllin-Behand-
lung von Condylomata acuminata vorausgegangen war.

Das Erkrankungsalter liegt zwischen dem 20.
und 40. Lebensjahr, durchschnittlich für Frauen
bei 26, bei Männern bei 27 Jahren. Eine Rezidivneigung kann vorhanden sein. Bei einer eigenen
Beobachtung lag ein vierjähriges Intervall vor.

Das therapeutische Vorgehen wird von dem
klinisch benignen Verlauf und dem histologisch
malignen Befund eines M. Bowen bestimmt. Es
kommen die einfache Excision, die Elektrokoagulation, gegebenenfalls auch die Circumcision in Frage, keinesfalls aber ausgedehnte
chirurgische Eingriffe oder Radikaloperationen.

Literatur

Civatte J (1979) Pseudo-Morbus Bowen der Genital-
Schleimhaut. Schrifttum und Praxis 10:118. – Eichmann F, Sigg Ch, Schnyder UW (1980) Die bowenoide Papulose der Anogenitalregion: ein neues Krankheitsbild? Schweiz med Wschr 110:1401–1405. –
Friedrich EG (1972) Reversible vulvar atypia. A case
report. Obstet and Gynec 39:173–181. – Hagedorn
M, Faber M (1979) Multizentrisches bowenoides

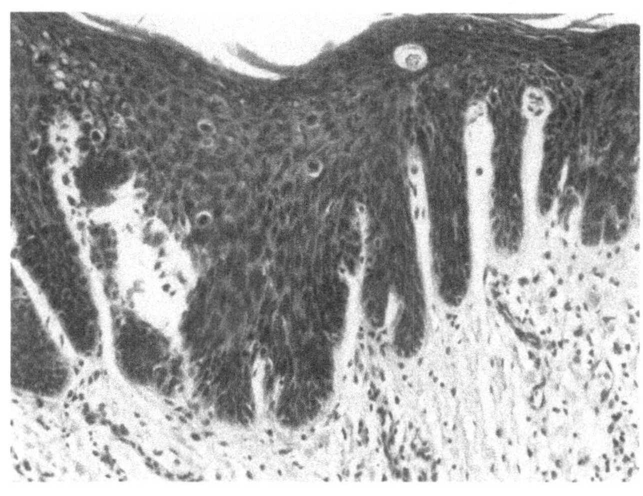

Abb. 3. Bowenoide Papulose. Histologie-Übersicht: Zahlreiche dysplastische Zellen und Mitosen durchsetzen die akanthotisch verbreiterte Epidermis

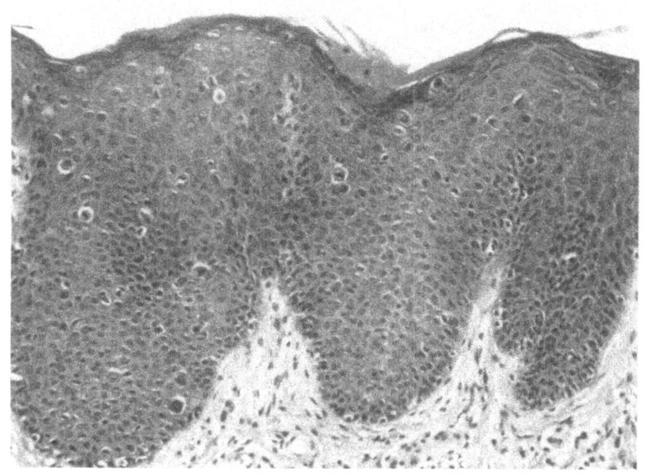

Abb. 4. Bowenoide Papulose. Stark akanthotisch verbreiterte Epidermis mit ungeordneter Zelllagerung und zahlreichen dysplastischen Zellen unterschiedlicher Konfiguration. Histologisch dem M. Bowen entsprechend

Akanthom – ein neues Krankheitsbild im genito-analen Bereich. Akt derm 5:185–190. – Katz HI, Posalaky Z, McGinley D (1978) Pigmented penile papules with carcinoma in situ changes. Br J Dermatol 99:155–162. – Kerl H, Hödl S, Kratochvil K, Kresbach H (1980) Genitale bowenoide Papulose. Pseudo-morbus Bowen der Genitalregion. Hautarzt 31:105–107. – Kimura S, Hirai A, Harada R, Nagashima M (1978) So-called multicentric pigmented Bowen's disease. Report of a case and possible etiology role of human papilloma virus. Dermatologica 157:229–237. – Kopf AW, Bart RS (1977) Multiple bowenoid papules of the penis: a new entity. J Derm Surg Oncol 3:265–269. – Lloyd KM (1979) Multicentric pigmented Bowen's disease of the groin. Arch Derm 101:48–51. – Lupullescu A, Mehregan AH, Rahbart H, Pinkus H, Birmingham DJ (1977) Venereal warts vs. Bowen's disease. JAMA 237:2520–2522. – Skinner MS, Sternberg WH, Ichinose H, Collins J (1973) Spontaneous regression of bowenoid atypia of the vulva. Obstet and Gynec 42: 40–46. – Wade TR, Kopf AW, Ackermann AB (1978) Bowenoid papulosis of the penis. Cancer (Philad) 42:1890–1903. – Wilson HTH (1970) Multicentric pigmented Bowen's disease. Br J Dermatol 84:183–184. – Yamamoto T (1975) Multicentric Bowen's disease. Jap J clin Derm 29:824–825

Prof. Dr. R. Haensch
Universitäts-Hautklinik
Moorenstr. 5
D-4000 Düsseldorf 1

Verhandlungsbericht der Deutschen Gesellschaft
für Urologie, 33. Tagung (1981), 36–38
© Springer-Verlag Berlin Heidelberg New York 1982

Zur Therapie praemaligner und maligner Penisläsionen

U. Seppelt, R. Förster und H. Wand

Die große Zahl der möglichen benignen, praekanzerösen und malignen Veränderungen am Penis (Tabelle 1) erfordert bei Tumorverdacht eine Probeexzision. Nur sie sichert die Dignität und grenzt pseudotumoröse entzündliche Veränderungen ab [2]. Die Therapie maligner Läsionen richtet sich dann nach der Primärtumorgröße, der Tumorlokalisation und dem lymphonodulären bzw. generellen Metastasierungsgrad. Das Grading wird bislang nicht berücksichtigt [7].

Tabelle 1. Pathologische Klassifizierung der Penistumoren

I. Benigne Tumoren
  1. Condyloma acuminatum
  2. Penishorn (Cornu cutaneum penis)
  3. Fibrome Myome, Angiome, Lipome
  4. Naevi
  5. Epidermiszysten
II. Praekanzerosen
  1. Leukoplakie
  2. Balanitis xerotica obliterans
  3. Condyloma acuminatum giganticum
    (Buschke-Löwenstein-Tumor)
III. Carcinoma in situ
  1. M. Bowen
  2. Erythroplasie (De Queyrat)
IV. Maligne Tumoren
  1. Plattenepithelkarzinome (> 95 %)
    A) hochdifferenziert, verhornend
    B) wenig differenziert,
      nicht verhornend
  2. Melanome
  3. Sarkome
  4. Basalzellkarzinome
V. Metastasen

Benigne Tumoren und Praekanzerosen mit Ausnahme der Riesencondylome [11] werden weitgehend primär von Dermatologen diagnostiziert und behandelt. Patienten mit in situ und ma-

Tabelle 2. T- und N-Stadien der Penistumoren (UICC). LK = Lymphknoten

T is Präinvasives Karzinom, Ca in situ
T 1 < 2 cm, oberflächlich, exophytisch
T 2 > 2–5 cm, minimale Infiltration
T 3 > 5 cm, tiefe Infiltration (z. B. Urethra)
T 4 Infiltration benachbarter Strukturen
N 0 regionäre LK negativ
N 1 Homolaterale, bewegliche regionäre LK
N 2 Bilaterale, bewegliche regionäre LK
N 3 Fixierte regionäre LK

nifesten Karzinomen werden jedoch den Urologen zur Therapie zugewiesen.

T-Stadienbezogene Therapie

Die Karzinome (n = 26) im 10-Jahreszeitraum von 1971 bis 1981 wurden nach der UICC klassifiziert [13] (Tabelle 2). Nach bioptischer Sicherung des Karzinoms entschied die Tumorgröße und Tumorlokalisation über Art und Ausmaß des Eingriffs (Tabelle 3). Tis-Karzinome wurden exzidiert und kontrolliert. T1-Tumoren am Praeputium durch Circumcision, an der Glans penis durch Exzision oder Amputation entfernt. T2-Tumoren wurden ebenfalls amputiert (Synonyma: Teilamputation, partielle Penektomie). T3-Tumoren erforderten eine Penisexstirpation (Synonyma: Total-Amputation, Total-Penektomie). Bei zwei T4-Tumoren und zwei Penisschaftkarzinomen war die umfassende Entfernung des äußeren Genitale mit perinealer Urethrostomie, die Emaskulation, notwendig.

N-Stadienbezogene Therapie

Nach der Literatur weisen 35–50 % der Patienten bei der ersten klinischen Untersuchung pal-

Tabelle 3. Rezidivrate der Penistumoren

T-Stadium	N	Therapie	Verlauf	
			Lokalrezidiv	Metastasen
T is	5	Exzision	1	
T 1	10	Exzision (3)	2	1 (†)
		Amputation (6)	3	
		Circumcision (1)	1	
T 2	5	Amputation	1	
T 3	2	Exstirpation		
T 4	4	Emaskulation	1	1 (†)
	26		9 (35 %)	

pable Lymphknoten auf [1, 4, 12]. Hiervon sind wiederum 50–70 % entzündlich vergrößert und schwellen postoperativ ab [8]. Wir verließen uns daher früher bei klinisch auffälligen regionären Lymphknoten (N0; Tabelle 2) und bei palpablen ein – (N1) und beidseitigen (N2) regionären Lymphknoten zunächst auf klinische Kontrollen. Neu auftretende und unveränderte Lymphknotenvergrößerungen wurden verzögert lymphadenektomiert (n = 3/18). Die Prognose sollte sich dadurch nicht verschlechtern [1, 5].

Nachdem Cabanas [3] seine Ergebnisse mit der Biopsie des sog. Wächterlymphknotens publizierte, übernahmen wir diese Technik. Bei 8 Lymphknotenbiopsien waren 3 tumorpositive Befunde im Schnellschnitt Anlaß für eine anschließende Lymphknotendissektion und postoperative Radiotherapie. Bei tumornegativem Schnellschnitt verzichteten wir auf die Dissektion und prophylaktische Radiotherapie. Aussagen über die Effektivität dieses Vorgehens lassen die eigenen kleinen Fallzahlen nicht zu.

Ergebnisse

Das Durchschnittsalter der Patienten betrug 64,4 ± 13,9 Jahre, die Zeit vom Erkrankungsbeginn bis zur Operation, die Verschleppungszeit 7,2 ± 6,8 Monate. Die Beobachtungszeit betrug 5 Monate bis 9¹⁰/₁₂ Jahre.

Pathohistologisch fanden sich M. Bowen (n = 5), hochdifferenzierte, verhornende (n = 18) und wenig differenzierte, nicht verhornende (n = 3) Plattenepithelkarzinome. Ein bioptisch gesichertes Riesencondylom erwies sich nach Amputation als verrucöses Plattenepithelkarzinom mit multiplen karzinomatösen Inva-

sionsherden. Auf diese Problematik wurde schon früh hingewiesen [6, 9]. Die Amputation war wegen der Tumorausdehnung und des typischen Vorhaut und Penisschafthaut fenestrierenden Wachstums notwendig geworden.

Die Lokalrezidivrate lag bei 35 % (Tabelle 3). Trotz mikroskopischer Tumorfreiheit des Resektionsrandes müssen hier ursächlich Tumorzellimplantationen oder eine embolische Tumorzellaussaat angenommen werden. Sieben der neun Lokalrezidive blieben durch eine kombinierte Zweitbehandlung bislang rezidivfrei. Eine radikale Zweitbehandlung soll die Überlebensaussichten nicht verschlechtern [10]. Die deletären Verläufe waren metastatisch bedingt.

Zwei makroskopische Wachstumsarten wurden beobachtet, das infiltrierend-ulceröse und verrucös-exophythische Wachstum. Prognostisch fand sich kein Unterschied.

Schlußfolgerung

Aus der Sicht dieser Daten läßt sich folgern:

1. Die Histologie der Biopsate entspricht nicht immer dem wahren Charakter des Tumors.

2. Eine T-Stadienbezogene Therapie erscheint sinnvoll.

3. Lokalrezidive treten relativ häufig auf, sind durch eine radikale Zweittherapie jedoch weitgehend zu heilen.

4. Das Aggressivitätsniveau der Tumoren ist nicht vorhersehbar. Es ist unabhängig von der Wachstumsart oder der Histologie.

5. Ob die Lymphknotenbiopsie zu einer Verbesserung der therapeutischen Ergebnisse führt, ist noch nicht zu beantworten.

Literatur

1. Beggs JH, Spratt JS (1964) Epidermoid carcinoma of the penis. J Urol 91:166–172. – 2. Brühl P (1977) Problems of therapeutic surgery in penis carcinoma. In: Grundmann and Vahlensieck (eds) Tumors of the male genital system. Springer, Berlin Heidelberg New York, pp 120–126. – 3. Cabanas RM (1977) An approach for the treatment of penile carcinoma. Cancer 39:456–466. – 4. De Kernion JB, Tynberg P, Persky L, Fegen JD (1973) Carcinoma of the penis. Cancer 32:1256–1262. – 5. De Kernion JB, Persky L (1978) Neoplastic lesions of the penis. In: Skinner and De Kernion (eds) Genitourinary cancer. Saunders, Philadelphia London Toronto, pp 494–508. – 6. Goldstein MB, Bunescu U, Dutu R (1960) Schwierigkeiten und Fragen bei der anatomisch-klinischen Diagnose des Peniskarzinoms. Z Urol 53:55–63. – 7. Grabstald H (1981) Das Peniskarzinom Extracta urol 4:183–222. – 8. Gregl A, Heitmann F, Truss F (1977) Das Peniskarzinom. Symptomatik, Therapie und Prognose. Strahlentherapie 153:513–521. – 9. Hanash KA, Furlow WL, Utz DC, Harrison Jr EG (1970) Carcinoma of the penis: a clinicopathologic study. J Urol 104:291–297. – 10. Lichtenauer P, Ott G. Dröge K-H (1973) Zur Klassifizierung, Verlauf und Behandlung des Penis-Carcinoms (statistische Auswertung von 317 bioptisch nachgewiesenen Penis-Carcinomen). Urologe [A] 12:66–70. – 11. Löwenstein LW (1939) Carcinoma-like condylomata acuminata of penis. Med Clin North Am 23:789–795. – 12. Schellhammer PF, Grabstald H (1979) Tumors of the penis and urethra. In: Campbell's Urology, vol 2. Saunders. Philadelphia, pp 1171–1179. – 13. Union Internationale Contre le Cancer (UICC) (1970) TNM-Klassifizierung der malignen Tumoren. Springer, Berlin Heidelberg New York

Dr. med. U. Seppelt
Abt. Urologie
im Klinikum der Universität Kiel
Hospitalstraße 40
D-2300 Kiel 1

Verhandlungsbericht der Deutschen Gesellschaft
für Urologie, 33. Tagung (1981), 39–41
© Springer-Verlag Berlin Heidelberg New York 1982

Die Fourniersche Gangrän –
Eine seltene, lebensbedrohliche Erkrankung des Scrotum

W. Jellinghaus, K.-H. Gohlke, R. Ackermann und H. Frohmüller

Die Fourniersche Gangrän ist eine foudroyant verlaufende, entzündlich-nekrotisierende Erkrankung des äußeren männlichen Genitale, die erstmals 1883 von dem französischen Venerologen Fournier beschrieben worden war. Die Diagnose wird *allein* anhand des typischen Lokalbefundes mit schwarzen, wie ausgestanzten, nekrotischen Demarkierungen der Scrotal- und Penishaut gestellt. Eine erfolgreiche Therapie dieser Erkrankung ist nur dann möglich, wenn die Diagnose rechtzeitig gestellt und die Therapie sofort eingeleitet wird, da sich hinter dieser gangränisierenden Entzündung ein septisches Krankheitsbild verbergen kann. Die Letalität reicht von 4–30% nach Angaben der Literatur (Bejanga 1979; Campbell 1955; Sandor 1976).

Fall-Beschreibungen

Fall A: Bei dem 32jährigen türkischen Patienten A. U. kam es nach einem Infekt der oberen Luftwege am 17. 3. 1979 zu einer plötzlichen Anschwellung und Rötung des Scrotum und des Penisschaftes. 8 Tage nach Behandlungsbeginn wurde der Patient in die Urologische Universitätsklinik Würzburg verlegt.
Lokalbefund: (Abb. 1) Doppelfaustgroße, prallelastische Anschwellung des Scrotum. Ausbildung von schwarzen Demarkierungen am Scrotum und Penisschaft mit zum Teil schmierig belegten Ulcerationen.
Laborwerte: Hb 12,6 g%, Erythrozyten 3,86 Mill., HbE 32 pg, Leucozyten 13 700, PTZ 58%, Thrombozyten 310 200/µl, SGOT 33 U/L, SGPT 40 U/L, alk. Phosphatase 190 U/L. Die Serumwerte für Harnstoff, Kreatinin, Harnsäure und Gesamtbilirubin lagen im Normbereich.
Die *bakteriologische Abstrichuntersuchung* ergab einen Mischinfekt aus Staphylokokkus aureus und weiteren gramnegativen Stäbchen, die

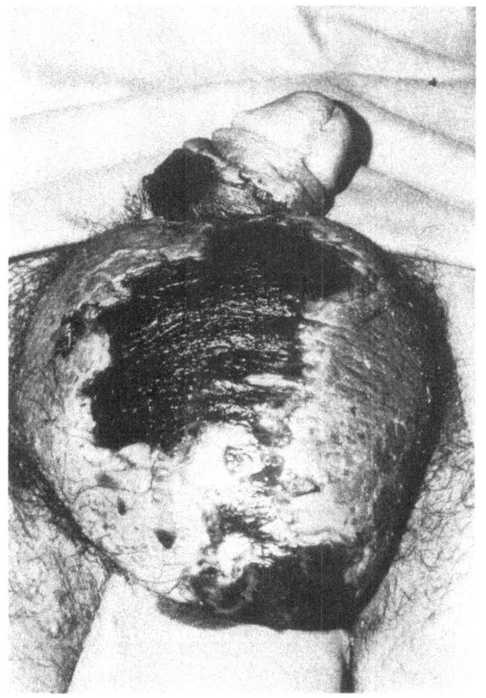

Abb. 1. Fourniersche Gangrän (Fall A), schwarze, demarkierte Nekrosen und Ulcerationen im Bereich des prall aufgetriebenen Scrotum und des Penisschaftes

nicht ausdifferenziert wurden. Ein Pilzwachstum war nicht nachweisbar.
Behandlung: Sofort nach der stationären Aufnahme wurden die Nekrosen excidiert. Die Wunde wurde mit antiphlogistisch wirkenden und granulationsfördernden Salben im Wechsel behandelt. Adjuvant erfolgte eine antibiotische Behandlung mit einem Ampicillin-Oxacillin-Kombinationspräparat, und zur Vermeidung weiterer Thrombosierungen im Bereich der Subcutangefäße wurde Heparin, 3 x 5000 E/24 Std. an den ersten 8 Tagen nach der Operation gegeben.

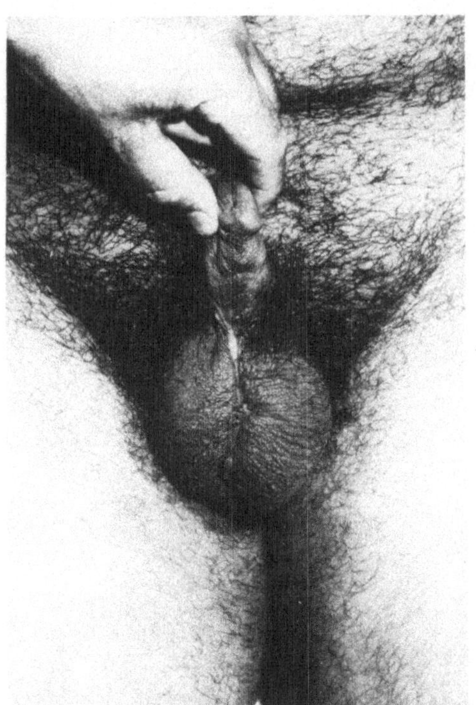

Abb. 2. Narbig ausgeheilte Fourniersche Gangrän (Fall A)

Behandlungsergebnis: Abb. 2 zeigt die reizlose, narbige Ausheilung im Bereich des Scrotum und Penis.

Fall B: Bei einem 66jährigen Deutschen Q. R. entwickelte sich die Fourniersche Gangrän im Anschluß an eine Sclerosierungsbehandlung von äußeren Haemorrhoiden. Die Scrotalgangrän entwickelte sich innerhalb von 2 Tagen. Wegen eines diskreten, crepitierenden Geräusches bei der Palpation der Haut wurde fälschlicherweise der Verdacht auf einen Gasbrand gestellt.

Lokalbefund: Das Scrotum war monströs aufgetrieben und wies handtellergroße, schwarze Nekrosen auf. Eine weitere, ausgestanzte Nekrose fand sich an der Peniswurzel, und die Haut des Unterbauches war diffus gerötet und überwärmt.

Laborwerte: Hb 11,9 g%, Haematokrit 32%, Leucozyten 7400, PTZ 39%, Thrombozyten 71 600/µl, Kreatinin 1,7 mg/dcl, BUN 44,2 mg/dcl.

Die *bakteriologische Untersuchung des Wundabstriches* ergab ein Keimgemisch aus aerob-anaeroben Bakterien und gramnegativen und grampositiven Kokken. Isoliert wurden Escherichia-Coli und Bakteroides melaninogenikus.

Behandlung: Die Hautnekrosen wurden sofort nach der stationären Aufnahme excidiert. Wegen der fortschreitenden Nekrotisierung auch im Bereich der Unterbauchhaut mußte die Resektion auch in diesen Bereichen durchgeführt werden.

Trotz der intensiv-medizinischen Maßnahmen mit hochdosierter antibiotischer Behandlung und Heparinisierung verstarb der Patient in der Sepsis an einem toxischen Herz- und Kreislaufversagen.

Diskussion

Die Fourniersche Gangrän entwickelt sich charakteristischerweise in ca. 2–10 Tagen aus Wohlbefinden heraus. Sie tritt in allen Altersgruppen auf, sogar beim Säugling wurde eine Fourniersche Gangrän beschrieben. Am häufigsten sind jedoch Männer im Alter zwischen 20 und 50 Jahren betroffen (Bejanga 1979; Werner u. Falk 1964).

Wie auch in den hier beschriebenen Fällen wird meistens ein Keimgemisch nachgewiesen. Die Keimdifferenzierung ergab in den meisten Fällen eine Mischung aus Escherichia Coli, Bakterium fragilius, Bakterium melaninogenikus, Fusobakterium nukleatum, Proteus mirabilis und Enterokokken. Die Fourniersche Gangrän wird daher auch mit Recht als „infektiöse Genital-Gangrän" bezeichnet.

Durch die Ausbreitung der Mikroorganismen im Subcutangewebe soll es zu Mikrozirkulationsstörungen mit der Ausbildung der typischen Gangrän kommen.

Klinisch erkennt man bei einem voll ausgebildeten Krankheitsbild eine Rötung, Ödem und Nekrose im Bereich des äußeren männlichen Genitale. Gelegentlich können mit bloßem Auge kleine Gefäßthromben im Subcutangewebe gesehen werden, die als Folge der gestörten Perfusion zur Gangrän führen. Histologisch entspricht das Bild dem Befund bei der Fasciitis necroticans, einer Erkrankung, die in jedem Bereich des Körpers auftreten kann. Die Ausbreitung der Gangrän ist an die Fascien im Genitalbereich gebunden. Sie kann sich jedoch im Perianal- und Abdominalbereich ausbreiten, und es werden Fälle beschrieben, bei denen die Gangrän bis zu den Axillarregionen reicht (Rudolph et al. 1975).

Differentialdiagnostisch erfordert der Befund eine Abgrenzung zur akuten Epididymitis, Mumpsorchitis, Hodentorsion, Hodentumor, Kontaktekzem sowie zum Lymphödem bei Tumoren im kleinen Becken. Im fortgeschrittenen Stadium ist weiterhin an eine diabetische Gangrän und eine haemorrhagische Infarzierung zu denken.

Die Therapie umfaßt eine chirurgische, antibiotische, antithrombotische und intensiv-medizinische Behandlung. Die Nekrosen müssen abgetragen und die entzündeten Hautareale incidiert werden. Bei vollständiger Scrotalnekrose sollten die Hoden in die Oberschenkelunterhaut verlagert werden (Thomas 1956). Zur antibiotischen Behandlung empfiehlt sich eine Kombinationsbehandlung mit möglichst breitem Wirkungsspektrum, z.B. Aminoglykoside in Kombination mit Cephalosporinen. Wegen der Thrombosierung der Subcutangefäße ist eine Heparinisierung angezeigt, und wegen der Gefahr der Sepsis ist eine intensiv-medizinische Betreuung unumgänglich.

Trotz der verbesserten therapeutischen Möglichkeiten bleibt die Fourniersche Gangrän eine lebensbedrohliche Erkrankung.

Literatur

Bejanga BJ (1979) Fournier's gangrene. Brit J Urol 51:312. – Campbell JS (1955) Fournier's gangrene. Brit J Urol 27:106. – Fournier JA (1883) Gangrène foudroyante de la verge. Méd prat 4:589. – Rudolph F, Soloway M, De Palma RG, Persky L (1975) Fournier's Syndrome: Synergistic gangrene of the scrotum. Am J Surg 129:591. – Sandor J (1976) Die Fournier'sche Gangrän. Eine seltene Erkrankung. Z Hautkr 51:669. – Thomas JF (1956) Fournier's gangrene of the penis and scrotum. J Urol 75:719. Werner HJ, Falk M (1964) Acute gangrene of the scrotum in an 8 year old boy. J Pediat 65:133

Priv.-Doz. Dr. med. W. Jellinghaus
Chefarzt der Urologischen Klinik
Stadtkrankenhaus Worms
Gabriel-v.-Seidl-Str. 31
D-6520 Worms

Verhandlungsbericht der Deutschen Gesellschaft
für Urologie, 33. Tagung (1981), 42/43
© Springer-Verlag Berlin Heidelberg New York 1982

Lymphödem des Penis

G. Hubmann

Die Lymphgefäße des Penis verlaufen in der Haut, Glans und um die Urethra [1]. Alle drei Lymphgefäßstämme treffen sich um das Orificium urethrae externum, um dann in fünf verschiedene Lymphgruppen abzufließen, von denen drei besonders hervorzuheben sind:
1. die iliacale externe Gruppe,
2. die oberflächliche inguinale Lymphknotengruppe und
3. die präsymphysäre Lymphknotengruppe.

Das Lymphödem stellt eine sicht- und tastbare Schwellung durch Ansammlung eiweißreicher Flüssigkeit im Interstitium dar. Pathophysiologisch besteht eine Diskrepanz zwischen lymphpflichtiger Eiweißlast und lymphpflichtiger Wasserlast einerseits und bestehender Transportkapazität andererseits [2].

Das Lymphödem unterteilt sich in ein primäres und sekundäres [3]. Pathologisch-anatomisch besteht bei dem primären Lymphödem
1. eine Hypoplasie der subkutanen Lymphgefäße,
2. eine Aplasie der subkutanen Lymphgefäße,
3. eine Lymphangiektasie mit Insuffizienz der Lymphgefäßklappen.

Die klinische Unterscheidung hängt von dem Vererbungsmodus und Manifestationszeitpunkt ab. Wir unterscheiden
1. den kongenital heriditären Typen Nonne Milroy,
2. den heriditär peripubertalen Typen Meige,
3. das Lymphödema praecox (Auftreten vor dem 35. Lebensjahr),
4. Lymphödema tarda (Auftreten evtl. nach dem 35. Lebensjahr).

Bei dem sekundären Lymphödem ist an erster Stelle die Entzündung, vor allen Dingen infolge rezidivierender Erysipele, hervorgerufen durch hämolysierende Streptokokken der Gruppe A, zu nennen, zusätzlich die retroperitoneale Fibrose, Lymphogranuloma inguinale u. a.
2. Nach operativen Eingriffen
    a) Lymphknotenausräumung der Leiste
    b) Narben in der Leiste
    c) Behinderung des Lymphabflusses bei Carcinom
    d) Bestrahlungsfolgen
    e) internistische Erkrankung, wie z. B. Herz, Niere, Thrombosen und Hypoproteinämien (Hungerödem).

Fibrosiert das subkutan entzündlich veränderte Gewebe in einen Dauerschwellungszustand, so sprechen wir von einer Elephantiasis.

Die Behandlung des akuten sowie chronischen Lymphödems besteht initial in der Gabe von Diuretika bzw. Antiphlogistika und antibiotischer Abdeckung sowie komplexer physikalischer Therapie, wie sie Földi angibt [4, 10], mit nachfolgender Kompressionsbehandlung.

Földi beschreibt in einer mündlichen Mitteilung zwei Fälle, die bei einem chronischen Lymphödem mit Zwei-Zugpenisgummistrumpf versorgt sind. Entgegen dieser Behandlung muß die operative Therapie genannt werden. Klodius [5, 6] empfiehlt die lymphovenösen Anastomosen, die auch in einer Arbeit von Bulkley 1961 [3] beschrieben werden. Zufriedenstellende Ergebnisse wurden aber bis jetzt noch nicht erreicht. Als Operationsmethode der Wahl steht die Entfernung des subkutanen Gewebes nach Delpech 1820, wie sie dann Culp 1955 [7] in einer Operationslehre beschreibt, zur Verfügung. Bei Lymphödemen der Extremitäten ist oftmals auf konservativem Wege eine Besserungs- bzw. Heilungsrate zu erreichen [10].

Wir übersehen sieben operative Fälle mit chronisch-penilem bzw. penoskrotalen Ödemen in der Altersgruppe zwischen 30 und 60 Jahren, welche durch Entfernung des subkutanen Gewebes behandelt worden sind [8, 9].

Bei den skrotalen Ödemen wurde nach initialer Diuretikabehandlung und ausbleibender Besserung operativ wie folgt vorgegangen: Von der Mitte des Penisschaftes wird auf der Ventralseite eine Hautinzision bis zum Sulcus coronarius gelegt. Sorgfältige Abpräparation der Hautränder

von der Urethra. Anschließend Zirkumzision in
üblicher Weise. Die Haut wird dann nach ventral
durch zwei Haltefäden hochgeklappt und das gesamte subkutane Gewebe des Penisschaftes abpräpariert. Anschließend sorgfältige Blutstillung
durch Mikrokoagulation. Wir legen dann zwei
Penroselaschen an der Ventralseite des Penis ein.
Evtl. überschüssige Hautlappen müssen exzidiert werden. Anschließende Adaption der Penishaut an der Ventralseite und im Sulcus coro-
narius-Bereich mit 3 x 0 Catgut atraumatisch.
Ein Kompressionsverband mit hochgeklapptem
Penis wird für zwei bis drei Tage belassen. Dann
normale Wundbehandlung.

Unter der eben beschriebenen operativen Behandlung traten keine Rezidive auf, jedoch bestanden Sensibilitätsstörungen im Op.-Bereich.
Die Erektion bzw. der GV zeigten prä- und postoperativ keinen Unterschied.

Literatur

1. Hayek HV (1969) der Penis. In: Handbuch der
Urologie, Bd 1. Springer, Heidelberg, S 357 ff. –
2. Földi U (1980) die konservative Therapie des
Lymphödems. Therapiewoche 30:5163–5181. –
3. Bulkey G: Scrotal und penile lymphoedema.
Transactions of the American Association of Genito-
Urinary Surgeons, vol L III. – 4. Földi, M (1981) Leistungsfähigkeit und Insuffizienz der Lymphdrainage.
MK Ärztl. Fortbildg 31/7: 283 ff. – 5. Clodius L
(1977) Lymphoedema. Thieme, Stuttgart. – 6. Clodius L (1981) Die Chirurgie des Lymphödems. Medica 8 (2. Jahrg): 539 ff. – 7. Flocks R (1955) Cirurgia
Urologica. Editional Interamericana, pp 300 ff. –
8. Fogh-Anderson P, Sorensen B (1962) Surgical
treatment of genital elephantiasis. – 9. Kierfeld G
(1967) Das Lymphödem des äußeren männlichen
Genitale. Z Urol 10:705 ff. – 10. Földi M (1981) Das
Lymphödem. Dtsch Ärztebl 39:1813 ff

Dr. med. G. Hubmann
Oberarzt der Urolog. Klinik der Stadt
Klinikum Barmen
Heusnerstr. 40
D-5600 Wuppertal 2
Neue Anschrift:
Urolog. Abtlg.
Marienhospital Erwitte
D-4782 Erwitte

Verhandlungsbericht der Deutschen Gesellschaft
für Urologie, 33. Tagung (1981), 44

Diskussion zu den Beiträgen Seite 3 bis 43

Moderatoren: Lutzeyer, W., Aachen, Haneke, E., Erlangen

Schmich, Bad Neuenahr: Sehr geehrte Herren Vorsitzenden, meine Damen und Herren. Wenige Tage nach Drucklegung des endgültigen Programmes dieses Kongresses wurde mir ein 52jähriger Patient zur Probeexcision zugewiesen.

Unter antibiotischer, antimykotischer und antiviraler Therapie hatte sich das kleine Gebilde am Orificium externum urethrae noch vergrößert. Es war schließlich erbsgroß und nahm die re Kante des Orificium externum urethrae ein.

Wegen des malignen Aspektes resezierte ich gut im Gesunden etwa die Hälfte der Glans Penis. Die histologische Untersuchung bei Herrn Prof. Lüchtrath in Koblenz ergab ein malignes noduläres Melanom des Penis bei einer Invasionstiefe von 4 mm. Die Diapositive zeigen:

DIA 1 Die ulcerierte Oberfläche des Tumors
DIA 2 zahlreiche Mitosen im Tumor
DIA 3 das Melaninpigment in den Tumorzellen

Im Tumoratlas der amerikanischen Armee ist ein Melanom des Penis nicht beschrieben. Im dermatologischen Schrifttum sind 13 Melanome der Urethra veröffentlicht worden. Die Prognose ist infaust, wir behandeln mit DTIC.

Ich bedanke mich bei den Herren Vorsitzenden, daß sie mir nachträglich die Möglichkeit dieser Mitteilung hier gaben.

Lutzeyer, Aachen: Vielen Dank, Herr Kollege Schmich. Meine Damen und Herren, wir sehen davon ab, jetzt eine Diskussion zu diesem Themenkomplex einzuleiten.

Das Peniskarzinom

Verhandlungsbericht der Deutschen Gesellschaft
für Urologie, 33. Tagung (1981), 45–50
© Springer-Verlag Berlin Heidelberg New York 1982

Das Penis-Carcinom – Therapeutische Konsequenzen

R. Ackermann

Bei der Diskussion der therapeutischen Möglichkeiten des Penis-Carcinoms sind zwei Aspekte
zu beachten:
1. Die Effektivität eines Therapiekonzeptes
2. Die therapiebedingte Morbidität

Obwohl Konsens darüber besteht, daß sich
Art und Umfang einer Therapie des Penis-Carcinoms vor allem an der Ausdehnung der Tumorerkrankung, am allgemeinmedizinischen Zustand des Patienten und an seinem Alter und weniger am Malignitätsgrad des Tumors orientiert,
bestehen keine einheitlichen Behandlungskonzepte für die einzelnen Tumorstadien.

Im folgenden sollen vor allem die mit der operativen Therapie gesammelten Erfahrungen und
die sich daraus ergebenden kontroversen
Aspekte diskutiert werden.

Zur Stadieneinteilung des Penis-Carcinoms
wurden in der Vergangenheit wenigstens 6 Klas-
sifikationen herangezogen. In der angloamerikanischen Literatur wird vor allem die von Jackson
[10] angegebene Einteilung gewählt (Tabelle 1).

Tabelle 1. Stadieneinteilung des Penis-Carcinoms
nach Jackson [10]

Stadium	Kriterien
I	Tumor auf die Glans penis und/oder das Praeputium begrenzt
II	Tumorausdehnung auf den Penisschaft
III	Operable, lokoregionäre Lymphknotenmetastasen
IV	Tumorausdehnung über den Penis-schaft hinaus, und/oder inoperable, lokoregionäre Lymphknotenmetastasen und/oder Fernmetastasen

Stadium I dieser Klassifikation umfaßt Tumoren, die auf die Glans penis und/oder das Praeputium beschränkt sind. Stadium II enthält Tumoren, die den Penisschaft mitbefallen. Im Sta-

Tabelle 2. Operationen des Primärtumors und der
lokoregionären Lymphknoten beim Penis-Carcinom

Primärtumor	tumordrainierende lokoregionäre Lymphknoten
lokale Excision Circumcision Laser-Koagulation	inguinale Lymphknotenbiopsie (Schildwächter-Lymphknoten) uni- oder bilateral
partielle Penektomie	inguinale Lymphadenektomie uni- oder bilateral
totale Penektomie	ilio-inguinale Lymphaden-ektomie uni- oder bilateral (Hemipelvektomie)

dium III sind die inguinalen Lymphknoten entweder ein- oder beidseitig befallen, aber operativ
noch entfernbar. Das Stadium IV enthält Carcinome, die über den Penisschaft hinausgehen
und/oder zu inoperablen inguinalen Lymphknotenmetastasen bzw. zur Fernmetastasierung geführt haben.

Die von der UICC erstellte TNM-Klassifikation erlaubt eine genauere Einteilung der Penis-
Carcinome. Sie korreliert jedoch nicht mit den
anderen Stadieneinteilungen. Dadurch lassen
sich Patientenkollektive, die nach der Einteilung
von Jackson [10] klassifiziert wurden, z.B. nicht
nach dem TNM-System reklassifizieren, so daß
sich Behandlungsergebnisse, denen eine unterschiedliche Stadieneinteilung zugrunde liegt, nur
schwer vergleichen lassen.

Um die Effektivität der verschiedenen operati-
ven Behandlungskonzepte beurteilen zu können,
muß zum einen der therapeutische Wert der auf
Tabelle 2 aufgeführten Operationsverfahren des
Primärtumors untereinander verglichen werden.
Zum anderen müssen diese Maßnahmen mit
Verfahren verglichen werden, bei denen zusätz-
lich die tumordrainierenden lokoregionären
Lymphknoten operativ miteinbezogen werden.

Lokale Excision des Primärtumors

Jede Therapie eines Penis-Carcinoms setzt den histopathologischen Nachweis des Carcinoms im Biopsiematerial voraus. Handelt es sich um sehr kleine, oberflächliche Tumoren, d. h. im TNM-System-Stadium T is oder T 1, kann durch großzügige Biopsie in Form einer erweiterten Excision das Carcinom bereits vollständig entfernt werden. Sind Tumoren dieser Stadien auf das Praeputium beschränkt, kann durch alleinige Circumcision eine kurative Heilung erreicht werden. Ekström und Edsmyr [4] haben 15 Patienten mit oberflächlichen Plattenepithel-Carcinomen des Praeputiums durch alleinige Circumcision behandelt. Drei dieser 15 Patienten entwickelten nach der Circumcision inguinale Lymphknotenmetastasen, die in 2 Fällen erfolgreich durch bilaterale inguinale Lymphadenektomie behandelt wurden, während 1 Patient an den Folgen seiner Tumorerkrankung verstarb. War die Tumorläsion, die weniger als 2 cm groß war, an der Glans penis gelegen, entwickelten zwei von fünf lokalexcidierten Patienten inguinale Metastasen, an denen sie verstarben. Ähnliche Beobachtungen machten auch Hanash u. Mitarb. [8] die nach lokaler Tumorexcision an der Glans in 40 % Rezidive beobachteten. Sie empfehlen deshalb, bei kleinen am Praeputium gelegenen Carcinomen die Circumcision, aber nicht die lokale Excision von Tumoren der Glans penis. Dieses Therapiekonzept wird auch von Skinner u. Mitarb. [22] befürwortet, die 6 Patienten durch alleinige Circumcision behandelten, von denen nur einer ein Rezidiv entwickelte, das durch partielle Amputation erfolgreich behandelt wurde. Bei 10 Patienten, die von Gursel u. Mitarb. [7] durch lokale Excision bzw. Circumcision behandelt wurden, entwickelten 3 Patienten Rezidive. Die Lokalisation des Primärtumors bei diesen Fällen ist aber unbekannt. Von Marcial u. Mitarb. [18] wurden in 34 Fällen nicht infiltrierende, kleine Tumoren an der Glans penis bzw. am Praeputium durch lokale Excision therapiert. Die damit erreichte 5-Jahresüberlebensrate von 50 % ist gegenüber 70 bzw. 76,7 % bei Ekström und Edsmyr [4] bzw. bei Hanash u. Mitarb. [8] vergleichsweise niedrig.

Lokale Excision oder partielle Penektomie

Gegenüber der lokalen Excision werden mit der partiellen Penektomie signifikant höhere Überlebensraten erreicht. DeKernion u. Mitarb. [3] führten bei 45 Patienten mit Penis-Carcinom Stadium I nach Jackson [10] partielle Penektomien durch. Bei keinem Patienten entwickelte sich innerhalb von 3 Jahren ein Tumor-Rezidiv. Im eigenen Krankengut wiesen 9 von insgesamt 44 Patienten Penis-Carcinome des Stadiums I nach Jackson [10] auf. Nach partieller Penektomie erreichten 8 der 9 Patienten tumorfrei die 5-Jahresgrenze. Die partielle Amputation des Penis stellt im Stadium I die Behandlungsmethode der Wahl dar. Sie ist in diesem Stadium auch der Strahlentherapie überlegen, da z. B. Lule [17] damit nur eine 5-Jahresüberlebensrate von 71 % erreicht. Allerdings berichtet die Gruppe von Blandy [21] über 5-Jahresüberlebensraten im Stadium I von 100 %, wenn die Bestrahlung mit ^{192}Iridium Moulagen erfolgt. Diese an 12 Patienten gemachten Beobachtungen müssen jedoch weiter überprüft werden. Nach Untersuchungen von Jensen [11] sowie von Frew u. Mitarb. [6] können 25–40 % der Patienten nach partieller Penektomie ihre Blase im Stehen nicht mehr entleeren, ohne ihre Wäsche dabei einzunässen. Die sexuelle Funktion ist in 55–100 % dieser Patienten mehr oder wenig stark beeinträchtigt. Für Patienten, die aus diesen Gründen eine partielle Penektomie ablehnen, stellt die lokale Excision oder die Radiotherapie eine, wenn auch nicht so sichere, alternative Behandlung dar. Ungeklärt ist, inwieweit sich durch eine neuerdings zusätzlich an einzelnen Institutionen angewandte Laserkoagulation, die eine bessere Blutstillung und damit eine ausgedehntere Excision erlaubt, die Rezidivrate nach lokaler Excision von Penis-Carcinomen senken läßt.

Partielle oder totale Penektomie

Bei den nach der Klassifikation von Jackson [10] unter dem Stadium II subsummierten Tumoren kann es sich nach der TNM-Einteilung entweder um Tumoren des Stadiums T 2 oder des Stadiums T 3 handeln. Die im Stadium II zusammengefaßten Tumoren können somit eine sehr unterschiedliche Ausdehnung aufweisen. Die Behandlung des Primärtumors besteht entweder in der partiellen Penektomie, die ca. 2–2,5 cm proximal des Tumorrandes vorgenommen werden soll. Die Tumorfreiheit des Resektionsrandes ist durch histologische Schnellschnittuntersuchung zu sichern. Bei Tumoren mit ausgedehnter Infiltration des Corpus penis ist die totale Penektomie mit perinealer Urethrostomie angezeigt.

Tabelle 3. Behandlungsergebnisse nach partieller Penektomie

Autoren	Jahr	Anzahl der Patienten	Stadium	Rezidive und/oder Lymphknotenbefall	5-Jahresüberlebensrate in %
Marcial, V.A. et al. [18]	1962	126	II	–	56,3
Hanash, K.A. et al. [8]	1970	42	II	–	80,9
Skinner, D.G. et al. [22]	1972	16	?	5	68,7
DeKernion, J.B. et al. [3]	1973	48	I/II	–	100,0 (3 Jahre)
Gursel, E.O. et al. [7]	1973	34	?	6	–
Johnson, D.E. et al. [12]	1973	63	I		70
Khezri, A.A. et al. [13]	1978	10	I	–	60,0
		15	II	–	60,0
Salaverria, J.E. et al. [21]	1979	13	I	–	77,0
Krieg, R.M. u. K.H. Luk [15]	1981	6	T1/T2	–	83,3
Eigene Ergebnisse	1981	9	I	–	88,9
		4	II	–	50,0

Tabelle 4. Klinische und histopathologische Befunde der inguinalen Lymphknoten beim Penis-Carcinom

Autoren	Jahr	Lymphknoten palpabel %	Lymphknoten palpabel histol. Befund negativ %	Lymphknoten nicht palpabel histol. Befund positiv %
Beggs, J.H. u. J.S. Spratt [1]	1964	35	36	20
Kuruvilla, J.T. et al. [16]	1971	39	63	10
Hardner, G.J. et al. [9]	1972	42	41	16
Skinner, D.G. et al. [22]	1972	29	40	–
Kossow, J.H. et al. [14]	1973	51	49	25
Eigene Ergebnisse	1981	50	36	17

Aufgrund der ungenauen Angaben über die wirkliche Tumorausdehnung der als Stadium II klassifizierten Tumoren ist ein direkter Vergleich einzelner Mitteilungen nicht möglich. Je nach Patientenkollektiv läßt sich durch partielle Penektomie eine 5-Jahresüberlebensrate zwischen 50 und 80 % erreichen (Tabelle 3). Die unterschiedlichen Behandlungsergebnisse sind auch darauf zurückzuführen, daß die Carcinome nur durch palpatorische Beurteilung der lokoregionären inguinalen Lymphknoten dem Stadium II zugeordnet wurden.

Beurteilung der lokoregionären Lymphknoten

Die Beurteilung der lokoregionären Lymphknoten durch Palpation birgt in hohem Maße die Gefahr des Under- oder Overstaging eines Tumors in sich. Wie Tab. 4 zeigt, lassen sich unabhängig vom Tumorstadium in 30–50 % der Patienten mit Penis-Carcinom uni- oder bilateral tumorsuspekte Lymphknoten palpieren. Aufgrund der häufig im Bereich des Primärtumors bestehenden entzündlichen Veränderungen findet sich bei histopathologischer Aufarbeitung der inguinalen Lymphadenektomiepräparate in 30–60% der Fälle kein metastatischer Befall, sondern lediglich eine entzündliche Schwellung der Lymphknoten. Bei unauffälliger inguinaler Palpation sind aber histopathologisch in ungefähr einem Fünftel der Fälle Metastasen nachzuweisen. Die Beobachtungen zeigen eindeutig, daß durch Palpation keine Aussage über einen Tumorbefall der inguinalen Lymphknoten gemacht werden kann. Der diagnostische Wert der Lymphangiographie ist kaum höher als der, der inguinalen Palpation einzuschätzen.

Eine lokoregionäre Metastasierung ist durch eine diagnostische inguinale Lymphadenektomie sicher nachzuweisen. Dieser Eingriff ist aber nach Cabanas [2] in bis zu 50% der Fälle mit Wundheilungsstörungen, Lymphfisteln, Blutungen und chronischen Lymphödemen der unteren Extremität belastet. Er sollte deshalb eigentlich nur bei Patienten mit gesicherten Metastasen, d.h. zu therapeutischen Zwecken durchgeführt werden.

Cabanas [2] konnte mit lymphangiographischen Studien zeigen, daß der Lymphabfluß des Penis zunächst über einen Lymphknoten erfolgt, der als „Sentinel Lymph node" oder „Schildwächter-Lymphknoten" bezeichnet wird. Auf der aus der Originalarbeit von Cabanas [2] entnommenen Abb. 1 ist die typische Lokalisation des Schildwächter-Lymphknotens zu erkennen. Er liegt medial der Vena epigastrica superficialis und cranial des Konfluens der Vena saphena magna mit der Vena femoralis. Nach isolierter Exstirpation dieses Lymphknotens bei 46 Patienten fand Cabanas [2] in 15 Fällen einen metastatischen Befall. Da bei der nachfolgenden ilio-inguinalen Lymphadenektomie in keinem Fall die iliacalen und inguinalen Lymphknoten bei Vorliegen eines tumorfreien Schildwächter-Lymphknotens befallen waren, wird von ihm die isolierte Exstirpation dieses Lymphknotens zum Nachweis oder Ausschluß von lokoregionären Lymphknotenmetastasen empfohlen. Allerdings berichten Perinetti u. Mitarb. [20] über einen Fall, bei dem trotz beidseitig negativem Schildwächter-Lymphknoten 3 Monate nach der Biopsie inguinal und iliacal ausgedehnte Tumormetastasen nachgewiesen wurden. Außerdem sind bei Cabanas [2] 3 von 31 Patienten mit negativem Schildwächter-Lymphknoten innerhalb der ersten 5 Jahre verstorben. Es ist nicht bekannt, ob sie tumorbedingt, oder aus anderen Ursachen verstorben sind. Wären diese Patienten mit negativer Biopsie des Schildwächter-Lymphknotens an den Folgen ihrer Tumorerkrankung verstorben, ist in 10% der Fälle mit falsch negativen Biopsiebefunden zu rechnen. Die isolierte Exstirpation des Schildwächter-Lymphknotens stellt deshalb, bis weitere Erfahrungen vorliegen, nur eine Alternative zur diagnostischen Lymphknotendissektion dar.

**Therapeutischer Wert
der inguinalen Lymphadenektomie**

Bei der Beurteilung des therapeutischen Wertes der beidseitigen inguinalen Lymphknotendissektion sind verschiedene Aspekte zu diskutieren.

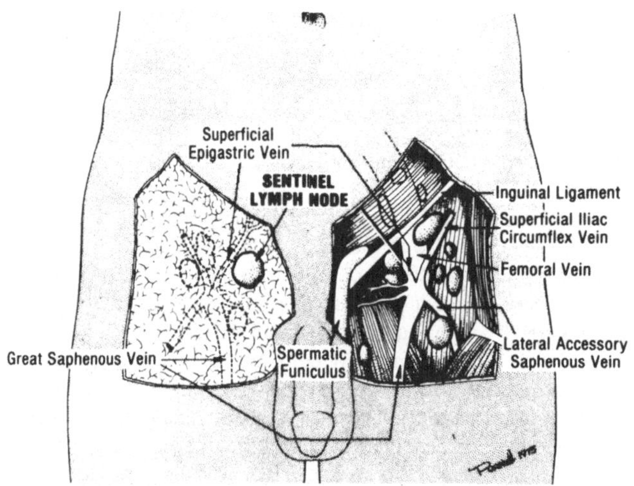

Abb. 1. Lokalisation des „Sentinel lymph node" oder Schildwächter-Lymphknotens in der Leiste aus [2]

*1. Der therapeutische Wert
der inguinalen Lymphknotendissektion
bei Patienten mit negativer Lymphknotenbiopsie*

In dieser Situation ist die adjuvante, d. h. unmittelbar im Anschluß nach Entfernung des Primärtumors folgende inguinale Lymphadenektomie nicht indiziert, wenn die Untersuchung von Cabanas [2] mit einer 5-Jahresüberlebensrate von 90 % zugrunde gelegt wird. Dieses Konzept setzt voraus, daß die Beobachtungen von Cabanas [2] durch weitere Untersuchungen bestätigt werden.

*2. Lymphadenektomie
bei lokoregionären Metastasen*

Bei Tumorbefall der inguinalen Lymphknoten versterben nach alleiniger partieller oder totaler Penektomie alle Patienten innerhalb von 3 Jahren. Staubitz u. Mitarb. [23] beobachteten, daß durch zusätzliche inguinale Lymphknotendissektion eine 5-Jahresüberlebensrate von 50 % erreicht werden kann. Das Krankengut von Skinner u. Mitarb. [22] enthält 10 Patienten mit histologisch nachgewiesenen inguinalen Lymphknotenmetastasen, bei denen eine inguinale Lymphadenektomie nach Entfernung des Primärtumors vorgenommen wurde. 5 dieser 10 Patienten verstarben innerhalb von 2 Jahren an den Folgen ihres Tumors. 3 Patienten verstarben nach 3½ Jahren tumorfrei an anderen Ursachen, während 2 Patienten 2 Jahre nach Behandlung tumorfrei waren. Dies entspricht der von Staubitz u. Mitarb. [23] errechneten Heilungsrate von 50 %.

*3. Primäre oder verzögerte Lymphadenektomie
bei klinisch unauffälligen Leistenregionen*

Da 10–25 % der Patienten mit primär unauffälligem inguinalem Tastbefund später einen klinisch manifesten Lymphknotenbefall zeigen, stellt sich die Frage, ob mit einer verzögerten Lymphknotendissektion die gleiche therapeutische Wirkung wie mit der frühzeitigen, nach Entfernung des Primärtumors vorgenommenen Lymphadenektomie erreicht wird und ob bei klinisch unauffälligen Leistenregionen auf eine diagnostische Lymphadenektomie verzichtet werden kann. Skinner u. Mitarb. [22] beobachteten bei 5 von 18 Patienten nach Entfernung des Primärtumors die Entwicklung von inguinalen Lymphknotenmetastasen, die bei 4 Patienten durch verzögerte inguinale Lymphknotendissektion entfernt wurden. 3 dieser 4 Patienten waren 10 Jahre nach der Behandlung tumorfrei. Ähnliche Beobachtungen machten auch Ekström und Edsmyr [4]. Bei 18 von 21 Patienten konnte nach verzögerter inguinaler Lymphadenektomie das Behandlungsergebnis retrospektiv ermittelt werden. 9 der 18 Patienten wurden geheilt. Auch die Ergebnisse von Beggs und Spratt [1] mit 5-Jahresüberlebensraten von 50 % nach sofortiger inguinaler Lymphadenektomie und 40 % nach verzögerter Lymphknotendissektion weisen daraufhin, daß der Zeitpunkt der Lymphadenektomie bei primär klinisch nicht manifesten Lymphknotenmetastasen offensichtlich keinen Einfluß auf die Überlebensraten der Patienten hat.

*4. Inguinale Lymphadenektomie im Vergleich
zur prophylaktischen Radiotherapie
der Leistenregion*

Beobachtungen von Engelstad [5] aus dem Jahr 1948, der bei 20 Patienten mit unauffälligem inguinalem Tastbefund durch Radiotherapie des Primärtumors und prophylaktischer Bestrahlung der Inguinalregionen eine 3-Jahresüberlebensrate von 90 % erreichte, scheinen den therapeutischen Wert der prophylaktischen Radiotherapie der lokoregionären Lymphknoten zu beweisen. Dagegen sprechen jedoch die Ergebnisse von Ekström und Edsmyr [4] sowie von Murrell und Williams [19], die nach Entfernung des Primärtumors und prophylaktischer Radiotherapie der Leistenregionen bei unauffälligem inguinalem Palpationsbefund in 22 bzw. 27 % der Fälle später regionäre Tumormetastasen beobachteten. Wie bereits gezeigt, ist dies auch dann zu erwarten, wenn bei fehlendem klinischen Verdacht auf eine regionäre Metastasierung nur der Primärtumor operativ entfernt wird. Außerdem dürfen die Nachteile einer prophylaktischen lokoregionären Radiotherapie wie Hautreizung, Macerationen und Ulcerationen nicht unerwähnt bleiben. Weiter ist eine sekundäre Lymphadenektomie bei späterer Manifestation von Lymphknotenmetastasen erschwert und mit einer höheren Komplikationsrate belastet.

Zusammenfassung

1. Oberflächliche Tumoren, kleiner als 2 cm, am Praeputium gelegen, können durch alleinige Circumsion behandelt werden.

2. Die partielle Penektomie ist die Behandlungsmethode der Wahl bei Tumoren an der Glans penis mit geringer oder ausgedehnter Infiltration.

3. Bei ausgedehntem Tumorbefall des Corpus penis ist die totale Penektomie erforderlich.

4. Durch inguinale Palpation und Lymphangiographie können lokoregionäre Lymphknotenmetastasen weder ausgeschlossen noch nachgewiesen werden.

5. Die isolierte Exstirpation des Schildwächter-Lymphknotens stellt eine Alternative zur diagnostischen Lymphadenektomie dar.

6. Bei lokoregionären Lymphknotenmetastasen kann durch primäre inguinale Lymphadenektomie in 20–50% der Fälle eine kurative Heilung erreicht werden.

7. Bei unauffälligem Tastbefund besitzt die prophylaktische, inguinale Lymphadenektomie gegenüber der verzögerten Lymphknotendissektion keine Vorteile, vorausgesetzt, daß der Patient sorgfältig überwacht wird.

8. Bei der Behandlung von Primärtumoren und lokoregionären Metastasen ist die operative Behandlung der Radiotherapie vorzuziehen.

Literatur

1. Beggs JH, Spratt JS (1964) Epidermoid carcinoma of the penis. J Urol 91:166–172. – 2. Cabanas RM (1977) An approach for the treatment of penile carcinoma. Cancer 39:456–466. – 3. DeKernion JB, Tynberg P, Persky L, Fegen JP (1973) Carcinoma of the penis. Cancer 32:1256–1262. – 4. Ekström T, Edsmyr F (1958) Cancer of the penis. A clinical study of 229 cases. Acta chir Scandinav 115:25–45. – 5. Engelstad RB (1948) Treatment of cancer of the penis at the Norwegian Radium Hospital. Amer J Roentgenol 60:801–806. – 6. Frew IDO, Jefferies JD, Swinney J (1967) Carcinoma of penis. Brit J Urol 33:398–404. – 7. Gursel EO, Georgountzos C, Uson AC, Melicow MM, Veenema RJ (1973) Penile cancer. Urology I:569–578. – 8. Hanash KA, Furlow WL, Utz DC, Harrison EG jr (1970) Carcinoma of the penis: A clinico-pathologic study. J Urol 104:291–297. – 9. Hardner GJ, Bhanalaph T, Murphy GP, Albert DJ, Moore RH (1972) Carcinoma of the penis: Analysis of therapy in 100 consecutive cases. J Urol 108:428–430. – 10. Jackson SM (1966) The treatment of carcinoma of the penis. Brit J Surg 53:33–35. – 11. Jensen MO (1977) Cancer of the penis in Denmark 1942–1962 (511 cases). Danish Med Bull 24:66–72. – 12. Johnson DE, Fuerst DE, Ayala A (1973) Carcinoma of the penis: Experience with 153 cases. Urology I:404–408. – 13. Khezri AA, Dunn M, Smith JB, Mitchell JP (1978) Carcinoma of the penis. Brit J Urol 50:275–279. – 14. Kossow JH, Hotchkiss RS, Morales PA (1973) Carcinoma of the penis treated surgically: Analysis of 100 cases. Urology II:169–172. – 15. Krieg RM, Luk KH (1981) Carcinoma of penis. Review of cases treated by surgery and radiation therapy 1960–1977. Urology XVIII:149–154. – 16. Kuruvilla JT, Garlick FH, Mammen KE (1971) Results of surgical treatment of carcinoma of penis. Aust NZ J Surg 41:157–159. – 17. Lule E (1975) Die Strahlentherapie des Penis-Carcinoms. In: Kärcher KH (ed) Krebsbehandlung als interdisziplinäre Aufgabe. Springer, Berlin Heidelberg New York, S 724. – 18. Marcial VA, Figueroa-Colón J, Marcial-Rojas RA, Colón JE (1962) Carcinoma of the penis. Radiology 79:209–220. – 19. Murrell DS, Williams JL (1965) Radiotherapy in the treatment of carcinoma of the penis. Brit J Urol 37:211–222. – 20. Perinetti E, Crane DB, Catalona WJ (1980) Unreliability of sentinel lymph node biopsy for staging penile carcinoma. J Urol 124:734–735. – 21. Salaverria JC, Hope-Stone HF, Paris AMI, Molland EA, Blandy JP (1979) Conservative treatment of carcinoma of the penis. Brit J Urol 51:32–37. – 22. Skinner DG, Leadbetter WF, Kelley SB (1972) – The surgical management of squamous cell carcinoma of the penis. J Urol 107:273–277. – 23. Staubitz WJ, Lent MH, Oberkircher OJ (1955) Carcinoma of the penis. Cancer 8:371–378

Professor Dr. R. Ackermann
Urologische Klinik
und Poliklinik der Universität
Josef-Schneider-Str. 2
D-8700 Würzburg

Verhandlungsbericht der Deutschen Gesellschaft
für Urologie, 33. Tagung (1981), 51–53
© Springer-Verlag Berlin Heidelberg New York 1982

Behandlung des Peniskarzinoms – Radiologisches Referat

F. Heß

Das Peniskarzinom hat in Europa eine Inzidenz von nicht mehr als 0,5–0,6% aller männlichen Karzinomerkrankungen [7]. Es entsteht primär an der Glans penis bzw. dem Innenblatt des Präputiums. Mehr als 90% dieser Tumoren sind Plattenepithelkarzinome, der Rest verteilt sich auf Basalzellkarzinome und Adenokarzinome, selten sind maligne Melanome und Sarkome. Zweifellos gelingt die operative Entfernung solcher Tumoren problemlos. Die Indikation zur Strahlentherapie als eine Alternative zur operativen Sanierung berücksichtigt in erster Linie die psychische Situation des Patienten, dem der Verlust eines für ihn bedeutsamen Organs erspart bleiben soll. Durch die Radiotherapie werden bei richtiger Technik und Dosierung die Geschwulstzellen selektiv vernichtet, die Narbenbildung bleibt gering, Strikturen der Harnröhre werden vermieden, und auch die Potenz des Patienten bleibt erhalten. Solche Erfolge sind aber an gewisse Voraussetzungen geknüpft;

1. Der Tumor muß auf die Glans penis oder das Präputium beschränkt sein und darf eine Ausdehnung von 2 cm nicht überschreiten (nach der TNM-Klassifikation wäre dies das Stadium T1 N0 M0).

2. Für die Strahlentherapie muß ein Zugang durch Circumcisio oder zumindest Spaltung des Präputiums eröffnet werden.

3. Die regionalen Lymphknotenstationen müssen metastasenfrei sein.

Der Idealfall, der diesen Voraussetzungen entspricht, wird mit einer Chance von mehr als 90% definitiv geheilt. Für den Versuch einer kurativen Strahlentherapie in Grenzfällen spricht die Tatsache, daß eine operative Sanierung auch bei einem Therapieversagen oder einem Rezidiv ohne zusätzliche Komplikationen gelingt [16].

Die Beurteilung, welches Therapieverfahren die günstigsten Ergebnisse bringt, wird durch die geringe Fallzahl des einzelnen Therapeuten erschwert. So ist es nicht verwunderlich, daß die Anzahl der Veröffentlichungen gering ist und die

Fallzahl in diesen Veröffentlichungen selten 50 übersteigt. Sammelstatistiken sind mit dem üblichen Nachteil fehlender Vergleichsmöglichkeiten behaftet, eine Randomisierung ist praktisch unmöglich. In eine Stellungnahme gehen deshalb notwendigerweise subjektive Kriterien ein [2, 18].

Die Beurteilung der optimalen radiotherapeutischen Technik erfordert zunächst einen historischen Rückblick: Peniskarzinome sind Hauttumoren, deshalb war die Dermatoröntgentherapie frühzeitig wegweisend. Die notwendige hohe lokale Strahlendosis unter Schonung der Nachbarschaft war zunächst nur durch Radiummoulagen oder Spickungen erreichbar [20], die konsequente Fortführung dieser Technik führte zum After-Loading-Verfahren mit Iridium-Drähten [10]. Letztere Methode verbindet den Vorteil der hohen lokalen Dosis mit besserem Strahlenschutz für den Operateur und das Personal. Die mit diesen Anwendungsformen verbundene Traumatisierung des Gewebes ist nicht zu vernachlässigen. Berichte aus neuerer Zeit kommen daher nur aus wenigen Instituten in Frankreich und Polen [6, 10, 21]. Nach dem 2. Weltkrieg hat sich dementsprechend die Kurzdistanz und Weichstrahlbehandlung mit Röntgenstrahlqualitäten von 50 bis 100 kV in den Vordergrund geschoben. Die weitere Entwicklung führte zur Elektronentherapie.

Wesentlich für den Erfolg ist eine genaue Bestrahlungsplanung, die für das gesamte Tumorausbreitungsgebiet eine Mindestherddosis von 60–70 Gy, nach alter Nomenklatur 6000–7000 rad, vorsieht [11, 12, 13, 18, 19].

Bei einer Tumorgröße von mehr als 2 cm oder einer Tumorinfiltration in den Penisschaft kann man mit der lokalen Strahlentherapie keine funktionserhaltende Sanierung erreichen, denn Strikturen, Harnröhrenläsionen und Indurationen sind unausbleiblich. Hier ist die Amputation des Penis Methode der Wahl. Der endgültige Heilungserfolg hängt dann vom Befall oder Nichtbefall der regionalen Lymphknoten ab. Der Lymphabfluß des Penis führt zur Leistenregion und erreicht hier einen Lymphknoten in unmittelbarer Nachbarschaft der Vena epigastrica superficialis, den Cabanas besonders herausgestellt hat [5]. Er projiziert sich auf die Kreuzung Hüftgelenk/Schambein. Die diagnostische Wertung ist dadurch erschwert, daß in etwa der Hälfte der Fälle entzündliche Begleiterscheinungen zu einer Lymphknotenschwellung führen. Folgerichtig ist dann eine Probeexcision des Cabanas-Lymphknoten notwendig. Eine negative Histologie schließt eine anderweitige Metastasierung der Lymphknoten sekundärer Stationen praktisch aus [11, 17].

Bei positiver Histologie sind die nächsten Stationen im Inguinal- und Parailiacal-Bereich zu suchen. Bei einem Befall der Corpora cavernosa können auch unmittelbare Absiedlungen in die parailiacalen Lymphknoten erfolgen. Aus diesem Ablauf ergeben sich strahlentherapeutische Konsequenzen zur Verbesserung der Heilungschancen. Etwa 20–30 % aller Patienten mit einem Peniskarzinom sind in diese Gruppe einzuordnen. Da eine radikale operative Lymphadenektomie mit Rücksicht auf das oft hohe Lebensalter der Patienten, allgemeine Krankheitszustände und die Komplikationsgefahren eines Lymphödems der unteren Extremitäten erheblich risikobelastet ist, sollten die makroskopisch befallenen Lymphknoten zwar operativ ausgeräumt, die Radikalität aber nicht um jeden Preis erzwungen werden [17].

Mikrometastasen können durch die Strahlentherapie wirksam erfaßt und vernichtet werden. Voraussetzung ist die Anwendung von Telekobaltgeräten oder ultraharten Photonen der Beschleunigeranlagen mit einer Mindestherddosis von 50, max. 60 Gy.

Eine Übersicht über das Schrifttum zeigt, daß bis 1960 die Heilungschancen einer unter damaligen Verhältnissen optimalen kombinierten operativ-radiologischen Behandlung ohne Lymphknotenbefall bei 85 %, mit Lymphknotenbefall, aber bestehender Operabilität bei 30–60 %, bei fehlender Operabilität unter 10 % lagen. Die neueren Ergebnisse zeigen eine Verbesserung mit 5-Jahres-Heilung bei Befall der inguinalen Lymphknoten von 50 % und Befall der iliacalen Lymphknoten von 20 % [2, 16].

Die Nachbehandlung bestrahlter Patienten erfordert besondere Sorgfalt. Eine Superinfektion kann im allgemeinen durch lokale antibiotische Maßnahmen verhütet werden, eine Harnröhrenstriktur durch narbige Schrumpfung nach Zerstörung des Tumors erfordert eine Dilatationsbehandlung. Penisnekrosen als Folge einer Strahlenüberdosierung waren bei der Radiumspickung möglich, die Amputation wurde dann unvermeidlich. Unter der Weichstrahl- und Elektronentherapie sind diese Komplikationen nicht mehr zu erwarten.

Die Bestrahlung der Inguinal- und Iliacalregion mit höheren Dosen belastet die Beckenorgane. Blase und Mastdarm können aber durch entsprechende computergestützte Bestrahlungsplanung ausgespart werden. Die Ureteren vertragen im allgemeinen die therapeutischen Dosen, auch Knochennekrosen sind bei der Hochvolttherapie nicht mehr zu befürchten. Eine stärkere metastatische Durchsetzung der inguinalen Lymphknoten führt auch bei der Strahlentherapie in gleicher Weise wie bei der operativen Ausräumung zu Lymphabflußstörungen mit Lymphödem der Beine. Eine Aufklärung des Patienten über solche Behandlungsfolgen ist also schon allein zur Vermeidung von Haftpflichtansprüchen unerläßlich.

Zusammenfassend steht außer Frage, daß die Amputation des Penis die schnellste und am wenigsten eingreifende Methode zur Beseitigung eines Peniskarzinoms ist. Die Strahlentherapie hat den Vorteil der Organerhaltung, vereitelt aber nicht die Möglichkeit einer späteren Operation. Regionale Lymphknotenmetastasen sollten in erster Linie operativ entfernt werden. Die zusätzliche Bestrahlung, bei fehlender Operationsmöglichkeit auch die alleinige Bestrahlung der Inguinal- und Iliacalregion verbessert die Resultate und kann durch die modernen Strahlentherapiebedingungen ohne unzumutbare Belastung des Patienten auch in fortgeschrittenen Fällen noch Heilungserfolge bringen. Weiteren wissenschaftlichen Untersuchungen muß vorbehalten bleiben, ob andere Methoden wie die Zytostatika-Therapie mit Bleomycin [8] oder die Laser-Koagulation [14] zu einer Abänderung des therapeutischen Konzeptes führen.

Literatur

1. Bassett JW (1952) Cancer 5:530–538. – 2. Bloom HJG, Wallace DM (1971) Tumors of the penis. In: Diethelm L, Olsson O, Strnad F, Vieten H, Zuppinger A (Hrsg) Handbuch der Med. Radiologie, Bd XIX/3. Springer, Berlin Heidelberg New York, S 506–525. – 3. Bowing HH, Fricke RE, Counseller VS (1934) Radiology 23:574–579. – 4. Brühl P (1977) Problems of therapeutic surgery in Penis Carcinoma. In: Grundmann E, Vahlensiek W (eds) Tumors of the male

genital system. Springer, Berlin Heidelberg New York, p 120–126. – 5. Cabanas RM (1977) Cancer 39:456–466. – 6. Danczak-Ginalska Z (1977) Treatment of penis carcinoma with interstitiell administered Iridium; comparison with Radiumtherapy. In: Grundmann E, Vahlensiek W (eds) Tumors of the male genital system. Springer, Berlin Heidelberg New York, p 127–134. – 7. Dold U, Sack H (1980) Praktische Tumortherapie. Stuttgart, S 385–388. – 8. Edsmyr F, Andersson L, Blomgren H (1978) Advances in cancer chemotherapy. Baltimore, p 383–393. – 9. Engelstad RB (1948) Am J Roentgenol 60:801–806. – 10. Fortier P, Maylin C, Gerbaulet A, Zeller J, Touraine R (1979) Ann Dermatol Venerol 106:465–468. – 11. Grabstald H (1980) Urol clin North Am 7:793–799. – 12. Grabstald H, Kelley CD (1980) Urology 15:575–576. – 13. Haile K, Delclos L (1980) Cancer 45:1980–1984. – 14. Hofstetter A, Stähler G, Keiditsch E, Frank F (1978) Fortschr Med 96:369–371. – 15. Mc Kie J (1959) Brit J Radiol 32:210–213. – 16. Kärcher KH (1975) Die Strahlentherapie des Peniskarzinoms. In: Kärcher KH (Hrsg) Krebsbehandlung als interdisziplinäre Aufgabe. Springer, Berlin Heidelberg New York, S 728–732. – 17. Khezri AA, Dunn M, Smith PJ, Mitchell JP (1978) Brit J Urol 50:275–279. – 18. Lütolf UM, Glanzmann Ch, Horst W (1976) Strahlenther 152:333–337. – 19. Orr PS, Habeshaw T, Scott R (1977) Brit J Urol 49:733–738. – 20. Paterson R (1956) The Treatment of malignant disease by Radium and X-Rays. London, p 397–400. – 21. Raynal M, Chassagne D, Baillet F, Pierquire B (1977) Endocurietherapy of penis cancer. In: Grundmann E, Vahlensiek W (eds) Tumors of the male genital System. Springer, Berlin, Heidelberg New York, p 135–139. – 22. Salaverria JC, Hope-Stone HF, Paris AM, Molland EA, Blandy JP (1979) Brit J Urol 51:32–37. – 23. Staubitz WJ, Lent MH, Oberkircher OJ (1955) Cancer 8:371–378. – 24. Zausner J (1948) Radiology 50:786–790

Prof. Dr. Friedhelm Heß
Direktor der Universitäts-Strahlenklinik
Robert-Koch-Str. 8 a
D-3550 Marburg/L

Verhandlungsbericht der Deutschen Gesellschaft
für Urologie, 33. Tagung (1981), 54–56
© Springer-Verlag Berlin Heidelberg New York 1982

Vernachlässigte und seltene Erkrankungen im Bereich des Penis

K. Janča, B. Janković und D. Bonert

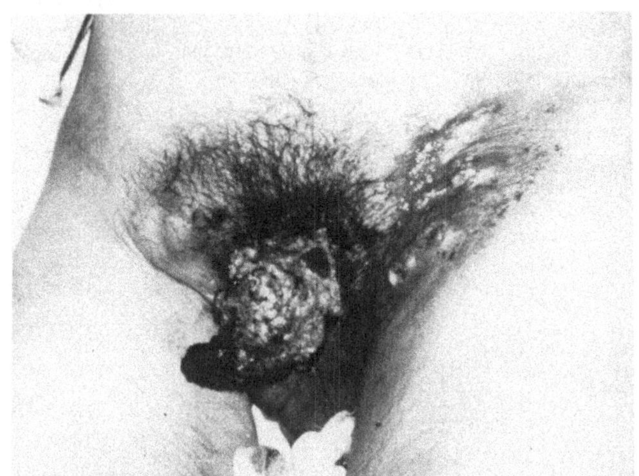

Abb. 1. Vernachlässigter Fall (Peniskarzinom)

Die vernachlässigten Erkrankungen kommen im Bereich des Penis nicht so oft vor. Die meisten dieser Kranken, jüngere sowie ältere, melden sich ziemlich frühzeitig dem Arzt, bzw. Urologen, sobald sie eine kleinere Veränderung am Penis bemerken. Eine geringere Anzahl kommt später, wenn der Prozeß schon im Schwung ist.

Der häufigste Penistumor ist das Karzinom. Auf unserer Klinik wurden 148 Fälle von Peniskarzinomen behandelt. Einige dieser Kranken sind in ziemlich vernachlässigtem Zustand gekommen. Der Kranke, 45 Jahre alt, ledig, alleinstehend, wurde auf die Klinik mit sehr fortgeschrittenem Karzinom und mit beidseitig affizierten Leistenlymphknoten aufgenommen (Abb. 1).

Infiltratio urinae, oder Urinphlegmone, kommt heute ziemlich selten vor. Der 55 Jahre alte Kranke mit postgonorrhoischer Harnröhrenstriktur, der sehr unordentlich bougiert wurde, kommt zwei Tage nach der Schwellungserscheinung am Skrotum (Abb. 2). Nach vorgenommenen Inzisionen und Anwendung einer medikamentösen Therapie hat sich der Zustand

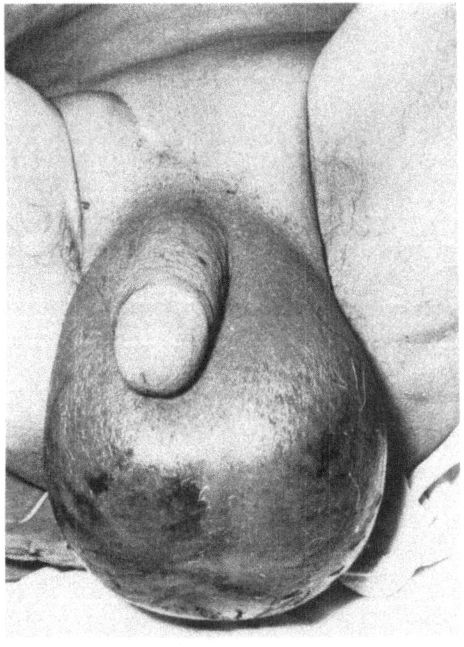

Abb. 2. Urinphlegmone

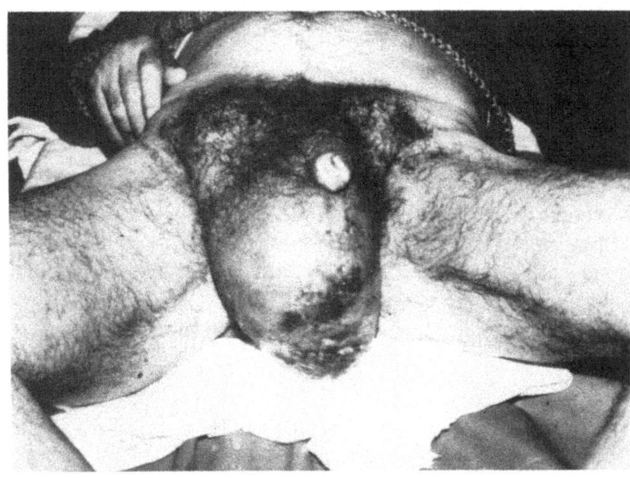

Abb. 3. Urinphlegmone

des Kranken verbessert. Der andere Kranke, 48 Jahre alt (Abb. 3), kommt auf die Klinik mit hohem Fieber und einer großen Skrotumschwellung. In Anamnese findet man Harnröhrenstriktur und chronische rezidivierende Prostatitis.

Buschke-Löwenstein-Tumor oder Riesenkondylomatose des Penis ist eine sehr seltene Erkrankung. Es wurden bisher in der Weltliteratur etwa über 100 Fälle beschrieben. Riesenhafte Kondylome sind klinisch bösartige Varianten der spitzen Kondylome, sie zeigen das Bild der sog. destruierenden Kondylomatose und ihr makroskopischer Aspekt läßt leicht die Verwechslung mit einem Karzinom zu. Die Möglichkeit einer malignen Entartung des Riesenkondyloms wird von Steiner et al. (1972) als gering eingeschatzt, obwohl vornehmlich von amerikanischen Beschreibern gehäufte Umwandlungen von Kondylomen in Karzinome vorliegen. Sicher stellt die Kondylomatose eine fakulative Präkanzerose dar. Charakteristika des Riesenkondyloms (sog. Buschke-Löwenstein-Tumor):
1. Entzündung
2. Sekundärinfektion
3. Destruktion
4. Bindegewebsproliferation
5. Fistelbildung
6. Maligne Alteration
Unser Fall, M. D., 39 Jahre alt, wurde auf unsere Klinik mit Präputiumphlegmone und stellenweiser Eiterung der Vorhaut aufgenommen. Aus der Anamnese erfährt man, daß er noch vor einem Jahr ein warzenförmiges Gewächs in dieser Gegend bemerkt hat, das mit der Zeit immer größer wurde und zeitweilig suppurierte mit einem unangehmen Geruch. Der Kranke hat sich im Laufe dieses einen Jahres beim Arzt über-

haupt nicht gemeldet, bis er wegen Phimosenerscheinen nicht mehr im Stande war, persönliche Hygiene zu erhalten. Bei objektiver Untersuchung, fand man im Präputiumgebiet eine phlegmonöse Veränderung, welche ringförmig fast die ganze Vorhaut erfaßt hat. Aus dieser Veränderung verbreitete sich ein sehr unangehmer Geruch. Man führte eine dorsale Inzision durch,

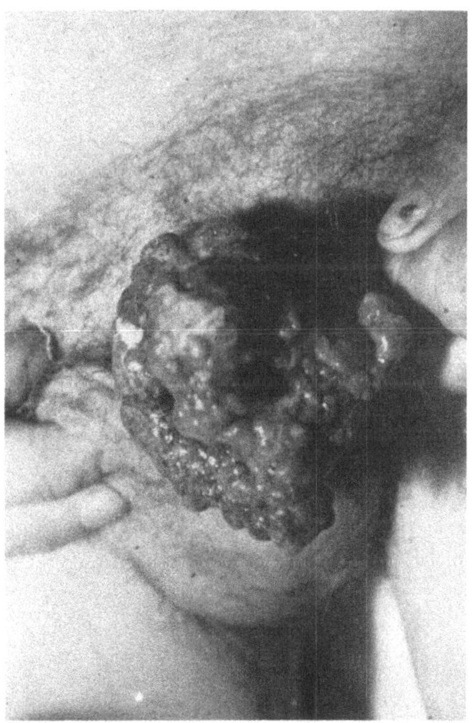

Abb. 4. Buschke-Löwenstein-Tumor

wobei einige größere warzenförmige Veränderungen entdeckt wurden (Abb. 4). Es wurde Biopsie entnommen und die Veränderungen hat man elektrokoaguliert. Der histologische Befund war Condylomata acuminata. Drei Monate nach dieser Intervention hat sich der Zustand des Kranken verschlechtert in jenem Sinne, daß jetzt der ganze Penis bis zur Wurzel mit tumorösen Kondylomen bedeckt war, die an zahlreichen Stellen suppurierten, was einen sehr unangenehmen Geruch verbreitete. Es wurde totale Penisamputation durchgeführt und das histologische Ergebnis vom Präparat war B.–L.-Tumor.

Nach der Amputation folgte Radiotherapie, wonach sich der Kranke etwas besser fühlte, aber nach 6 Monaten meldete er sich wieder mit phlegmonöser Veränderung selbst an der Peniswurzel und einem Paket von entzündeten und fistulösen Lymphknoten in beiden Leisten. Im aus der Peniswurzel entnommenen Material wurde histologisch planozellulares Peniskarzinom entdeckt. Der Kranke wurde weiter konservativ behandelt und nach 5 Monaten, d.h. zwei Jahre nachdem er die erste Veränderung am Penis bemerkte, ist er gestorben.

Mit Darstellung dieses extrem seltenen Falles der Peniserkrankung möchten wir eine mögliche präkanzerose Bedeutung vom B.-L.-Tumor hervorheben und den Bedarf unterstreichen, daß bei mehr geäußerten scharfen Kondylomen auch an die Möglichkeit von Vorhandensein eines B.-L.-Tumors zu denken ist.

Prof. Dr. Kosta Janča
Urologe
21000 Novi Sad
Bulevar M. Tita 18/IV
Jugoslawien

Verhandlungsbericht der Deutschen Gesellschaft
für Urologie, 33. Tagung (1981), 57/58
© Springer-Verlag Berlin Heidelberg New York 1982

Ergebnisse der Diagnostik und Therapie bei 180 Peniskarzinomen

D. Basak, A. Gregl, F. Truss und A. Zimmermann

Retrospektive Studien, die einen großen Zeitraum umfassen, leiden meist darunter, daß die zur Verfügung stehenden Aufzeichnungen in den verschiedensten Bereichen lückenhaft sind. Unter diesem Aspekt haben wir versucht, die Krankenblattunterlagen von 173 an einem Peniskarzinom erkrankten Männern, die von 1912 bis 1981 in der Göttinger Universitätsklinik behandelt wurden, kritisch auszuwerten.

Das Durchschnittsalter dieser Kranken ließ sich problemlos mit 58,8 Jahren ermitteln, wobei der Erkrankungsbeginn am häufigsten im 7. Lebensjahrzehnt auftrat. Schwieriger war bereits die Auswertung der Häufigkeit begleitender kongenitaler Phimosen. Ebenso wie in zahlreichen Veröffentlichungen wurde in unseren Aufzeichnungen nicht immer zwischen angeborener und erworbener Vorhautverengung unterschieden. Während wir die angeborene Phimose in 25 % der Fälle beobachteten, schwanken die Zahlen der Literatur zwischen 25 und 70 % (Tabelle 1). Die Lokalisation des Primärtumors wurde in unserem Krankengut in 90 % der Fälle im Bereich der Glans penis oder des Präputiums und nur in 10 % am Penisschaft beobachtet. Auch diese Zahlen entsprechen weitgehend den Angaben der Weltliteratur (Tabelle 1). Ganz schlecht fiel der Versuch aus, eine retrospektive Stadieneinteilung durchzuführen. Er mußte aufgegeben werden.

Tabelle 1. Vergleiche der Daten des Göttinger Krankengutes mit denen der Literatur

	Göttingen	Literatur
Durchschnittsalter	58,8 J	58–63 J
Phimose, angeboren	25 %	25–70 %
Lokalisation:		
Glans/Präputium	90 %	80–98 %
Schaft	10 %	1–24 %

Tabelle 2. Klinische, lymphographische und histologische Untersuchungsergebnisse exstirpierter Leistenlymphknoten

	Zahl der Patienten	%
Histol. untersuchte Lymphknoten		
gesamt	117	
davon Metastasen	67 =	57,3
vergrößerte Lymphknoten	102	
davon Metastasen	63 =	61,8
lymphographierte Lymphknoten	35	
davon richtig	20 =	57,1
falsch	15 =	42,9

Mit Einführen der Lymphographie ergab sich hinsichtlich der Diagnostik eine gewisse Zäsur. In diesem Zusammenhang interessierten die histologischen Befunde an den Leistenlymphknoten von 117 Männern mit Peniskarzinom, die in 102 Fällen palpabel waren. 57,3 % aller Präparate und 61,8 % der als vergrößert getasteten Lymphknoten zeigten histologisch Metastasen (Tabelle 2).

Bei 35 Peniskarzinomträgern mit lymphographisch untersuchten und histologisch kontrollierten Lymphknoten fand sich auch nur in 57,1 % eine Übereinstimmung. Diese Zahlen decken sich ebenfalls weitgehend mit den Aussagen des Schrifttums (Tabelle 2). Damit leistet die pedale Lymphographie nicht mehr als die einfache Palpation der Leiste und kann für diese Indikation aufgegeben werden.

Hinsichtlich der Therapie des Peniskarzinoms ergeben sich in den ausgewerteten 69 Jahren drei Zeiträume: Bis 1930 wurde überwiegend chirurgisch, von 1931 bis 1948 überwiegend strahlentherapeutisch und seit 1949 meist kombiniert chirurgisch-radiologisch behandelt. Die für diese drei Behandlungsformen errechneten 5- und 10-Jahres-Überlebensraten zeigt Tabelle 3.

Tabelle 3. Überlebensrate in Abhängigkeit von der Beobachtungzeit und Behandlungsform

Behandlungszeitraum	n	Überwiegende Therapieform	Überlebenszeit (%)	
			5 Jahre	10 Jahre
1912–1930	33	Operation	42,5	39,4
1931–1948	49	Bestrahlung	34,7	14,3
seit 1949	91	Operation und Nachbestrahlung	58,4	45,4
Gesamt	173		45,2	33,0

Da sich jedoch sowohl radiologische als auch chirurgische Techniken während des langen Zeitraumes erheblich geändert haben, können diese Zahlen nur für die Zeitspanne repräsentativ sein, für die sie ermittelt wurden. Insgesamt ergibt sich aber für alle Stadien, alle Altersgruppen und alle Therapieformen zusammengenommen eine Überlebenszeit von 45,2 % nach 5 Jahren und von 33 % nach 10 Jahren. Diese Überlebensraten lagen in dem Bereich, der auch in der Literatur angegeben wird.

17 Patienten mit sogenannten inoperablen Tumorstadien konnten mit Hilfe von Emaskulinisierung und massiver Nachbestrahlung wieder gesellschaftsfähig gemacht werden. 5 von ihnen überlebten länger als 2 Jahre.

Um keine Pseudoexaktheiten zu konstruieren, haben wir nicht gewagt, dem verlockend großen Krankengut mehr zu entnehmen, als dargestellt wurde. Auch in Zukunft wird man solange aus retrospektiven Studien keine neuen Erkenntnisse ableiten können, wie es nicht gelingt, die Dokumentation klinischer Daten entscheidend zu verbessern.

Literatur

Cabanas R (1977) An approach for the treatment of penile carcinoma. Cancer 39:456–466. – Ekström T (1958) Cancer of the penis. Acta chir scandinav 115:125–145. – Gürsel E (1973) Penile cancer clinico-pathologic study of 64 cases. Urology 6:569–578. – Hanash K (1970) Carcinoma of the penis: A clinico-pathologic study. J Urol 104:291–297. – Hoppmann H (1978) Squamous cell carcinoma of the penis. J Urol 120:393–397. – Javadpour N (1979) Principles and Management of Urologic Cancer. The Williams & Wilkins Co., Baltimore, pp 478–502. – Johson D (1973) Carcinoma of the penis. Urology 5:404–408. – Kernion de JB (1973) Carcinoma of the penis. Cancer 32:1256–1262. – Kossow JH (1973) Carcinoma of penis treated surgically: Analysis of 100 cases. Urology 2:169–172. – Stewart P (1977) Carcinoma of the penis: A review of 42 cases. Brit J Urol 49:733–738

Dr. med. Dogan Basak
Klinik und Poliklinik für Urologie
der Universität Göttingen
Robert-Koch-Straße 40
D-3400 Göttingen

Verhandlungsbericht der Deutschen Gesellschaft
für Urologie, 33. Tagung (1981), 59–61
© Springer-Verlag Berlin Heidelberg New York 1982

Bericht über 56 Patienten mit Peniscarcinomen

K. Burk, B. Ulshöfer, R. Priegnitz, G. Rodeck, J. W. Dunkel und P. Pittner

Die Behandlung des Peniscarcinomes erfolgt noch immer nicht einheitlich, da in der Literatur, abhängig vom Verfasser, die operative oder Strahlentherapie favorisiert wird. Von 1950 bis 1980 wurden in der Urologischen sowie in der Strahlenklinik der Universität Marburg 56 Patienten mit Peniscarcinomen behandelt. Die Stadieneinteilung folgte der Klassifizierung der UICC von 1978.

Die Mehrzahl der Carcinome befanden sich bei Diagnosestellung bereits in den Stadien $_pT2$ und $_pT3$. 48 % aller Patienten hatten nachweisbare Lymphknotenmetastasen. Die Hälfte der Carcinome war histologisch hochdifferenziert (Tabelle 1).

Die Hauptlokalisation des Tumors liegt mit 52 % im Bereich der Glans penis, in 18 % war zusätzlich das Präputium betroffen und in weiteren

Tabelle 1. Peniscarcinom (n = 56)

T1	7,1 %	G1	50 %	N0	52 %	M0	91,1 %
T2	55,4 %	G2	16,1 %	N1	21,4 %	M1	8,9 %
T3	30,4 %	G3	23,2 %	N2	7,1 %		
T4	7,1 %	G4	8,9 %	N3	19,6 %		

TNM-Klassifikation bei Therapiebeginn

Tabelle 2. Peniscarcinom (n = 56)

Lokalisation	
Glans	52 %
Praeputium	5 %
Sulcus	4 %
Schaft	2 %
Glans + Praeputium	18 %
Glans Praep. Schaft	18 %
Anamnese	
Phimose	46 %
Balanitis	58 %
Verletzungen	5 %

Tabelle 3. Peniscarcinom (n = 56)

Verlauf	
lokales Rezidiv	
total	23 %
T1	0 %
T2	40 %
T3	57 %
T4	100 %
Metastasierung	
total	39,3 %
Tod durch Carcinom bedingt	
total	69,7 %
T1	33,3 %
T2	68,8 %
T3	70 %
T4	100 %
Überlebensrate	
5 Jahre	47,5 %
10 Jahre	32,1 %
15 Jahre	14,2 %
20 Jahre	7,0 %

18 % konnte ein Übergang in den Penisschaft nachgewiesen werden.

Bei Aufschlüsselung der klinischen Daten fand sich ein eindeutiger Zusammenhang zwischen Phimose und Balanitis einerseits und dem Auftreten von Peniscarcinomen andererseits (Tabelle 2).

Der Altersgipfel der erkrankten Patienten lag zwischen dem 60. und 70. Lebensjahr.

Das therapeutische Vorgehen wurde durch das Tumorstadium und den Allgemeinzustand des Patienten bestimmt. 7 Patienten wurden nicht operiert. In der Mehrzahl der Fälle wurde eine Teilamputation mit und ohne Ausräumung der inguinalen Lymphknoten durchgeführt. Somit wurde bei 51 % der Patienten mit nachweisbaren Lymphknotenmetastasen eine operative Sanierung angestrebt. Die Hälfte der Patienten erhielt eine präoperative Bestrahlung der Ingui-

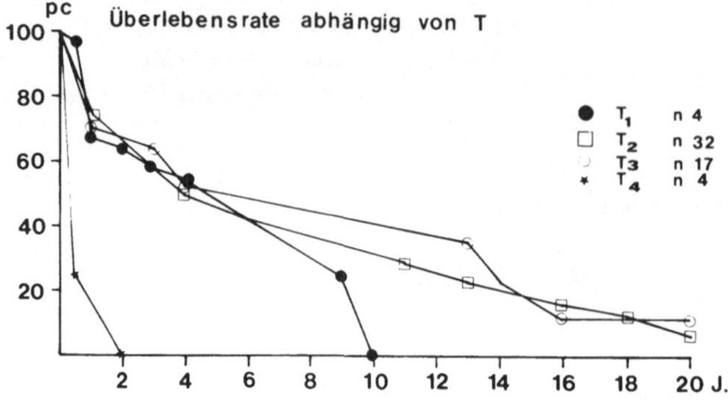

Abb. 1. Peniscarcinom, kumulierte Kurve der Überlebensrate abhängig vom T-Stadium (n = 56)

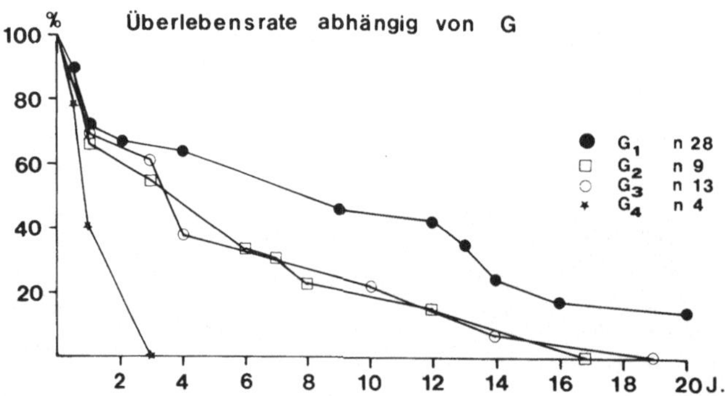

Abb. 2. Peniscarcinom, kumulierte Kurve der Überlebensrate abhängig vom Malignitätsgrad (n = 56)

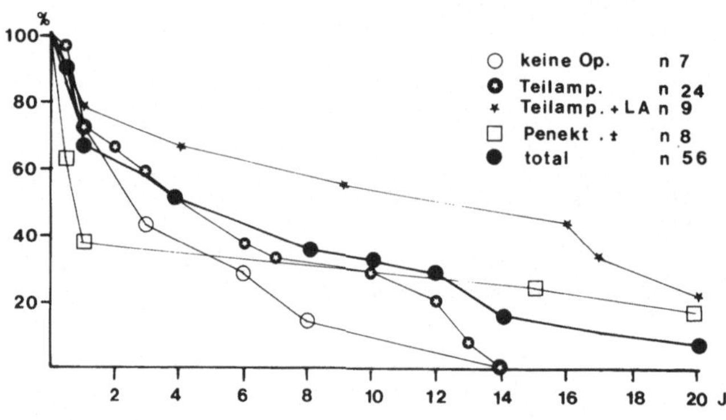

Abb. 3. Peniscarcinom, kumulierte Kurve der Überlebensrate abhängig von der operativen Therapie (n = 56)

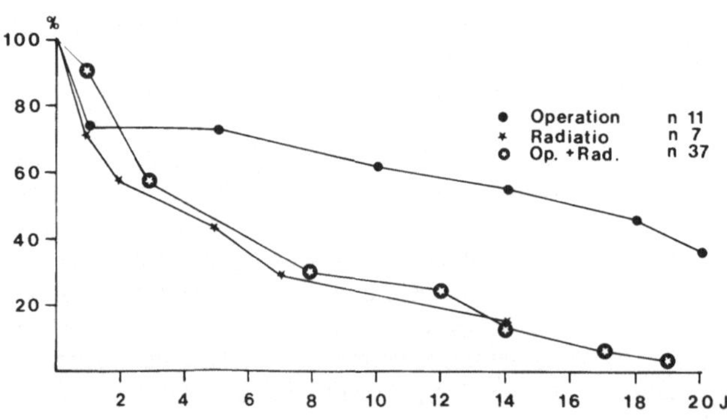

Abb. 4. Peniscarcinom, kumulierte Kurve der Überlebensrate abhängig von der Therapie (n = 56)

60

nalregion, 62% postoperativ. Knapp 20% der Patienten wurden nicht bestrahlt.

Im späteren Verlauf kam es bei 23% der Fälle zu einem lokalen Rezidiv, eindeutig abhängig vom Tumorstadium.

Bei 39,3% aller Patienten konnte die Behandlung eine spätere Metastasierung in die Lymphknoten sowie das Auftreten von Fernmetastasen nicht verhindern. Knapp 70% der Patienten verstarben an ihrem Carcinom, auch hier ist eine direkte Abhängigkeit der Todesursache vom Tumorstadium nachzuweisen (Tabelle 3).

Die 5-Jahres-Überlebensrate beträgt in den Stadien $_pT1$ bis $_pT3$ ca. 50%, von den Patienten im Stadium $_pT4$ überlebte keiner 2 Jahre (Abb. 1).

Die Überlebensrate in Abhängigkeit vom Malignitätsgrad zeigt ein deutlich besseres Abschneiden der G1-Carcinome, wohingegen sich die G2- und G3-Carcinome bezüglich der Lebenserwartung nicht unterscheiden. Alle Patienten mit G4-Carcinomen waren nach 3 Jahren verstorben (Abb. 2).

Vergleicht man die Lebenserwartung abhängig von den verschiedenen Operationsmodalitäten, so findet sich eine deutliche Überlegenheit bei den ausgedehnten Eingriffen, d.h. der Teilamputation mit Lymphadenektomie bzw. Penektomie mit und ohne Lymphadenektomie. Insgesamt fand sich eine 5-Jahres-Lebenserwartung von 47,5% und eine 10-Jahres-Lebenserwartung von 32% (Abb. 3).

Die Kombination von chirurgischer und radiologischer Therapie bringt bei der Gesamtheit der Patienten keine Verbesserung der Überlebensdaten (Abb. 4).

Aufgrund dieser Ergebnisse von 56 Patienten ist ein möglichst radikales chirurgisches Vorgehen zu fordern, d. h. Excision 2 cm vom Tumorrand und bei Nachweis von Lymphknotenmetastasen zusätzliche Lymphadenektomie. Eine postoperative Radiatio der Lymphknotenstationen ohne vorherige Lymphadenektomie verhindert nicht einen späteren Lymphknotenbefall bzw. eine spätere Fernmetastasierung.

Dr. K. Burk
Urolog. Univ.-Klinik
und Poliklinik Marburg
Robert-Koch-Straße 8
D-3550 Marburg/Lahn

Verhandlungsbericht der Deutschen Gesellschaft
für Urologie, 33. Tagung (1981), 62–64
© Springer-Verlag Berlin Heidelberg New York 1982

Diagnostik und Therapie des Peniskarzinoms

H.-E. Mellin und G. Staehler

Mit einer Häufigkeit von 3 % gehört das Peniskarzinom zu den seltenen Malignomen in der Urologie. Der Erkrankungsgipfel liegt um das 60. Lebensjahr. Ätiologisch disponiert die Smegmaretention bei kongenitaler Phimose zum Karzinom (Hofstetter et al. 1977). Histologisch werden unterschieden:

1. Das verhornende Plattenepithelkarzinom
2. Das leicht verhornende Plattenepithelkarzinom
3. Das enddifferenzierte, nicht verhornende Plattenepithelkarzinom

Das Peniskarzinom metastasiert lymphogen. Der „sentinel lymph node" in der Leistenregion wird nach Cabanas (1977) als erste Station einer Metastasierung angesehen. Er sollte bei Tumorverdacht biopsiert werden. Lymphographie und Computertomographie diagnostizieren Metastasen im Becken. In fortgeschrittenen Stadien gibt die Zystourethrographie Aufschluß über Infiltrationen in die Harnröhre. Der Wert eines Cavernosogramms ist wegen seiner schweren Interpretierbarkeit umstritten. Es sollte aber nach Raghavaiah (1976) gerade im Frühstadium zur Vermeidung eines sogeannten „Understaging" herangezogen werden. Eine Ausschlußdiagnostik von Fernmetastasen ist bei ihrer Seltenheit nicht erforderlich.

Die Therapie des Peniskarzinoms möchten wir anhand eigener Erfahrungen bei 54 Kranken darlegen, die in der Zeit vom 1966–1980 behandelt wurden. Die Klassifikation der Tumorerkrankung erfolgte nach der klinischen Stadieneinteilung von Jackson (1966) (Tabelle 1).

Wie Tabelle 2 zeigt, befanden sich ⅔ der Kranken in den Stadien I und II. Die Therapie erfolgte in Abhängigkeit des Tumorstadiums. 20 Patienten erhielten eine radikale Exzision und Laserbestrahlung des Primärtumors oder eine Teilamputation des Penis. Eine Zytostase mit Bleomycin wurde seit 1974 postoperativ mit insgesamt 315 mg angeschlossen. Beim Stadium II führten wir in je einem Drittel der Fälle die radi-

Tabelle 1. Klinische Stadieneinteilung des Peniskarzinoms nach Jackson (1966)

Stadium I:	Tumor auf Glans Penis oder Präputium beschränkt
Stadium II:	Tumorbefall von Penisschaft oder Corpora cavernosa ohne Lymphknotenmetastasen
Stadium II:	Metastasen in den Leistenlymphknoten
Stadium IV:	Ausgedehnte Infiltration des äußeren Genitale, Fortgeschrittener Lymphknotenbefall, Fernmetastasen

Tabelle 2. Klinische Stadieneinteilung bei 54 Kranken mit Peniskarzinom

Stadium I	20 Kranke
Stadium II	15 Kranke
Stadium III	14 Kranke
Stadium IV	5 Kranke

kale Exzision, die Teilamputation oder die Amputation durch. Eine Penisamputation mit inguinaler Lymphadenektomie und nachfolgender Bleomycin-Therapie oder Bestrahlung wandten wir im Stadium III an. Bei den 5 Kranken des Stadiums IV war eine Amputation mit Lymphadenektomie und anschließender Bestrahlung der Lymphabflußwege palliativ erforderlich (Tabelle 3).

Seit 1977 bestrahlen wir das Peniskarzinom im Stadium I und II nach ausgiebiger Exzision mit dem Neodym-YAG-Laser. Die Abbildungen 1 und 2 zeigen ein Peniskarzinom vor Behandlung sowie 3 Monate nach Laserbestrahlung. 6 Kranke wurden bisher so therapiert. Bei einem Patienten trat 1½ Jahre später ein lokales Rezidiv auf. In der Behandlung des Peniskarzinoms erscheint uns der Neodym-YAG-Laser be-

Tabelle 3. Therapie des Peniskarzinoms in Abhängigkeit des klinischen Stadiums bei 54 Kranken

Stadium	Kranke	Therapie						
		Radikale Exzision	Teil-amputation	Amputa-tion	Amputa-tion + Lymph-aden-ektomie	Bleo-mycin	Bestrah-lung	Laser
Stadium I	20	10	10	–	–	10	–	4
Stadium II	15	5	5	5	1	4	–	2
Stadium III	14	–	3	11	4	4	5	–
Stadium IV	5	–	–	5	5	–	3	–

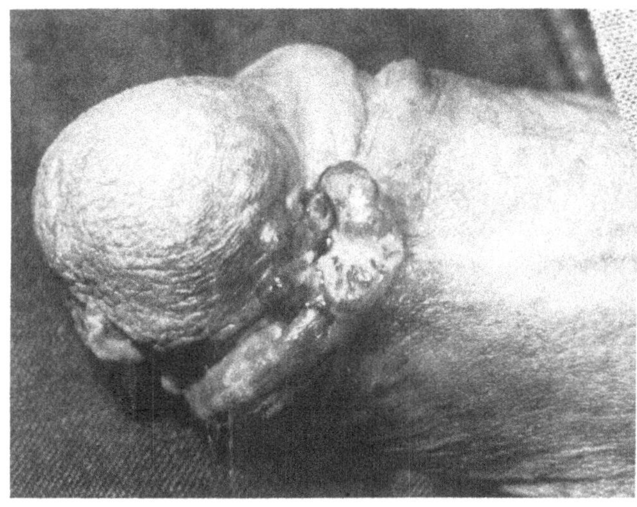

Abb. 1. Peniskarzinom vor Laserbestrahlung

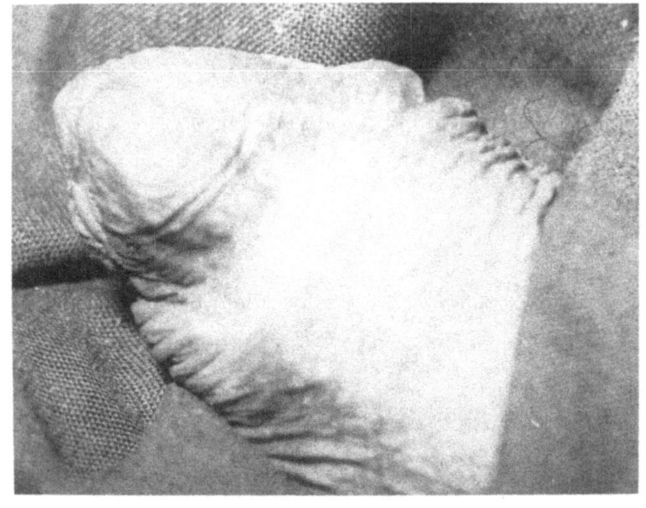

Abb. 2. Lokalbefund bei Peniskarzinom 3 Monate nach Laserbestrahlung

sonders geeignet. Sein Eindringvermögen führt zu tiefen Nekrosezonen im Tumorbett (Staehler 1981).

Die Tabelle 4 zeigt die 2-Jahres- und 5-Jahres-Überlebenszeit bei 35 Kranken. Eine Heilung wurde in den Stadien I und II bei ⅔ der Fälle erzielt. Noch 40% der Kranken des Stadiums III überlebten 5 Jahre. Dagegen verstarben alle Patienten im Stadium IV innerhalb von 24 Monaten.

Chemotherapie und Laserbestrahlung haben zu einer Wandlung des Therapiekonzeptes im Frühstadium des Peniskarzinoms geführt. Die Zahl verstümmelndender Eingriffe konnte dadurch vermindert werden. Schlecht ist die Prognose in den Stadien III und IV geblieben. Es ist zu hoffen, daß frühzeitige Diagnostik einerseits und verbesserte adjuvante Chemotherapie andererseits die Lebenserwartung des Peniskarzinom-Patienten insgesamt weiter verbessert.

Tabelle 4. 2-Jahres- und 5-Jahres-Überlebensrate in Abhängigkeit des klinischen Stadiums bei 35 Kranken

Stadium	2 Jahre	5 Jahre
Stadium I	93%	72%
Stadium II	81%	59%
Stadium III	58%	38%
Stadium IV	0%	0%

Literatur

Cabanas RM (1977) An approach for the treatment of penile cancer. Cancer 39:456. – Hofstetter A, Staehler G (1977) Das Peniskarzinom. Fortschr Med 95:60. – Jackson SM (1966) The treatment of carcinoma of the penis. Br J Surg 53:33. – Raghavaiah NV (1978) Corpus cavernosogramm in the evaluation of the carcinoma of the penis. J Urol 120:423. – Staehler G (1981) Die externe Applikation von Neodym-YAG-Laserstrahlen in der Urologie. Urologe [A] 20:323

Dr. med. H.-E. Mellin
Urologische Klinik und Poliklinik
des Klinikums Großhadern
Marchioninistr. 15
D-8000 München 70

Verhandlungsbericht der Deutschen Gesellschaft
für Urologie, 33. Tagung (1981), 65/66
© Springer-Verlag Berlin Heidelberg New York 1982

Peniskarzinom – eine Analyse von 51 Fällen

P. H. Walz, M. Hill und K. F. Klippel

Wir überblicken in unserem Krankengut 51 Patienten mit Peniskarzinom. Der jüngste Patient war 35, der älteste 85 Jahre alt, der Altersgipfel nach dem 60. Lebensjahr entspricht der Altersverteilung anderer Serien. Bei 30% der Patienten lag eine Phimose vor. Um größere und damit besser vergleichbare Kollektive zu erhalten, faßten wir Patienten mit klinisch ähnlichem Tumorstadium zu 4 Gruppen zusammen.

Gruppe I umfaßt Patienten mit Carcinoma in situ. Patienten mit lokal begrenztem Tumor und negativen Lymphknoten wurden der Gruppe II zugeordnet, mit positiven Lymphknoten der Gruppe III. Bei organüberschreitendem Tumor oder nachweisbaren Fernmetastasen wurden die Patienten in Gruppe IV eingeordnet.

Bei 32 Patienten führten wir eine lokalchirurgische Therapie durch, 15 weitere Patienten wurden darüber hinaus inguinal lymphadenektomiert. Bei einer Vielzahl der Patienten war, bedingt durch Alter und schlechten Allgemeinzustand, lediglich ein palliativer Eingriff möglich.

Zweifellos am interessantesten ist zur Zeit die Frage, welche Behandlung nach der Primärtherapie des Tumors die optimale ist.

Sicherlich ist bei exulcerierten und nekrotisch zerfallenden Lymphknoten zwar eine Therapie erforderlich, die Prognose aber höchstwahrscheinlich unabhängig von dieser durchzuführenden Therapie.

Sollte jedoch bei klinisch unauffälligem Palpationsbefund wie bei einem T2-Tumor eine prophylaktische Lymphadenektomie durchgeführt werden? Wir fanden bei 3/9 Patienten einen falsch positiven Palpationsbefund, dagegen war kein falsch negativer Lymphknotenstatus zu verzeichnen. In unserem Patientengut verstarb kein Patient mit klinisch oder histologisch negativen Lymphknoten am Tumor, mit positiven Lymphknoten überlebten jedoch nur 2 Patienten 10 Jahre.

Alle Patienten mit einem in-situ-Karzinom überlebten bisher 5 Jahre. Wie bereits betont, verstarb kein Patient mit negativen Lymphknoten am Tumor. Diese Feststellung wurde auch von anderen Autoren betroffen, die eine identische Lebenserwartung zwischen Patienten mit negativen Lymphknoten und einer gleichaltrigen Population fanden.

Im Vergleich hierzu überlebten von Gruppe III mit positiven Lymphknoten 45% der Patienten 3 Jahre, 30% 5 Jahre und 20% 10 Jahre. Die tumorabhängige Überlebenswahrscheinlichkeit zeigte nur einen geringfügigen Unterschied, es starben also fast alle Patienten mit positiven Lymphknoten am Tumor. Nur 2 Patienten mit T4-Tumor oder Fernmetastasen überlebten 12 Monate, kein Patient 4 Jahre.

Die Prognose der Patienten mit Peniskarzinom ohne Fernmetastasen ist also hauptsächlich abhängig vom Befall der Lymphknoten. Dennoch erscheint die generelle prophylaktische Lymphadenektomie wegen der Morbidität und Mortalität problematisch. In unserem Patientengut konnten wir keinen Unterschied feststellen zwischen Patienten mit klinischem und jenen mit histologischem Stadium N0.

Eine bei suspekten Palpationsbefund durchgeführte Lymphadenektomie zeigt in bis zu 70% eine falsch positive klinische Beurteilung auf. Darüber hinaus können bis zu 43% der Patienten mit histologisch negativen Lymphknoten am Tumor sterben. In unserem Patientengut überlebte 1 Patient mit histologisch positiven Lymphknoten nach Lymphadenektomie und anschließender Radiatio mehr als 10 Jahre. Die Lymphadenektomie erlaubt also weder in diagnostischer noch in prognostischer Hinsicht eine sichere Aussage.

Es besteht eine deutliche Abhängigkeit zwischen histologischem Differenzierungsgrad und Überlebensrate. Die histologische Beurteilung sollte daher, ähnlich wie beim Hypernephrom und beim Blasentumor, in prognostische Überlegungen und damit in eine weitere Therapieplanung mit einbezogen werden.

Dr. P. Walz
Klinikum der Johannes-Gutenberg-Universität
Urologische Klinik und Poliklinik
Postfach 3960
Langenbeckstraße 1
D-6500 Mainz

Verhandlungsbericht der Deutschen Gesellschaft
für Urologie, 33. Tagung (1981), 67/68
© Springer-Verlag Berlin Heidelberg New York 1982

Möglichkeiten und Grenzen einer organerhaltenden Therapie des Peniscarcinoms unter impulscytofotometrischer Überwachung

C. F. Rothauge, H. D. Nöske und J. Kraushaar

Aus dem histologischen Nachweis eines Peniscarcinoms wurde bisher fast ausnahmslos die therapeutische Konsequenz einer Penisamputation gezogen. Dieser Eingriff ist nicht nur verstümmelnd, sondern führt in der Regel auch zu einer Alteration der Psyche der betroffenen Patienten. Die Nutzbarmachung der modernen Lasertechnologie für medizinische Zwecke sowie die gute Beeinflußbarkeit der Proliferationskinetik von Plattenepithelkarzinomen durch Bleomycin und die Möglichkeit einer fortlaufenden impulscytofotometrischen Überwachung der Zellteilungsgeschwindigkeit ermutigten uns deshalb, in ausgewählten Fällen den Versuch einer organerhaltenden Therapie des Peniscarcinoms zu machen.

Voraussetzung für eine solche Therapie ist der Ausschluß eines Einbruchs des Tumors in die Schwellkörper und/oder in die Harnröhre durch Cavernosographie und Infusionsurethrographie. Darüber hinaus setzt die Durchführung einer organerhaltenden Behandlung ein operatives Lymphostaging voraus. Dabei wird die erste Lymphknotenstation, die sich im Winkel zwischen der Einmündung der vena epigastrica superficialis in die vena saphena magna befindet operativ entfernt und möglichst in Serienschnitten feingeweblich untersucht. Die von Herrn Ackermann gezeigte, aus der Originalarbeit von Cabanas entnommene Abbildung stellte die topographische Anatomie der sogenannten Cabanasschen Lymphknoten deutlich dar. Die oberflächlichen Tumore werden excidiert. Bei Befall oder Übergreifen auf das Präputium erfolgt eine totale Entfernung der Vorhaut.

Grund und Ränder des Tumorbettes werden einer Argon-Laser-Bestrahlung zugeführt, wobei die Dosierung so gewählt wird, daß auf 1 mm^2 eine Leistungsdichte von 0,35 Watt bei einer Bestrahlungsdauer von 90 Sekunden entfällt. Gleichzeitig erhalten die Patienten pro Tag 15 mg Bleomycin unter röntgenologischer und funktioneller Kontrolle der Lunge bis zu einer

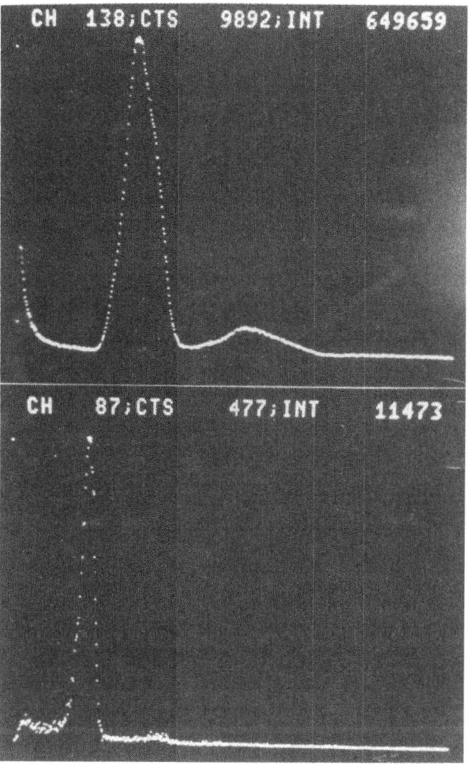

Abb. 1

Gesamtdosis von 350 mg. In wöchentlichen Intervallen erfolgen Gewebsentnahmen aus dem Tumorbett zur impulscytofotometrischen Untersuchung. Die folgende Abbildung (Abb. 1) zeigt oben im Bild das Histogramm vor der Behandlung. Der zweite Kurvengipfel repräsentiert den stark erhöhten Anteil von Zellen in der praemitotischen Zellzyklusphase (G2 + M). Unten im Bild ist dieser Gipfel verschwunden, d. h. der Anteil der in Teilung befindlichen Zellen ist zur Norm abgefallen. Die nächste Abb. (Abb. 2) zeigt links ein Plattenepithelcarcinom des Penis vor der Behandlung und rechts den Zustand da-

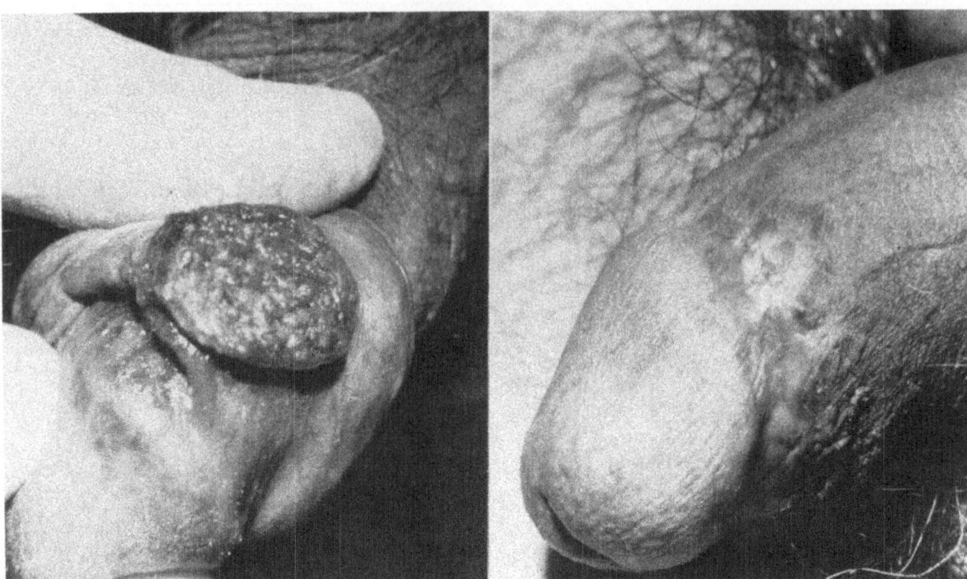

Abb. 2

nach. Wir haben bisher bei 6 Patienten eine solche organerhaltende Behandlung des Peniscarcinoms durchgeführt. Bei einem Patienten kam es zu einem Rezidiv, und es mußte eine Penisamputation durchgeführt werden.

Ein 75jähriger Patient verstarb inzwischen unter dem Zeichen der Herz-Insuffizienz. Die übrigen Patienten sind rezidivfrei, davon einer seit 5½ Jahren und einer seit über 4 Jahren.

Prof. Dr. C. F. Rothauge
Direktor der Urolog. Klinik
Feulgenstr. 2
D-6300 Gießen

Verhandlungsbericht der Deutschen Gesellschaft
für Urologie, 33. Tagung (1981), 69–71
© Springer-Verlag Berlin Heidelberg New York 1982

Neodym-YAG-Lasereinsatz zur Behandlung von Penis-Karzinomen

K. Rothenberger, A. Hofstetter, R. Böwering und A. Friesen

Vor nunmehr 3½ Jahren berichtete Hofstetter erstmals über ein Peniskarzinom, das durch Bestrahlung mit dem Neodym-YAG-Laser behandelt wurde. [3]. Hierbei wird der Laserstrahl über eine Quarzglasfaser an den Tumor herangebracht. Das Ende des Transmissionssystems ist durch ein Fokussierhandstück geschützt (Abb. 1).

Die Leistungsdichte kann durch die Wahl des Abstands vom Bestrahlungsziel mit Hilfe einer Fokussieroptik variiert werden. Die Eindringtiefe des Laserstrahls beträgt bei offener Anwendung, also bei der Bestrahlung unter Luft ca. 3 mm. Durch eine verstärkte Oberflächenkühlung z. B. durch Wasser in einer Spülkammer, läßt sich eine Eindringtiefe bis zu 5 mm erreichen.

Die Patienten werden circumcidiert und einem genauen Staging unterzogen. Bei T1-Tumoren werden zunächst Gewebsproben in Blutleere entnommen und der gesamte Tumorbereich inkl. einem Randsaum von ½ cm mit dem Neodym-YAG-Laser zeilenartig bestrahlt. Nach Lösen der Blutleere werden etwaig noch blutende Ge-

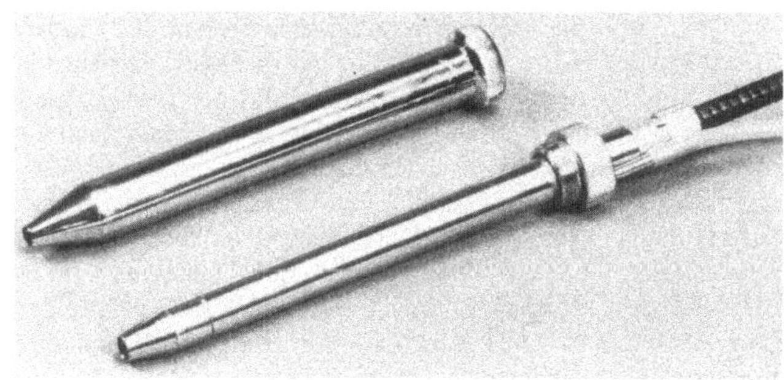

Abb. 1

Tabelle 1

Tumor Classification	Number of Patients	Age (years)	Follow-up up to 9–30–81 (months)	Local Relapse	Palpable Lymphnodes
a) Laser irradiation					
T1N0M0	6	39–77	10–27	0	0
T2N0M0	1	63	24	0	0
b) Laser + Lymphadenectomy					
T1N2M0	1	48	39	0	0
T2N2M0	1	54	11	0	0
c) Laser + Lymphadenectomy +Chemotherapy					
T2N3M1	1	59	30 (†)	1	fixed nodes
T2N2M0 (Melanoma)	1	61	24 (†)	0	0

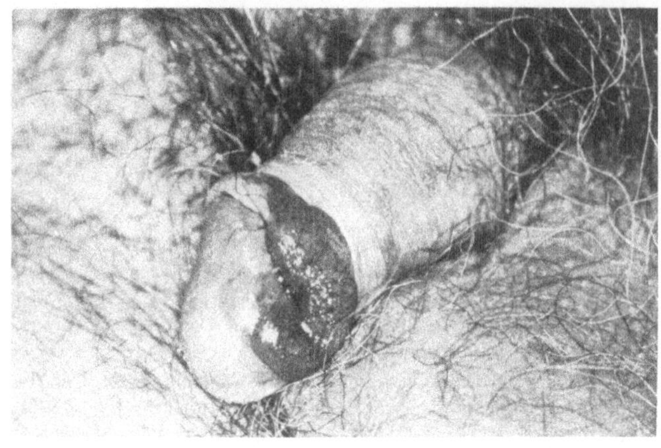

Abb. 2

fäße mit dem stark fokussierten Laser verschlossen.

T2-Tumoren werden ebenfalls in Blutleere lokal exzidiert. Tumorgrund und -rand werden nun in oben beschriebener Weise mit dem Laser nachbestrahlt. Die Abheilung der Lasernekrosen dauert 6–8 Wochen. Die Defekte sind vergleichsweise gering. Selbst bei Mitbestrahlung des Meatus urethrae externus konnten wir bis jetzt keine Meatusstenosen beobachten. Die Kohabitationsfähigkeit bleibt erhalten.

Biopsien aus dem ehemaligen Tumorbett sichern den lokalen Therapieerfolg ab.

Von 1977 bis zum September 1981 haben wir 17 Patienten mit Plattenepithelkarzinomen des Stadiums T1 und T2 in der oben beschriebenen Weise mit dem Neodym-YAG-Laser bestrahlt (Tabelle 1). Ein primäres malignes Melanom der Glans hatten wir ebenso behandelt. Die Altersverteilung unserer Patienten reichte von 39 bis 81 Jahre. 11 dieser 17 Patienten haben wir zwischen 10 und 39 Monate lang nachbeobachtet. Bei 6 Patienten lag der Zeitraum der Operation weniger als 6 Monate zurück. Sie erscheinen deshalb nicht in den Ergebnissen. In der Tabelle 1 sind die Ergebnisse zusammengefaßt. 7 Patienten ohne Metastasen haben im Nachbeobachtungszeitraum bis zum 30. September 1981 kein lokales Rezidiv bekommen, palpable Lymphknotenvergrößerungen sind nicht aufgetreten, für Metastasen bestand ebenfalls kein Anhalt. Bei 2 Patienten im Stadium T1 bzw. T2 wurden neben der Lokaltherapie beidseitig bestehende Lymphknotenmetastasen aus der Leistenregion entfernt. Bis jetzt sind beide Patienten nach 11 bzw. 39 Monaten tumorfrei.

Ein Patient im Stadium T2 N3 M1 wurde neben der Lokalbehandlung lymphadenektomiert und chemotherapiert. An der Glans penis kam es lediglich zu einem reiskorngroßen Rezidiv, der Patient verstarb 30 Monate nach Behandlungsbeginn an seinen Metastasen.

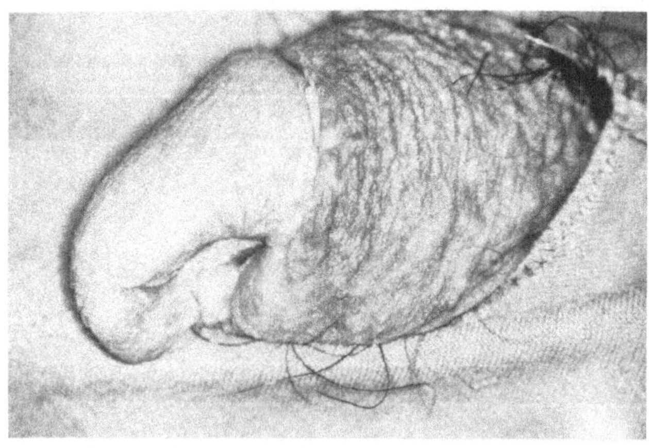

Abb. 3

Der Patient mit dem primären Melanom der Glans und den Leistenlymphknotenmetastasen verstarb 20 Monate nach Therapiebeginn an der Krankheit, der Penis blieb jedoch bioptisch abgesichert tumorfrei.

Obwohl wir noch keine 5-Jahres-Heilungsraten angeben können, scheint es aufgrund der Verlaufskontrollen berechtigt zu sein, zu sagen, daß unsere Behandlungsergebnisse mit denen von radikalen Penisamputationen vergleichbar und denen lokaler Exzisionen überlegen sind. Zur Demonstration sei hier in Abbildung 2 ein Plattenepithelkarzinom des Penis (T1 M0 N0) vor Behandlung und das Therapieergebnis 1 Jahr nach Exzision und Bestrahlung (Abb. 3) gezeigt.

Die relativ geringe kosmetische Beeinträchtigung unter Vermeidung einer verstümmelnden Operation, die tragbare Narbenbildung ohne Miktionsbehinderung, auch bei Laserbestrahlung im Meatusbereich, und der Erhalt der Kohabitationsfähigkeit sind gewichtige Gründe dafür, die Behandlung des lokal begrenzten Peniskarzinoms der Stadien T1 und T2 mit dem Neodym-YAG-Laser zu propagieren. Endgültige Aussagen werden jedoch erst dann möglich sein, wenn die 5- und 10-Jahres-Überlebenszeiten feststehen.

Literatur

Gursel EO, Gerogountzos C, Uson AC, Melicow MM (1973) Penile Cancer: clinopathologic study of 64 cases. Urology 1:569. – Hanash K, Furlow W, Utz D, et al (1970) Carcinoma of the penis: A clinical pathologic study. J Urol 104:297. – Hofstetter A, Staehler G (1977) Das Peniskarzinom. Fortschr Med 95:60. – Hofstetter A, Staehler G, Keiditsch E, Frank F (1978) Lokale Laser-Bestrahlung eines Peniskarzinoms. Fortschr Med 96:369. – Ichikawa T (1977) Chemotherapy of penis carcinoma. Rec Results Cancer Res 60:140. – Pointon RCS (1975) External beam therapy. Proc Roy Soc Med 68:779. – Rothenberger K, Hofstetter A, Geiger M, Böwering R, Frank F (1980) Erfahrungsbericht über die externe Anwendung eines Neodym-YAG-Lasers in der Urologie. Verh Ber Dtsch Ges Urol 31. Tgg (1979) Springer, Berlin Heidelberg New York, S 241. – Rothenberger K, Pensel J, Hofstetter A, Keiditsch E, Stern J (1981) Dosierung der Neodym-YAG-Laserstrahlung zur endovesikalen Anwendung bei Blasentumoren – tierexperimentelle Untersuchungen. Urologe [A] 20:310. – Skinner DG, Leadbetter WF, Kelly SB (1972) The surgical management of squamous cell carcinoma of the penis. J Urol 107:272

Dr. med. K. Rothenberger
Urolog. Abt. Städt. Krankenhaus
Thalkirchner Str. 48, D-8000 München 2

Verhandlungsbericht der Deutschen Gesellschaft
für Urologie, 33. Tagung (1981), 72–76
© Springer-Verlag Berlin Heidelberg New York 1982

Diskussion zu den Vorträgen Seite 54 bis 71

Moderatoren: Sigel, A., Erlangen, Ackermann, R., Würzburg, Heß, F., Marburg

Sigel, Erlangen: Es gibt immer Rezidive, wenn auch die Prozentzahl im einzelnen nicht feststeht. Wenn die auftreten, dann ist sozusagen der Zug meistens abgefahren, dann sind inkurable oder iliacale Metastasen vorhanden. Insofern bleibt ein Periculum dabei, wenn man lokal auf die Teilamputation verzichtet. Wir können es nicht generell entscheiden, aber wir gehen ein erhöhtes Risiko ein. Der Einwand von wegen der Potenz etc. ist selbstverständlich. Darüber brauchen wir uns nicht zu unterhalten. Es läßt sich auch feststellen, wenn die Alternative besteht, Teilamputationen oder ein erhöhtes Risiko, daß für den Patienten über 60 Jahre aus Gründen der Potenz die Welt vermutlich nicht zusammenstürzt.

Zu diesem Thema Lokalamputation eröffne ich jetzt die Diskussion: Also lokal konservative oder radikale lokale Therapie. Dr. Hopestone in London erreicht mit einer Iridium-Modellage binnen 7 Tagen à 12 Std. (= 6000 R) bei T1 und T2 den gleichen 90%igen Erfolg wie die Teilamputation. Bitte, wer möchte sich melden?

Es bleibt dabei, der Verzicht auf die Teilamputation birgt ein gewisses Risiko. Ich formuliere es bewußt provozierend, um die anderen Meinungen hervorzulocken. Bitte, Herr Rothauge!

Rothauge, Gießen: Wenn keiner was dazu sagt, möchte ich doch folgendes dazu bemerken. Ich glaube, daß verschiedentlich die Indikation zur organerhaltenden Operation zu weit gestellt wird. Ich denke hier z. B. an den letzten Vortrag, den wir gehört haben. Ich möchte doch großen Wert darauf legen, daß man eine organerhaltende Operation nur machen darf, wenn man vorher ein operatives Lympho-Staging durchgeführt hat. Und ich glaube, wenn man das tut und dann durch eine Urethrographie und Cavernosographie ein Under-Staging vermeidet, dann kann ich mich, Herr Sigel, nicht ganz Ihrer Meinung anschließen, daß die lokale Behandlung dann ein wesentlich größeres Risiko bedeutet.

Sigel, Erlangen: Bleiben Sie bitte gleich dort! Sie machen es so, wie Sie eben sagten. Und was ist 6 Monate später? Der Lokalbefund kann bestens sein, aber was ist 6 Monate später, dann müßten Sie doch erneut auch die Lymphregion wieder kontrollieren.

Rothauge, Gießen: Ja, die Voraussetzungen sagte ich ja. Indikation zur Lokaloperation ist die doppelseitige Entfernung der Cabanaschen Lymphknoten und die histologische Sicherung durch Serienschnittuntersuchungen, daß diese Lymphknoten nicht befallen sind. Wenn Sie das nicht gemacht haben, dürfen Sie nicht lokal erhaltend operieren.

Sigel, Erlangen: Damit bin ich einverstanden. Weitere Meldungen dazu bitte, Herr Marberger.

H. Marberger, Innsbruck: Es sind 2 große Unsi-

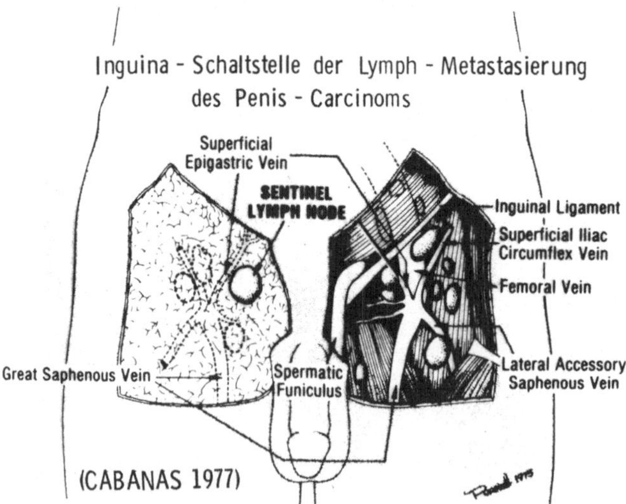

Abb. 1

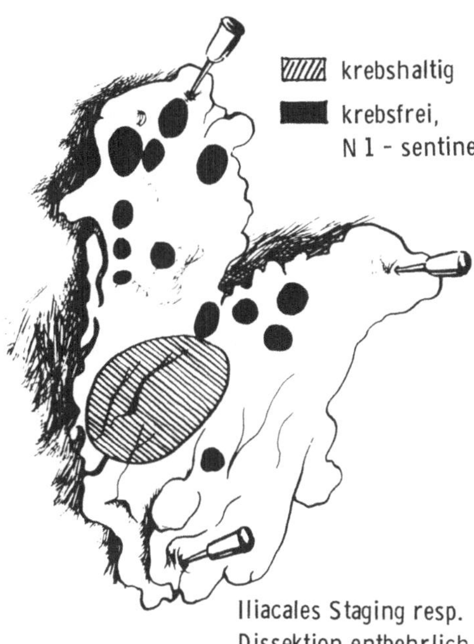

Abb. 2

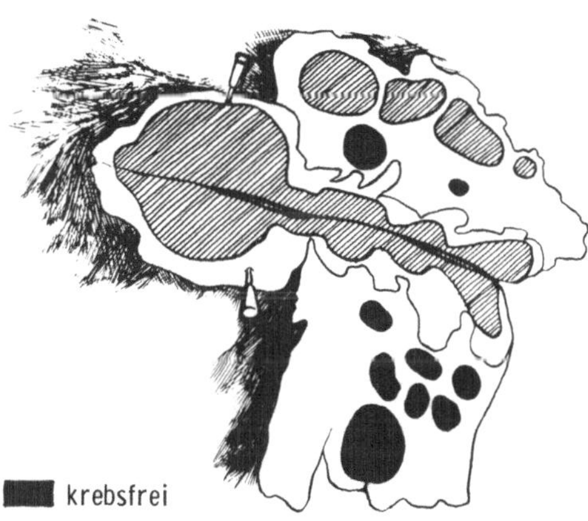

Abb. 3

cherheitsfaktoren bei der Indikationsstellung maßgebend. Das ist erstens die Feststellung der lokalen Ausbreitung. Darüber hat man zu wenig. Lediglich das Glied zu betasten und sagen, das Corpus cavernosum ist doch infiltriert, weil es hart ist. Das ist eine recht un-

sichere Angelegenheit. Das zweite: wir haben gehört, daß die Staging Lymphadenektomie nicht sicher ist und eine hohe Fehlerquote aufweist. Also wir müssen nach weiteren Parametern suchen, um die Biologie, d.h. die Zytodynamik und die Bösartigkeit dieses Tumors abzuschätzen und, das wäre doch schon mehr, wie wir von der Mainzer Gruppe gehört haben, auf die Histologie zu achten. Ich glaub, dazu sollten wir noch ein Wort sagen.

Sigel, Erlangen: Weitere Mitteilungen zur Diskussion – das ist nicht der Fall. Dann gehen wir über zur Diskussion von N-Positiv, und dann möchte ich dazu mich selbst zur Diskussion beteiligen. Bitte, die ersten beiden Dias von mir.

Topographisch gesehen richtet sich das Ausmaß der Lymphdissektion nach dem Stufencharakter der regionären inguinalen Metastasierung. Ähnlich wie die lymphogene Metastasierung des Hodentumors scheint auch diejenige des Penis-Carcinoms nicht wahllos diffus zu geschehen, sondern abschnittsweise. Nach dem eindrucksvollen und bisher nicht angefochtenen Bericht von Cabanas (1977) ist als erste Lymphstation eine Drüsengruppe an der Einmündung der Vena saphena magna in die Vena femoralis erkannt (Abb. 1). Sie funktioniert als Sentinel-(Schildwächter-)Knoten und entspricht pN 1 in der WHO-Nomenklatur. Ergibt die Revision dieser Stelle pN0, dann erübrigt sich weitere inguinale Dissektion. Erweist sich dagegen pN 1 (Sentinel positiv), so ist Lymphdissektion der Leistenregion angezeigt (Abb. 2). Ergibt die histologische Aufarbeitung jedoch keinen weiteren Befall, nur ausschließlich den Schildwächterknoten betroffen, dann erübrigt sich die iliacale Dissektion. Enthält dagegen das inguinale Dissektat weiter oberflächliche oder tiefe krebspositive Noduli (pN 2–3, Abb. 3), so sollte man auch iliacal freilegen und fallweise dissezieren, am besten von einem Laparotomieschnitt, weil dieser Zugang beide Seiten in einem überprüfen läßt. Zwischen gering oder mittelgradiger und andererseits massiver iliacaler Metastasierung (pM) verläuft dann die Grenze von Operabilität zu Inoperabilität, von sinnvoll zu sinnlos. Nach der WHO-Definition gilt die iliacale Besiedlung bereits als Fernmetastasierung. Der Wert der Cytostase wäre dann zu diskutieren.

Marberger, Innsbruck: Herr Sigel, ist das nicht eine Momentaufnahme oder müßte man dieses Lymphostaging nach einem Jahr wiederholen?

Sigel, Erlangen: Die Frage kann ich noch nicht verbindlich beantworten, aber im Moment glaube ich, daß es eine gute Technik ist, und die stimmt auch der vom Memorial überein, auf was ich nachher noch zurückkomme in der weiteren Diskussion. Man hat eben 4 Situationen zu unterscheiden:

1. es ist N-negativ, objektiviert durch die Freilegung des Schildwächterknotens.

2. Ist er positiv, dann muß man inguinal ausräumen und dann hat der Pathologe wieder Zeit – ist kein Übergang an positiven Lymphknoten zur iliacalen Region vorhanden, dann kann man damit aufhören, nachzubestrahlen und Cytostase weiter zu betreiben.

Ist jedoch ein Übergang vorhanden, wie Sie es etwa dort sehen, dann ist man gezwungen, auch iliacal auszuräumen, und wir machen das nicht mehr in einer Operation, weil das zu viel lokale Flurschäden setzt, wie wir alle wissen.

Ackermann, Würzburg: Der Fallbericht von Perinetti und Catalona würde an sich darauf hinweisen, daß es nur eine Momentaufnahme ist. Und der 2. Punkt ist eben, daß in dieser Serie von Cabanas unter 31 Patienten 3 innerhalb von 5 Jahren verstorben sind. Sie waren negativ gewesen, und der Autor gibt leider nicht an, ob sie tumorbedingt oder nicht tumorbedingt verstorben sind. Wenn Sie tumorbedingt verstorben wären, würde das bedeuten, daß man bei negativer Biopsie ungefähr 10% falsch-negative Ergebnisse zu erwarten hat.

Sigel, Erlangen: Gewiß, das weiß man. Das ist ähnlich, wie beim Hodentumor. Es gibt auch eine Fernmetastasierung unter Umgehung von lokal-N, die Ursachen kennen wir nicht genau. Aber in etwa 90% der Fälle trifft es zu, daß die Fernmetastasierung erst einmal die lokale, die N-positiv-Metastasierung zur Voraussetzung hat.

Weitere Diskussionen zur Lymphknotenmetastasierung und zu ihrer Therapie? Ja bitte!

Seppelt, Kiel: Ich habe eine Frage an Herrn Burk. Herr Burk hatte in seinem Material dargelegt, daß die Ergebnisse bei Primär-Tumorbehandlungen und anschließender Lymphknotendissektion wohl besser schienen. Ich frage jetzt, haben Sie diese Lymphknotendissektion unter prophylaktischen oder therapeutischen Gesichtspunkten durchgeführt? Haben Sie nur inguinal freigeräumt oder auch iliacal? Und dann möchte ich gerne wissen, wie hoch die Lymphödemrate war von den beiden.

Und noch eine 2. Frage, Herr Burk. Sie haben 4 Malignitätsgrade angegeben, Herr Weitz und Herr Mellin nur 3. Wie unterscheiden sich die?

Burk, Marburg/Lahn: Wir haben die Lymphadenektomie nicht prophylaktisch, sondern immer unter therapeutischen Gesichtspunkten durchgeführt, und uns dann auf die inguinale Lymphadenektomie beschränkt, wenn die restlichen Lymphknotenstationen zur Tiefe hin frei waren.

Zur Lymphödemrate kann ich jetzt nichts sagen. G4 sind die anaplastischen Tumoren, deren klinischer Verlauf sich deutlich von den G3-Tumoren unterscheidet, deshalb die Untergliederung in 4 Malignitätsgrade und nicht in 3, wie von der WHO vorgeschlagen.

Kolle, Hannover: Ich möchte etwas ganz Banales fragen. Diejenigen, die hier über größere Erfahrungen in der Lymphdissektion haben, welche Schnittführung sie dabei anwenden. Also, wir machen an sich auch grundsätzlich die Lymphknotendissektion und bevorzugen eine vertikale Schnittführung. Dann haben wir aber die Erfahrung gemacht, daß das eigentlich fast regelmäßig sekundär heilt, und daß es vielleicht irgendwelche Tips gibt, wie man das vermeiden kann.

Sigel, Erlangen: Das ist schwierig, zu vermeiden. Wenn man aber die Dissektion getrennt macht, die iliacale von einem abdominalen Mittelschnitt aus, dann kann man die inguinale Freilegung mit einem Schrägschnitt veranstalten, und dann treten die gefürchteten Durchblutungsstörungen der Haut nicht auf.

Ackermann, Würzburg: Die Wundheilungsstörungen lassen sich aber auch bei diesem Vorgehen nicht wesentlich reduzieren. Man bekommt lediglich keine Nekrosen im Bereich der ausgedehnten Hautlappenbildung.

Sigel, Erlangen: Ein gewisses Maß an Lymphschäden, an Abflußstörungen ist damit immer verbunden. Es gibt keine Alternative, der Verzicht darauf birgt eben noch größere Nachteile. Man muß die Indikation auch altersabhängig machen. Wenn wir einen 80jährigen vor uns haben, werden wir uns anders verhalten als wenn wir einen 56jährigen Patienten vor uns haben. Weitere Diskussion zum Thema von N-positiv.

Karl, Deggendorf: Gibt es Erfahrungen, den Schildwächterlymphknoten im Stadium I nur bioptisch mit der Feinnadelbiopsie zu kontrollieren?

Sigel, Erlangen: Meines Wissens keine! Bitte!

Rothenberger, München: Wir machen ja zur Lymphknotendiagnostik auch im inguinalen Bereich nicht nur die operative Freilegung und diagnostische Lymphadenektomie, sondern auch die Feinnadelpunktion. Aber es erscheint mir schwierig, den Schildwächter-Lymphknoten zu identifizieren, weil man die Vena epigastrica superficialis röntgenologisch darstellen müßte. Aber lymphographisch färbt er sich an, und deshalb läßt er sich punktieren, und wir haben ja an anderer Stelle schon berichtet über die guten Ergebnisse.

Sigel, Erlangen: Weitere Diskussionen bitte!

Schröder, Rotterdam: Ich möchte an Herrn Prof. Sigel die Frage stellen, ob er Daten hat, die den Sinn der iliacalen Dissektion bei positiven inguinalen Knoten beweist. Wir gehen nämlich ganz im Gegensatz zu Ihrem Vorschlag davon aus, daß, wenn mehrere positive inguinale Lymphknoten vorhanden sind, es wahrscheinlich wenig Sinn hat, noch eine ausgedehnte iliacale Dissektion auszuführen.

Sigel, Erlangen: Wenn eine diffuse iliacale Metastasierung vorhanden ist, dann sind die Würfel gefallen, dann hört man auf. Wenn es nur vereinzelte sind, und man hat jüngere Patienten vor sich, sollte man die Chance wahrnehmen. Daß das immer Grenzfälle sind, wenn iliacal positiv ist, das ist bekannt. Die Indikationen sind weitgehend altersabhängig.

Ackermann, Würzburg: Ich möchte hier noch erwähnen, es gibt meines Erachtens eine Arbeit – die vom Roswell-Park, Memorial Institute – in dem die inguinale mit ileoinguinaler Lymphadenektomie verglichen wird. Das ist eine Serie von ungefähr 20 Patienten, die durchschnittliche Überlebenszeit der Patienten mit alleiniger inguinaler Lymphadenektomie betrug 5 Jahre, bei ileoinguinaler Lymphadenektomie 9 Jahre. Das ist aber meines Erachtens die einzige Publikation darüber.

Sigel, Erlangen: Und die, wie wir alle hoffen, langsam wachsende Chance der Zytostase kommt ja noch

Tabelle 1. Penis-Carcinom – Indikation u. Methodik der Lymphdissektion (Grabstald 1981)

cN0	a) Sentinel-Biopsie bilateral (SLN-Cabanas 1977) = 25% pN 1
	b) Bei Älteren u. G 1–2: Zuwarten u. kurzfristige Kontrollen
	Dissektion sobald cN positiv – (erhöhtes Risiko)
cN 1–2	4 Wochen Zuwarten mit Antibiose, weil viel itis-Adenopathie,
	dann Sentinel-Biopsie = 50% pN 1–3
pN0 bds.	(sentinel) – außer Biopsie keine weitere (prophylakt.) Operation
pN 1–2 =	solitär, sentinel – inguinale Dissektion beidseits
pN 3	(multipel inguinal) – zusätzl. iliacale Freilegung, weil 30% pM
pM	(iliacal begrenzt): Beids. Dissektion mittels Laparotomie
	(iliacal unbegrenzt): Keine Dissektion (vereinzelt Evisceration)

Tabelle 2. Penis-Carcinom – Prognose in Abhängigkeit von T, N, M u. G (Grabstald 1981)

pT 1 N0	92% 5 J. Heilung
pT 2 N0	70% 5 J. Heilung
pN 1–3	50% Heilung m. Dissektion ⎫ Tod binnen 3 Jahren
	25% Heilung m. Radiatio ⎭
pM (iliacal)	Prognose meist ungünstig, auch m. Cis-platin

G 1	hochdifferenziert	68%	5 J. Überlebensrate
G 2	mitteldifferenziert	35%	5 J. Überlebensrate
G 3	undifferenziert	26%	5 J. Überlebensrate

hinzu, und die kann nur gewinnen, wenn vorher soweit wie möglich die betroffenen Lymphknoten entfernt sind. Daß man die hier nicht übertreiben darf, das ist jedem Erfahrenen bekannt. Daß es Situationen gibt, wo man einfach aufhören muß. Bitte weitere Diskussionen.

Das ist nicht der Fall, dann versuche ich, jetzt zusammenzufassen. Weniger wegen der Lokalbehandlung, sondern mit den Lymphknotenmetastasierungen (Tabelle 1).

Benützen wir die Sprache des TNM-Systems WHO, die wir uns angewöhnen müssen. Wenn Sie also links auch hinsehen bei cN 0, d. h. also klinisch ist der Palpationsbefund unauffällig. Dann kommt in Frage, die sentinel Dissektion bilateral nach Cabanas. Dort sind dann immerhin auch bei negativem Palpationsbefund 25% pN 1. Bei älteren Patienten und bei Malignitätsgrad I–II können wir zuwarten mit kurzfristigen Kontrollen, aber dann die Dissektion nachholen, sobald cN positiv, heißt mithin der Palpationsbefund deutlich wird. Aber es ist schon ein erhöhtes Risiko dabei.

Wenn Sie den nächsten Abschnitt ansehen, wenn wir klinisch N 1–2 haben, also einen deutlich positiven Palpationsbefund, dann 4–6 Wochen zuwarten mit Antibiose.

Dann sind da die sentinel Dissektionen. Dort trifft man dann 50%, etwa 50% pN 1–2. Das sind Zahlen von Memorial in New York. Und wenn die sentinel Dissektion negativ ist, dann braucht man nichts weiter zu unternehmen. Also, ausdrücklich keine prophylaktische inguinale Lymphdissektion. Wenn wir aber bei der lokalen Überprüfung pN 1–3 haben, dann macht

man entweder zeitlich abgestuft oder sofort eine iliacale Dissektion vom Laparatomieschnitt aus. Man muß es beidseits veranstalten, falls die Knoten auf beiden Seiten positiv sein sollten. Und wenn wir pM antreffen, was Herr Schröder vorhin ansprach, dann entweder keine Dissektion mehr, von Frühfällen abgesehen oder in ganz seltenen Fällen eine urologische Eviszeration. Über Heilungen informiert Tabelle 2.

Ja, das sind wiederum die Zahlen des Memorial von New York. Unsere eigenen kleinen bringe ich nicht her. Also die Prognose in Abhängigkeit von TNM und G, wenn wir pT 1 N0 haben, also nichts in der Leistenbeuge, dann kann man mit einer 5-Jahres-Heilung von 92% rechnen, natürlich immer vorausgesetzt, daß der lokale Befund gründlich beseitigt wurde. Wenn wir pT 1–2 und immer noch N0 haben, dann haben wir eine 70%ige Chance einer 5-Jahres-Heilung. Wenn aber die inguinalen Lymphknoten befallen, dann hat er eine 50%ige Heilungschance mit Dissektion, und nach den dortigen Zahlen nur eine 25%ige mit der Radiatio. Mit der Radiatio scheint's halt so zu sein, daß es große Qualitätsunterschiede gibt. Das hat mir neulich der hochversierte Hamburg-Eppendorfer Radiotherapeut auch bestätigt im Zusammenhang mit anderen Tumoren. Und wenn wir pM (iliacal) haben, ist die Prognose fast immer ungünstig, auch mit Cisplatin. Wenn man auch den Malignitätsgrad noch zusammennimmt, dann ist es so, daß man bei G1, also auch hochdifferenziert, auch nicht mit 100%, sondern nur mit 68% 5-Jahres-Überlebensrate rechnen und bei G3 nur noch 26%. Soweit mein Statement.

Nun dasjenige von Herrn Ackermann.

Ackermann, Würzburg: Ich habe meine Schlußfolgerungen bereits am Ende meines Vortrages zusammengefaßt. Nach den anderen Vorträgen ist ein Punkt vielleicht noch von Interesse. Es wird sehr interessant sein, ob die guten Ergebnisse, die mit der adjuvant Laser-Koagulation erreicht wurden, in Zukunft bestätigt werden können.

Es wäre sicherlich ein großer Vorteil, weil diese Patientengruppe mit relativ kleinen Tumoren an der Glans penis mit partieller Penektomie echt geschädigt sind. Wenn man erreichen könnte, daß diese Patienten durch lokale Excision und adjuvante Maßnahmen, z.B. Laserkoagulation oder auch Radiotherapie diesem Schicksal entgehen könnten, wäre sehr viel geholfen. Herr Hess, bitte!

Zum Thema der Radiotherapie bleibt nur anzumerken, daß es selbstverständlich gegenüber den operativen Maßnahmen zweitrangig ist, und von dorther auch beurteilt werden muß, d.h. es werden eben zum Radiotherapeuten Patienten überwiesen und von ihm behandelt, bei denen die operativen Maßnahmen aus allen möglichen Gründen nicht in der üblichen und optimalen Art durchgeführt werden können. Deswegen sind auch vergleichende Statistiken über operative oder radiotherapeutische Ergebnisse nur mit großer Vorsicht zu betrachten, und eine Gegenüberstellung von 50% zu 25% hat den Nachteil, daß hier keine prospektive Randomisation vorgenommen worden ist, dementsprechend auch die Wertung nicht in diesen Prozentzahlen direkt zum Ausdruck kommt. Damit sind wir am Ende. Die Vortragenden dieser Sektion und ihre Moderatoren bedanken sich für Ihre Aufmerksamkeit.

Sekundärerkrankungen am Penis

Verhandlungsbericht der Deutschen Gesellschaft
für Urologie, 33. Tagung (1981), 77/78
© Springer-Verlag Berlin Heidelberg New York 1982

Metastasierung in den Penis

R. Wienhöwer, H. P. Caspers, M. Zander und D. Zoedler

Die Therapie des Blasenkarzinoms sowie die Indikation zur Cystektomie ist heute im allgemeinen standardisiert. Ungeklärt aber ist weiterhin, wie und ob die meist verbleibende Harnröhre zu behandeln ist.

Betrachtete man früher Tumorrecidive in der Urethra und im Penis nach Cystektomie als eine zu vernachlässigende Folgeerscheinung, so liegen uns heute Berichte vor, die sowohl in bezug auf die Häufigkeit von Karzinommetastasen in der Urethra und im Penis wie auch im Hinblick auf deren ungünstige Prognose aufmerksam machen.

Poole und Wilson berichten von 12 % und Cardonnier von 4 % klinisch manifesten Karzinommetastasen in der vorderen Harnröhre nach Cystektomie.

Bedeutend ungünstigere Ergebnisse erbrachte die histologische Begutachtung der Urethra hinsichtlich eines Carcinoma in situ derjenigen Patienten, bei denen außer einer Cystektomie auch eine Urethrektomie wegen eines Blasenkarzinoms durchgeführt wurde. Verschiedene Untersuchungen ergaben in durchschnittlich 18 % der Fälle ein Carcinoma in situ der ektomierten Urethra.

Ätiologisch ist heute die multifokale Genese der Urothelkarzinome gesichert, die auf einer wahrscheinlich gleichartigen Sensibilität des gesamten Urothels auf einem kanzerogenen Reiz basiert. Darüber hinaus spielt sicher die induzierte tumoröse Entartung der Urethraschleimhaut durch Implantationsmetastasen eine Rolle.

Tumormetastasen in die Corpora cavernosa können allerdings auch durch hämatogene Metastasierung eines Blasenkarzinoms induziert werden.

In der Klinik Golzheim wurden in den letzten 10 Jahren 312 Cystektomien durchgeführt; davon 41 Cystektomien bei weiblichen Patienten und 271 Cystektomien bei männlichen Patienten. Eine primäre Urethrektomie wurde in allen Fällen nicht vorgenommen.

Bei der Auswertung des Fallmaterials sahen wir bei 4 männlichen Patienten eine Metastasierung des Blasenkarzinoms in die Urethra und in das Corpus cavernosum. Bei den weiblichen Patienten kam es in einem Fall zur Metastasierung in die Urethra.

Die Diagnostik bietet keine Schwierigkeiten. Außergewöhnlich war bei einem Patienten, nachdem vor 1 Jahr die Tumorcystektomie durchgeführt wurde, das Auftreten eines Priapismus. Man tastete mehrere Tumorknoten im Bereiche des Corpus cavernosum und auch im Bereiche der Glans penis. Nach Durchführung der totalen Penisamputation handelte es sich histologisch um eine Metastasierung des Blasenkarzinoms in die Corpora cavernosa des Penis und der Glans ohne Befall der Urethra. Die Metastasierung kann in diesem Fall nur hämatogen erfolgt sein, also nicht über den Weg einer Impfmetastasierung der Harnröhre, wie einige Dias zeigen.

Auch einen zweiten Fall wollen wir hier kurz vorstellen, um anhand dieses Patienten die multifokale Genese des Urothelkarzinoms aufzuzeigen.

In Kürze der chronologische Krankheitsverlauf des Patienten:

Von 1963–1970 multiple Elektroresektion wegen recidivierender Blasenpapillomatose.

1970 Nephro Ureterektomie rechts wegen eines Nierenbeckenkarzinoms.

1975 Cystektomie und Harnleiterhautfistelung links wegen eines infiltrativ wachsenden Blasenkarzinoms P 2, G 3.

1977 Nephro-Ureterektomie links wegen eines Nierenbeckenkarzinoms.

1978 Totale Penis-Amputation wegen einer Metastasierung des Blasenkarzinoms in die Harnröhre und in das Corpus cavernosum.

Da wir an unserer Klinik bei 271 Cystektomie-Patienten in nur 1,5 % ein sekundäres, klinisch manifestes Harnröhrenkarzinom bzw. Corpus cavernosum-Karzinom diagnostiziert

Tabelle 1. Metastasierung in den Penis nach Tumorcystektomie

Klinik Golzheim 271 Cystektomien – 4 Fälle	=	1,5 %
Poole-Wilson –	–	12 %
Cardonnier –	–	4 %

haben, können wir die o.g. Häufigkeit von Tumormetastasen in der Urethra bzw. im Penis nach Cystektomie nicht bestätigen. Wir sehen uns daher nicht veranlaßt, wie einige andere Autoren fordern, auch ohne konkreten cytologischen oder bioptischen Anhalt für ein Übergreifen des Blasenkarzinoms auf die Urethralschleimhaut die totale Urethrektomie im Zusammenhang mit der Cystektomie durchzuführen. Wir empfehlen jedoch regelmäßige cytologische Kontrolluntersuchungen mittels einer Lavage der Harnröhre, die in Verdachtsfällen durch weitgehende diagnostische Methode, wie Urethrographie, Urethroskopie und Biopsie, ergänzt werden können.

Bei der Tumorcystektomie bei weiblichen Patienten halten wir die weitgehende Urethrektomie in einer Sitzung für indiziert.

Literatur

Bettendorf U, Heine M (1980) Carcinoma in situ der Urethra. Urologe [A] 19:104. – Cardonnier JJ, Spjut HJ (1962) Urethral occurrence of bladder carcinoma following cystectomie. J Urol 87:398. – Faysal MH (1980) Urethrectomy in men with transitional cell carcinoma of bladder. Urology XVI/1:23. – Gowing NFC (1960) Urethral carcinoma associated with cancer of the bladder. Brit J Urol 32:428. – Hendry WF, Gowing NFC, Wallace DM (1974) Surgical treatment of urethral tumours associated with bladder cancer. Proc Roy Soc Med 67:304. – Poole-Wilson DS, Barnard RJ (1971) Total cystectomy for bladder tumours. Brit J Urol 43:16. – Richie JP, Skinner DG (1978) Carcinoma in situ of the urethra associated with bladder carcinoma: The role of urethrectomy. J Urol 119:80. – Schellhammer PF, Whitemore jr WF (1976) Transitional cell carcinoma of the urethra in men having cystectomy for bladder cancer. J Urol 115:56. – Skinner DG, Richie JP, et al (1974) The clinical significance of carcinoma in situ of the bladder and its association with overt carcinoma. J Urol 112:68. – Wallace DM (1973) Total cystectomie. An editorial overview. Cancer 32:1078. – Williams G (1968) Cytological screening of the urethra. Brit J Urol 40:703

Dr. R. Wienhöwer
Oberarzt der Klinik Golzheim
Urolog. Abt.
Friedrich-Lau-Str. 11
D-4000 Düsseldorf

Verhandlungsbericht der Deutschen Gesellschaft
für Urologie, 33. Tagung (1981), 79–81
© Springer-Verlag Berlin Heidelberg New York 1982

Penismetastasen

B. Ulshöfer und K. Burk

Eine Metastasierung in den Penis ist sehr selten. Seit der Erstbeschreibung durch Eberth 1870 [2] in Virchows Archiv sind 158 Fälle in der Weltliteratur beschrieben worden; wir wollen weitere 2 bzw. 3 hinzufügen.

Kasuistik

Fall 1

Bei Erstdiagnose 69jähriger Patient. Nach mehrfachen Resektionen Cystektomie mit Ureteroureterocutaneostomie. 6 Monate später Blutung aus der Urethra. Im Urethrogramm (Abb. 1) tumorverdächtige Aussparungen in der proximalen Urethra, die reseciert wurde.

Histologie: primäres Blasencarcinom. Wegen gleichzeitig nachweisbarer multipler Metastasen (Leber, Knochen, Lunge) keine weitere Therapie. Exitus 3 Monate später.

Fall 2

Bei der ersten Makrohämaturie 67jähriger Patient. Endoskopisch kein eigentlicher Tumor, lediglich Koagulation eines spritzenden Gefäßes. Knapp 1 Jahr später wegen Appetitlosigkeit und Gewichtsabnahme stationäre Aufnahme. Es fand sich ein kleiner Blasentumor, dessen aber offensichtlich infiltratives Wachstum schon zu einer Abflußbehinderung geführt hatte. Zwei Monate nach der Nachresektion fanden sich isolierte Knoten im Bereich der Glans, des Sulcus und später im Bereich der Corpora cavernosa. Sicherung der Diagnose durch eine PE. Der rasch progrediente Befund, der klinisch als Priapismus carcinomatosus imponierte (Abb. 2), machte eine suprapubische Harnableitung notwendig. Nach wirkungsloser lokaler Bestrahlung starb der Patient 4 Monate später infolge multipler Metastasierungen.

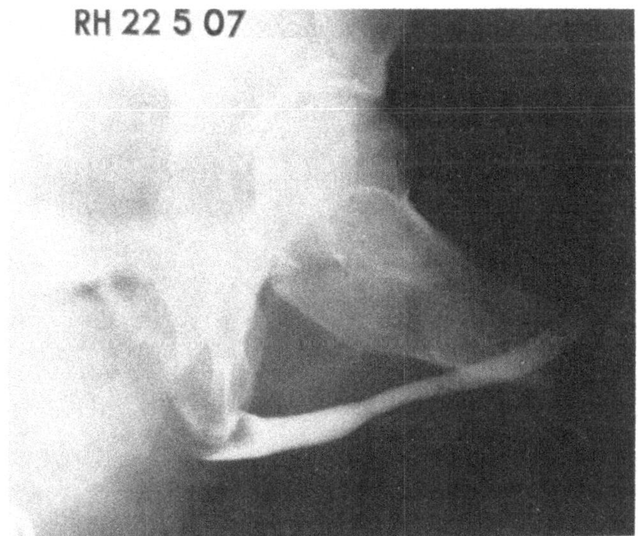

Abb. 1. Tumorverdächtige Aussparung in der hinteren Harnröhre durch lokales Rezidiv nach Cystektomie

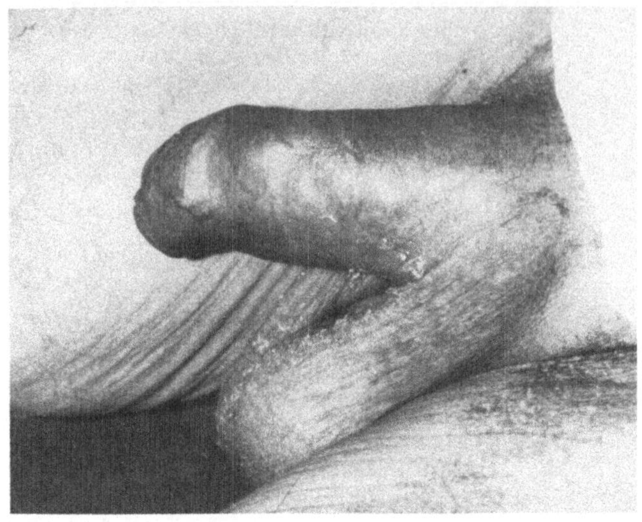

Abb. 2. Penismetastasen eines Harnblasencarcinoms, klinisch als „Priapismus carcinomatosus" imponierend

Fall 3

Bei der ersten Makrohämaturie 78jähriger Patient. Wie im vorigen Fall kein eigentlicher Tumor, sondern lediglich Schleimhauthämorrhagien. 10 Monate später Resektion eines G3T2-Tumors. Zunächst 1 Jahr rezidivfrei. Dann transurethrale Resektion der Prostata, wobei die Histologie Verbände des bekannten Harnblasentumors ergab. Zwei Monate später Rezidivresektion und Bestrahlung mit therapeutischem Ziel. Trotzdem rasch progrediente Metastasen im Bereich der Glans, später der Corpora cavernosa, so daß eine suprapubische Harnableitung erforderlich wurde. Innerhalb eines Vierteljahres starb der Patient an septischen Komplikationen phlegmonöser Prozesse im Bereich des Perineums, des Scrotums und der Leistenregion.

Diskussion

Während bei dem zuerst beschriebenen Patienten eher an ein lokales Rezidiv zu denken ist, handelt es sich bei den anderen beiden Patienten um isolierte Penismetastasen von Harnblasencarcinomen, wobei die Erstmetastasierung im Bereich der Glans erfolgte. Etwa 50 % der Patienten mit Penismetastasen zeigen klinisch einen schmerzlosen Priapismus, meist mit Harnentleerungsstörungen, wobei die Metastasen auch Erstsymptome der Primärtumoren sein können. Palliativmaßnahme der Wahl ist die suprapubische Ableitung.

Grundsätzlich ist anzunehmen, daß jeder maligne Tumor in den Penis metastasieren kann. Von allen Autoren übereinstimmend wird dies jedoch als prognostisch äußerst ungünstiges Zeichen gewertet, da die Überlebenszeit selten mehr als ein halbes Jahr, ungeachtet der Therapie, beträgt. Ausnahmen scheinen nur bei der operativen Therapie bei Rectumcarcinomen und der Chemotherapie bei Systemerkrankungen möglich zu sein. Ansonsten kann die radikale Amputation lediglich einer Exulceration vorbeugen.

Es besteht offensichtlich eine Häufigkeitsverteilung hinsichtlich der Primärtumoren. 160 in der Literatur mitgeteilte Fälle [1, 3, 4, 5, 6], einschließlich unserer eigenen, ergeben folgendes Bild (Tabelle 1).

Tabelle 1. Penismetastasen (Primärtumoren bei 160 Fällen[a])

Blase	31,9 %	} 61,9 %	} 76,9 %	} 91,25 %
Prostata	30,0 %			
Niere, Hoden, Samenstr.	15,0 %			
Rectum	14,4 %			
andere	8,75 %			

[a] Abeshouse u. Abeshouse 1961
  Sunderland 1961
  Wolf u. Madsen 1968
  Narayana et al. 1979
  Negelev et al. 1981
  Trulock et al. 1981
  Ulshöfer u. Burk 1981

Blasen- und Prostatacarcinome machen fast 62 % der Primärtumoren aus. Bei 14,4 % lag ein Rectumcarcinom vor, d. h. in mehr als ¾ aller bekannten Fälle lag ein räumlich eng benachbarter Tumor vor. Zählt man die weiteren urologischen Tumoren (Niere, Hoden, Samenblase) sowie systemische Erkrankungen (Leukämie, malignes Lymphom) hinzu, so machen die verbleibenden Primärtumoren weniger als 10 % aus. Trotzdem ist es nicht möglich, auf den Ausbreitungsweg zu schließen und es werden verschiedene Ursachen diskutiert [1]. Bei örtlich entfernten Tumoren und Systemerkrankungen kann es im Rahmen einer generalisierten Aussaat auch zu Penismetastasen kommen, so daß die infauste Prognose zwangsläufig ist.

Bezüglich des therapeutischen Vorgehens bestehen aufgrund der geringen Beobachtungszahlen widersprüchliche Ansichten. Palliativ- und radikale Operationen, Chemotherapie und Strahlenbehandlung wurden sowohl allein als auch in Kombination versucht. Außer den erwähnten Ausnahmen scheinen sie jedoch keinen nennenswerten Einfluß auf die Prognose zu haben. Die Überlebenszeit nach Diagnosestellung der Penismetastasen überschreitet praktisch nie ein halbes Jahr. Es ist also gerechtfertigt, neben der Sicherung der Harnableitung keinen bzw. den kleinst möglichen Eingriff als Definitivmaßnahme zu wählen.

Zusammenfassung

1. Es wird über drei Fälle von Penismetastasen primärer Harnblasencarcinome berichtet, wobei es sich in einem Fall möglicherweise um ein lokales Rezidiv nach Cystektomie handelt.

2. Penismetastasen kommen meist von in anatomischer Nachbarschaft liegenden Primärtumoren, ohne daß der Ausbreitungsweg gesichert ist. Aufgrund der schlechten Prognose sollte die Therapie lediglich in einer Harnableitung auf suprabubischem Wege bestehen, da auch von radikalen Eingriffen keine Besserung der Prognose zu erwarten ist.

Literatur

1. Abeshouse BJ, Abeshouse GA (1961) J Urol 86:99–112. – 2. Eberth CJ (1870) Virchows Arch Path 51:145–146. – 3. Narayana AS, Loening SA, Olney L, Howard D, Culp DA (1979) Eur Urol 5:262–264. – 4. Negelev S, Herczeg E, Melzer M, Yuszar M (1981) Brit J Urol 53:389. – 5. Trulock TS, Wheatley JK, Walton KN (1981) Urology 17:563–565. – 6. Wolf H, Madson PO (1968) J Urol 99:198–202

Dr. B. Ulshöfer
Urol. Univ.-Klinik
Robert-Koch-Str. 8, D-3550 Marburg/Lahn

Verhandlungsbericht der Deutschen Gesellschaft
für Urologie, 33. Tagung (1981), 82–87

Metastasierende Penistumoren – Beschreibung von vier Fällen

A. Papacharalambous, N. Papadogiannis, K. Petropoulos und A. Manthopoulos

Peniskarzinom schwankt, je nach dem Lande, im allgemeinen zwischen 0,3–0,4 % (USA) und 6,3 % (Uganda) (Grundmann-Vahlensieck 1977) und besitzt die fünfte Stelle, was die Häufigkeit betrifft, unter den Neoplasmen des Urogenitalapparates (Feustel 1972).

Ein metastatischer Penistumor ist außerordentlich selten, auch bei fortgeschrittenem Karzinom der Nachbarorgane (Trulock 1981; Lowsley 1956). Die bisher berichteten Fälle überschreiten nicht die Nummer von 200 (Spreen 1975; Smehaug 1979; Hoppmann 1981).

Wir haben die Gelegenheit gehabt, während der letzten 6 Jahre, 4 Fälle von metastatischen Penisneoplasmen bei insgesamt 163 Fällen (0,024 %) zu beobachten.

Beschreibung der Fälle

Fall Nr. 1. G. Th. 53, Kaufmann. Im Jahre 1977 zeigte er eine Hämaturie auf. Zystoskopisch wurde ein Neoplasm der linken Harnblasenhälfte und des Blasenhalses festgestellt (Abb. 1a). Der Patient wurde einer transurethralen Resektion (TUR) des Tumors unterzogen. Die histologische Untersuchung der Gewebestücke ergab ein Übergangsepithelkarzinom IV. Grades (Abb. 1b). Eine Kobalttherapie wurde durchgeführt.

Nach 14 Monaten kam er wegen Metastasen im mittleren Penisbereich mit Abknickung des Gliedes (Abb. 1c). Die histologische Untersuchung von Gewebestücken aus diesem Bereich ergab wenig differenziertes Karzinom mit starker Zellatypie (Abb. 1d). Der Patient starb 8 Monate nach der letzten Aufnahme.

Fall Nr. 2 L. P., 79, Pensionär. Der Patient kam zur Klinik zum ersten Mal im Jahre 1977 wegen Sarkoms des rechten Hodens. Er ließ sich einer Hodenexstirpation unterziehen. Seitdem wurde er wegen aufeinanderfolgender Rückfälle 4mal einer lokalen Tumorexstirpation unterzogen.

Seine letzte Aufnahme in die Klinik war am 2. 1. 80. Dabei wurde eine fötuskopfgroße Masse erkannt, die die linke Scrotumhälfte betraf und den Penis per continuitatem infiltrierte. Gewebeschnitte aus dem resektierten Tumor zeigte eine kompakte, gelatinöse, gelbbraunfarbige Konsistenz. Sowohl der Tumor als auch aus dem Penis entnommene Gewebestücke zeigten an mehreren Stelle Fibrosarkom- und anderswo Myxosarkomcharaktere auf (Abb. 2a). Der Patient ließ sich mit 50 mg Adriamycin und 400 mg DTIC (Dacarbagine) täglich während 5 Tagen pro Monat behandeln.

Röntgenologisch: unvollständige Blasenausdehnung. Lückenhafte Darstellung der linken Blasenhälfte, offensichtlich wegen Tumorausbreitung in den kleinen Becken hervorgerufen (Abb. 2b). Der Patient starb 6 Monate nach der letzten Behandlung.

Fall Nr. 3. K. D., 71. Der Patient wurde aus einem anderen Urologischen Zentrum am 21. 5. 81 mit Dauerkatheter wegen Harnsperre und hochgradiger Anämie (Hämatokrit 22 %) zu uns verlegt. Bei der Palpation der Peniswurzel wird eine kleine eigroße, perforierende Verhärtung ermittelt (Abb. 3a). Die Penisbiopsie ergab ein undifferenziertes bindegewebiges Karzinom (Abb. 3b).

Röntgenologisch: Stumme Niere links, geringe Hydronephrose rechts mit ausgedehnter Osteolyse des linken Sitzbeins (Abb. 3c). Die histologische Untersuchung der aus der Harnblase durch TUR entnommenen Gewebestücke ergab ein Übergangsepithelkarzinom.

Fall. Nr. 4. G. I., 85. Der Patient wurde am 6. 9. 75 in die Klinik wegen akuter Harnretention und Fieber aufgenommen. Aus der Anamnese gibt er seit 2 Jahren Hämaturie in seltenen zeitlichen Zwischenräumen, kürzlich Dysurie und schließlich Harnsperre an. Bei der physikalischen Untersuchung wird eine 1,5 x 4 cm große harte Platte an der dorsalen Seite des Penis, im mittleren Bereich, festgestellt. Wegen Undurchgängigkeit

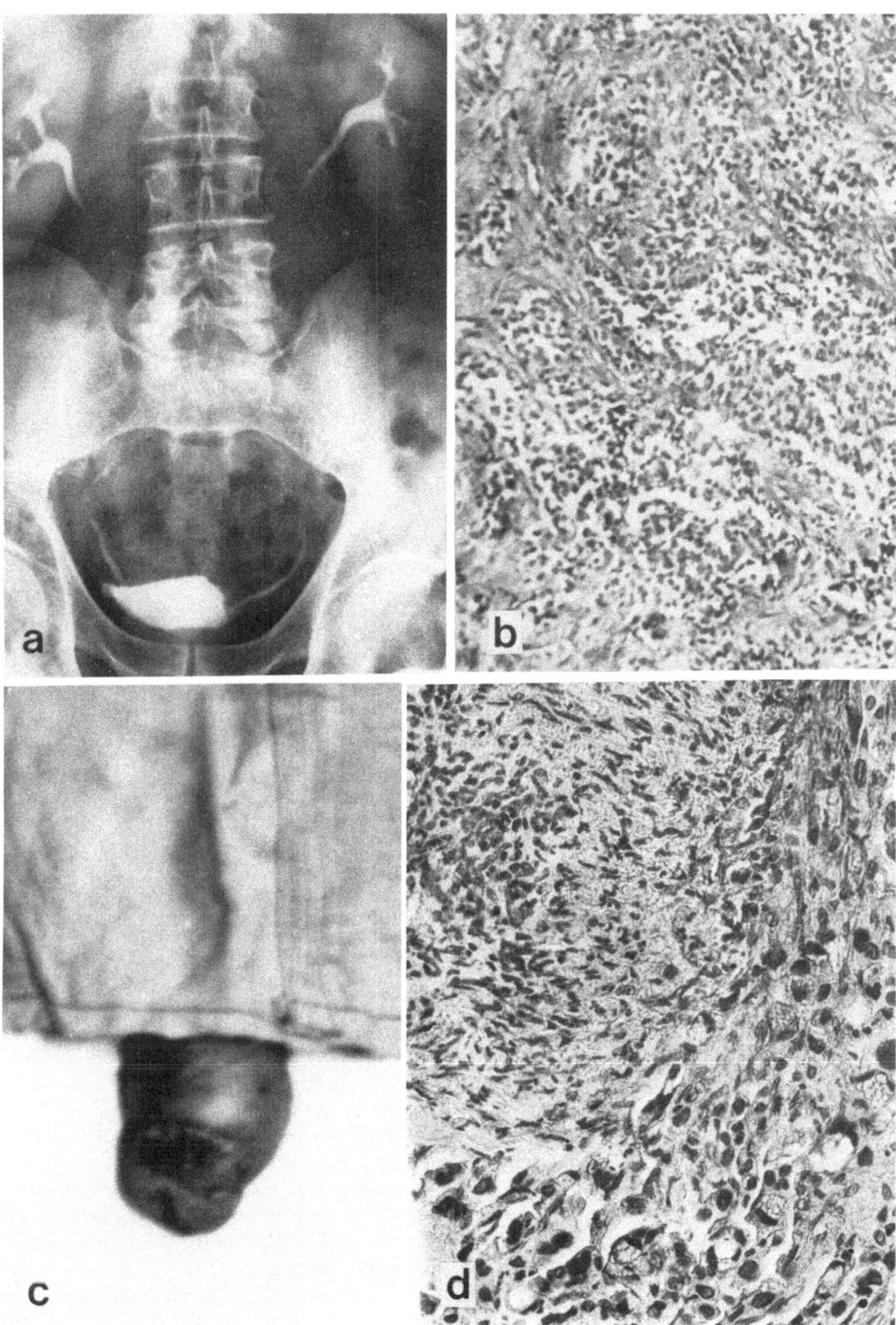

Abb. 1

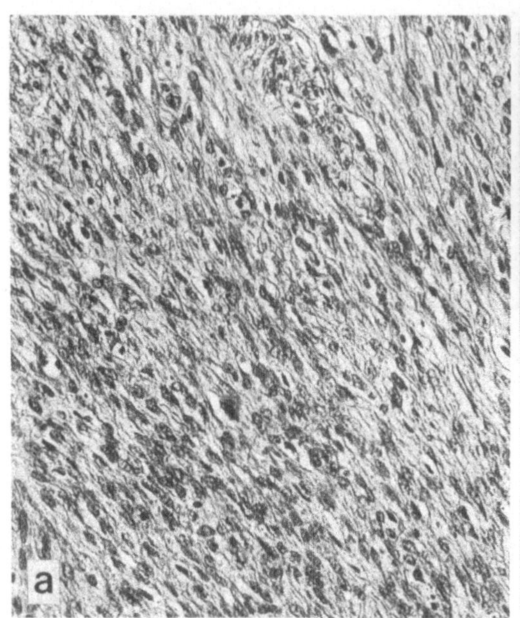 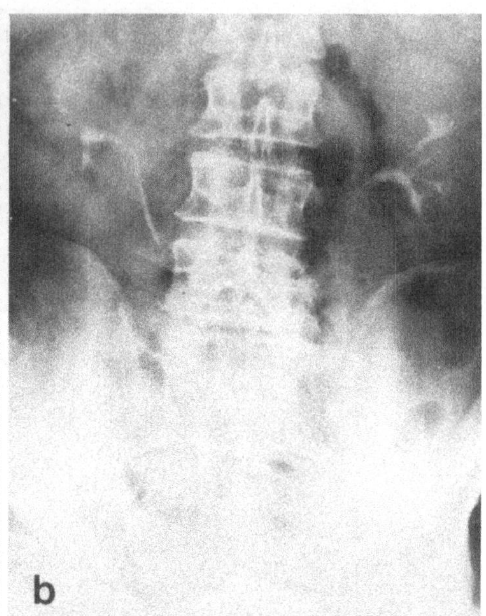

Abb. 2

der Harnröhre wird eine Zystostomie vorgenommen. Bei der Eröffnung der Harnblase wird ein infiltrierendes Neoplasma der linken Blasenhälfte beobachtet. Daraus wird ein Gewebestück entnommen, das das Vorhandensein eines undifferenzierten Harnblasenkarzinoms ergab (Abb. 4a). Die nachfolgende röntgenologische Kontrolle ergab einen korallenartigen Nierenstein links und ungleichmäßige Ausdehnung der Harnblase. Die Urethrographie zeigte Strikturen und eine nicht normale Erweiterung des hinteren Teiles der Harnröhre. Die Kavernographie ergab eine lückenhafte Darstellung, wie auch den Tumorsitz (Abb. 4b). Die histologische Untersuchung der entnommenen Penisgewebestücke erwies „ein kompaktes Karzinom der Corpora cavernosa, histologisch intermediären Type, ausgehend von der Harnblasenwand" (Abb. 4c).

Wegen des schlechten Allgemeinzustandes und des Patientenalters verzichteten wir auf irgendwelche Behandlung. Der Patient kam 2 Monate nach seiner Entlassung ad Exitum.

Diskussion

Die Metastastischen Penistumoren gehen meistens von einem primären Herd im Urogenitalsystem aus (Abeshouse, Abeshouse 1961). Als häufiger am Penis metastasenbildende Organe

gelten hier die Harnblase (Sunderland 1961; Hayes 1967), die Prostata (Garofalo 1963; Laska 1963), die Nieren (Smith 1964), die Hoden und andere.

Andere am Penis metastasenbildende Organsysteme sind, der Reihe der Häufigkeit nach, der Verdauungsapparat, der Atemapparat, das Skeletsystem und die Haut (Hayes 1970).

Die von einem primären Herd im Urogenitalapparat ausgehende Penismetastasen kommen sehr langsam zustande und können meistens zwei Wege nehmen:

a) durch Ausbreitung per continuitatem (Fall Nr. 2),

b) durch retrograde venöse Transportierung der Krebszellen – der häufigste Weg nach Wolf (1968) – (Fälle Nr. 1 und 3).

Als die seltensten Wege gelten der lymphogene und der hämatogene Weg (Hayes), oder die Implantierung von Krebszellen in den Penis infolge von instrumentellen Verletzungen (Fall Nr. 4?), bzw. nach TUR des Primärtumors (Smehaug 1980).

Die metastatischen Penistumoren zeigen keine charakteristische Symptomatologie auf. Den üblichsten Befund stellen eine palpable Platte am Penisrücken oder ein ausgedehntes Ödem dar, das mit Schmerzen oder Priapismus einhergehen kann (Smith 1964).

Die metastatischen Tumoren rufen selten eine

84

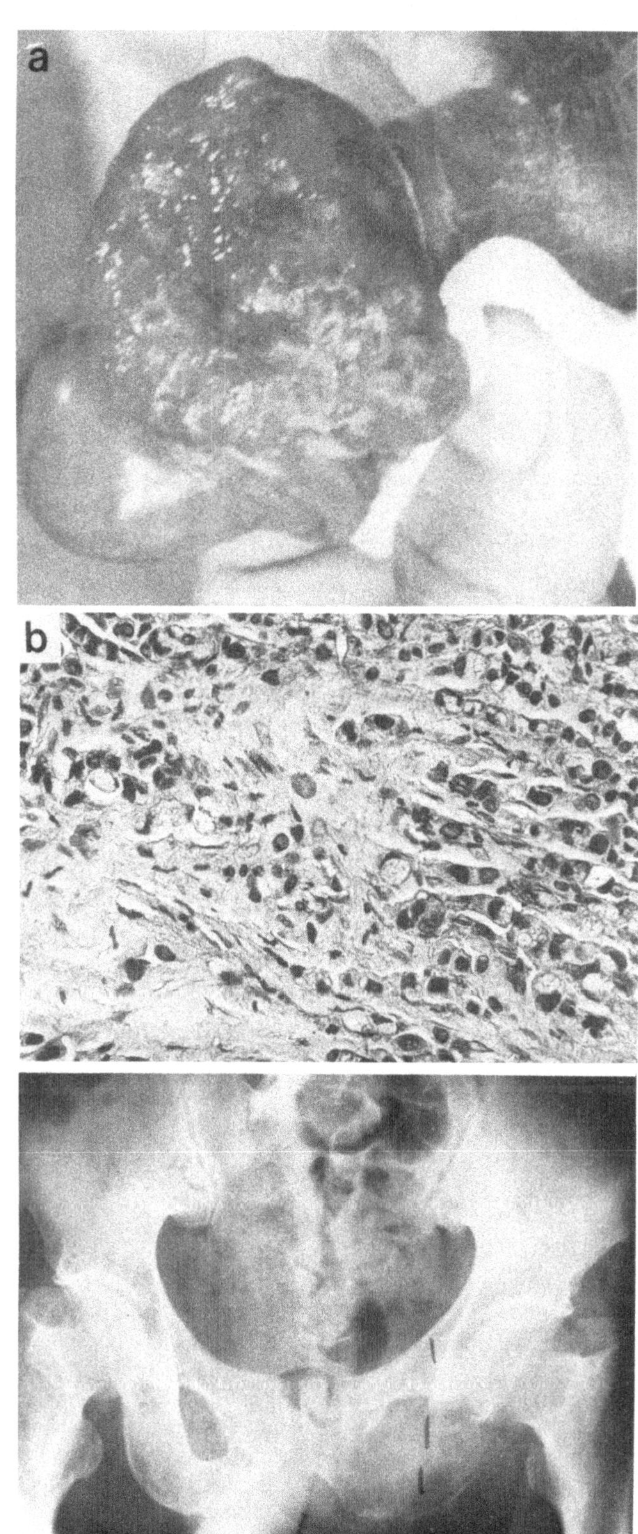

Abb. 3

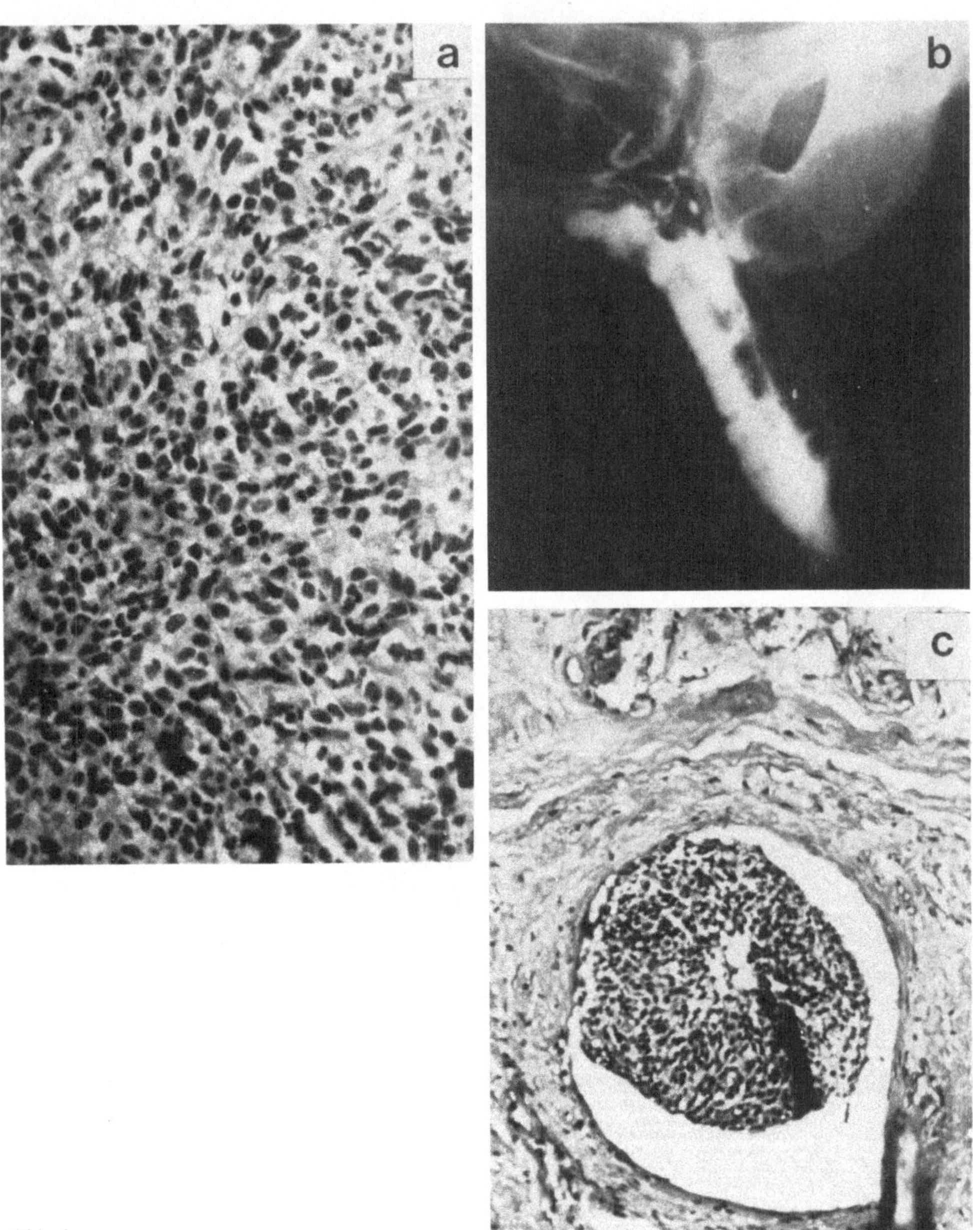

Abb. 4

Lumenobstruktion der Harnröhre und infolgedessen eine Harnsperre hervor (Spreen 1975). Die eigenen Fälle Nr. 3 und 4 stellen die zweiten und dritten in der Weltliteratur berichteten Fälle dar, die sich mit akuter Harnretention manifestierten, und die ersten, deren primäre Herde in der Harnblase lagen.

Die Diagnose des metastatischen Karzinoms ist relativ leicht und beruht auf dem klinischen Bild und den röntgenologischen Befunden. Der primäre Herd ist durch intravenöse Urographie zu suchen, während der Beitrag der Lymphangiographie, der Computer-Tomographie und der Kavernographie für bedeutend gehalten wird. Schließlich stellt die histologische Untersuchung eine sichere Diagnose (Raghavaiah 1978).

Die Differentialdiagnose hat gegen Induratio penis plastica und Thrombose der Corpora ca-

vernosa bzw. der Arteria profunda penis dorsalis
zu unterscheiden.

Die zu applizierende therapeutische Behandlung läßt gewöhnlich kein Problem entstehen, da die Erkrankung eine Manifestierung des Endstadiums der primären Krankheit (Hayes 1967; Negelev 1981). Die therapeutischen Resultate sind äußerst enttäuschend und nur in vereinzelten Fällen ist eine Kombination von Strahlentherapie und Chemotherapie zu versuchen.

Zusammenfassung

Es werden 4 in unserem Institut während der letzten 6 Jahre gesammelte Fälle mit metastatischen Peniskarzinomen vorgestellt. Drei davon, die sich histologisch als Karzinome erwiesen, hatten ihren primären Herd in der Harnblase, während der Herd eines anderen – eines Sarkoms – am Scrotum lag. Bemerkenswert ist die Tatsache, daß 2 Fälle sich mit Harnsperre manifestierten.

Die diagnostischen Methoden werden diskutiert und es wird auf den schlechten Ausgang der 3 von den 4 Fällen hingewiesen.

Literatur

Abeshouse BS, Abeshouse GA (1961) Metastatic tumors of the penis: a review of the literature and a report of two cases. J Urol 86:99. – Feustel A, Zochert G, Bellmann H (1972) Beitrag zur Aetiologie und Prognose des Peniskarzinoms. Urol 65:687. – Garofalo F (1963) On a case of metastasis to the corpora cavernosa of the penis of carcinoma of the prostate. Arch Ital Urol 36:138. – Grundmann E, Vahlensieck W (1977) Tumors of the male genital system. Springer, Berlin Heidelberg New York. – Hayes WJ, Young JM (1967) Metastatic carcinoma of the penis. J Cron Dis 20:891. – Hoppmann HJ (1981) DDX and management of tumors and tumor-like genital lesions. Geriatrics 36:137. – Laska A (1963) A case of metastasis of prostatic cancer in the penis. Pol Pr Chir 35:399. – Lowsley O, Kirwin T (1956) Clinical urology. Wilkins and Co, Baltimore. – Negelev S, Herczeg E, Melzer M, Huszar M (1981) Metastases to the penis from carcinoma of the prostate. Brit J Urol 53:389. – Raghavaiah N (1978) Corpus cavernosogram in the evaluation of carcinoma of the penis. J Urol 120:423. – Smehaug J (1980) Metastases to the penis from carcinoma of the prostate: a case report. Scand J Urol Nephrol 13:205. – Smith M, Bonacarti A (1964) Malignant priapism due to clear cell carcinoma: A case report and review of the literature. J Urol 92:297. – Spreen SA, Keys RA jr, Evans AT (1975). Acute urinary retention secondary to metastatic prostatic carcinoma of the bladder. J Urol 113:59. – Sunderland H (1961) Carcinoma of the penis secondary to carcinoma of the bladder. Brit J Urol 33:328. – Trulock TS, Wheatley JK, Walton KN (1981) Secondary tumors of penis. Urology 17:563. – Wolf H, Madsen PO (1968) Metastases of the external genitalia from carcinoma of the prostate: A report of two cases. J Urol 99:198

OA Dr. Alexander Papacharalambous
Hatzikostastr. 11
Athen (602)
Griechenland

Verhandlungsbericht der Deutschen Gesellschaft
für Urologie, 33. Tagung (1981), 88–90
© Springer-Verlag Berlin Heidelberg New York 1982

Tuberkulome der Schwellkörper des Penis (2 Fälle)

J. Pasiewicz, A. Nowak, L. Teneta und J. Zieliński

Tuberkulose der Harnröhre und des Penis ist selten. In der Harnröhre verursacht sie Strikturen, Fisteln und periurethrale Infiltrationen. Bei Lokalisation in den Bulbourethraldrüsen entsteht ein harter Tumor, der später erweicht, vereitert und eine Fistel verursachen kann [1, 4, 6, 8]. Ausgangspunkt für die Urethraltuberkulose ist die Prostata oder die Niere. Im Bereich des Gliedes sind seit langem tuberkulöse Ulcera der Glans bekannt, meist dicht am Meatus oder am Rand des abgeschnittenen Praeputiums nach ritueller Beschneidung, oder auch infolge eines Geschlechtsverkehrs bei weiblicher Genitaltuberkulose [2, 5, 6, 7]. Äußerst selten dagegen sind hämatogene Tuberkulome der Schwellkörper [3, 4].

Als Beitrag zur Differentialdiagnose von nicht epithelialen Penistumoren und von Induratio penis plastica scheint uns die Beschreibung von 2 Fällen dieser Art von Interesse zu sein.

Fall 1

36 J. alt. Seit 3 Monaten – Dysurie und Krümmung des Gliedes während der Erektion. Oft Eiterausfluß aus der Urethra, manchmal auch Urethrorrhagie. Im Penoskrotalwinkel ein harter, nicht schmerzhafter Tumor von ca. 4 cm Durchmesser. Distal von ihm fühlt man eine derbe periurethrale Infiltrierung. Pyurie; Urographie o. B.; BS 10/23.

Urethrographie: Extravasation im Penoskrotalwinkel, distal davon – eine lange Striktur der Urethra (Abb. 1). Biopsie aus dem Tumor führte zum Verdacht von Tuberkulose. Aus dem Urin und dem Ausfluß konnten keine Tuberkelbazillen gezüchtet werden. Nach mehrwöchiger unspezifischer erfolgloser Antibiotikabehandlung wurde der Tumor in toto entfernt. Er hatte ca. 3½ cm Durchmesser, war seitlich scharf begrenzt, aber mit dem Schwellkörper verbacken.

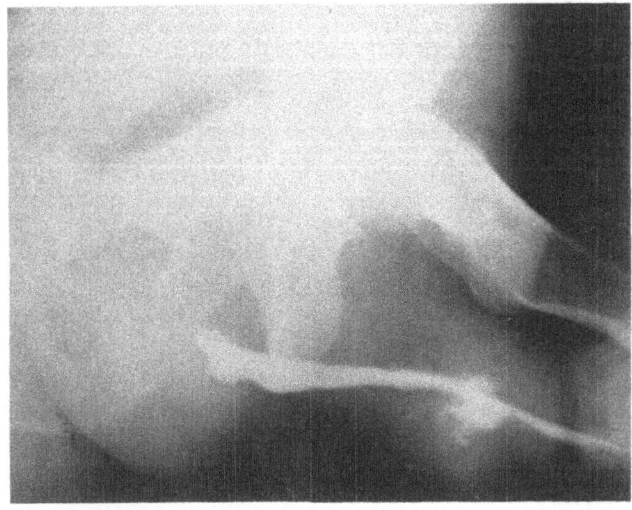

Abb. 1. Urethrographie im Fall 1

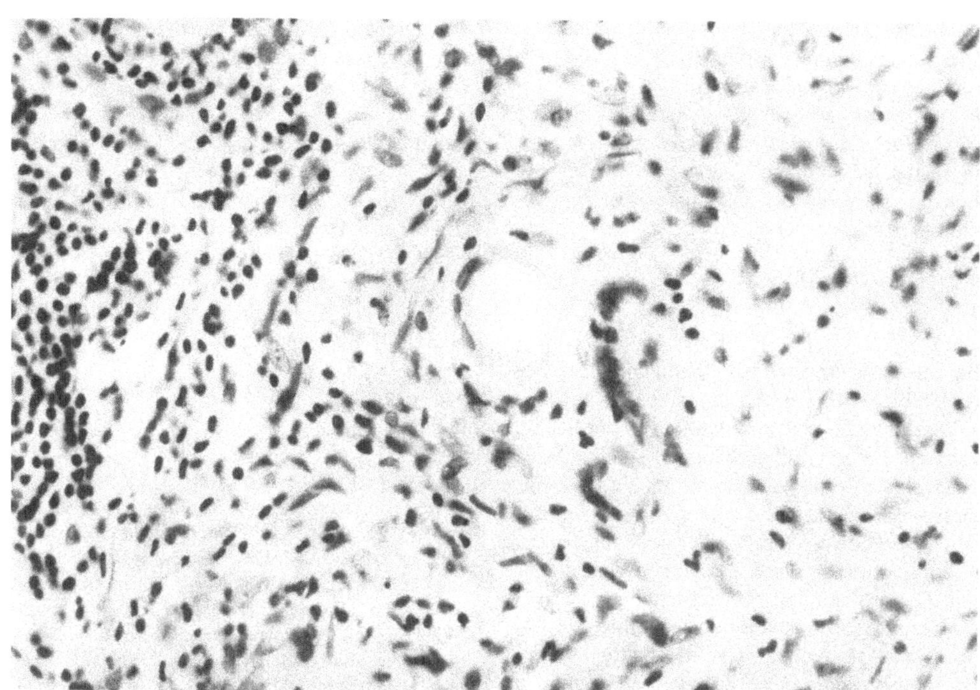

Abb. 2. Mikrophotographie im Fall 1

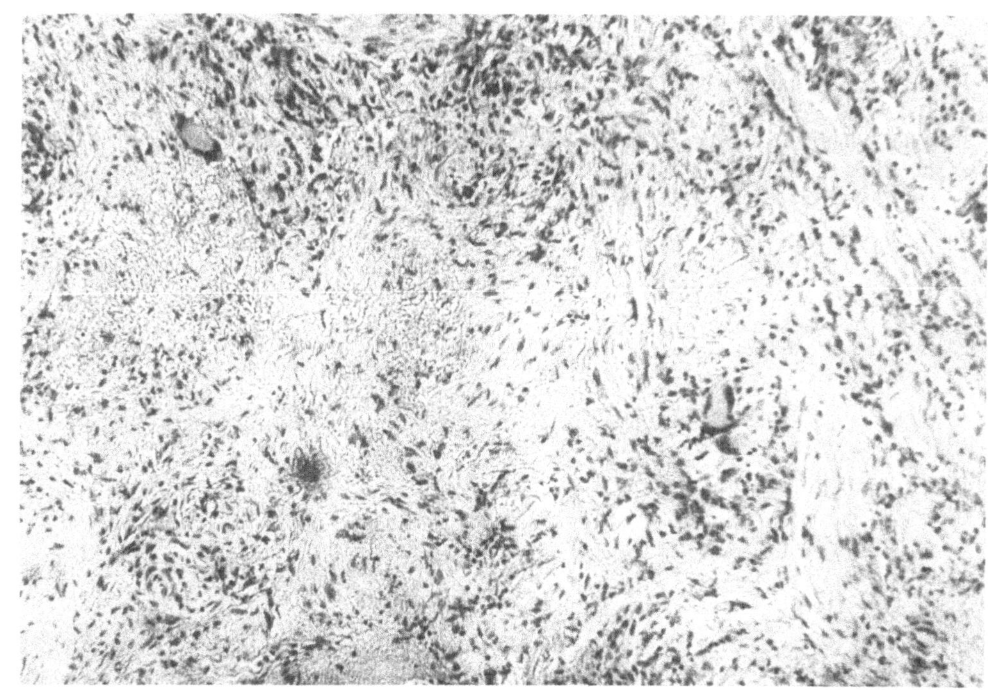

Abb. 3. Mikrophotographie im Fall 2

Histologisch: tbc productiva caseosa (Abb. 2), es konnten in dem typischen Granulationsgewebe mit Riesenzellen Koch-Bazillen nachgewiesen werden. Die Nähte gingen nach einer Woche auseinander, es entstand eine Urethralfistel, die erst nach 10monatiger spezifischer Behandlung durch eine plastische Operation geschlossen werden konnte.

Fall 2

Bei einem 54jährigen Mann fand man in der Tiefe der Eichel eine nicht schmerzhafte, kugelige Verhärtung, die er vor 2 Monaten feststellte. Sie hatte ca. 1,5 cm im Durchmesser. Alle Untersuchungsbefunde waren normal, BS 2/4. Der Tumor wurde exzidiert und eine spezifische Granulation festgestellt (Abb. 3). Der Histologe nahm Tuberkulose oder Lues an, letztere wurde aber mittels serologischer Untersuchungen ausgeschlossen. In der Anamnese fand man sowohl für die eine als auch für die andere Ätiologie keinen Anhaltspunkt. Der Kranke erschien trotz mehrfacher Mahnbriefe erst nach einem halben Jahr zur Kontrolle. Man fand eine Verhärtung, die viel größer war als vorher. Nach einer halbjährigen Behandlung mit Rifampicin, Ethambutol und Isonikotinsäurehydrazid schwand die Verhärtung und nach einem weiteren Jahr ohne Behandlung bestand derselbe Zustand unverändert.

Die Diagnose ist sowohl histologisch als auch durch den Behandlungserfolg gesichert. Unsere Behandlung durch Exzision und Tuberkulostatika war erfolgreich. Die Pathogenese ist schwierig zu erklären. Uns scheint es gerechtfertigt, eine hämatogene Streuung aus einem mittlerweile geheilten Primärkomplex anzunehmen.

Zusammenfassung

Bei 2 Männern im Alter von 36 und 54 Jahren wurden im Bereich des Penis Tuberkulome festgestellt, und zwar beim ersten im Penoskrotalwinkel mit Durchbruch in die Urethra und beim zweiten in der Eichel. Beide wurden durch Exzision und Tuberkulostatika geheilt.

Literatur

1. Campbell FM, Harrison JH (1970) Urology. Saunders, Philadelphia. – 2. Kaufman JJ, Silver BB (1954) Tuberculous ulcer of the penis: primary surgical excision. J Urol 72:226. – 3. Kunowski BW, Kowal WK, Bogaczenko MK (1977) Tuberkuloz połowowo czlena. Urołogija i nefrołogija 3:70. – 4. Lowsley OS, Kirwin TJ (1956) Clinical Urology. Williams and Wilkins, Baltimore. – 5. Mahlberg FA, Rodermund OE, Müller RW (1977) Ein Fall von Zirkumzisionstuberkulose. Hautarzt 28:424. – 6. Mazurek LJ (1974) Gruźlica układu moczowego i meskich narzadów płciowych. PZWL, Warszawa. – 7. Narayana AC, Kelly DG, Duff FA (1976) Tuberculosis of the penis, short case report. Brit J Urol 48:274. – 8. Symes JM, Blandy JP (1973) Tuberculosis of the male urethra. Brit J Urol 45:432

J. Zieliński
Urologische Univ.-Klinik Katowice
ul. Warszawska 52
40-008 Katowice
Polen

Verhandlungsbericht der Deutschen Gesellschaft
für Urologie, 33. Tagung (1981), 91/92
© Springer-Verlag Berlin Heidelberg New York 1982

Diskussion zu den Vorträgen Seite 77 bis 90

Moderatoren: Weber, W., Frankfurt, Zoedler, D., Düsseldorf, Zielinski, J., Kattowitz

Zur Diskussion gemeldet hatte sich Herr Lehmann.

Penismetastasen
bei Blasen- und Prostatakarzinomen

H. D. Lehmann

Eine auffallende Häufung von Penismetastasen bei Blasen- und Prostatakarzinomen in den letzten 2½ Jahren gibt Veranlassung zu dieser Mitteilung. In der Urologischen Klinik der Stadt Köln wurden in diesem Zeitraum bei 6 Patienten (3 Blasenkarzinome, 1 Blasenkarzinom plus Ösophaguskarzinom und 2 Prostatakarzinome) Penismetastasen beobachtet, die bis auf eine isoliert an der Peniswurzel aufgetretene und entfernte Metastase immer das ganze Organ einschließlich der Glans befallen hatten.

Bei den Blasenkarzinomen handelte es sich um Männer im Alter von 63, 48, 78 und 46 Jahren im Beginn der Erkrankung, die Prostatakarzinompatienten waren bei Beginn der Erkrankung 58 bzw. 65 Jahre alt.

Bei den Blasenkarzinomen handelte es sich durchweg um Grad-III-Tumoren, teilweise mit multilokulärem Wachstum, und 2 Trigonumkarzinome, bei dem Patienten mit malignem Doppeltumor um ein Plattenepithelkarzinom des Ösophagus und wenige Wochen später klinische Symptomatik eines multilokulären Urothelkarzinoms der Blase, das als undifferenziertes Karzinom Grad III diagnostiziert wurde.

Die Metastasierung in den Penis erfolgte bei den beiden jüngeren Patienten 3 bzw. 7 Jahre nach Krankheitsbeginn und bei den älteren Patienten 1 Jahr bzw. bereits 2 Monate nach Diagnosestellung. Leistenlymphknoten fanden sich in keinem Fall, ein Befund war mit einem ausgedehnten Tumorbefall der Urethra kombiniert. Auffallend war das Fehlen stärkerer durch die Penismetastasierung bedingter Blasenentleerungsschwierigkeiten. Ferner waren die bestehenden Schmerzen nur selten und nicht anhaltend durch die Penismetastasierung hervorgerufen.

Beim Prostatakarzinom kam es bei dem 58jährigen Patienten etwa 2 Jahre nach der Diagnosestellung eines Adenokarzinoms der Prostata zu einem explosivem Wachstum mit Ausmauerung des Beckens, ausgedehnter Knochenmetastasierung und Penismetastasen, die im Obduktionsbefund über die ganze Ausdehnung des Organs beschrieben wurden. Der 2. Prostatakarzinompatient mit tubulär-adenoidem, teils kribriformen, teils solidem, hellzelligem Adenokarzinom stand wegen zahlreicher Risikofaktoren primär unter Estracyt-per-os-Behandlung kontinuierlich und entwickelte nach etwa 3 Jahren bei Schmerzen im Bereich der Peniswurzel eine ringförmige, derbe Metastasenplatte, die als Adenokarzinom der Prostata diagnostiziert wurde und 6 Monate später fand sich kein weiteres Rezidiv. Dieser Patient lebt.

Zusammengefaßt ist zu sagen, daß die Metastasierungen von Blasen- und Prostatakarzinomen in den Penis von Agressivität des Tumors weniger als von seiner Lokalisation abhängen, als Lymphangiosis carcinomatosa aber auch als haematogene Metastasierung der Corpura cavernosa einschließlich der Glans beobachtet werden und im Gesamtzusammenhang der Erkrankung des einzelnen Falles als Signum mali ominis aufgefaßt werden müssen.

Vielen Dank Herr Lehmann. Ich darf um weitere Diskussionsmeldungen bitten:

Zielinski, Kattowitz: Es wirft sich die Frage auf, ob man in solchen Fällen, wo der Krebs im Trigonum lokalisiert ist, eine vollständige Urethrektomie vornehmen soll. Wir haben unter 16 Cystektomien 3 Urethralmetastasen und eine davon im 6. Jahr nach der OP. Ich sah letztens vor einigen Monaten bei Anderson im Karolinska-Spital in Stockholm als Routinemethode die Entfernung der hinteren Urethra von einem Perinealschnitt. Und wenn man in Betracht nimmt, daß die Metastasen meistens in der hinteren Urethra lokalisiert sind, meine ich, es ist vielleicht die beste Methode und nicht eine sehr große OP wie die radikale, vollständige Urethrektomie.

Zoedler, Düsseldorf: Vielen Dank, Herr Zielinski. Dazu darf ich vielleicht sagen, daß die Zahlen sehr unterschiedlich sind, wenn man innerhalb von 2 Jahren 6 Metastasen gesehen hat und wir bei 371 Cystektomien nur 4 Metastasen, denn muß ich von unserer Warte her sagen, daß sich eine primäre Urethrektomie oder primäre Penisexstirpation nicht anbietet. Auf der anderen Seite ist es so, wenn sich nach einer Cystektomie eine Metastase im Glied oder in der Urethra zeigt, die auf das Corpus cavernosum übergreift, glaube ich nicht, daß man auf eine Urethrektomie und Penisexstirpation verzichten sollte, auch wenn man von vorneherein die Vorstellung hat, innerhalb von 4 oder 6 Monaten ist der Patient ohnehin tot, und deswegen sollte man ihm nicht eine solche OP zumuten: das ist bei den Urethrektomien, die wir vorgenommen haben, in keiner Weise der Fall gewesen. Aber sicher ist es ein Unterschied, ob die Metastasen nach einer Elektroresektion aufgetreten sind, oder nach einer Cystektomie. Denn bei der Elektroresektion kann man sich schon die Metastasierung durch das Instrument durch die gesamte Harnröhre vorstellen.

Weber, Frankfurt: Darf ich etwas dazu sagen. Also, ich mache heute bei der Cystektomie die Urethrektomie generell. Wenn Sie sie von einem kleinen Schnitt am Damm als Inversionsurethrektomie machen, dann dauert der Eingriff 10 Minuten. Das ist keine wesentliche Verlängerung der Operation, der Blutverlust ist minimal. Ich weiß aber auch nicht, ob es das Problem hier ist, das im wesentlichen uns angeht. Ich glaube, daß die Inoculationsmetastasierung eine außerordentlich geringe ist. Ich glaube auch, daß der direkte Metastasenweg, nämlich das Einwachsen des Tumors in den Penis, ganz außerordentlich selten ist.

Bitte denken Sie einmal chirurgisch und urologisch-chirurgisch. Ein Tumor durchbricht praktisch niemals Fascien, und er müßte das Diaphragma urogenitale durchbrechen, das wäre der eine Weg. Eine Möglichkeit bestände lediglich über die Fossa ischiorectalis vom Rectum-Ca und das in etwa 15 % der Fälle, die die Penismetastasen ausmachen. Was bleibt dann noch. Es bleibt der Weg über die Blutbahn. Dazu müssen Sie eine pathologische annehmen. Also beim offenen foromen ovale, das gibt es. Oder aber es muß über das Lungenfilter gehen. Wir wissen, das Lungenfilter ist ein schlechtes Filter. Das ist durchaus möglich. Herr Stelzner hat immer wieder darauf hingewiesen, es gibt eine große Anzahl von arterio-venösen Anastomosen, die die Krebszellen immer durchlassen und sie bis in den Penis lassen. Nur etwas stört mich dabei. Es gibt ja kaum im Penis carcinöse Tumoren und Sarkome, die auf dem Blutwege metastasieren. Also bleiben noch 2 -Metastasenwege. Das eine ist der retrograde venöse, also wenn die Venen proximal verstopft sind. 75 % dieser Tumoren sitzen ja dort unten, und Sie wissen, Abeshouse hat nachzuweisen versucht, daß auch die Nierentumoren in den Penis über die Venen metastasieren. Bezüglich der Regelhaftigkeit der Venen, das wissen wir alle, die wir am Retroperituneum operieren, je weiter Sie von oben nach unten kommen, desto mehr ist die Anarchie des Venensystems. Aber da ist ja auch ein Zusammenhang vorhanden, von den Venen der Prostata, von den Venen des Rectums, von den Venen der Blase über die iliacalen Venen zur tiefen dorsalen Penisvene. Also dieser Metastasenweg ist sicher denkbar, und ich glaube, daß es der wahrscheinlichste ist und der nächstwahrscheinliche ist der über die Lymphknoten. Herr Marberger! Auch retrograd über die Lymphknoten.

Marberger, Innsbruck: Ja, ich glaube die venöse Streuung über die dorsalis penis oder umgekehrt plexus periprostaticus vesicalis und retrograd, der glaube ich, ist erwiesen. Zu den Metastasen oder Tumorbildungen im Penis, die wir heute gesehen haben, da handelt es sich um Krebs, um Tumorbildungen im Corpus cavernosa penis. Also nicht im Schwellgewebe, das die Urethra umgibt. Das sind keine epithelialen Tumoren sondern das sind echte Metastasen. Das ist Nr. 1. Dann zum Kollegen Zoedler erlaube ich mir zu sagen, daß wir unter 1 % Implantationsmetastasen haben bei etwa 1000 – wir haben jetzt 1100 Blasentumoren nachuntersucht – die wir transurethral behandelt haben, und die immer Rezidive in der hinteren Harnröhre liegen haben.

Weber, Frankfurt: Vielleicht darf ich noch auf etwas hinweisen bezüglich der Aussicht. Ich glaube, das sollte man doch noch ganz schnell sagen. Wissen Sie, es ist natürlich so, daß es ein ganz schlechtes Zeichen ist, wenn Metastasen auftreten. Jeder Carcinomfall ist natürlich ein Einzelfall. Und ich erinnere Sie an diese sehr schöne Arbeit von Herrn Kaufmann, noch aus der Klinik von Herrn Klosterhalfen, da hatte er eben einen Fall beschrieben, der überlebte 1½ Jahre. Und es gibt, ich glaube von Kettel, ich glaube, Sie haben ihn auch zitiert, einen Fall, der überlebte 9 Jahre. Und da muß man sich auch mal wieder erinnern an die allgemeine Urologie. Das ist eben die Frage: in einem Fall sind es ausgedehnte multiple Metastasen, im anderen Fall ist es eine solitäre Metastase, die retrograd entstanden ist, und bei solitären Metastasen hat man eben in der Leberresektion noch eine 30%ige Überlebenszeit, in der Lungenchirurgie bei der Resektion eine über 30%ige Überlebenszeit, vorausgesetzt, daß die Latenzzeit zwischen der Operation des Primärtumors und der Metastase eine relativ lange war. Das können Sie in der schönen Arbeit aus der Klinik Klosterhalfen/Kaufmann nachlesen. Diese Latenzzeit betrug in allen Fällen über 1½ Jahre, und wenn Sie eben eine lange Latenzzeit haben, und wenn es eine solitäre Metastase ist, dann kann man eine solche Metastase auch noch mit Erfolg operieren.

Ulshöfer, Marburg: Die Implantationsmetastasen in hinteren Harnröhren sind sicherlich etwas ganz anderes als die primären Metastasen in der Glans penis, und deswegen galt das mit dem halben Jahr eigentlich nur für die in der Glans zunächst. Man wird – wenn sicherlich nur eine kleine lokale Metastase da ist – und sämtliche anderen Untersuchungen ergeben nichts, sich leichter dazu entschließen, hier operativ vorzugehen, als wenn da zunächst einmal der Hinweis ist und 8 Tage später der sichere Beweis, daß da eine weitere Metastasierung vorliegt – und bei den meisten Patienten liegt eben eine weitere Metastasierung vor. Die Ausnahme hatte ich auch gesagt, das ist das Rectumcarcinom.

Weber, Frankfurt: Unsere Zeit ist überzogen. Dann bedanke ich mich bei sämtlichen Vortragenden und allen Diskussionsrednern und gebe zurück an den Herrn Präsidenten.

Induratio Penis Plastica

Verhandlungsbericht der Deutschen Gesellschaft für Urologie, 33. Tagung (1981), 93–96
© Springer-Verlag Berlin Heidelberg New York 1982

Wertigkeit verschiedener Therapieverfahren bei Induratio penis plastica – Urologisches Referat

L. V. Wagenknecht, W. H. Meyer und A. Wiskemann

François de la Peyronie beschrieb bereits 1743 die nach ihm benannte Induratio penis plastica. Ätiologie, Pathogenese und optimale Therapie sind jedoch weiterhin unklar. Mit Maximum im 4. und 5. Lebensjahrzehnt entwickeln sich schubweise derbe Plaques unterschiedlicher Form und Ausdehnung an Dorsum und Seite, selten ventral am Penis mit darüber verschieblicher normaler Haut. Der narbige Elastizitätsverlust bedingt Schmerzen und verschiedengradige Abknickungen bei der Erektion. Die Diagnose umfaßt die Palpation, Ausmessung und maßstabsgerechte Zeichnung der Knoten, Fotos der Abknickung im a. p. und seitlichen Strahlengang nach künstlicher Erektion, Cavernosographie und Ultraschall als Verlaufskontrolle. Die Abschätzung von Therapieergebnissen ist schwierig, da die Krankheit in Schüben verläuft, subjektive Eindrücke von Patient und Arzt den verlaufsmäßig schwer faßbaren Befund überlagern und spontaner Stillstand und mögliche Regressionen Therapieerfolge vortäuschen können.

Ätiologische Vorbemerkung

Bezüglich des Pathomechanismus muß eine angeborene Disposition zur abnormen Narbenbildung wie an der Hand oder im retroperitonealen Raum angenommen werden. Mechanisches Trauma, Mikrohämorrhagien oder Gefäßschäden könnten direkt die Fibroseformation stimulieren. Die häufig strapazierte Theorie, daß hier eine Erkrankung des sexuellen Aktivisten vorliegt, erscheint unhaltbar, seitdem klar ist, daß sie auch bei in diesem Bereich inaktiven Männern auftritt. Infekte, Toxine und kürzlich beschriebene Medikamente wie Labetalol als Alpha- und Betablocker, Propranol und Metoprolol könnten über einen Auto-Immunmechanismus zu einer warum auch immer dort lokalisierten Entzündung führen.

Das Zwischenresultat ist die Entstehung eines Plasmaexsudates. Das Chrarakteristikum und die Schwere der Erkrankung sind jedoch nicht durch die Entzündung, sondern durch die Fibrose bedingt. Das eigentliche Problem bei der Entstehung der Induratio muß deshalb im Ablauf fibrinolytischer Vorgänge und erst in zweiter Linie in der Physiologie der Fibroblasten zu suchen sein.

Die Fibrosierung kann sich erst dann ausbilden, 1. wenn der Fibrinolysevorgang insuffizient ist (z. B. durch medikamentöse Schädigung oder angeborene Prädisposition), 2. wenn die Fibronolyse durch die Stärke der exsudativen Inflammation überfordert wird oder 3. wenn die „fibrinolytischen Reserven" durch wiederholten Toxineinfluß erschöpft sind. Die Aktivierung der Fibroblasten und Narbenbildung ist die Folge.

Histologie

Das histologische Bild des M. Peyronie unterscheidet sich nicht von dem anderer Fibrosen. Nach Untersuchungen von Smith kommt es zunächst zur Gefäßentzündung mit perivaskulären lymphatischen und plasmocytären Infiltraten, später zur Progression, in dichtes Narbengewebe, welches die Tunica albuginea, die Corpora-Matrix und das intercorporale Septum betrifft.

Beschwerdebild

Die Symptomatik bei 116 eigenen Fällen umfaßte den obligaten Knoten oder Strang, überwiegend in Penismitte, die Abknickung in 75%, Schmerz bei Erektion in 33%, Erektionsstörungen bei 22% sowie erschwerten oder unmöglichen Coitus bei 40%. Nach Literaturangaben haben bis zu 68% der Betroffenen Schwierigkeiten beim Geschlechtsverkehr und bis 90% der Fälle Penisverkrümmungen.

Begleiterkrankungen waren die Dupuytren-

Tabelle 1. Medikamentöse Therapie der Induratio penis plastica

Therapieart	Autoren	Fall-zahl	Besserung		Mißerfolg		Nebenwirkungen
			Zahl	Pro-zent	Zahl	Pro-zent	
Vitamine E 300–400 mg/Tag maximal 30–100 g	Devine u. Horton, Heite u. Knierer, Descantis, Fetter	85	64	75%	21	24%	Passagere Azoospermie
K-Paraaminobenzoat 12 g/Tag über Monate bis Jahre	Hasche-Klünder Riley Zarafonetis u. Horrax	2692	1549	58%	1148	42%	Appetitlosigkeit, Übelkeit Fieber, Exanthem
Corticoidinjektion 10 mg Prednisolon- äquivalent alle 2–6 Wochen mit u. ohne Hyalyronidase	Williams, Teasley Ekstrom u. Hultengren, Furey, Toksu, Dreyer, Bodner, Desanctis, Chesney, Callamon	163	96	59%	67	41%	schmerzhafte Injektion, Hämatom
unbehandelt	Williams u. Thomas Williams u. Green	45	3	7%	42	93%	

sche Kontraktur in 41%, nach der Literatur in 7 bis 60%. Weiterhin Herz- und Gefäß- sowie Lebererkrankungen in je 12%, nach der Literatur Tendinitis und Bursitis in 20% und Osteoarthritis in 7%.

Konservative Behandlung und Resultate

Die medikamentöse Therapie der Induratio penis plastica ist vielfältig, inkonstant und oft unbefriedigend, obwohl sie die Option hat, als Erstbehandlung meist in dem prognostisch günstigen Inflammationsstadium der Erkrankung einzusetzen. Die Literatur zeigt erstaunliche 75% Besserung nach Vitamin E und fast 60%ige Verbesserung nach Potaba und Kortison-Injektion (Tabelle 1). Die Beurteilungskriterien sind häufig unscharf und reflektieren den Optimismus des Berichtenden von kleinen Serien.

Nach Vitamin E bei 31 Patienten sahen wir keine Heilung, jedoch Besserung in 13 und Stillstand der Krankheit in 52%. Die Radiotherapie bei 113 eigenen Patienten erzielte Beschwerdefreiheit in 15%, deutliche Besserung in 29% und Stillstand bei 41%. Unter der Röntgenbestrahlung kam es in 15% zur Verschlechterung von Befund und Klagen. Als Nebenwirkungen ergaben sich Teleangiektasien in 43%, fragwürdige Penisverkleinerungen in 8% und Urethritiden in 2%. In bezug auf die Wertigkeit der Angaben vor Therapie und mittels retrospektivem Analysebogen bei 116 Patienten ergaben sich kaum Differenzen bei 80 langfristig Nachuntersuchten.

Die Literaturberichte über Besserungen nach Bestrahlung schwanken zwischen 50 und 70% (Tabelle 2). Von den 2 Applikationsarten der Röntgentherapie wird bei uns die Langserie von 10 Sitzungen je 400 r über 15 Monate bevorzugt.

Unsere Radiotherapie-Ergebnisse in Abhängigkeit vom Behandlungsbeginn ergaben eine bessere Prognose je früher bestrahlt wurde. Innerhalb von 6 Monaten nach Diagnose begonnen, waren 54% der Männer beschwerdefrei oder deutlich gebessert; später nur noch 34%.

Operative Therapie und Ergebnisse

Operations-Indikationen ergaben sich bei unmöglicher Invagination, stärker-gradiger Abknickung, Verschlechterung unter Radiotherapie sosowie starkem Erektionsschmerz. Die Cavernosographie zeigt die Aussparung des KM im Bereich des Knotens oft nur in der Frühphase.

Je nach Ausgangssituation empfehlen sich mehrere OP-Verfahren: bei einigen Patienten genügt die *Entfernung der dorsalen Stränge* und Längsvernähung des eröffneten Corpus cavernosum zur Penisstreckung. Bei einem weiteren Patienten zeigte die Frühphase der Cavernosographie die Aussparung des betroffenen Bereiches, später eine zipfelförmige Aussackung kranial der Induratio. Intraoperativ zeigte sich die knotenförmige Verhärtung auch auf die linke Seite übergehend. Der Knotenanschnitt ergab, daß die Blutzirkulation im rechten Corpus cavernosum komplett blockiert war. Nach Mobilisation des Corpus spongiosum haben wir bei diesen Patienten eine *symmetrische cylinderförmige Excision der Corpora cavernosa* und wasserdichte Re-Anastomosierung durchgeführt. Ab 4 Wochen postoperativ bis jetzt, 2 Jahre später, bestehen normal Erektionen bei um 1 cm verkürztem, aber gestrecktem Penis.

Bei Knotenlänge von über 1 cm resultiert nach beschriebener Excision eine wesentliche Penisverkürzung, so daß die Implantation von *Penisprothesen* zu bevorzugen ist.

Operative Behandlungsverfahren werden in der Literatur nur selten erwähnt (Tabelle 3). Ein

Tabelle 2. Ergebnisse der Röntgentherapie bei Induratio penis plastica

Autor	Jahr	Fall-zahl	Besserung		Mißerfolg		Applikation
			Zahl	Pro-zent	Zahl	Pro-zent	1. Kurzserie 2–3 x 400 R pro Woche max. 3–4000 R
Molineus	1951	223	131	59%	72	41%	2. Langserie 300–400 R alle 3–4 Wochen.
Williams u. Thomas	1970	9	5	55%	4	45%	max. 5000 R
in Grabner u. Zimmermann	1973	121	85	70%	36	30%	
							Komplikationen
Furlow et al.	1975	151	75	50%	76	50%	
							Erythem
Wiskemann	1977	40	21	51%	20	49%	Hautulcus
							Urethritis
Schmitt et al.	1979	49	31	63%	19	27%	Gonadenschaden

Tabelle 3. Operative Therapie bei Induratio Penis Plastica

Behandlungsart	Autoren	Jahr	Fall-zahl	Besserung		Mißerfolg		Komplikationen
				Zahl	Pro-zent	Zahl	Pro-zent	
Tunica Vaginalis	Amin et al. Stadie, Das	1979 1980	16	16	100%	–	–	Hämatom, Ödem
Freier Hautlappen	Melmann u. Holland Hicks et al. Wild et al.	1978 1979	72	42	58%	25	42%	Infektion, Ödem, Hämatom, Narben-Schrumpfung, Impotenz
Rektusaponeurose	Bruschini et al.	1979	4	4	100%	–	–	Ödem Hämatom
Lyodura	Kelâmi	1980	7	7	100%	–	–	Ödem
Penisprothesen Halbrigide	Kelâmi	1980	15	15	100%			Ödem
Hydraulisch	Furlom	1981	29	27	93%	2	7%	Infektion

freier Hautlappen zur Deckung des excidierten Cavernosus-Anteils wird von Melmann und Holland als obsolete Therapie angesehen, da in 100 % Narbenfibrose und Impotenz resultieren. 100%ige Erfolge wurde in kleinen Serien mit Tunica vaginalis, Rektus-Aponeurose und Lyodura erreicht, obwohl auch hier zumindest teilweise eine Schrumpfungzu erwarten wäre. Penisprothesen gewähren mit großer Sicherheit dem copulativen Invaliden die Troikartinvagination.

Schlußbemerkung

Die abwartende Haltung ohne irgendeine Behandlung wird von einigen Autoren deshalb empfohlen, weil die Erfolgsraten der Behandelten und Nichtbehandelten und der Zeitraum bis zur Besserung ähnlich sind. Da wir in einer großen Serie von 113 Patienten nach Radiotherapie in 85 % eine Besserung oder einen Stillstand der Erkrankung und wenig Nebenwirkungen sahen, halten wir diese Therapie geeignet. Medikamente brachten in unserer Clientel wenig. Bei unwirksamer Radiatio, erheblicher Penisabknickung und unmöglchem GV sollte möglichst rekonstruktiv operiert werden. Die Penisprothese ist die Ultima ratio.

Prof. Dr. L. V. Wagenknecht
Urolog. Klinik
des Universitäts-Krankenhauses Eppendorf
Martinistr. 52, D-2000 Hamburg 20

Verhandlungsbericht der Deutschen Gesellschaft
für Urologie, 33. Tagung (1981), 97/98
© Springer-Verlag Berlin Heidelberg New York 1982

Die Strahlentherapie der Induratio penis plastica – Radiologisches Referat

H. Ernst

Für dieses Übersichtsreferat wurde die Literatur der vergangenen 4 Jahre, soweit sie vom Deutschen Institut für medizinische Dokumentation zur Verfügung gestellt wurde, analysiert und mit den eigenen Erfahrungen der letzten beiden Jahrzehnte verglichen. Die Erfolgsquote der Strahlentherapie, d.h. partielle und komplette Remissionen, beträgt danach rein rechnerisch 68%. Diese Resultate entsprechen auch denen von Ludvik und Wasserburger aus der Wiener Urologischen Klinik mit über 300 bestrahlten Fällen. Natürlich sind derartige Zahlen mit vielen Unsicherheiten behaftet, da die Beurteilung des Erfolges, die Ausgangssituation, die Strahlendosen, die medikamentöse Begleitbehandlung usw. stark differieren und es sich bei den Schrifttumsangaben um retrospektive Studien handelt. Auch die Zahl der Besserungen von mehr als 70% im eigenen strahlentherapeutischen Krankengut soll mit gebotener Skepsis betrachtet werden. Zum Beispiel waren ⅔ unserer Patienten zwischen 51 und 80 Jahre alt. Der Krankheitswert, der ja vorwiegend bei Erektion auftretenden Leitsymptome Deviation und Schmerz nimmt sicher in diesem Lebensabschnitt kontinuierlich ab, die subjektive Einschätzung des Behandlungserfolges verliert an Wert für die Analyse. Die objektive Beurteilung, d.h. der Größenvergleich der Plaques vor und nach einer Therapie allein mit der Palpation und den leider immer noch üblichen Krankenblatt-Angaben wie „linsengroß", „bohnengroß" usw. ist doch recht unsicher. Neuerdings ist es möglich, mit der Ultraschalltomographie objektive Größenangaben zu gewinnen (Abb. 1).

Unabhängig vom bisher Gesagten erschwert auch die weitgehend unbekannte, aber offenbar relativ hohe Zahl von Spontanremissionen, wie sie in nicht behandelten Patientenkollektiven beobachtet wurden, die Einschätzung des Therapieeffektes.

Trotz aller dieser Einschränkungen besteht natürlich kein Zweifel daran, daß die Strahlentherapie mit mehr als 50% sicherer Remissionen als primäre Therapie der Wahl gelten könnte, wenn

1. die Strahlenbelastung der Gonaden zu vernachlässigen wäre und

2. bei später doch evtl. nötig werdender Operation keine Erschwernisse des Eingriffes oder Wundheilungsstörungen aufträten.

Noch vor wenigen Jahren (1973) wurde von

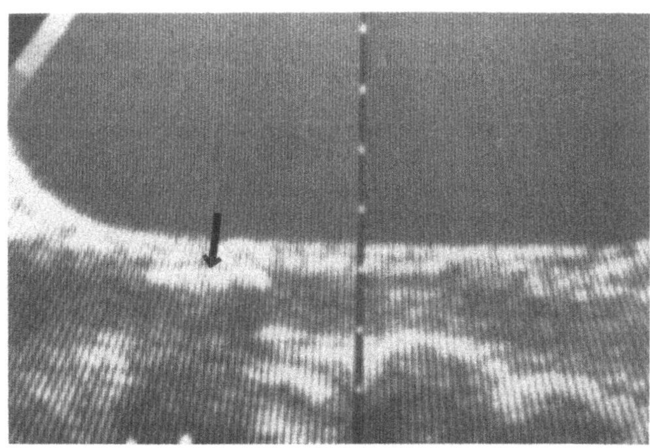

Abb. 1. Ultraschalltomogramm des Penis. Schnittebene in Längsrichtung. Deutliche Plaquesbildung, die hinsichtlich Größe und Dicke durch Vergleich mit dem Maßstab beurteilt werden kann (Aufnahme: Priv.-Doz. Dr. Friedrich, Radiologische Klinik, Berlin-Steglitz)

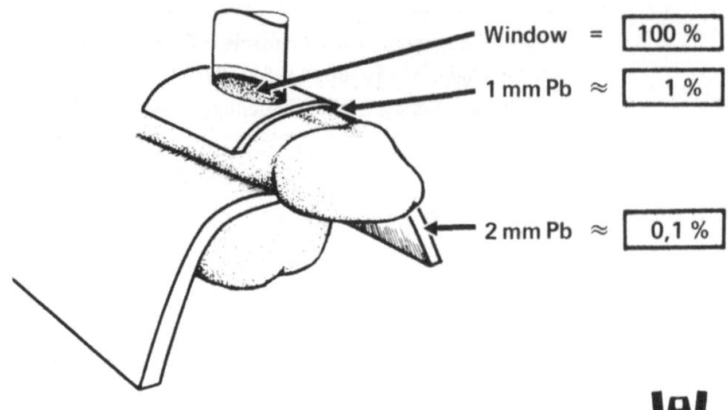

Abb. 2. Schema der Röntgen-Halbtiefenbestrahlung der Induratio penis plastica

Heise aus Magdeburg der Strahlentherapie der Induratio penis plastica eine zwar relativ gute Erfolgsquote zugeschrieben, jedoch vor der „erheblichen Gefährdung der Gonaden" und vor „Schädigungen der Penishaut bis hin zur malignen Entartung" gewarnt. Man muß hier leider sehr deutlich zum Ausdruck bringen, daß der Informationsstand nicht nur vieler Laien, sondern auch mancher Kollegen hinsichtlich der bei bestimmten Strahlendosen zu erwartenden Wirkungen und Nebenwirkungen der tatsächlichen Entwicklung um Jahrzehnte nachhinkt und die Diskussion stark emotional geführt wird. Dies liegt zum Teil gewiß daran, daß auch heute noch Strahlenspätfolgen und Strahlenschäden beobachtet werden, deren Ursachen in einer 30 oder 40 Jahre zurückliegenden fehlerhaften oder technisch unzureichenden Bestrahlung begründet sind.

Die gestellten Fragen sind heute jedoch mit großer Genauigkeit zu beantworten:

1. Die Gonadenbelastung beträgt bei geeigneter Technik weit weniger als 0,1 % der Dosis am Herd (Abb. 2). Bei einer überdies noch stark fraktioniert applizierten Gesamtdosis von maximal 20 Gray (2000 Rad) entspricht dies weniger als 0,02 Gray (2 Rad). Die Strahlenbelastung liegt damit ziemlich genau in der Größenordnung einer i.v.-Urographie und ist somatisch somit belanglos und auch aus genetischer Sicht mit den bekannten Einschränkungen zu verantworten. Überdies kann durch stärkere Bleiabschirmungen eine weitere Senkung der Gonadendosis erreicht werden.

2. Veränderungen an der Penishaut werden bei Dosen von maximal 20 Gray, wenn sie in Fraktionen von nicht mehr als 2 Gray 2–3 mal wöchentlich appliziert werden, niemals beobachtet. Störungen der Wundheilung nach Operation sind also sicher auszuschließen. Das Risiko einer Karzinomentstehung – die Latenzzeit würde etwa 20 Jahre betragen – ist bei den genannten Dosen so gering, daß überhaupt keine verläßlichen Angaben möglich sind.

Neben diesen sicheren Daten sind einige hochwahrscheinlich richtige Vermutungen zulässig.

1. Die Remissionsquoten nach Strahlentherapie sind höher, wenn frühzeitig, d.h. im Anfangsstadium der Induratio penis plastica behandelt wird. Gleiches gilt übrigens für die Bestrahlung der Dupuytrenschen Kontraktur.

2. Die simultane Anwendung von Strahlentherapie und lokalen Kortikosteroidinjektionen scheint den Therapieeffekt jedes der beiden Verfahren zu steigern.

Abschließend kann also nach dem Ergebnis dieser Risiko-Nutzen-Analyse die Strahlentherapie als Primärbehandlung der Induratio penis plastica empfohlen und zur Kombination mit lokalen Kortikosteroidinjektionen geraten werden. Die Indikation zur Operation sollte erst ein bis zwei Jahre nach erfolgloser Bestrahlung geprüft werden, da sich die Rückbildung der Indurationen mitunter über derartige Zeiträume hinzieht.

Prof. Dr. H. Ernst
Klinikum Steglitz
der Freien Universität Berlin
Hindenburgdamm 30
D-1000 Berlin 45

Klinische Berichte

Verhandlungsbericht der Deutschen Gesellschaft
für Urologie, 33. Tagung (1981), 99/100
© Springer-Verlag Berlin Heidelberg New York 1982

Erfahrungen mit der Röntgen-Weichstrahltherapie bei der Induratio penis plastica

R. Hartung, H.J. Vogt und M. Lambardh

In Ergänzung zum Übersichtsreferat von Herrn Prof. Ernst möchte ich kurz unsere Erfahrungen an der Münchener Klinik mit der Röntgen-Weichstrahltherapie bei der Induratio penis plastica vorstellen.

Die Vielzahl der in der Literatur angegebenen und zum Teil auch heute noch praktizierten konservativen Therapieverfahren gelten als direkter Maßstab für ungenügende Behandlungsergebnisse.

Ebenso zeigen die Varianten der operativen Therapie, daß sich auch hier keine der Methoden als die absolut Überlegene beweisen konnte, die Verwendung der Hodenhüllen zur Defektdeckung ist eine erst kürzlich in den USA beschriebene Möglichkeit, Langzeitergebnisse stehen noch aus.

Tabelle 1. Urologische Klinik re. d. Isar TU München, Dermatologische Klinik re. d. Isar TU München (1970–1978)

80 Patienten IPP-Röntgenweichstrahltherapie
48 Patienten nachuntersucht
    (zwischen 8 und 2 Jahren nach Therapieende)

An der Urologischen Klinik rechts der Isar in München haben wir in Zusammenarbeit mit der Dermatologischen Klinik bei der Mehrzahl der Patienten eine Röntgen-Weichstrahltherapie durchgeführt, das operative Vorgehen beschränkte sich im wesentlichen auf Patienten, die auch nach dieser Therapie und anderen konservativen Maßnahmen keine Besserung zeigten.

Der Bestrahlungsplan sah eine Behandlung mit einer Einzeldosis von je 400 R an zwei aufeinanderfolgenden Tagen vor, dann folgte ein Intervall von 8 Wochen bis zur 2. Serie, dies wurde in gleichen Abständen bis zu einer Gesamtdosis 3200 und 4000 R durchgeführt, so daß sich eine Gesamtbehandlungsdauer – wenn die entsprechenden Intervalle eingehalten wurden – zwischen 7 und 9 Monaten ergab. 12 der nachuntersuchten Patienten waren weniger als 50 Jahre alt, der auffällige Altersgipfel lag zwischen dem 6. und 7. Lebensjahrzehnt.

Tabelle 2. Koinzidenz zwischen IPP und anderen Erkrankungen

	n	%
Diabetes mellitus	4 =	8,3 %
Fettleber	3 =	6,2 %
Zustand nach Hepatitis	5 =	10,4 %
Dupuytren einseitig	12 =	24,9 %
Dupuytren beidseitig	8 =	16,6 %
Morbus Ledderhose (≙ Dupuytren, Lokalisation: Fußsohle)	2 =	4,1 %
Rheumatischer Formenkreis	8 =	16,6 %
Vitiligo	2 =	4,1 %
Gicht	5 =	10,4 %
Patienten ohne andere Erkrankungen	13 =	25,3 %

Interessant die Koinzidenz mit anderen Erkrankungen, die anamnestisch auffielen, bzw. gleichzeitig bestanden. Die Kombination mit dem Morbus Dupuytren ist nicht zu übersehen.

Etwas mehr als die Hälfte aller Patienten hatten vor der Bestrahlungstherapie keine andere Behandlung erlebt. Die übrige Liste zeigt die Maßnahmen, die erfolglos geblieben waren. Bei den meisten Patienten mit einer Vorbehandlung lag ein mindestens 1jähriges Intervall nach erfolglosem Therapieende vor. Die Zeit vom Beginn der ersten Symptome bis zur ersten Strahlenbehandlung betrug im Durchschnitt 10,7 Monate. 2 Patienten warteten 5 Jahre vom Auftreten der ersten Symptome bis zum Behandlungsbeginn, 4 Patienten kamen schon nach 1 Monat zur Therapie.

Mehr als die Hälfte aller Patienten erlebte eine Penisverkrümmung bei Erektion, bei 12 % war

geheilt:	negativer Tastbefund funktionelle Verbesserung	19 = 41,3%	
			65,2%
gebessert:	nicht gänzlich verschwundene Induration weiterbestehende Behinderung	11 = 23,9%	
nicht gebessert:	Tastbefund unverändert ohne Fortschreiten funktionelle Beeinträchtigung	16 = 34,8%	

dieser Befund schmerzhaft. 17% der nachuntersuchten Patienten gaben Schmerzen bei Erektion und Geschlechtsverkehr an, nur in 13% der Fälle waren die am Glied tastbaren Veränderungen ohne begleitende Schmerzsymptomatik aufgetreten.

Bei der Nachuntersuchung zwischen 2 und 8 Jahren nach Therapieende ergaben sich bezüglich Tastbefund und Symptomatik diese Ergebnisse. Bei Vergleich mit dem Befund vor der Therapie und bei Bewertung einer mit vielen Einschränkungen zu betrachtenden Sexualanamnese können etwa ⅔ der Patienten als Therapieerfolg gelten, knapp 35% der Patienten waren nicht gebessert worden, bei diesen 16 Patienten hatten 11 weiterhin eine deutliche Deviation, 2 Patienten persistierende Schmerzen, 3 Patienten gaben einen Libidoverlust ohne Progredienz des Leidens an.

Da es sich bei der Verbesserung der sexuellen Funktion nicht um objektivierbare Größen handelt, die vom Untersucher überprüft werden könnten, so gelten als einziger Maßstab die Angaben des Patienten, die selbstverständlich subjektiv sind. Zu erkennen war ferner, daß der Zeitpunkt des Therapiebeginns nach Auftreten erster Symptome sich nicht in Form eines positiven oder negativen Therapieergebnisses niederschlug. Als Nebenwirkung waren nur bei 1 Patienten nach 2 Jahren bei allerdings inkorrekter Bestrahlung Teleangiektasien aufgetreten, sonst ergaben sich keine therapiebedingten Nebenwirkungen.

Nach unseren Erfahrungen sollten psychische Faktoren in der Sexualanamnese bei Beurteilung dieser Daten nicht unterschätzt werden, da es sich in mehreren Fällen zeigte, daß auch Patienten mit einer starken Deviation in der Lage waren, einen für beide Seiten befriedigenden Geschlechtsverkehr zu haben. Da bekanntlich das Gros der Sexualfunktionsstörungen nicht organisch bedingt ist, sondern symptomatischer Ausdruck psychischer Konflikte ist, wäre es auch ganz unwahrscheinlich, wenn diese häufigsten Ursachen durch das Vorhandensein einer organischen Krankheit keine Rolle spielen sollten. Die psychische Betreuung des Patienten erhält somit einen hohen Stellenwert. Wenn auch nach unseren Ergebnissen bei einem Teil der Patienten die Induration nicht zu beeinflussen war, so ist doch als sehr positiver Effekt der nebenwirkungsarmen Strahlentherapie das in fast allen Fällen sehr schnelle Verschwinden der schmerzhaften Erektion hervorzuheben.

Prof. Dr. R. Hartung
Direktor der Urolog. Univ.-Klinik
Hufelandstr. 55
D-4300 Essen

Verhandlungsbericht der Deutschen Gesellschaft
für Urologie, 33. Tagung (1981), 101
© Springer-Verlag Berlin Heidelberg New York 1982

Konservative Therapie der Induratio penis plastica

A. Baumüller und H. Sommerkamp

Die konservative Behandlung der Induratio penis plastica stellt bis heute ein nur unbefriedigend gelöstes Problem dar.

In unserem Patientengut fanden sich seit 1972 insgesamt 47 Patienten mit einer Induratio penis plastica, welche aufgrund der relativ geringgradigen Lokalbefunde konservativ behandelt werden konnten. Von diesen 47 Patienten wiesen 7 als Nebenbefund eine Dupuytrensche Kontraktur auf. Das Durchschnittsalter betrug 53½ Jahre bei einem Schwankungsbereich zwischen 27 und 70 Jahren. Unsere Verlaufskontrollen erstreckten sich zwischen 6 Monaten und 8 Jahren. Von unseren 47 Patienten ließ sich bei 15 Patienten aufgrund des geringgradigen Lokalbefundes ein exspektatives Vorgehen rechtfertigen. Diese Patienten bedurften aber, genau wie alle anderen an einer Induratio penis plastica erkrankten, einer eingehenden Aufklärung über Art und Prognose ihrer Erkrankung.

Bereits diese Aufklärung und Beratung stellen unserer Ansicht nach einen wichtigen Bestandteil der konservativen Therapie dar, besonders, da es sich bei diesen Patienten mit geringgradigem Befund oftmals um differenzierte Persönlichkeiten handelt, welche über ihr Leiden verständlicherweise zum Teil sehr beunruhigt sind. Ich würde daher soweit gehen, innerhalb der konservativen Therapie der Induratio penis plastica das aufklärende ärztliche Gespräch als gleichberechtigten Bestandteil neben der medikamentösen Therapie zu bezeichnen. Besonders, da diese keine besonders guten Erfolge geboten hat.

Bei 13 Patienten wurde eine Monotherapie mit Paraaminobenzoat, welches im Handel unter dem Namen Potaba Glenwood erhältlich ist, durchgeführt. Davon boten lediglich 2 Patienten eine Verbesserung ihrer Befunde, 4 waren unverändert und mehr als die Hälfte, nämlich 7 Patienten, zeigten eine Verschlechterung ihres Leidens. Ähnlich verhielt es sich bei den Patienten, welche mit Vitamin E behandelt wurden. Zusammen waren dies 11 Patienten, wovon nur 1 Mann eine Verbesserung und 2 einen stationären Befund zeigten. Bei 8 Patienten zeigte sich trotz der Medikation eine Zunahme der Induratio.

Unsere Erfahrung mit der kombinierten Therapie bezieht sich lediglich auf 5 Patienten, wobei bei 3 Patienten Potaba Glenwood und Vitamin E kombiniert wurden, bei 2 Patienten wurde jeweils noch eine Radiatio durchgeführt. Alle 5 Patienten boten stationäre Befunde.

Es ist nun zu fragen, ob bereits ein stationärer Befund einen Therapie-Teilerfolg darstellt oder jedoch einen Mißerfolg, denn bekanntermaßen ist der Eigenverlauf der Induratio penis plastica sehr unterschiedlich.

Aus unseren Erfahrungen ergibt sich, daß die konservative Therapie der Induratio penis plastica mittels der etablierten Medikamente bisher alleine oder in Kombination keine zuverlässige Befundverbesserung erbringen konnte. Als wichtigen Bestandteil einer konservativen Therapie der Induratio penis plastica möchten wir jedoch noch ausdrücklich auf die psychologische Beratung der betroffenen Männer hinweisen.

Dr. A. Baumüller
Urolog. Abt. der Chir. Univ.-Klinik
Hugstetterstr. 55
D-7800 Freiburg/Br.

Verhandlungsbericht der Deutschen Gesellschaft
für Urologie, 33. Tagung (1981), 102–105
© Springer-Verlag Berlin Heidelberg New York 1982

Orgotein, ein neues Medikament bei der Behandlung der Induratio penis plastica

G. Bartsch und H. Marberger

Orgotein ist der generische Name für die Arzneimittelversion der Kupfer-Zink-Superoxyddismutase. Die antiphlogistische Wirkung dieser Substanz wurde in zahlreichen Entzündungsmodellen beschrieben. Die Pharmakokinetik besteht in einer vermehrten Mobilisation und stoffsuperoxyd und Sauerstoff katalysiert (Tabelle 1 und 2).

Freie Superoxydradikale entstehen im Rahmen einer jeglichen Entzündung, sind zytotoxisch und induzieren zelluläre Gewebsschädigungen. Eine therapeutische Wirkung von Superoxyddis

Tabelle 1. Orgotein (Huber et al. 1968)

Metallprotein

Aminosäuregehalt	(ml %)			Molekulargewicht:	$32\,600 \pm 3\,\%$
Glycinsäure	16,83			Sedim. Koeffizient:	$2{,}72 \times 10^{-13}\,S_2{}^0 0$, W in sec.
Asparaginsäure	11,75			isoelektr. Punkt:	pH $5{,}03 \pm 0{,}03$
Valinsäure	10,37			Löslichkeit:	> 50 mg/ml
Lysinsäure	6,87				
Glutaminsäure	6,68				
Elementanalyse	(%)			Enzymaktivität	
Kohlenstoff	46,82			Superoxyd-Dismutase:	$300 \pm 10\,\%$ E/mg
Stickstoff	16,13				
Kupfer	0,40				
Zink	0,40				

Tabelle 2. Pharmakokinetik des Orgotein

1. Effekt der Mobilisation, Chemotaxis und Schutzwirkung auf Leukozyten.

2. Membranstabilisierung (hemmt z.B. Freisetzung von saurer Phosphatase und Hydrolasen aus Lysosomen).

3. Superoxyd Dismutase Aktivität: Katalysiert freie Superoxyd Radikale zu Wasserstoffsuperoxyd und Sauerstoff. $O_2^- + O_2^- + 2\,H \longrightarrow H_2O_2 + O_2$

Chemotaxis von Leukozyten. Die entzündungshemmende Wirkung basiert auf dem hohen Gehalt an Superoxyddismutase, welche das freie, gewebstoxische Superoxyd-Radikal zu Wasser

mutase ist dann zu erwarten, wenn die Phagozytenaktivierung ein pathogenetisches Prinzip darstellt. Injizierte Superoxyddismutase als Orgotein eliminiert das extrazelluläre toxische Superoxydradikal und wirkt auf diese Weise antiphlogistisch. Entzündlich bedingte Erkrankungen sind somit als prinzipiell prüfungswerte Indikationen für Superoxyddismutase zu betrachten.

Im letzten Jahr wurden an unserer Klinik 39 Patienten mit Induratio penis plastica mit Orgotein behandelt; bei 23 Patienten liegen Spätzeitresultate vor. Die Wirksubstanz wurde in Allgemeinanästhesie mit einer feinen Nadel und Druckspritze direkt in das pathologisch veränderte Areal eingebracht. Je nach dem Schweregrad des Krankheitsbildes wurden am Beginn der Therapie mehrfach Instillationen, meist 3 bis 4 in vierwöchigen Abständen durchgeführt.

Tabelle 3

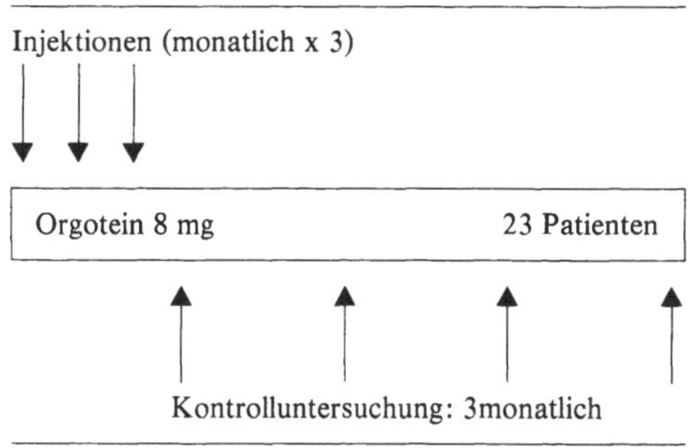

Die Patienten wurden hernach in dreimonatigen Abständen kontrolliert (Tabelle 3). Die durchschnittlich einmal verabreichte Dosis betrug 8 mg; die durchschnittlich verabreichte Dosis bei mehrfachen Instillationen pro Patient war 35,8 mg (Tabelle 4).

Zur Bewertung des Behandlungserfolges wurden die folgenden Parameter herangezogen; Schmerz ohne und während der Erektion, Größe und Konsistenz der Induration, Penisdeviation. Schmerz ohne und während der Erektion, bzw. Penisdeviation wurde entsprechend einer Fünf-Punkte-Skala bewertet.

Bei insgesamt 20 von 23 Patienten wurde mit einer, bzw. zwei Instillationen eine deutliche Besserung des Schmerzzustandes erzielt. Betrug die ermittelte Punktezahl für den Schmerzzustand vor der Therapie 2,5, so ging dieser Wert bereits nach einer Instillation auf 1,0, d.h. um 60% des Ausgangswertes zurück. Nach der dritten Instillation bestand bei 20 von 23 Patienten eine Schmerzfreiheit (Abb. 1.).

Die mittlere Indurationsgröße betrug bei 23 Patienten vor der Therapie 4,8 cm^2; nach einer Beobachtungszeit von 12 bis 15 Monaten wurde ein Rückgang der Indurationsgröße um fast 50% beobachtet. Schlüsselt man die Patien-

Tabelle 4. Anzahl durchgeführter Instillationen, bezogen auf die Zahl der Patienten

Patient	Kontrolluntersuchungen													Total
	1	2	3	4	5	6	7	8	9	10	11	12	13	
A.F.	5	15	25	35	45	45	55	65	69	69	69			69
B.B.	10	20	30											20
C.C.	10	20	30	30	40	50	60							50
D.F.–1	10	20	30											20
D.F.–2	10	20	30	40										40
G.A.	5	10	10	20	30	30	40							30
G.E.	10													10
G.P.	10	20	30	40										30
H.A.	10	20	30											20
H.M.	10	20	20											20
H.R.	10	20	20	30										20
K.A.	6	12	18	24	30	35	40	45	55	65	65			65
K.E.	10	20	30	40	44									40
K.H.	10	20	30											20
K.J.	5	10	20	20										20
K.W.	10	20	20	20										20
L.J.	10	20	30	30	40									30
S.E.	5	10	15	20	25	30	40	50	50					50
S.F.	5	10	15	25	35	45	55							45
S.K.	10	20	25											20
S.T.	10	18	28	38	48	58	68							58
U.A.	8	18	28	32	36	40	45	50	55	60	65	70	78	70
W.J.	5	10	15	15	25	35	45	55						45
W.S.	5	10	15	25	25									25
	189	363	514	444	423	368	448	265	229	194	199	70	78	20–70
Mittelwert	8.23	16.50	23.4	27.8	35.3	40.9	49.8	53.0	57.3	64.7	66.3	70	78	35.8
n	24	23	23	17	12	4	9	5	4	3	3	1	1	24

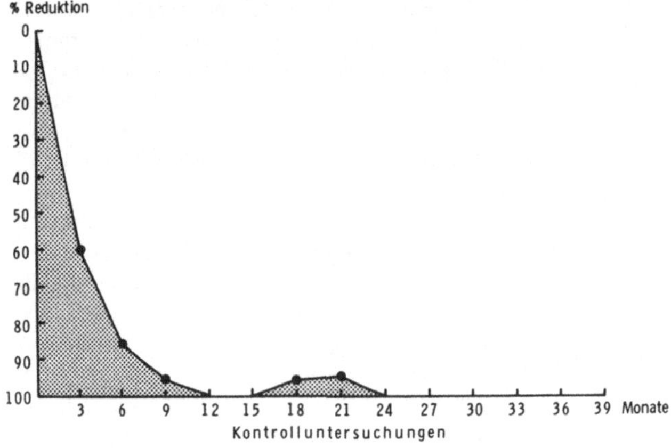

Abb. 1. Schmerzzustand vor und nach Orgoteintherapie (Ausgangswert = 100%)

Tabelle 5. Therapieerfolg von Orgotein auf die Indurationsgröße vor Therapie in %

n	Zeit (Monate)	Orgotein mg	n	Zeit (Monate)	Orgotein mg	n	Zeit (Monate)	Orgotein mg	n	Zeit (Monate)	Orgotein mg
	67–100%			34–66%			1–33%			0%	
7	23,8	51,1	2	14,2	35,0	7	12,7	26,9	6	8,5	23,3

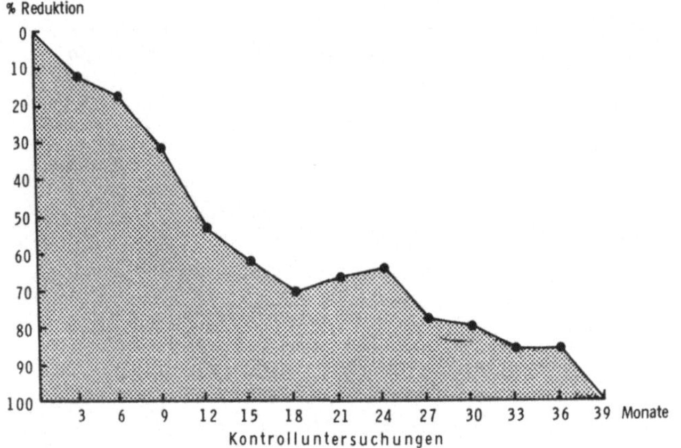

Abb. 2. Penisdeviation vor und nach Orgoteintherapie (Ausgangswert = 100%)

ten nach der Beobachtungszeit auf, so zeigte sich bei 7 Patienten, die bis zu zwei Jahren nach der Behandlung beobachtet werden konnten, ein Rückgang der Indurationsgröße von 67 bis 100%; bei zwei Patienten mit einer Beobachtungszeit von 14 Monaten eine solche von 34 bis 66%; bei 7 Patienten während einer 12monatigen Beobachtungszeit ein Rückgang bis zu 33%. Bei 6 Patienten blieb trotz Therapie die Indurationsgröße unverändert (Tabelle 5).

Ein ähnliches Verhalten zeigte sich bezüglich der Penisdeviation. Betrug diese im Mittel aller 23 Patienten vor der Therapie entsprechend einer Fünf-Punkte-Skala 3,3, so konnte nach einer Beobachtungszeit von 12 bis 15 Monaten ein Rückgang von 60 bis 70% beobachtet werden (Abb. 2); bei 7 Patienten kam es korrelierend mit dem völligen Rückgang der Induration zu einem Verschwinden der Penisdeviation.

Auffallend war die gute Verträglichkeit von Orgotein; bei 177 durchgeführten Instillationen

104

an 39 Patienten sahen wir keine Nebeneffekte;
es erscheint uns wichtig darauf hinzuweisen, daß
die Behandlung ortspezifisch, in diesem Fall in-
traplaqueal durchgeführt werden soll.

Univ.-Doz. Dr. G. Bartsch
Univ.-Klinik für Urologie
Anichstraße 35
A-6020 Innsbruck

Verhandlungsbericht der Deutschen Gesellschaft
für Urologie, 33. Tagung (1981), 106/107
© Springer-Verlag Berlin Heidelberg New York 1982

Über die chirurgische Behandlung der Induratio penis plastica

J. Zana, D. Frang und J. Székely

An unserer Klinik standen im Verlauf der vergangenen 5 Jahre 47 an Induratio penis plastica leidende Patienten unter Behandlung; in 43 dieser Fälle kam es zu einer Operation.

Die Operationsindikation bildeten in unseren Fällen: sämtliche umschriebene, deutlich palpierbare Plaques auf der dorsalen oder auf beiden Seiten des Penis vom Sulcus coronarius bis zur Peniswurzel.

Operationstechnik

Das Ziel ist die möglichst totale Entfernung des palpierbaren Narbengewebes. Nach einer longitudinalen Hautinzision auf der dorsalen Fläche des Penis werden die Gewebe bis zur Tunica albuginea mit einem Skalpell scharf getrennt, der Knoten mit dem Finger genau umgrenzt und das Narbengewebe mit einem scharfen Skalpell in 1–2 mm dicken Scheiben entfernt. Das Operationsgebiet wird weder unterbunden, noch unternäht. Einführung eines subkutanen Drains, Hautvereinigung mit einer Nylonnaht (Abb. 1), Druckverband mit intensiver Kompression, die nach einer Stunde stufenweise gelockert wird. Entfernung des Druckverbandes nach 6 Stunden, Mobilisierung des Patienten nach 24 Stunden.

In sämtlichen Fällen vollzog sich eine per-primam-Heilung. In der postoperativen Phase entwickelte sich kein Hämatom. In dieser Hinsicht messen wir der Verabreichung von Sedativa eine wichtige Rolle bei, zumal die durch die sich im Laufe der Erektion meldenden Blutungen das Entstehen eines Hämatoms herbeigeführt werden kann, welcher Umstand den Operationserfolg gefährdet.

Von technischen Standpunkt aus bedeutet die Induration der Peniswurzel das schwierigste Problem. In diesen Fällen meldet sich die Vernarbung häufig nicht nur dorsal, sondern auch in einer, auf die beiden Cruces übergreifender Hufeisenform. Wegen der beschränkten Freilegungsmöglichkeiten kann es vorkommen, daß ein Teil des Narbengewebes außer Sicht bleibt und einige Plaques nicht entfernt werden.

Die Operationsergebnisse sind in Tabelle 1 dargestellt:

Tabelle 1. Operationsergebnisse

Ergebnisse (1 Jahr nach der Operation)	Anzahl der Patienten
Geheilt	25
Gebesserte Funktion	15
Unverändert	3
Insgesamt	43

Geheilt: kein palpierbares Narbengewebe, keine Penisdeviation, Schmerzlosigkeit;

Funktionelle Besserung: Keine Plaques, die Erektion ist aber nicht einwandfrei, zeitweilen melden sich Schmerzen.

Die mit der entsprechenden Gewandtheit durchgeführte Entfernung des Narbengewebes stellt eine wertvolle, brauchbare Methode der Therapie der Induratio penis plastica dar. Insofern die postoperative Funktionsbesserung zu wünschen übrig läßt, ist eine ergänzende konservative Therapie indiziert.

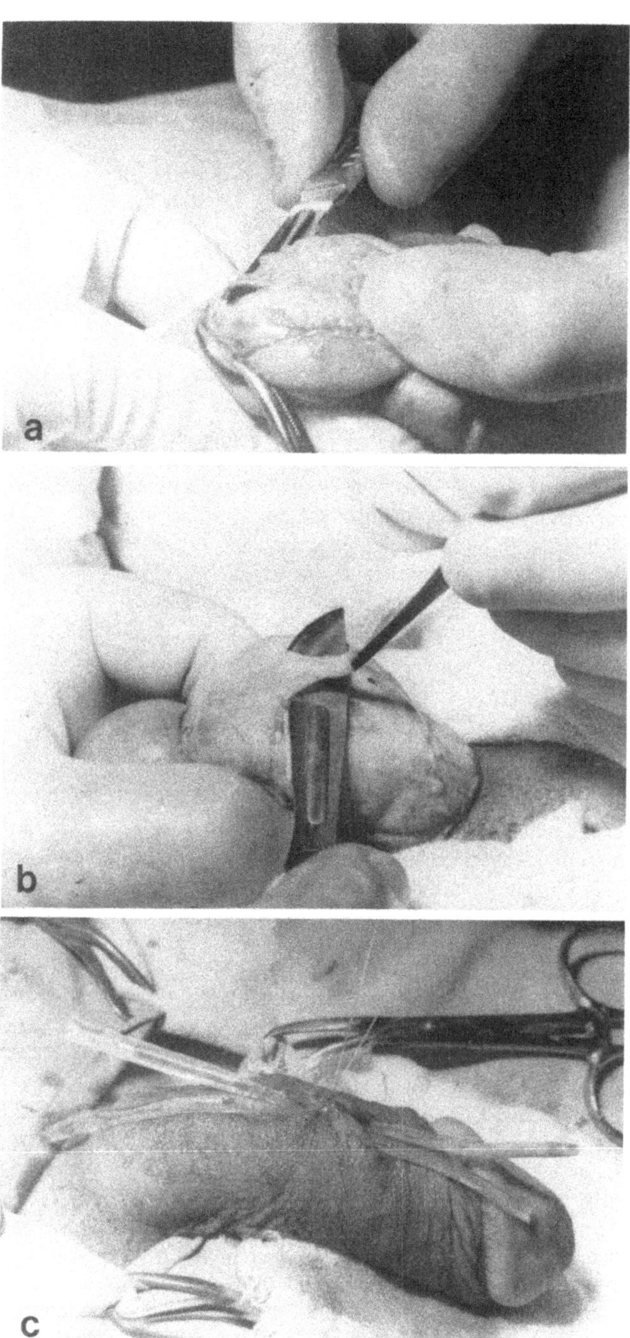

Abb. 1. Über die chirurgische Behandlung der Induratio penis plastica (Operationstechnik)

Dr. J. Zana
Oberarzt der Urolog. Univ.-Klinik
Munkácsy Mu. 2.
H-7621 Pécs
Ungarn

Verhandlungsbericht der Deutschen Gesellschaft
für Urologie, 33. Tagung (1981), 108
© Springer-Verlag Berlin Heidelberg New York 1982

Die Verwendung von Kunstfasern bei der operativen Behandlung der Induratio penis plastica

V. E. Hesse

Bei Nichtansprechen der Induratio penis plastica auf konservative Maßnahme und vor allem bei schmerzhaften Erektionen sowie bei einer so starken Krümmung des Penis im erektilen Zustand, daß der Coitus nicht möglich ist, ist eine Excision des fibrotischen Gewebes angezeigt.

Die Excision erfolgt am besten nach circumcoronaler Incision der Penishaut und Denudation des Penis. Erst danach wird ein Gummi-Tourniquet an der Basis des Penis verwendet. Es ist wichtig, das Tourniquent nicht über der zurückgezogenen Penishaut zu schließen, da ein solches Vorgehen zu distaler Hautnekrose führen kann.

Das dorsal verlaufende neurovaskuläre Bündel wird selbstverständlich erhalten. In dem blutleeren Operationsgebiet ist die Excision einfach und kann exakt durchgeführt werden – mit oder ohne Gefrierschnitt zur Bestimmung der Grenze der Induratio.

Der Ersatz des excidierten Gewebes ist, wie wir heute schon vernommen haben und wie wir auch aus Erfahrung und aus der Literatur wissen, mit vielen Geweben und Materialien versucht worden.

Der Gebrauch des bisher verwendeten Materials hat aufgrund meiner Erfahrung eine wesentliche Limitation, nämlich die, daß bei Anschwellung des Penis während der Erektion diese Gewebe nicht elastisch genug sind, so daß oft das Einsetzen einer Penisprothese erforderlich wird um eine Immissio penis zu ermöglichen.

Von der Gefäßchirurgie her wissen wir heute, daß die gewebten, wellblechartigen Kunstfasern, wie Dacron, unseren Forderungen eines solchen Gewebsersatzes entsprechen. Da die Corpora cavernosa des Penis eine gefäßähnliche Struktur haben, sind für das Ersatzgewebe die gleichen Bedingungen, wie Abdichtung gegen Austritt von Blut sowie elastische und pulsartige Bewegungen zu fordern.

Für die Operation wird gewebtes Gefäßersatz-Dacron verwendet. Die Bilder zeigen, wie gut die Ausdehnungsmöglichkeit ist aufgrund der wellblechartigen Herstellung. Alle glatten natürlichen oder künstlichen Gewebe können sich nicht in einem solchen Umfang ausdehnen.

Das Gefäßdacron kann einfach auf den excidierten Bezirk des freien Schwellkörpergewebes gelegt werden. – Der Umfang des zu verwendeten Materials entspricht dem Ausmaß der Excision.

Dann erfolgt die Naht nach üblichen Methoden der Gefäßchirurgie, wobei zu beachten ist, daß die fortlaufende Naht in Abständen unterbrochen wird, damit nicht eine Einschränkung der Erektion verursacht wird.

Anschließend wird das Tourniquet gelöst. Die Penishaut wird wieder über den Schaft des Penis zurückgezogen und mit resorbierbaren Fäden vernäht.

Ich verwende kein Drain und keinen Blasenkatheter post operationem. Es werden keine Anticoagulantien verabreicht.

Nur in einem Fall mit Diabetes mellitus habe ich prophylaktisch Antibiotika verwendet. Dies ist jedoch nicht obligatorisch.

Der Patient kann nach 24–48 Stunden entlassen werden. Eine Erektion wird in den ersten 10 Tagen mit Benperidol (Anquil-Janssen) unterdrückt.

Das Ergebnis nach bisher 8 dieser Operationen ist eine normale Erektion. In einem Fall liegt der Eingriff bereits 28 Monate zurück.

Diese Methode kann im übrigen gut kombiniert werden mit Penisprothesen.

Dr. V. E. Hesse
702 Nedpark Medical Clinic
Trevenna Street, Sunnyside
Pretoria – 0002
Südafrika

Verhandlungsbericht der Deutschen Gesellschaft
für Urologie, 33. Tagung (1981), 109/110
© Springer-Verlag Berlin Heidelberg New York 1982

Die operative Behandlung der Induratio penis plastica durch freies Hauttransplantat

Th. Senge, U. W. Tunn und H. Thieme

Die operative Behandlung der Induratio penis plastica galt lange Zeit als gefährlicher Eingriff. Häufig wurde aus der guten Absicht, durch Resektion der indurativen Plaques die gestörte Erektion zu verbessern, tatsächlich ein kompletter Erektionsverlust. Die Einstellung zur Operation und die Erfolgschancen haben sich geändert, seitdem Horton u. Devine (1973) erstmalig eine größere Fallzahl operativ behandelter Patienten mit einer Induratio penis plastica vorgestellt haben. Sie berichteten über gute Ergebnisse mit Wiederherstellung der Gliedachse und der Kohabitationsfähigkeit. Die indurativen Plaques wurden excidiert und der Defekt in der Tunica albuginea durch autologes epidermisfreies Hauttransplantat gedeckt.

Die Indikation zur Operation der Induratio penis plastica sahen wir in den therapierefraktären Fällen, wenn sich nach einjähriger konservativer Behandlung kein Erfolg abzeichnet. Von uns wurden 10 medikamentös erfolglos behandelte Patienten mit einer ausgeprägten Induratio penis plastica und Penisverkrüppelung operiert. Situationsabhängig wurden je nach dem Lokalbefund, ob es sich um eine isolierte oder breitflächige Ausbreitung der fibrosierten und verhärteten Tunica albuginea gehandelt hat, eine einzeitige oder mehrzeitige Resektion der Plaques mit Verpflanzung autologer Hautlappen nötig. Die operative Technik wurde modifiziert nach Horton u. Devine (1979) durchgeführt. Die Modifikation bestand darin, daß wir bevorzugt Wert auf die Schonung des dorsalen Gefäßnervenbündels gelegt haben, weiterhin nur scharf die indurativen Plaques von dem spongiösen Gewebe der Corpora cavernosa getrennt haben, um die tiefen zentralen Penisarterien nicht zu verletzen. Besonders beachtenswert erschien bei dem operativen Eingriff, daß die Excision der Plaques in der seitlichen Kantenlänge nicht größer als 1,5–2 cm war. Wir haben uns statt dessen bei großflächigen und langstreckigen indurativen Penisveränderungen zu einer Mehrschrittresektion entschlossen und konnten dabei successive unter Erhaltung der Erektionsfähigkeit die Penisverkrümmung ausgleichen. Eine postoperative Zusatzbehandlung als Langzeittherapie wurde nicht notwendig.

Ergebnisse

Bei 7 von 10 Patienten mit einem Durchschnittsalter von 51 Jahren hat sich durch die operative Resektion dieser indurativen Plaques eine weitgehend normale Streckung des Gliedes ergeben. Die Erektion ist in allen operativen Fällen erhalten. Bei 2 Patienten wurde ein mehrzeitiger Penisschaftaufbau mit 3 nacheinander übertragenen freien Hauttransplantaten nötig. Auch in diesem Falle ist die Gliedsteife bei einer befriedigenden Streckung des Gliedes erhalten, die früher nicht mehr mögliche Kohabitationsfähigkeit wieder hergestellt. 3 Patienten klagen über Schmerzen bei der Erektion und unzureichende Penisstreckung.

Diskussion

Die operative Behandlung ist eine Erweiterung der Therapiemöglichkeiten bei der Induratio penis plastica. Schmerzfreie Erektion, Korrektur der Gliedverkrümmung und Wiederherstellung der Kohabitationsfähigkeit lassen sich zurückgewinnen. Voraussetzung ist die exakte Plaques-Excision, die Schonung des dorsalen Nervenbündels sowie der tiefen zentralen Penisarterien. Der mehrzeitige Aufbau ist sicherer als die einzeitige großflächige Freilegung der Corpora cavernosa. Die Defekte im Bereich der Tunica albuginea sollten bei den einzeitigen Eingriff keine größere Kantenlänge als 2 cm haben. Die Operation steht am Ende der erfolglosen medikamentösen oder physikalischen Behandlungsmaßnahmen einer Induratio penis plastica.

Literatur

Devine CJ jr, Horton CH (1974) Surgical treatment of Peyronie's disease with a dermal graft. J Urol 111:44. – Horton CE, Devine CJ jr (1973) Peyronie's disease. Plast Reconstr Surg 52:503. – Wild RM, Devine CJ, Horton CE (1979) Dermal graft repair of Peyronie's disease: Survey of 50 patients. J Urol 121:47

Prof. Dr. Th. Senge
Urolog. Univ.-Klinik Bochum
Widumerstr. 8, D-4690 Herne 1

Verhandlungsbericht der Deutschen Gesellschaft
für Urologie, 33. Tagung (1981), 111/112
© Springer-Verlag Berlin Heidelberg New York 1982

Operative Behandlung der Induratio penis plastica durch Implantate der Tunica vaginalis testis

S. Das und S. Kösters

Bei der operativen Behandlung der Induratio penis plastica durch Exzision der fibrösen Plaques und deren Substitution durch anderes Gewebe scheinen uns mehrere Gesichtspunkte besonders wichtig zu sein [1]:

1. Zunächst verspricht die Verwendung autologer Transplantatgewebe wie auf anderen entsprechenden Gebieten die meisten Heilungschancen.

2. Das Ersatzgewebe der Tunica albuginea muß einerseits geschmeidig und nachgiebig genug sein, um sich der Erektion anzupassen, andererseits fest genug, um eine Vorwölbg bei der Erektion zu vermeiden („Aneurysma"-Bildung).

3. Der Tunica-albuginea-Ersatz sollte möglichst wenig schrumpfen, um die Neubildung fibrös-narbiger Plaques mit der Möglichkeit erneuter Penisdeviation zu vermeiden.

4. Schließlich sollte gewährleistet sein, daß jeder Urologe das Operationsmaterial, d.h. den Tunica-albuginea-Ersatz, jederzeit ohne Schwierigkeiten zur Verfügung hat – es sollte also das Operationsverfahren die übliche urologische Operationsmethodik nicht übersteigen, und es sollten an der Entnahmestelle keine dem Allgemeinurologen ungewohnten Probleme entstehen.

Aufgrund dieser Überlegungen schien uns das Periorchium, d.h. das parietale Blatt der Tunica vaginalis testis, insbesondere wegen seiner histologischen Ähnlichkeit mit der Tunica albuginea penis (beide enthalten reichlich kollagene Fasern) besonders geeignet, diese zu ersetzen.

Methodik

Zunächst Denudierung des Penis, beginnend durch zirkulären Hautschnitt einige Millimeter proximal des Sulcus coronarius, bis zur Peniswurzel. Die Buck-Faszie wird nach Unterspritzen mit Kochsalzlösungen abgehoben (Abb. 1), anschließend beiderseits des dorsalen Gefäßnervenbündels inzidiert, so daß dieses tunlichst geschont wird, und im Bereich des durchttastbaren fibrösen Plaque bis zur gesunden Tunica albuginea abpräpariert. Danach ist normalerweise das Ausmaß der Plaquebildung ausreichend gut beurteilbar; die Plaque wird exzidiert und eine entsprechend große Platte des Autotransplantats nach Scrotalschnitt wie bei einer Hydrocelen-Operation gewonnen (Abb. 2). Dieses wird dann mit seiner serösen Fläche zum Corpus caverno-

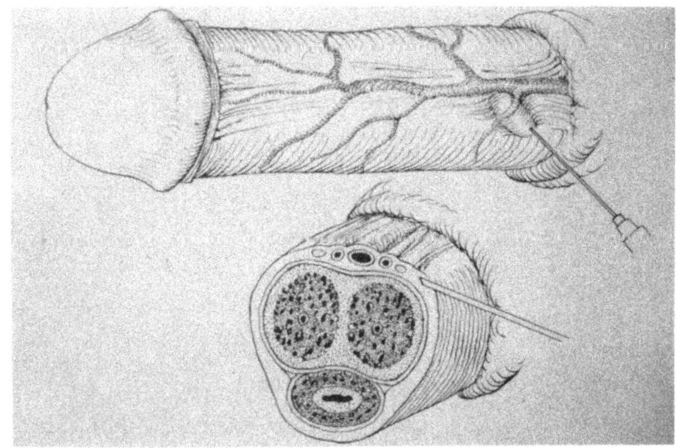

Abb. 1

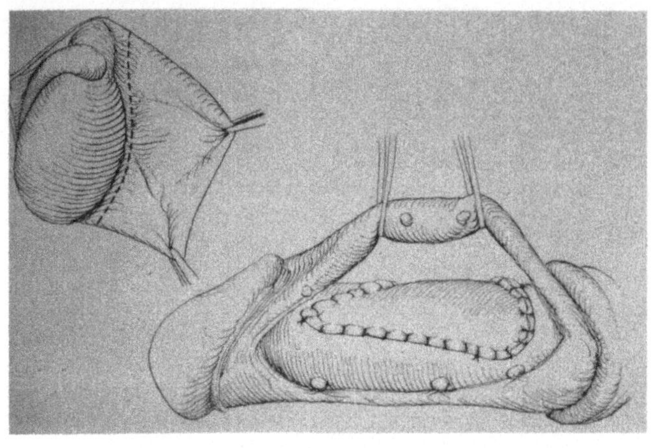

Abb. 2

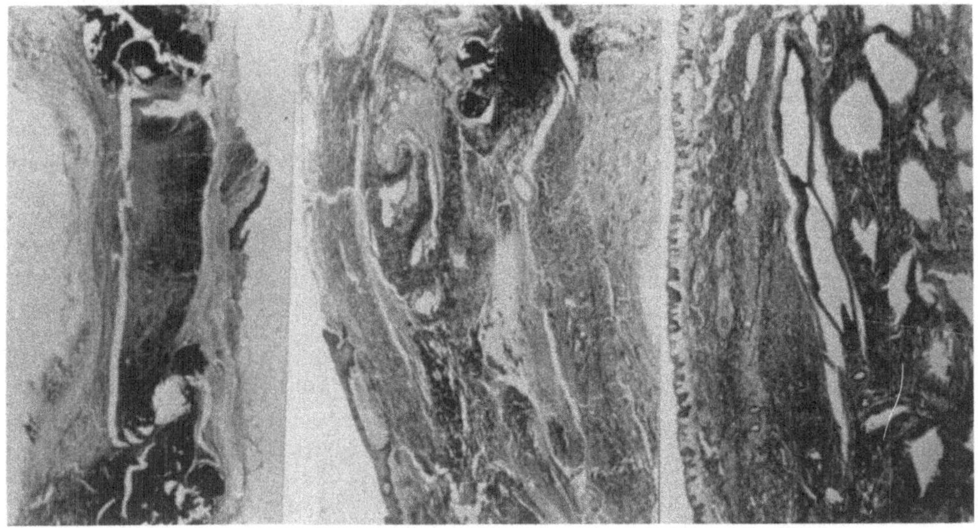

Abb. 3

sum hin gerichtet in den Tunica-albuginea-Defekt eingenäht.

Wir übersehen derzeit 15 Patienten mit einer Nachbeobachtungszeit von ¾ bis 4½ Jahren, von denen wir lediglich zwei wegen Neubildung oder nicht ausreichender primärer Exzision der fibrösen Plaques nachoperieren mußten. Nach dem Eingriff haben alle Patienten ihre Fähigkeit zu normalem sexuellen Verkehr ausnahmslos wiedergewonnen.

Abb. 3 zeigt übrigens histologische Nach-untersuchungen des Schicksals des Tunica-Vaginalis-Transplantats im Tierversuch am Hundepenis: links der Ersatz der Tunica albuginea durch Tunica vaginalis 2 Monate post op. noch gut erkennbar; in der Mitte nach 4 Monaten auch noch erkennbar, wenn auch weniger

gut; und rechts nach 6 Monaten auch histologisch eine praktisch vollständige Restitutio ad integrum [2].

Literatur

1. Das S (1980) J Urol 124:818–819. – 2. Das S, Maggio AJ (1979) Invest Urol 17:186–187

Dr. St. Kösters
Urolog.-Klinik
der Städt. Krankenanstalten
Lutherplatz 40
D-4150 Krefeld 1

Verhandlungsbericht der Deutschen Gesellschaft
für Urologie, 33. Tagung (1981), 113–117
© Springer-Verlag Berlin Heidelberg New York 1982

Diskussion zu den Vorträgen Seite 99 bis 112

Moderatoren: Marberger H., Innsbruck, Ernst, H., Berlin, Hesse, V. E., Pretoria

Marberger, H., Innsbruck: Ich werde die Diskussion gleich eröffnen und dazu sagen: zu diskutieren hätten wir etwas zur Krankheit selber, zum Krankheitsverlauf. Sie alle, meine Damen und Herren, die Jüngeren weniger lang als die Älteren, kennen Patienten mit einer Induratio penis plastica über Jahre und Jahrzehnte. Ich kenne solche Leute, die sind mir furchtbar auf die Nerben gegangen, in einer Zeit durch 35 Jahre. Nun, dazu würde ich gerne Fragen hören: Heilt sie selbst? Zu wieviel Prozent wird diese Erkrankung spontan besser? Wann muß man etwas tun? Und dann das zweite ist die konservative Behandlung, und das dritte ist die operative Behandlung. In der Reihenfolge, glaube ich, wäre eine sinnvolle Diskussion möglich. Wer wünscht das Wort?

Albrecht, H. F., Wuppertal: Es ist, wenn man einen Patienten in der Sprechstunde hat, der keine Erektion hat, manchmal sehr schwierig, auf Grund der Größe des Plaques, der Ausdehnung, zu verstehen oder zu glauben, wie stark eine Deviation ist. Auch wenn ein intelligenter Mensch sagt, der winkelt sich um 90° ab, dann ist man an sich gewillt zu sagen, also das gibt es ja überhaupt nicht; und wir hatten neulich in unserer Klinik eine Erfahrung: Ein Patient in nicht erigiertem Zustand, ein mittelgroßer Plaque, und er sprach auch davon, daß er etwa eine 90°-Abwinkelung hat, was ich einfach nicht glauben wollte. Er hat dann eines Tages, als er wiederkam, ein Polaroidphoto mitgebracht, wo ein gewaltiger Penis tatsächlich in einem Winkel von 90° gezeigt wurde. Ich war eigentlich wahnsinnig erstaunt, weil ich so etwas nicht geglaubt hatte. Nur als Anregung, wenn sie irgend jemand haben, der also auf eine Behandlung drängt, dann sollte man ihm vielleicht einmal den Vorschlag machen, bei einer entsprechenden Situation sich photographieren zu lassen oder es selbst mit einem Selbstauslöser zu machen.

Marberger, H., Innsbruck: Ich habe einen Patienten gehabt, dem hat's Spaß gemacht, seinen Penis in den verschiedenen Erektionsphasen zu photographieren und erstaunlicherweise haben diese Aufnahmen außerordentlich variiert. Also die Krankheit wechselt nicht nur morphologisch, wir wissen, daß die Plaques einmal nach vorne und nach hinten rutschen, nicht immer an der gleichen Stelle bleiben. Es können halt neue kommen oder andere können verschwinden. Auch die Deformierung des Penis kann sich in relativ kurzen Zeiträumen ändern, und das kann man durch Pola-roidphotos – da braucht man keine künstliche Erektion dazu – selber festhalten. Weitere Fragen?

Sie müssen doch Fragen auf den Lippen haben. Das ist ja eine Krankheit, von der wir überhaupt nichts wissen. Kollege Hesse?

Hesse, Pretoria: Die Tatsache, daß da keine Fragen sind, entspricht Ihrer Wahrnehmung, daß wir überhaupt nichts von der Krankheit wissen, und ein Kongreß hat meiner Ansicht nach 2 Zwecke, der erste ist, um retrospektive Informationen zu sammeln und darzubieten, aber wir müssen uns auch sammeln und prospektiv einen Plan haben oder machen, und dieses wäre der geeignete Kongreß, uns zusammenzusetzen, vielleicht die Sprecher von diesem Tag zusammenzusetzen, um wirklich prospektiv festzustellen, was hilft, welche Kriterien man gebraucht zur Diagnose und zum Therapieerfolg. Damit man verschiedene konservative Maßnahmen wirklich vergleichen kann. Einer der Sprecher hat von 14 Behandlungsmethoden gesprochen, und wenn man dann noch die Kombinationen hinzutut, dann hat man eine Unmenge von Möglichkeiten. Ich denke, man braucht eine gerade Linie voraus, und es wäre vielleicht sehr gut, wenn man sich zusammensetzen könnte, eine Kommission aufzufordern, vielleicht in 5 Jahren darüber wieder zu berichten.

Marberger, Innsbruck: Ausgezeichnet, ich wäre gerne dafür. Es ist Ihnen vielleicht aufgefallen, daß alle diese Berichte über einen Zeitraum gehen von maximal 8 Jahren. Also, daß wir erst seit kurzem begonnen haben, uns erst ernstlich mit diesem Problem zu befassen. Also, es wäre Zeit, daß man systematisch beginnt:

Kaufmann, J., Hamburg: Ich habe mich immer nach Boeminghaus gerichtet, der schreibt, daß man nur den verknöcherten Plaque operativ behandeln soll. Ich habe das einmal gemacht, und dieser Mann hatte keine Erektionsfähigkeit mehr. Es war ein ausgeprägter großer Plaque. Die Frage, die ich nur jetzt gern beantwortet wissen möchte, ist: Ist Potabo ganz vom Tisch? Ist Vitamin E ganz vom Tisch? D.h. keine konservative Primärbehandlung mehr, sondern primär nur Radiatio oder Operation. Das sollte heute hier entschieden werden!

Marberger, H., Innsbruck: Nun das werden wir gleich entscheiden, fragen wir Herrn Baumüller, wie ist es mit der konservativen Behandlung?

Baumüller, A. Freiburg: Ich würde das so einschätzen, daß, wenn der Patient auf einer Therapie besteht, weil ihn seine Induration stört, dann sollte man auch eine entsprechende Therapie einleiten, und ich würde nach dem heute Gehörten auch zur Strahlentherapie tendieren, und mir ist noch, wenn ich das hinzufügen darf, bei der Aufarbeitung unserer Patienten aufgefallen, daß sehr viele besser ausgebildete Patienten unter denen waren, die wir mit geringen Befunden hatten, während z.B. einfach strukturierte Leute sich an einem so kleinen Plaque überhaupt nicht störten, und deswegen auch gar nicht zu uns kamen, denn gerade z.B. Lehrer, Ingenieure, Kollegen kamen viel zu uns und bei relativ kleinen Befunden und ich glaube, da ist auch der Druck des Leidens und entsprechend das Verlangen nach einer Therapie unterschiedlich: das muß man sicher mit einbeziehen.

Marberger, H., Innsbruck: Also ist Potabo vom Tisch?

Baumüller, Freiburg: Also, das würde ich eher als Placeboeffekt bezeichnen. Ich würd's vom Tisch halten.

Ludvik, Wien: Ich möchte hier nur eine Erinnerung, die vielleicht den älteren Kollegen noch im Gedächtnis ist, auffrischen. Anfangs der 60er Jahre hat mein verstorbener Chef, Prof. Übelhör, eine Umfrage an die bekanntesten Urologen der ganzen Welt über die Behandlung der Induration penis plastica durchgeführt. Die Ergebnisse wurden in einem Band der Urologia (Treviso) von Gironcoli veröffentlicht. Es sind damals insgesamt etwa 50 Behandlungsverfahren aufgezeigt worden, alle mit denselben Resultaten, wie wir sie auch heute noch haben. Wir haben daraufhin alle Patienten nachuntersucht, die vom Jahre 1932–64 mit Radiummoulagen in Wien-Lainz behandelt worden sind. Das waren 1030 Patienten, davon konnten 289 nachuntersucht werden. Es haben sich da interessante Aspekte ergeben, vor allem auch, daß es nach der Behandlung 4–5 Jahre gedauert hat, bis es zu einer Remission gekommen ist. Die Erfolge waren gut, sie waren so gut wie heute die Ergebnisse der Weichstrahlerbehandlungen. Klagen über eine Verminderung der Potenz waren selten, Teleangiektasien häufiger als bei den jetzt verwendeten Bestrahlungsmethoden.

Marberger, H., Innsbruck: Danke, Herr Ludvik. Nun, Sie wissen, daß man damals keine Samenanalysen gemacht hat, um die Hodenschädigung zu prüfen, und daß 50:50 immer noch ein schlechtes Ergebnis ist. Herr Kolle!

Kolle, Hannover: Einen Hinweis vielleicht zur Aetiologie. Vor einigen Jahren hat ein amerikanischer Pathologe Smith im Journal of Urology eine Mitteilung übermittelt, daß gewisse Shunts zwischen Corpus spongiosum und Corpus cavernosum vorhanden sind, und glaubte, in einer durchgemachten Urethritis einen Zusammenhang zu sehen, und mir ist daraufhin aufgefallen: Wenn man genaue Anamnesen erhebt, haben viele dieser Patienten eine gewisse Urethritisanamnese.

Ich wollte das nur als Hinweis geben. Aber noch 2 Fragen! Und zwar einmal an Herrn Ernst. Sie sagten, oder haben das bestätigt, was wir ja auch beob-

achtet haben, die hohe Rückbildungstendenz, und daß man abwarten muß. Das ist aber nur ein Widerspruch, wenn Sie auf der anderen Seite sagen, daß die Radiotherapie möglichst frühzeitig erfolgen soll. Da ist man ja in einer gewissen Zwickmühle.

Und die zweite Frage an die Innsbrucker. Die Orgoteininjektion, oder wir haben früher ja auch Injektionen in die Plaques mit allem Möglichen gemacht, daß das ja technisch sehr schwierig ist, man muß eine besonders scharfe, ja auch eine besonders dichte Spritze benutzen. Habt Ihr da irgend etwas anderes?

Marberger, Innsbruck: Wir haben eine Druckspritze, wir haben sie auch gezeigt.

Kolle, Hannover: Wo kann man die kaufen?

Marberger, Innsbruck: Das weiß ich nicht, aber die kann man in Schwaben sicher kaufen. Ganz bestimmt.

Albrecht, K.F., Wuppertal: Ich kann dazu noch sagen, als wir noch diese Cortisoninjektionen machten, die wir ja weitgehend verlassen haben, eine Metallspritze mit umgekehrtem Gewinde genommen haben, die geschraubt werden kann. Sie stammt noch aus der Zeit, als man Paraffin unter eingesunkene Pockennarben spritzte, und die werden auch heute noch im Handel angeboten oder hergestellt.

Marberger, Innsbruck: Nun haben wir den Kollegen Ernst übergangen in der Beantwortung.

Ernst, H., Berlin: Ich muß zunächst die Frage beantworten. Das Abwarten meinte ich nach der Strahlentherapie, weil ich die Strahlentherapie als Primärbehandlung empfehle, da sie bei geeigneter Technik wirklich völlig gefahrlos ist. Aber vielleicht noch eins, damit wir in 10 Jahren nicht wieder unsicher diskutieren, der Herr Ehrenberg wird es mir verzeihen, empfehle ich wirklich vor jeder Therapie, eine Ultraschalluntersuchung zu machen und nach Therapie regelmäßig zu wiederholen.

Marberger, Innsbruck: Danke. Bitte Zoedler.

Zoedler, Düsseldorf: Nachdem wir so schöne OP-Ergebnisse hier gezeigt bekommen haben, vor allen Dingen diese Methode mit dem Dacron imponiert mir sehr, tut's mir fast leid, daß ich in den letzten 5 Jahren bei unseren Induratiopenis-plastica-Patienten keine Notwendigkeit zu einer operativen oder einer Strahlenbehandlung gesehen habe. Und zwar darum nicht, weil wir seit 5 Jahren eine Injektionsbehandlung durchführen, allerdings nicht mit der schmerzhaften Spritze, so wie das mit dem Orgotein geschieht, sondern mit einem Dermojet. Das ist eine Art Pistole, wie sie auch bei Impfungen verwandt wird, wo man den Plaques mit mehreren Injektionen, die mit Luftdruck erfolgen, umspritzt, und wir machen das 6 Wochen lang einmal in der Woche, um dann auf alle 14 Tage oder 1 Monat überzugehen, und ich habe dabei einen erheblichen Rückgang der Beschwerden wie auch der Verkrümmung gesehen. Natürlich ist es schwer, diese Dinge für den Erfolg einer solchen Behandlung zu objektivieren. Aber es ist eine Maßnahme, die wie ich meine, vor einer Strahlenbehandlung und vor einer operativen Behandlung durchgeführt werden sollte, weil sie eben leicht und schmerzlos in jeder Praxis gemacht werden kann!

Marberger, Innsbruck: Zoedler, spritzt Du Wasser oder Cortison?

Zoedeler, Düsseldorf: Wir nehmen einfach ein Cortisonpräparat, und das wird in diesen Dermojet hineingetan und damit der Plaque umspritzt.

Marberger, Innsbruck: Ja, das ist eine Idee, die uns auch gekommen wäre, nur kann mit dem Dermojet nur in eine bestimmte Tiefe kommen. Man macht Epithelcysten unter Umständen und kann die Infiltration nicht so dosieren. Der größte Nachteil unserer Methode ist, daß man die Leute narkotisieren muß, verstehen Sie? Das ist bei einer Wiederholungstherapie ein Nachteil. Zielinski, bitte.

Zielinski, Kattowitz: Ich möchte ganz bescheiden den hier attakierten Prof. Heise verteidigen, und zwar nicht, was seine negative Behauptung betrifft, aber die genaue Beschreibung der Injektionsmethode, der ich gefolgt bin, gibt gewisse Erfolge. In keinem Fall der Induratio penis plastica mußte ich rekapitulieren. D. h. es kann mehrere Wochen dauern, aber durch ebenso eine Kombinationsspritze von Cortsion, Hydrocortison, Hyaluronidase. Man beginnt mit Novocain, auch mit Lidocain, so ist das schmerzlos. In allen Fällen erzielte ich so eine Besserung, daß die Kranken einfach aufhörten, zu erscheinen. Sie melden, daß die Erektion nicht schmerzlich ist. Sie sagten, daß anfangs der Schmerz vorbeigeht, dann, daß die Krümmung kleiner ist, und ich muß zugeben, in keinem Fall verschwand die Verhärtung vollständig. Sie wurde kleiner, sie verschob sich meistens, entstand an einer anderen Stelle. Aber man kann diese Methode nicht als unwirksam betrachten, und auch die Krankheit als incurabel. Die Kranken waren von der Behandlung zufrieden.

Marberger, Innsbruck: Ja, das scheint der Tenor aller dieser Injektionsmethoden zu sein: Daß die Leute tatsächlich besser werden, daß aber die Behandlung eine Zeit braucht und in dieser Zeit wahrscheinlich spontan erfolgt.

Zeidler, Basel: Was passiert, wenn bestrahlt wurde? Ist man dann später beim Mißerfolg der Strahlentherapie nicht kompromittiert mit weiteren chirurgischen Maßnahmen? Wie ist das? Man hört darüber, die Bestrahlungstherapie sei quasi ein Einweggleis.

Marberger, Innsbruck: Ja, gute Frage! Der Kollege Ernst wird Näheres dazu sagen.

Ernst, Berlin: Wenn nach Strahlentherapie Veränderungen auftreten, die die OP erschweren oder sonstige gefährliche Dinge nach sich ziehen, dann schicken Sie Ihren Strahlentherapeuten nach Hause. Das darf nicht sein!

Marberger, Innsbruck: Danke.

Weber, Frankfurt: Ich muß folgendes sagen. Die meisten, oder ein Teil der Patienten lernen es, mit ihrem verkrümmten Penis zu coltieren. Das muß man ihnen beibringen, das muß man ihnen sagen. Man soll sie also etwas warten lassen. Ich habe mit keiner konservativen Therapie bisher etwas erreicht, und ich sehe eigentlich nicht ein, warum man sie nicht operieren sollte. Ich muß allerdings etwas sagen. Es ist für mich immer ein Graus gewesen, einen Patienten zu operieren, der schon bestrahlt wurde. Es gibt gewisse Verän-

derungen. Womit Sie es decken, das ist egal. Nur bitte decken Sie es mit einem weichen Gewebe. Und, Herr Hesse, bei aller Freundschaft, da muß ich Ihnen widersprechen. Mit Ihrem Material passiert folgendes: Es wachsen sehr bald Bindegewebszellen ein, und diese Verlängerung, die Sie uns dort projizierten, die hört sofort auf. Ich will Ihnen das allen erklären. Wenn wir Nieren transplantieren, und wir brauchen ein kleines Stück Gefäß zwischendurch zum Reinsetzen, und das ist zu lang, bekommen Sie ein sog. Kinking. Das knickt etwas ab, und dieser Knick bleibt. Den bekommen Sie nicht weg, auch mit der Pulsation der Arterie unter einem Druck von 150 mmHg, der Knick bleibt. Und wenn Sie, das haben Sie wahrscheinlich auch schon gelegentlich machen müssen, wenn Sie mit einem Gefäßchirurgen und Herzchirurgen in der gleichen Klinik zusammenarbeiten, Patienten operieren, die eine Hydronephrose haben, deshalb, weil sie eben eine Verhärtung an einem Ureter haben, an der Stelle, wo der Harnleiter die Prothese im Becken überkreuzt. Dann finden Sie ein Gefäß, das ist ganz hart. Das ist 2 mm dick, außen und innen mit Bindegewebe, und nur deshalb funktioniert es auch in der Gefäßchirurgie. Es bildet sich innen eine Neointima und außen eine Neoadventitia, und die ist 2 mm dick und ist ein ganz derbes Narbengewebe. Also, das mache ich nicht.

Marberger, Innsbruck: Gut, Herr Weber, bitte, wenn er immer lang bliebe, dann ging's ja. Aber kürzer sollte er nicht werden. Oder wie ist das? Nun ja, bitte Herr Sachse:

Sachse, Nürnberg: Eine Frage an die Chirurgen.

Marberger, Innsbruck: Herr Kollege Hesse, Sie müssen ja darauf noch etwas sagen. Bitte, sagen Sie, wie die Wundheilung ist.

Hesse, Pretoria: Ich bin dessen ganz bewußt, da ich ja auch Gefäßchirurgie mache. Aber ich will Ihnen gestehen, daß eine gewisse Ausdehnbarkeit besteht. Und dieses Gewebe Dacron gibt es erst seit 2–3 Jahren. Dieses weiche Gewebe Dacron, nicht das harte bekannte Dacron, hat eine gewisse und bessere Ausdehnbarkeit. Das ist auch nach längerer Zeit so.

Marberger, Innsbruck. Nun, ordnen sich nicht auch Narbengewebsfasern, also Bindegewebsfasern der Richtung des Maximalzuges an? Also, da wären noch gewisse Möglichkeiten drin. Aber der Herr Sachse jetzt bitte.

Sachse, Nürnberg: Wir haben bis jetzt nur 3 Fälle operiert, und zwar Fälle, die behauptet haben, völlig impotent zu sein und bei allen 3 Fällen war es uns nicht möglich, die Plaques abzulösen. Die Veränderungen gingen runter bis zum spongiösen Gewebe. Wir haben in diesen Fällen dann in Anlehnung an die Gedanken, die gerade Herr Weber vorgetragen hat. Venenwand von der Vena saphea magna implantiert. Nun noch zu der Frage. Wie hochgradig die waren, um zu sehen, wo der Knick ist, nehmen wir einen Tourniquet an der Basis des Penis und füllen damit physiologische NaCl-Lösung in die Corpora cavernosa, und in diesen Fällen war es tatsächlich eine 90°-Abknickung und ich glaube, auch mit einem Kunststück als Schlangenmensch kann man da kaum noch viel damit anfangen.

Meine Frage war: wir konnten einfach die Plaques nicht ablösen, sondern sie gingen durch. Ist das bei uns ein Einzelfall oder haben Sie das auch beobachtet?

Marberger, Innsbruck: Nun gut, ich glaube, das haben wir alle beobachtet, daß man den Plaque, daß der diffus übergeht ins Corpus.

Sachse, Nürnberg: Und noch eine Frage! An der Univ.-Klinik in New York wird jetzt nach dem Motto: lieber kurz und gerade als lang und krumm auf der Gegenseite der Plaques eine Verkürzung der Corpora cavernosa vorgenommen, und sie behaupten, damit bei 10 Fällen auch gute Ergebnisse erzielt zu haben.

Marberger, Innsbruck: Nun, ich glaube, es ist gezeigt worden, daß der krumme besser ist. Sonst hätte man den nicht im Tempel ausgestellt. Aber jetzt sollen die Chirurgen darauf antworten. Und zwar zur Indikationsstellung. Was wir heute gehört haben, war, wenn andere Therapien versagen, dann muß man operieren. Und zwar, wenn Sie ehrlich sind, dann hat man herausgehört, daß der Patient in erster Linie darauf gedrängt hat. Er sagt: Dieser Zustand ist für mich unerträglich, ich kann keinen Coitus mehr ausführen oder es tut mir weh, tu irgendwas! Und dann geht der chirurgische Interessierte her, nachdem bewährte Methoden vorhanden sind und operiert. Wie ist das mit der Indikation. Ich glaube, das ist eine wesentliche Frage. Und alle Operierenden sagen möglichst in dieser dramatischen Anfangsphase: Nicht abwarten!

Gott sei Dank haben wir ein paar Diskussionsbemerkungen gehört, wo man sagt: Nein, wir warten, und schauen, wie sich die Dinge entwickeln. Wie ist das mit der Indikation? Das war die Frage an die Chirurgen. Herr Senge!

Senge, Bochum: Ich bin der Meinung, da doch ein weites Spannungsfeld zwischen Spontanheilung und kurativem Effekt durch jedwede Art und Behandlung eintreten kann, und bei jeder Behandlungsform unzufriedene Ergebnisse in einer Größenordnung von 30 % vorliegen, sollte man den geringeren Eingriff, nämlich die konservative Therapie, ob sie wirksam ist, weiß ich nicht, (vielleicht ist der Therapieeffekt eine Spontanheilung gewesen) die sollte man vorausschicken, ehe man sich zu einer chirurgischen Intervention entschließt. Diese chirurgische Intervention setzt aber voraus, daß man sich über das Ausmaß der Deviation einen Eindruck verschafft, und wenn meine Bilder schlecht waren, dann war es nichts anderes, als den Patienten zu bewegen, mal zu Hause, in gewohnter Umgebung, ein Polaroidbild machen zu lassen, und dieses Polaroidbild ist außerordentlich eindrucksvoll, daß einen das bewegen kann, dem Patienten die OP anzubieten. Wichtig bei der OP ist es, daß man die Kantenlänge nicht zu groß macht, wichtig ist es zu wissen, daß man durchaus mehrzeitig resezieren kann, und extrem wichtig ist, um die Potenz zu erhalten, daß man scharf die Corpora cavernosa oder die Plaques von der Corpora cavernosa trennt, um die tiefen, zentralen Arterien nicht zu verletzen.

Marberger, Innsbruck: Danke sehr! Nur noch eine ganz konkrete Frage an Herrn Hesse. Herr Hesse, würden Sie einem Mann, der jung verheiratet ist, vor 2 Monaten, und plötzlich entdeckt, daß sein Penis krumm wird, oder einen jungen Mann, der eine hübsche nette Freundin gerade kennengelernt hat, würden Sie dem empfehlen, wenn er sagt, ich kann, so leid es mir tut, keine intime Beziehung mit dieser Partnerin haben, weil das Glied so schief ist. Was würden Sie tun? Das ist die Frage!

Hesse, Pretoria: Technisch wäre das auszuführen, aber bei diesem Patienten ist die Emotion bestimmt gegenwärtig, und bei so einem Patienten würde ich von vornherein nicht sofort operieren.

Marberger, Innsbruck: Also, die Zeit ist um, darf ich noch 2 Sätze zusammenfassen. Erstens, einmal meine Damen und Herren, dürfen wir nicht vergessen, daß die Induratio penis plastica spontan ausheilen kann. Und, daß sie im späteren noch langen Verlauf weit weniger Symptome macht, Symptome, an die sich der Patient sehr leicht gewöhnt und sich mit ihnen abfindet; wenn sie überhaupt noch bestehen. Das ist Nr. 1, das ist eine Einschränkung unserer Aktivitäten. 2. Daß die konservative Behandlung, wie wir sie durch Jahre betrieben haben, mit Potabo, mit Vitamin-E, mit Vitamin-A, mit Antibiotika, mit Cortison oral, daß die wirklich für die Katze ist und nicht nützt. Das, glaube ich, ist so. Vielleicht hat sie etwas Gutes, hat sie einen psychologischen Effekt, und der Patient wird mit der Zeit von selber besser und sagt, mir hat es eigentlich ganz gut getan, jedenfalls hat es nicht geschadet. Nun noch ein 3. Punkt ist wesentlich, und das ist, daß man den Patienten psychologisch einfach aufklärt, ihn etwas informiert über den Krankheitsverlauf und ihm sagt, er sollte wegen dieser 2 Monate nicht völlig die Nerven verlieren, es kommen wieder bessere Zeiten, und er solle sich auch, wie Prof. Weber gesagt hat, mit gewissen Dingen abfinden oder sie zu umgehen lernen. Nun, das 4. was wir sagen müssen, ist bei der Radiotherapie, daß 250 der 500 R auf die Hoden gegeben, den Patienten steril machen für eine gewisse Zeit oder subfertil zumindest. Das ist eine Sache, die wir als Laien zu bedenken haben, die aber für den Fachmann sicher durch eine entsprechende Technik umgangen werden kann. Aber darauf aufmerksam, daß der Schaden bei der Radiotherapie oder bei jeder Bestrahlungstherapie nicht auszuschließen ist, muß erwähnt werden. Genauso ist es bei der chirurgischen Behandlung. Die chirurgische Behandlung hat selbstverständlich Nachteile. Und zwar hat sie die Nachteile, daß, wenn man eine Narbe excidiert, eine Narbe wieder dableibt, die kann man nie exakt ausfüllen, wenn man auch noch so gutes Füllgewebe da hat, sondern das gibt eine Narbe. Nun, eine bestimmte Narbenbildung verträgt auch der Penis hinsichtlich Erektion. Wir wissen, es gibt nahezu ad-Integrum-Heilungen nach Penisfrakturen, Rummel hat darüber berichtet, also das kann einmal sehr gut ausgehen. Das muß aber nicht. Mit einer Erfolgsquote von 70 %, nicht ganz ⅔, muß man recht zufrieden sein, und von diesen 70 % sind nicht alle gerade, sondern der eine schaut ein bißchen nach links, der andere ein bißchen nach rechts, der

eine nach oben und der andere wird überhaupt nicht
ganz gerade. Aber die Leute haben keine Schmerzen
und sie sind damit zufrieden. Nun, damit sind wir noch
bei der Instillationstherapie, die tatsächlich am wenigsten Schäden zu machen scheint, jedenfalls haben wir
Nebenerscheinungen von der Therapie selbst nicht gesehen, aber man muß entweder Lokalanästhesie geben, die nicht ungefährlich ist und Nebenerscheinungen macht, und das Lidocain möchte ich im Corpus
cavernosum nicht drinnen haben, Herr Kollege Zielinski. Und wir müssen eine allgemeine Anästhesie
machen, die zweifellos einen Nachteil darstellt.

So, nun meine Damen und Herren, Sie sehen, das
Kapitel ist nach wie vor kontrovers. Es bedarf noch
vieler Kommission. Aber in erster Linie müssen wir
jetzt eine große Erfahrung sammeln können, aufzeich-
nen, dokumentieren; das kann man mit dem Ultraschall; das kann man mit der Kamera; das kann man
mit einer genauen klinischen Untersuchung und mit einem intensiven Gespräch mit dem Patienten, das zum
Teil den Psychiater ersetzen kann. Und dann werden
wir in etlichen Jahren mehr davon wissen, die Leute
besser behandeln können.

Ich danke Ihnen. Dank allen Rednern, allen Diskussionsrednern, und besonders Ihnen, meine Damen
und Herren, die wirklich aufmerksam zugehört haben.

Präsident: Ich danke den Rednern und auch den
Moderatoren, daß das so schön über die Bühne gegangen ist, nur ist es klar, daß die Fragen weiterhin offen
bleiben, und ich möchte, da wir sehr in Zeitdruck sind,
bitten, daß Herr Schreiter gleich raufkommt und die
Moderatoren Platz nehmen.

Störung der Penisentwicklung

Verhandlungsbericht der Deutschen Gesellschaft
für Urologie, 33. Tagung (1981), 118–121
© Springer-Verlag Berlin Heidelberg New York 1982

Die operative Korrektur der Penis-Deviation

F. Schreiter

Wahrscheinlich häufiger als uns in der Praxis begegnet, ist die von Nesbit erstmals beschriebene kongenitale Penis-Deviation. Auch die spärlichen Mitteilungen im Schrifttum von z. Z. ca. 20 Fällen darf nicht darüber hinwegtäuschen, daß die angeborene Penis-Deviation häufiger ist, als man ursprünglich vermutet.

Der Abbau der Sexualtabus führt immer häufiger vor allen junge Patienten mit angeborener Penis-Verkrümmung zum Arzt. Sie kommen meist dann in die Sprechstunde, wenn sie die ersten Sexualkontakte aufnehmen und wenn dabei Schwierigkeiten auftreten.

Diese Störungen geben dann auch die Indikation zur operativen Korrektur.

Leichte Penisverkrümmungen von weniger als 45° bedürfen nicht der Therapie.

Die Ursachen der kongenitalen Penis-Deviation ist nicht sicher bekannt. Es soll sich hierbei um ein unterschiedliches Längenwachstum der Tunica albuginea handeln. Die Corpora cavernosa selbst sind davon nicht betroffen und normal ausgebildet.

Krümmungsrichtungen

Bei der kongenitalen Penis-Deviation kommen Krümmungen nach allen Seiten vor. Am häufigsten scheint jedoch die seitliche Krümmung zu sein. Dorsale Angulation ist eher selten und wurde bisher nur in 3 Fällen beschrieben.

Nesbit-Operation schematisch

Von Nesbit wurde das einfachste und sicherste operative Verfahren der Schaftkorrektur angegeben. Nach Circumcision und Skelettierung des

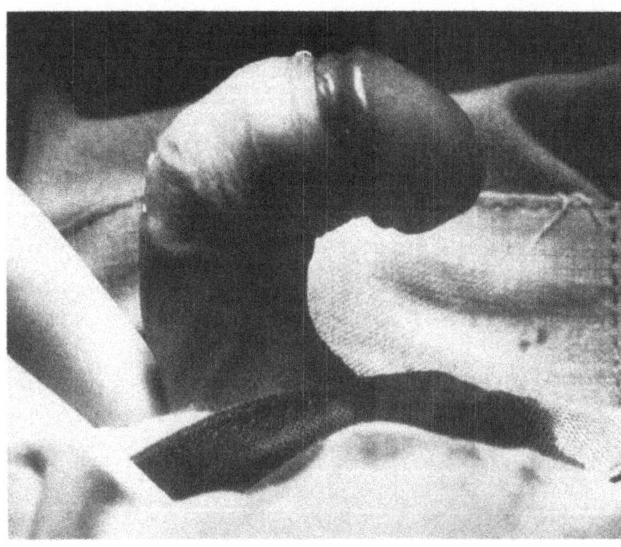

Abb. 1

Penis-Schaftes wird ein eliptiformer Bezirk auf der konvexen Seite der Tunica albuginea excidiert.

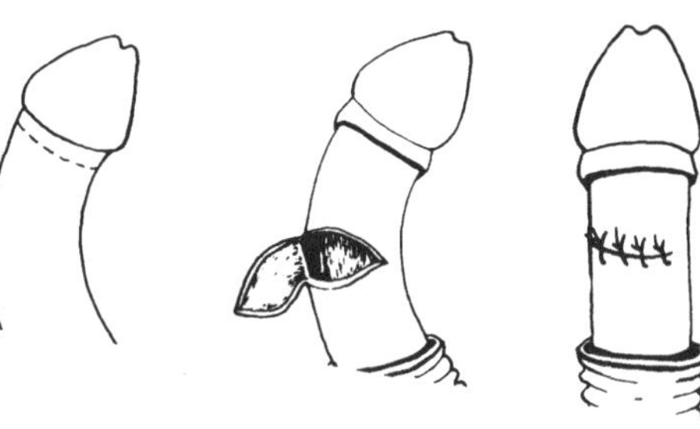 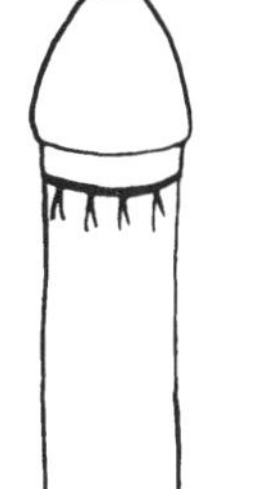

Abb. 2

implantierten Lyo-Dura wurde die Verkrümmung überkorrigiert. Trotzdem kam es 3 Monate nach zunächst gutem postoperativen Ergebnis erneut zu einer zunehmenden Schaftbiegung nach der operierten Seite.

Die Ursache war, wie vermutet, eine hochgradige bindegewebige Umwandlung der Lyo-Dura mit starker Schrumpfungstendenz, wodurch der Operationseffekt zunichte gemacht wurde.

Aufgrund dieser schlechten Erfahrung haben wir uns dem sicheren Verfahren von Nesbit zugewandt und nehmen auch die dadurch entstehende geringgradige Verkürzung des Penis um 1–1½ cm in Kauf.

Sie sehen hier das unmittelbare postoperative Ergebnis nach erneuter Korrektur.

Die Operationstechnik des Nesbitschen Korrekturverfahrens ist einfach. Nach Circumcision und Abpräparation der Penisschafthaut wird eine Staubinde an der Basis des Penis angelegt und der Penis über eine dünne Kanüle Nr. 17 mit liquiminisierter, physiologischer Kochsalzlösung aufgespritzt bis zur vollen Erektion.

So wird das volle Ausmaß der Krümmung sichtbar.

Mit mehreren Allice-Klemmen wird die konvexe Seite der Tunica albuginea der Corpora cavernosa gefaßt, bis die Krümmung des Penis ausgeglichen ist.

Der durch die Allice-Klemmen markierte Bezirk der Tunica albuginea wird eliptoid ausgeschnitten.

Das Corpus cavernosum bleibt verschont.

Die Tunica albuginea wird anschließend mit 2x0 Vicryl fortlaufend verschlossen. Durch nochmaliges Aufspritzen Kontrolle der korrekten Korrektur.

Eine Laschendrainage wird am 1. postoperativen Tag entfernt.

Redressierender Verband für die ersten zwei postoperativen Tage.

Seitliche Verkrümmung – Hautschnitt

Bei geringer seitlicher Verkrümmung ist meist eine Skelettierung der Penis-Schafthaut nicht notwenig. Es genügt eine quere Längsincision der Penishaut über der Konvexität. Dann entsprechende Excision der Tunica albuginea und analoges Vorgehen.

Operationsverfahren von Horton und Devine

Horton und Devine gingen den umgekehrten Weg und verlängerten die Konkavseite der Tunica albuginea durch Implantation eines eliptiformen, freien Hauttransplantates.

Heineke-Mikulicz-Verfahren

Querincision der Tunica albuginea und Längsvernähen nach dem Prinzip von Heineke-Mikulicz führt jedoch zu einer Verschmälerung des Penisschaftes und Einengung der Corpora cavernosa.

Das kosmetische Ergebnis ist nicht optimal.

Penisverkrümmung nach Horton-Devine-Technik

Wir haben einem Patienten mit seitlicher Penisverkrümmung nach der Technik von Horton und Devine operiert. Statt eines freien Vorhauttransplantates setzen wir lyophilisierte Dura in den rautenförmigen Defekt der Tunica albuginea ein. In Erwartung einer Schrumpfungstendenz der

119

Ventrale Penisverkrümmung

Ein besonderes Vorgehen erfordert die Korrektur der dorsalen oder wie auf diesem Dia zu sehen der ventralen Verkrümmung.

Hier muß die Excision der Tunica albuginea unterhalb der Harnröhre bzw. unterhalb des dorsalen Gefäßnervenbündels erfolgen.

Nach Abpräparation der Penisschafthaut läßt sich leicht das Gefäßnervenbündel bzw. die Urethra in ihrer ganzen Länge mobilisieren. In diesem Fall genügte es, einen chordaähnlichen, bindegewebigen Strang unter der Harnröhre minuziös abzupräparieren, und auf der Dorsalseite eine rautenförmige Excision aus der Tunica albuginea vorzunehmen.

Nach Naht der Tunica albuginea war der Penis vollständig gerade.

Short-Urethra-Syndrom

Bei diesem 4jährigen Jungen war die Penis-Verkrümmung durch ein sogenanntes Short-Urethra-Syndrom verursacht. Eine Schaftkorrektur konnte hier allein durch Verlängerung der Harnröhre erreicht werden.

Die Verlängerung der Harnröhre erfolgte nach dem Prinzip des gestielten Rotationslappens aus dem inneren Vorhautblatt, wie von *Duckett* angegeben. Aus diesem gestielten Vorhautlappen wird über einem Katheter ein Rohr geformt, mit dem die Harnröhre verlängert wird.

Der zu einem Rohr geformte gestielte Vorhautlappen wird in den Harnröhrenstumpf eingesetzt und der Gewebsdefekt durch das äußere Vorhautblatt gedeckt.

Traumatische s-förmige Penisverkrümmung

Bei einem 42jährigen Mann mit einer Penisschaftfraktur mit Ausbildung dieser s-förmigen Verkrümmung und vollständigem Erektionsverlust wurde nach entsprechender Penisschaftkorrektur in gleicher Sitzung eine hydraulische Penisprothese implantiert. Das Ergebnis 1 Jahr nach der Operation ist gut.

Statistische Zusammenfassung

In Tabelle 1 sehen Sie die Ergebnisse von 12 Patienten zusammengefaßt, die in den Jahren 1979/1981 in der Urologischen Abteilung des Verbandskrankenhauses Schwelm operiert wurden. Bei allen nach Nesbit operierten Patienten traten p. o. keine Komplikationen auf. Die Schaftkorrektur war bei allen Patienten vollständig.

Alle Patienten waren kohabitationsfähig und hatten keinerlei Sensibilitätsverluste.

Geringgradig resultierende Verkürzung des Penisschaftes von ca. 1½ cm wurden nicht als Nachteil empfunden.

Der nach Horton und Devine operierte Patient mußte 3 Monate nach der Operation – nach Nesbit korrigiert werden, weshalb wir dieses Verfahren heute nicht mehr anwenden.

Tabelle 1. Operative Korrektur der Penisdeviation, 12 Patienten, 1979–1981

Pat.	Krümmung		Ätiologie	Operation	Ergebnis
1. 35 J.	ventral	90°	erworben	Nesbit	gerade, gute Funktion
2. 27 J.	seitl. li.	50°	kongen.	Nesbit	gerade, gute Funktion
3. 18 J.	seitl. re.	60°	kongen.	Nesbit	gerade, gute Funktion
4. 23 J.	seitl. li.	75°	kongen.	Nesbit	gerade, gute Funktion
5. 31 J.	ventral	85°	kongen.	Nesbit	gerade, gute Funktion
6. 42 J.	dorsal	45°	traumat.	Nesbit	gerade, gute Funktion
7. 4 J.	ventral	90°	Short Urethra	Duckett	gerade, n. HR-Plastik
8. 19 J.	seitl.	90°	kongen.	Nesbit	gerade, gute Funktion
9. 26 J.	dorsal	50°	kongen.	Nesbit	gerade, gute Funktion
10. 24 J.	seitl.	85°	kongen.	Nesbit	gerade, gute Funktion
11. 32 J.	seitl.	75°	erworben	Nesbit	gerade, gute Funktion
12. 19 J.	seitl.	90°	kongen.	Horton-Divine	
				Lyo-Dura	Schrumpfung, erneute Verkrümmung
				Nachop. Nesbit	gerade, gute Funktion

Dr. F. Schreiter
Ltd. Arzt der Urolog. Abt.
Verbandskrankenhaus Schwelm
Dr.-Möller-Str. 15
D-5830 Schwelm

Verhandlungsbericht der Deutschen Gesellschaft
für Urologie, 33. Tagung (1981), 122/123
© Springer-Verlag Berlin Heidelberg New York 1982

Extreme ventrale Penisverkrümmung ohne Hypospadie

K. G. Naber

Penisdeviationen sind in der Regel angeborene Erkrankungen der Corpora cavernosa; dies gilt auch für einen großen Teil der ventralen Deviationen, bei denen keine Hypospadie vorliegt.

Ich berichte Ihnen über einen 20jährigen Patienten mit extremer ventraler Penisverkrümmung ohne Hypospadie, bei der wir als Ursache der Deviation eine Chorda ohne Hypospadie angenommen haben – eine Erkrankung, die in diesem Ausmaß in der Literatur als sehr selten angegeben wird.

Auf den beiden Abbildungen erkennt man die extreme Krümmung bei erigiertem Glied. Die Harnröhrenmündung liegt an der Spitze der Glans penis.

In erster Sitzung wurde die ventrale Penishaut Z-förmig eröffnet und die bogensehnenförmig gespannte Urethra freipräpariert. Dabei fiel auf, daß im Bereich der distalen Harnröhre kein Corpus cavernosum urethrae angelegt war. Von der Urethra ausgehend zogen fibröse Stränge in die Rinne zwischen die beiden Corpora cavernosa penis distal endend im Collum glandis. Diese Stränge wurden exzidiert. Nach Durchtrennung der Harnröhre entstand ein etwa 7 cm langer Harnröhren-Defekt. Die Harnröhrenenden wur-

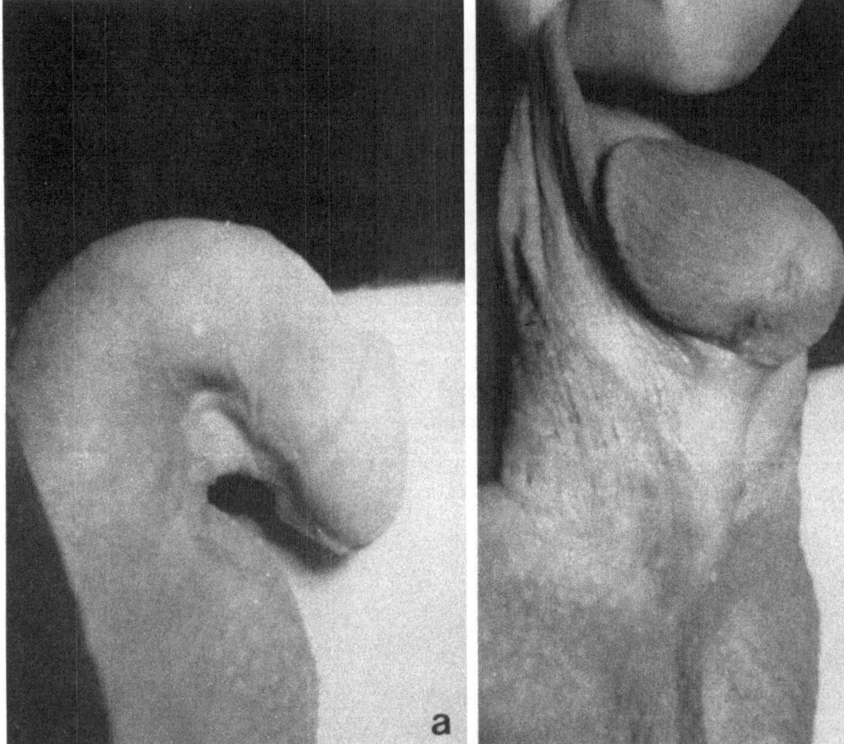

Abb. 1. Extreme ventrale Penisverkrümmung ohne Hypospadie, a seitliche Ansicht, b ventrale Ansicht

den proximal bzw. distal eingenäht und die Haut mittels Z-Plastik verschlossen.

In einer zweiten Sitzung, 5 Monate danach, lag bei Erektion noch eine deutliche, jedoch nicht mehr extreme ventrale Krümmung vor. In gleicher Sitzung erfolgte die Urethraplastik und die Aufrichtung des Penis entsprechend der Methode nach Nesbit.

Nach weiteren 5 Monaten erbrachte die Untersuchung eine noch leichte Krümmung bei Erektion. Der Patient war jedoch voll kohabitationsfähig. Die Uroflowmetrie ergab einen max. Harnfluß von 20 ml/sec. Somit lag ein gutes funktionelles Ergebnis vor.

Zusammenfassend kann man feststellen, daß es sich bei diesem Patienten um eine primäre Erkrankung des Corpus cavernosum urethrae mit Chordabildung ohne Hypospadie handelte und daß die Krümmung der Corpora cavernosa penis erst sekundär durch die Wachstumsbehinderung nach der Pubertät entstanden ist.

Prof. Dr. med. Kurt G. Naber
Chefarzt der Urologischen Klinik
Elisabeth-Krankenhaus
D-8440 Straubing

Verhandlungsbericht der Deutschen Gesellschaft
für Urologie, 33. Tagung (1981), 124/125
© Springer-Verlag Berlin Heidelberg New York 1982

Kongenitale Peniskurvatur

R. F. Basting und J. E. Altwein

Auch im außereuropäischen Schrifttum wird, wie die Literaturübersicht in Tabelle 1 zeigt, nur über ungewöhnlich kleine Fallzahlen berichtet.

übernommen. Das Durchschnittsalter des in Tabelle 1 aufgeschlüsselten Krankengutes liegt bei etwa 23 Jahren, wobei 4 Fälle von J. Redmann

Tabelle 1. Literaturübersicht über die Corporoplastik nach Nesbit

Autor	Jahr	Fallzahl	Kompl.	Alter
Nesbit	1965	3	∅	19 a
Correa	1971	1	∅	26 a
Saalfeld	1973	3	∅	23 a
Gavrell	1974	1	∅	22 a
Brannan	1974	2	∅	17+20
Abramowitz	1975	1	Nachblutung	20 a
Sacher	1975	1	Überkorrektur temp. psych. Impotenz	20 a
Fitzpatrick	1976	2	∅	18 a, 32 a
Redman	1978	8	∅	18 Mon – 14 a
Cutajar	1979	2	∅	25 a, 29 a
Bennet	1980	7	postpubertär verstärkte Curvatur	13–32 a
Udall	1980	3	∅	20 a, 20 a, 10 a
Ulm BwK	1981	5	1 Nachblutung	

39

Ab 1976 intraoperativ provozierte Erektion mittels NaCL Perfusion

Tabelle 2. Nesbitsche Operation: Indikation (I)

Kong. Peniskurvatur (H. H. Young, 1932)	Literatur (1965–1981)	BwK Ulm (1980)
– volar	10	2
– lateral	10	2
– dorsal[a]	1	1
– nicht klassifiziert	16	

[a] DD: Induratio penis plastica incipiens

Ausgehend von den drei Beobachtungen von Nesbit aus dem Jahre 1965 wurde dessen Operationstechnik unverändert von fast allen Autoren

Hypospadie-Kinder waren, die gesondert behandelt werden sollten. Während Nesbit bereits den Einsatz der Allisklemme beschrieb, wurde die intraoperativ provozierte Erektion mittels Kochsalzperfusion und Anlage eines Tourniquet erst ab 1976 eingesetzt.

Die Korporoplastik nach Nesbit wird einerseits bei der kongenitalen Peniskurvatur angewandt (Indikation I, Tabelle 2), wobei im Literatur- und eigenen Krankengut eine Deviation nach lateral und ventral in gleicher Häufigkeit auftritt, während die dorsale Curvatur eine Rarität darstellt.

Bei der operativen Korrektur der dorsalen Curvatur war in unserem Falle eine komplette Mobilisierung des corpus spongiosum erforderlich, um von ventral adäquate Rauten aus der tunica albuginea zu exzidieren. Zum Ausschluß einer Induratio penis plastica incipiens ist eine präoperative Diagnostik mit Einschluß der Ultraschalldarstellung der corpora cavernosa erforderlich.

Eine optimale Darstellung der corpora läßt sich mit dem Octoson Wassertank-Scanner

Tabelle 3. Nesbitsche Operation: Komplikationen

Autor	Nach-blutung	Re-Kurvatur	Über-korrektur
Sacher 1975	–	–	1/1
Abramowitz 1975	–	1/1	–
Bennett 1980	–	1/7	–
BwK Ulm 1981	1/5	–	–

Aus diesem Grund stellen wir die zweite Indikation zur Nesbitschen Operation – die Hypospadie sine hypospadia – sehr streng (Abb. 4).

Während im Literatur-Krankengut nicht nach Horton und Devine Typ I–III differenziert wurde, konnten wir in unserem Krankengut alle Hypospadie-Kinder durch alleinige Chordektomie und plastische Deckung mit einem asymmetrischen Schwenklappen nach Marberger korrigieren, wobei eine artefizielle Erektion intra- und postoperativ ein einwandfreies Operationsergebnis ergab.

Bei Betrachtung der Klassifizierung nach Devine und Horton ausgehend von der fehlenden bzw. mangelhaften Differenzierung des corpus spongiosum bei Typ 1 bis zur fehlenden oder mangelnden Differenzierung der Colleschen Faszie bei Typ III bleibt die Frage offen:

Tabelle 4. Nesbitsche Operation: Indikation (II)

Hypospadia sine hypospadie (Nesbit 1954)	Literaur (1954–1981)		BwK Ulm[a]
Devine-Horten Typ I	Nesbit '67	1	1
fehlende/mangelhafte Diff. des corpus spongiosum	Lattimer '73	x	
Typ II			
fehlende/mangelhafte Diff. der Buck'schen Fascie	Barclat '73	6	1
Typ III	Klauber '75	1	2
fehlende/mangelhafte Diff. der Colle'schen Fascie	Redman '80	4	

[a] Chordektomie + asym. Lappen nach Marberger ausreichend

durchführen. Hier lassen sich Plaques bis zu einem Durchmesser von ca. 0,5 cm nachweisen. Neuere Untersuchungen mit einem 7 MHz Real-time-Gerät ermöglichen die Darstellung bis zu einer Plaque-Größe von 0,3 cm.

Die Korporoplastik nach Nesbit ist kein völlig komplikationsloser Eingriff – in unserem Krankengut beobachteten wir eine Nachblutung, im Literaturgut eine Überkorrektur mit einer daraus resultierenden temporären psychogenen Impotenz sowie zwei Recurvaturen, die einer neuerlchen Operation bedurften (Tabelle 3).

Ist die mangelhafte Differenzierung der tunica albuginea Typ IV nach Horton und Devine – also eine Abortivform der Hypospadia sine hypospadia?

Dr. med. R. Basting
Urolog. Abt.
Bundeswehr-Krankenhaus Ulm
Oberer Eselsberg 40
D-7900 Ulm

Verhandlungsbericht der Deutschen Gesellschaft
für Urologie, 33. Tagung (1981), 126/127
© Springer-Verlag Berlin Heidelberg New York 1982

Therapie der Penisdeviation

V. Borgmann und R. Nagel

In den letzten 5 Jahren führten wir bei 3 Erwachsenen wegen hochgradiger, ventraler, kongentialer Penisverkrümmung die von Nesbit 1965 erstmals angegebene Operationsmethode in einem von uns modifizierten Verfahren durch. Präoperativ wurden die Patienten aufgefordert, zu Hause mit einer Polaroid-Kamera Aufnahmen vom Membrum in erigiertem Zustand anzufertigen.

Unsere eigene modifizierte Operationstechnik

Zirkuläre Umschneidung des Präputiums. Denudierung des Penisschaftes. Freipräparation der Tunica albuginea der Schwellkörper unter Schonung des dorsalen Gefäßnervenbündels. Anlegen eines Tourniquet an der Penisbasis. Auslösen einer künstlichen Erektion durch Injektion von physiologischer Kochsalzlösung in einen Schwellkörper (Abb. 1–3).

Zwei bis drei wetzsteinförmige Exzisionen im Bereich der Konvexität der Krümmung dorsolateral aus der Tunica albuginea beider Corpora cavernosa.

Verschluß der Tunica albuginea durch fortlaufende Naht mit Vicryl. Durch Auslösen einer erneuten künstlichen Erektion wird kontrolliert, ob die Begradigung ausreicht. Einlegen eines Penrose-Drain im Bereich des Penisschaftes. Suprapubische Harnableitung über einen Zeitraum von 10 Tagen mittels Zystofix-Katheter.

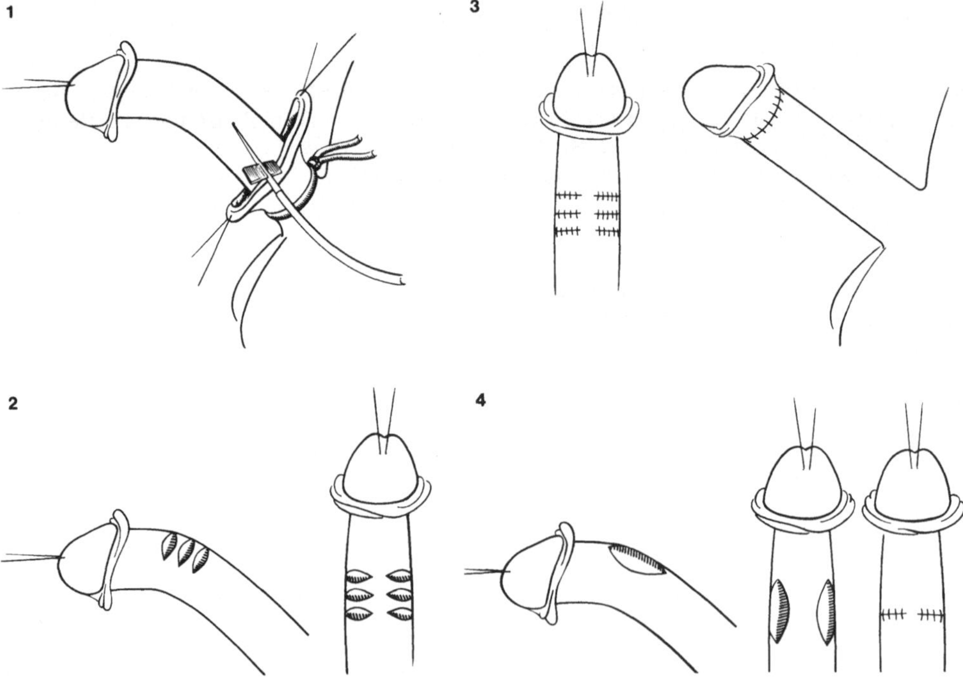

Abb. 1–4. Modifiziertes Verfahren nach Nesbit

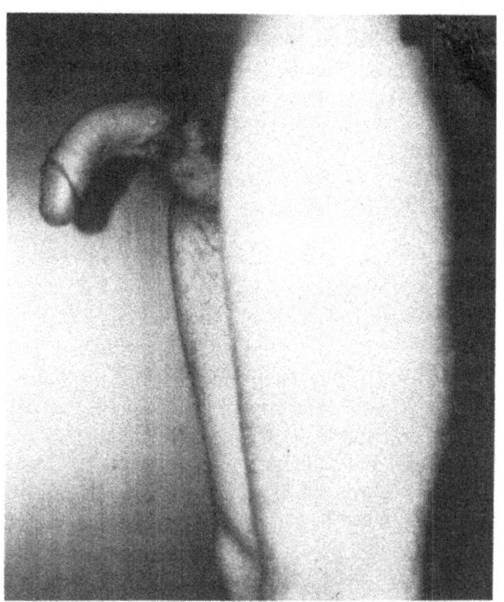

Abb. 5

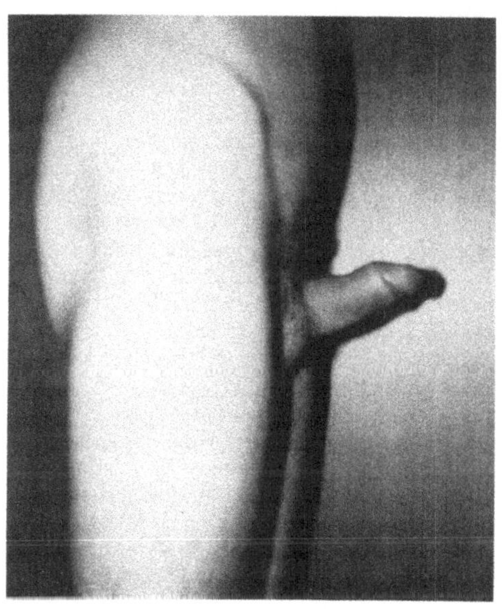

Abb. 6

Polaroidaufnahmen demonstrieren den prä- und postoperativen Befund bei einem 21jährigen Patienten.

Die Operationsmethode nach Nesbit eignet sich auch hervorragend zur Beseitigung von Penisverkrümmungen bei Erwachsenen nach in der Kindheit erfolgter Hypospadieoperation, falls damals die sogenannte Aufrichtungsoperation nicht oder nur unvollständig erfolgte (Abb. 4). Um die neugebildete Harnröhre nicht zu gefährden, bevorzugen wir hier eine dorsale Längsinzision der Penisschafthaut über dem Scheitel der Krümmung.

Nach ausreichender Mobilisierung der Penishaut wird aus jedem Corpus cavernosum eine längsoväre Exzision aus der Tunica albuginea durchgeführt. Danach erfolgt die Quervernähung des so entstandenen Defektes.

Diese Technik zur sekundären Korrektur einer Penisverkrümmung nach unvollständiger Penisaufrichtung und vorhergehender Harnröhrenplastik haben wir bisher bei einem Patienten mit Erfolg angewandt.

Die verschiedenen Formen der Penisverkrümmungen lassen sich nach dem von Nesbit erstmals beschriebenen Verfahren sicher korrigieren. Bei Schonung des dorsalen Gefäßnervenbündels sind postoperativ keine Erektionsstörungen zu befürchten. So gaben unsere 4 Patienten, die 6 Monate bis 4 Jahre nach der Operation nachuntersucht wurden, auf Befragen an, daß bei der Erektion das Glied gerade sei und beim Geschlechtsverkehr keine Schwierigkeiten bestünden.

Ass.-Prof. Dr. Borgmann
Klinikum Charlottenburg
Spandauer Damm 130
D-1000 Berlin 19

Verhandlungsbericht der Deutschen Gesellschaft
für Urologie, 33. Tagung (1981), 128/129
© Springer-Verlag Berlin Heidelberg New York 1982

Diskussion zu den Vorträgen Seite 118 bis 127

Moderatoren: Engelking, R., Köln, Potempa, J., Mannheim

Engelking, Köln: Bitte um Meldungen. Herr Marberger!

Marberger, Innsbruck: Ich habe heuer in San Franzisko einen Patienten gesehen, dem ist die Eichel nach seiner Plastik weggefault. Und zwar deswegen, weil er die Urethra völlig mobilisiert hat und die Praeparation bis unter die Glans vorgetrieben hat und gleichzeitig zu sehr am dorsalen Gefäßbündel gezogen hat. Es hat eine Thrombose der jetzt nun allein versorgenden A. dorsalis penis gegeben, die Glans war nekrotisch. Also bei der Mobilisation der Urethra darf man nicht ganz bis zur Glans nach vorne gehen, deswegen wird die Glans immer etwas gekippt sein, und am dorsalen Gefäßbündel darf man nicht ziehen.

Potempa, Mannheim: Hat noch jemand eine Frage zu diesem Thema? Ja, bitte.

Hofer, Wien: Ich habe einen konkreten Fall, zu dem ich hier Fragen stellen möchte. Hier die Polaroidbilder von einem Patienten mit einer dorsalen Penisdeviation. Nach diesem Bild schaut das dem Priapos sehr ähnlich, und man würde praktisch nicht glauben, daß ein Patient Störungen oder Beschwerden beim Coitieren hat. Aber der Patient gibt an, er hat, seit er verheiratet ist, – er ist 24 Jahre alt und seit 5 Jahren verheiratet – ständig Beschwerden. Wahrscheinlich ist es psychisch überlagert. Er gibt Schmerzen beim Coitieren an. Es kommt wohl zum Einführen des Gliedes, aber unter mäßigen Schmerzen. Das Einführen geht noch, aber im Verlauf der Kohabitation kommt es durch Schmerzen zur frühzeitigen Erschlaffung. Die Frage: Man hat hier von Komplikationen gehört. Kann der Patient psychisch noch mehr fixiert werden und dann nachher sagen, der Operateur sei an zunehmenden Potenzstörungen postoperativ schuld. Soll man dann den Patienten operieren oder nicht?

Potempa, Mannheim: Ja, ich glaube schon! Das ist ein typischer Fall einer Deviation durch eine Asymmetrie der Corpora cavernosa. Ich kann dazu folgendes sagen. Nach dorsal ist das relativ selten, die meisten sind nach volar oder seitlich. Man kann das ja gut operativ korrigieren. Zu der Frage eines Referenten, ob evt. die Asymmetrie der Corpora cavernosa eine Form der Hypospadia sine hypospadie sei, glaube ich sagen zu können, daß das nicht der Fall ist. Den ersten Fall mit dieser Asymmetrie der Corpora cavernosa habe ich 1965 als Patient zu Gesicht bekommen und habe damals überlegt, was ich tue. Ich dachte natürlich damals auch, es sei eine Hypospadia sine hypo-

spadie, und ich habe bei diesem Patienten die Unterseite des Corpus cavernosum freigelegt, habe dann die Urethra, die zunächst einmal etwas verkürzt erschien, durchtrennt, und habe dadurch eine Erweiterung von etwa 2 cm gewonnen. Nun in der 2. Sitzung wurde dann die Urethra nach den typischen Methoden der Hypospadie-OP wieder reanastomosiert aber der Patient hatte die Kurvation nicht verloren. Ich habe also damals die OP, die Sie gerade gesehen haben, durchgeführt, und dann kam die Penisstreckung zustande, und die Kohabition war recht gut möglich. Ich darf vielleicht dazu noch eines sagen. Ich habe in einer Skizze für das bessere Verständnis noch einmal hier aufgezeichnet, bitte das nächste Dia. Sie sehen hier die volare Verziehung des Penis nach unten, und nun ist wichtig für diese OP, daß der Schnitt nicht quer durch die Versorgung des Penis geht, sondern es müssen Gefäße und Nerven unbedingt geschont werden, so daß Sie in mehreren kleinen rhombenförmigen Excisionen die Verkürzung der Dorsalseite oder umgekehrt, der Volarseite dadurch bewirken. Ist noch ein Dia da? Hier sehen Sie eine Deviation einmal nach volar und einmal nach lateral, man kann nach der Technik, wie Sie es gerade gehört haben, diese Verkrümmung des Penis mit einem Mal beseitigen.

Engelking, Köln: Ich möchte zunächst nochmal die Frage des Kollegen beantworten, der eine Penisdeviation nach dorsal gezeigt hat. Soweit ich gesehen habe, war bei der Erektion die Penisspitze fast auf der Bauchhaut angekommen. Kombiniert war damit offensichtlich ein psychologisches Problem. Der Patient hatte Schmerzen, er hatte Schwierigkeiten mit der Partnerin. Ich bin der Meinung, daß selbstverständlich in diesem Falle zunächst eine operative Korrektur vorgenommen werden sollte. In der Weise etwa, wie sie Herr Potempa eben gezeigt hat, indem man dorsal entweder Entlastungsschnitte macht, vor allen Dingen aber ventralseitig nach Nesbit vorgeht. Dann bekommen Sie eine normale Erektion, und damit werden sich im Laufe der Zeit die psychologischen Probleme von alleine erledigen. Das ist meine Meinung dazu. Vielleicht zur Technik. Bei den Nesbitschen Excisionen ist es ganz zweckmäßig, selbstverständlich unter Schonung der Gefäße, daß man die Excision nicht genau parallel nebeneinander legt, sondern alternierend macht, um in jedem Fall eine Durchblutungsstörung zu vermeiden.

Hofer, Wien: Ich wollte Sie fragen, technisch ist es
so: man müßte ja praktisch die Schnitte gegen die Peniswurzel verlagern, rein mechanisch würde meines
Erachtens bei der Erektion und beim Koitus damit die
Belastung viel stärker, als wenn die Krümmung weiter
oben wäre. Ob da nicht Schwierigkeiten postoperativ
auftauchen?

Engelking, Köln: Ich würde keine Rücksicht auf die
Lage der Peniswurzel nehmen, sondern ich würde den
bogenförmigen Verlauf des Penis korrigieren.

Naber, Straubing: Ich habe eine Frage an Herrn
Potempa, und zwar bei mittelgradigen Krümmungen,
wie kann man praeoperativ unterscheiden, ob das primär eine Erkrankung des C. cavernosum ist, d. h. daß
die Nesbitsche OP allein genügt, oder ob es hier eine
Urethraerkrankung im weitesten Sinne ist, das ist ja
für die OP-Planung wichtig.

Potempa, Mannheim: Ja, ich glaube schon, daß
man bei einer Chorda, wenn man sehr sorgfältig untersucht, die Chorda tasten kann, und ich glaube auch, ich
meine, Nesbit hat ja diese OP erstmalig durchgeführt,
bei der Hypospadie und zwar dann, wenn er versucht
hat, den Strang zu finden und nicht gefunden hat, hat
er die dorsale Excision gemacht und den Penis be-
gradigt.

Schreiter, Schwelm: Es ist bei der kurzen Harnröhre oder bei der Chorda ohne Hypospadie auch häufig
so, daß das C. spongiosum urethrae nicht ausgebildet
ist. Das findet man bei der operativen Freilegung dann
und dann ist eigentlich die Diagnose klar. Ich möchte
nochmal zu dieser Frage von dem Herrn Kollegen aus
Wien sagen: Ich bin nicht der Meinung, daß man operieren soll. Das ist der Priapos von dem Prof. Marberger sprach, und das ist derjenige, der die Tempelfreu-
den des Altertums garantierte. Ich glaube, man sollte
dem Patienten das klarmachen und ihm sagen, wie er
das auch zum Positiven verwerten kann. Die Krümmung ist höchstens 20°, mehr nicht, und das ist keine
OP-Indikation.

Engelking, Köln: Vielleicht eine letzten Bemerkung
noch, um herauszubekommen, wo der stärkere Defekt
ist, ob es die Krümmung nach ventral durch eine kurze
Urethra, durch eine Chorda ist oder ob das C. cavernosum zu lang ist, man sollte auf jeden Fall nach Anlegen einer Blutsperre das Corpus so, wie wir das gesehen haben, mit Kochsalz-Heparin-Lösung füllen,
dann bekommen Sie sofort ein Modell davon und können dann während der OP und während der Korrektion das erneut überprüfen und ein völlig gerades Glied
erzielen. Aber wir haben die Zeit langsam überschritten, ich darf das Wort jetzt an den Präsidenten wieder
zurückgeben.

Albrecht, Wuppertal: Schönen Dank an alle Beteiligten und für die Moderatoren. Wir müssen Schluß
machen, weil in einer Minute die Generalversammlung
des Berufsverbandes der Deutschen Urologen hier in
diesem Saal stattfindet und ich möchte mich für das
geduldige Zuhören bedanken.

Penisfrakturen und andere Verletzungen

Verhandlungsbericht der Deutschen Gesellschaft
für Urologie, 33. Tagung (1981), 130–132
© Springer-Verlag Berlin Heidelberg New York 1982

Traumatische Penisläsionen – Urologisches Referat

L. V. Wagenknecht und B. Medenwaldt

Die insgesamt seltenen Penistraumen stellen je nach ihrer Schwere eine breite Palette von Problemen. Rekonstruktionen erfordern neben genauer Kenntnis der Anatomie die Beherrschung urologischer, plastischer, unter Umständen mikrochirurgischer Prinzipien.

Begleitende psychologische Probleme erschweren die Patientenführung. Viele Männer fürchten den Verlust der sexuellen Potenz und Reproduktionsfähigkeit. Als Resultat der Rekonstruktion bleibt oft ein Kompromiß zwischen den Wunschvorstellungen und dem technisch Machbaren. Die Verletzungen werden unterteilt in solche der Penishaut, der Corpora cavernosa, der Urethra und Kombinationen von diesen. In je ⅓ der Literaturfälle sind alleinig die Penishaut bzw. Corpora cavernosa betroffen, die restlichen sind kombinierte Läsionen. Penistraumen wurden im Vietnam-Krieg in 5 % aller urologischen Verletzungen gesehen.

1. Hautläsionen

Großflächige Hautverluste entstehen, wenn Kleidung und Haut durch rotierende Maschinenteile, Fließbänder oder Rotationsgürtel an Landmaschinen erfaßt werden. Nach Desinfektion und Entfernung von Gewebsnekrosen werden diese Defekte durch Rotationslappen vom Abdomen oder Oberschenkel gedeckt. Dabei muß die Entfernung glanswärts verbliebener Penishaut und eine gründliche Circumcision erfolgen, da sonst durch Unterbrechung der Lymphwege enorme Ödeme und eventuell Drucknekrosen entstehen.

Substanzverluste der Penishaut können ebenfalls mit lyophilisierter Dura gedeckt werden. Weniger ausgeprägte Hautläsionen können entstehen durch Reißverschlußeinklemmungen, Geschlechtsverkehr, Verbrennungen, durch Bisse im Bordell oder von Tieren sowie durch Strangulationen des Penis. Schlecht versorgte und infizierte Condomurinale bei Paraplegikern können zu erheblichen Haut- und Glansläsionen führen.

Als seltenes Ereignis komplettierten wir den Selbstbeschneidungsversuch eines Masochisten. Notwendige Korrekturen nach unsachgemäßer Circumcision sowie die häufigen Frenulum-Einrisse sollen der Vollständigkeit halber erwähnt werden.

2. Penisgangrän

Eine traumatische Gangrän kann nur die Penishaut und das Subkutangewebe betreffen, oder Teile des Gesamtorgans. Ursachen der Penisgangrän sind Strangulationen als Form der Masturbation, zur Aufrechterhaltung der Erektion oder aus kindlicher Neugier. Benutzte Materialien sind Gummibänder, Haare, Bindfaden, Draht, Condome, Rohrteile und Kugellager. Zunächst wird nur der oberflächliche Lymph- und Venenabfluß behindert, jedoch nicht die arterielle Zufuhr. Durch das zunehmende Ödem werden schließlich auch die Arterien komprimiert und die Penisgangrän distal der Strangulation resultiert im unbehandelten Fall. Im allgemeinen läßt sich das strangulierende Material entfernen. Zirkuläre Metallkörper können eventuell mittels eingefädeltem Zwirn abgezogen werden. Ist dieses unmöglich und auch die Durchtrennung des Metalls nicht machbar, bleibt nur die Hautentfernung distal der Strangulation bis auf die Bucksche Fascie und plastische Hautdeckung.

3. Penisruptur

Die sog. *Penisfraktur* resultiert aus forciertem Coitus in Reitstellung, oder beim Mann in Rückenlage sowie selten bei ruckartiger Bewegung während nächtlicher Penistumeszenz. Einige

Patienten mit Induratio penis plastica geben dieses Trauma zur Vorgeschichte an. Typisch sind der peitschenartige Knall und Schmerz bei der Ruptur. Schwellung und Penisdeviation können bizarre Formen annehmen. Meist sind nur die Corpora cavernosa, nur selten das nicht-erigierte Corpus spongiosum und die Urethra betroffen. Der Urin ist in diesem Fall blutig und bei der Miktion kann es zu weiterer Penis-anschwellung durch Urin-Extravasationen kommen. Wir sahen einen Mann mit isoliertem Ein-riß der Urethra und des Corpus spongiosum. Die cavernöse Ruptur ist meist in Längsrichtung. Nach Ausräumung des Hämatoms wird der Ein-riß wasserdicht genäht. Bei zusätzlicher Ure-thraruptur wird diese quer verschlossen und eine suprapubische Drainage gelegt. Die Prognose bezüglich der Kohabitationsfähigkeit ist bei kon-servativer Behandlung ungünstiger als bei opera-tiver Versorgung. Postoperative Erektionen sollten durch Androkur und Valium verhindert werden, da es sonst zur Blutung und Druck-erhöhung im Wundbereich kommen kann.

Die ein Einzelfällen beschriebene *Penisluxa-tion* entsteht durch extreme Kohabitationsprak-tiken. Die Vorhaut reißt zirkulär, der Penis glei-tet subkutan aus seiner Hautmanschette und ver-lagert sich in die Schamgegend oder ins Skro-tum. Die operative Korrektur ist selbstverständ-lich.

Die seltene *Ruptur des Suspensionsligamen-tes* entsteht, wenn der erigierte Penis ruckartig fußwärts gezogen wird. Es entsteht eine Lücke zwischen Symphyse und Penisschaft und bei der unvollständigen Erektion eine Abnormität nach Art des Dreschflegels. Die operative Wie-dervereinigung ist notwendig, da sonst meist eine erektile Impotenz resultiert. Bei einem Patienten mit derartigem Trauma folgte eine narbige Ab-heilung, Erektionsverminderung am Penisansatz und dort leicht verminderte Gefäßfüllung in der Cavernosographie.

4. Urethraverletzungen

Harnröhrenläsionen und Urinfisteln können bei unsachgemäßer Circumcision oder auch durch Strangulation entstehen. Häufiger sind sie nach Einbringung länglicher Gegenstände in mastur-batorischer Absicht. Wenn der Versuch der transurethralen Entfernung scheitert oder da-durch eine zusätzliche Verletzungsgefahr be-steht, muß durch Urethrotomie oder Sectio alta die Fremdkörperentfernung erfolgen.

Iatrogene Urethratraumen können bei der Katheterisierung, Endoskopie und durch Gleit-ströme während der TUR entstehen. Es ist an-zunehmen, daß die Häufigkeitsangaben durch erhebliche Dunkelziffern belastet und daher wertlos sind. Die Verätzung oder Koagulation von intraurethralen Urethrakondylomen kann zu später Stenose führen.

5. Kombinationsverletzungen

Kombinierte Läsionen können gelegentlich durch Fremdkörpereinbringung entstehen, z.B. durch Peniseinblutung und -Nekrose nach Ein-führung eines condombezogenen geknoteten Kabeldrahtes.

Penisamputationen können durch Selbstver-stümmelung, durch kriminellen Gewaltakt, Sprengstoffeffekt oder andere mechanische Traumen entstehen. Bei einem unserer Patienten mußte nach Schrotschußunfall 2/3 des Penis ent-fernt werden. Bei einem weiteren Mann mit transsexueller Tendenz wurde ein Selbstamputa-tionsversuch versorgt, bevor dieser in der Dro-genszene suicierte. In der Literatur wird über 13 konservative und 9 mikrochirurgische Re-plantationen nach Penisamputation berichtet. Während durch konventionelle Technik bezüg-lich Ästhetik und Funktion nur selten ein gutes Endresultat erreicht wird, erbrachten Mikroana-stomosen von Penisarterien und -Nerven eine wesentliche Resultatsverbesserung. Nach trans-urethraler Katheterisierung werden zunächst die

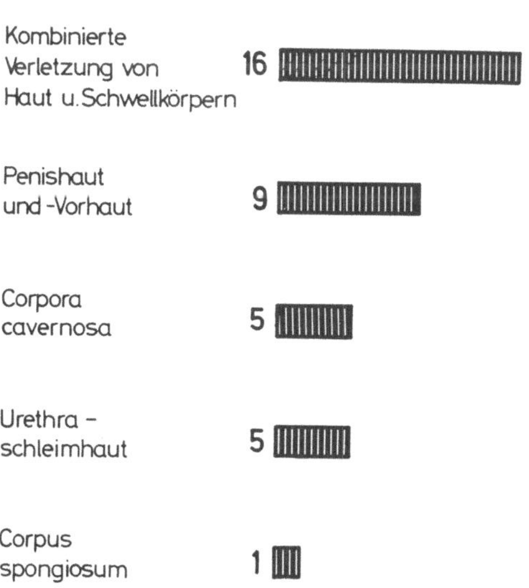

Abb. 1. Penisverletzungen (n = 36)

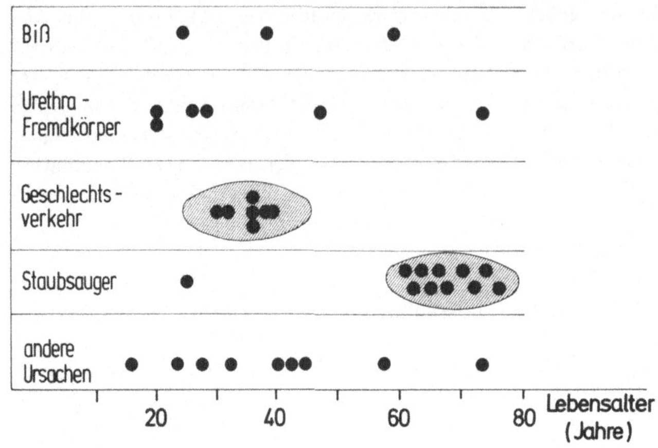

Abb. 2. Verletzungsursache

Harnröhre, dann die A. profunda penis und die Schwellkörper vereinigt. Beide dorsalen Penisarterien und Begleitnerven sowie mindestens eine dorsale Vene werden anastomosiert.

Eigene Resultate

Innerhalb von 16 Jahren wurden in unserer Klinik 36 Patienten mit teils schweren Penistraumen stationär behandelt: 50% waren Masturbationsfolge, 25% Unfallfolgen und 25% geschahen aus anderen Ursachen (Abb. 1). Operativ korrigierte Penisrupturen bei 6 Männern zeigten bezüglich Erektion und Kosmetik hervorragende Langzeitresultate.

Bei der Aufstellung der Verletzungsursachen in Relation zum Lebensalter ist die Coitusläsion im Zenit sexueller Potenz und die Masturbationsverletzung der Pensionäre auffällig (Abb. 2). Offenbar wird in letzterer Gruppe durch Nachlassen der eigenen Potenz und Desinteresse der meist älteren Lebensgefährtin nach einem neuen Weg zur sexuellen Befriedigung gesucht. Der sexual-psychologische Hintergrund bleibt teils im Dunkel von Schutzbehauptungen. Man sollte diesen Patienten die Dienste eines erfahrenen Psychiaters anbieten, einmal um die Grunderkrankungen zu behandeln und zum anderen um den gleichen Mann nicht aus gleicher Indikation ein zweitesmal zu sehen.

Prof. Dr. L. V. Wagenknecht
Urolog. Klinik Uni.-Krankenhaus Eppendorf
Martinistr. 52
D-2000 Hamburg 20

Verhandlungsbericht der Deutschen Gesellschaft
für Urologie, 33. Tagung (1981), 133–137
© Springer-Verlag Berlin Heidelberg New York 1982

Konservative oder operative Behandlung der Penisfraktur?

K. Möhring und U. Ikinger

Einleitung

Über annähernd 110 Fälle von Penisverletzungen mit komplettem Einriß der Tunica albuginea wurde bisher berichtet [1, 3, 4, 5, 6, 7, 8, 10, 12, 13, 15, 16, 17]. Sie werden im Schrifttum überwiegend als Penisfraktur bezeichnet [1, 4, 5, 7, 12, 15, 17]. Obwohl im Vergleich zu anderen urologischen Notfällen selten, sollte bei einer Penisfraktur diagnostisch und therapeutisch nichts dem Zufall überlassen bleiben, da eine wesentliche Organfunktion des Mannes, die Potentia coeundi, auf dem Spiel steht.

Im Hinblick auf eine Differentialtherapie (operatives oder konservatives Vorgehen) ist die Anamnese und klinische Befundung in der Regel unzureichend. Deshalb wurde bereits früher und letztlich wiederholt auf den Wert der Cavernosographie und Urethrographie als zusätzliche Differentialdiagnostika hingewiesen [5, 6, 9, 12].

Material und Methode

In den letzten 4 Jahren sahen wir 8 Patienten im Alter von 17 bis 49 Jahren, bei denen klinisch der Verdacht auf eine Penisfraktur bestand.

2 weitere Patienten waren auswärts konservativ behandelt worden und stellten sich zum Teil erst Monate nach der Penisverletzung bei uns vor. Neben der ausführlichen Anamnese, Inspektion und Palpation wurde bei 8 Patienten eine Cavernosographie und in 3 Fällen ein antegrades MCU nach suprapubischer Punktion mittels eines Zystofix-Einmalkatheters vorgenommen.

Bei radiologisch nachgewiesener Läsion der Tunica albuginea allein oder in Kombination mit einer Ruptur der Harnröhre, sahen wir die Indikation zum sofortigen operativen Vorgehen als gegeben. Nach Anlegen eines Tourniquets wurde von einem paramedianen, dorsalen Schnitt aus

Tabelle 1. Anamnestisch-klinische Daten im Vergleich zu radiologischen Befunden bei 8 Patienten mit stattgehabter Penisfraktur. Bei 2 weiteren, hier nicht angeführten Patienten, konnte radiologisch eine Penisfraktur ausgeschlossen werden

n = 6 OP	Symptomatik			Klinik	Radiolog. Diagnostik	
	schlag artiger Erektions- verlust	„Knacken"	Harn röhren blutung	Hämatom Deviation Palpation	Urethro- gramm	Cavernoso- gramm
W.R.	+	?		+		Extravasat
E.P.	?	?		+		Extravasat
S.J.	+	+	+	+	Extravasat	Extravasat
P.J.	+	?		+		Extravasat
L.J.	+	?	+	+	Extravasat	Extravasat
A.V.	+	+	+	+	Extravasat	Extravasat
n = 2 Kons.						
B.R.	+	?		+		
F.S.	+	?		+		

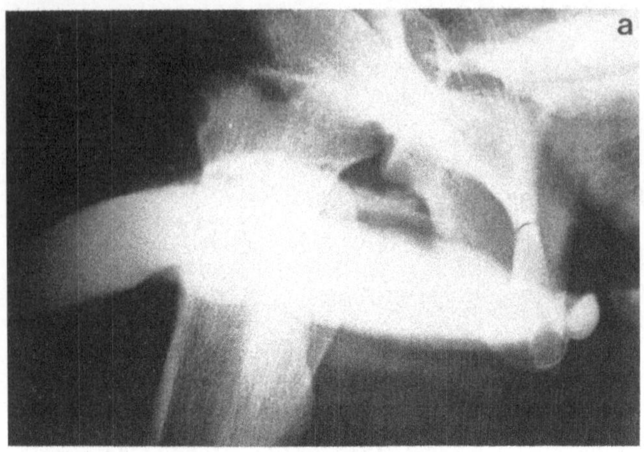

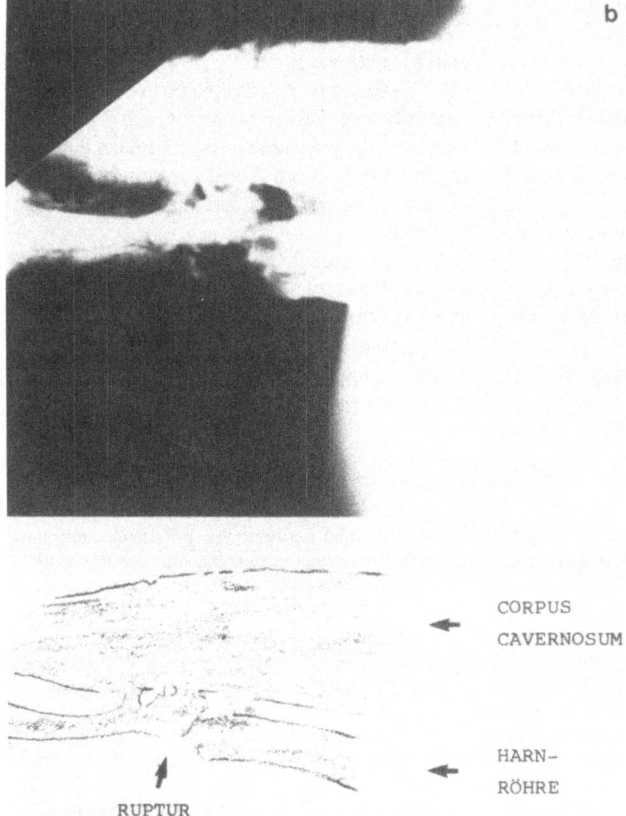

Abb. 1. a Cavernosogramm im seitlichen Strahlengang: Kontrastmittelextravasat im Bereich der dorsalen Peniswurzel. b Urethrogramm im seitlichen Strahlengang: Unter der Miktion kommt es zum Übertritt von Kontrastmittel aus der subtotal rupturierten Harnröhre in das an gleicher Stelle lädierte Corpus cavernosum

der Frakturstelle freigelegt, das Hämatom abgesaugt und eine blutdichte, adaptierende Naht der Tunica albuginea (Chromcat 1x0) vorgenommen. Postoperativ erfolgte neben einer suprapubischen Harnableitung mittels eines Zystofix-Katheters die Gabe von Antiphlogistika und eines Depot-Östrogens.

Ergebnisse

Anamnese, Inspektion und Palpation ergaben keine eindeutigen Hinweise auf Ausmaß und Lokalisation des Penistraumas (Tabelle 1). Dagegen gestattete die Cavernosographie bzw. Urethrographie in jedem Falle eine eindeutige

134

Klärung der Situation als Voraussetzung für eine gezielte Behandlung.

Letztere sind bei sorgfältiger Technik risikoarm anwendbar und geben exakte Auskunft über Ausmaß und Lokalisation einer Verletzung des Corpus cavernosum bzw. über eventuelle begleitende Harnröhrenverletzungen. Bei 6 unserer Patienten zeigte das Cavernosogramm entweder im a. p. oder seitlichen Strahlengang ein Kontrastmittelextravasat und bewies damit eine Ruptur des Corpus cavernosum (Abb. 1 a).

Bei 3 Patienten konnte durch das antegrade MCU eine gleichzeitige Verletzung der Urethra nachgewiesen werden (Abb. 1 b). Die sofortige operative Freilegung bestätigte entsprechend den radiologischen Befunden das Vorliegen einer Penisfraktur, z. T. in Kombination mit einer Harnröhrenverletzung (Abb. 2 a).

Die Nachuntersuchung von 5 der 6 so behandelten Patienten, durchschnittlich 10 Monate postoperativ, ergab in 4 Fällen noch eine leichte Deviation nach der korrigierten Seite, welche jedoch weder Beschwerden verursachte, noch die sexuelle Aktivität behinderte (Abb. 2 b).

Bei 2 Patienten beobachteten wir 6 bzw. 12 Monate nach konservativer Behandlung der Penisfraktur eine ausgeprägte, lokale Fibrose mit konsekutiver Penisdeviation, welche zu einer permanent störenden Abknickung führte. Zudem war in beiden Fällen infolge Wundheilungs-

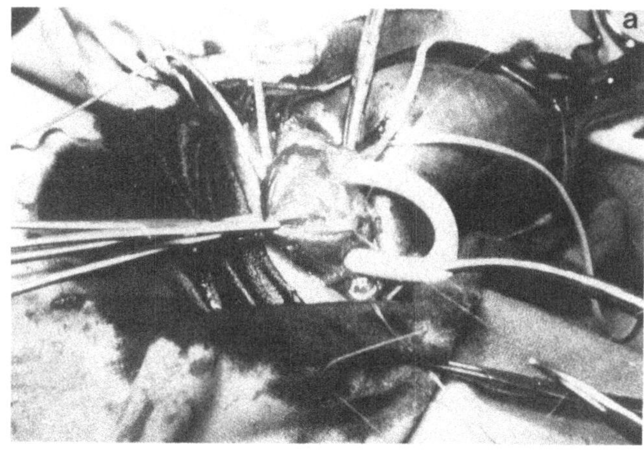

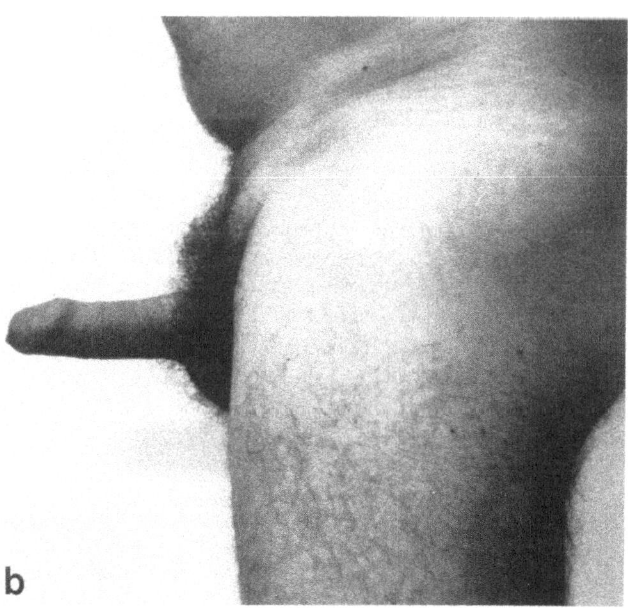

Abb. 2. a Kompletter Harnröhrenabriß und Einriß beider Corpora cavernosa am ventralen Umfang des Penisschaftes in Höhe der Peniswurzel nach stattgehabter Penisfraktur. Intraoperativer Situs nach Absaugen des Hämatoms. b Ergebnis 6 Monate nach operativer Behandlung. In der seitlichen Ansicht zeigt sich bei Erektion noch eine diskrete ventrale Abknickung an der Peniswurzel

Tabelle 2. Eigene Ergebnisse im Vergleich zur Literatur bei operativer, bzw. konservativ-exspektativer Behandlung

	Operative Behandlung		Konservative Behandlung	
	Eigene Patienten n = 6	Literatur[a]	Eigene Patienten n = 2	Literatur[a]
Wundheilungsstörungen	0 / 6	4%	1 /2	häufig
Durchschnittliche Liegedauer	9 Tage	8–12 Tage	> 4 Wochen	> 4 Wochen
Funktion. unbedeutende Abknickung	4 / 6	selten		?
Permanent störende Abknickung / Impotenz	0 / 6	selten	2 / 2	10–30%
Miktionsstörungen	0 / 6	?		?

[a] vergl. Literatur: [1–8, 10, 12, 13, 15–17]

störungen eine längere Krankheitsdauer dokumentiert.

Im Vergleich zum operativen Vorgehen sind unsere eigenen Erfahrungen bei konservativer Behandlung eindeutig schlechter (Tabelle 2).

2 weitere Patienten wurden aufgrund eines unauffälligen Befundes im Cavernosogramm (fehlende Kontrastmittelextravasation) konservativ behandelt. Bei ihnen normalisierte sich der Lokalbefund innerhalb 2–3 Wochen bei ungestörter Erektions- bzw. Kohabitationsfähigkeit.

Diskussion

Die Entscheidung, ob bei Verdacht auf eine Penisfraktur konservativ-exspektativ oder operativ-rekonstruktiv vorgegangen wird, gründete sich bislang eher auf den Stil der entsprechenden Schule oder Institution, als auf differentialdiagnostische Kriterien [1, 2, 3, 4, 7, 8, 10, 13, 15, 16, 17]. Das differentialtherapeutische Vorgehen sollte jedoch vom Ausmaß und von der Lokalisation der Penisfraktur und eventueller begleitender Verletzungen abhängig gemacht werden. Eine Information hierüber ist nach vorliegenden Erfahrungen relativ einfach und ausreichend sicher mittels einer Cavernosographie sowie ggf. einer antegraden Miktions-Cysto-Urethrographie möglich [5, 6, 9, 11, 14]. Die Vorzüge eines operativen Vorgehens bestehen unserer Ansicht nach neben der Hämatomausräumung und Blutstillung in der Rekonstruktion des verletzten Corpus cavernosum und ggf. der Versorgung der verletzten Harnröhre. Dadurch wird das funktionelle Ergebnis verbessert und die Dauer des stationären Aufenthaltes im Vergleich zum konservativen Vorgehen deutlich verkürzt (Ta-

belle 2). Dementsprechend läßt die neuere Literatur einen deutlichen Trend zum operativen Vorgehen erkennen [2, 3, 4, 5, 7, 10, 12, 16].

Bei extrem konservativer Einstellung muß mit Wundheilungsstörungen durch superinfizierte Hämatome, Urinphlegmonen bei Mitverletzung der Harnröhre, Defektheilungen infolge Vernarbung mit Auswirkungen auf die Potentia coeundi, Strikturbildungen bei kombinierten Verletzungen und verlängerten stationären Aufenthalten gerechnet werden [3, 4, 7, 10].

Zusammenfassung

Die Differentialtherapie der Penisfraktur (konservative versus operative Behandlung), sollte von einer zuverlässigen Differentialdiagnostik abhängig gemacht werden. Diese scheint nach unseren Erfahrungen in 8 Fällen insbesondere in Form der Cavernosographie gegeben zu sein, da sich Ausmaß und Läsion der Tunica albuginea eindeutig verifizieren lassen. Bei unauffälliger Darstellung der Corpora cavernosa im Cavernosogramm vertreten wir ein konservativ-exspektatives Vorgehen; der Nachweis eines Kontrastmittelextravasates ist für uns in jedem Fall die Indikation zu einer frühzeitigen, gezielten, operativen Intervention.

Literatur

1. Davies DM, Mitchell J (1978) Fracture of the penis. Brit J Urol 50:426. – 2. Debled G (1977) La chirurgie de la rupture des corps caverneux et de la sclérose des corps caverneux. J Urol Nephrol (Paris) 83:576. – 3. D'Enes FT, Netto NR, Srougi M, Menezes de

G'Oes G (1977) Traumatic rupture of the corpora cavernosa. Int Urol Nephrol 9:317. – 4. Gross M, Arnold TC, Waterhouse K (1971) Fracture of the penis: Rationale of surgical management. J Urol 106:708. – 5. Gross M, Arnold TL, Peters PC (1977) Fracture of the penis with associated laceration of the urethra. J Urol 117:725. – 6. Ikinger U, Möhring K, Asbach HW (1980) Zur Diagnostik und Therapie der Penisfraktur. Akt Urol 11:111. – 7. Knetgens P, Schütz W (1979) Die Penisfraktur – ein seltenes urologisches Krankheitsbild. Med. Welt 30:934. – 8. Lazica M (1981) Die Penisruptur. Verhandlungsbericht der Dtsch Ges f Urol 33. Tagung. Springer, Berlin Heidelberg New York. – 9. May F, Hirtel H (1955) Das Cavernosogramm. Urol Int 2:120. – 10. Meares EM (1971) Traumatic rupture of the corpus cavernosum. J Urol 105:407. – 11. Moncada J (1979) Potenzstörungen nach Corpus cavernosum-Vena saphena Anastomose beim Priapismus (Operation nach Grayhack). Urologe [A] 18:199. – 12. Oertli P, Frick J (1967) Zur Problematik der Penisfraktur mit Verletzung der penilen Harnröhre und ihre primäre Versorgung. Z Urol Nephrol 60:407. – 13. Ovrum E (1978) Rupture of the penis. Scand J Urol Nephrol 12:83. – 14. Proca E, Lucan M (1979) Cavernosography in the management of prostatic cancer. Brit J Urol 51:397. – 15. Ulshöfer B (1981) Die sogenannte Penisfraktur. Verhandlungsbericht der Dtsch Ges f Urol 33. Tagung. Springer, Berlin Heidelberg New York. – 16. Wagenknecht LV (1981) Traumatische Penisläsionen. Verhandlungsbericht der Dtsch Ges f Urol 33. Tagung. Springer, Berlin Heidelberg New York. – 17. Walter JK (1979) Fracture of the penis with laceration of the urethra. Brit J Urol 51:308

Prof. Dr. K. Möhring
Dr. U. Ikinger
Abteilung f. Urologie
des Chirurgischen Zentrums
der Universität
Im Neuenheimer Feld 110
D-6900 Heidelberg (FRG)

Verhandlungsbericht der Deutschen Gesellschaft
für Urologie, 33. Tagung (1981), 138/139
© Springer-Verlag Berlin Heidelberg New York 1982

Die sogenannte Penisfraktur

B. Ulshöfer

Als Penisfraktur wird eine Zerreißung der Tunica albuginea einer oder beider Corpora cavernosa und/oder des Corpus spongiosum, selten unter Beteiligung der Urethra, bezeichnet. In der Regel kommt es im Zustand der Erektion zur Verletzung, die aber auch in erschlafftem Zustand durch entsprechende direkte Gewalteinwirkung möglich ist und dann als Lazeration bezeichnet wird.

Wir haben seit 1969 neun derartige Fälle in unserer Klinik beobachten können.

Kasuistik

Penislazeration

Bei 2 Patienten kam es durch stumpfe Gewalt bei nicht erigiertem Penis zu einer Zerreißung mit nachfolgender typischer Hämatombildung. In beiden Fällen kam es bereits wenige Tage nach dem Trauma wieder zu Erektionen, wobei der distal der Verletzungsstelle liegende Abschnitt schlaff blieb. Nach einem Vierteljahr war eine vollständige Erektion ohne wesentliche Deviationen wieder möglich. Der Riß konnte als schmale Narbe getastet werden.

Sogenannte Penisfraktur

Bei 5 Patienten kam es während sexueller Aktivitäten zu einer Verletzung einer oder beider Corpora cavernosa (Abb. 1). Alle Patienten wurden konservativ behandelt, d. h. Breitbandantibiotikum, lokale und systematische Antiphlogistika, keine Sedativa. In allen Fällen stellten sich wieder normale Erektionen ohne nennenswerte Deviationen ein.

Bei einem weiteren Patienten kam es 10 Tage nach Operation einer Induratio penis plastica zu einer Penisfraktur. Die konservativen Maßnahmen führten zur vollkommenen Heilung.

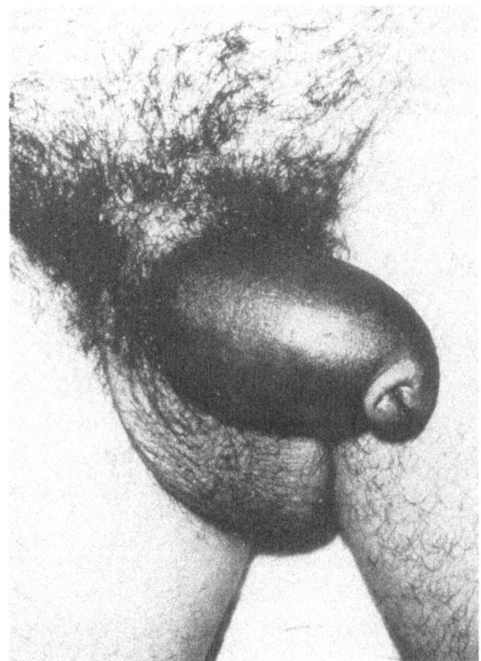

Abb. 1. Typisches Bild der sogenannten Penisfraktur mit massivem Penishämatom

In einem Fall lag eine Urethrabeteiligung vor, auf die, da es zu keinem Blutaustritt aus dem Meatus kam, erst der posttraumatische Harnverhalt aufmerksam machte. Nach Anlegen einer suprapubischen Ableitung wurde einige Tage später ein retrogrades Urethrogramm angefertigt. Hier stellte sich eine größere Extravasation im Bereich der Verletzungsstelle dar, und wir entschlossen uns zum operativen Vorgehen durch zweizeitige Urethraplastik und Naht der Verletzungsstelle. Wenige Wochen nach Entlassung wieder volle Erektionsfähigkeit und ungehinderter Harnstrahl.

Diskussion

Das Krankheitsbild und die konservative Behandlung wurden bereits vor 1000 Jahren von Abul Kasim, einem in Cordoba wirkenden maurischen Arzt beschrieben. Die erste Mitteilung in der Neuzeit erfolgte 1787 durch Charles Brandon Trye aus Gloucester, in den Medical communications, London 1790. Seitdem wurden von 86 Autoren mehr als 100 Fälle berichtet. Erwähnenswert der Aufsatz von Lipa Bay um 1900 aus Kairo, daß dieses Trauma in mohammedanischen Ländern keinesfalls zu den Raritäten gehört.

Der Unfallhergang ist bei Verletzungen des erigierten Penis in der Regel mit sexuellen Aktivitäten verbunden. Übereinstimmend wird beschrieben, daß ein knackendes Geräusch zu vernehmen sei, die Erektion momentan schwinde, der Penis anschwelle und eine monströse Form und Größe annehme. Die äußerlich sichtbare Färbung durch das Hämatom erfolgt erst Stunden später.

Bei den wenigen Patienten mit einer Penislazeration besteht posttraumatisch im klinischen Bild kein Unterschied.

Diagnose

Die Diagnose ist aufgrund von Anamnese und des typischen klinischen Befundes einfach. Ist die Spontanmiktion möglich und tritt kein Blut aus dem Orificium, kann eine Urethraverletzung ausgeschlossen werden, anderenfalls kann vorsichtig ein Urethrogramm unter TV-Kontrolle versucht werden. Von einem diagnostischen Kavernosogramm ist schon allein wegen der erheblichen Infektgefahr abzuraten.

Behandlung

Stand früher praktisch nur die konservative Behandlung zur Diskussion, so wird seit Ende der vierziger Jahre zunehmend primär operiert. Grundsätzlich ist zwischen Fällen mit und ohne Urethrabeteiligung zu unterscheiden. Ohne Urethraverletzung ist die konservative Behandlung durch Antibiotika und lokale sowie systemische Antiphlogistika sicherlich Therapie der Wahl, wie die Literatur und unsere eigenen Erfahrungen zeigen. In den meisten Fällen kommt es zur vollkommenen Heilung ohne hinderliche Deviationen. Stellt sich im Verlauf eine Abknickung heraus oder kommt es zur erektiven Impotenz, kann dann immer noch die Operation erfolgen. Alle bisher berichteten verzögerten Operationen waren erfolgreich bezüglich Form und Funktion.

Liegt eine Urethraverletzung vor, sollte man primär eine rekonstruierende Operation versuchen, wie auch unser letzter Fall dies lehrt. Eine evtl. postoperative Striktur wird man wie üblich behandeln. Die wenigen Fälle, in denen es bei erschlafftem Penis zur Tunicazerreißung kam, können bei bestehenbleibender Impotenz einer Spätoperation zugeführt werden, die bis zu 1 Jahr nach dem Trauma die Erektionsfähigkeit offenbar wieder herstellen kann.

Zusammenfassung

1. Die sogenannte Penisfraktur ist zwar selten, aber nicht so selten wie bisher angenommen, die Dunkelziffer ist unbekannt.
2. Die Diagnose ist aufgrund von Anamnese und des typischen Befundes möglich.
3. Ohne Urethrabeteiligung sollte der konservativen Therapie (Antibiotika, Antiphlogistika) der Vorzug gegeben werden. Führt diese nicht zum Erfolg, kann die verzögerte operative Versorgung erfolgen. Liegt eine Urethraverletzung vor, sollte nach suprapubischer Harnableitung die primäre rekonstruierende Operation durchgeführt werden.
4. Die Prognose ist grundsätzlich gut.

Dr. B. Ulshöfer
Urol. Univ.-Klinik
Robert-Koch-Str. 8
D-3550 Marburg/Lahn

Verhandlungsbericht der Deutschen Gesellschaft
für Urologie, 33. Tagung (1981), 140–142
© Springer-Verlag Berlin Heidelberg New York 1982

Die Penisruptur

M. Lazica und G. Hubmann

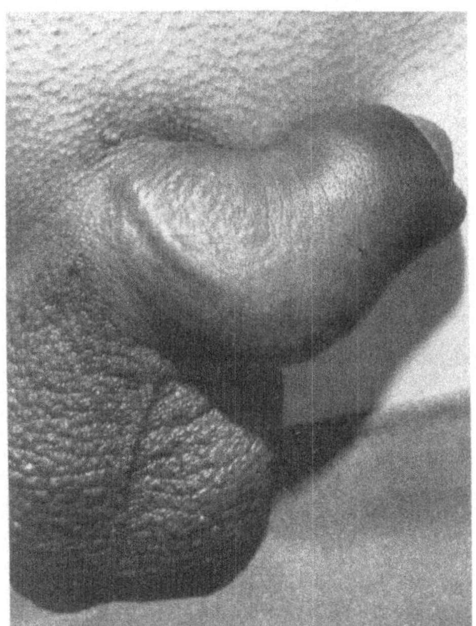

Abb. 1. Penisruptur

Unsere Kasuistik bezieht sich auf 12 Fälle, davon 11 operativ versorgte. Auffallend dabei ist die Zahl der Fremdarbeiter. Unter 12 Patienten waren 9 Ausländer. Hier denkt man leicht an Kohabitationsexzesse bei milieuisolierten und unter sexuellem Hunger leidenden Menschen. In unseren 12 Fällen nannten die Patienten folgende Rupturursachen: Einer wußte keine Ursache anzugeben, drei versuchten das nachts erigierte Glied per Hand zu biegen, zwei hatten sich nachts im Bett gedreht, einer war aus dem Bett auf das erigierte Glied gefallen, fünf gaben Zusammenhang mit dem Geschlechtsverkehr an, alle fünf waren Türken. Bei einem unserer Patienten bestand schon einige Zeit vor der Ruptur eine winkelartige Verbiegung des Penisschaftes während der Erektion, eine Verhärtung, die an Induratio penis plastica denken ließ. Soweit unseren Unterlagen zu entnehmen war, waren bei allen operativ versorgten Fällen die äußeren Schichten einschließlich der Fascia penis superficialis – also Colles'sche Fascie – intakt.

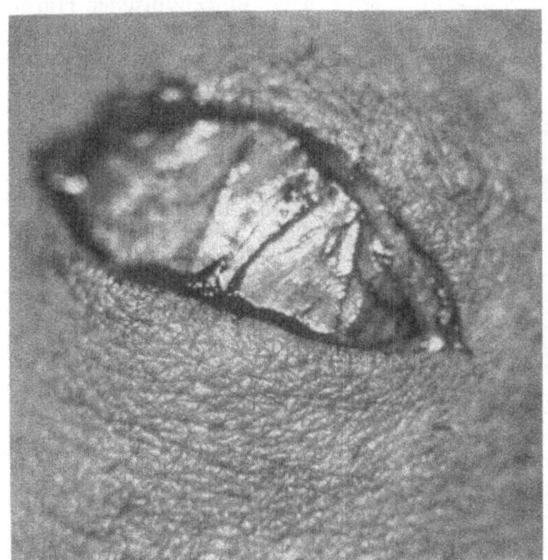
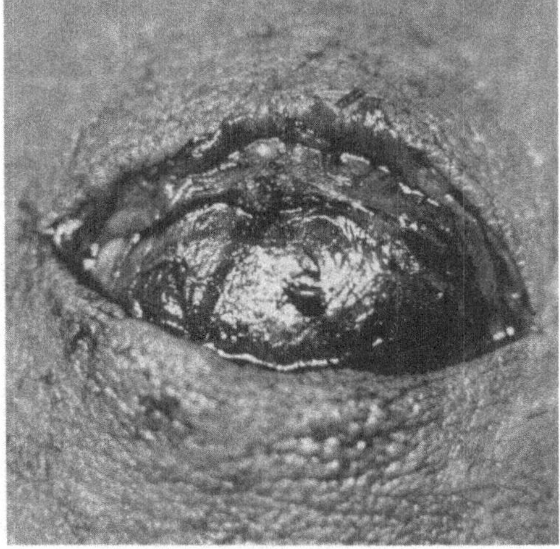

Abb. 2. Hämatom unter der intakten Collesschen Fascie

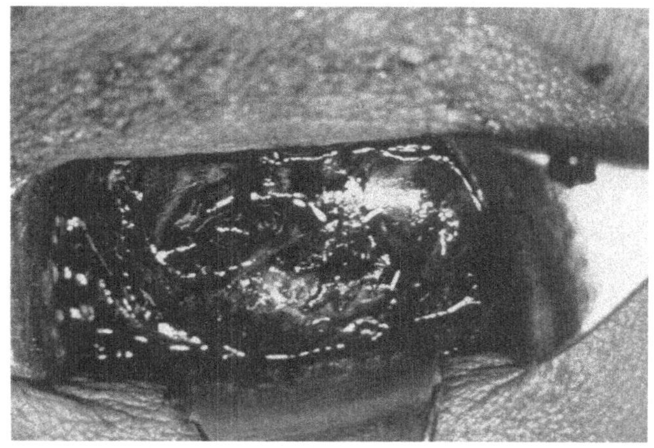

Abb. 3. Ruptur der Buckschen Fascie und der Tunica albuginea

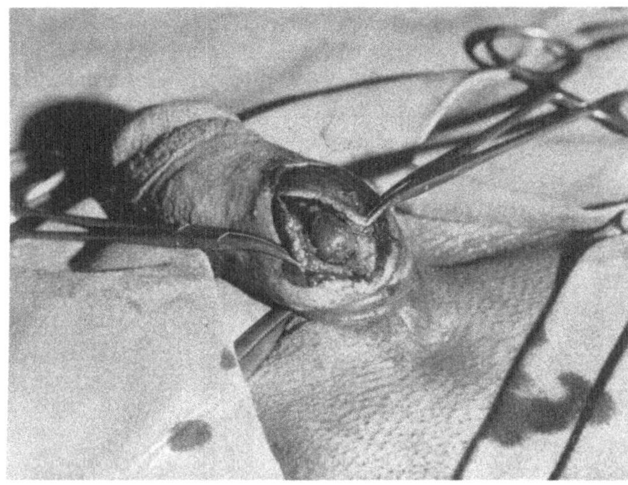

Abb. 4. Organisiertes internes Hämatom des Corpus cavernosum unter der intakten Fascie

5 Patienten trafen bei uns bis 6 Stunden nach akutem Geschehen ein. 2 Patienten bis 12 Stunden, die nächsten in 4, 8, 18, 20 und 60 Tagen. Diejenigen, die 20 und 60 Tage nach Ruptur zu uns kamen, hatten kaum Haematome, aber erektile Deviatio penis.

Die wichtigste Aufgabe der Behandlung ist Wiederherstellen eines kohabitationsfähigen Gliedes ohne Deviation bzw. narbige Kontrakturen. Bei den 11 operierten Fällen haben wir folgende Befunde erhoben.

6 latero-dorsale Rupturen der Corpora cavernosa mit starker Blutung, 2 latero-dorsale Rupturen der Corpora cavernosa ohne Blutung, 2 x handelte es sich um eine Ruptur der Buckschen Fascie ohne Zerreißung der Tunica albuginea. In einem Fall handelte es sich um ein organisiertes inneres Haematom der beiden Corpora cavernosa bei Verdacht auf Septumruptur.

Nach Ausräumung der Haematome nähten wir die Rupturränder mit Dexon zu.

Subcutane Wunddrainage war nur in einem Fall notwendig. Der p.o. Verlauf war in allen Fällen glatt. In der ersten p.o. Woche wurden die Patienten mit Valium und Atosil sediert, um Erektionen vorzubeugen. Bei den meisten der Patienten trat eine normale und ungestörte Erektion noch vor der Entlassung auf.

Nur 2 vor 5 und 6 Jahren operierte Patienten waren auffindbar und wurden kontrolliert. In beiden Fällen war weder objektiv noch subjektiv ein pathologischer Befund festzustellen. Bei einem dieser Patienten handelte es sich zusätzlich um einen früheren Verdacht auf Induratio penis

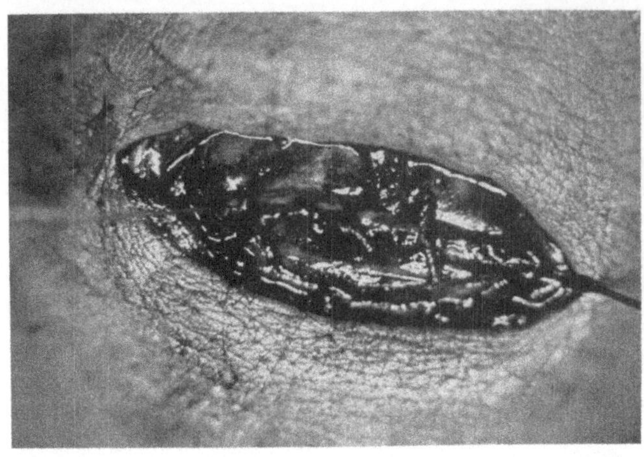

Abb. 5. Verschluß der Tunica albuginea und der Buckschen Fascie

plastica. Auch dieser Befund ist nicht mehr feststellbar, was jedoch nicht mit der operativen Behandlung in Verbindung gebracht werden kann.

Zusammenfassung

Sorgfältige Versorgung der Rupturstelle ermöglicht sicher eine normale Erektion. Bei 2 spätoperierten Fällen, wo teilweise spontane Heilung schon stattgefunden hatte, war eine erektile Deviation zu beobachten. Eine operative Versorgung der Penisruptur ist technisch einfach und für den Patienten minimal belastend. Nach unserer Erfahrung ist die primäre operative Versorgung der Penisruptur die Methode, die die selten in den chirurgischen Gebieten mögliche Restitutio ad integrum bringen kann.

Matthias Lazica
Oberarzt der Urolog. Klinik
im Klinikum Barmen
Heusnerstr. 40
D-5600 Wuppertal 2

Verhandlungsbericht der Deutschen Gesellschaft
für Urologie, 33. Tagung (1981), 143/144
© Springer-Verlag Berlin Heidelberg New York 1982

Penisnekrose durch Kompression der Prostataloge nach TUR

M. Blech, F. Truss und A. Zimmermann

Ein bewährtes Verfahren zur Blutstillung nach transurethralen Prostataadenomresektionen, insbesondere bei Blutungen aus eröffneten Venensinus, ist das Einlegen eines in der Prostataloge aufgeblasenen Ballonkatheters. Gelegentlich muß dabei der Ballon durch einen leichten Zug am Katheter in der Prostataloge fixiert werden. Dies kann dadurch erreicht werden, daß der Katheter mit einem Heftpflasterstreifen am Oberschenkel befestigt wird oder daß ein Gewicht einen Zug am Katheter ausübt. Ein weiteres Verfahren besteht darin, daß der Penis durch Befestigen einer Schaumgummiplatte oder einer Gummischeibe am Katheter unmittelbar vor dem Meatus leicht gestaucht und der aufgeblasene Ballon so in der Prostataloge gehalten wird (Abb. 1).

Das zuletzt genannte Verfahren wird von uns seit Jahren immer dann eingesetzt, wenn es intraoperativ zu einer auf andere Weise nicht beherrschbaren Venensinusblutung gekommen war.

Bei drei Patienten kam es hierdurch zu Komplikationen, über die berichtet werden soll.

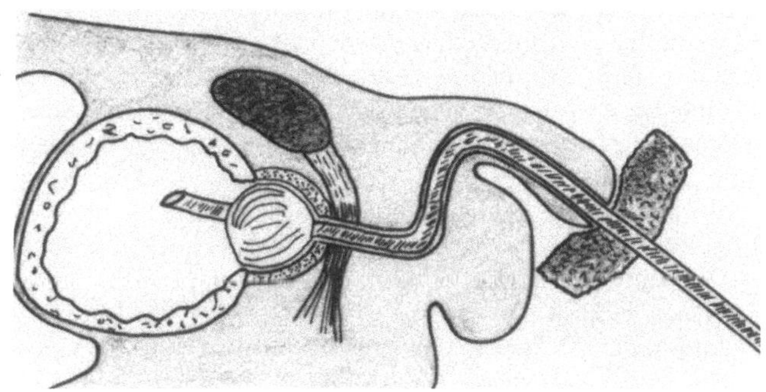

Abb. 1. Schematische Darstellung der Prostatalogenkompression und Katheterfixation

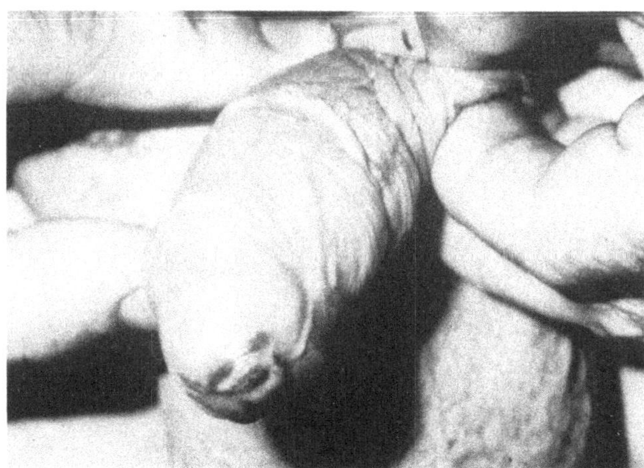

Abb. 2. Meatusnekrose

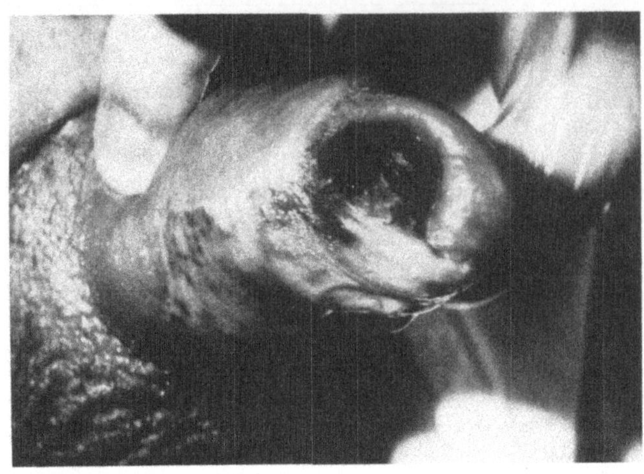

Abb. 3. Penisteilnekrose

Bei zwei Patienten entwickelte sich am Meatus urethrae externus eine kleine Drucknekrose. Bei ihnen war die Schaumgummiplatte verrutscht, und das zur Fixation benutzte Mullbändchen hatte 3 bzw. 3½ Stunden auf den Meatus gedrückt. Die leichten Nekrosen konnten später ohne Schwierigkeiten abgetragen werden. Beide Fälle heilten ohne Ausbildung einer Meatusstenose ab (Abb. 2).

Eine schwere Komplikation erlebten wir bei einem 67jährigen Patienten. Im Rahmen der transurethralen Resektion seines Prostataadenoms kam es zu einer Venensinusblutung, die durch Elektrokoagulation nicht gestillt werden konnte. Der in der beschriebenen Weise in der Prostataloge fixierte Hämaturiekatheter reichte zur dauerhaften Blutstillung nicht aus. Im weiteren Verlauf wurde daher die Penisstauchung verstärkt und bis zum Ende der Blutung, das heißt für insgesamt etwa 18 Stunden belassen. Nach Entfernung der Schaumgummiplatte vom Katheter entwickelte sich ein erhebliches Penisödem. Im Endzustand kam es zu einer Teilnekrose der Glans penis und der Pars pendulans der Harnröhre bis in den Penoskrotalwinkel sowie zu einer kompletten Inkontinenz (Abb. 3). Nach Reinigung der Wunden erfolgte die Rekonstruktion der Harnröhre in zwei Sitzungen modifiziert nach Cecil-Michalowski.

Die Inkontinenz war therapeutisch nicht beeinflußbar. Der Patient mußte mit einem Urinal versorgt werden.

Zusammenfassend läßt sich sagen, daß das genannte Verfahren zur Blutstillung nach transurethralen Resektionen der Prostata bei richtiger Anwendung oft sehr wertvoll ist. Komplikationen können jedoch durch eine zu starke oder zu lange andauernde Stauchung des Penis auftreten, wobei neben Penisnekrosen unterschiedlichen Ausmaßes vor allem eine Inkontinenz durch eine Nekrose des äußeren Schließmuskels der Blase vorkommen kann. Bei Anwendung dieses Verfahrens muß also darauf geachtet werden, daß es nur zu einer leichten Stauchung des Penis kommen darf. Weiterhin sollte die Stauchung nicht länger als zwei Stunden bestehen bleiben.

Literatur

1. Barnes RW, Bergmann RT, Hadley HL (1959) In: Handbuch der Urologie, Bd IV. Berlin, S 214 ff. – 2. Creevy CD (1965) J Urol 93:80–82. – 3. Foley FEB (1937) J Urol 38:134–139. – 4. Greene LF (1971) J Urol 106:915–919. – 5. Hertel E (1974) Actuel Urol 5:33–35. – 6. Marquardt HD, Rautenberg W (1966) Urologe [A] 5:86–93. – 7. Mauermayer W (1970) Urologe [A] 9:146–149. – 8. Mauermayer W, Zierer E (1976) Urologe [B] 16:142–143. – 9. Schmied E (1958) Z Urol 51:146–155

Dr. med. Manfred Blech
Klinik und Poliklinik für Urologie
Robert-Koch-Straße 40
D-3400 Göttingen

Verhandlungsbericht der Deutschen Gesellschaft
für Urologie, 33. Tagung (1981), 145/146
© Springer-Verlag Berlin Heidelberg New York 1982

Penisverletzungen: Ein Problem somatischer und psychischer Therapie

P. Rathert und U. Ansorge

Der Urologe wird primär mit den organischen Folgen einer traumatischen Penisläsion konfrontiert.

Nach der Genese lassen sich folgende vier Gruppen zusammenfassen:
1. Unfälle
2. Selbstbeschädigung
3. Kriminelle Handlungen
4. Ärztliche Eingriffe

Beispiele hierzu wurden in den vorangegangenen Beiträgen demonstriert. Ein umfassender Überblick wurde im Handbuch der Urologie, Band XIV, im Kapitel „Verletzungen der Genitalorgane" erstellt [1].

Die operativen Probleme sind häufig sehr komplex, da an einem relativ kleinen und sehr wechselnd ausgebildeten Organ mit wechselnder Funktion Hautgefäße, Nerven und die Harnröhre zu versorgen sind. Die doppelte Funktion des Penis als Organ der Harnblasenentleerung und der Sexualität bedingen aber nicht nur operative, sondern auch schwierigste psychische Probleme.

Meist gelingt es, ein organisch und kosmetisch zufriedenstellendes Ergebnis zu erzielen. Von dem Patienten schwerer zu verarbeiten sind die psychischen Folgen einer verstümmelnden Genitalverletzung.

Schon nach der Verletzung oder dem Verlust irgendeines Körperteils empfindet der Patient Trauer wie nach jedem persönlichen Verlust. Genitaltraumen treffen jedoch besonders hart. Ein Mann kann durch eine traumatische Emasculation oder ein anderes dramatisches Trauma im Genitalbereich in seinem Selbstverständnis erschüttert werden und Gefühle der Minderwertigkeit beiden Geschlechtern gegenüber entwickeln [2, 3]. Dadurch, daß er auf den Unfall nicht vorbereitet sein kann, hat er auch keine Möglichkeit, den Kummer in einer emotionalen Arbeit des Trauerns allmählich zu überwinden. Es droht ein Zusammenbruch der Persönlichkeit. Der behandelnde Arzt kann dem Patienten in dessen Krise durch menschlichen Kontakt beistehen. Die Patienten stehen meist dem Ereignis der Verstümmelung in vollkommener Hilflosigkeit gegenüber, schätzen die Situation meist prognostisch zu ungünstig ein und suchen Führung durch den Arzt.

Für den operativ tätigen Arzt sind die Patienten mit Verletzungen im Rahmen eines operativen Eingriffes (Circumcision) besonders bedrückend. Schwierig ist jedoch auch die Erkennung und Führung von Patienten mit Selbstbeschädigung. Auch bei der Verletzung durch Anwendung eines Staubsaugers im Rahmen masturbatorischer Praktiken als auch durch die Einführung von Fremdkörpern in die Harnröhre ist nicht nur die operative Therapie von Bedeutung, sondern insbesondere die psychische Führung des Patienten, um lebensgefährdende erneute Traumen zu verhindern.

Bei vielen Fällen der Selbstkastration und Penisamputation, die in der Literatur beschrieben werden [4, 5, 6], wird die Problematik ebenfalls sehr deutlich. Mit größter Sorgfalt, unter größtem Aufwand über viele Stunden durchgeführte Reanastomosierungen führten in den meisten Fällen zu bewundernswerten operativen Ergebnissen. Bei einem Teil dieser Patienten wurde neben der physischen die psychische Betreuung jedoch vernachlässigt. Direkt nach der Operation oder in den folgenden Tagen hat jeder fünfte Patient sich dann erneut entmannt oder einen Suizidversuch unternommen.

Dem Urologen ist es nicht möglich, auf die einzelnen psychischen Mechanismen und vor allen Dingen auch Therapiemöglichkeiten einzugehen. Die Beispiele demonstrieren jedoch deutlich, daß neben der Wiederherstellung der physischen Integrität die Erreichung einer psychischen Stabilität des Patienten nicht vernachlässigt werden darf.

Dem Urologen kommt hierbei neben der operativen Rekonstruktion die Aufgabe zu, die psychische Ausnahmesituation des Patienten zu erkennen, sie still anzuerkennen, dem Patienten durch menschlichen Kontakt beizustehen und gegebenenfalls einen kompetenten Psychiater hinzuzuziehen.

Literatur

1. Rathert P (1981) Verletzungen der Genitalorgane. In: Handbuch der Urologie, Band XIV. Springer, Berlin Heidelberg New York. – 2. Hastings DW (1973) Counseling in genital abnormalities. In: Horton CE (ed) Plastic and reconstructive surgery of the genital area. Little, Brown and Co., Boston. – 3. Haack HP (1970) Die Selbstverstümmelung in phylogenetischer und psychiatrischer Sicht. Psychiatr Neurol Med Psychol (Leipzig) 22:247–249. – 4. Lange, E (1960) Selbstentmannung als Selbstbestrafung. Psychiatr Neurol Med Psychol (Leipzig) 12:106–109. – 5. Schneider SF, Harrison SJ, Siegel BL (1965) Self-Castration by a man with cyclic changes in sexuality. Psychosomatic Medicine 27:53–70. – 6. Blacker KH Wong N (1963) Four cases of autocastration. Arch Gen Psychiatry 8: 169–176

Prof. Dr. P. Rathert
Abteilung Urologie
Krankenanstalten Düren
Akademisches Lehrkrankenhaus
Roonstr. 30
D-5160 Düren

Verhandlungsbericht der Deutschen Gesellschaft
für Urologie, 33. Tagung (1981), 147/148
© Springer-Verlag Berlin Heidelberg New York 1982

Behandlung von Patienten mit skalpiertem Penis und Skrotum

P. Podsiadly und J. Darewicz

Die häufigste Ursache einer Penisskalpierung ist in unserer Gegend die unvorsichtige Bedienung von Landmaschinen. Der Entstehungsmechanismus dieses Traumas ist in den meisten Fällen ähnlich und beruht auf einem Erfassen der Kleidung und der Penishaut durch rotierende Teile der Maschine. Oft wird gleichzeitig die Skrotumhaut heruntergerissen; nur selten kommt es zu einer Beschädigung der Hoden und des Perineums. Ein solch massiver Hautverlust bedarf eines sofortigen plastischen Eingriffes.

Infolge eines falschen Vorgehens oder Mißerfolges in der Behandlung entstehen ausgedehnte deformierende Narben, die die sexuelle Tätigkeit beeinträchtigen können.

Eine gut durchgeführte Rekonstruktion soll dem Kranken ein freies Harnlassen und ein normales Geschlechtsleben ermöglichen, wie auch die Behandlungszeit verkürzen. Dieses wird dadurch erreicht, wenn die Penisdeformation gering sein wird und das angewandte Transplantat eine gute Verschiebbarkeit über den Schwellkörpern sowie eine gute Schrumpf- und Dehnungsfähigkeit während der Errektion erreicht.

Es werden verschiedene Behandlungsmethoden des skalpierten Penis angegeben.

Bei einer bloßen Skalpierung des Penis kann dieser mit einem Brückenlappen aus der Vorderwand des Hodensackes bedeckt werden. Dieser, zwar mehrstufige Eingriff, gibt befriedigende Ergebnisse. Es werden aber Schwierigkeiten im Harnlassen beobachtet, was zur Folge die Herausbildung einer Harnfistel nötig macht. Bei der Anwendung anderer Methoden, solcher wie: das Bedecken der skalpierten Stelle mit einem gestielten Hautlappen, das Herausbilden eines Brückenlappens vom Unterbauch, das Bedecken mit freien Epidermislappen, dauert die Behandlung lange und das Endergebnis ist unbefriedigend.

Gegenwärtig wird in der Behandlung des skalpierten Penis immer öfter ein freier mitteldicker Hauptlappen gebraucht. Dieser Eingriff ist leicht durchführbar, gibt gute Ergebnisse und kürzt als einstufiger Eingriff die Behandlungszeit. Auch wir bedienen uns gegenwärtig in unserer Klinik dieser Behandlungsmethode.

Der Eingriff beruht auf dem Bedecken der skalpierten Stelle mit einem freien, mitteldicken

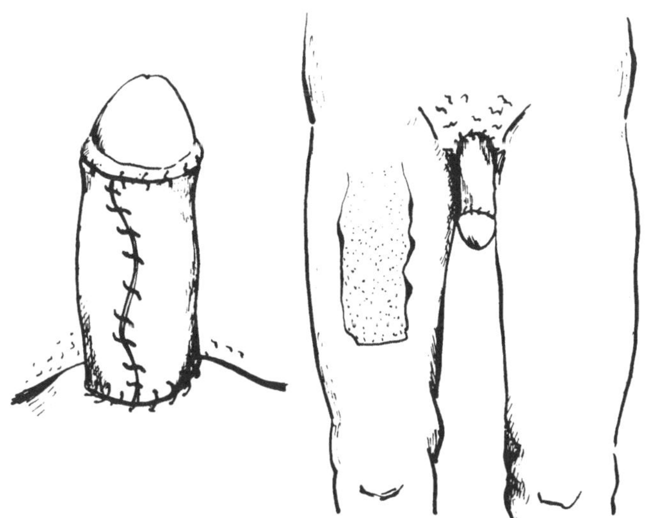

Abb. 1. Operationsschema

(0,3 – 0,5 mm), mittels eines Dermatoms, von der vorderen Schenkelseite entnommenen Hautlappen. Dieser Lappen wird an die Schambeinhaut und in der Gegend der Eichelfurche und dann unter geringer Spannung an die Seitenoberflächen des Penis angenäht. Nach dem Eingriff wird das Transplantat mit einem elastischen Verband aus einer mit Vaselin getränkten Gaze versehen (Abb. 1).

Innerhalb der letzten 16 Jahre wurden in unserer Klinik 12 Kranke mit skalpiertem Penis bzw. Penis und Skrotum behandelt.

Bei zwei Personen wurde der Penis mit einem Brückenlappen aus der Vorderwand des Skrotums bedeckt. Bei drei anderen Patienten wurde die skalpierte Stelle mit einem Hautlappen aus der Schambeingegend oder vom Unterbauch bedeckt. Bei zwei Kranken wurde ein volldicker Hautlappen gebraucht. Alle diese Methoden gaben keine voll befriedigende Ergebnisse. Die Behandlung verlief stufenweise, war lang und beschwerlich, und während der Kontrolluntersuchungen wurden oft deformierende, eine Korrektion erfordernde Narben beobachtet.

Deshalb wurde bei den weiteren fünf Kranken eine sofortige Bedeckung des skalpierten Penis mit einem freien mitteldicken Hauttransplantat nach der vorgestellten Methode durchgeführt. Diese Behandlungsweise scheint uns als die empfehlenswerteste. In den späten Kontrolluntersuchungen waren die Behandlungsergebnisse bei allen Behandelten gut und sehr gut.

Zusammenfassung

1. Bei einer Penisskalpierung muß der operative Eingriff sofort durchgeführt werden.
2. Das Bedecken des skalpierten Penis mit freien mitteldicken Hauttransplantant ist im Vergleich zu anderen Methoden leicht durchführbar, verursacht keine Störungen im Harnlassen, kürzt bedeutend die Behandlungszeit und gibt gute funktionelle und kosmetische Ergebnisse.

Dr. P. Podsiadly
Urolog. Klinik
d. Medizinischen Akademie u. M. C.
Sklodowskiej 24 a
PL-15-276 Bialystok
Polen

Verhandlungsbericht der Deutschen Gesellschaft
für Urologie, 33. Tagung (1981), 149/150
© Springer-Verlag Berlin Heidelberg New York 1982

Eine ungewöhnliche Strangulation des Penis

G. Kunit, R. Casagranda und J. Frick

Erhöhung des Lustgewinns, oft angestrebt, kann manchmal ins Gegenteil umschlagen und den beigezogenen Urologen vor große therapeutische Probleme stellen, wie folgende Kasuistik beweist: Ein 25jähriger Mann mit ansonsten unauffälliger, psychosomatischer Anamnese stülpte sich das Distanzstück einer Schlagbohrmaschine, angefertigt aus hochwertig gehärtetem Stahl, über den Penisschaft bis an die Wurzel, um eine bessere Erektion zu erzielen. Es kam, wie es kommen mußte. Der Ring ließ sich anschließend nicht mehr entfernen und der Patient konsultierte erst 24 Stunden nach Anlegen des Ringes infolge der nunmehr zunehmenden Schmerzen unsere Abteilung.

Der Lokalbefund war imponierend (Abb. 1), der übrige Status normal: Es zeigte sich der Penis angeschwollen, 25 cm lang und im Durchmesser 8 cm betragend, die Haut livid verfärbt, an der Basis die Ursache, der schon oben erwähnte Distanzring. Da einerseits nunmehr eine beginnende Gangrän der Penishaut einsetzte und andererseits der Patient nicht mehr in der Lage war, spontan zu urinieren, ergab sich das Problem der raschen Entfernung des Distanzringes ohne weitere Traumatisierungen des Patienten.

Eine zunächst vom Klempner ausgeborgte Hydraulikzange versagte, da der Stahl des Distanzstückes zu hart war und die Branchen der Zange ausbrachen. Eine weitere Möglichkeit war, den Ring mittels Laser aufzuschneiden. Sie kam jedoch deshalb nicht in Frage, da es durch den Laser zum Schmelzen des Metalles gekommen wäre und das flüssige Metall schwerste Verbrennungen bzw. Läsionen am Penis hervorgerufen hätte.

Die Nachbarschaft der kieferchirurgischen Abteilung der Landeskrankenanstalten Salzburg brachte uns jedoch die rettende Idee und in einer 1½stündigen Arbeit und unter Verlust von 6 Diamantbohrern bzw. Fräsen mit einem Wert von je S 2000.–, mit gleichzeitiger, intensiver Kühlung aus 2 Wasserdüsen, gelang es uns, das Distanzstück aufzufräsen bzw. aufzubohren. Die ganze Aktion wurde unter einer leichten Allgemeinnarkose durchgeführt, da ein Abgleiten oder Abrutschen bei minimaler Bewegung des Patienten zu einer Verletzung geführt hätte.

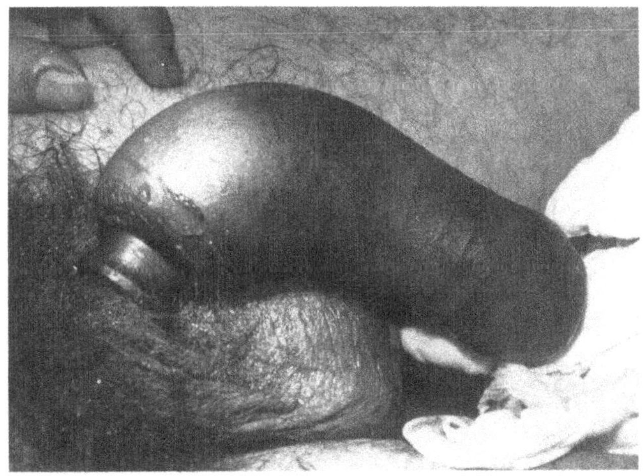

Abb. 1. Der mächtig geschwollene Penis, das Distanzstück an der Peniswurzel

Der postoperative Verlauf war völlig komplikationslos, der Penis schwoll rasch ab, es zeigte
sich lediglich an der Stelle des Distanzringes eine
oberflächliche Hautlösung, die jedoch ohne
Komplikationen abheilte. Es erfolgte letztlich
eine Restitutio ad integrum, wie uns der Patient
bei einer postoperativen Kontrolle 6 Wochen
später berichtete.

Dr. Gerhard Kunit
Urologische Abteilung, Landeskrankenanstalten
A-5020 Salzburg, Austria

Verhandlungsbericht der Deutschen Gesellschaft
für Urologie, 33. Tagung (1981), 151/152
© Springer-Verlag Berlin Heidelberg New York 1982

Masturbationsverletzungen des Penis

G. Fudickar und J. Moncada

Zusammenfassung

Es wird aus der Urologischen Klinik Wuppertal über Penisverletzungen berichtet, die seit 1968 bei masturbatorischen Handlungen entstanden sind. Bei 26 Fällen wurden die Verletzungen durch das Einführen des Gliedes in ein Staubsaugerrohr hervorgerufen, das dann vom laufenden Triebwerk erfaßt wurde. Dabei kam es zu schweren Verletzungen der Vorhaut, der Glans sowie des Penisschaftes mit teilweiser Eröffnung der Corpora cavernosa und der Urethra. Über die psychischen Aspekte und die verschiedenen chirurgischen Behandlungsverfahren und postoperativen Komplikationen dieser gar nicht so seltenen Verletzungsart soll berichtet werden.

Die Urologische Klinik der Stadt Wuppertal übersieht seit 1968 eine große Anzahl von Verletzungen des äußeren Genitales beim Manne. Aus dieser Gruppe sollen die Masturbationsverletzungen herausgegriffen werden, die durch das Einführen des Penis in einen Staubsauger hervorgerufen werden.

Tabelle 1. Urologische Klinik Wuppertal: Masturbationsverletzungen des Penis (M. Kobold), Staubsaugerverletzungen 1968–1981 (26 Fälle)

Durchschnittsalter	50	Jahre
ältester Patient	81	Jahre
jüngster Patient	16	Jahre
Krankenhausverweildauer	19,5	Tage

Nach genauer Exploration der Patienten wurde überwiegend ein Kobold-Staubsauger der Fa. Vorwerk verwendet, was dieser Verletzungsart in unserer Klinik den Namen Morbus Kobold einbrachte. In Einzelfällen wurden auch Staubsaugertypen anderer Firmen verwendet.

Der nicht eregierte Penis wird in den Ansaugstutzen eingeführt. Erst durch den entstehenden Luftstrom bei eingeschaltetem Gerät kommt es zu einer Erektion, die den Sog verstärkt und den Penis immer weiter in den Ansaugstutzen zieht. Hier kann er dann mit dem rotierenden Propeller in Berührung kommen, der nun abhängig von der Penisgröße, dem Erektionszustand und der Schnelligkeit der Abwehrreaktion multiple Verletzungen setzen kann.

Die behandelten Verletzungen zeigten unterschiedliche Schweregrade. In allen Fällen kam es zu tiefen Einrissen und Quetschungen von Vorhaut und Glans mit Gewebedefekten und Nekrosenbildung. Die Corpora cavernosa und die Urethra wurden in jedem zweiten Fall eröffnet, bzw. durchschlagen, was zu schweren Blutungen oder Retraktionen der proximalen Urethraanteile führte.

Nach der Wundreinigung und Nekrosenabtragung wurde in 81 % der Fälle eine Zirkumzision durchgeführt. Die Verletzungen der Corpora cavernosa und der Urethra wurden durch primäre Naht verschlossen. Bei diesen Fällen erfolgte eine suprapubische Katheterableitung für ca. 8 Tage. In 31 % der Fälle mußte eine Penisteilamputation durchgeführt werden. Bei nicht ausreichendem Tetanusschutz wurde eine Immunisierung eingeleitet.

Die Patienten – häufig alleinstehende Männer – gaben teilweise abstruse Erklärungen für das Entstehen der Verletzungen an, was nach einiger Erfahrung als typischer Hinweis für die Ursache angesehen wurde. Das reichte von heruntergefallenen Waschtischschränken und Glasflaschen, die explodiert waren, über Hundebisse bis zum versehentlichen, bzw. unfreiwilligen Einführen des Gliedes in die Ansaugvorrichtung, während sie nackt oder nur spärlich bekleidet zufällig den Staubsauger bedienten.

Weiterhin auffällig war zunächst das strikte Leugnen, bzw. der Versuch der Verheimlichung der Patienten, den Staubsauger aus masturbatorischer Absicht benutzt zu haben. Erst durch die Eindeutigkeit der Verletzungen mit den typi-

schen Riß-Quetschwunden und den zirkulären
Petechien am Penisschaft ließen sie sich bewegen, den wahren Sachverhalt zuzugeben. Über
die mögliche Verletzungsgefahr und ihre Folgen
war sich keiner bewußt.

Die postoperativen Folgen nach abgeschlos-
sener Wundheilung bestanden häufig in Gewebedefekten und Narbenbildungen im Bereich von
Vorhaut und Glans. Schwerwiegender war das
Auftreten von distalen Harnröhrenstrikturen
und Harnröhrenfisteln in jeweils 2 Fällen
(7,7 %), die aber durch endoskopische, bzw. erneute operative Intervention beseitigt werden
konnten. In einem Fall kam es durch die entstandene narbige Meatusenge zu einer Blasenstein-
bildung, der nach der inneren Urethromtomie
nach Otis mit dem Steinpunch entfernt werden
konnte. Beeinträchtigungen des Sexuallebens
wurden besonders von den jüngeren Patienten
angegeben, da die Narbenbildung zu Deviationen des Penis, Erektionsschwäche und Sensibili-
tätsverlust führt.

Aufgrund dieser speziellen Verletzungsart, die
häufig auch in anderen Kliniken gemacht wurde,
hat die Firma Vorwerk ihr Staubsaugermodell
dahingehend abgeändert, daß diese Penisverletzungen nicht mehr möglich sind.

Literatur

1. Alschibaja TM (1978) Penisverletzungen bei Masturbation mit Staubsaugern. Inaug.-Diss., München.
– 2. Citron N, Wade P (1980) Penile injuries from
vacuum cleaners. Brit Med J 281:6263, 26. – 3. Kam-
mer W (1972) Klinik der Penisverletzungen unter Berücksichtigung des masturbatorischen Aspektes.
Inaug.-Diss., München

Dr. Georg Fudickar
Urologe
Kaiserstr. 66
D-5600 Wuppertal 11

Verhandlungsbericht der Deutschen Gesellschaft
für Urologie, 33. Tagung (1981), 153–156
© Springer-Verlag Berlin Heidelberg New York 1982

Diskussion zu den Vorträgen Seite 130 bis 152

Moderatoren: Rodeck G., Marburg/Lahn, Truss, F., Göttingen

Rodeck, Marburg: Ich möchte nun die ersten 3 Vorträge zur Diskussion aufrufen, d. h. die ersten 4, aber die ersten 3 bilden eine Gruppe für sich. Wir wollen hier zu einer möglichst klaren Schlußfolgerung kommen. Der 2. Vortrag von Herrn Ulshöfer scheint etwas im Gegensatz zu den beiden anderen bezüglich seiner Aussage zu stehen, ich glaube aber, daß eine so große Diskrepanz gar nicht besteht, denn es geht nicht um die Frage, bei der sog. Penisfraktur entweder rein konservativ oder rein operativ zu behandeln, sondern wie bei allen Läsionen auch im Bereich der oberen Harnwege um die Frage der Indikation. Man soll eben die Möglichkeit einer konservativen Behandlung voll ausnutzen, und darin liegt m. E. die gewisse Schwierigkeit, die wir hier zu klären versuchen.

Nun darf ich bitten, die ersten drei Vorträge zur Penisfraktur bzw. Ruptur zu diskutieren. Ich bitte um Wortmeldung.

Bressel, Harburg: Sie haben die Problematik eigentlich aufgezeigt, die m. E. diskutiert werden muß, konservativ oder operativ. Ich weiß nicht, wie man klinisch entscheiden soll, was kann ich konservativ lassen, was muß ich operieren. Mit zunehmender Erfahrung bin ich eigentlich jetzt der Meinung auf Grund unserer Fälle, daß wir grundsätzlich operieren.

Rodeck, Marburg: Ja, da geht es hier zunächst einmal um die Indikation zur Cavernosographie. Ich will vielleicht einmal die Frage an das Auditorium stellen, wer diese diagnostische Maßnahme grundsätzlich durchführt und grundsätzlich für notwendig hält. Wir sind der Meinung, daß sie nicht erforderlich ist, es kommt in erster Linie wohl darauf an, bei bestehender Kombinationsverletzung, also mit Beteiligung der Urethra diese Verletzung zu erkennen, und dann möglichst frühzeitig und durch eine suprapubische Ableitung der Harnableitung operativ vorzugehen. Darf ich hierzu um Wortmeldung bitten, wer die Cavernasographie grundsätzlich durchführt und sie zu klaren diagnostischen Erkennung der Verletzung für erforderlich hält. Als ein klinisches Kriterium kann schon die Tatsache, ob eine ungestörte Miktion erfolgt, mit herangezogen werden. Herr Bressel bitte.

Bressel, Hamburg: Wir machen also grundsätzlich kein Cavernosogramm wegen der Möglichkeit der Infektion, da es auch m. E. nicht immer das Ausmaß der Ruptur zeigt, es kann durch Hämatome verstopft sein, aber ein Urethrogramm, das machen wir grundsätzlich.

Möhring, Heidelberg: Die Tatsache, daß es nach einer Cavernosographie zu einem Infekt kommt, wird meiner Ansicht nach überbetont. Mir ist weder persönlich noch aus der Literatur ein Fall bekannt, wo es nach Cavernosographie zu einer Infektion gekommen ist. Mittels der Cavernosographie konnte bei den 8 Fällen, die sich unter den klinischen Symptomen einer Penisruptur- bzw. -fraktur vorgestellt haben, immerhin bei zweien, wo vielleicht der überwiegende Anteil der hier Anwesenden eine operative Revision angestrebt hätte – immerhin bei zweien – eine Penisruptur ausgeschlossen werden konnte. Ich halte, in Übereinstimmung mit amerikanischen Autoren, die Cavernosographie für empfehlenswert. Vielleicht kann man auf diese Weise doch zu einem radiologischen Kriterium kommen, um zu entscheiden, wann man unbedingt operativ und wann man expektativ konservativ vorgehen sollte.

Rodeck, Marburg: Vielen Dank, Herr Möhring. Herr Wagenknecht bitte.

Wagenknecht, Hamburg: Ich meine, daß dieses Krankheitsbild hier eines der wenigen ist, das so offensichtlich auf der Hand liegt, wenn man mal so will, was da vorliegt oder nicht, wie Sie es schon erwähnten, wenn Blut im Urin dabei ist, dann ist die Situation noch klarer. Wenn man etwas zur oder gegen die Cavernosographie sagen will, dann ist es vielleicht weniger die Infektionsgefahr, aber die Verschleierung des Bildes, daß man zusätzlich evtl. ein Extravasat hat und gar nicht mehr genau sehen kann, wo ist denn nun eigentlich die Ruptur. Ich glaube, daß das ein wichtiges Argument ist gegen die Cavernosographie überhaupt.

Rodeck, Marburg: Ja, vielen Dank, Herr Wagenknecht. Bitte Herr Rathert.

Rathert, Düren: Die Problematik liegt anhand der Literatur darin, daß es bei der Penisruptur keine Stadieneinteilung, keinen standardisierten Untersuchungsgang gibt und keine größeren Zahlen vorliegen. Es gibt keine ausführlichen Untersuchungen dazu, und jeder stellt sich aus der Literatur Fälle zusammen, fügt aber selber dann 5–6 Fälle hinzu, die er versucht, da einzuordnen. Es besteht einmal eine Diskrepanz zwischen der angelsächsichen und der übrigen Literatur. In der amerikanischen Literatur wird die Cavernosographie doch dringend empfohlen, und in der übrigen Literatur verläßt man sich weitgehend auf den klinischen Eindruck. Das ist das, was ich bei dem

Überblick für das Handbuch gefunden habe. Ein anderes Problem, das vielleicht noch anzusprechen wäre: Soll man Transplantate in das Corpus cavernosum interponieren, wenn der Defekt an den Schwellkörpern sehr ausgeprägt ist? Gibt azu definitive Hinweise?

Rodeck, Marburg: Ja, ich glaube, das dürfte doch selten notwendig sein, daß man ein Transplantat einbringen muß, selbst wenn die Ränder etwas ausgefranst sind, und man diese bei der operativen Versorgung glätten muß, würde wohl eine primäre Nahtlegung ohne Transplantat möglich sein.

Truss, Göttingen: Noch zur Cavernosographie. Ich glaube, eine zwingende Indikation für eine Cavernosographie kann man kaum konstruieren. Dazu ist das klinische Bild zu offensichtlich und der therapeutische Weg auch zu gerade vorgezeichnet. Man muß aber vielleicht bedenken, daß es in der Mehrzahl der Fälle sich um psychisch labile Patienten handelt und bis zum gewissen Grad auch die Möglichkeit besteht, daß sich evtl. Spätfolgen nicht auf ihr Trauma, sondern unter Umständen auf die Cavernosographie schieben, und man als Doktor dann Schwierigkeiten bekommt. Zumindest sollte man diese Möglichkeit auch mitbedenken.

Rodeck, Marburg: Ja, um nochmals auf die psychische Situation zu sprechen zu kommen, jede Manipulation unmittelbar nach der Krankeneinweisung oder nach der stationären Einweisung ist ja auch wieder ein gewisses Trauma für diese Leute, und es erhebt sich dann die Frage, ob diese Cavernosographie z. B. bei Einlieferungen in der Nacht sofort gemacht werden muß unter Notbedingungen, oder erst am nächsten Tag im Routineprogramm. Ich glaube sicher, daß sie Zeit hat bis zum nächsten Morgen, denn bei der Versorgung dieser Verletzungen geht es ja weniger um die Blutstillung, die wir sonst bei Verletzungen mit vornan zustellen haben, sondern darum, möglichst einen schädigungsfreien Verlauf zu sichern und die ungestörte Erektion und Kohabitationsfähigkeit. Herr Ulshöfer hat ja schon aus der Literatur zusammengetragen, daß die Erfolge diesbezüglich auch bei der konservativen Behandlung durchaus nicht ungünstig sind, und daß auch sekundäre operative Maßnahmen durchaus noch möglich sind. Sind noch weitere wichtige Beiträge für dieses Thema?

Dann darf ich vielleicht dies kurz zusammenfassen und dann feststellen, daß wir in der Cavernosographie wohl eine Möglichkeiten haben, Ort und Ausmaß der Verletzung festzustellen, daß sie aber sicher nicht zwingend notwendig ist. Sehr wichtig ist eine gleichzeitig vorliegende Urethraverletzung rechtzeitig zu erkennen und dann entsprechend operativ vorzugehen. Ansonsten wird man sich je nach Lage der Dinge und Erfahrungsgut zwischen einer primär konservativen Behandlung, die allerdings eine antibiotische Prophylaxe unbedingt einschließen muß, neben antiphlogistischen Maßnahmen und einem primären operativen Vorgehen entscheiden. Wenn wir solche Fälle haben, wo der Penis ganz stark abgewichen ist, und was darauf schließen läßt, daß die Ruptur doch länger ist,

auch ausgedehnter ist, dann würde ich mich vielleicht in Zukunft auch primär zu einem operativen Vorgehen entschließen. Die Frage der Dauer der stat. Behandlung steht, glaube ich, weniger im Vordergrund. Auch die konservativen Fälle brauchen so lange nicht stationär behandelt zu werden. Nun aber zu dem Beitrag von der Göttinger Klinik Blech u. Mitarb. Sind hierzu noch Wortmeldungen?

Wir alle stehen ja vor dem Problem, nach einer TUR eine Blutstillung zu erzielen. Wir machen es in der Weise, daß wir den Ballon in die Blase praktizieren und nicht in die Prostataloge, obgleich das Fassungsvermögen des Hämaturiekatheters nur mit 10 ml angegeben ist, läßt er sich unbedenklich auch weit auf 50–60 ml aufblasen. Dieser großlumige Ballon wird durch einen Zug oder eine Flasche behängt, die man beliebig mit Flüssigkeit füllen kann, um das Gewicht sehr fein auszutaxieren. Diese Kompression reicht ja gewöhnlich für die ersten 6–12 Stunden aus, und kann dann gelöst werden. Wir haben derartige Verletzungen nicht gesehen, aber vielleicht kann aus dem Auditorium noch etwas dazu beigetragen werden. Haben Sie ähnliche Beboachtungen wie die Göttinger Klinik gemacht? Bitte ja!

Schmandt, Münster: Ich kann nur warnen vor der Katheterkompression unter Benutzung der Glans als Widerlager. In unserer Klinik ist das verboten. Ich mußte als Gutachter in einem ganz ähnlichen Fall tätig werden, in einem Arzthaftpflichtprozeß. Ich kann nicht einsehen, daß wir das nicht mit dem Zug an einer Schnur machen, wie Sie das auch schildern. Wir nehmen dazu meistens einen Gummihandschuh statt einer Flasche, den wir dann mit noch geringeren Wassermengen füllen können, weil er ja selbst kein Gewicht hat. Das geht ausgezeichnet. Aus alledem haben wir den Schluß gezogen, daß wir die Kompression niemals mit Benutzung der Glans penis als Widerlager benutzen. Ich kann davor nur warnen.

Truss, Göttingen: Es gibt ja verschiedene Möglichkeiten der Blutstillung, eine hast Du eben genannt, das praktisch der Kugelventilverschluß der Prostataloge; wenn ich recht informiert bin, legt die Mauermeyersche Schule grundsätzlich einen Ballonkatheter in das Prostatabett ein, und man muß halt versuchen, auf welchem Wege man am besten eine Blutstillung kriegt. Die narrensicherste Methode ist natürlich mit 100 ccm einen Ballon in der Blase aufzublasen und ihn mit 1000 ccm über einen Bindfaden gegen den Blasenboden zu pressen. Aber es genügt gelegentlich schon, den Ballon in der Loge aufzublasen, er schafft es, die dort gerade blutenden Gefäße zu komprimieren, und gar nicht selten liegen diese blutenden Stellen peripher spincternah. Da genügt schon ein leichter Zug, um die Blutung zum Stehen zu bringen, und wenn Sie diesen leichten Zug am Oberschenkel dadurch erzielen, daß Sie am Oberschenkel den Katheter fixieren, dann ist das kein Dauerzug, sondern ein variabler, der mit der Bewegung des Oberschenkels sich ändert. Ich persönlich verwende dieses Verfahren nach wie vor trotz dieser grausigen Erfahrungen an. Wir haben nie wieder etwas Nachteiliges erlebt, wenn man die Kriterien anlegt, die Herr Blech zum Schluß genannt hat. Ich möchte auch meinen, man sollte eine Palette von Möglichkeiten haben, die man in Abhängigkeit vom Fall einsetzt und sich nicht nur auf ein Verfahren festlegen.

Rodeck, Marburg: Ja, das Problem stellt sich ja nicht nur bei der TUR, sondern auch bei der transvesicalen Adenomexstirpation, wo wir früher auch diesen Ballon in die Prostataloge gelegt haben. Nun, wenn ein sehr großes Adenom bei transvesicalem Vorgehen vorgelegen hat. Es ist heute gar nicht möglich, die Loge vollständig mit dem Ballon auszufüllen, und seit geraumer Zeit machen wir es auch so, genau wie bei der TUR, daß wir den Ballon in die Blase applizieren, und dann durch Zug eine Kompression der Prostataloge zu erreichen versuchen. Mit wesentlich besserem Erfolg als vorher. Denn die Blutungsquelle liegt ja häufig am Blasenhals am Übergang, an der Resektionskante zum Blasenboden. Das kann man eben doch am besten beeinflussen, indem man den Ballon in die Blase appliziert. Sind noch weitere Wortmeldungen? Bitte!

Egger, München: Ich komme aus der Mauermeyer-Klinik. Wir legen grundsätzlich, sofern es möglich ist, einen Thiemannkatheter ohne Ballon. Bei stärkerer Blutung legen wir den Ballonkatheter in die Loge und fixieren diesen über eine Plastikschiebe unter leichtem Zug am Penis, ohne daß dieser wesentlich komprimiert werden sollte. Maximal nach 2 Stunden sollte dieser leichte Zug aber gelöst werden, weil es sonst zu ödematöser Schwellung mit anschließender Meatusstenose kommt. Also die Lösung durchführen und damit ist es meistens gegeben. Sollte die Blutung so stark sein, daß ein leichter Zug nicht erfolgreich ist, sind wir auch dafür, daß über das Bett eine Flasche angehängt wird. Eben auch nur über geringe Zeit, nur bis die Blutung zum Stillstand gekommen ist.

Rodeck, Marburg: Vielen Dank. Ja, ich denke, daß wir damit diesen Komplex beenden, und ich darf die weitere Moderation wieder übergeben.

Truss, Göttingen: Wir kommen dann zu dem Vortrag von Herrn Rathert und Ansorge, wo phsychische Aspekte in diesen Themenkreis hineingebracht wurden. Wer wünscht das Wort? Bitte schön! Vielleicht überlegen Sie sich's noch. Darf ich etwas dazu sagen. Ich glaube, es ist recht dankenswert, daß Herr Rathert diese Thematik aufgegriffen hat, und wir sollten uns doch sehr überlegen, ob wir als Ärzte und auch das Pflegepersonal sich immer richtig gegenüber derartigen Patienten verhalten. Es ist ja nicht gut, nun mit Gewalt die Anamnese und den Erklärungsmechanismus aus dem Patienten herauspressen zu wollen. Man sieht ja im Grunde genommen doch, was los ist, und man sollte ihn in dieser Hinsicht in Frieden lassen, dann weiß man auch mit einiger Sicherheit, daß bei der sich möglicherweise und/oder wahrscheinlich wiederholten Verletzung dieser Patient Vertrauen gefaßt hat und rechtzeitig zu dem ihn vorher behandelten Arzt kommt. Man sollte auch die Entstehungsgeschichte nicht hämisch grinsend dem Personal mitteilen. Der Patient leidet dann ja sowieso an leichtem Verfolgungswahn in der Klinik. Jedem schaut er ins Gesicht

und überlegt sich, weiß der, was mit mir los ist, und wie beurteilt mich der, und es gibt ja auch Leute, die ein Gemüt wie ein Fleischerhund haben und dann diese Patienten auch noch hänseln. Man schadet ihnen ungemein. Ich glaube, die Aetiologie und der Entstehungsmechanismus, das sollte entweder etwa eine vertrauliche Mitteilung zwischen Arzt und Patienten sein, oder man sollte, soweit es möglich ist, darauf verzichten. Ist inzwischen jemand?... Ja!

Kaufmann Hamburg: Ich darf vielleicht zu diesem Komplex einen ganz kurzen Beitrag leisten, der diese von Rathert besprochenen Probleme eigentlich nur unterstreicht. Ich entsinne mich eines 40jährigen Mannes, der aus der Provinz eingeliefert wurde mit einem kleinen Parfümfläschchen in der hinteren Harnröhre. Dieser Mann war psychisch sehr auffällig, lag ängstlich im Bett, und die Operation wurde von einem Tag auf den anderen verschoben. Der Patient starb am 4.–5. Tag aus heiterem Himmel aus Angst. Der Mann ist obduziert worden und hat die Gerichtsmediziner beschäftigt. Es gab keine andere Todesursache.

Lehmann, Köln-Hohweide: Das gibt mir die Anregung über einen Fall, der noch stationär liegt, zu berichten. Ein 46jähriger Junggeselle, der mit seiner Mutter zusammenlebt, und mit einer lebensbedrohenden Urinphlegmone, die sich auf der Basis eines Kunststoffzylinders in der hinteren Urethra gebildet hatte, eingewiesen wurde, lebensgefährlich krank! Nachdem der Mann Vertrauen gefaßt hatte – unter konsequenter Zurückhaltung des Personals – hat er uns dann gestanden, daß er, um nicht Vater zu werden, 14 Jahre vorher dieses Gebilde sich eingeführt habe, und die Qualen, die dieser Mann ausgestanden hat, kann man sich ausmalen. Der Verlauf ist ertaunlich gut; in der hinteren Harnröhre und ihrer Umgebung lag ein Streinbruch von Dutzenden von Konkrementen, aber die Harnröhre ist wieder rekonstruiert.

Truss, Göttingen: Schönen Dank! Wir haben nicht mehr viel Zeit. Wir können die letzten 3 Vorträge kombiniert diskutieren. Bitte schön, wer möchte als erster das Wort haben von Ihnen?

Melchior, Kassel: Zu dem 2. Vortrag der Metallringe. Die sind sicher ja häufiger, als sie publiziert werden. Das Problem stellt sich immer, wie kriegt man den Metallring durch. Durchsägen ist, wenn's mit der Zange nicht geht, tatsächlich gar nicht schlecht. Ich mochte noch einen Tip geben. Immer Kühlwasser drüber laufen lassen, damit beim Sägen das Ding, der Metallring nicht zu heiß wird und damit zu Verbrennungsnekrosen der Haut führt.

Lehmann, Köln: Das ist eine, an der Grenze der Heiterkeit liegende Mitteilung. Vor 25 Jahren eine Stammtischwette: Wer kann sein Membrum durch einen Siegelring ziehen? Ein Direktor eines großen Unternehmens konnte das und kam nach 12 Stunden in die Klinik. Wir haben – das ist der praktische Hinweis – zunächst ratlos, aber dann mit einer Gigli-Säge dieses Ding zersägt. Die Zahnklinik war auch in der Nähe, aber die hatten damals noch keinen Diamantbohrer.

Truss, Göttingen: Schönen Dank! Vielleicht jetzt

zu einem anderen Thema. Zur Staubsaugerverletzung. Ich glaube, da hat jeder von uns Beiträge. Herr Kollege, bitte!

Hefler, Giffon: Die Staubsaugerverletzungen sind tatsächlich nur beim Kobold möglich, und zwar deswegen, weil zwischen Ansaugstutzen und rotierendem Propeller kein Sieb steckt, was bei jedem anderen Staubsauger vorhanden ist. Vielleicht wäre es gut, wenn die Wuppertaler Klinik der Firma Vorwerk mal diesen Hinweis gäbe. Es ist ja kein Problem, so ein Sieb einzusetzen.

Truss, Göttingen: Ja, das ist richtig. Allgemein kann man sagen, je billiger und je kleiner der Staubsauger ist, um so näher ist der Propeller an dem Stutzen und um so scheußlicher sind die Verletzungen. Herr Rathert, ja!

Rathert, Düren: Das ist nicht ganz richtig! In der Gerichtsmedizin in Aachen sind Untersuchungen mit verschiedenen Staubsaugern durchgeführt worden. Dabei ergab sich, daß der Kobold lediglich durch die Rotation der Gefährlichste ist. Aber Sog und Unterdruck allein führen auch schon zu einer Lazeration. Der „Morbus Kobold" ist eigentlich eine falsche und gefährliche Bezeichnung, da sie einmal nur das besonders dramatische Bild schildert, es können mit jedem anderen Staubsauger ähnliche Verletzungen entstehen, und zum anderen das Problem wieder in die amüsante Sphäre rückt, die den bei den Patienten zu Grunde liegenden Problemen nicht gerecht wird.

Truss, Göttingen: Danke schön, Herr Rathert!

Fudickar, Wuppertal: Ich kann also nur bestätigen, Herr Rathert, wir hatten verschiedene Firmen, von AEG und auch von Hoover, was das auch widerlegt. Was die Firma Vorwerk betrifft, wir haben uns natürlich mit denen auseinandergesetzt , und das ist mittlerweile auch geändert. Es ist also in dem Ansaugstutzen eine winklige Verschiebung gemacht worden, so daß der Propeller angeblich nicht mehr erreicht werden soll.

Truss, Göttingen: Jawohl, dankeschön! Vielleicht darf ich noch auf die Möglichkeit des Gegenteils hinweisen. Nicht nur das Saugen, sondern auch das Blasen. Ich hatte einmal einen Patienten, das gibt es auch, dem genügte das nicht mehr, der hat sich dann einen Preßluftschlauch vor die Urethra gehalten und die ist wie eine Luftröhre geplatzt. Das ist also auch möglich. War da noch 'ne Wortmeldung?

Dann sollten wir zum Schluß kommen. Meine Damen und Herren, ich glaube, mit der Zusammenfassung der Vorträge können wir uns kurz fassen, denn es war ja im Grunde genommen die Raritätenecke der Urologie, in der wir uns bewegt haben. Demzufolge handelt es sich einerseits um klinische Einzelbeobachtungen, die nicht deswegen weniger interessant und wichtig sind, und auf der anderen Seite um kleinere Patientenkollektive, deren statistische Aufarbeitung nicht möglich ist. Nun, bei der Penisfraktur konnten wir uns doch dahingehend einigen, daß derjenige auf der sicheren Seite liegt, der sich entschließt, frühzeitig und operativ vorzugehen. Die Frage, ob ein Cavernosogramm nötig ist, muß wohl jeder mit sich selber abmachen, aber die meisten von uns gehen wohl dahin in der Ansicht, daß das nicht unbedingt erforderlich ist. Dankenswert empfinde ich es, daß die psychische Seite auch mal neben der rein operativen hervorgekehrt wurde, und wir haben gesehen, daß dies doch ein wichtiger Faktor ist, der oft vernachlässigt wird. Nun, die Vorträge haben im Grunde genommen gezeigt, daß wir mit unserer bisherigen Diagnostik und Therapie gar nicht so schlecht liegen, aber solch eine Standortbestimmung ist ja auch mal wichtig, und wir werden beruhigend mit nach Hause nehmen können, daß wir nicht so viel an unseren bisherigen Vorgehen in der nächsten Zeit ändern müssen.

Priapismus

Verhandlungsbericht der Deutschen Gesellschaft
für Urologie, 33. Tagung (1981), 157–161
© Springer-Verlag Berlin Heidelberg New York 1982

Priapos, Namenspatron des Priapismus – Kulturhistorische Betrachtungen

R. Tauber

Priapos war nicht der erste und einzige Gott, von dem durch Darstellung des erigierten Penis als Fruchtbarkeitssymbol animalische und vegetabilische Fruchtbarkeit erwartet wurde, aber er war der bekannteste und weitverbreitetste aller Fruchtbarkeitsgötter.

Es ist aber falsch, alle Statuen, Statuetten und Abbildungen auf Vasen, die uns aus der Antike erhalten geblieben sind und auf denen ein erigierter Penis zu erkennen ist, für Darstellungen von Priapos zu halten. Bei den pferdegestaltigen Dämonen, dargestellt mit Pferdeohren und Pferdeschwänzen, handelt es sich um Silene, gleichbedeutend mit Satyrn, die häufig den Nymphen nachstellten. Daß uns die Sinnesfreudigkeit in der griechischen Kunst auf Schritt und Tritt begegnet, beruht in der zu unserer mosaisch-christlichen Weltanschauung unterschiedlichen Auffassung der Antike gegenüber der Erotik.

Herkunft

Priapos war von vorindogermanischer Herkunft und von jeher in der Gegend des Hellespont zu Hause, besonders in den Städten Lampsakos, Parion, Perkote und Priapos, sowie in Bithynien, der Gegend um das südliche Marmarameer. Der kleinasiatische Priaposkult begann sich erst im 3. Jahrhundert vor Christus nach Westen auszubreiten, mitgebracht möglicherweise durch das Heer Alexanders des Großen, das vor der Schlacht am Granicus (334 v. Chr.) in diesem Landstrich einquartiert war. In Hellas verdrängte der Gott seine zahlreichen ithyphallischen Vorgänger – Aphroditos, Ithyphallos, Konisalos, Orthanes, Strabon, Tychnon. Der Grund für seine Verbreitung war die enge Beziehung zu Dionysos, da damals die dionysische Religion einen ungeheuren Aufschwung nahm.

Name

Die Herkunft des Namens Priapos ist umstritten. Fest steht jedoch, daß die Stadt Priapos nach dem Gott benannt ist und zwar ohne Änderung der Namensform, was für griechische Verhältnisse selten ist. Anstatt der jonischen Form, die am Hellespont üblich war, wurde von den attisch schreibenden Autoren Priapus verwendet, das auch von den Römern übernommen wurde. Die Inseln Priapos und Priaponesos erhielten ihre Namen erst in der Zeit nach Alexander dem Großen. Auch Menschen konnten entgegen der altgriechischen Sitte den unveränderten Gottesnamen tragen. Der Maler Priapos ist ein Beispiel dafür, seine Lieblingsmalerei war die Darstellung des gleichnamigen Gottes auf Vasen. Später wurde Priapos ein Spottname. Als priapus oder priapiscus bezeichnete man bis ins Mittelalter und noch später das männliche Glied. Auch die Erkrankung, der Priapismus, kommt von dem gleichen Wortstamm, nämlich von „dem Priapos ähnlich sein", „geil sein" oder „sich wie Priapos benehmen". Priapismus, was auch Geilheit bedeutet, wurde von Galen (129–201 n. Chr.) als Krankheitsbegriff in die Medizin eingeführt.

Mythologie

Als Vater des Priapos werden Dionysos, Adonis, Zeus oder gar ein Esel, als Mutter Aphrodite oder eine Nymphe angegeben. Die verbreitetste Sage aber erzählt, daß Priapos der Sohn des Dionysos ist. Aphrodite sei seine Mutter gewesen. Bevor das Kind geboren wurde, legte Hera aus Eifersucht gegen den neuen Göttersohn die Hand auf Aphrodites schwangeren Leib. Die feindselige Zauberei bewirkte, daß das Kind mit großer Zunge, aufgetriebenem Leib und überdimensionalem Phallus zur Welt kam und wegen seiner Häßlichkeit von Aphrodite verleugnet wurde. Mitleidige Hirten zogen es auf und ver-

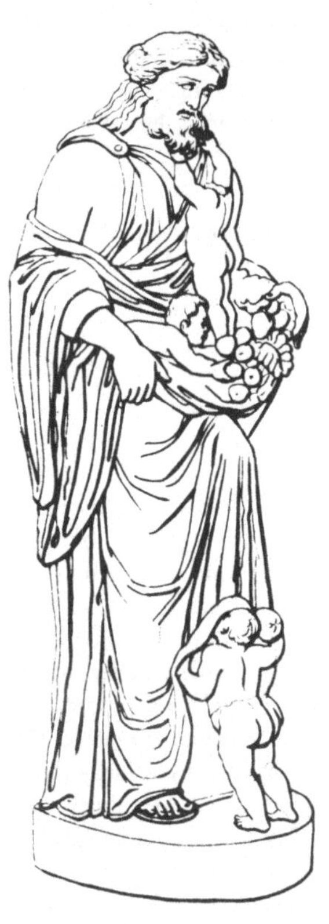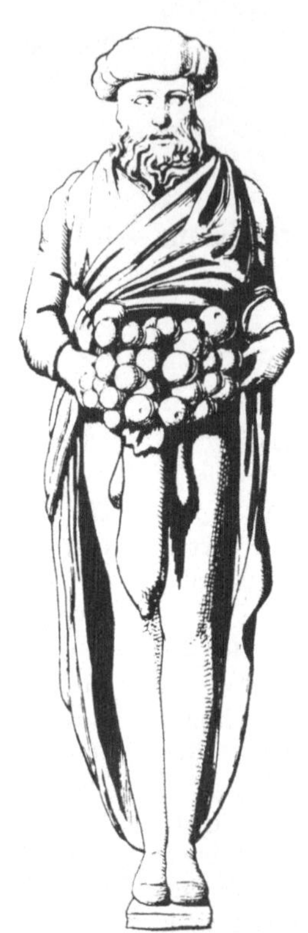

Abb. 1. Statuen des Priapos, links mit 4 Eroten

ehrten es als Fruchtbarkeitsbringer. In Lampsakos, dem Geburtsort des Priapos, opferte man ihm Esel, die im Altertum als besonders zeugungsfähig galten. In der alexandrinischen und römischen Dichtung wurde der ursprüngliche Zusammenhang zwischen Priapos und dem Eselskult in spöttischen Dichtungen verkannt, denn sie sprechen von Feindschaft zwischen den beiden. So wird in der alexandrinischen Literatur berichtet, Priapos habe nach einem bacchischen Fest der Nymphe Lotis nachgestellt. Aber als er glaubte, bei der schlafenden Nymphe sein Ziel zu erreichen, schrie der Esel des Silen und weckte Lotis auf. Priapos wurde zum Gespött der Götter, und wütend tötete er das Tier, das darauf als Sternbild an den Himmel versetzt wurde. Eine andere Sage berichtet, daß Priapos bei einem Wettstreit um die Größe des Penis einem Esel unterlegen sei. Deshalb sei der Esel als Sternbild auf den Himmel versetzt worden.

Darstellungen

Überall in Griechenland, Kleinasien, Italien und allen römischen Provinzen sind Darstellungen des Priapos gefunden worden. Auf öffentlichen Plätzen und vor allem in Gärten standen Statuen oder mit vierseitigem Schaft, bärtigem Kopf und Phallus versehene Hermen des Gottes. Diese Hermen zeugen für die unbefangene Natürlichkeit, mit der man in der Antike dem Geschlechtlichen gegenüberstand. Diese Statuen mit den stark entwickelten männlichen Gliedern waren überall aufgestellt. Man errichtete sie als Wegweiser, nicht selten mit Entfernungsangaben und schönen Sprüchen versehen, in den Straßen der Städte, auf Marktplätzen, an Häusereingängen, besonders gerne in den Gymnasien und auf Gräbern.

Die Darstellung des Priapos selbst war alles andere als zurückhaltend. Der Schwerpunkt der Figur lag in dem riesigen erigierten männlichen Glied, meist unverhüllt, gelegentlich auch verhüllt, aber selbst dann durch das Gewand hindurch deutlich genug sichtbar. Bekannt ist das Gemälde, das sich am Eingang des Vettier-Hauses in Pompeji befindet, auf dem Priapos als Paris sein ungeheueres Glied auf einer Waage abwiegt. Neben dem Phallus sind die bunte Gewandung, der Schurz mit den Früchten und außerdem die Sichel in der rechten Hand typische Erkennungsmerkmale, nicht selten ist dabei die Bildung des Oberkörpers, zumal der Brüste, fast weiblich. Auf vielen Darstellungen hebt Priapos sein langes Gewand so auf, daß es vorne einen Schurz bildet und darunter der Phallus unverhüllt hervortritt. Den Schurz aber füllen Früchte aller Art. In den Obst- und Weingärten standen primitive, rot bemalte Holzstatuen. Sie dienten gleichzeitig als Vogelscheuchen und sollten auch Diebe abschrecken (Abb. 1).

Auf dem Relief mit ländlichem Idyll aus dem ersten Jahrhundert nach Christus ist Priapos gut zu erkennen. Meist wird er im kräftigen Mannesalter, teils sogar ältlich, gewöhnlich aber bärtig dargestellt. Sein Kopfhaar hat er manchmal verloren, sein Bart ist häufig struppig, aber auch gepflegt. Gerne nimmt er eine nach hinten gelehnte Haltung ein, oft so, daß er die Beine gegeneinander preßt und einen oder beide Arme in die Seiten stemmt (Abb. 2). Seine Bedeutung war so groß, daß er sogar auf Münzen abgebildet war wie auf diesen aus Lampsakos (Abb. 3).

Aufgaben

Priapos repräsentierte die unerschöpfliche Naturkraft, die Gedeihen auf allen Gebieten des menschlichen, tierischen und pflanzlichen Lebens schafft. Sein Hauptbereich war die Flur und dort vor allem der Garten. Er wurde von Seefahrern und Fischern mit der Bitte um günstiges Geleit angerufen. Er wies den Wanderern den Weg und wurde auch als Gott der Hirten und Herden und als Förderer der Bienenzucht verehrt. Er erteilte Auskunft und Rat in Liebessachen, vermochte gegen den bösen Blick zu helfen und wurde häufig auch zum Teil stilisiert als Amulett getragen. Als Abwehrzauber dienten Glöckchen am Phallus oder in der Hand. Phallische Lampen und Fibeln zum Verschluß einer Toga dienten wohl eher als Gebrauchsgegenstände.

Er erscheint auch auf römischen Grabmonumenten als Grabwächter. Eine Inschrift auf einer Grabstele eines von ihm gehüteten Grabes besagte: „Mortis et vitae locus" „Ort des Todes

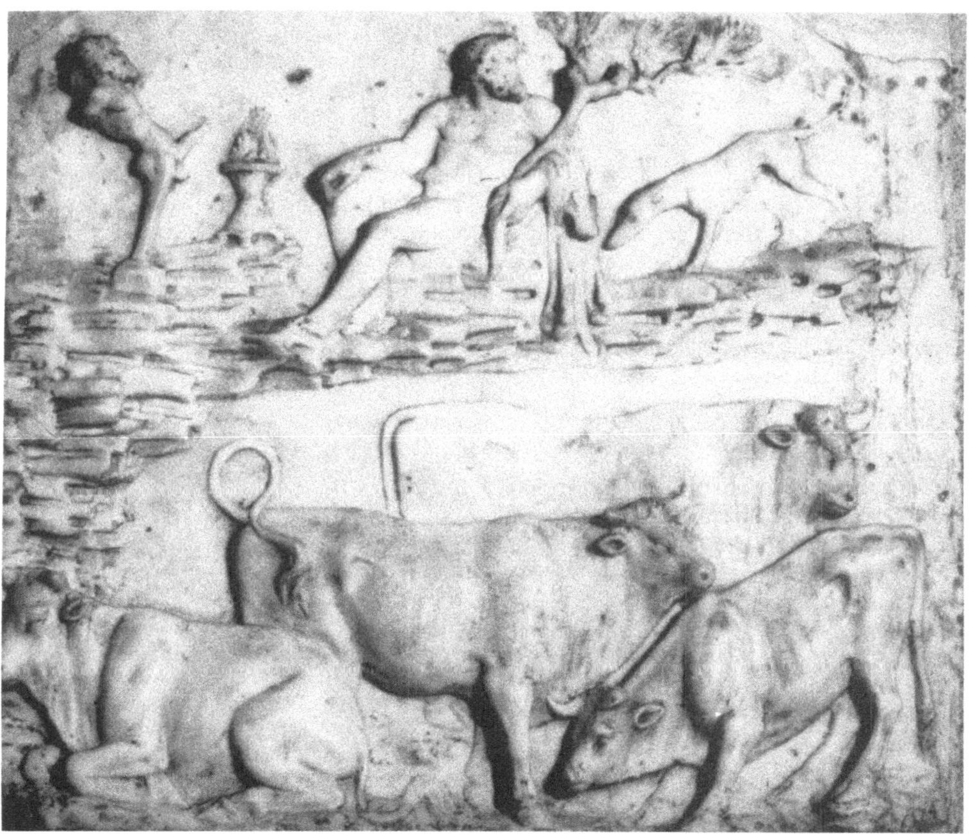

Abb. 2. Priapos (links oben) auf einem Relief mit ländlichem Idyll. Antikensammlung München

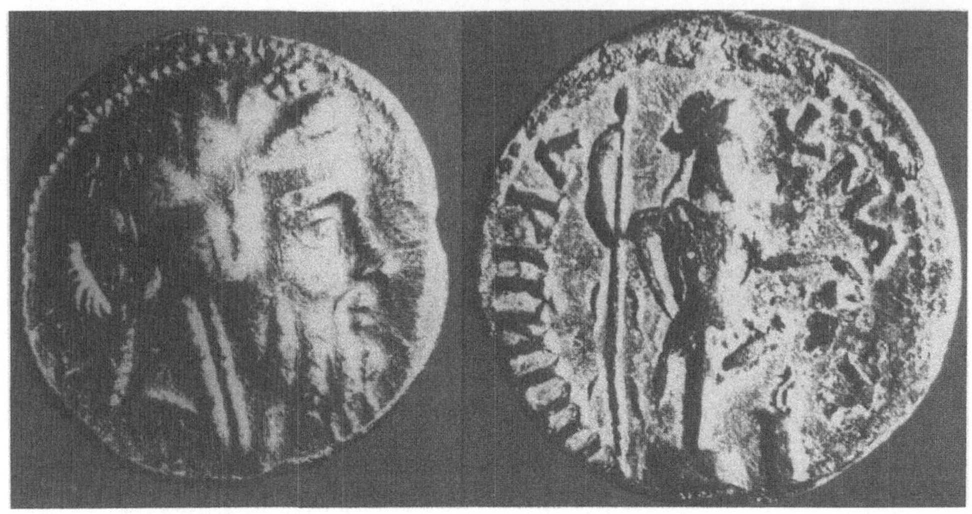

Abb. 3. Priapos auf Münzen aus Lampsakos. Münzsammlung des Britischen Museums London

wie auch des Lebens". Der Gott, der das Leben weckt, kann es auch wieder enden lassen. Daraus erwuchs ihm auch Verehrung als Allgott, und er wurde auch anderen Göttern gleichgesetzt, wie dem ägyptischen Horus, Chem und Bes.

Kult

Ursprünglich wurden dem Priapos, vor allem in den hellespontischen Gegenden, Esel geopfert, gelegentlich auch junge Stiere, Schafe und Ferkel. Mit dem Blut wurde dann vor allem der Phallus bespritzt. Meist mußte sich Priapos aber mit unblutigen Opfern begnügen, mit Blumen, Früchten, Gemüse, Kuchen oder Honig. Die Kränze, die man ihm spendete, setzte man ihm nicht aufs Haupt, sondern hing sie an dem emporgerichteten Phallus auf.

Aber auch Nachbildungen von Phallen, obszöne Malereien, Musikinstrumente, Geräte von Gärtnern und Fischern dienten als Weihegaben. Bei Prozessionen Priapos zu Ehren wurden stilisierte Phallen mitgeführt. Auch suchte man es dem zeugungskräftigen Priapos gleichzutun, indem man sich selber groteske Phallen umband. Die Phallen wurden auch am Rücken oder am Nacken befestigt.

Gelegentlich wurden ihm Verse gewidmet, die bei Versammlungen vorgetragen wurden, oder irgendwo im Heiligtum angeschrieben wurden. 80 dieser Gedichte sind uns aus der römischen Dichtung als Carmina priapea erhalten. Sie zeichnen sich durch humorvollen und obszönen Inhalt aus.

Die Verehrung, die Priapos noch in Alexandrien zuteil wurde, genoß er bei den Römern nicht mehr. Obwohl in keinem Haus und in keinem Garten sein Bild fehlte, wurde er bald nur noch auf dem Lande gläubig verehrt. Mit Erstarken des Christentums verspotteten ihn die Kirchenväter und zeigten seine Machtlosigkeit, indem sie seine Bilder und Statuen zerstörten. Der Tempel in Lampsakos wurde unter Kaiser Konstantin (280–337 n. Chr.), der Tempel in Alexandria unter Kaiser Theodosius I. (347–395 n. Chr.) zerstört. Aber seine Spuren lassen sich noch bis in das 8. Jahrhundert nach Christus verfolgen.

Literatur

Anthes E (1894) Priaposstatuette in Darmstadt. Westdeutsche Zeitschrift für Geschichte und Kunst 13:22–27. – Braun (1857) Muthunim Priapus. Jahrbücher des Vereins von Alterthumsfreunden im Rheinlande 25:54–64. – Friedell E (1949) Kulturgeschichte Griechenlands. Beck CH, München. – Grimm J (1878) Deutsche Mythologie, Bd 3. Ferd. Dümmlers Verlagsbuchhandlung Harrwitz u. Grossmann, Berlin. – Herter H (1932) De Priapo. Gießen. – Herter H (1941) I. Die Einwanderung der Griechen, II. Die Götter der Griechen. Kriegsvorträge der Rheinischen Friedrich-Wilhelms-Universität Bonn a. Rh. Scheur, Bonn. Heft 57:3–39. – Hopfner Th (1938) Das Sexualleben der Griechen und Römer. Calve JG, Prag. – Jahn O (1857) Priapos. Jahrbücher des Vereins von Alterthumsfreunden im Rheinlande 25:45–62.

– Kern O (1938) Die Religion der Griechen. Weidemann, Berlin. – Kytzler B (1978) Carmina Priapea – Gedichte an den Gartengott. Artemis, Zürich München. – Licht H (1926) Sittengeschichte Griechenlands. Paul Aretz, Dresden u. Zürich. – Nilsson MP (1955) Geschichte der griechischen Religion. Beck CH, München. – Rose HJ (1978) Griechische Mythologie. Beck CH, München. – Rosenbaum J (1904) Geschichte der Lustseuche im Altertume. Barsdorf H, Berlin. – Sauneron S (1970) Le Papyrus Magique Illustré De Brooklyn. University Oxford, Great Britain. – Wilamowitz-Moellendorff v. U (1932) Der Glaube der Hellenen. Weidemann, Berlin

Prof. Dr. med. R. Tauber
Oberarzt der Urologischen Klinik
und Poliklinik
der Ludwig-Maximilians-Universität München
Klinikum Großhadern
Marchioninistr. 15
D-8000 München 70

Verhandlungsbericht der Deutschen Gesellschaft
für Urologie, 33. Tagung (1981), 162–173
© Springer-Verlag Berlin Heidelberg New York 1982

Erektion und Priapismus – ein neues pathophysiologisches Konzept

D. Hauri, M. Spycher und W. Brühlmann

Definitionsgemäß handelt es sich beim Priapismus um eine krankhafte Dauererektion, die weder durch Kohabitation noch Masturbation rückgängig gemacht werden kann, wobei pathognomonischerweise nur die Corpora cavernosa und nicht das Corpus spongiosum urethrae und die mit ihm verbundene Glans penis erigiert sind.

Gefährlich dabei und das Schicksal des Patienten bestimmend ist nicht die Erektion an sich, sondern die Blutstase in den Corpora cavernosa, wobei es zu einer CO_2-Spannungserhöhung im betroffenen Gewebe kommt. Diese führt einerseits zu einer Blutviskositätszunahme und dadurch zu einem Circulus vitiosus, andererseits bildet sich in den Trabekeln des Schwellgewebes ein Ödem aus, welches schlußendlich in einer Fibrose endet und eine definitive erektile Impotenz zur Folge hat (Abb. 1).

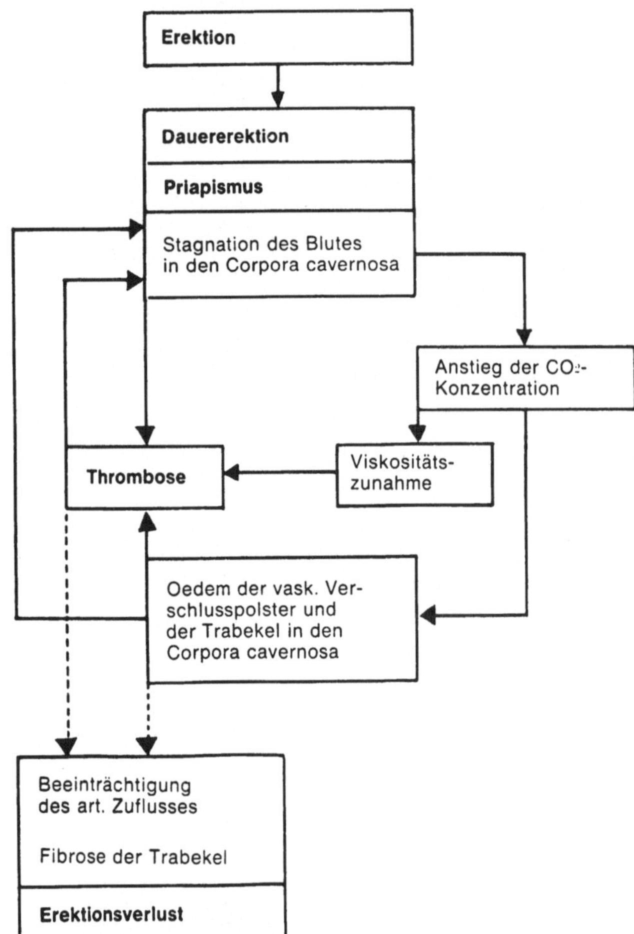

Abb. 1. (Nach Rutishauser G. et al. [1]): Das Schicksal der Corpora cavernosa bei Dauererektion, welche zum Erektionsverlust führt (näheres im Text)

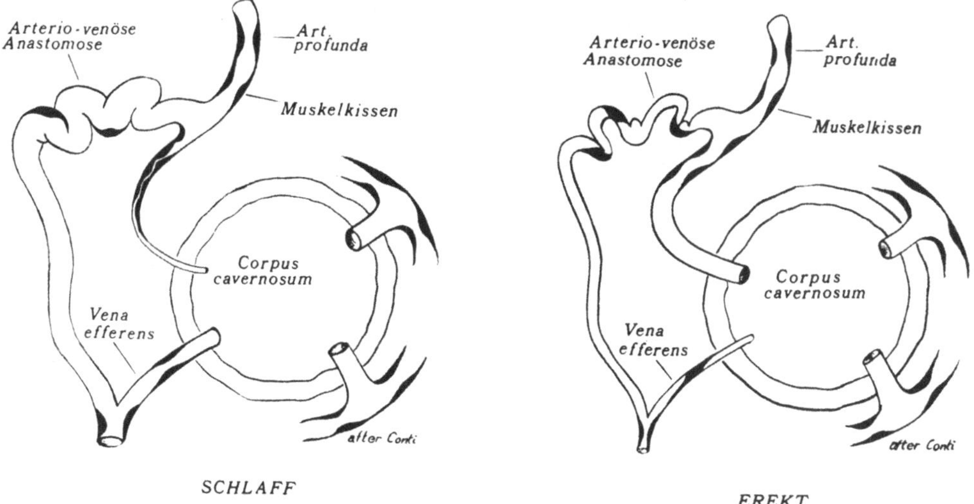

Abb. 2. Schema nach Conti: Die Gefäßversorgung der Corpora cavernosa, welche zur Erektion verantwortlich ist (näheres im Text)

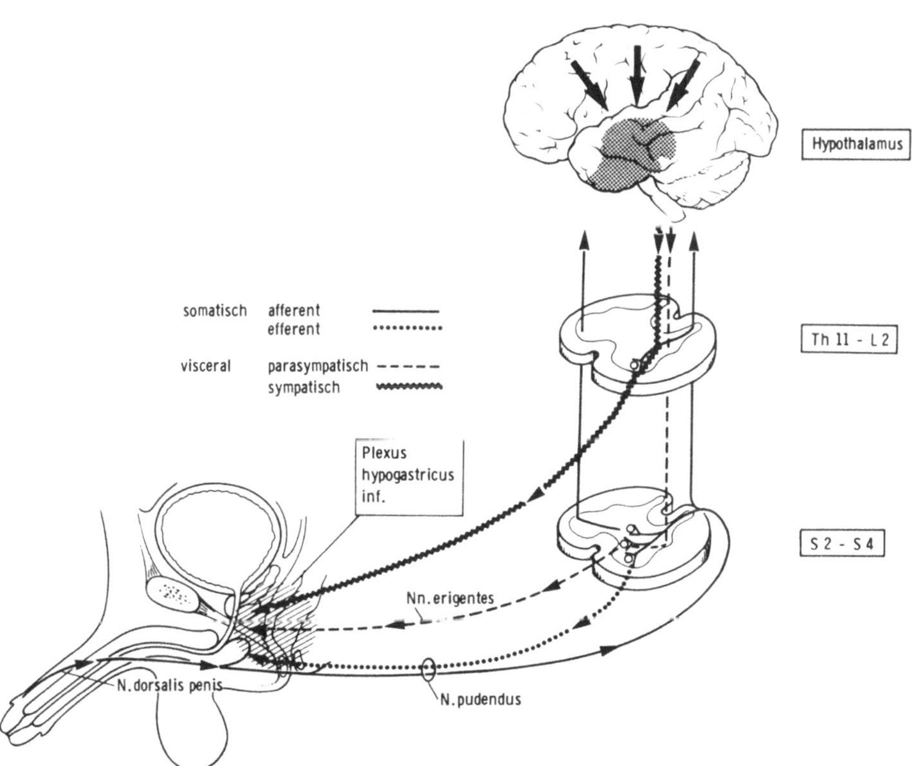

Abb. 3. Innervation zur Erektion, ihre spinalen Zentren und die periphere Nervenversorgung

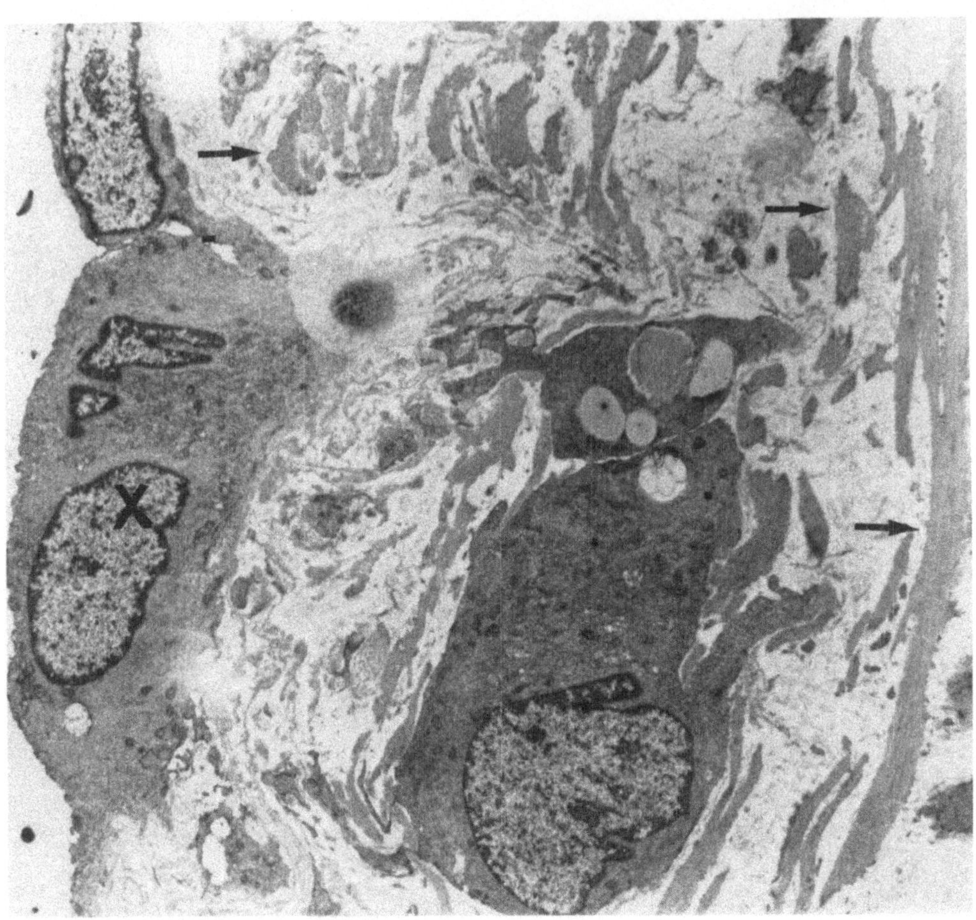

Abb. 4. Querschnitt durch ein Intimapolster (695 x). *Links:* Cavernenlumen. *X:* Trabekelendothelzellkern. *Pfeile:* Glatte längsverlaufende Muskelfasern

Weil der Beginn eines Priapismus kaum von einer normalen Erektion zu unterscheiden ist und weil ein Priapismus sehr wahrscheinlich meist mit einer Erektion beginnt, müssen wir uns kurz mit dem Entstehen einer normalen Erektion befassen: Der Beginn einer Erektion kommt nur durch einen vermehrten arteriellen Blutzufluß in die Corpora cavernosa und – weniger ausgeprägt – in das Corpus spongiosum zustande. Das viel ältere Konzept der Drosselung auf der venösen Seite muß nach den heutigen Kenntnissen fallengelassen werden. Im Tierversuch wird beobachtet [2], daß eine durch direkte Elektrostimulation des sakralen Erektionszentrums erreichte Erektion bei Abklemmen der Aorta trotz weiter bestehender Stimulierung schlagartig verschwindet, daß andererseits eine Drosselung der venösen Abflußbahn nie eine Erektion, sondern lediglich ein Ödem zur Folge hat. Erst das Aufrechterhalten einer einmal entstandenen Erektion wird durch eine gewisse Drosselung des venösen Ausflusses unterstützt [3].

Und nun zur Physiologie der Erektion: Es existiert das ältere Konzept, welches Conti [4] anfangs der 50er Jahre beschrieben hat und bis heute akzeptiert worden ist (Abb. 2): Danach besteht zwischen den Rankenarterien, welche die Corpora cavernosa mit Blut speisen und dem venösen Abflußsystem ein Shuntkreislauf. Durch Intimapolster aus glatter Muskulatur kann nun die direkte Blutzufuhr zum Schwellgewebe gedrosselt und der Shuntkreislauf eröffnet werden, womit die Situation des nicht erigierten Penis kurz umschrieben sei. Andererseits können der Shuntkreislauf gedrosselt und die Rankenarterien eröffnet werden, wodurch die Erektion zustande kommt. Das Ganze wird nervös gesteuert (Abb. 3) durch das sakrale, reflexogene Erektionszentrum vorwiegend über den Parasympathicus und durch das thoracolumbal gelegene psychogene Erektionszentrum, diesmal überwiegend sympathisch.

Es gibt Arbeiten neueren Datums [5, 6], die das Vorhandensein von Intimapolstern abstreiten möchten. Durch eigene elektronenmikroskopische Untersuchungen konnten wir solche Intimapolster sichtbar machen und auch nachweisen, daß sie tatsächlich aus glatter Muskulatur bestehen und es sich keineswegs um Artefakte handelt (Abb. 4).

Eigene elektronenmikroskopische Untersuchungen zeigten uns, wie die Trabekel des Schwellgewebes überwiegend aus glatter Muskulatur aufgebaut sind. Dabei verlaufen die einzelnen Muskelfasern vorwiegend in Trabekellängsrichtung (Abb. 5). Im Gegensatz dazu kann man nach einem durchgemachten dreiwöchigen Priapismus eine vollkommene Nekrose der glat-

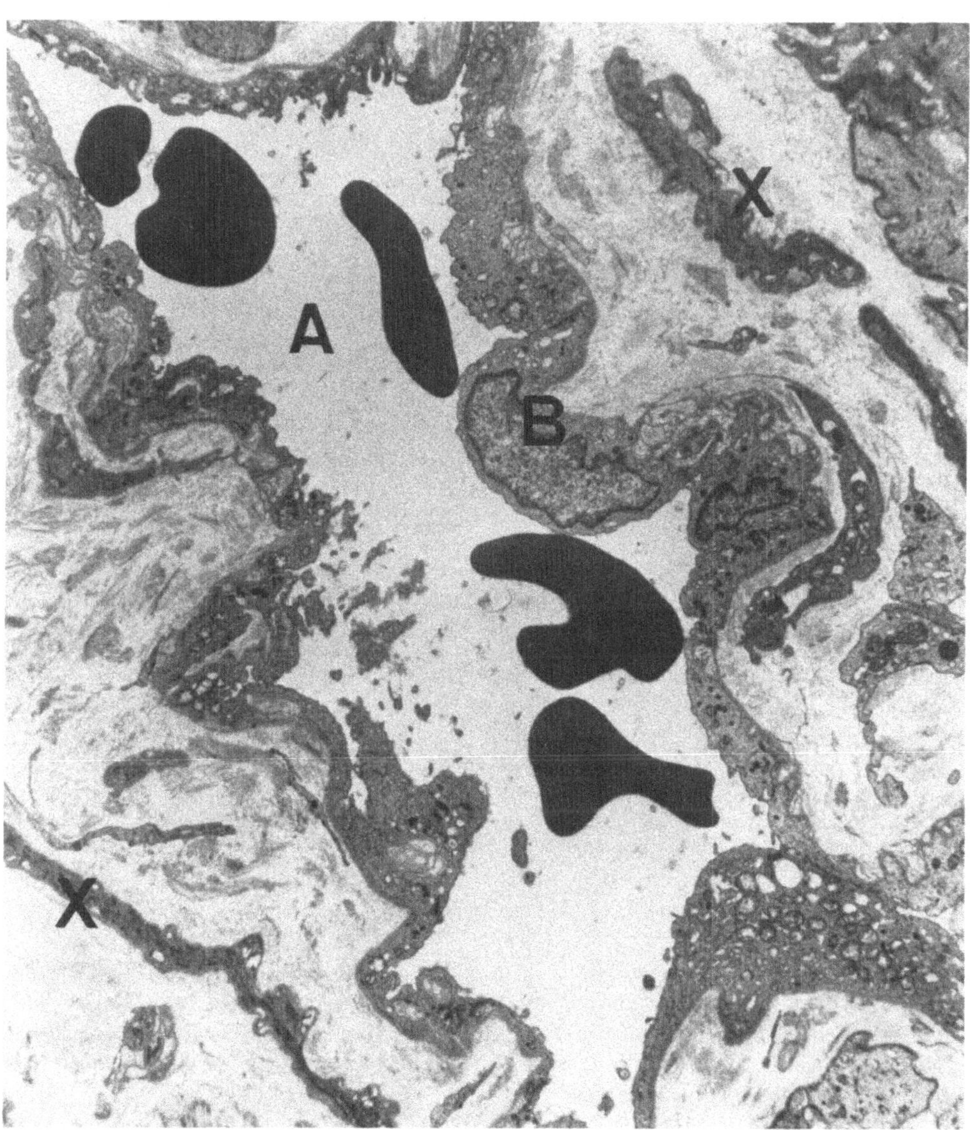

Abb. 5. Corpus cavernosum (5500×). *A* Caverne mit Erythrocyten. *B* Trabekelendothelzellkern. *X* Glatte Muskulatur vorwiegend in Längsrichtung verlaufend

165

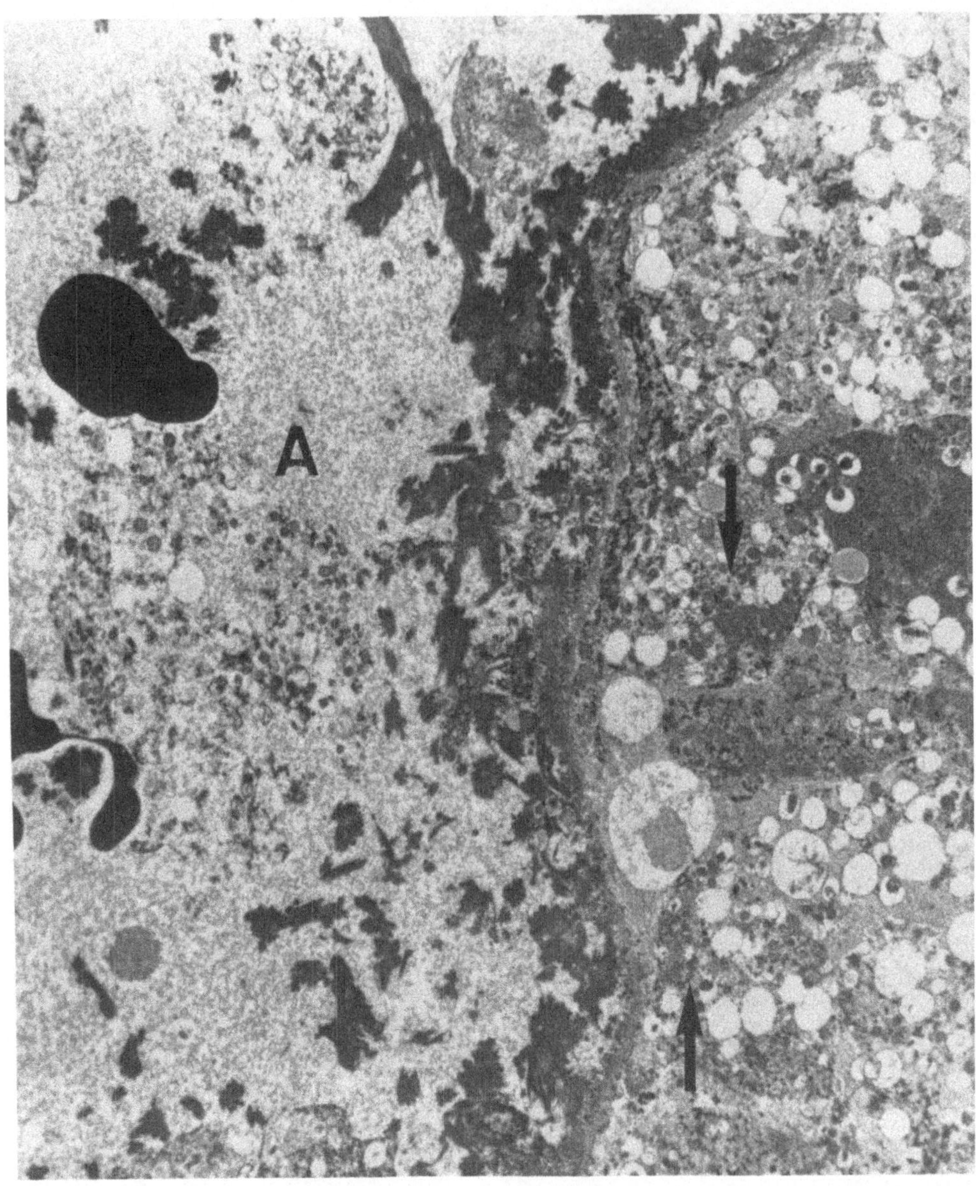

Abb. 6. Corpus cavernosum nach dreiwöchigem Priapismus (9000 x). Die glatten Muskelfasern sind in eine Nekrose umgewandelt (*Pfeile*) und das Trabekelendothel fehlt. *A* Cavernenlumen mit Thrombocyten und Fibrin

ten Muskulatur beobachten, welche sich in eine Fibrose umwandeln wird, und ein völliges Fehlen des Trabekelendothels (Abb. 6).

Nun hat die Natur ihre zur Verfügung stehenden Strukturen nicht umsonst ausgebildet und wir müssen annehmen, daß diese glatte Muskulatur ebenfalls an einer Erektion mitbeteiligt ist. Wir stellen uns dies folgendermaßen vor

(Abb. 7): Durch Kontraktion der glatten Trabekelmuskulatur gibt es mehr Platz in den Kavernen und das zusätzliche arterielle Blutangebot kann rasch nachfließen. Mit zunehmender Auffüllung der Kavernen wird das venöse Abflußsystem gedrosselt.

Und nun zum Priapismus: Beim näheren Studium unserer Priapismuspatienten ist uns aufge-

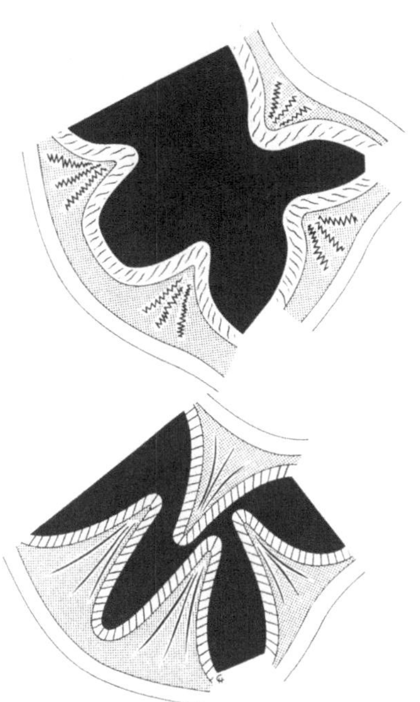

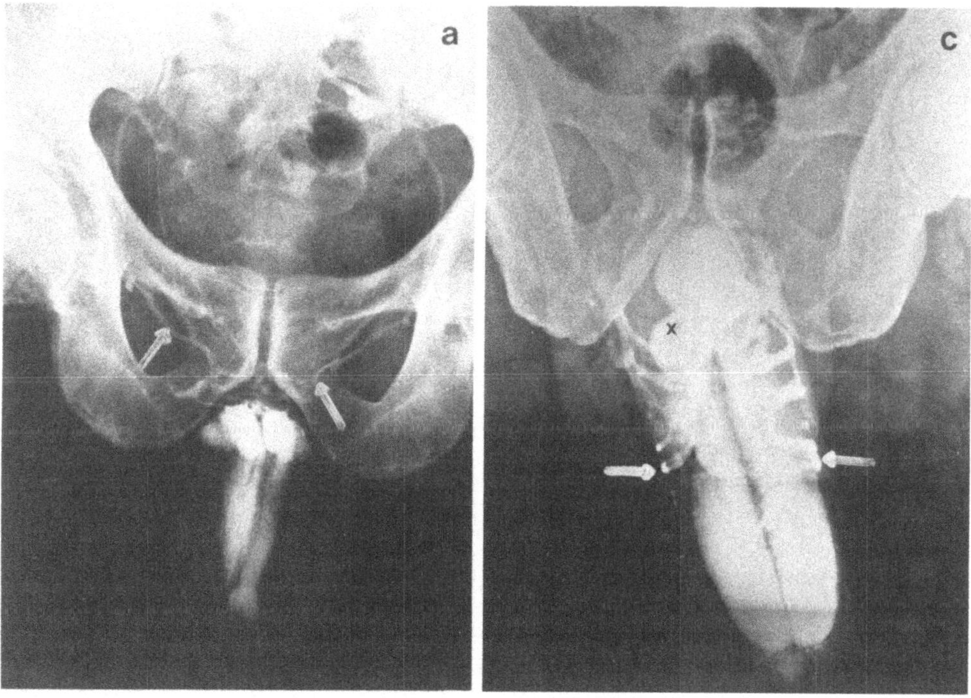

Abb. 7. *Oben:* Cavernöses System in Erektion: Durch Kontraktion der Trabekelmuskulatur gibt es mehr Raum in den Cavernen. *Unten:* Situation in der Dethumeszenz

Abb. 8 a Normale Cavernosographie: Bei Injektion von 10–15 ml Röntgenkontrastmittel kann der erste venöse Abfluß (*Pfeile*) nach 10–20 Sekunden typischerweise nur in der Schwellkörper-Bifurkation beobachtet werden. c Cavernosographie eines High-Flow-Priapismus: Venöser Abfluß innerhalb Sekunden nach Kontrastmittelinjektion zusätzlich auch durch seitliche Venen (*Pfeile*). X Verdichtungszone

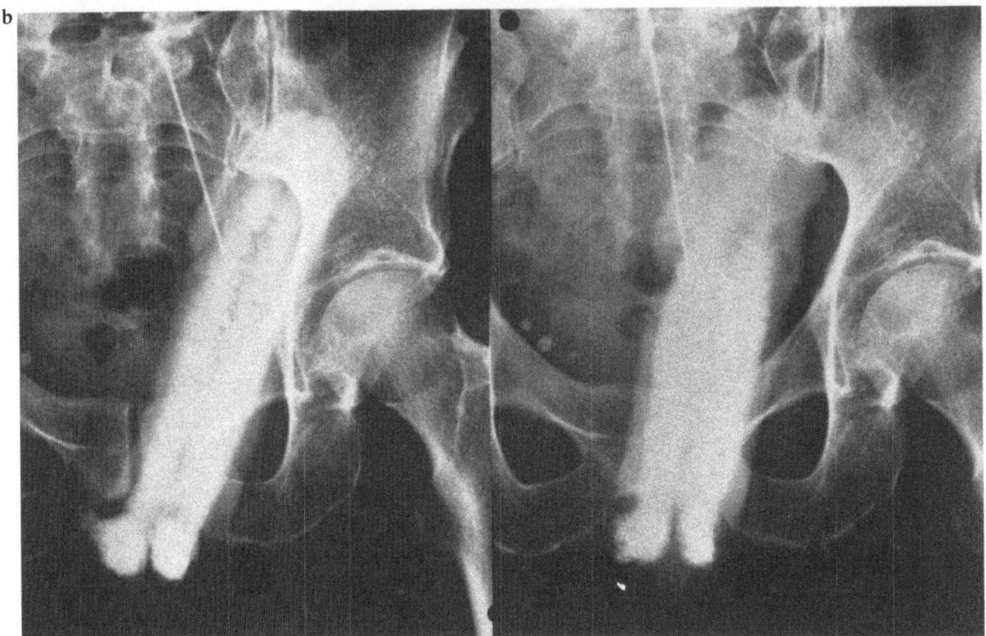

Abb. 8. b Cavernosographie eines Stase-Priapismus: Injektion von 30 ml Röntgenkontrastmittel. Weder nach 5 Minuten (*links*) noch nach 15 Minuten (*rechts*) läßt sich irgendein venöser Abfluß erkennen

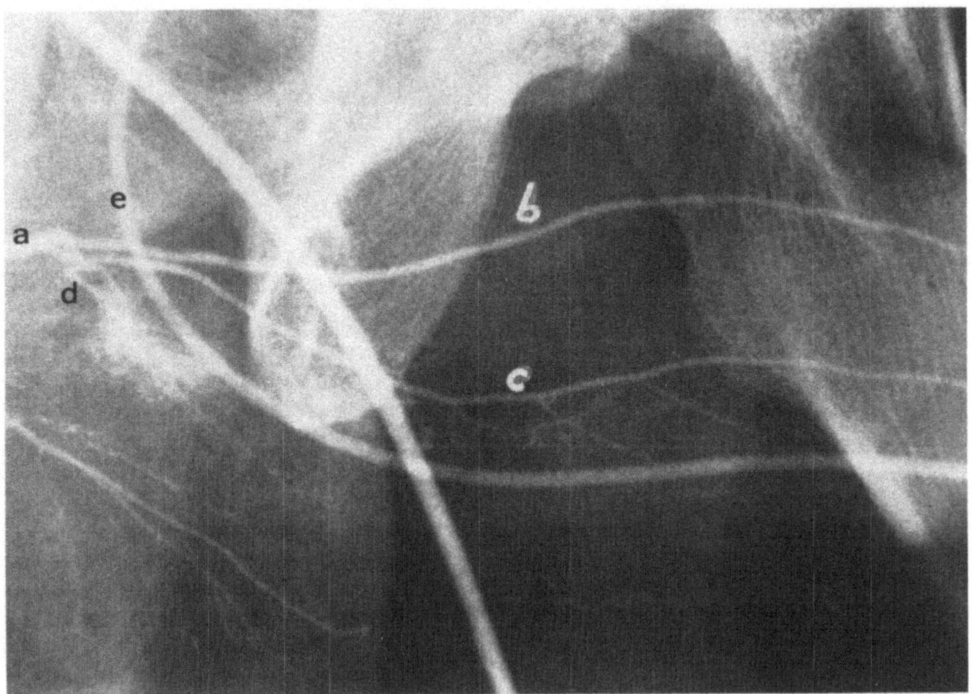

Abb. 9 a Normale selektive Penisarteriographie: *a* A. pudenda interna. *b* A. dorsalis penis. *c* A. profunda penis mit den Rankenarterien. *d* A. bulbi (versorgt Corpus spongiosum urethrae und Harnröhre). *e* Urethra mit Katheter markiert

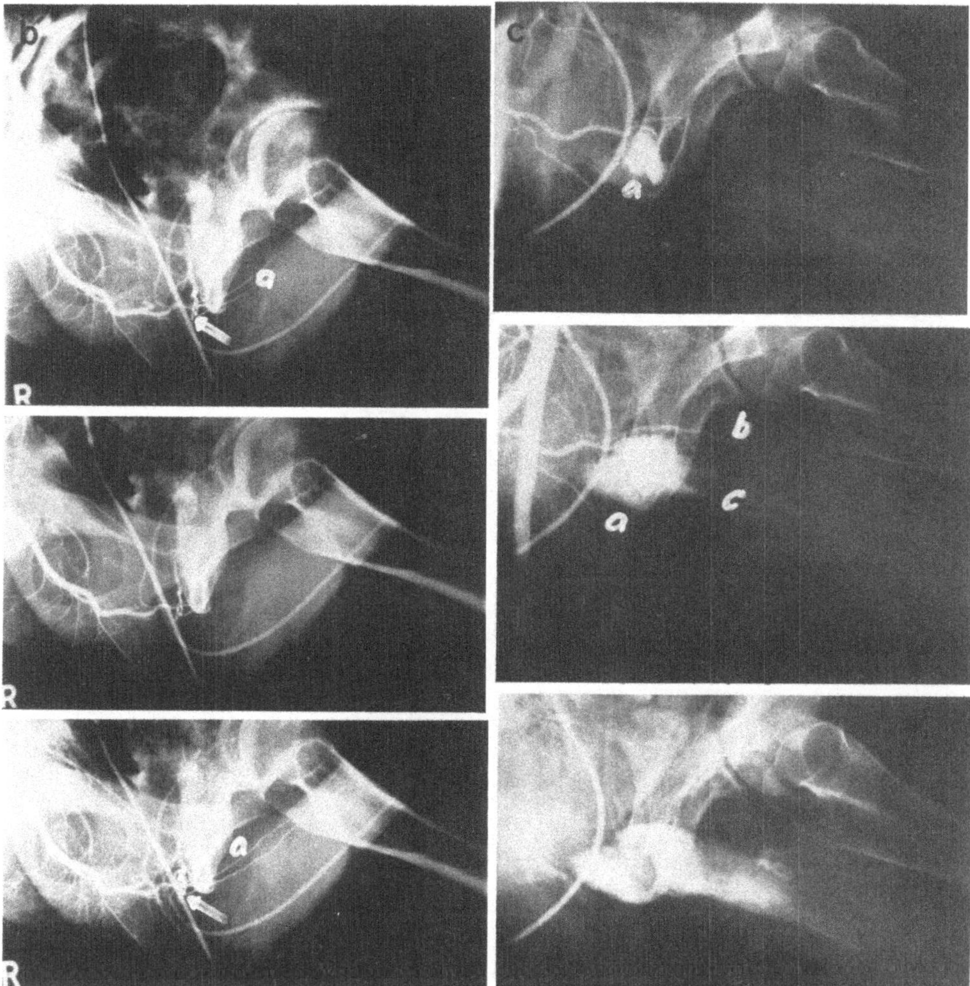

Abb. 9. b Selektive Penisarteriographie bei Stase-Priapismus: (Expositionen von oben nach unten: 5, 14, 28 sec. nach Kontrastmittelinjektion in die A. pudenda interna). *a* Aa. dorsales penis links und rechts. *Pfeil:* Fehlende A. profunda penis. c Selektive Penisarteriographie bei High-Flow-Priapismus: (Expositionen von oben nach unten: 5, 14, 28 sec. nach Kontrastmittelinjektion in die A. pudenda interna). *a* Hypervascularisiertes Areal, das der in der Cavernosographie (vergleiche Abb. 8 c) beobachteten Verdichtungszone entspricht. *b* A. dorsalis penis. *c* A. profunda penis mit Rankenarterien

fallen, daß man zwei Formen von Priapismus unterscheiden kann, zwei Formen, die auch eine völlig verschiedenartige Prognose aufweisen.

Es gibt einmal den Priapismus mit der altbekannten Blutstase: Vergleicht man die Cavernosographie eines Stasepriapismus mit einer normalen Cavernosographie, so fällt auf, daß ein venöser Abfluß bis 15 Minuten nach Injektion von Kontrastmittel nicht beobachtet werden kann (Abb. 8 b), währenddem sich normalerwei-se Venen typischerweise in der Schwellkörper-bifurkation 10–20 Sekunden nach Injektion darstellen (Abb. 8 a). In der selektiven Penisarteriographie dieser Stase-Priapismusform stellen sich lediglich die beiden Aa. dorsalis penis und ganz spät die A. bulbi dar, nicht aber die A. profunda penis mit ihren Rankenarten (vergleiche Abb. 9 a, b). Nach Anlegen eines cavernoso-spongiösen Shunts analog Quackels verschwand der Priapismus mit der Operation und der Patient er-

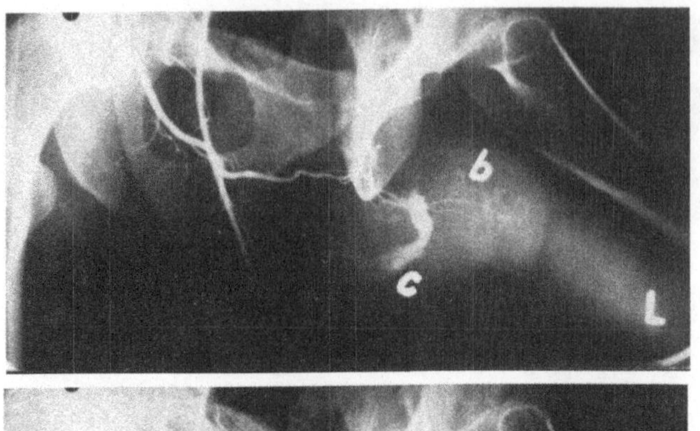

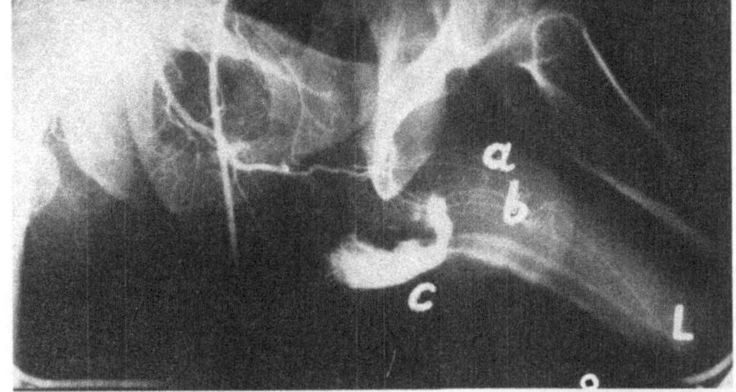

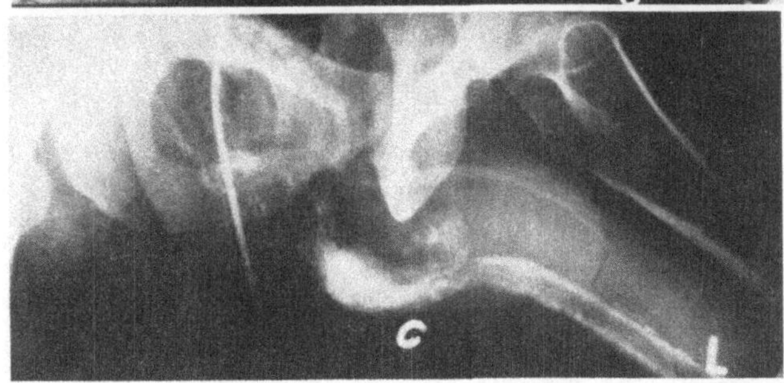

Abb. 10. Postoperative selektive Penisarteriographie nach spongio-cavernösem Shunt bei normalem Penis und erhaltener Potenz (gleicher Patient wie unter Abb. 9b). Expositionen (*von oben nach unten*): 5, 14, 28 sec. nach Kontrastmittelinjektion in die A. pudenda interna. *a* A. dorsalis penis. *b* A. profunda penis mit Rankenarterien. *c* Funktionierender Shunt

langte seine normale erektile Potenz zurück. In der postoperativen selektiven Penisarteriographie (Abb. 10) erscheint nun die A. profunda penis mit ihren Rankenarterien wieder und zwar noch bevor sich die Aa. dorsalis penis darstellen. Zudem erkennt man den gut funktionierenden Shunt.

Nun gibt es aber, wie schon angetönt, eine zweite Form: In der Cavernosographie (Abb. 8c) eines Patienten mit einem drei Wochen alten Priapismus erkennt man einen in Sekundenschnelle dargestellten venösen Abfluß, und zwar nicht wie wir uns von der normalen Cavernosographie gewohnt sind, nur im Gebiete der Bifurkation, sondern auch durch seitliche in der Buckschen Faszie verlaufende Venen. Zudem stellt sich im proximalen Anteil des rechten Corpus cavernosum eine Verdichtungszone dar.

In der selektiven Penisarteriographie färbt sich innerhalb 5 Sekunden nach Kontrastmittelinjektion und noch vor Erscheinen der Penisarterien ein hypervascularisiertes Areal an, welches der in der Cavernosographie beobachteten Verdichtungszone entspricht (Abb. 9c).

Diese Priapismusform muß durch einen vermehrten Blutdurchfluß entstanden sein, weshalb wir ihr den Namen High-Flow-Priapismus gaben. Nach Anlegen eines spongioso-cavernösen Shunts erlangte dieser Patient mit seinem dreiwöchigen Priapismus seine volle Potenz zurück. Die normalisierte Situation läßt sich auch in der Penisarteriographie verfolgen (Abb. 11).

Das Extrem eines High-Flow-Priapismus wäre ein anderer unserer Patienten mit einem seit

170

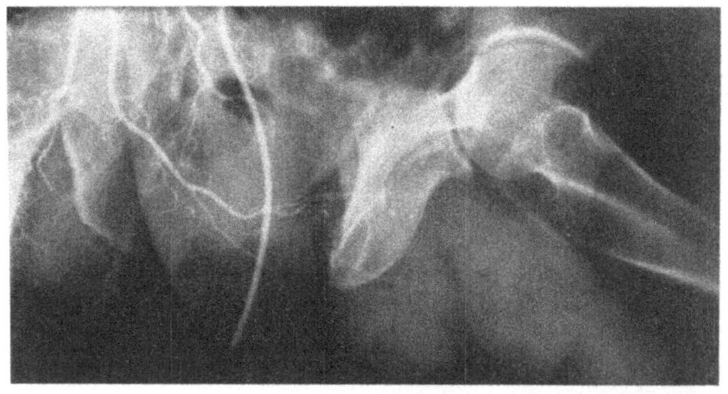

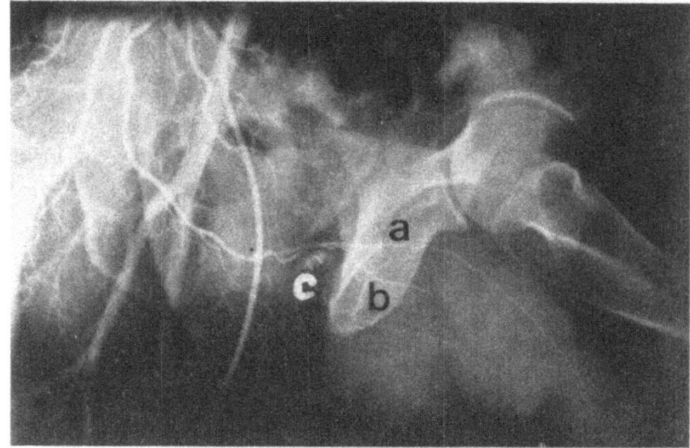

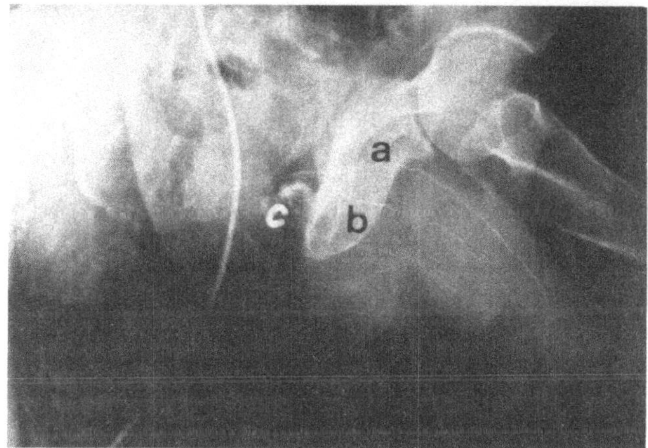

Abb. 11. Postoperative selektive Penisarteriographie nach spongio-cavernösem Shunt (gleicher Patient wie unter Abb. 9c). Nach dreiwöchigem Priapismus erlangte dieser Patient seine volle Potenz zurück. Expositionen (*von oben nach unten*): 5, 14, 28 sec. nach Kontrastmittelinjektion in die A. pudenda interna. *a* A. dorsalis penis. *b* A. profunda penis. *c* Schwach dargestellter spongio-cavernoser Shunt

6 Monaten bestehenden Priapismus. Durch ein perineales Trauma hatte sich ein Aneurysma der A. profunda penis links ausgebildet (Abb. 12a), welches sich in der selektiven Penisarteriographie sehr früh darstellt und innerhalb Sekundenschnelle zu einer Kavernosographie führt (Abb. 12b), wie sie sonst mit dieser Technik nie erhalten wird. Durch Resektion dieses Aneurysmas erhielt der Patient nach einem 6monatigen Priapismus seine volle Potenz zurück.

Zusammenfassend möchten wir folgende Hypothesen aufstellen: Zur Erektion sind zwei Mechanismen notwendig. Der erste, um das vermehrte arterielle Blutangebot zur Verfügung zu stellen; dazu sind wahrscheinlich die Intimapolster in den Rankenarterien und im Shuntkreislauf verantwortlich. Und der zweite, um das erhöhte artelle Angebot in eine Erektion umzuwandeln; dazu könnte die Trabekelmuskulatur in der Lage sein.

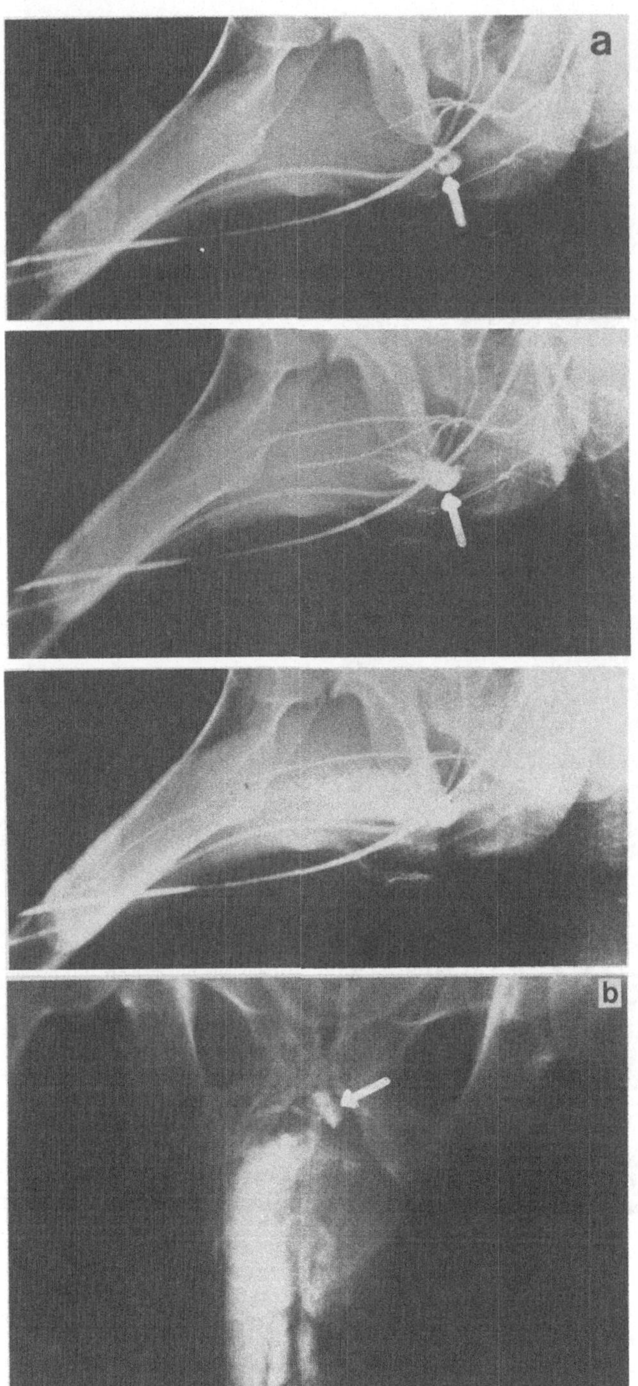

Abb. 12 a Selektive Penisarteriographie eines traumatischen seit 6 Monaten bestehenden High-Flow-Priapismus: Sehr früh stellt sich das Aneurysma der A. profunda penis links (*Pfeil*) dar. b Durch die Penisarteriographie gelangt man zu einer Cavernosographie, wie sie sonst nie auftritt (*Pfeil*: Aneurysma)

Demzufolge müssen wir mit zwei Arten von Priapismen rechnen:

1. Die eine Form setzt auf dem Niveau der Rankenarterien und den Intimapolstern an: Durch eine weiterhin unbekannte nervöse Dysregulation kommt es zu einer High-Flow-Situation. Es ist die Priapismusform mit der weitaus günstigsten Prognose. Auch klinisch ist sie abgrenzbar durch einen trotz Dauererektion viel elastischeren Penis.

2. Die zweite Form, die Staseform, hat ihren Angriffspunkt auf Höhe der Trabekel, indem durch Dauerkontraktion der glatten Muskulatur sehr wahrscheinlich der Abfluß nicht mehr gewährleistet wird. Hier fühlt sich der erigierte Penis viel weniger elastisch, sondern holzhart an. Diese Form ist bezüglich erektiler Potenz wegen der Blutstase prognostisch sehr viel schlechter und sollte innerhalb der ersten 48 Stunden operativ saniert werden.

Literatur

1. Rutishauser G et al (1967) Praxis 56:564, – 2. Semans JH et al (1938) J Urol 40:836. – 3. Lierse W (1982) Verh Ber Deutsch Ges Urol. Springer, Berlin. – 4. Conti G (1952) Acta Anat 14:217. – 5. Newman HF, et al (1980) Invest Urol 18:43. – 6. Benson GS et al (1981) J Urol 125:800

Priv.-Doz. Dr. D. Hauri
Urolog. Univ.-Klinik
Universitätsspital Zürich
Rämistr. 100
CH-8091 Zürich

Verhandlungsbericht der Deutschen Gesellschaft
für Urologie, 33. Tagung (1981), 174–178
© Springer-Verlag Berlin Heidelberg New York 1982

Priapismus – Klinisches Referat

H. Frohmüller

Der Priapismus ist definiert als eine anhaltende, schmerzhafte Erektion ohne Libido. Infolge der unterschiedlichen venösen Versorgung werden bei dieser Erkrankung nur die Corpora cavernosa penis betroffen, nicht jedoch das Corpus spongiosum und die Glans penis. Diese anatomischen Gegebenheiten machen sich die meisten der operativen Shunt-Methoden therapeutisch zunutze.

Von der Erkrankung werden vor allem Männer zwischen dem 20. und dem 50. Lebensjahr betroffen, also in ihrer sexuell aktivsten Zeit. Fälle von Priapismus wurden jedoch auch bei Neugeborenen und bei 80jährigen beobachtet. Kürzlich wurde sogar ein Priapismus der Clitoris bei einer 49jährigen Frau mit einem Cervixcarcinom beschrieben.

Ätiologisch werden für die Auslösung eines Priapismus hämatologische, neurologische, vasculäre, entzündliche und neoplastische Erkrankungen verantwortlich gemacht, ebenso wie Traumen, Alkoholabusus und eine Reihe von Medikamenten wie Psychopharmaka, Antihypertensiva und Antikoagulantien, und schließlich in letzter Zeit zunehmend Drogenmißbrauch. Am häufigsten jedoch liegt ein sog. idiopathischer Priapismus vor (Tabelle 1).

Die Anamnese und das klinische Bild erlauben eine eindeutige Diagnose. Labortests und röntgenologische Untersuchungen dienen vor allem dem Nachweis evtl. den Priapismus auslösender Grundkrankheiten. Wichtig ist es, daß durch solche Untersuchungen die Einleitung therapeutischer Maßnahmen nicht verzögert wird.

Ziel der Behandlung muß die Beseitigung der pathologisch prolongierten Erektion und die Erhaltung der Erektionsfähigkeit und damit der Potentia coeundi sein.

Zu den zahlreichen in der Vergangenheit angewandten konservativen Behandlungsmethoden zählen Chloraethylspray, lokale Eispackungen, rektale Diathermie, Prostatamassage, Sedativa, kontrollierte Hypotension, allgemeine, re-

Tabelle 1. Ätiologie des Priapismus

Hämatologische Erkrankungen
    (Sichelzellanämie,
    myeloproliferative Prozesse, Hämodialyse)
Erkrankungen des ZNS
    (Tumoren, Traumen, Entzündungen)
Entzündliche Erkrankungen
    (Urethritis, Cavernitis)
Vaskuläre Erkrankungen
    (Thrombosen im Beckenbereich)
Traumen (Penisfraktur)
Tumoren (lokale Infiltration
    primärer oder metastatischer Neoplasmen)
Medikamente (Psychopharmaka,
    Antihypertensiva, Antikoagulantien)
Alkohol- und Drogenabusus (Marihuana, Heroin)
Idiopathisch

gionale und lokale Anaesthesieformen, Thrombolyse mit Strepto- und Urokinase, systemische und lokale Antikoagulation mit Heparin und Cumarinen, Ansetzen von Blutegeln, u. a., wobei diese Aufzählung keineswegs den Anspruch auf Vollständigkeit erhebt. Alle diese Maßnahmen haben keine zahlenmäßig signifikanten oder reproduzierbaren Erfolge gebracht, und sie waren außerdem von den gelegentlich vorkommenden spontanen Remissionen nicht zu unterscheiden.

Abgesehen von der obligatorischen Behandlung der Grundkrankheit sind konservative Therapieversuche heutzutage nur noch bei folgenden Priapismusformen angezeigt:

Bei Kindern mit der in unseren Breiten seltenen Sichelzellanämie läßt sich der Priapismus durch Hydration, Alkalisierung und Austauschtransfusionen oft günstig beeinflussen. Konservative Maßnahmen sollten in solchen Fällen vor allem auch deswegen bevorzugt werden, weil bei diesem Krankheitsbild charakteristischerweise multiple Exazerbationen und Remissionen des Priapismus auftreten. (Baron u. Leiter; Winter).

Bei Priapismus als Folge eines multiplen Mye-

Corpus cavernosum-V. saphena-Shunt
  (Grayhack et al. 1964)
Corpus cavernosum-Corpus spongiosum-Shunt
  (Quackels 1964)
Cavernosum-Saphena-Shunt + Anastomose
  mit A. epigastrica inf.
  (Gruber 1972)
Externer Shunt zwischen Corpus cavernosum
  und Unterarmvene mittels Plastikkanüle
  (Ten Cate et al. 1975; Douglas 1976)
Corpus cavernosum-V. dorsalis penis-Shunt
  (Barry 1976)
Corpus cavernosum-Glans penis-Shunt
  (Ebbehøj 1975; Winter 1976; Al-Ghorab 1981)
Unilaterale Katheter-Embolisation
  der A. pudenda int. mit autologen Koagula
  (Wear et al. 1977)

loms beschrieben Rosenbaum u. Mitarb. die erfolgreiche Behandlung mittels Plasmapherese.

Der Priapismus des Neugeborenen schließlich
klingt im allgemeinen ohne jede Behandlung ab
(Shapiro; Leal et al.).

Für die weitaus überwiegende Mehrzahl der
Priapismusfälle ist somit eine chirurgische Behandlung angezeigt.

Die früher geübten chirurgischen Verfahren,
wie Durchtrennung der Nn. pudendi, Durchtrennung der Mm. ischiocavernosi, Ligatur der
Aa. pudendae, Unterbindung der A. dorsalis penis oder gar die Amputation des Penis waren von
zweifelhaftem therapeutischem Wert. Lediglich
die Incision und Spülung der Corpora cavernosa
mit Heparinlösung sowie die Saugdrainage der
Penisschwellkörper waren gelegentlich von Erfolg begleitet. Wenn sich jedoch die Corpora cavernosa nach Entleerung des thrombosierten
Blutes und trotz postoperativer Kompression
des Penis wieder mit frischem Blut auffüllen,
kann der Circulus vitiosus durch diese Maßnahmen nicht durchbrochen werden.

Seit Einführung der Grayhackschen Operation im Jahre 1964 dominieren deshalb die verschiedenen Shuntmethoden, wobei das Blut aus
den Corpora cavernosa in das nicht abflußbehin-
derte Corpus spongiosum, in die V. saphena, in
oberflächliche Penisvenen oder extern mittels
Plastikkanülen in Unterarmvenen abgeleitet
wird. Wegen der relativ einfachen und komplikationslosen Handhabung hat sich in den letzten
Jahren vor allem der cavernoso-glandäre Punktionsshunt nach Ebbehøj und Winter durchgesetzt. Ein gutes Behandlungsergebnis wurde
auch nach unilateraler Katheterembolisation der

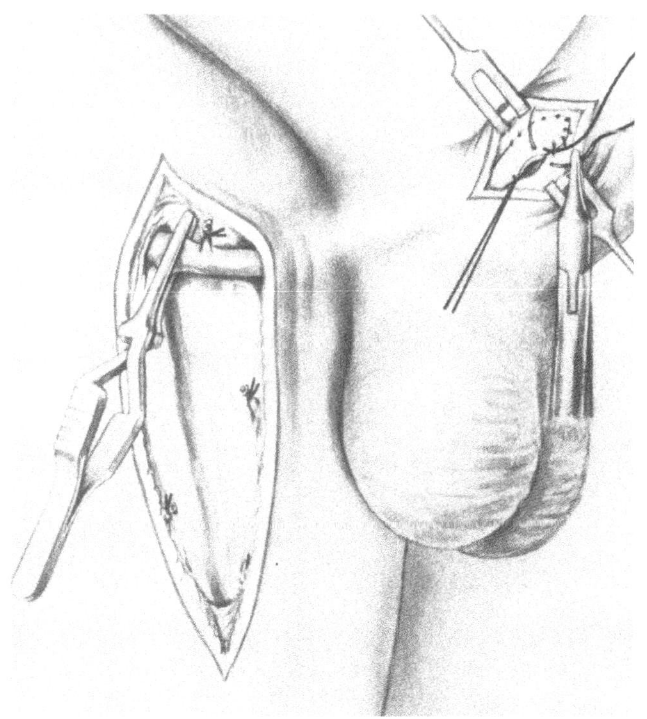

Abb. 1.   Cavernosum-Saphena-
Shunt nach Grayhack

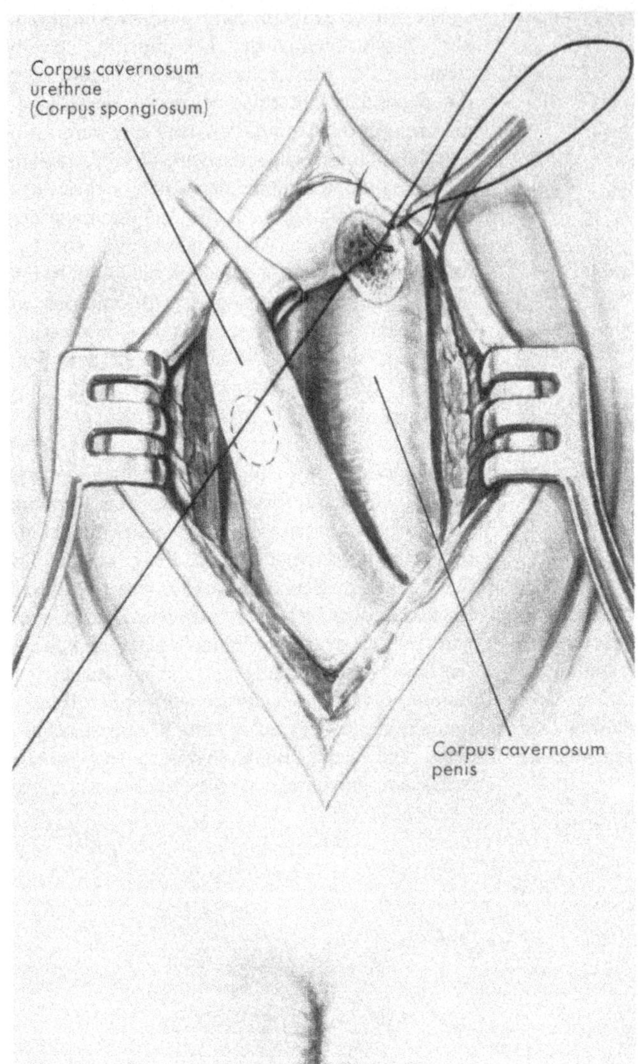

Abb. 2. Cavernosum-Spongiosum-Shunt nach Quackels

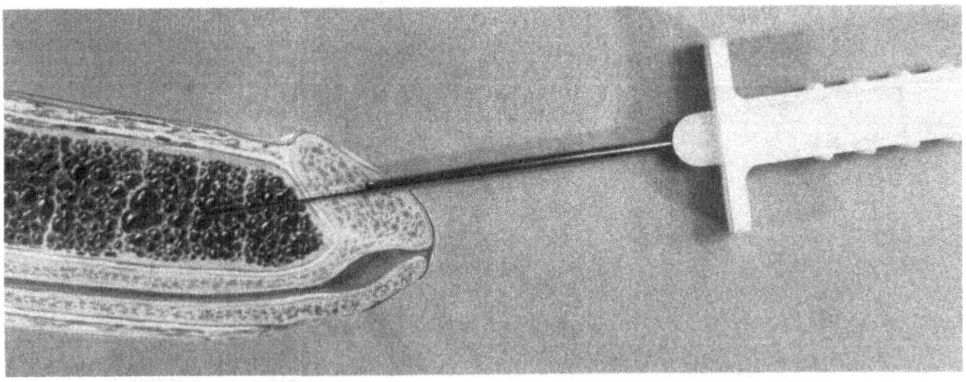

Abb. 3. Corpus cavernosum-Glans penis-Shunt nach Winter

A. pudenda interna mit autologen Koagula beschrieben. (Wear et al.; Carmignani et al.) Diese Methode empfiehlt sich vor allem, wenn lokale Entzündungsvorgänge und Nekrosen infolge Ischämie sowie ein posttraumatischer Priapismus eine sofortige lokalchirurgische Behandlung kontraindiziert erscheinen lassen (Tabelle 2).

Voraussetzung jeder erfolgreichen Therapie ist die möglichst frühzeitig einsetzende Behandlung, d. h. vor dem Beginn der Fibrosierung der Corpora cavernosa. Mit dem Auftreten von irreversiblen Schäden ist wahrscheinlich 24–48 Stunden nach dem Auftreten des Priapismus zu rechnen. Das bedeutet, daß der Priapismus stets als eine Notfallsituation anzusehen ist und der Patient daher unmittelbar nach Diagnosestellung der in den weitaus meisten Fällen chirurgisch-urologischen Behandlung zuzuführen ist.

Der Cavernosum-Saphena-Shunt nach Grayhack (Abb. 1) ist zeitaufwendig und thrombosierungsanfällig. Von gefäßchirurgischer Seite besteht außerdem eine zunehmende Nachfrage nach autologen Venen, die nach einer solchen Operation häufig nicht mehr befriedigt werden kann.

Der Cavernosum-Spongiosum-Shunt nach Quackels (Abb. 2) ist technisch einfacher durchzuführen. Das Corpus spongiosum wirkt außerdem als eine Art Filter und verhindert dadurch das Eindringen von Emboli in das venöse System und damit eine Lungenembolie, wie sie als Komplikation des Cavernosum-Saphena-Shunts beschrieben wurde.

Beim sog. Barry-Shunt kann sowohl die V. dorsalis penis profunda als auch superficialis Verwendung finden.

Wie die meisten Urologen bevorzugen auch wir wegen des geringen operativ-technischen Aufwandes und der niedrigen Komplikationsrate den cavernoso-glandären Punktionsshunt nach Winter, der heute als das Therapieverfahren der Wahl angesehen werden kann (Abb. 3).

Da bei den notfallmäßig aufgenommenen Patienten meist eine sofortige Vollnarkose nicht möglich ist, bietet sich die Spinalanaesthesie als Anaesthesie der Wahl an. Die Operation kann jedoch auch in Lokalanaesthesie durchgeführt werden.

Nach Einstich einer großlumigen Kanüle durch die Glans penis wird das dunkle visköse Blut aspiriert bzw. durch die Nadel herausgepreßt. Dann werden die Corpora cavernosa mit physiologischer Kochsalzlösung durch diese Nadel hindurch solange gespült, bis eine vollständige Erschlaffung des Penis eintritt. Viele Autoren empfehlen eine Heparinlösung zur Spülung. Diese wird jedoch von Winter abgelehnt, da bekannt ist, daß durch Heparin ein Priapismus ausgelöst werden kann. Anschließend wird eine TruCut-Nadel oder eine stärkere Punktionskanüle durch die Glans penis bis zur Tunica albuginea des Corpus cavernosum vorgeschoben und durch Drehung der Nadel um 360° werden mehrere Zylinder aus dieser Fascie ausgestanzt. Die Punktion beider Corpora cavernosa ist zu empfehlen, um ein ausreichendes Shuntvolumen zu erzielen. Die Einstichstelle an der Glans penis wird mit einer 3 x 0 Dexon-Naht verschlossen. Der Patient wird dann instruiert, den Penis alle paar Minuten «auszumelken». Das Anlegen eines Kompressionsverbandes ist nicht empfehlenswert, da als Folge zu starker Kompression Nekrosen des Penis beschrieben wurden.

Wegen der Möglichkeit, bei dieser Methode nicht genügend Fasciengewebe auszustanzen und damit nur ein ungenügendes Shuntvolumen zu erzielen, wird von manchen Autoren die Modifikation des Verfahrens nach Al-Ghorab angewandt, womit unter direkter Sicht eine größere Öffnung in den Corpora cavernosa erreicht werden kann.

Während die Beseitigung der schmerzhaften Erektion mit allen Shuntoperationen erzielt werden kann, liegt die Erhaltung der Potenz bei den in der Literatur mitgeteilten Ergebnissen bei 42 % bis über 60 %.

Solchen Patienten, bei denen als Folge des Priapismus eine erektile Impotenz zurückbleibt, kann schließlich durch das Einsetzen einer Penisprothese geholfen werden.

Literatur

Al-Ghorab MM, see Ercole CJJ, Pontes JE, Pierce JM jr (1981) Changing surgical concepts in the treatment of priapism. J Urol 125:210. – Baron M, Leiter E (1978) The management of priapism in sickle cell anemia. J Urol 119:610. – Barry JM (1976) Priapism: Treatment with corpus cavernosum to dorsal vein of penis shunts. J Urol 116:754. – Carmignani G, Belgrano E, Puppo P, Cichero A, Quattrini St (1980) Idiopathic priapism successfully treated by unilateral embolization of internal pudendal artery. J Urol 124:553. – Douglas LL (1976) Extracorporal circulatory management of priapism. Urology 7:198. – Ebbehøj J (1975) A new operation for priapism. Scand J Plast Reconstr Surg 8:241. – Fortuno RF, Carrillo R (1972) Gangrene of the penis following cavernosospongiosum shunt in a case of priapism. J

Urol 108:752. – Grayhack JT, McCollough W, O'Connor VJ jr, Trippel O (1964) Venous bypass to control priapism. Invest Urol 1:509. – Gruber H (1972) The treatment of priapism. Use of the inferior epigastric artery. J Urol 108:882. – Guerriero WG (1978) Corpus cavernosum – corpus spongiosum shunts. Surg Gynec Obst 146:793. – Kandel GL, Bender LI, Grove JS (1968) Pulmonary embolism: a complication of corpus-saphenous shunt for priapism. J Urol 99:196. – Kollwitz A-A, Brosig W (1970) Erfahrungen mit einem Corpus cavernosum-Vena saphena-Shunt bei der Behandlung des Priapismus. Urol int 25:21. – Kraus EM, Tessler AN (1973) Gangrene of the penis following bilateral corpus-saphenous shunts for idiopathic priapism. J Urol 109:1021. – Leal J, Walker D, Egan EA (1978) Idiopathic priapism in the newborn. J Urol 120:376. – Lozano GBL, Casteneda PF (1981) Priapism of the clitoris. Brit J Urol 53:390. – Marx FJ, Mayer P, Parke G (1980) Priapismus. Therapie und Langzeitergebnisse. Med Welt 31:1699. – Moncada J (1979) Potenzstörungen nach Corpus Cavernosum-Vena Saphena Anastomose beim Priapismus (Operation nach Grayhack) Urologe [A] 18:199. – Narayana AS, Kelly DG, Duff FA (1977) Malignant priapism. Brit J Urol 49:326. – Quackels R (1964) Cure d'un cas de priapisme par anastomose cavernospongieuse. Acta Urol Belg 32:5. – Rosenbaum EH, Thompson HE, Glassberg AG (1978) Priapism and multiple myeloma. Successful treatment with plasmapheresis. Urologe 12:201. – Sacher EC, Savegh E, Frensilli F, Crum P, Akers R (1972) Cavernospongiosum shunt in the treatment of priapism. J Urol 108:97. – Schröder FH, Lee D, Lecky JW, Cincotti JC (1969) Priapismus – Klinik und Behandlung. Urologe 8:260. – Shapiro SR (1979) Idiopathic priapism in the newborn. J Urol 121:838. – Taylor WN (1980) Priapism of the corpus spongiosum and glans penis. J Urol 123:961. – Ten Cate HW, Gallas P, The P (1975) The external shunt in the treatment of idiopathic priapism. J Urol 114:726. – Wear JB jr, Crummy AB, Munson BO (1977) A new approach to the treatment of priapism. J Urol 117:252. – Weiss JM, Ferguson D (1974) Priapism: The danger of treatment with compression. J Urol 112:616. – Winter CC (1976) Cure of idiopathic priapism. New procedure for creating fistula between glans penis and corpora cavernosa. Urology 8:389. – Winter CC (1978) Priapism cured by creation of fistulas between glans penis and corpora cavernosa. J Urol 119:227. – Winter CC (1978) Priapism. Urolog Survey 28:163. – Winter CC (1981) Priapism (Guest editorial). J Urol 125:212. – Zingg E, Hauri D (1972) Priapismus act urol 3:151

Professor Dr. H. Frohmüller
Direktor der Urologischen Klinik
und Poliklinik der Universität
Luitpoldkrankenhaus
D-8700 Würzburg

Ätiologie

Verhandlungsbericht der Deutschen Gesellschaft
für Urologie, 33. Tagung (1981), 179–181
© Springer-Verlag Berlin Heidelberg New York 1982

Priapismus bei Dauerdialyse

J. Moncada

Priapismus bei Patienten mit chronischer Niereninsuffizienz, die dialysiert werden, ist ein relativ seltenes Ereignis, über das nur spärlich Literaturberichte vorliegen.

Von 1964 bis Ende 1980 wurden in der Urologischen Klinik im Klinikum Barmen 20 Fälle von Priapismus behandelt. 7mal war der Priapismus während der Hämodialyse aufgetreten. Der Priapismus begann 60 Minuten bis 6 Stunden nach Beginn der Dialyse. Keiner der Patienten erhielt Androgene. Die einzige Medikation, die während der Dialyse verabreicht wurde, war Heparin, und zwar in einer Dosis, die nicht anders war als bei vorausgegangenen Dialysen.

Alle 7 Patienten wurden mit den bekannten Techniken, die den venösen Abfluß der Schwellkörper fördern, operiert, 5mal nach Grayhack und 2mal nach Quackels.

Bei der Nachuntersuchung bestand noch ein offener Saphenacavernosum Shunt bei zwei Patienten 14 Monate und 8 Monate nach der Operation, was als Ursache der bestehenden Erektionsunfähigkeit angesehen werden muß, da keine Fibrosierung der Schwellkörper vorlag. Die Unterbindung des Shunt erbrachte in beiden Fällen die Wiederherstellung der Erektionsfähigkeit. In 7 Fällen konnte 6mal die Potenz erhalten werden.

Tabelle 1. Priapismus bei Dauerdialyse

Autor	Fallzahl	Jahr
Kollwitz u. Brosig	1	1970
Porte et al.	4	1974
Sale u. Cameron	26	1974
Faßbinder et al.	9	1974
Walz u. Alken	3	1980
Kärcher	1	1980
Reißfelder u. Kopper	1	1980
Marx u. Schramm	4	1980
Eigene Fälle	7	1980
Total:	56	

Bei Durchsicht der Literatur fanden wir insgesamt 56 bisher veröffentlichte Fälle von Priapismus, die während einer Hämodialyse auftraten.

Im Jahre 1974 berichteten Port u. Mitarb. aus der Medizinischen Univ.-Klinik Mainz über 4 Fälle.

Eine hohe Ultrafiltrationsrate bei der Dialyse – so meint Port – mag eine Erhöhung der Blutviskosität hervorrufen. Das kann zu einer Verlangsamung des Blutflusses führen, speziell in Arealen mit verminderter Temperatur, wie es im Bereich der Corpora cavernosa der Fall ist. Auch die Hyperkoagulabilität, die durch die geringe Heparinisierung während der Dialyse entsteht, kann seiner Ansicht nach den Priapismus induzieren. Im gleichen Jahre berichten Sale u. Cameron über das Ergebnis einer Umfrage aller Dialyseeinheiten des United Kingdom und Irland. Insgesamt wurden 47 Einheiten angeschrieben. 11 hatten eigene Fälle mit Priapismus. Insgesamt waren es 31 Priapismusepisoden bei 26 Patienten. Alle diese 26 Patienten wurden mit Fragebogen angeschrieben. 16 gaben eine verwertbare Antwort.

Wie die Tabelle 2 zeigt, war der Priapismus bei den meisten Patienten während der Dialyse aufgetreten. Alle 16 Patienten hatten während der Zeit, in der der Priapismus sich entwickelte, ein Multivitaminpräparat, in dem Vitamin C in kleinen Dosen enthalten war, bekommen. Die Autoren halten es für sehr unwahrscheinlich, daß die im Jahre 1970 von Owen u. Mitarb. im Tierversuch bewiesene antagonistische Wirkung von Ascorbinsäure auf Heparin bei diesen Fällen irgendeine Rolle gespielt haben kann. Denn um diese Wirkung in vitro zu erreichen, sind hohe Konzentrationen von Vitamin C erforderlich.

Fassbinder u. Mitarb. untersuchten im Jahre 1976 alle klinischen Daten und therapeutischen Maßnahmen aller männlichen Heimdialysepatienten zwei verschiedener Dialysezentren. Ein Dialysezentrum in Frankfurt hatte 9 Fälle von Priapismus bei 96 Patienten, während bei dem anderen Zentrum in Montpellier kein einziger Fall bei 59 Patienten vorgekommen war. Der einzige unterschiedliche Befund war ein höherer Hämatokritwert bei den Patienten in Frankfurt. Die höchsten Hämatokritwerte wurden bei den Fällen mit Priapismus gefunden. Die Autoren sind der Auffassung, daß Androgentherapie, hoher Hämatokritwerte und Hypovolämie als prädisponierende Faktoren, die das Risiko eines Dialysepriapismus erhöhen, anzusehen sind und empfehlen bei Patienten mit einem Hämatokritwert über 25 % keine Verabreichung von Testosteron.

Marx u. Schramm berichten auch im Jahre 1980 über 4 Fälle von Dialysepriapismus. Tabelle 3 zeigt die nach Ansicht der Autoren möglichen Ursachen der dialysesekundären Hyperkoagulabilität.

Diese, vor allem durch Fremdoberflächenkontakt hervorgerufene Hyperkoagulabilität, die trotz ausreichender Antikoagulation nicht vollständig aufgefangen werden kann, wie Untersuchungen von Schramm im Jahre 1978 zeigten, stellt ihrer Meinung nach bei Hämodialysepatienten sowohl für eine Thrombose des Penisschwellkörpers als auch des Dialyse-Shunt die hämostaseologische Basis dar.

In der Literatur wurde mehrmals über Fälle

Tabelle 2. Originaltabelle aus der Arbeit von Sale u. Cameron

Age of patients: 14–42 years	
Time of priapism:	
During dialysis	13 patients
After dialysis	3 patients
(45 minutes, 6 and 48 hours)	
Type of heparinisation:	
Continuous infusion	7 patients
Intermittend injections	3 patients
Unstated	6 patients
Long-term anticoagulation:	
No	11 patients
Unstead	5 patients
Protamine reversal used:	
Yes	7 patients
No	1 patient
Unstated	8 patients
Patient taking testosterone:	
No	9 patients
Yes	3 patients
Unstated	4 patients
Patient potent following priapism	
at last follow-up:	
Yes	2 patients
No	14 patients
(venous shunt operations in 4)	

Tabelle 3. Hyperkoagulabilität bei Hämodialyse

Mögliche Ursachen

- inadäquate Heparinisierung
- primär niedrige Antithrombin-III-Spiegel
- zu schnelle Ultrafiltration:
  erhöhte Blutviskosität
  (z.B. durch partielle Verlegung
  des Blutkompartimentes bei lokaler Gerinnung)

Fremdoberflächenkontakt-Aktivierung
trotz „ausreichender Antikoagulation"

der *Thrombocyten*
→ Steigerung von Adhäsivität und
  Aggregabilität (Mikroaggregate)
→ Freisetzung von Plättchenfaktor 3

der *Gerinnung*
→ Aktivierung von F. XI

Resultierende Hyperkoagulabilität
unmittelbar nach Hämodialysebeginn
durch erhöhte Fibrinopeptid A–Konzentration
nachweisbar (Schramm 1978)

von Priapismus bei Patienten, die unter einer Antikoagulatientherapie standen, berichtet. Das scheint paradox zu sein, denn die Gabe von Antikoagulantien ist eine von vielen angegebenen Therapieformen. Ashwin u. Mitarb. konnten 1962 beweisen, daß sehr kleine Dosen von Heparin die Steigerung von Thrombenbildung begünstigen. Daher hat man die Hyperkoagulabilität, die bei der Unterdosierung von Antikoagulantien entsteht, als Ursache von Priapismus angesehen. Bei den meisten der von uns gesammelten Dialysefällen und bei unseren eigenen Fällen war der Priapismus während der Dialyse aufgetreten, und die einzige Medikation, die verabreicht wurde, war Heparin in unterdosierter Form. Deswegen sind wir der Meinung, daß diese Fälle in die Gruppe von Priapismus, die unter einer Antikoagulantientherapie auftreten, einzuordnen sind.

Sicherlich spielen die von Port, Fassbinder, Marx und Schramm beschrieben praedisponierenden Faktoren, wie hoher Hämatokritwert und Hypovolämie bei hoher Ultrafiltrationsrate sowie die dialysebedingte Hyperkoagulabilität durch den Fremdoberflächenkontakt auch eine entscheidende Rolle bei der Entstehung dieser Dialysekomplikation.

Priapismus bei männlichen Patienten, die dialysiert werden, stellt wie jede andere Art von Priapismus eine Notfallsituation dar. Jede Dialyseeinheit sollte ihre männlichen Patienten, besonders diejenigen, die heimdialysieren, über diese mögliche Komplikation aufklären und vor allem vom Geschlechtsverkehr unmittelbar nach der Dialyse abraten, damit sie ggfs. einer sofortigen adäquaten Behandlung zugeführt werden.

Dr. med. J. Moncada
Urologische Klinik
im Klinikum Barmen
Heusnerstr. 40
D-5600 Wuppertal 2

Verhandlungsbericht der Deutschen Gesellschaft
für Urologie, 33. Tagung (1981), 182/183
© Springer-Verlag Berlin Heidelberg New York 1982

Priapismus unter HCG-Behandlung bei einem 10jährigen Knaben

H. W. Asbach und S. Kösters

Der Priapismus zählt sowohl bei Erwachsenen als auch insbesondere bei Kindern zu den äußerst raren Krankheitszuständen. Trotz verschiedener Bemühungen, das Phänomen „Priapismus" ätiologisch zu klassifizieren, ist unser Wissen um die Pathogenese immer noch recht dürftig. Da diese in der Mehrzahl der Fälle völlig offen bleiben muß und wir somit zumeist von idiopathischem Priapismus sprechen, erscheint es derzeit ausreichend und sinnvoll, sich mit der kasuistischen Zuordnung des Priapismus zu einer eventuell vorhandenen Begleiterkrankung zu begnügen.

In folgenden Situationen wurden Priapismen beobachtet: nach Traumen des Halsmarkes: Dauererektion bei Erhängten [1]; bei M. Fabry: Sphingolipiodose mit Speicherung von Ceramidtrihexosid [2]; bei Leukämien durch Erhöhung der Blutviskosität und mechanische Verlegung des venösen Blutrückstromes [3]; bei Sichelzellerkrankung durch Erhöhung der Blutviskosität [4, 5]; nach Beckenvenenthrombose durch Ödem und Fibrose der Trabekelstrukturen [6]; nach Applikation von Sympathikolytika (Guanethidin, Reserpin) durch Beeinträchtigung der sympathisch gesteuerten penilen Detumeszenz [7]; nach Applikation von Heparin bei Dialysepatienten durch Vasodilatation der Gefäße mit arterieller Überflutung der Kavernen [8, 9]; nach Einsatz von Testosteron zur Stimulation der Erythropoiese bei Dialysepatienten durch Schwellkörperthrombose infolge Stase [10]; nach Applikation von Cortison und Penicillin durch Hyperkoagulabilität [11]; nach „sexuellem Exzeß": der byzantinische Kaiser Herakleios wurde mit einem Priapismus bestraft, weil er mit der Tochter seines Bruders verkehrt hatte [12].

Über das Vorkommen von Priapismus im Kindesalter liegen nur wenige Mitteilungen vor. Nach einer Zusammenstellung der im amerikanischen Schrifttum publizierten Fälle [13] ist die dominierende Grunderkrankung bei Priapismus im Kindesalter offensichtlich die Sichelzellanämie, während die verschiedenen Formen der Leukämie sowie auch der M. Fabry nur in Einzelfällen als Ursache eines Priapismus angesehen wurden. Interessanterweise ist das Auftreten der pathologischen Erektion bei Leukämie nicht notwendigerweise von der Leukozytenzahl im peripheren Blut abhängig; in einigen Fällen wurden leukämische Infiltrate des ZNS als Priapismus-Ursache beschrieben.

Im deutschsprachigen Schrifttum sind bislang nur vier Fälle von juvenilem Priapismus bekannt geworden [11, 14, 15, 16]. Nur in einem Fall [11] war ein den Priapismus möglicherweise auslösender Pathomechanismus nachweisbar (Hyperkoagulabilität unter Cortison- und Penicillin-Medikation).

Die beschriebenen Fälle von Priapismus bei Kindern möchten wir um ein weiteres Beispiel [17] ergänzen: ein 10jähriger Junge bemerkte morgens eine zunehmend schmerzhafte, persistierende Gliedversteifung. Erst am Nachmittag des folgenden Tages nahm er ärztliche Hilfe in Anspruch, die zur Klinikeinweisung führte. Bei der Untersuchung fand sich eine extreme Gliedversteifung mit prall-derben Corpora cavernosa, während Glans und urethraler Schwellkörper unauffällig waren. Die Anamnese ergab keine relevanten Vorerkrankungen. Erwähnenswert ist aber, daß der Junge wegen Pendelhoden(!) zwei HCG-Behandlungen erfahren hatte. Während die erste Hormon-Kur (10 Injektionen à 1000 I. E.) etwa 8 Monate zurücklag, war die zweite Behandlung noch nicht abgeschlossen; die letzte HCG-Injektion war 2 Tage vor Auftreten des Priapismus erfolgt. Alle initialen Laborwerte waren unauffällig. Nach Grayhackscher Operation und vorübergehender Antikoagulation (Heparin, ASS) war der Penisbefund wieder regelrecht. Bei einer ambulanten Kontrolle gab der Junge an, wieder normale Erektionen zu verspüren.

Eine ausgiebige postoperative Durchuntersuchung ergab weder einen Anhalt für eine Blutzellerkrankung noch für eine Gerinnungsstörung. Deutlich erhöht waren dagegen Plasma-Testosteron (1,0 ng/ml) und HCG (180 I.U./l). (Normwerte für einen 10jährigen Knaben: Testosteron: 0,39 ± 0,29 ng/ml; HCG < 5,0 I.U./l).

Diskussion

Wenngleich nach den Erfahrungen insbesondere amerikanischer Autoren Priapismen gehäuft bei Sichelzellanämie beobachtet wurden, ist doch festzustellen, daß in der Mehrzahl der Fälle eine verbindliche Ursache nicht gefunden wurde. Bei genauer Fallanalyse lassen sich dagegen nicht selten Begleitumstände eruieren, die für sich genommen einen Priapismus zwar nicht induzieren, als Kofaktoren jedoch Bedeutung erlangen können. Als Beispiel sei die zur Behandlung der renalen Anämie früher oft vorgenommene Testosteron-Medikation bei Dialyse-Patienten erwähnt, unter der Priapismen gehäuft beobachtet wurden. Dabei bewirkte weniger die exogene Testosteronzufuhr ursächlich den Priapismus als vielmehr die Koinzidenz der erhöhten Plasma-Testosteronkonzentration mit verstärkter Erektionsbereitschaft und der erhöhten Blutviskosität durch Ultrafiltration während der Dialyse.

Auch im hier geschilderten Fall eines juvenilen Priapismus dürfte die HCG-Medikation allein nicht Ursache für die pathologische Gliedversteifung sein. Ein Priapismus durch HCG wurde unseres Wissens bislang nicht dokumentiert; wohl aber sieht man unter HCG häufig eine vorübergehende Penisvergrößerung und eine vermehrte Erektionsbereitschaft. Andererseits könnte man versucht sein, in der HCG-bedingten Überhöhung der altersentsprechenden Plasma-Testosteronkonzentration und einer dadurch verstärkten Erektionsbereitschaft eine Teilursache des Priapismus zu sehen, wenn eine zusätzliche Bahnung der Erektion – reflektorisch oder psychisch – unterstellt wird. Aus diesen Überlegungen könnte gefolgert werden, daß der Priapismus in der Regel als multifaktorielles Ereignis aufgefaßt werden muß, dessen Teilfaktoren nicht zwanglos erkennbar und somit auch nicht sofort kausal therapierbar sind.

Literatur

1. Goetz A (1898) Über Erektion und Ejakulation bei Erhängten. Inaug-Diss Berlin. – 2. Wilson SK, Klionsky BL, Rhamy RK (1973) A new etiology of priapism: Fabry's disease. J Urol 109:646. – 3. Vadakan VV, Ortega J (1972) Priapism in acute lymphoblastic leukemia. Cancer 30:373. – 4. Campbell JH, Cumminns SD (1951) Priapism in sickle cell anemia. J Urol 66:697. – 5. Duback RT, Ramey JA (1968) Priapism in sickle cell trait. J Urol 100:175. – 6. Vogel G, Schlosser R (1971) Über einen Fall von Priapismus bei aszendierender Beckenvenenthrombose. Z Ges Inn Med 26:667. – 7. Rubin SO (1968) Priapism as a probable sequel to medication. Scand J Urol Nephrol 2:81. – 8. Duggan ML (1970) Heparin: a cause of priapism. South Med J 63:1131. – 9. Klein LA, Hall RL, Smith RB (1972) Surgical treatment of priapism. J Urol 108:104. – 10. Renricca NJ, Solomon J, Fimian WJ (1969) The effect of testosterone on erythropoiesis. Scand J Haematol 6:431. – 11. Stosch M, Ebell W, Wahn V, Böcker R (1980) Ein Fall von juvenilem Priapismus. Klin Pädiat 192:488. – 12. Murphy LJ (1972) The history of urology. Thomas, Springfield Ill. – 13. Belman AB (1976) Vascular and related disorders. In: Clinical Paediatric Urology. Saunders, Philadelphia. – 14. Kelly LU, Schubert J (1976) Priapismus. Z Ärztl Fortbild (Jena) 70:581. – 15. Moncada J (1979) Potenzstörungen nach Corpus Cavernosum-Vena Saphena Anastomose. Urologe A 18:199. – 16. Pieritz E (1972) Priapismus im Kindesalter. Z Urol Nephrol 65:219. – 17. Asbach HW, Kösters S, Thomas P, Mühlenberg R, Melekos M (1981) Priapismus im Kindesalter. Mschr Kinderheilk 129:585.

Priv.-Doz. Dr. H. W. Asbach
Urologische Klinik
Städt. Krankenanstalten
Lutherplatz 40
D-4150 Krefeld

Verhandlungsbericht der Deutschen Gesellschaft
für Urologie, 33. Tagung (1981), 184–186
© Springer-Verlag Berlin Heidelberg New York 1982

Priapismus bei extraossärem Ewing-Sarkom des Corpus cavernosum

G. Fröhlich und G. Böhm

Eine mögliche Ursache des Priapismus sind Tumoren im Genitalbereich. In unserem Fall handelt es sich um einen 44jährigen Patienten, der im Januar 1979 erstmals eine bohnengroße Schwellung im Dammbereich etwas rechts der Mitte getastet hatte. Die Schwellung war schmerzlos, sie nahm jedoch rasch an Größe zu. Im April, also etwa 3 Monate später, trat ein Priapismus auf, was den Patienten jedoch erst wieder 14 Tage später zum Aufsuchen seines Hausarztes veranlaßte.

Bei der Aufnahme bei uns fand sich ein voll ausgeprägter Priapismus (Abb. 1). Bei der klinischen Untersuchung tastete man im Dammbereich eine gänseeigroße, knochenharte, glatt begrenzte Schwellung. Auch bei der rektalen Untersuchung war dieser Tumor zu tasten und eindeutig gegenüber der Prostata abzugrenzen. Darüber hinaus erbrachte die klinische Untersuchung keinen weiteren pathologischen Befund. Die Labor-Parameter lagen sämtlich im Normbereich mit Ausnahme einer auf 19/38 mm n. W. erhöhten BSG.

Zur weiteren Abklärung wurde ein Cavernosogramm durchgeführt, das im Corpus cavernosum eine große, glatt begrenzte Aussparung zeigte, die dem getasteten Tumor entsprach. Zusätzlich fanden sich an der Penisunterseite mehrere glatt begrenzte Aussparungen des Corpus cavernosum, die ebenfalls als Tumoren gedeutet wurden (Abb. 2). Das Kontrastmittel floß beim Cavernosogramm unbehindert ab, so daß eine indirekte Tumorkompression als Ursache des Priapismus wohl ausscheidet. Es bestanden auch keine Miktionsbeschwerden. Ein Urethrocystogramm zeigte eine nicht entfaltbare Kompression der bulbären Harnröhre.

Wir führten dann eine ausgiebige Probeexzision aus dem Tumor im Dammbereich durch, der makroskopisch weißlich-derb war und an Bindegewebe erinnerte. Die histologische Diagnose ergab ein Ewing-Sarkom und nach den Angaben des Pathologen mußte ein Primärtumor im Knochen angenommen werden. Die daraufhin durchgeführten ergänzenden Untersuchungen wie Knochenszintigramm, Schichtaufnahme des Beckens u. CT. ergaben jedoch keinen Hinweis auf knöcherne Veränderungen.

Wir verlegten den Patienten daraufhin zur nächsten Universitäts-Klinik, also hierher nach Köln, wo die Diagnose durch eine erneute Probeexzision und Verschickung an zwei weitere pathologische Institute gesichert wurde.

Im Computer-Tomogramm (Abb. 3) fand sich ein großer Tumor, der vom Penisschaft bis

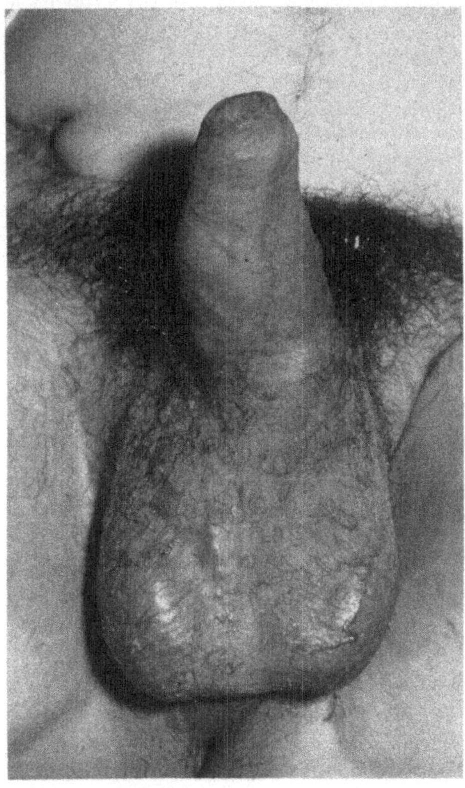

Abb. 1

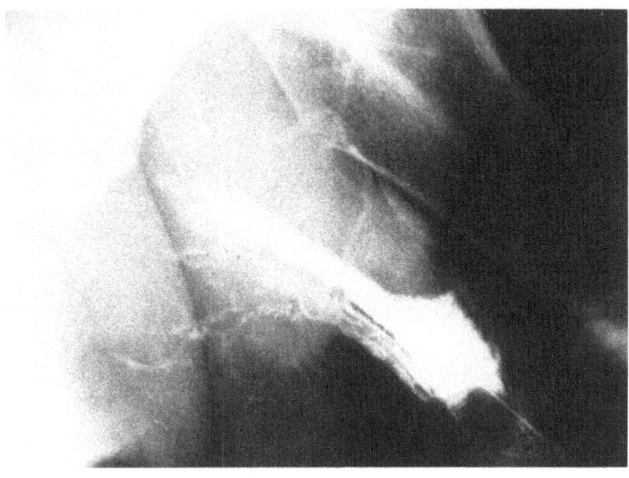

Abb. 2

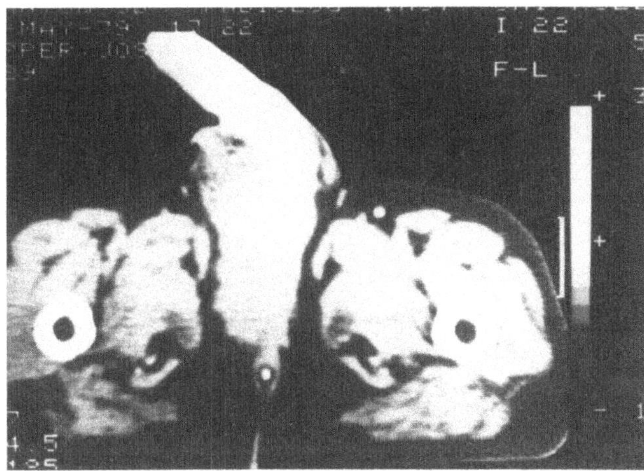

Abb. 3

an den Analkanal reichte und die Hodenhüllen infiltrierte.

Im weiteren Verlauf kam es dann auch zum Auftreten von Lungenmetastasen, die rasch an Größe zunahmen.

Bei Durchsicht der Literatur fanden wir Berichte über insgesamt 80 primär-extraossäre Ewing-Sarkome, davon 7 im kleinen Becken lokalisiert. In keinem Fall waren die Dammregion oder das äußere Genitale befallen. Unseres Wissens ist dies der erste beschriebene Fall eines vom Corpus cavernosum ausgehenden Ewing-Sarkoms.

Bei der Literaturdurchsicht fand sich auch kein Hinweis auf das Auftreten eines Priapismus als paraneoplastisches Symptom bei Ewing-Sarkomen anderer Lokalisation.

Nun zurück zu unserem Patienten. In Absprache mit den Onkologen der Medizinischen Universitätsklinik wurde eine zytostatische Therapie mit Vincristin und Cyclophosphamid durchgeführt. Zusätzlich erfolgte eine lokale Tumorbestrahlung mit insgesamt 60 Gy. Unter dieser Therapie verkleinerte sich der Tumor auf Tischtennisballgröße. Röntgenologisch waren im November 1979, also ½ Jahr später, keine Lungenmetastasen mehr nachweisbar. Aber schon kurz darauf nahm trotz weiterer Chemotherapie der Tumor an Größe zu, der Priapismus, der sich unter Chemotherapie zurückgebildet hatte, trat wieder auf. Auch die Lungenmetastasen ließen sich röntgenologisch wieder nachweisen.

Die weitere Behandlung, jetzt zusätzlich mit Bleomycin und Prednison konnte die Progredienz der Erkrankung nicht aufhalten, der Patient wurde kachektisch, und lokal exarcerbierte der Tumor. Er verstarb genau 2 Jahre, nachdem er selbst die ersten Symptome beobachtet hatte.

Bei der Sektion fand sich das histologisch vordiagnostizierte Ewing-Sarkom im Bereich der gesamten Corpora cavernosa, auch die Prostata war vom Tumor infiltriert. Harnblase, Rektum, Lymphknoten und vor allem die Knochen waren tumorfrei. Es fanden sich zahlreiche Metastasen der Lunge und des Herzens.

Dr. med. Gert Fröhlich
Chefarzt der Urologischen Abteilung
Kreiskrankenhaus Mechernich
Stiftsweg 81
D-5353 Mechernich/Eifel

Verhandlungsbericht der Deutschen Gesellschaft
für Urologie, 33. Tagung (1981), 187/188
© Springer-Verlag Berlin Heidelberg New York 1982

Shunt-Perfusionsstudien bei simuliertem Priapismus

L. V. Wagenknecht, W. Schulze und C. F. Lotzien

Material und Methode

Im Rahmen von Mann-zu-Frau-Geschlechtsumwandlungen wurden insgesamt 7 Penispräparate für folgende Untersuchungen gewonnen: 1. simulierter Priapismus und fortlaufende Untersuchung des Säure-Basenstatus, der Gerinnungsfaktoren und des Laktats. 2. anatomische Studien der Penisveränderungen im Semidünnschnitt und der Elektronenmikroskopie. 3. Effektivitätsbestimmung verschiedener Shuntformen.

Nach Circumcision wurde der Penis aus seiner Hautbedeckung herausgelöst und hart am Knochenansatz abgetrennt. Nach Entnahme einer Gewebsprobe wurde der Amputationsstumpf um eine dicklumige Kanüle wasserdicht vernäht und venöse Lecks der Albuginea verschlossen. Eine maximale Erektion wurde durch Injektion von patienteneigenem Blut erreicht. In 2stündlichem Abstand wurden Gewebs- und Blutproben entnommen.

Resultate

1. Serumuntersuchungen

Die Mittelwerte des Säure-Basenstatus von Untersuchungen an 3 Penispräparaten 2 bis 10 Stunden nach induziertem Priapismus zeigen (Tab. 1), daß mit stetigem Absinken des pH-

Tabelle 1. Säure-Basen status bei induziertem Priapismus (Referenzbereich nach Siggaard-Andersen)

	pH-Wert	$\dot{p}\,CO_2$	Basen Überschuß	Standard-Bikarbonat
Normwerte	7,36–7,44	34–45	− 3 bis + 3	22,5–26,5
Maßangabe		mmHg	mmol/l	mmol/l
Kontrollwert prä OP	6,42	34,0	− 2	24,0
2 Std. nach Indukt.	7,26	35,0	− 3	20,5
4 Std. nach Indukt.	7,11	39,6	− 5,3	17,0
6 Std. nach Indukt.	6,74	42,0	− 5,4	15,8
8 Std. nach Indukt.	6,41	46,2	− 10,8	13,5
10 Std. nach Indukt.	6,28	−	− 14,1	

Tabelle 2. Laktatbestimmung und Gerinnungsstudie bei induziertem Priapismus

	Laktat	Fibrinogen	Fibrinogen Spaltprodukte
Normbereich	0,63–244	180–650	negativ
Maßangabe	mmol/l	mg %	ng/ml
Kontrollwert prä OP	3,82	380	negativ
2 Std. nach Indukt.	5,72	0	350
4 Std. nach Indukt.	6,74	0	Splitprodukte D + E
6 Std. nach Indukt.	8,32	0	stark positiv
8 Std. nach Indukt.	9,46	−	

Wertes der CO_2-Druck steigt und Basenüberschuß sowie Standardbicarbonat sinken. Die Tendenz zur Acidose war besonders ausgeprägt zwischen der 4. und 8. Stunde nach Priapismusinduktion. Innerhalb von 8 bis 10 Stunden sank der pH-Wert im Mittel um 1,14, der pCO_2 stieg um 12,2 mmHg, der Basenüberschuß sank um 12,1 mmol/l und Standard-Bicarbonat um 10,5 mmol/l.

Der Laktatwert stieg innerhalb von 8 Stunden auf 248 % der Norm (Tab. 2). Fibrinogen war bereits 2 Stunden nach Versuchsbeginn nicht mehr nachweisbar, während besonders Fibrinogen-Spaltprodukte D und E stark erhöht waren. Die bei Priapismus über 24 Stunden und länger anhaltende Gerinnungshemmung kann multifaktoriell bedingt sein:

a) acidotische Thrombocytenblockade

b) veränderte Enzymreaktionen im sauren Milieu

c) lokale Fibronolyse in dem an Aktivatoren (z. B. Plasminogen) reichen Schwellkörpergewebe,

d) bei schnellem pH-Abfall können Granulocytenzerfall zum Laktatanstieg beitragen und durch freigesetzte Lysine und LDH die Gerinnung hemmen.

2. Histologische Untersuchungen

Bei Perfusionsstudien des Penis konnten wir keine Emissarien zwischen Venae circumflexae und Cavernosum feststellen. Die von der Arteria profunda ausgehenden Rankenarterien münden als a-v-Anastomosen in die Cavernen des Cavernosum ein. Diese Einmündung ist charakterisiert durch dicke Polster epitheloider und kontraktiler Zellen, welche vermutlich den Blutzufluß in die Cavernen regeln. Bei simuliertem Priapismus waren keine histologischen Veränderungen im Vergleich zu Kontrollpräparaten erkennbar.

3. Effektivität verschiedener Shuntformen

Bei schwacher Erektion ergab sich ein Cavernosusdruck von 50 bis 80 mmHg, bei maximaler Erektion Drucke um 150 mmHg. Die gleichzeitige Druckmessung im schlaffen Corpus spongiosum schwankte dabei zwischen 30 und 40 mmHg. Nach Anlegen eines Grayhack-Shunts am erigierten Glied und konstanter Blutzufuhr von 10 ml/min sank der Cavernosusdruck von 150 mmHg innerhalb von 1 Minute auf 90, in 7 Minuten auf 45 mmHg in erschlafftem Zustand (Abb. 1). Nach Quackels Shunt folgte ein hyperbelartiger Druckabfall innerhalb von 14 min auf 50 mmHg. Zwei große Glanscavernosus-Einstiche waren nur von einer kurzfristigen Druckentlastung gefolgt, während des Herausstanzens zweier Gewebszylinder nach eindrucksvollem Druckabfall zur Stabilisation des cavernösen Innendrucks um 70 mm Hg führte (Abb. 1).

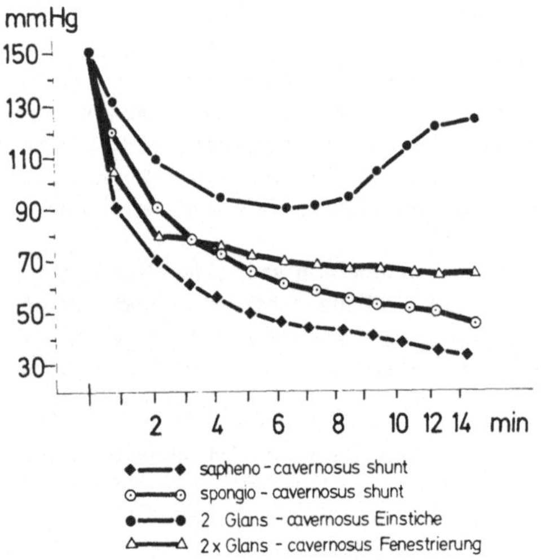

Abb. 1. Shunteffekte bei induziertem Priapismus (Manometrie der corpora cavernosa)

Schlußfolgerung

Herkömmliche Shuntverfahren erhöhen die Sicherheit des kollateralen Blutabflusses. Es ist denkbar, daß durch Korrektur der in der Corpora cavernosa festgestellten Acidität normale Zirkulationsverhältnisse wieder herzustellen wären.

Prof. Dr. V. Wagenknecht
Urolog. Klinik Univ.-Krankenhaus Eppendorf
Martinistr. 52
D-2000 Hamburg 20

Verhandlungsbericht der Deutschen Gesellschaft
für Urologie, 33. Tagung (1981), 189–191
© Springer-Verlag Berlin Heidelberg New York 1982

Ergebnisse der Punktions-Heparin-Lavage sowie anderer Methoden – (Diskussionsbemerkung zum Thema Priapismus)

G. Karcher

Ich möchte zum Thema des Priapismus unter besonderer Berücksichtigung der Punktions-Heparin-Lavage kurz folgendes ergänzend hinzufügen:

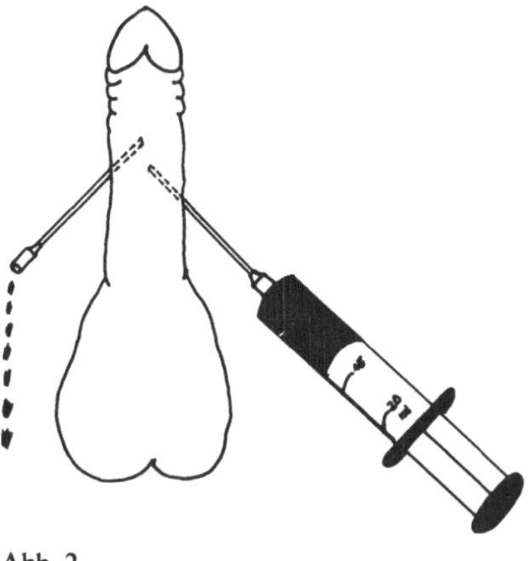

Abb. 2

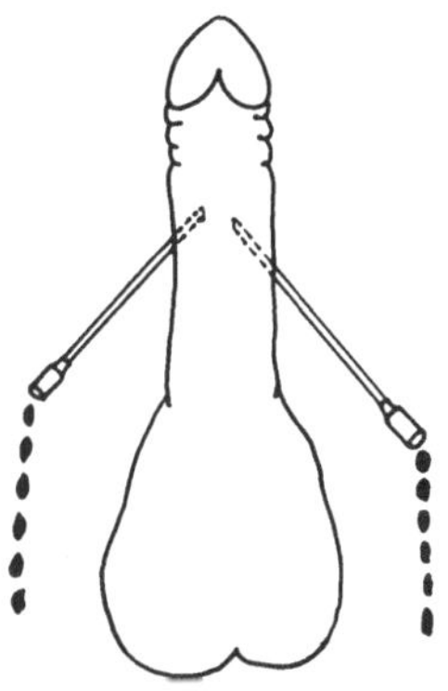

Abb. 1. Kongreßbericht internationales Symposium Wien vom 28. bis 29.11.1980, S. 259

Technik

Hinsichtlich dieser Früh- und Spätergebnisse konnten wir dank der Hilfe von DIMDI folgendes ermitteln:

Von 1970 bis 1980 fanden sich anhand von 562 Fällen und 349 Späterfolgen folgende Ergebnisse:

Tabelle 1. Behandlungsarten des Priapismus 1970–1980

1	2	3	4	5	6	7	8	9	10	11	12	13
Art der Behandlung	An-zahl der Fälle	Er-folg	in Pro-zent	Miß-er-folg	in Pro-zent	Dauer des Pria-pis-mus i. Tg.	Spät-er-geb-nisse	Po-tent	in Pro-zent	Im-po-tent	in Pro-zent	Be-mer-kung
Lokale Therapie (Eisblase, Druckverband, Medikamente	5	0	0	5	100	5,4	5	0	0	5	100	
Narkose, Spinal-anaesthesie, innerhalb d. ersten 24 Std.	38	24	63,16	14	36,84	1,2	15	10	66,7	5	33,33	
Antikoagulantien Heparin i. v.	114	66	57,89	48	42,11	2,4	52	27	51,92	25	48,08	
Punktions-Heparin-Lavage	142	95	66,90	47	33,10	8,1	115	66	57,39	49	42,61	
Anastomosen-operationen (Grayhack oder Quackels)	189	113	59,79	76	40,21	16,3!	111	47	42,34	64	57,66	[a] ca. 300 Pu-blika-tionen
Punktions-Heparin-Lavage u. Wintersche Punktion-anastomose	74	70	94,59	4	5,41	9,5	51	30	58,82	21	41,18	
Insgesamt	562	368	65,48	194	34,52	–	349	180	51,58	169	48,42	
Bis 1970 beschriebene Fälle u. Publikationen Lauschke-Bolkenius	300	–	–	–	–	–	–	–	–	–	–	keine ge-nauen An-gaben
Gesamt	862											[b]

[a] 37 Ligaturen wegen Vena saphena-Cavernosa Anastomosenverschluß (Impotenz).
[b] 18 Erektionsprothesen nach Small-Carrion

Es gibt keinen Zweifel, daß die Punktions-Heparin-Lavage, kombiniert mit der Winterschen Punktionsanastomose, die besten Ergebnisse erbringt. 300 Publikationen werden von Lauschke-Bukenius 1970 erwähnt. Kriterium: je früher behandelt wird, um so besser ist die Prognose. Operative Anastomoseverfahren haben sich, wie die Ergebnisse zeigen, nicht so bewährt wie die Punktionsheparinlavage, kombiniert mit der Winterschen Operation.

Tabelle 2. Eigenes Krankengut (1954–1980)

Art der Behandlung	Anzahl der Fälle	Erfolg	in Prozent	Mißerfolg	in Prozent	Potent	Impotent	Schicksal unbekannt
Punktions-Heparin-Lavage	11	10	90,91	1 [a]	9,09	7 (63,64%)	2 (18,18%)	2 18,18%)

Durchschnittsalter: 47,18 Jahre

[a] Der Priapismus bestand fast 6 Wochen!!! (Therapie: Punktion, Ausräumung der Thromben). Endzustand: Fibrose. Erektionsprothese vorgesehen

Prof. Dr. med. G. Karcher
Chefarzt Urolog. Klinik Stadtkrankenhaus
D-6050 Offenbach/Main

Verhandlungsbericht der Deutschen Gesellschaft
für Urologie, 33. Tagung (1981), 192/193
© Springer-Verlag Berlin Heidelberg New York 1982

Erfahrungen bei der operativen Behandlung des Priapismus

H. Zöckler, P. Kolle, E. Schindler und T. Schwedler

Seit 1973 wurden in der Medizinischen Hochschule Hannover 14 Patienten mit Priapismus behandelt. Bei 8 Patienten handelte es sich um einen primären oder idiopathischen Priapimus, 3 Patienten litten an Leukosen, bei 2 Patienten trat der Priapismus im Verlauf von Thrombosen der unteren Extremitäten und bei einem elfjährigen Jungen im zeitlichen Zusammenhang mit einem abszedierenden Insektenstich auf.

Standard-Therapie war über Jahre der von Grayhack [4] angegebene Saphena-Cavernosum-Shunt. Zweimal wurde ein Shunt zwischen Corpus cavernosum und Vena dorsalis nach Barry [1] angelegt. Drei Patienten wurden aus verschiedenen Gründen konservativ behandelt. Seit wir eine konsequente Nachsorge in der ersten postoperativen Phase in Form einer intermittierenden manuellen Kompression der Corpora cavernosa oder mittels pädiatrischer Blutdruckmanschette betreiben – wie sie auch von Winter [9] beschrieben wird – ließen sich Rezidiv-Operationen vermeiden. Die Frühergebnisse waren insgesamt gut, der Priapismus war in allen Fällen beseitigt, lediglich 2 Patienten wiesen bei der Entlassung eine Induration der Corpora cavernosa auf.

Enttäuschend sind die Spätresultate (Tabelle 1). Sicher potent sind nur 2 Patienten, 2 weitere, die aus Alters- (11 Jahre) oder persönlichen Gründen keinen Koitus ausüben, geben normale Erektionen an. Die Erektionsfähigkeit kehrte bei einem Patienten erst nach Durchtrennung des 18 Monate vorher angelegten Saphena-Shunts zurück. Der persistierende Shunt (Abb. 1) wurde vorher röntgenologisch dokumentiert. Von den 10 impotenten Patienten konnten 3 nachuntersucht werden. Das Cavernosogramm ergab eine Obliteration des Saphena-Shunts sowie eine Fibrosierung der Corpora cavernosa. 5 Patienten sind inzwischen verstorben, hatten aber bis zu ihrem Tode keine Erektionen.

In letzter Zeit haben wir die aufwendigen operativen Shunt-Verfahren zugunsten des transglandialen Stanz-Shuntes (Winter [7, 8]) verlassen. Wir verwenden dazu die Biopsie-Nadel nach Roholm-Iversen (Abb. 2), mit der wir einen ausreichenden und dauerhaften Shunt erzielen konnten. Die Vorteile sind evedient: Der Eingriff kann in Leitungs-Anaesthesie an der Peniswurzel durchgeführt werden, der zeitliche und organisatorische Aufwand ist minimal, die stationäre Verweildauer extrem kurz (Tabelle 1). Die Behauptung [2, 3, 5], ein spongioso-cavernöser Shunt habe keine negative Auswirkung auf die Erektion, können wir nicht bestätigen: Beide Patienten waren postoperativ impotent. Einer der beiden war bereits 1977 mit einem spongioso-cavernösen Shunt nach Quackles [6] versorgt worden. Nach mehrjähriger Impotenz waren zunächst protrahierte Erektionen und schließlich

Tabelle 1. Priapismus-Therapie, MHH 1973–1981

	n	Op-dauer/ h	Stationär/ Tage	Potent	Impotent
Grayhack	7	2,3	16	(3)	4
Barry	2	2	8	0	2
Winter	2	0,7	3	0	2
konservativ	3	–	36	1	2
	14	–	–	4	10

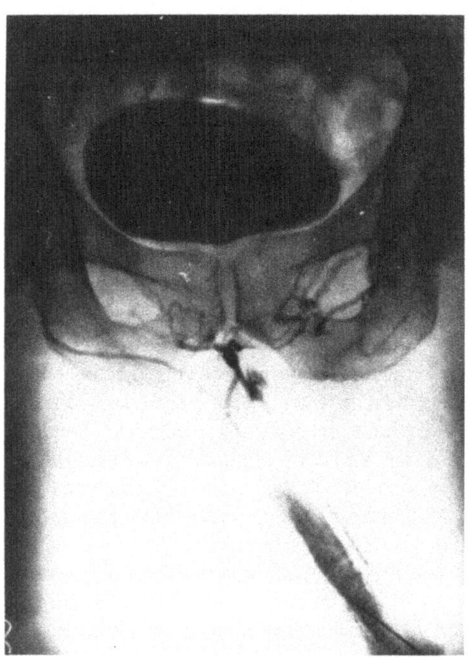

Abb. 1. Cavernosogramm: Persistierender Saphena-shunt rechts

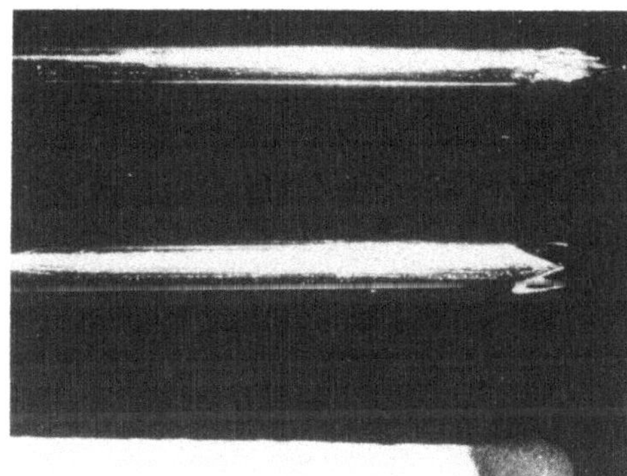

Abb. 2. Stanzbiopsie-Nadel nach Roholm-Iversen

ein komplettes Priapismus-Rezidiv aufgetreten. Er ist mit dem jetzigen Zustand zufrieden und lehnt den Versuch des operativen Shunt-Verschlusses zur Zeit ab. Der andere Patient ist inzwischen seiner Leukaemie erlegen.

Wir behaupten, daß ein persistierender Shunt zwangsläufig zur Impotenz führt und gegebenenfalls chirurgisch beseitigt werden muß. Andererseits vermuten wir, daß die z. T. guten Ergebnisse in der Literatur auf spontane Shunt-Verschlüsse zurückzuführen sind.

Literatur

1. Barry JM (1976) Priapism: treatment with corpus cavernosum to dorsal vein of the penis shunts. J Urol 116:754. – 2. Bennet AH, Pilon RN (1981) Non-incisional therapy for priapismen. J Urol 125:208. – 3. Ercole CJ, Pontes JE, Pierce JM (1981) Changing surgical concepts in the treatment of priapism. J Urol 125:210. – 4. Grayhack JT, Trippel O, McCullough W, O'Connor VJ (1963) Venous bypass to contral priapism. Invest Urol 1:509. – 5. Moncada J (1979) Potenzstörungen nach Corpus Cavernosum-Vena Saphena-Anastomose beim Priapismus. Urologe [A] 18:199–202. – 6. Quackles R (1964) Cure of a patient suffering from priapism by cavernospongiosa anastomosis. Acta Urol Belg 32:5. – 7. Winter CC (1976) Cure of idiopathic priapism. New procedure for creating fistula between glans penis and corpora cavernosa. Urology 8:389. – 8. Winter CC (1978) Priapism. Urol Surv 28:163. – 9. Winter CC (1981) Priapism. J Urol 125:212

OA Dr. H. Zöckler
Urologische Klinik
der Medizinischen Hochschule Hannover
Karl-Wiechert-Allee 9
D-3000 Hannover 61

Verhandlungsbericht der Deutschen Gesellschaft
für Urologie, 33. Tagung (1981), 194
© Springer-Verlag Berlin Heidelberg New York 1982

Behandlungsspätergebnisse beim Priapismus nach konservativer oder operativer Therapie

J. Darewicz und P. Podsiadły

In der Urologischen Klinik in Białystok wurden 18 Patienten mit Priapismus behandelt. Elf davon wurden konservierend mit koagulationshemmenden, hypotensiven Mitteln und mittels eines Einspritzens von Distreptaze behandelt. Die erzielten Ergebnisse waren schlecht. Während der ein bis fünf Jahre dauernden Beobachtungszeit wurde bei allen Kranken eine vollständige Impotenz beobachtet.

Sieben Kranke wurden innerhalb von einigen Stunden bis zu drei Tagen nach dem Feststellen des Priapismus operativ behandelt, wobei eine einseitige Anastomose den Harnröhrenschwellkörpers mit dem Penisschwellkörper durchgeführt wurde. Es wurden nie Thromben, sondern immer nur eingedicktes, dunkles Blut beobachtet. Bei fünf Patienten wurde ein gutes Ergebnis erzielt. Sie führen ein normales Geschlechtsleben.

Wir sind der Ansicht, daß die Ursache der schlechten Ergebnisse der konservierenden Behandlung in der chronischen Anoxie zu suchen sei, die zu einer Fibrose im Bereich der Schwellkörper und in der Konsequenz zu einer folgenden Impotenz führt.

Die guten Ergebnisse der operativen Behandlung und das Fehlen von Komplikationen in Gestalt von Lungenarterienembolien, die bei der Durchführung anderer Anastomosen beobachtet werden, scheinen auf eine Brauchbarkeit dieser Methode hinzuweisen. Außerdem liquidiert die operative Behandlung außer dem sofortigen Schwinden der Erektion und der Schmerzen den wesentlichen pathologischen Faktor, d. i. die Blutretention in den Schwellkörpern.

Wir sind der Ansicht, daß die Kranken möglichst schnell operiert werden müssen, da die während der konservierenden Behandlung verlorengegangene Zeit Veränderungen in den Geweben hervorruft, die unwiderruflich zu einer Impotenz führen.

Die erzielten guten Spätergebnisse der operativen Behandlung erlauben es wegen der geringen Zahl der Behandelten noch nicht, definitive Schlüsse zu ziehen, aber wir sind der Ansicht, daß die operative Behandlung des Priapismus ein Übergewicht über die konservierende Behandlung vorweist.

Dr. habil. J. Darewicz
Urolog. Klinik d. Mediz. Akademie
ul. M. C.
Sklodowskiej 24 a
PL 15-276 Bialystok
Polen

Verhandlungsbericht der Deutschen Gesellschaft
für Urologie, 33. Tagung (1981), 195/196
© Springer-Verlag Berlin Heidelberg New York 1982

Die Behandlung des Priapismus: Eine Analyse von 42 Fällen

A. Schoenenberger, O. Schmucki und D. Bandelier

Von 1960 bis 1981 wurden an den Urologischen Universitätskliniken Zürich und Bern insgesamt 42 Patienten mit einem Priapismus beobachtet. In 15 Fällen lag ein idiopathischer Priapismus vor. In den restlichen Fällen konnten als mögliche Ursache gefunden werden: Intoxikationen (Psychopharmaka, Aethylismus, Anästhetika) in 9 Fällen, bei 7 Patienten lagen Thrombophlebitiden der unteren Extremitäten vor, ein lokales Trauma wurde in 5 Fällen angegeben. Nur 3 Patienten gaben Phasen von verlängerten Erektionen an, 2 Patienten standen unter Hämodialyse, bei 1 Patient fand sich als Ursache des Priapismus ein malignes Melanom im Bereiche der Corpora cavernosa. Leukosen oder Sichelzellanämien lagen bei keinem Patienten vor.

Beim erwähnten Patienten mit dem tumorinduzierten Priapismus mußte eine Penisamputation vorgenommen werden. Die restlichen 41 Patienten konnten alle bezüglich des Spätresultates, d. h. der bleibenden erhaltenen Potentia coeundi nachkontrolliert werden. Vorerst wurden rein konservative unspezifische therapeutische Schritte wie Antikoagulation usw. unternommen. Diese Maßnahmen wurden abgelöst durch die Punktion der Corpora cavernosa, Entleerung derselben, Spülung mit Heparin und Hypotension durch Ganglienblockade. Hierauf folgte in der Behandlung des Priapismus Mitte der sechziger Jahre das Grayhacksche Verfahren eines saphenokavernösen Shunts [3], diesem wiederum folgte der spongiokavernöse Shunt

nach Quackels [4]. In der letzten Zeit kommt der transglanduläre Punktionsshunt nach Winter [6] zur Anwendung. Die außerordentliche einfache Technik verunmöglicht bei deren Versagen in keiner Art und Weise eine nachfolgende operative Zweitmaßnahme nach einer anderen Methode. Von den 41 nachkontrollierten Patienten wurden 6 rein konservativ, die übrigen 35 operativ behandelt, wobei insgesamt 42 operative Eingriffe vorgenommen wurden. Miteingerechnet in diese Zahl sind als einfachere operative Maßnahme die Punktionen der Corpora cavernosa, gefolgt von Spülung mit Heparin und Hypotension durch Ganglienblockade. Bei 30 Patienten konnte durch die operative Erstmaßnahme ein promptes Erschlaffen des erigierten Penis erreicht werden, bei 5 Patienten waren hierzu Zweit- und Dritteingriffe notwendig. Bei 4 von diesen 5 Patienten wurde als Erstmaßnahme ein transglandulärer Punktionsshunt nach Winter angelegt, womit nur ein vorübergehendes Erschlaffen des Penis erreicht werden konnte; bei einem von ihnen folgte eine nochmalige transglanduläre Travenolpunktion der Corpora cavernosa, bei den übrigen kamen die aufwendigeren Shuntverfahren zur Anwendung.

Wie die Zusammenstellung in der Tabelle 1 zeigt, ist der spongio-kavernöse Shunt den anderen Techniken weit überlegen. Die Punktion der Corpora cavernosa mit Spülung und Ganglienblockade brachte ebenso wenig Erfolg wie die Grayhacksche Methode. Bisher versagte meist

Tabelle 1. Spätresultate bei Priapismus (erhaltene Potentia coeundi): Therapieverfahren und Erfolgsquote (%)

		erfolgreich / n Eingriffe	%
Spongio-kavernöser Shunt	(Quackels)	16 / 20	80%
Sapheno-kavernöser Shunt	(Grayhack)	2 / 8	25%
Punktion und Spülung, Hypotension		2 / 9	22%
Transglandulärer Punktionsshunt	(Winter)	1 / 5	20%
Konservative Therapie (Antikoagulation etc.)		1 / 6	16%

auch der transglanduläre Punktionsshunt. In zwei weiteren hier nicht aufgeführten Fällen konnte mit der Winterschen Methode ein promptes bleibendes Erschlaffen der Corpora cavernosa erzielt werden; beide Fälle datieren aus der jüngsten Zeit, so daß eine Erfolgsbeurteilung bezüglich erhaltener Potentia coeundi noch nicht möglich ist.

Daß die konservative Therapie keine Aussicht auf Erfolg hat, und daß den operativen Maßnahmen der Vorzug zu geben ist, wird auch in anderen Untersuchungen bestätigt [2]. In Übereinstimmung mit Carter u. Mitarb. [1] sowie Wasmer u. Mitarb. [5] hat sich der spongio-kavernöse Shunt in unserer Serie als überlegene Methode erwiesen. Beim posttraumatischen Priapismus (5 Patienten) konnte beobachtet werden, daß auch bei tage- bis wochenlangem Intervall durch den spongio-kavernösen Shunt die Erektionsfähigkeit erhalten blieb. Die bisherigen Erfahrungen lassen sich wie folgt zusammenfassen:

- Aufgrund seiner Einfachheit ist der sofortige notfallmäßig angelegte transglanduläre Punktionsshunt die *erste* operative Maßnahme.
- Kann ein bleibendes Erschlaffen des erigierten Penis hierdurch nicht erreicht werden, schließt sich baldmöglichst der spongio-kavernöse Shunt nach Quackels als Methode der Wahl an.
- Beim posttraumatischen Priapismus soll die operative Sanierung auch nach längerdauerndem Intervall unbedingt versucht werden.

Literatur

1. Carter RG, Thomas CE, Tomskey GC (1976) Cavernospongiosum shunts in treatment of priapism. Urology 7:292–295. – 2. Forsberg L, Mattiasson A, Olsson AM (1981) Priapism – conservative treatment versus surgical procedures. Br J Urol 53:374–377. – 3. Grayhack JT, McCullough W, O'Conor VJ, Trippel O (1964) Venous bypass to control priapism. Invest Urol 1:509–513. – 4. Quackels R (1964) Cure d'un cas de priapisme par anastomose cavernospongieuse. Acta Urol Belg 32:5–13. – 5. Wasmer JM, Carrion HM, Mekras G, Politano VA (1981) Evaluation and treatment of priapism. J Urol 125:204–207. – 6. Winter CC (1976) Cure of idiopathic priapism. Urology 8:389–391

Dr. A. Schoenenberger
Urologische Universitätsklinik
Inselspital
CH-3010 Bern

Verhandlungsbericht der Deutschen Gesellschaft
für Urologie, 33. Tagung (1981), 197/198
© Springer-Verlag Berlin Heidelberg New York 1982

Idiopathischer Priapismus –
Operative Therapie durch cavernosoglandulären Punktions-Shunt

F. Hild und J. Sökeland

Der Priapismus als urologischer Notfall ist eine verhältnismäßig seltene Erkrankung. Konservative Maßnahmen bringen wenig Erfolg. Heute gibt es keinen Zweifel über den Nutzen der sofortigen Operation. Grayhack gab 1964 die Corpus-Cavernosum-Vena-Saphena-Anastomose an: Quackels inaugurierte ebenfalls 1964 die Anastomose im Schaftbereich. Nachteil beider Operationsmethoden ist das aufwendige und zum Teil blutverlustreiche Verfahren.

Ebbehoj berichtete erstmals 1973 über einen Corpus-Cavernosum-Corpus-Spongiosum-Shunt im Glansbereich, den er mittels einer Skalpellstichincision ausführte. Winter gab seit 1976 mehrfach einen gleichartigen Shunt an, den er mittels Tru-Cut-Nadel durchführt.

Durch senkrechte Punktion der Corpora cavernosa durch die Glans penis hindurch werden mehrere Stanzzylinder aus der Tunica albuginea entnommen.

Seit 1978 wurden von uns 6 Patienten mit Priapismus nach obiger Methode operiert. In allen Fällen war es möglich, rasch und zuverlässig den Priapismus zu beseitigen. Der Blutverlust ist niedrig. Die Operationsdauer ist kurz. 5 der 6 Patienten, die wir nachuntersuchen konnten, wurden wieder potent.

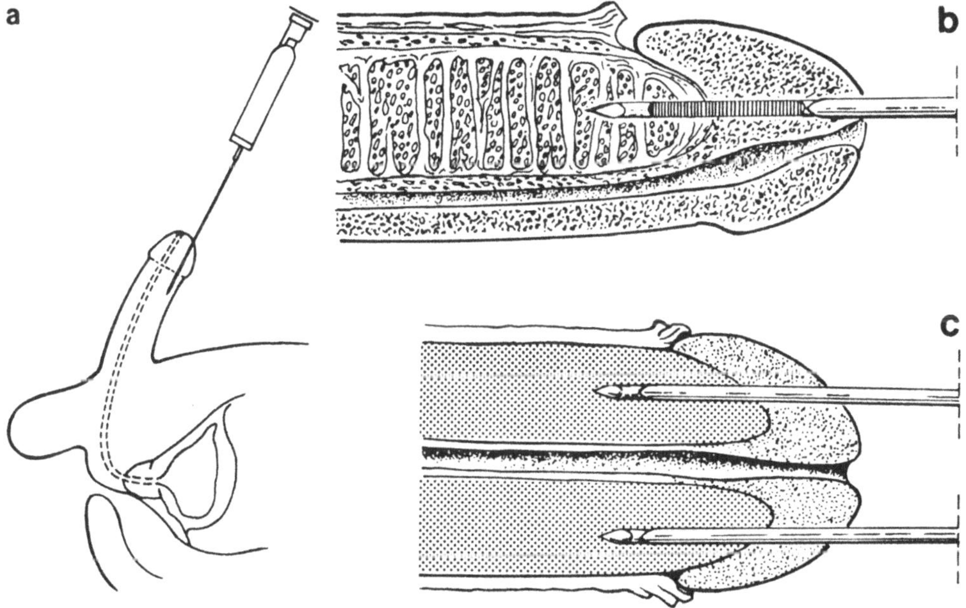

Abb. 1. a Seitliche schematische Darstellung des Genitale mit liegender Biopsienadel, b Seitlicher Längsschnitt mit geöffneter Biopsienadel im Detail, c Dorsaler Längsschnitt. Zwei getrennte senkrechte Biopsien auf jeder Seite der Glans sind zu empfehlen. Die Biopsie erfordert einen ziemlichen Kraftaufwand beim Durchstoßen der Tunica. Eine schräge Punktion beider Corpora cavernosa von einem Einstich in der Glans aus birgt die Gefahr der seitlichen Perforation im Penisschaft

Literatur

Grayhack JT, McCollough W, O'Connor WJ, Trippel
O (1964) Invest Urol 1:509–513. – Ebbehoj J (1975)
Scan J Plast Reconstr Surg 8:241–242. – Ebbehoj J
(1973) Priapism: Film at annual meeting of Danish
Society for Plastic and Reconstruction Surgery. –
Hild F (1980) Urologe [B] 20:9–11. – Quackels R
(1964) Acta Urol Belg 32:5–6. – Tarasuk AP,
Schneider IM (1976) J Urol 8:141–142. – Winter CC
(1976) Urology 8:389–391. – Winter CC (1978)
J Urol 119:227–228. – Winter CC (1979) J Urol
121:743–744

Dr. F. Hild
Urolog. Klinik Dortmund
Westfalendamm 403
D-4600 Dortmund 1

Verhandlungsbericht der Deutschen Gesellschaft
für Urologie, 33. Tagung (1981), 199/200
© Springer-Verlag Berlin Heidelberg New York 1982

Operative Versorgung des Priapismus durch cavernoso-glandulären Punktionsshunt

B. Kopper, G. Reißfelder, R. Schwaiger und D. Neisius

Der unbehandelte Priapismus führt infolge der venösen Blutstase zu einer Fibrosierung der Corpora cavernosa, die nahezu immer eine erektile Impotenz zur Folge hat. Konservative Behandlungsmethoden wie systemische Streptokinase-Therapie, Hypotensions-Anästhesie oder Eiswassereinläufe sind unbefriedigend. Die Beseitigung der venösen Blutstase und damit Vermeidung der Fibrosierung der Corpora cavernosa gelang bisher nur durch die Wiederherstellung des venösen Abflusses aus den Corpora cavernosa mittels Shuntoperationen. Erst seit derartige operative Shunttechniken nach Grayhack [4] (Corpus cavernosum-Corpus spongiosum-Anastomose), Quackels [6] (Corpus cavernosum-Corpus spongiosum-Anastomose) und Barry [1] (Corpus cavernosum-Vena dorsalis penis-Anastomose) zur Verfügung stehen, hat sich die Prognose dieser Erkrankung bezüglich der Erhaltung der Potenz verbessert.

Über einen Corpus cavernosum-Corpus spongiosum Shunt im Glansbereich mittels Skalpellstichincision berichtete erstmals Ebbehoj [2] 1975. Winter [7, 8, 9] verwendet zur Bildung eines cavernosoglandulären Shunts eine Tru-Cut-Nadel.

Methodik

In Periduralanästhesie werden beide Corpora cavernosa von zwei Einstichstellen in der Glans penis senkrecht mit einer großlumigen Kanüle punktiert. Nach Aspiration von venösem Blut erfolgt eine Spülung der Corpora cavernosa mit Kochsalzlösung. Durch die gleichen Stichkanäle werden mit der Tru-Cut-Nadel Stanzzylinder aus der Tunica albuginea des Corpus cavernosum entnommen. Dabei soll ein ausreichendes Shuntvolumen erzielt werden, weshalb zwischen Corpus cavernosum und Corpus spongiosum beiderseits zwei Punktionsfisteln gebildet werden. Die Einstichstellen in der Glans penis wer-

den mit 4 x 0 Cutgutnähten verschlossen. Für zehn Tage erhalten die Patienten täglich 2 x 7500 i. E. Heparin-Dihydergot subcutan.

Ergebnisse

Seit 1978 überblicken wir 8 Patienten mit Priapismus, die nach der von Winter [7] angegebenen Methode operiert wurden (Tabelle 1 und Tabelle 2). Von 8 Patienten konnten 7 nachuntersucht werden. Von den 7 nachuntersuchten Patienten waren 4 postoperativ impotent. Die präoperative Erektionsdauer lag zwischen 39 Stunden und 5 Tagen. 3 der 4 Patienten mit postoperativer Impotentia coeundi hatten vor Auftreten des Priapismus bereits erhebliche Erektionsstörungen; bei 2 Patienten war ein chronischer Alkoholabusus bekannt, ein Patient wird seit 3 Jahren hämodialysiert. – 3 Patienten hatten als postoperatives Spätergebnis eine normale Erektionsfähigkeit. Diese Patienten hatten vor Auftreten des Priapismus keinerlei Erektionsstörungen. Die Erektionsdauer betrug 12 bis 34 Stunden.

Die konservative Behandlung des Priapismus hat nahezu immer eine erektile Impotenz zur Folge. Erst durch die operative Bildung von

Tabelle 1. Ursache und Priapismusdauer

Patient	Alter	Ursache	Erektions-dauer
1	46	idiopath.	27 Std.
2	43	idiopath.	34 Std.
3	41	idiopath. (Chron. Alkohol)	50 Std.
4	55	Hämodialyse	3 Tage
5	49	idiopath. (Chron. Alkohol)	5 Tage
6	48	idiopath.	40 Std.
7	24	idiopath.	39 Std.
8	41	idiopath.	12 Std.

Tabelle 2. Ergebnisse des cavernoso-glandulären Punktionsshunts

Patient	Postop. Komplikat.	Nachuntersuchung nach	Erektionsfähigkeit
1	keine	15 Monate	vollständig
2	keine	12 Monate	vollständig
3	Rezidiv 2.Tag → Re-Punktion	16 Monate	keine
4	Eitrige Cavernitis	10 Monate	keine
5	keine	5 Monate	unvollständig
6	keine	keine	?
7	Rezidiv 1.Tag → Re-Punktion	7 Monate	keine
8	keine	3 Monate	vollständig

Shunts mit der Wiederherstellung des venösen Abflusses ist es möglich, die Erektion zu erhalten. Dazu stehen unter anderem die Methoden von Grayhack [4] und Barry [1] zur Verfügung mit denen Kihl [5] bei 7 von 26 bzw. Barry [1] bei 2 von 2 Patienten die erektile Potenz erhalten konnten. Winter [8] berichtete über 5 Patienten, die er nach der von ihm entwickelten Methode des cavernoso-glandulären Punktionsshunts therapiert hatte, wobei in drei Fällen die Erektionsfähigkeit erhalten wurde. Noch besser waren die Ergebnisse von Fuselier et al. [3], die mit derselben Methode bei 5 derart behandelten Patienten die Erektionsfähigkeit erhalten konnten. Unsere Ergebnisse entsprechen in etwa denen von Winter [9]. Für das Wiedererlangen der normalen Erektionsfähigkeit spielt aufgrund unserer Beobachtungen abgesehen von der Dauer des Priapismus die vorher vorhandene Erektionsfähigkeit eine entscheidende Rolle. Bei vorher normaler Erektionsfähigkeit bzw. bei nicht länger als 34 Stunden anhaltendem Priapismus ist die Möglichkeit für das Wiedererlangen der Potenz günstig.

Im Gegensatz zu Winter, der die beidseitigen cavernoso-glandulären Shunts von nur einer Einstichstelle in die Glans erreicht, bevorzugen wir zwei derartige Einstichstellen. Gelingt doch nur dadurch die senkrechte Punktion und Entnahme der gewünschten Stanzzylinder, d.h., es entfällt die bei schräger Entnahme mögliche Harnröhrenverletzung.

Die Therapie des Priapismus durch cavernoso-glandulären Punktionsshunt scheint unseres Erachtens in Übereinstimmung mit anderen Autoren keinesfalls zu schlechteren Ergebnissen zu führen als die Therapie mittels anderer operativer Shuntmethoden. Im Vergleich zu den operativen Methoden ist ein wesentlicher Vorteil des cavernoso-glandulären Punktionsshunts jedoch die einfach Technik und die schnelle Durchführbarkeit. Außerdem können die Vena saphena bzw. die Vena dorsalis penis für eventuelle spätere Gefäßshuntoperationen geschont werden.

Literatur

1. Barry JM (1976) J Urol 116:754. – 2. Ebbehoj J (1975) Scand J Plast Reconstr Surg 8:241. – 3. Fuselier HA, Ochsner MG, Ross RJ (1980) J Urol 123:778. – 4. Grayhack JT, McCullough W, O'Conor VH, Trippel O (1964) Invest Urol 1:509. – 5. Kihl B, Bratt C-G, Knutsson U, Seeman T (1980) Scand J Urol Nephrol 14:1. – 6. Quackels R (1964) Acta Urol Belg 32:5. – 7. Winter, CC (1976) Urology 8:389. – 8. Winter CC (1978) J Urol 119:227. – 9. Winter CC (1979) J Urol 121:743

Priv.-Doz. Dr. B. Kopper
Urologische Universitätsklinik
(Direktor: Prof. Dr. med. M. Ziegler)
D-6650 Homburg/Saar

Verhandlungsbericht der Deutschen Gesellschaft
für Urologie, 33. Tagung (1981), 201–204
© Springer-Verlag Berlin Heidelberg New York 1982

Diskussion zu den Vorträgen Seite 179 bis 200

Moderatoren: Frohmüller, H., Würzburg, Hauri, D., Zürich

Hild, F., Sökeland, G., Dortmund: Seit 1978 wurden in unserer Klinik 7 Patienten mittlerweile nach dem hier gezeigten operativen Verfahren nach Winter operiert. Herr Frohmüller hat das gerade ausführlich geschildert. Hier ein Patient mit einem 42 Std. alten Priapismus. Ich möchte Ihnen gleich das Operationsergebnis zeigen. Die Operationen zeichnen sich dadurch aus, daß sie schnell vonstatten gehen. Das operative Trauma, Sie sehen hier 2 Nähte im Bereich der Glans Penis, ist sehr wenig traumatisierend. Bei unseren 7 Patienten konnten wir 5 nachuntersuchen, und diese 5 waren bei uns alle potent, zumindest gaben sie es selbst so an. Der Vorteil dieser Operation ist: wir ersparen dem Patienten die Operation nach Grayhack (bitte das nächste Dia) mit der erheblichen Komplikation im Bereich der Oberschenkelbeugen. Hier ist ein Patient, der vor 5 Jahren operiert wurde, und er gab an, 1 Jahr lang Beschwerden beim Laufen gehabt zu haben. Die Patienten sind schnell versorgt, die Narkose ist mit einer Spinalanästhesie zu machen. Ergänzend ist zu erwähnen, daß also diese 7 Operationen von 3 unterschiedlichen Operateuren mit gutem Erfolg durchgeführt wurden. Vielen Dank.

Hauri, Zürich: Vielen Dank. Es folgt Herr Kopper, Homburg.

Kopper, Homburg: Bitte die ersten beiden Dias. Seit 1978 überblicken wir insgesamt 8 Patienten, die nach dem von Winter angegebenen Verfahren des Cavernoso-glandulären Punktionsshunts mittels Trucutnadel operiert wurden. Von den 8 Patienten konnten 7 nachuntersucht werden. Von den 8 Patienten waren 4 postoperativ impotent, die praeoperative Erektionsdauer lag zwischen 39 Stunden und 5 Tagen. Von den 4 postoperativen impotenten Patienten hatten 3 bereits praeoperativ eine eingeschränkte Erektionsfähigkeit, in 2 Fällen lag ein chronischer Alkoholismus vor. 1 Patient wird seit 3 Jahren dauerdialysiert. 3 Patienten hatten als postoperatives Spätergebnis eine volle Erektionsfähigkeit, die Priapismusdauer praeoperativ bewegte sich zwischen 12 Stunden und 34 Stunden. Alle 3 Patienten hatten vorher eine normale Potentia coeundi. Auf Grund unserer Erfahrungen spielt für das Wiedererlangen der Erektionsfähigkeit, abgesehen von der Priapismusdauer, die vorher vorhandene Erektionsfähigkeit eine ganz entscheidende Rolle.

Hauri, Zürich: Vielen Dank, Herr Kopper. Es haben sich zusätzlich angemeldet Herr Weidner und dann Herr Karcher aus Offenbach und Herr Wróbel aus Danzig. Darf ich bitten, Herr Weidner.

Weidner, Gießen: Die Doppelprojektion demonstriert die zytologische Aufarbeitung des Aspirationsmaterials aus dem Schwellkörper, in dem eben von Prof. Frohmüller skizzierten Verfahren bei Patienten mit chronisch myloischer Leukämie. Der Priapismus war als Erstsymptom aufgetreten, bestand 24 Stunden, die Leukozytenzahl im peripheren Blut betrug 350 000. Es handelte sich zu 90 % um reife Leukozyten. Die Übersicht zeigt die durch Sludgephänomene verklebten Tumorinfiltrate, vorwiegend reife Leukozyten, jedoch auch einige Blasten. An die Therapie wurde angeschlossen ein Cavernoso glandulärer Shunt, außerdem eine Abschöpfung der reifen Tumorzellen im Blut und eine Zytostase. Der Patient ist 4 Monate nach diesem Vorgehen in der Remission, kann spontan erigieren und hat kohabitiert. Die Diskussionsbemerkung soll darauf hinweisen, daß die Entfernung der reifen und unreifen Tumorzellen aus den Schwellkörpern auch für die nachfolgende Zytostase von Nutzen ist, da dann diese den folgenden Blastenschub besser fassen kann.

Hauri, Zürich: Dankeschön, Herr Weidner. Es folgt Herr Karcher.

Karcher, Offenbach: Bitte das erste Diapositiv. Ich möchte Ihnen kurz über unsere Ergebnisse – ich habe aus der Weltliteratur ca. 800 Fälle gesammelt – wir selber haben früher die Punktion Heparin-Lavage auf die Art und Weise gemacht – die Technik ist nachzulesen im Symposium des Wiener Symposiums im November 1980. Wir spülen also mit Heparin und Kochsalzmischung. Wir wenden heute dieselbe Methode an wie Herr Frohmüller. Wir punktieren auch von oben und spülen von hier aus und fertigen gleichzeitig eine Anastomose an. Und wie Sie hier bei den Spätergebnissen sehen, wir haben 542 Fälle – oder 562 Fälle – gesammelt, und Sie sehen die deutliche Überlegenheit der Winterschen Operation mit der Heparin-Lavage. Sie liegt bei etwa 94 %, also der erste Erfolg, und wenn Sie die Spätergebnisse sehen, das sind etwa 349. Sie sehen, die besten Späterfolge liegen zweifelsohne nicht bei den operativen Verfahren, sondern bei der Heparin-Lavage bzw. kombiniert mit der Winterschen Operation. Je früher, das möchte ich noch betonen, je früher ein solcher Patient in Behandlung kommt, um so günstiger ist natürlich die Prognose. Ich danke.

Hauri, Zürich: Dankeschön, Herr Karcher. Es folgt Herr Wróbel aus Danzig.

Die Erfahrungen mit der Cavernosographie

Wróbel, Danzig: Ich möchte kurz über den Wert der Cavernosographie berichten, eine objektive Untersuchungsmethode in der Diagnostik aller Veränderungen, die das venöse System des Penis beeinflussen. Diese Methode ist wichtig auch für die Kontrolle der Therapieergebnisse. Auf dieser Grundlage kann man verschiedene Behandlungsmethoden bewerten und diejenigen wählen, die die besten Ergebnisse bieten.

Seit 16 Jahren wird bei uns routinemäßig ambulant die Cavernosographie durchgeführt. In einzelnen Fällen haben wir subkutane Blutergüsse nach Stichpunktionen beobachtet. Andere Komplikationen waren nicht zu verzeichnen.

Der histologische Befund nach der Cavernosographie zeigte keine Veränderungen des Gewebes.

Albrecht, Wuppertal: Ich glaube, wir brechen die Fortsetzung einen Moment mal ab, damit wir die Bilder nochmal sortieren können, und ich möchte die allgemeine Diskussion eröffnen. Eine erste Anmeldung kommt von Herrn Frohmüller zur Therapie.

Frohmüller, Würzburg: Ich glaube, die ziehe ich zurück bis später; bis es zur Verhandlung kommt. Fangen wir doch an mit Diskussion. Hat jemand was zu sagen über die Ätiologie und Pathogenese. Bitt'schön, Herr Ludvik!

Ludvik, Wien: Die Einteilung Hauris in den Stasepriapismus und in die High-Flowform scheint identisch zu sein mit meiner vor 6 Jahren publizierten Einteilung in eine komplette und eine inkomplette Form des Priapismus. Die inkomplette Form ist klinisch wesentlich seltener, scheint aber häufiger vorzukommen, als uns bekannt ist. Die Erektion ist submaximal. Der Patient hat fast keine oder überhaupt keine Schmerzen und kommt deshalb erst nach Tagen, und bei einem unserer Patienten erst nach 14 Tagen zur Behandlung. Wir sind natürlich gezwungen, den Priapismus zu unterbrechen. Einer dieser Patienten hat angegeben, daß er bereits 3 mal Episoden dieses inkompletten Priapismus gehabt hat, der mehrere Tage angehalten und nachher wieder verschwunden ist. Es sind noch weitere zwei Patienten bekannt, die beide nach einem Alkoholexzeß einen Priapismus, der eine über 36 Stunden, der andere über 4 Tage gehabt haben, und der in beiden Fällen wieder abgeklungen ist. Das sind diese Priapismusformen, die offenbar nicht so selten vorkommen, sich spontan rückbilden können, und wenn behandelt – dazu sind wir in jedem Fall verpflichtet –, eben eine sehr gute Prognose haben.

Hauri, Zürich: Das steht mit unseren Untersuchungen völlig überein. Man merkt es überhaupt auch beim Ausführen einer Cavernosographie. Der Stase-Priapismus, den müssen Sie in gestreckter Form, Penis nach oben, durchführen. Die andere Form können Sie ruhig nach unten klappen, ohne Schmerzen, das stimmt absolut.

Porst, Ulm: Ich möchte folgendes bemerken. Dieser sog. High-Flowpriapismus ist an sich kein Priapismus. Es ist eine permanente Erektion, wir beobachten dies öfter bei Revaskularisationen, insbesondere wenn man Saphenabypässe durchführt. In der Nomenklatur werden diese als permanente Erektionen beschrieben, insbesondere von den amerikanischen Gefäßchirurgen. Es handelt sich also nicht um eine Thrombose, sondern um einen zu großen arteriellen Flow in die Corpora cavernosa, dies ist von der Nomenklatur her eine permanente Erektion. Zum anderen möchte ich Herrn Hauri etwas widersprechen bezüglich des Erektionsmechanismus. Es haben verschiedene Studien stattgefunden, insbesondere von Ebberty aus Kopenhagen, als auch von Fitzpatrick aus Texas. Beide Autoren konnten zeigen, daß, wenn sie Cavernosographien unter visueller Stimulation durchführten, zu Beginn der Erektion als erstes der venöse Abfluß über die tiefe Dorsalvene sistiert. Der Ruhedruck in den Corpora cavernosa betrug ungefähr um die 40 mmHg. Nach Ligatur der tiefen Dorsalvene stieg der Druck im Corpus cavernosum auf fast 200 mmHg, das entspricht in etwa den Angaben von Herrn Wagenknecht, d.h., daß der Erektionsmechanismus, insbesondere auch durch eine Drosselung des venösen Abflusses zustandekommt. Man ist sich noch nicht einig in der Literatur, ob gleichzeitig bzw. ob zuerst die Drosselung des venösen Abflusses erfolgt oder ob zuerst der arterielle Inflow zu Beginn der Erektion gesteigert wird. Darüber waren insbesondere auf dem Revaskularisationskongreß in Monte Carlo Ende letzten Jahres Unstimmigkeiten. Zum anderen möchte ich zu den sog. Polstern Stellung nehmen. Diese Polster wurden ja von Egener 1902 schon beschrieben. Conti hat 1950 in seiner französischen Veröffentlichung diese Polster wieder aufgegriffen. Manche Autoren nennen sie Sperrvorrichtungen, manche Autoren nennen sie Sphinkter. Eines ist jüngst nachgewiesen worden, durch Tausende von Penisserienschnitten, daß nämlich diese Polster bis zur Pubertät kaum auftreten. Bei Säuglingen konnten sie nie nachgewiesen werden, Säuglinge haben aber ja bekannterweise ebenfalls Erektionen. Auf der anderen Seite wurde nachgewiesen, daß diese Polster primär der Ort sind, wo die Arteriosklerose beim Mann beginnt. Es ist auch nachgewiesen worden, anhand vieler Serienschnitte des Penis an frischen Leichen, daß diese Polster viel häufiger in den Penisvenen als in den Arterien anzutreffen sind. Ich möchte zusammenfassend dazu sagen, der Mechanismus der sog. Polster ist in der Literatur noch überhaupt nicht geklärt. Es besteht mittlerweile in der Literatur Einigkeit darüber, daß der venöse Abflußmechanismus eine bedeutende Rolle bei dem Zustandekommen der Erektion spielt. Das beweisen ja auch die neuen hervorragenden Arterialisationsergebnisse von Virag aus Paris, der die Dorsalvene bei vaskulärer Impotenz mittels der Epigastrica inferior arterialisiert, gleichzeitig unterbindet und damit hervorragende Ergebnisse erzielt, wobei er praktisch primär nur den venösen Abflußwiderstand erhöht, und nur sekundär bei gleichzeitig durchgeführter Fenestration zwischen Corpus und Dorsalvene den arteriellen Inflow erhöht. Dies unterstreicht die wichtige Rolle des venösen Abflußwiderstandes bei der Erektion.

Hauri, Zürich: Wir haben uns ein bißchen mißverstanden. Ich habe nie behauptet, die Erektion bestehe prinzipiell nur aus einem arteriellen Zufluß.

Selbstverständlich schon aus anatomischen Gegebenheiten muß der venöse Abfluß gedrosselt werden, wie auch immer. Ich habe aber gesagt, daß der Beginn einer Erektion beginnt mit einem vermehrten Blutangebot der arteriellen Seite und nicht der Beginn einer venösen Stase. Das ist das, was ich gesagt habe. Zudem glaube ich, kranken wir ganz allgemein bei unseren Definitionen über Erektion, Entstehung und Priapismus und seiner Entstehung daran, daß unsere Untersuchungen, seien sie nun klinisch, oder was wir sonst noch zur Verfügung haben, arteriographisch, Cavernosographie, nur immer eigentlich das Sekundäre zeigen, nämlich das, was das Blut macht. Und meiner Meinung nach ist primär bei der Erektion das Nervöse, und das können wir bis jetzt noch nicht untersuchen, und daran kranken wir. Mein Versuch war eigentlich nur, zu zeigen, daß eine Erektion, eine Dauererektion auf verschiedenen Stadien, durch verschiedenen Stadienablauf erfolgen kann.

Schmiedt, München: Herr Hauri, ich habe eine Frage an Sie. Wir alle kennen ja schon seit langem die Formen des schlaffen, die Formen des straffen Priapismus. Wir konnten uns das bisher nicht so recht erklären, warum der eine Schmerzen hat und der andere eben nicht. Sie und auch Herr Ludvik haben dankenswerterweise hier offensichtlich eine Klärung herbeiführen können. Meine Frage an Sie ist: Sehen Sie schon irgendeine Differenzierung der Therapie hinsichtlich des schlaffen und straffen Priapismus, wie wir es bisher genannt haben?

Hauri, Zürih: Was man schon so sagen kann, ist, daß die Prognose viel besser ist, daß man also beim sog. schlaffen Priapismus länger zuwarten darf, ohne die Folgen einer dauernden Impotenz tragen zu müssen. Was wir sonst sagen müssen, ist, daß bei einer High-Flowsituation, also beim schlaffen Priapismus die Embolisation der Pudenda interna nicht angezeigt ist. In dieser Situation gibt es so viele Anastomosen, die geöffnet werden, daß der einseitige Verschluß kein Resultat bringt, und der beidseitige wäre ja mit sehr tragischen verbunden. Vielleicht für jetzt die einzige Antwort auf Ihre Frage.

Sind jetzt noch weitere Fragen zur Ätiologie und Pathogenese? Bitte, Herr Zielinski!

Zielinski, Kattowitz: Ich möchte Herrn Frohmüller befragen, ob ich im folgenden Fall richtig vorgegangen bin. Es erscheint ein 42jähriger Mann vor 4 Wochen mit einem Priapismus, den er seit 11 Tagen hatte. Ich habe nur eine Lumbalanästhesie gemacht und ihn dann mit Valium behandelt. Die Schmerzen sind nach 1–2 Tagen vergangen, durch schmerzlindernde Mittel, am 3. Tag begann der Priapismus zu verschwinden, und er erschien dann ohne jedwede Erektion. Er wurde nach 5 Tagen entlassen und erschien dann nach 2 Wochen und gab an, daß er in dieser Zeit keine Erektion gehabt hat. Kann man daraus folgern, daß Spätoperationen ein Irrweg sind? Man findet im Schrifttum oft Bemerkungen darüber, daß jemand eine Grayhak-Operation am 5., 6. Tag versucht hat

und keinen Erfolg hatte. Mir scheint, es ist überhaupt aussichtslos, und es ist vielleicht richtig, bei spät erscheinendem Priapismus überhaupt nichts zu machen, und daß sie auch von selbst verschwinden, nach einer Lumbalanästhesie und nach Valium und schmerzlindernden Mitteln.

Frohmüller, Würzburg: Vielen Dank, Herr Zielinski. Das war eine sehr wichtige Bemerkung. Erstens haben Sie gesehen, aus einigen Vorträgen, daß es sicher Priapismusformen gibt, die einfach zu spät zur Behandlung kommen, die nicht behandelt werden und bei denen trotzdem ein vernünftiges Behandlungsergebnis rauskommt. Außerdem hat Herr Marx aus der Schmiedtschen Klinik im letzten November in der Münchner Medizinischen einen Artikel veröffentlicht, wo er ausdrücklich darauf hinweist, daß man kein zeitliches Limit für die Behandlung setzen kann, es gibt also ohne weiteres Fälle, bei denen man nach 5 Tagen noch chirurgisch behandelt, und es wird immer noch ein gutes Ergebnis. Also, ein zeitliches Limit sollte man da nicht setzen. Die Schwierigkeit nur, ob man wirklich abwarten kann, liegt darin: Wenn Sie abwarten, dann kann es schiefgehen mit dem Ergebnis, dann hätten Sie vorher chirurgisch behandeln müssen. Sie wissen das aber vorher nicht. Deswegen bleibt weiterhin der Priapismus eine urologische Notfallsituation, die chirurgisch behandelt werden muß. Wenn wir schon bei der Behandlung sind, und nicht mehr sehr viel Zeit haben, darf ich vielleicht noch ein paar Bemerkungen dazu machen.

Es gibt keinen Zweifel, daß die Wintersche Operation, der cavernoso-glanduläre Shunt, die technisch einfachste ist, die jederzeit, unter Umständen auch in Lokalanästhesie durchgeführt werden kann. Sie hat auch den Vorteil, darauf wurde vorhin auch hingewiesen, daß man auch diese Methode ohne weiteres wiederholen kann. Nun gibt's 2 wichtige Punkte dabei, und auf die sollte man nochmal hinweisen, ich habe das vorher bei meinem Vortrag nur angedeutet. Das 1. ist, Sie müssen einen großen Stanzzylinder herauskriegen. Es genügt nicht, mit einer Punktionsnadel einfach reinzustechen und das Blut herauszudrücken. Dazu brauchen Sie unter Umständen eine andere Nadel als die Trucutnadel. Ich habe bei einem Fall mal 5 Trucutnadeln verbogen und habe mich dann entschlossen, eine schrägere Nadel zu nehmen, um überhaupt durchzukommen. Diese Faszie, die Tunica albuginea ist außerordentlich hart. Da müssen Sie erstmal durchstechen, und wenn Sie durchgestochen haben, müssen Sie einen Zylinder oder auch mehrere rausstanzen durch Drehung der Punktionsnadel. Wenn das nicht gelingt, wird der Priapismus nicht beseitigt werden. Und nachher, weil's ja immer wieder zum Auffüllen der Corpora cavernosa kommt, muß der Patient den Penis ausmelken oder wie das vorher auch erwähnt worden ist, wie es beschrieben ist in der Literatur, mit einer Kinderblutdruckmanschette immer wieder aufpumpen und nachlassen. Und auf die Art und Weise kann man den Priapismus sicher beseitigen. Das sind ein paar technische Tricks, die einfach beachtet werden müssen. Sind zur Behandlung jetzt noch irgendwelche Fragen? Bitt'schön, Herr Molnar.

Molnar, München: Ich hätte gerne am Rande der Priapismusdiskussion eine Frage aus der Praxis gestellt. Und zwar habe ich den Patienten beobachtet nicht mit einem Priapismus, sondern mit einer Thrombose der dorsalen Penisvene. Er kam mit Prostatitisbeschwerden, hatte die Thrombose noch nicht. Das Exprimat war steril. Samen war steril. Nach 3 Tagen kam er und hatte Schmerzen im Penis, hatte eine Thrombose der Vene, aber keine typische Thrombophlebitis, war nicht druckempfindlich, war nicht gerötet. Der Strang blieb auch nach 2 Wochen tastbar. Ich habe in der Literatur nachgeschaut, ich habe mich mit Kollegen darüber unterhalten. Der Patient war besorgt, ich konnte ihm nichts darüber aussagen.

Frohmüller, Würzburg: Also, diese Frage steht im Raum. Es handelt sich nicht um Priapismus, sondern um eine Thrombose der Vena dorsalis penis. Hat jemand dazu Beobachtungen? Hat jemand Beobachtungen zur Ätiologie? Zur Behandlung vor allem? Wie ist die Prognose? Herr Karl!

Karl, München: Wir haben 5 junge Leute gehabt zwischen 20 und 30 Jahren, die alle ein ähnliches Erscheinungsbild hatten. Wir haben das jedes Mal exidiert, es war immer am distalen Schaft, etwa 2 cm lang, ein harter schmerzhafter Strang, der angeblich nach Erektion oder nach Koitus aufgetreten ist, und die Vene wurde excidiert, und es ging nicht weiter. Aber ich habe deswegen nachgelesen, ich habe auch nichts darüber gefunden. Das gibt's offensichtlich häufiger.

Frohmüller, Würzburg: Nachdem die Patienten offensichtlich keine Beschwerden haben, muß man das excidieren?

Karl, München: Wir haben es excidiert, um das mal zu sehen und auch histo-pathologisch untersuchen zu lassen.

Fröhlich, Mechernich: Ich selbst kenne 3 Fälle mit einer Thrombose mit Thrombophlebitis der Vene dorsalis. Ätiologie jedesmal völlig unklar. Die Patienten sprachen sehr rasch auf systemische und lokale Tanderilbehandlung an. Die Verdickung bildete sich meist zurück, nach 2–3 Wochen. Die Beschwerden ließen sehr schnell nach, aber Ätiologie?! Trotz ausführlicher Befragung, weil mir das Krankheitsbild noch aufgefallen ist, war nichts rauszukriegen.

Frohmüller, Würzburg: Hatten die Patienten überhaupt Beschwerden?

Fröhlich, Mechernich: Ja, Druckschmerz und Rötung.

Zöckler, Hannover: Ich wollte noch zu Herrn Karl sagen, daß so ein Krankheitsbild an sich nicht operativ behandelt werden muß. Es handelt sich nicht um eine venöse Erkrankung, sondern um eine Lymphgefäßerkrankung und wird bezeichnet als Lymphangiosis sklerosans oder obliterans.

Frohmüller, Würzburg: Vielen Dank, Herr Zöckler.

Marx, München: Ich wollte hier noch sagen, wir haben also 5 Fälle von dieser Lymphangitis oder Thrombophlebitis dorsalis penis gesehen und auch ausführliche Gerinnungsuntersuchungen gemacht. Wir konnten nichts finden, nicht irgendeine systematische Hyperkoagulabilität oder irgend etwas. Wir haben antientzündlich behandelt. Es ging dann weg, und es ist symptomlos geworden. Ich wollte aber noch etwas sagen, zum Winter. Ich wollte etwas warnen vor der Nachbehandlung mit der Blutdruckmanschette. Wir haben das auch gemacht und haben dann aber doch gesehen, daß der Priapismus wieder Tendenz hatte zu kommen, und ich erkläre mir das so, daß der Abfluß, der ja dann von der Glans über die dorsalis penis superfacialis geht, doch durch die Manschette etwas komprimiert wird, und der Abfluß dann schlechter ist, und wir sind jetzt dazu übergegangen zu dieser Selbstmassage nach Behandlung. Das geht sehr gut und führt zum Erfolg.

Frohmüller, Würzburg: Der Trick ist das intermittierende dabei, natürlich.

Marx, München: Ja, aber in der Praxis ist das heute schwierig, es ist sehr pflegeaufwendig und es funktioniert bei uns zumindestens nicht gut.

Schmidt-Mende, Hildesheim: Haben Sie Erfahrungen mit dem Rückgängigmachen des Winterschen Shunts bei Nichteintreten der Erektionsfähigkeit?

Frohmüller, Würzburg: Das passiert von selbst, damit sollte es keine Schwierigkeiten geben. Obliteriert von selbst. Bitteschön!

Huland, Hamburg: Ich möchte ein wenig den Optimismus im Hinblick auf die Wintersche Operation dämpfen. Unsere ersten Erfahrungen – auch wir waren fasziniert von der Einfachheit der Idee – waren eher deprimierend. Wir mußten 5 von 6 nachoperieren, und bei einem Patienten, dies kam vielleicht bisher noch nicht so raus, hatten wir auch eine ernste Komplikation: Es entwickelte sich nämlich ein Cavernosusabszeß. Ganz ungefährlich ist dieses Verfahren auch nicht.

Frohmüller, Würzburg: Selbstverständlich bei jeden Operationen kann es zu irgendwelchen Komplikationen kommen. Aber generell ist zu sagen, daß es technisch sicher die unaufwendigste Methode ist, und daß sie am leichtesten durchzuführen ist. Die anderen haben genauso ihre Komplikationsmöglichkeiten mit dem Grayhack, der thrombosiert zu schnell, schon während der Operation kann das Gefäß thrombosieren, und damit können Sie auf der anderen Seite wieder neu anfangen, und beim Quackel ist es auch ähnlich. Es gibt überall die Komplikationsmöglichkeiten. Technisch am einfachsten ist Winter. Die letzte Diskussionsbemerkung!

Fröhlich, Mechernich: Eine Frage an Herrn Hauri. Wie und von welchem Zugang aus haben Sie die arteriovenöse Fistel der Pudenda interna operiert?

Hauri, Zürich: Es war keine Fistel, sondern es war ein Aneurysma. Das haben wir freigelegt durch einen perinealen Zugang. Danke.

Frohmüller, Würzburg: Vielen Dank. Ich glaube, wir müssen damit die Diskussion beenden. Ich darf mich bei den Vortragenden und den Diskussionsrednern bedanken.

Erektionsstörungen, Genese und Diagnostik

Verhandlungsbericht der Deutschen Gesellschaft für Urologie, 33. Tagung (1981), 205–207
© Springer-Verlag Berlin Heidelberg New York 1982

Relation von endokrinen Daten und anderen Befunden bei Störungen der Potentia coeundi

W. Weidner, W. Krause, U. Deichert und C. F. Rothauge

Einleitung

Endokrine und vaskuläre Störungen werden unter anderem als Ursachen organisch bedingter Impotenz diskutiert. Insbesondere Störungen des Androgenstoffwechsels sollen bei Patienten mit „Impotentia coeundi" vorliegen, wobei die verminderte Stimulationsfähigkeit der Leydigschen Zellen mit humanen Choriongonadotropin (HCG) gehäuft bei Patienten mit Impotenzangabe gefunden wurde (Krause [1]). Darüber hinaus wies Pirke [2] darauf hin, daß nach in-vitro Experimenten an unter in sauerstoffarmen Milieu inkubierten Hodengewebe Hinweise darauf bestehen, daß die durch HCG stimulierbare Testosteronproduktion abnimmt. Ein derartiger Mechanismus ist denkbar beim alternden Mann [2] und bei generalisiert verlaufenden Gefäßerkrankungen wie der Arteriosklerose.

Sinn der vorliegenden Untersuchung war es, an einem Patientengut, das unsere Sprechstunde mit der Angabe einer „Impotentia coeundi" aufsuchte, folgende beide Punkte vorrangig zu klären: 1. Wie häufig konnte endokrinologisch ein auffälliger Befund nachgewiesen werden? 2. Bestanden Korrelationen der endokrinologischen Analysen zur dopplersonographisch nachgewiesenen Penisdurchblutung, dem Penisflowindex als Parameter der arteriellen Penisdurchblutung.

Patientengut

Es wurden 68 Männer untersucht, die unsere Sprechstunde im Rahmen eines standardisierten Untersuchungsprogrammes mit der Angabe „Impotentia erektionis" aufsuchten. 14 der 68 Patienten beklagten zusätzlich eine Algopareunie, diese Patienten wurden in die Studie nicht mit einbezogen. Bei 4 Patienten wurde eine bereits anamnestisch vermutete sekundär medikamentös bedingte Impotenz (Herzinsuffizienz, Einnahme von Antihypertensiva und Aldactone,

in 3 Fällen) bzw. eine endokrine Impotenz im Sinne eines hypogonadotropen Hypogonadismus (Zustand nach Enzephalo-Meningitis, ein Fall) gesichert. Diese Fälle wurden nicht mit in die nachfolgende Untersuchung einbezogen.

Es verblieben 50 Patienten, bei denen eine „Impotentia erektionis" als Leitsymptom bestand.

Methodik

Wir führten bei allen Patienten eine radioimmunologische Hormonanalyse im Serum von Testosteron, FSH, LH und Prolaktin morgens zwischen 8 und 10 Uhr durch. Weiter wurden die Testosteronkonzentrationen nach Stimulation mit 5000 IE HCG (Pregnesin) nach 2 und 4 Stunden erfaßt. Die Methodik wurde bereits beschrieben [1].

Im Rahmen des standardisierten diagnostischen Programmes wurde bei allen Patienten eine dopplersonographische Untersuchung der Penisdurchblutung durchgeführt (Penisflowindex, PFI [3]). Die Patienten wurden nach dieser Untersuchung in eine Gruppe mit pathologischer Penisdurchblutung (PFI: 0–1) und normaler Penisdurchblutung (PFI: 2–3) eingeteilt.

Ergebnisse

Dopplersonographisch handelte es sich um 15 Männer mit einem pathologischen Penisflowindex und um 35 Patienten mit einer normalen Penisdurchblutung. Beide Gruppen unterschieden sich nicht signifikant im Alter.

Abb. 1 gibt die Bestimmung der basalen Testosteronwerte sowie der Testosteronwerte nach Stimulation wieder. Die nach dem Penisflowindex unterteilten Patientengruppen unterschieden sich weder im basalen Testosteronwert noch im Stimulationsverhalten nach 2 und 4 Stunden.

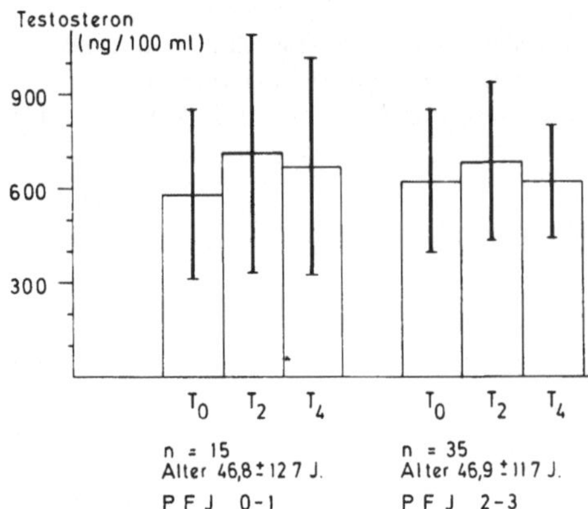

Abb. 1. Basaler Testosteronwert (T0), Testosteronwert nach 2 Stunden (T2), Testosteronwert nach 4 Stunden (T4) bei Patienten mit verminderter Penisdurchblutung (N15, PFI 0–1) sowie normaler Penisdurchblutung (N35, PFI 2–3)

hänge zwischen sexueller Aktivität und Testosteronspiegel gefunden werden, wobei der Penisflowindex als Parameter der Penisdurchblutung als ein Maßstab für die Möglichkeit einer Erektion angesehen wurde. Auch die Bestimmung des Stimulationsverhaltens nach Gabe von HCG zeigte keine Unterschiede in beiden Patientengruppen, wobei jedoch wie bei Krause [1] die insgesamt geringe Stimulationsfähigkeit auffiel; ein Befund, der an einem größeren Patientengut abgeklärt werden muß.

Alle anderen erfaßten endokrinen Parameter lagen im Normbereich, wobei diese Befunde in einem gewissen Gegensatz zu Spark et al. [6] stehen, der bei 37 von 105 Männern mit „Impotenzsymptomatik" Störungen der hypothalamisch-hypophysären-gonadalen Achse fand.

Derartige widersprüchliche Befunde sind jedoch bis zu einer allgemein anerkannten Definition der Impotenz erklärlich, in unserem Patientengut hatten wir nur Patienten mit einer „Impotentia erektionis" untersucht.

Die Testosteronwerte lagen im laborspezifischen Normalbereich. Das Stimulationsverhalten erschien gering vermindert, der Befund konnte jedoch bisher nicht statistisch gesichert werden.

Abb. 2 demonstrierte die FSH-, LH- und Prolaktinspiegel. Auch hier waren keine Unterschiede für einen der Parameter nachzuweisen. Alle Befunde lagen im laborspezifischen Normalbereich.

Diskussion

In Übereinstimmung mit Brown et al. [4] und Schwartz et al. [5] konnten keine Zusammen-

Literatur

1. Krause W (1980) The effekt of intravenously administered human chorionic gonadotropin on plasma testosterone in patients with sexual impotence and oligozoospermia. Int J Androl 3:251–255. – 2. Pirke KM (1981) Testicular funktion in the ageing male. Neuroendocrinol Lett 3:217–219. – 3. Kaden R, Heidrich H (1979) Durchblutungsmessungen mit Doppler-Ultraschalltechnik bei Impotenz. In: Schirren C, Mettler L, Semm K (Hrsg) Fortschritte der Fertilitätsforschung 8. Grosse, Kiel S 111–113. – 4. Brown WA, Monti PM, Corriveau DP (1978) Serum testosterone and sexual activity and interest in man. Arch Sex Behav 7:97–103. – 5. Schwartz MF, Kolodny RC, Masters WH (1980) Plasma

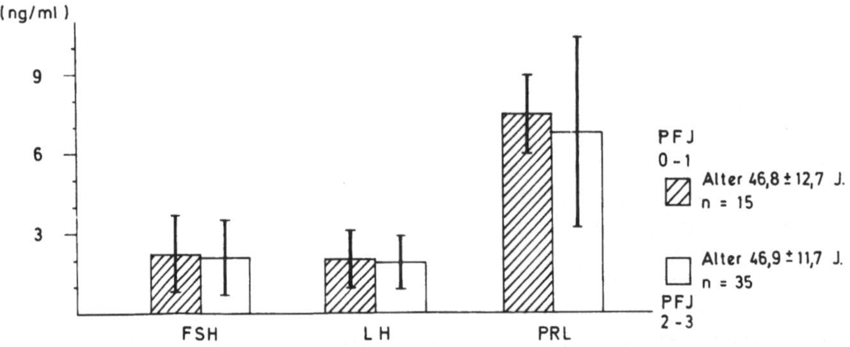

Abb. 2. FSH-, LH- und Prolaktin-Werte bei Patienten mit verminderter Penisdurchblutung (N15, PFI 0–1) und normaler Penisdurchblutung (N35, PFI 2–3)

testosterone levels of sexually functional and dysfunctional men. Arch Sex Behav 9:355–365. – 6. Spark RF, White RA, Conolly PB (1980) Impotence is not always psychogenic. J A M A 243:750–755

Dr. med. W. Weidner
Urologische Abteilung der JLU Gießen
Klinikstraße 37
D-6300 Gießen

Verhandlungsbericht der Deutschen Gesellschaft
für Urologie, 33. Tagung (1981), 208–210
© Springer-Verlag Berlin Heidelberg New York 1982

Die Bedeutung des Penisflowindex (PFI) zur Klassifikation der Impotentia coeundi

H. C. Becker, W. Weidner, W. Krause, Th. Schöndorf und C. F. Rothauge

Bisher wurde davon ausgegangen, daß ca. 80% der Impotenz psychogener Natur ist. Dies erscheint nach neuen Veröffentlichungen bei gezielter somatischer Diagnostik nicht mehr haltbar (Übersicht bei [1]). Neben anderen Faktoren kommt insbesondere der Penisdurchblutung in der Ätiologie der erektilen Impotenz ein zentraler Stellenwert zu [2. 3].

Die Ermittlung des Penisflowindex (PFI) soll zum „Screening" vaskulärer Formen erektiler Impotenz geeignet sein [4]. Grundlage dieses Verfahrens ist die arterielle Versorgung des Penis durch zwei dorsale Arterien, zwei profunde, das Corpus cavernosum penis versorgende, sowie zwei Arterien im Corpus spongiosum urethrae. Insbesondere die dorsalen Arterien sind in der Schaftmitte des Penis, der sogenannten X-Section, einer dopplersonographischen Ableitung leicht zugänglich (Abb. 1).

Als Meßanordnung zur Ableitung des PFI verwendeten wir einen Doppler-Ultraschallsonographen (Typ Versatone Doppler Modell D 8). Diesen haben wir an ein handelsübliches Cystomanometriegerät (Typ Wolf 2018.13) angekop-

pelt und dessen Schreibwerk zur graphischen Erfassung der Pulsgeräusche verwendet. Dies stellt eine Gerätekonstellation dar, die auch den meisten niedergelassenen Urologen zur Verfügung steht.

Nach Thulesius ergibt sich der Penisflowindex aus dem Vergleich der Strömungssignale zwischen den Aa. dorsales penis und der A. radialis. Aus jweils 10 Amplituden der A. radialis und der Aa. dorsales penis wird ein Mittelwert gebildet. Die Mittelwerte werden durcheinander dividiert.

Im Originalbewertungssystem nach Thulesius ergibt sich ein Bewertungssystem nach 4 Punkten.

Ein Penisflowindex von 3 liegt vor, wenn die Amplitudenhöhe über den Aa. dorsales penis $\frac{1}{1}$, von 2, wenn sie $\frac{2}{3}$ von 1, wenn sie mindestens $\frac{1}{3}$ der Amplitudenhöhe der A. radialis entspricht. Ein Index von 0 liegt vor, wenn sich keine Strömungssignale über den Aa. dorsales penis ableiten lassen [4].

Im Rahmen einer interdisziplinären Studie mit standardisierter Anamnese, körperlichem Untersuchungsbefund unter Einschluß nächtlicher Tumeszenzmessung, Prostatitisdiagnostik, allgemeinem Gefäßstatus (EKG, Blutdruck, peripheres Extremitäten Oszillogramm), Hormon-Status sowie besonderer gefäßdisponierender Risikofaktoren (Fettstoffwechsel, Diabetes mellitus) wurde mit oben beschriebener Methode bei 68 Patienten ein Penisflowindex erstellt.

Dabei konnten wir herausarbeiten, daß in der Praxis aus dem 4-Punktesystem ein 2-Punktesystem wird.

Bei 15 von 68 Männern konnte ein pathologischer Penisflowindex objektiviert werden, der dem ursprünglichen Thulesius-Quotienten 0–1 entsprach (Abb. 2). Bei den übrigen Patienten fanden wir eine normale Penisdurchblutung, das heißt die Amplituden der dorsalen Penisgefäße unterschieden sich nicht wesentlich von denen der A. radialis (Abb. 2).

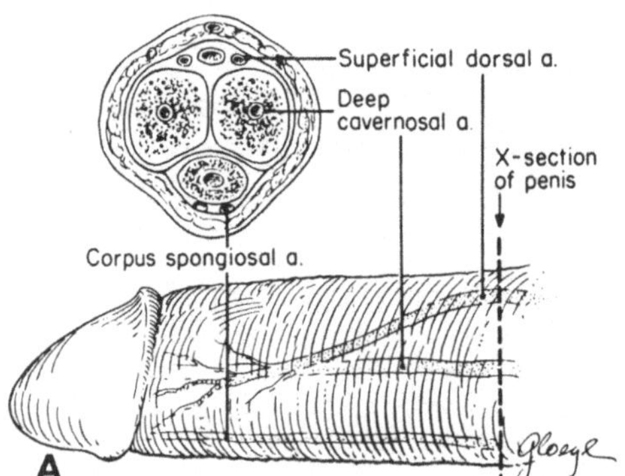

Abb. 1. Querschnitt durch den Penis mit Darstellung der Penisarterien. Schematische Längsdarstellung des Penis mit der sog. X-Section, an der die dopplersonographische Ableitung der Penisarterien erfolgt [aus 5]

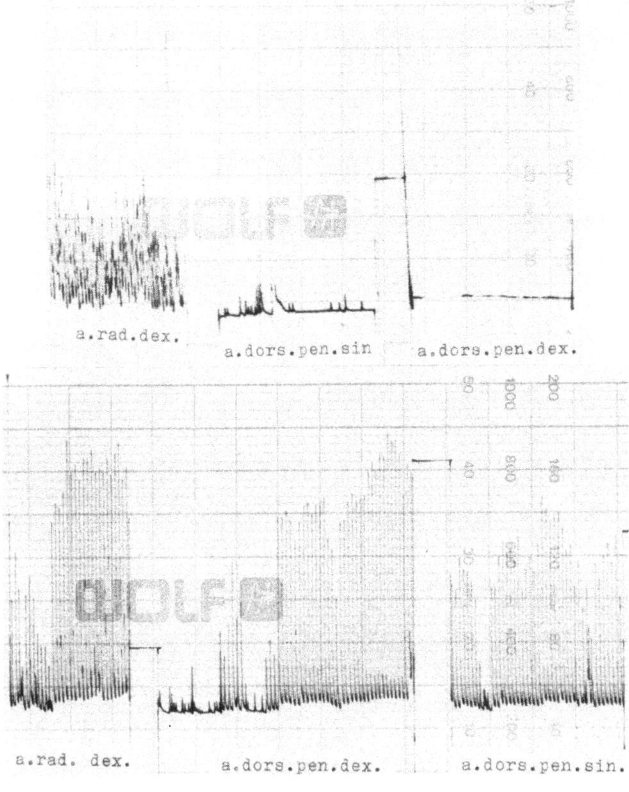

Abb. 2. Im oberen Bildteil verminderte Penisdurchblutung (N15, PFI 0–1). Im unteren Bildteil normale Penisdurchblutung (N53, PFI 2–3)

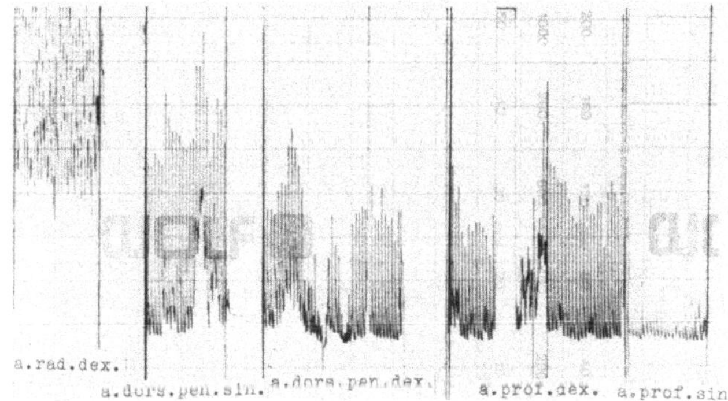

Abb. 3. Penisflowindex mit zusätzlicher Ableitung der Aa. profundae penis (N25)

Weiter haben wir bei 25 Patienten analysiert, inwieweit die Durchblutung der dorsalen Penisarterien mit der, die Versorgung des Corpus cavernosum penis sicherstellenden Durchblutung der Aa. profundae penis korreliert. Dabei fanden wir, wie in Abb. 3 exemplarisch dargestellt, keine signifikanten Unterschiede in den Dopplersignalen aus oberflächlichen und tiefen Gefäßen.

Wir gehen daher davon aus, daß als routinemäßige Untersuchung die Erfassung der dorsalen Gefäße ausreicht.

Zusammenfassung

Die doppler-sonographische Ableitung der dorsalen Penisarterien ist eine einfache, auch in der Hand des niedergelassenen Urologen anwendbare Screening-Methode zur Objektivierung der Penisdurchblutung. Für die Praxis ist eine Ableitung der Aa. dorsales penis ausreichend, da sich in unserem Patientengut signifikante Unterschiede zwischen dorsalen und profunden Arterien nicht fanden.

Literatur

1. Magee MC et al (1980) Psychogenic impotence: a critical review. Urology 15:435–441. – 2. Zorgniotti AW et al (1980) Diagnosis and therapy of vasculogenic impotence. J Urol (Balt) 123:674–677. – 3. Michal V et al (1978) Phalloarteriography in the diagnosis of erectile impotence. World J Surgery 2:239–248. – 4. Kaden R et al (1979) Durchblutungsmessung mit Doppler-Ultraschalltechnik bei Impotenz. In: Schirren C, Mettler L, Semm K (Hrsg) Fortschr. Fertilitätsforschung. Grosse, Berlin, S 111–113. – 5. Casey WC (1980) „Penile blood pressure" – a clarification. Urology XV:47–48

H. C. Becker
Urologische Abteilung der JLU Gießen
Klinikstraße 37
D-6300 Gießen

Verhandlungsbericht der Deutschen Gesellschaft
für Urologie, 33. Tagung (1981), 211–215
© Springer-Verlag Berlin Heidelberg New York 1982

Röntgenbefunde bei erektiler Impotenz

C. F. Rothauge, W. Weidner, S. Bayindir und H. C. Becker

Die anamnestische Angabe einer erektilen Impotenz zieht in der Regel sowohl in der Allgemeinpraxis als auch in der Urologischen Fachpraxis nach der erfolglosen Verordnung eines Aphrodisiakums die Überweisung zu einem Psychotherapeuten nach sich. Aufgabe des Urologen sollte es jedoch sein, organische Ursachen der erektilen Impotenz aufzudecken, da in diesen Fällen verständlicherweise durch eine erfolglose psychotherapeutische Behandlung die Frustration verstärkt wird und damit auch die psychische Alteration eine weitere Exacerbation erfährt. Die Cavernosographie ist eine Untersuchungsmethode, die in jeder urologischen Fachpraxis durchgeführt werden kann und mit der Schwellkörpererkrankungen, die zu einer erektilen Impotenz führen, diagnostiziert werden können. In der Regel wird ein Schwellkörper ½ cm proximal der corona glandis punktiert, und es werden unter Durchleuchtungskontrolle 20 ml 30%iges Conray injiziert. Dabei stellt sich durch die Verbindungen im Septum zwischen den Schwellkörpern auch der andere Schwellkörper dar. Neuerdings sind wir dazu übergegangen, analog der von Albrecht angegebenen Infusionsurethrographie die Schwellkörperdarstellung durch Infusion mit 100 ml 30%igem Conray vorzunehmen, wobei nach Einlauf von 20, 40 und 60 ml je eine Aufnahme geschossen wird. Die erste Abbildung (Abb. 1) zeigt eine solche Infusionscavernosographie, wobei die Schwellkörper im Bereich der crura penis nicht dargestellt sind. Außerdem sieht man Leckbildungen des linken Schwellkörpers in Form kleiner Kontrastmittelaustritte.

Das nächste Cavernosogramm stellt eine Fehlbildung der Schwellkörper dar, die sich als ringförmige Einschnürung etwa 1 cm proximal der Glans manifestieren (Abb. 2). Auch in diesem Falle ist eine Leckbildung durch die typischen Kontrastmittelaustritte nachweisbar. Auf dem folgenden Bild (Abb. 3) ist zu erkennen, daß es zu einem vorzeitigen Abfluß des Blutes aus

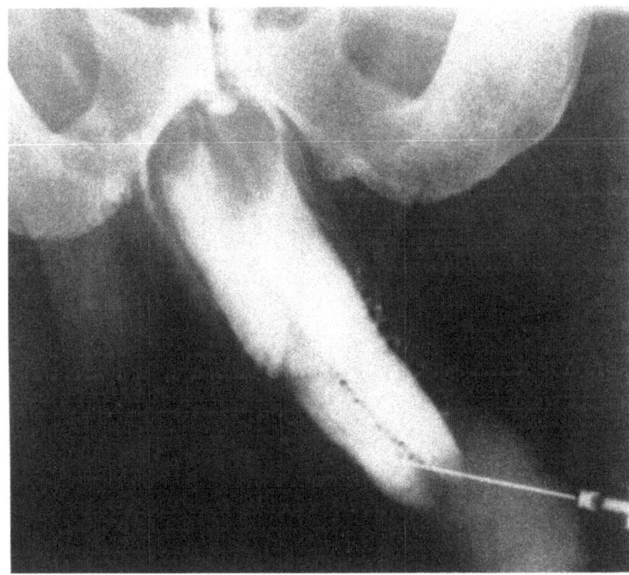

Abb. 1

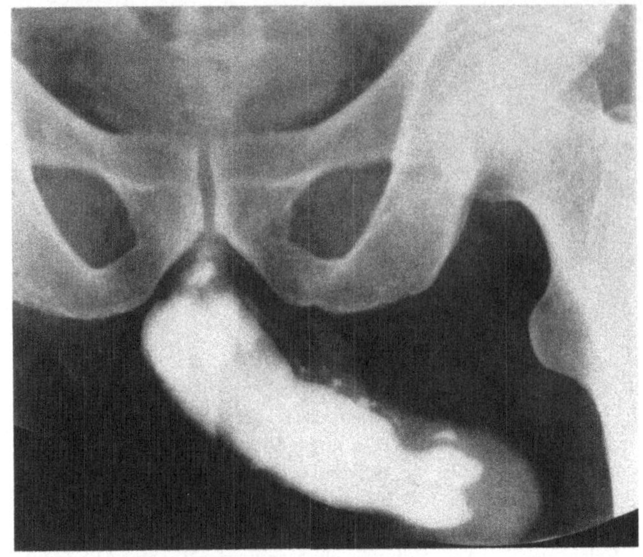

Abb. 2

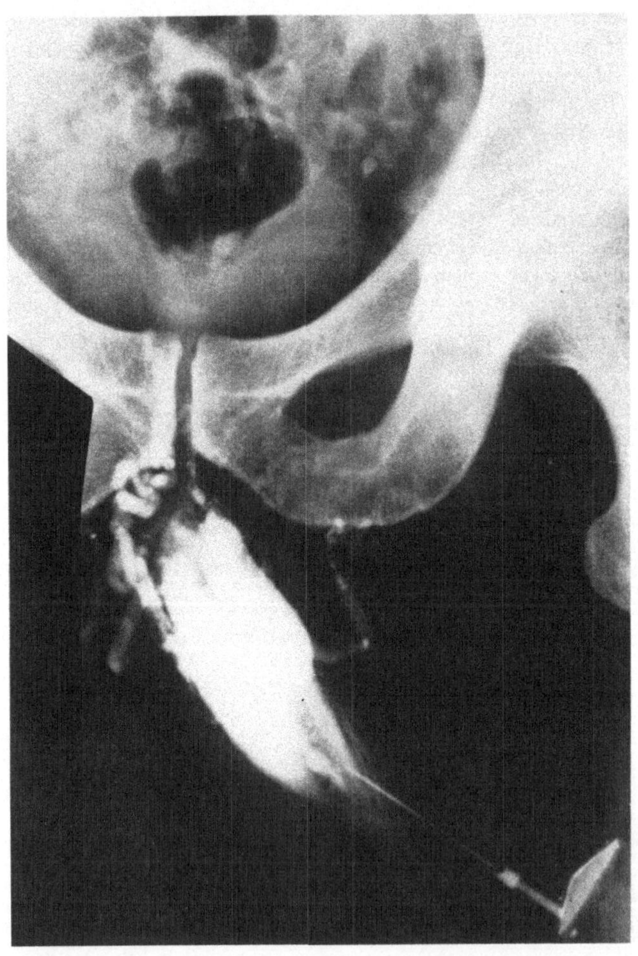

Abb. 3

den Schwellkörpern kommt, so daß sich die proximalen Schwellkörperanteile nicht darstellen. Besonders rechts sieht man ein großes geschlängeltes Venenkonvolut, durch das das Kontrastmittel vorzeitig abfließt. Das nächste Diapositiv (Abb. 4) läßt eine Sklerose des rechten Schwellkörpers erkennen, wobei sich hier die crura penis regelrecht mit Kontrastmittel füllen. Einen ähnlichen Befund einer Schwellkörpersklerose zeigt das letzte Cavernosogramm. Dieser Patient wünschte die Behebung seiner erektilen Impotenz durch das Einlegen einer Penisprothese. Dabei war das Einlegen der small carrion Prothese in den rechten Schwellkörper erst nach Aufbougierung der im Bild abgebildeten sklerosierten Stelle möglich.

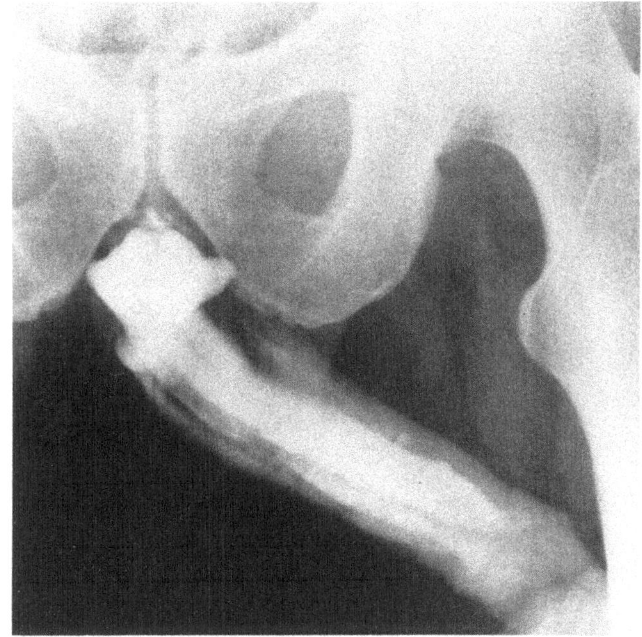

Abb. 4

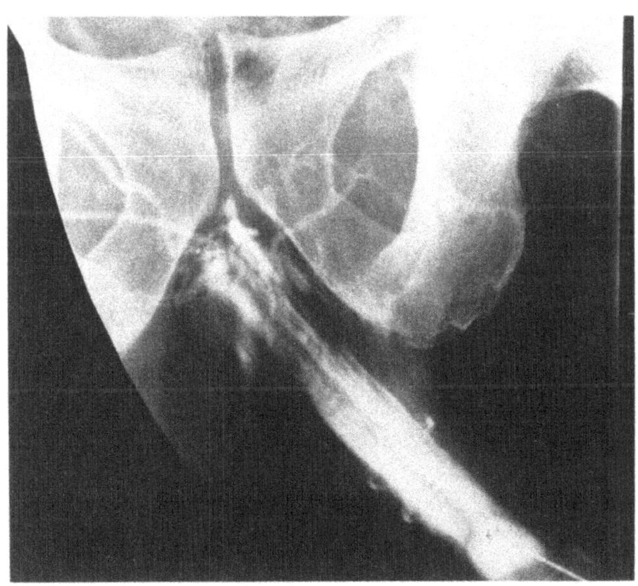

Abb. 5

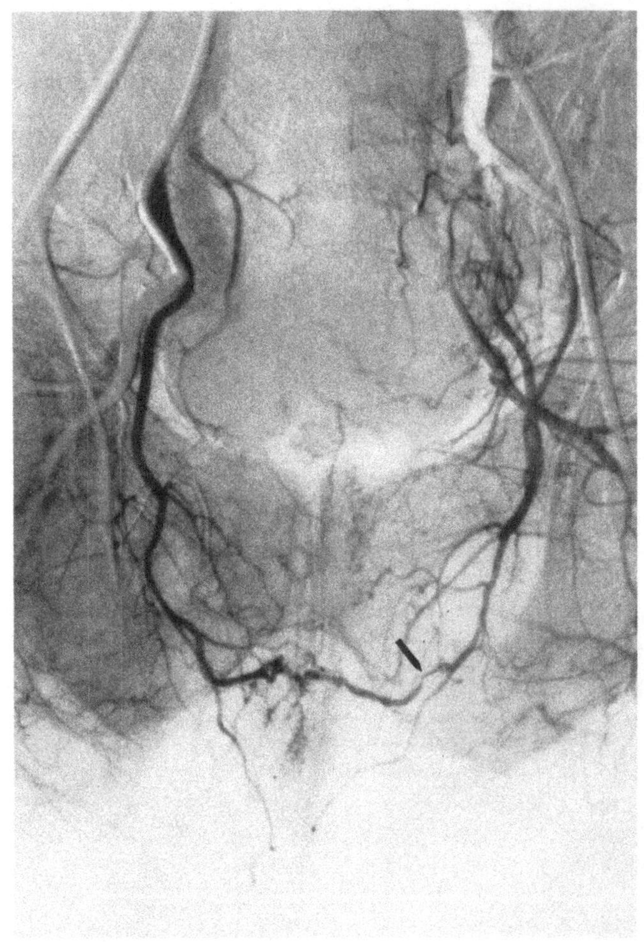

Abb. 6

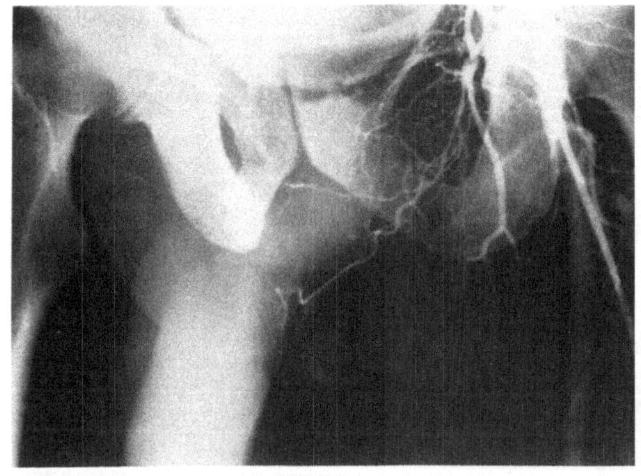

Abb. 7

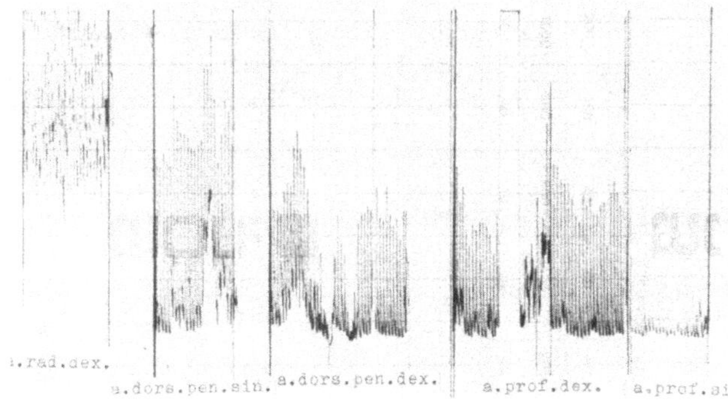

Abb. 8

Wie Sie soeben gehört haben, setzen wir als Screening-Methode zur groben Schätzung der Penisdurchblutung die Messung des Penis-Flowindex ein. Ergeben sich hier Hinweise auf eine stark verminderte Penisdurchblutung, so kann die Durchführung einer Beckenangiographie in manchen Fällen bereits zu einer Klärung der Ursache führen, wie Sie auf dem nächsten Bild (Abb. 6) ersehen können, das neben einer Rarifizierung des Verzweigungsgebietes der A. obturatoria sinistra einen deutlichen Kalibersprung in der Arterie erkennen läßt, aus der die Penisarterie entspringt. Eine Phalloarteriographie ist erst möglich, wenn simultan durch maschinelle Perfusion der Schwellkörper mit 12–20 ml heperanisierter physiologischer Kochsalzlösung/sec. eine künstliche Erektion erzeugt wird, die zur Streckung der Gefäße führt. Das nächste Bild (Abb. 7) zeigt eine solche Phalloarteriographie. Sie sehen, daß sie die Penisarterie im Bereich der crura penis in die A. penis profunda und in die A. dorsales penis aufzweigt. Beide Äste brechen dann ab. Daß es sich hier um keinen echten Verschluß handeln kann, zeigt jedoch die nochmalige dopplersonographische Untersuchung der Penisarterien, wobei sogar über der A. frenularis Dopplersignale nachweisbar waren. Lediglich im Bereich der A. profunda penis dextra war kein Signal abzuleiten (Abb. 8). Wir gehen deshalb davon aus, daß es bei der Phalloarteriographie analog zur Gefäßdarstellung des Raynaudsyndroms zu einem funktionellen Verschluß der Gefäße kommen kann, so daß wahrscheinlich der Aussagewert der Gefäßdarstellung des Penis durch eine Pharmakophalloarteriographie durch intraarterielle Gabe von Priscol verbessert werden kann.

Bei einem Patientenkollektiv von 68 Patienten fanden sich bei 18 Patienten infektiöse und endokrinologische Ursachen der Impotenz. Von den restlichen 50 Patienten konnten in 6 Fällen Schwellkörpererkrankungen durch Cavernosographie als Ursache der Impotenz nachgewiesen werden, das sind über 10 %.

Prof. Dr. C. F. Rothauge
Urolog. Klinik der Justus-Liebig-Univ.
Klinikstr. 37
D-6300 Gießen/Lahn

Verhandlungsbericht der Deutschen Gesellschaft
für Urologie, 33. Tagung (1981), 216/217

Zur Differentialdiagnose erworbener Erektionsstörungen

R. Sintermann, E.-M. Fahrner und G. Kockott

Sucht ein Patient mit der Klage über Potenzstörungen die Sprechstunde auf, sind für die Differentialdiagnose der eingetretenen Störungen folgende Fragen von Bedeutung:

1. hat die Symptomatik mit einer Libidostörung begonnen?
= primärer Libidomangel.
2. hat die Symptomatik mit einer Erektionsstörung begonnen?

Besteht bei der erworbenen Störung der erektilen Potenz ein primärer Libidomangel, muß zunächst an eine hormonelle Störung gedacht werden, wobei wir den Begriff „Libido" wie folgt definieren:

Lustvoll erlebtes Verlangen nach irgendeiner Form einer sexuellen Handlung, die zum Orgasmus führen kann.

Weitere Ursachen von Erektionsstörungen mit primärem Libidomangel können Depressionen, insbesondere die endogene Depression sein; ein massiver Partnerkonflikt kann als Auslöser auftreten, wobei dann die Störung auf einen bestimmten Partner bezogen ist, oder es können auch Streßfaktoren aus Familie, Beruf und Umwelt anzuschuldigen sein. – Die in den psychischen Bereich hineingehenden Ursachen sind nur dem geübten, unbefangen fragenden, sich Zeit nehmenden Untersucher erkennbar. Eine Überweisung zu einem psychiatrisch tätigen Fachkollegen kann dann notwendig werden.

Hat die Symptomatik dagegen mit einer Erektionsstörung begonnen, dann kann in der Folge eine Libidostörung auftreten, sie muß es aber nicht. Diese Libidostörung wird als sekundäre Störung bezeichnet. Zu dieser Gruppe gehören (Tabelle 1) in erster Linie die psychogenen Erektionsstörungen, die nach Schirren wohl 80–90 % aller Erektionsstörungen insgesamt ausmachen dürften. Weiterhin gehören dazu Potenzstörungen auf dem Boden von peripheren Durchblutungsstörungen wie z.B. Diabetes mellitus und dem Leriche-Syndrom und neurologische Erkrankungen wie etwa die Multiple Sklerose und das Caudasyndrom.

Wie kann man nun Gruppe 1 und Gruppe 2 voneinander unterscheiden? Diese Unterscheidung ist allein von der zu erfragenden Symptomatik her möglich (Tabelle 2).

Bei den psychogenen Erektionsstörungen (Gruppe 1) finden wir eine *situative* Erektionsstörung, während für die organischen Erektionsstörungen *durchgängige* Erektionsstörungen pathognomonisch sind. Während bei den situativen Erektionsstörungen Spontanerektionen und Erektionen bei Masturbation vorhanden sind, wird die Erektion beim Partnerkontakt situativ

Tabelle 1

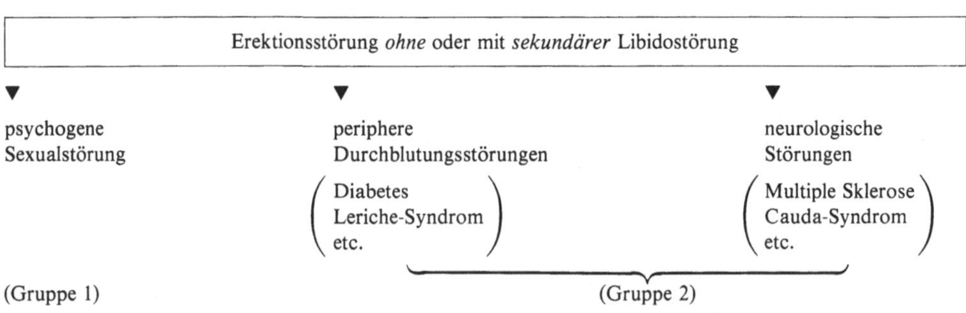

Tabelle 2

Psychogene Erektionsstörung (Gruppe 1)		Organische Erektionsstörung (Gruppe 2)	
„situative" Erektionsstörung		*„durchgängige"* Erektionsstörungen:	
Spontanerektionen	+	Spontanerektionen	–
Erektion bei Masturbation	+	Erektion bei Masturbation	–
Erektion bei Partnerkontakt	–	Erektion bei Partnerkontakt	–
Versagensängste	+ + +	Versagensängste	(+)
Vermeidungsverhalten	+ + +	Vermeidungsverhalten	(+)

nicht eintreten. Diese 3 Parameter, also Spontanerektion, Erektion bei Masturbation und Erektion beim Partnerkontakt sind bei einer organischen Erektionsstörung – durchgängig – nicht zu finden. Dementsprechend sind Versagensängste und das Vermeidungsverhalten bei einer psychogenen Erektionsstörung extrem ausgeprägt, während sie bei einer organischen Erektionsstörung nicht ausgeprägt sind.

Auf die Gruppe der Patienten mit traumatischen, entzündlichen oder anderen Beeinträchtigungen, die den Geschlechtsvorgang beeinflussen, wird nicht eingegangen, da hier die ursächliche Beziehung zum Versagen offensichtlich ist.

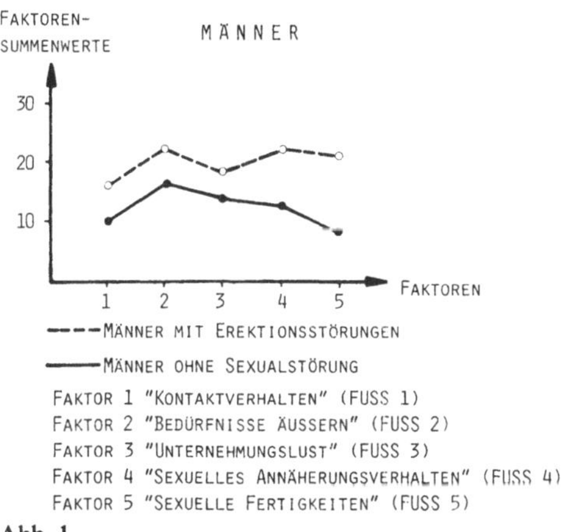

Abb. 1

Ein Kollektiv von 27 Patienten mit psychisch bedingten Erektionsstörungen wurde in Zusammenarbeit mit dem Max-Planck-Institut für Psychiatrie in München einer psychologischen Untersuchung unterzogen. (Abb. 1). Hierbei zeigte sich bei der Testung mit dem Fragebogen in sozio-sexuellen Situationen (Fuss), welcher von uns entwickelt wurde, daß unser Patientenkollektiv auf allen 5 Faktoren deutlich höhere Werte erreichte als eine normale Personengruppe. Die erhöhten Faktoren 1–5 bedeuten dabei vermehrte Schwierigkeiten im betreffenden Bereich. Fragt man die genannten Parameter in der Exploration gezielt ab, dürfte man in der Regel gerade bei dieser Patientengruppe positive diagnostische Hinweise bekommen.

Zusammenfassung

In der knappen Zeit, die einem als Untersucher in der Praxis in der Regel zur Verfügung steht, scheint es für eine erste diagnostische Orientierung bei Erektionsstörungen sinnvoll zu sein, zunächst nach dem Vorhandensein einer primären Libidostörung zu fragen; in diesem Fall ist an eine organische Störung zu denken; bei den Patienten mit Erektionsstörungen *ohne* Libidoverlust bzw. mit sekundärer Libidostörung stehen dagegen die psychisch bedingten Erektionsstörungen im Vordergrund.

Bei der letztgenannten Gruppe hilft die Frage nach einer durchgängigen Erektionsstörung weiter, um den wesentlich kleineren Anteil organisch bedingter Erektionsstörungen von den psychisch bedingten abzugrenzen.

Dr. R. Sintermann
Urolog. Klinik des Ev. Krkhs. „Lutherhaus"
Hellweg 100
D-4300 Essen
vorm.
Urolog. Klinik, Klinikum re. d. Isar
Ismaninger Str. 22
D-8000 München 80

Verhandlungsbericht der Deutschen Gesellschaft
für Urologie, 33. Tagung (1981), 218–220
© Springer-Verlag Berlin Heidelberg New York 1982

Neurogene Erektionsstörungen

H. Madersbacher, W. Pauer, H. Hetzel und P. Dietl

Es gilt heute als gesichert, daß dem Sacralmark bzw. den von dort ausgehenden Nn. erigentes eine zentrale Bedeutung bei der Erektion zukommt. Ob und inwieweit auch die Segmente im thoracolumbalen Übergang dabei eine Rolle spielen, ist umstritten. Zur Erforschung dieser spinalen Regulationsmechanismen bieten sich Rückenmarkverletzungen an, deren Läsionshöhe und Läsionstyp sich im allgemeinen neurologisch gut definieren lassen.

Man unterscheidet dabei den oberhalb der Läsion gelegenen, normal innervierten „supraläsionellen" Abschnitt, das lädierte Segment, das vom Trauma direkt getroffen wurde – in ihm ist die Reflexaktivität reduziert oder fehlend – sowie den „infraläsionellen" Rückenmarkabschnitt, der durch propriospinale Reflexaktivität charakterisiert ist. Aus der Erektionsfähigkeit und dem Erektionstyp von Patienten mit unterschiedlichem Läsionsmuster lassen sich Rückschlüsse auf die Funktionen bestimmter Rückenmarkabschnitte ziehen.

Grundsätzlich kann man bei Rückenmarkverletzungen folgende verschiedene Erektionstypen finden:

1. Reflektorische (spontane) Erektionen: sie werden durch taktile Reize im infraläsionellen Segment ausgelöst und laufen unwillkürlich über einen rein spinalen Reflexbogen ab. Die entsprechenden Kerngruppen liegen in den sacralen Segmenten 2–4, die efferenten Impulse zum Erfolgsorgan laufen über die Nn. erigentes.

2. Rein psychogene, also willkürlich steuerbare Erektionen,

3. kombiniert psychogene und reflektorische Erektionen,

4. weiters findet sich eine Gruppe mit Erektionsverlust.

Es ist bekannt und läßt sich auch am eigenen Krankengut nachweisen, daß etwa 90 % der Patienten mit kompletten suprasacralen Läsionen reflektorische (spontane) Erektionen haben, während psychogene Gliedsteifungen die Aus-

nahme darstellen. Bei inkompletten suprasacralen Läsionen finden sich in 95 % reflektorische, in 25 % zusätzlich psychogene Erektionen.

Rückenmarkverletzte mit kompletten tiefen Läsionen, bei denen also das Sacralmark direkt lädiert wurde, klagen in 85 % über einen Erektionsverlust, 15 % berichten über das Auftreten rein psychogener Erektionen, sie werden im allgemeinen als schwach und kurzdauernd geschildert und reichen häufig für einen Geschlechtsverkehr nicht aus.

Im Hinblick auf die zuerst erwähnte Frage welche Rolle im besonderen dem thoracolumbalen Rückenmarkabschnitt beim Auftreten von Erektionen zukommt, werden Rückenmarkverletzte mit kompletten Läsionen ab TH 10 diesbezüglich untersucht bzw. gefragt. Entsprechend den Läsionstypen ergeben sich 4 Gruppen mit folgendem Ergebnis:

Gruppe 1:

Von 30 Patienten mit normaler Innervation bis L 3 und erhaltener infraläsioneller Reflexaktivität der sacralen Segmente (s. Abb. 1) berichten 8 über psychogene und reflektorische Erektionen, 11 über nur reflektorische Erektionen und 11 über einen Erektionsverlust. Obwohl die sacralen Segmente im infraläsionellen Segment liegen, also nicht mehr der Willkürkontrolle unterliegen, haben immerhin 8, mehr als ein Viertel, die Fähigkeit zu psychogenen Erektionen bewahrt, 2 von ihnen berichten zudem über eine träufelnde Samenentleerung.

Gruppe 2:

Von 20 Patienten mit Zerstörung der unteren lumbalen und der sacralen Segmente (s. Abb. 2), erkennbar an der fehlenden spinalen Reflexaktivität dieser Rückenmarkabschnitte, berichten 7 über psychogene Erektionen, 11 über einen Erektionsverlust, 2 glauben reflektorische Erektionen zu haben.

Trotz Zerstörung des Sacralmarkes und damit Ausfall der Nn. erigentes haben rund ein Drittel dieser Patienten psychogene Erektionen,

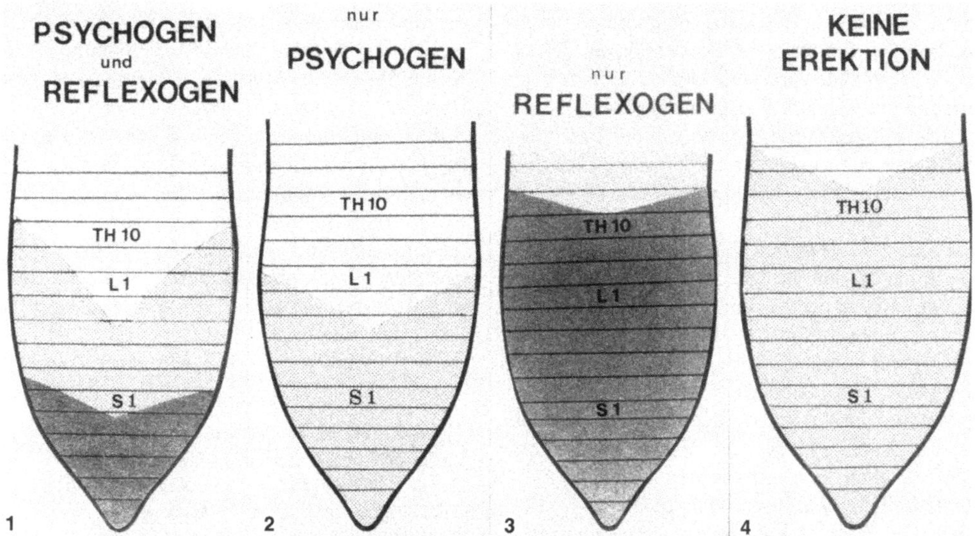

Abb. 1. Schematische Darstellung des Läsionsmusters bei Gruppe 1: normale Innervation bei L 3 und erhaltene infraläsionelle Reflexaktivität der sacralen Segmente ab S 2

Abb. 2. Schematische Darstellung des Läsionsmusters bei Gruppe 2: Zerstörung der unteren lumbalen und der sacralen Segmente, erkennbar an der fehlenden spinalen Reflexaktivität

Abb. 3. Schematische Darstellung des Läsisonsmusters bei Gruppe 3: Infraläsionelle Reflexaktivität ab TH 10 (oder höher)

Abb. 4. Schematische Darstellung des Läsionsmusters bei Gruppe 4: Fehlende Reflexaktivität ab TH 10 mit klinisch schlaffer Lähmung

einer berichtet über eine normale Ejakulation, 5 über eine tröpfelnde Samenentleerung.

Gruppe 3:

Von 76 Patienten mit infraläsioneller Reflexaktivität ab TH 10 oder höher (s. Abb. 3) berichten 62 über reflektorische Erektionen, 8 davon auch über psychogene Erektionen, 14 klagen über einen Erektionsverlust.

In dieser Gruppe finden sich erwartungsgemäß überwiegend reflektorische Erektionen, da ja die für die Erektion relevanten Segmente alle infraläsionell liegen und daher der Willkürsteuerung entzogen sind. Bei den 8 Patienten, die über zusätzliche psychogene Erektionen berichten, liegen die Läsionen tiefer als TH 6, 6 dieser Patienten beobachten zusätzlich eine träufelnde Samenentleerung.

Gruppe 4:

Es handelt sich dabei um 3 Patienten ohne spinale Reflexaktivität ab TH 10 oder höher (s. Abb. 4), sie haben eine schlaffe Lähmung. 2 berichten über einen Erektionsverlust, einer über psychogene Erektionen.

Diskussion

Die erhobenen Befunde zeigen, daß auch bei Ausfall des Sacralmarkes, also bei Ausfall der Nn. erigentes offensichtlich Erektionen psychogener Art möglich sind, wenn die unteren thoracalen Segmente, insbesondere TH 10, 11 und 12 sowie die lumbalen Segmente 1 und 2 intakt sind. Bei diesen Patienten besteht auch die Möglichkeit einer tröpfelnden Samenentleerung.

Diese Befunde, sowie die Tatsache, daß in den Segmenten TH 10 bis L 2 die Kerne für den sympathisch gesteuerten Plexus hypogastricus liegen, lassen annehmen, daß rein psychogene Erektionen auch bei Ausfall des sacralen Erektionszentrums über sympathische Fasern aus dem thoracolumbalen Übergang möglich sind.

Die Möglichkeit, daß es sich bei jenen Patienten, die trotz Ausfall des sacralen Erektionszentrums psychogene Erektionen haben, um inkomplette Läsionen handelt, die sich klinisch-neurologisch nicht erfassen lassen, erscheint uns unwahrscheinlich: In unserem Krankengut haben

219

diese Patienten überwiegend auch andere Befunde, die für eine weitgehende Zerstörung der sacralen Segmente sprechen, wie Areflexie des Detrusors und schlaffe Beckenbodenparese.

Die Tatsache, daß nur ein Teil der Patienten, bei denen man nach der Läsionshöhe und dem Läsionsmuster psychogene Erektionen erwarten kann, tatsächlich über solche berichten, ist schwierig zu erklären. Ein Grund dürfte wohl darin liegen, daß die Läsionshöhe dieser Patienten auf Grund der Ausfälle im somatischen Nervensystem bestimmt wurde. Das autonome Nervensystem wurde in dieser Hinsicht in der überwiegenden Zahl der Fälle nicht systematisch untersucht. Nur in Einzelfällen wurden versucht, durch Untersuchung der Pilomotorenreflexe diesbezüglich eine Aussage zu erhalten. Aber selbst mit dieser oder der Hilfe anderer Kriterien ist es schwierig, Läsionssyndrome des autonomen Nervensystems zu definieren. Darüber hinaus muß man annehmen, daß oberhalb oder unterhalb der festgelegten Läsionshöhe klinisch nicht faßbare Störungen des Rückenmarkes vorliegen.

Wenn auch diese Fakten Vorsicht bei der Interpretation der Befunde verlangen, glauben wir doch, daß die vorliegenden Untersuchungen den Schluß zulassen, daß den Segmenten im thoracolumbalen Übergang und den von ihnen ausgehenden sympathischen Fasern eine wesentliche Rolle beim Zustandekommen psychogener Erektionen zukommt.

Univ.-Doz. Dr. H. Madersbacher
Ärztlicher Direktor der Univ.-Kliniken Innsbruck
Konsiliarius a. d. Urolog. Univ.-Klinik und am
Rehabilitationszentrum Bad Häring
35, Anichstraße
A-6020 Innsbruck

Verhandlungsbericht der Deutschen Gesellschaft
für Urologie, 33. Tagung (1981), 221/222
© Springer-Verlag Berlin Heidelberg New York 1982

Abklärung der erektilen Impotenz –
Klinische Erfahrungen der Phalloplethysmographie

H. Leliefeld und W. Lutzeyer

Zur Differenzierung zwischen organischer und psychogener erektiler Impotenz wird seit November 1980 im Schlaflabor der Abteilung Urologie der RWTH Aachen die Phalloplethysmographie angewandt. Bisher wurden 117 nächtliche penile Tumeszenz-Messungen durchgeführt bei 39 Patienten. 6 % der Messungen waren nicht verwertbar.

Die Patienten lassen sich in 3 Gruppen einteilen:

Gruppe I: Normalkollektiv (zur Erfassung der Normalwerte) (n = 14)

Gruppe II: Organische erektile Impotenz (n = 8)

Gruppe III: Verdacht auf psychogene erektile Impotenz (n = 17)

Methodik

Nach der von Fischer [1] und Karacan [4] entwickelten Methodik werden 2 mit Quecksilber

Tabelle 1. Auswertung der NPT-Messung

1. Alter
2. Schlafdauer
3. NPT-Dauer
 – komplette NPT
 – partielle NPT
4. NPT-Dauer/Schlafdauer (%)
5. Anzahl der NPT
 – komplette NPT
 – partielle NPT
6. Max. Änderung des Penisumfangs
 – an der Spitze
 – an der Basis
7. Dauer der NPT-Phasen:
 – T up
 – T max.
 – T down
8. Fluktuationen/Pulsationen
9. Artefakte

Tabelle 2. Ergebnisse des Normalkollektivs (n = 14, 37 NPT-Messungen)

		S.D.	
1. Alter (Jahre)	28,1	3,4	
2. Schlafdauer			
pro Nacht (min)	447,9	32,1	
3. NPT-Dauer			
pro Nacht (min)	163,6	41,6	
– komplette NPT	153,8	42,0	
– partielle NPT	9,8	23,0	
4. NPT-Dauer/			
Schlafdauer (%)	34,0	8,3	
5. Anzahl der NPT			
pro Nacht	4,22	0,24	
– komplette NPT	3,86	1,29	
– partielle NPT	0,36	0,60	
6. Max. Änderung des			
Penisumfangs (mm)		S.D.	
– an der Spitze	30,0	±4,0	
– an der Basis	30,8	±2,3	
7. Dauer der			
NPT-Phasen (min)			
– T up	4,6	±5,0	12%
– T max.	25,1	±3,7	64%
– T down	9,0	±4,1	24%

gefüllte Schlingen vor dem Einschlafen um die Basis und Spitze des Penis gelegt. Die physiologisch auftretenden nächtlichen Erektionen, die vor allem REM-Schlaf gebunden sind, werden während 3 aufeinander folgenden Nächten graphisch dargestellt.

Bei der Auswertung der nächtlichen penilen Tumeszenz-Messung, die sogenannte NPT-Messung sind die in Tabelle 1 genannten Kriterien zu beachten.

Nach der Definition von Karacan [9] liegt die Grenze zwischen kompletter und partieller Erektion bei einer maximalen Umfangsänderung des Penis von 16 mm.

Tabelle 2 zeigt die Ergebnisse des Normalkollektivs, wobei auffällt, daß 34 % der Schlafdauer in Erektion verbracht werden und daß pro Nacht fast 4 komplette Erektionen auftreten. Die maximale Änderung des Penisumfangs ist für Spitze und Basis identisch. Die maximale Phase der Erektionskurve dauert mit 64% am längsten. Der von Jovanovic [3] beschriebene Anpassungsnachteffekt konnte bei unserem Krankengut statistisch ausgeschlossen werden (Student-T-Test).

Unsere Ergebnisse stimmen mit dem Ergebnissen von Fisher [2] und Karacan [5, 6, 7, 8, 9] weitgehend überein. Auf die Gruppe der organischen Impotenz wird in diesem Beitrag nicht weiter eingegangen.

Tabelle 3. Ergebnisse der Gruppe III, Verdacht auf psychogene Impotenz (n = 17, 49 NPT-Messungen)

		S.D.	N
1. Alter (Jahre)	43,5	(9,9)	28,1
2. Schlafdauer			
pro Nacht (min)	473,3	(37,3)	477,9
3. NPT-Dauer			
pro Nacht (min)	141,9	54,7	163,6
– komplette NPT	134,2	43,6	153,8
– partielle NPT	7,7	19,3	9,8
4. NPT-Dauer/			
Schlafdauer (%)	30,0	9,2	34,0
5. Anzahl der NPT			
pro Nacht	3,72	1,4	4,22
– komplette NPT	3,25	1,3	3,86
– partielle NPT	0,47	0,7	0,36

Tabelle 3 zeigt die Ergebnisse der Gruppe der psychogenen erektilen Impotenz. Bei allen 17 Patienten konnte pro Nacht zumindest 2 komplette Erektionen ausgewertet werden, womit sich die Verdachtsdiagnose psychogene Impotenz bestätigen ließ.

Bei einem Durchschnittsalter von 43,5 Jahren wurde für alle Kriterien fast identische Werte wie beim Normalkollektiv festgestellt.

Die Phalloplethysmographie erweist sich auch nach unseren Untersuchungen als ein wichtiges Hilfsmittel zur Differenzierung zwischen organischer und psychogener Impotenz. Es ist ein einfaches, rasches und ambulant durchzuführendes Verfahren mit einer hohen Aussagekraft ohne Nebenwirkungen.

Literatur

1. Fischer C, Gross J, Zuch J (1965) Cycle of penile erection synchronous with dreaming (REM) sleep. Preliminary report. Arch Gen Psychiat 12:29. – 2. Fischer C, Schiavi RC, Edwards A, Davis DM, Reitman M, Fine J (1979) Evaluation of nocturnal penile tumescence in the differential diagnosis of sexual impotence. A quantitative study. Arch Gen Psychiat 36:431. – 3. Jovanovic UJ (1969) Der Effekt der ersten Untersuchungsnacht auf die Erektionen im Schlaf. Psychosom 17:295. – 4. Karacan I (1969) A simple and inexpensive transducer for quantitative measurements of penile erection during sleep. Behavior Research Methods and Instrumentation 1:251–252. – 5. Karacan I, Hursch CJ, Williams RL (1972) Some characteristics of nocturnal penile tumescence in elderly males. J Gerontol 27:39. – 6. Karacan I, Hursch CJ, Williams RL (1972) Some characteristics of nocturnal penile tumescence in young adults. Arch Gen Psychiat 26:351. – 7. Karacan I, Hursch CJ, Williams RL, Littel RC (1972) Some characteristics of nocturnal penile tumescence during puberty. Ped Res 6:529. – 8. Karacan I, Williams RL, Thornby JI, Salis PJ (1975) Sleeprelated penile tumescence as a function of age. Amer J Psychiat 132:932. – 9. Karacan I, Salis PJ, Ware JC, Dervent B, Williams RL, Scott FB, Attia SL, Beutler LE (1978) Nocturnal penile tumescence and diagnosis in diabetic impotence. Amer J Psychiat 135:191

Dr. H. Leliefeld
Abt. Urologie der RWTH Aachen
Goethestr, 27/29
D-5100 Aachen

Verhandlungsbericht der Deutschen Gesellschaft
für Urologie, 33. Tagung (1981), 223
© Springer-Verlag Berlin Heidelberg New York 1982

Penile Plethysmographie in der Diagnose der Impotenz

C. C. Schulman und E. Wespes

Die Penile Plethysmographie ist eine neue und einfache Technik zur Differenzierung organischer von psychologischer Impotenz. Sie beruft sich auf der Aufnahme der während des Schlafs auftretenden Erektionen, d.h. die normal und unbewußt während einer besonderen Phase des Schlafes auftreten und mit keiner organischen Ursache verbunden sind. Einfacher, aber weniger präzis ist das Anlegen eines aus mehreren Zeichen bestehenden Ringes um den schlaffen Penis. Das Schwellen des Penis bricht den Ring und beweist das Auftreten einer Erektion. Diese einfachen Diagnoseverfahren sind besonders nützlich, um den Unterschied zwischen organischen und psychologischen Impotenzen hervorzuheben.

Prof. Dr. C. C. Schulman
Urologische Univ.-Klinik
Universitäts-Kliniken von Brüssel
Erasmus-Krankenhaus
808, r. Lennick
B-1070 Brüssel
Belgien

Verhandlungsbericht der Deutschen Gesellschaft
für Urologie, 33. Tagung (1981), 224–226
© Springer-Verlag Berlin Heidelberg New York 1982

Problematik der Diagnostik und Therapie der vaskulären erektilen Impotenz

H. Porst und J. E. Altwein

Bei keiner anderen Erkrankung findet man derart widersprüchliche Angaben in der Literatur bezüglich Häufigkeit und Ätiologie, wie es bei der erektilen Impotenz der Fall ist. Bis zum heutigen Tag hat sich nicht nur unter Laien, sondern auch teilweise in der Fachliteratur hartnäckig die Überzeugung gehalten, daß 80 bis 90 % aller Impotenzmanifestationen psychogener Natur sind. Auffällig dabei ist, daß sich bei allen Autoren diese hohen psychogenen Impotenzraten lediglich auf die Angaben der jeweils untersuchten Patienten evtl. noch auf zusätzliche Laboruntersuchungen stützen und somit rein subjektiver Natur sind.

Bei all denjenigen Autoren, welche die mittlerweile vorhandenen objektiven Untersuchungsmethoden anwenden, hat sich das Ursachenspektrum der erektilen Impotenz in den letzten Jahren grundlegend geändert. So zeigten Untersuchungen von Jevtich, Montague und Virag an über 500 Patienten mit erektiler Impotenz, daß über 50 % organischer Natur, davon wiederum über 50 % rein vaskulärer Genese waren, bezieht man die Diabetiker mit ein. Eine 1980 von Jevtich veröffentlichte Untersuchung an 47 Patienten mit diabetischer Impotenz kam anhand von Dopplermessungen, Zystometrie, Bulbocavernosus-Reflex-Latenzzeitmessung und EMG an den unteren Extremitären sowie aufgrund einer eingehenden psychiatrischen Würdigung zu dem Ergebnis, daß über 75 % rein vaskuläre Ursachen, knapp 20 % gemischt vaskulär-neurogene Ursachen und nur 4 % psychogene Ursachen aufweisen, somit die diabetische Impotenz zu ¾ rein vaskulärer Genese ist.

Nach eingehender psychiatrischer Würdigung, die allgemein meist mittels ausführlicher Fragebogen erfolgt und nach Ausschluß endokriner Ursachen durch entsprechende Laboruntersuchungen mit Einbeziehung des Hormonstatus stehen mehrere objektive und somit jederzeit reproduzierbare Untersuchungsmethoden zur Verfügung.

Bei der noninvasiven Diagnostik ist insbesondere die Doppleruntersuchung der einzelnen Penisgefäße hervorzuheben, wobei derzeit noch weltweit Meinungsverschiedenheiten bezüglich der Megahertzzahl des Prüfschallkopfes vorhanden sind. Zunehmende Bedeutung gewinnt auch die Venenverschluß-Plethysmographie des Penis, die vorwiegend mit Gleitgliedermeßfühlern vorgenommen wird und nicht nur eine Prüfung des arteriellen, sondern auch des venösen Gefäßsystems erlaubt. Blutdruckmessungen am Penis erfolgen entweder direkt über Auskultation z. B. der A. frenularis oder indirekt mittels der Doppler-Sonographie oder Plethysmographie. Zum Ausschluß einer Affektion des autonomen Ner-

<table>
<tr><td>

Noninvasiv

Doppler
Plethysmographie
RR-messung
Urodynamik

fakultativ:

   NPT-messung
   BCR-Zeit
   Thermometrie

</td><td>

Invasiv

Selektive Angiographie
(Beide A. iliacae int.)

fakultativ:

Phalloarteriographie
superselektive Angiographie
(A. pudenda interna)
Perfusionscavernosographie
(venöse Abflußstudie)

</td></tr>
</table>

Abb. 1. Diagnostische Untersuchungsmethoden bei der vaskulären erektilen Impotenz

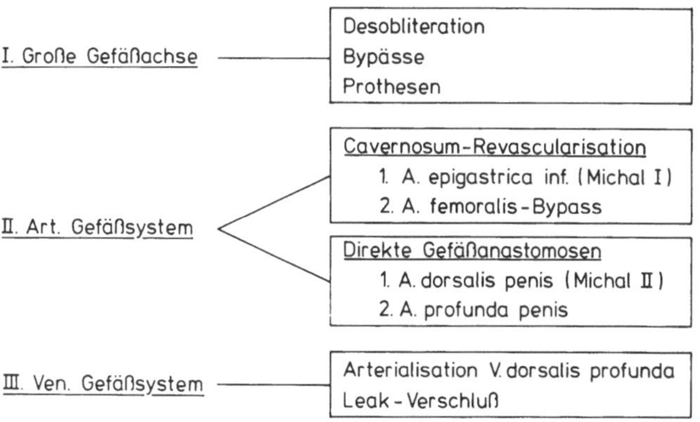

Abb. 2. Therapeutische Möglichkeiten bei der vasculären erektilen Impotenz

vensystems sollte auch immer, soweit möglich, eine Blasendruckmessung vorgenommen werden.

Als *fakultativ* sind bei den noninvasiven Untersuchungsmethoden derzeit noch die Nocturnal-Penile-Tumescence-Messungen sowie die Bulbocavernosus-Reflex-Latenzzeitmessungen anzusehen, beides Untersuchungsmethoden, die eine entsprechende Apparatur, verbunden mit hohem Zeit- und Personalaufwand, voraussetzen. Ebenfalls als fakultative Screening-Methode ist die jüngst von Jevtich veröffentlichte intraurethrale Temperaturmessung anzusprechen, die einerseits zwar eine billigere, andererseits aber auch nur eine grob orientierende Untersuchungsmethode in der Diagnostik der vaskulären erektilen Impotenz ist.

Im Mittelpunkt der *invasiven* Diagnostik steht die selektive Angiographie beider Arteriae iliacae internae, die vorzugsweise beidseits transfemoral und vorzugsweise in Vollnarkose zum Ausschalten von Gefäßspasmen im Beckenbereich durchgeführt wird. Die Untersuchung in Vollnarkose hat sich mittlerweile deutlich überlegen gegenüber der Technik in Lokalanaesthesie bei gleichzeitiger Gabe von Alpha-Blockern erwiesen. Fakultativ anzusehen in der invasiven Diagnostik sind die von Michal erstmalig veröffentlichte Phalloarteriographie sowie die superselektive Angiographie der A. pudenda interna. In Zukunft zunehmende Bedeutung wird die Perfusionscavernosographie zum Ausschluß einer venösen Insuffizienz gewinnen. Diese Untersuchung läßt zum einen relativ genaue Aussagen über die zum Erreichen und Aufrechterhalten der Erektion notwendigen Flowraten zu, zum anderen ermöglicht sie radiologisch nachvollziehbare venöse Abflußstudien.

Steht die Diagnose vaskuläre erektile Impotenz, können mehrere Verfahren zur Anwendung kommen: Operative Eingriffe an der großen Gefäßachse wie Desobliterationen, Bypässe sowie Gefäßprothesen seien hier nur der Vollständigkeit halber erwähnt, sie werden auch in Zukunft die Domäne des Gefäßchirurgen bleiben.

Für den Urologen attraktiv sind zum einen die direkten Corpus Cavernosum Revaskularisationen, wobei eine zentrale Stellung die Revaskularisation mittels der A. epigastrica inferior einnimmt. Eine Methode, die erstmalig von dem Prager Gefäßchirurgen Michal durchgeführt und publiziert worden ist und kurz den Namen „Michal I" trägt.

Saphena-Bypässe von der A. femoralis zum Corpus cavernosum wurden wegen der postoperativ hohen Priapismusrate bzw. wegen der häufig auftretenden permanenten Erektionen wieder weitgehend verlassen. Im Vormarsch begriffen sind die 1980 erstmalig vorgestellten direkten Gefäßanastomosen im Penisbereich. So sind hierbei die Anastomosierung der A. epigastrica inferior mit der A. dorsalis penis zu nennen, kurz „Michal II" genannt. Hierzu zählen auch Saphena-Bypässe von der A. femoralis zur A. profunda penis bzw. A. dorsalis penis, wie sie erstmalig 1980 von Crespo veröffentlicht worden sind.

Wurde eine venöse Insuffizienz nachgewiesen, so kann entweder die direkte Arterialisation der V. dorsalis profunda mittels der A. epigastrica inferior versucht werden, ein Verfahren, das erstmalig von Virag vorgestellt worden ist und erfolgversprechend zu sein scheint. Außerdem kann bei einer venösen Insuffizienz, wenn cavernosographisch nachgewiesen, der direkte Leakverschluß in Frage kommen, ein Verfahren, das erstmalig von Ebbehøj propagiert worden ist.

Als derzeit weltweites Problem stellt sich noch der Mangel an Langzeiterfolgen in der Revasku-

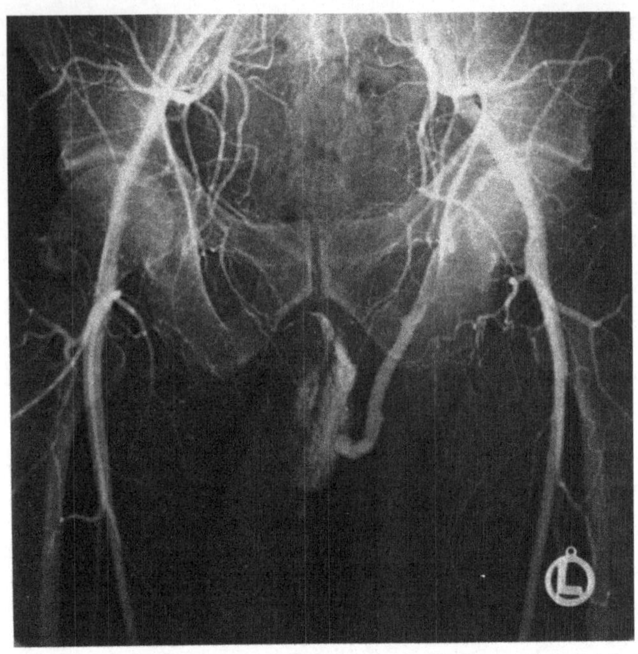

Abb. 3. Postoperative Kontrollangiographie bei Zustand nach linksseitiger Corpus-Cavernosum-Revascularisation mit der A. epigastrica inf. mit Saphena-interponat. Beginnende KM-Anfärbung des Kontralateralen Corpus Cavernosum

larisationschirurgie heraus. Dies mag zum einen in einer noch verbesserungsfähigen Diagnostik bzw. operativen Technik begründet sein, zum anderen spielt eine nicht unerhebliche Rolle die konsequente postoperative medikamentöse Nachbehandlung in Form von perioperativen Gaben von Heparin mit nachfolgender Markumarisierung oder besser Gabe von Thrombozytenaggregationshemmern. Eine konsequente Blutzuckereinstellung bei Diabetikern sowie Nikotinabstinenz bei starken Rauchern sei der Vollständigkeit halber hierbei noch erwähnt.

An der Urologischen Abteilung des Bundeswehrkrankenhauses Ulm wurden in diesem Jahr 11 Patienten mit erektiler Impotenz anhand oben besprochener Untersuchungsmethoden eingehend diagnostiziert, wobei 3 an einer psychogenen, 5 an einer reinen arteriell-vaskulären, 1 an einer gemischt psychogenen-vaskulären und 1 an einer gemischt vaskulären-neurogenen und 1 an einer endokrinen Impotenz erkrankt waren. Bei 4 Patienten wurde die direkte Corpus Cavernosum Revaskularisation nach einer modifizierten Methode von Michal mit Einschaltung eines Saphenainterponates durchgeführt. Bei 2 Patienten ist das Interponat mittlerweile über 3 Monate offen.

Absicht dieses Referates war es, zu verdeutlichen, daß

1. die Diagnose psychogene Impotenz immer eine Ausschlußdiagnose sein sollte

2. mindestens 50 % aller Impotenzursachen rein organischer Natur, hiervon wiederum 50 % bis 70 % rein vaskulärer Natur sind

3. vor Implantation einer Penisprothese bei gegebener Indikation immer zuerst eine Revaskularisation versucht werden sollte.

Literatur

Ebbehoj J, Wagner G (1979) Insufficient penile erection due to abnormal drainage of corpus cavernosum. Urology 5:507. – Montague DK, et al. (1979) Diagnostic evaluation, classification and treatment of men with sexual dysfunction. Urology 6:545. – Sec. intern. conf. on corpus cav. revascul. 1980 Monte Carlo: Crespo EL et al.: Our experience with revascularization by direct arterial surgery. Ebbehoj J et al.: The Copenhagen impotence group: diagnosis and outcome. Jevtich MJ: Erectile failure in diabetes. Jevtich MJ: Bulbo Cavernosus reflex latency: Results in 150 cases. Jevtich MJ: Correlation of penile artery pulse sounds with angiography. Virag R et al.: Clinical doppler and arteriographic patterns of vascular impotence. Virag R: Surgical treatment of vasculogenic impotence by deep dorsal vein arterialization (50 cases). – Zorgniotti AW, Rossi G: Proceedings of the first international conference on corpus cavernosum Revascularization. Ch C Thomas, Springfield, Illinois

Dr. H. Porst
Oberer Eselsberg 40, Abt. Urologie
Bundeswehrkrankenhaus, D-7900 Ulm

Verhandlungsbericht der Deutschen Gesellschaft
für Urologie, 33. Tagung (1981), 227/228
© Springer-Verlag Berlin Heidelberg New York 1982

Diskussion zu den Vorträgen Seite 205 bis 226

Moderatoren: Rothauge, C.F., Gießen, Ziegler, M., Homburg/Saar

Ziegler, Homburg: Wir werden zunächst die ersten 4 Vorträge diskutieren. Herr Sintermann hat uns gezeigt, daß allein bei exakter Auswertung der Anamnese eine Unterscheidung zwischen psychischer und organischer Erektionsstörung möglich ist. Die Arbeitsgruppe Gießen hat in 3 Vorträgen diagnostische Verfahren vorgestellt, wobei gezeigt wurde, daß nach Abklärung der Stoffwechselstörung und Störung des Hormonhaushalts objektivierbare Methoden zur Verfügung stehen, wie Penis-Flow-Index, Röntgendiagnostik, wie Cavernosographie oder die Phalloarteriographie. Haben Sie Fragen an die Referenten?

Scheiber, Innsbruck: Eine Bemerkung zu den endokrinen Veränderungen. Wir haben bei 202 Patienten Parameter der Hypophysengonadenachse bestimmt, dabei zeigten immerhin 14 Patienten erhöhte Prolaktinspiegel, 7 Patienten stark erhöhte Prolaktinspiegel mit Werten über 1000 mcU/ml bei einem Normalwert bis 300. 11 Patienten hatten erhöhte LH-Werte bei einem normalen Testosteronspiegel. Bei diesen Patienten sind die Pregnylbelastungen noch ausstehend, wir werden sie noch durchführen.

Ziegler, Homburg: Diese Bemerkungen waren zum Vortrag Weidner, 60, Herr Weidner, haben Sie dazu noch etwas zu sagen?

Weidner, Gießen: Wir haben nach Hyperprolaktinamin gesucht, haben bei vorgestellten 50 Patienten nichts gefunden.

Ziegler, Homburg: Vielen Dank. Weitere Fragen?

Porst, Ulm: Eine Richtigstellung zu dem Vortrag von Herrn Rothauge. Die Phalloarteriographie wurde 1972 erstmals von Michael durchgeführt. Dabei wird die Infusionscavernosographie mit gleichzeitiger selektiver Darstellung der Arteria iliaca interna durchgeführt. Mit diesem Verfahren werden die distalen Anteile der Arteria dorsalis penis und der Arteria profunda penis besser sichtbar gemacht, weil sich durch die Erektion die Gefäßdurchmesser verdoppeln. Zum anderen möchte ich sagen, daß die Arteria obturatoria an sich mit dem Erektionsmechanismus nichts zu tun hat. Die Arteria obturatoria hat lediglich in 2% der Fälle einen Abgang der Arteria pudenda interna, d.h. einer accessorischen Arteria pudenda interna, die dann wiederum die Cavernosusarterien und die Dorsalarterien versorgt.

Rothauge, Gießen: Ja, ich möchte dazu sagen, daß wir zunächst in allen Fällen die Beckenangiographie durchgeführt haben und den einen Fall, den ich gezeigt

habe, konnte dadurch tatsächlich die Ursache der erektilen Impotenz erklärt werden, und bezüglich des diagnostischen Aussagewertes der Phalloarteriographie hatte ich ja schon in meinem Vortrag auf die entsprechenden Einschränkungen hingewiesen, insbesondere darauf, daß die Befunde auch funktionell bedingt sein können.

Ziegler, Homburg: Ja bitte, Herr Porst.

Porst, Ulm: Die selektive Angiographie der Arteria iliaca interna in Vollnarkose hat sich weltweit durchgesetzt. Das hat seine guten Gründe; denn es wurde herausgefunden, daß die Gefäßspasmen weder durch Lokalanästhesie noch durch Beta-Blocker befriedigend zu durchbrechen sind, weswegen wir auch in Ulm die Vollnarkose bevorzugen. Die Darstellung der Penisarterien, besonders der Arteria profunda, gelingt meist nur in der Schrägprojektion und nicht in a.p.-Projektion. Im schrägen Strahlengang – das Glied auf der kontralateralen Oberschenkelseite fixiert – waren die tiefen Penisarterien überhaupt erstmals darzustellen, funktionelle Spasmen waren auszuschalten.

Ziegler, Homburg: Vielen Dank. Weitere Bemerkungen?

Rothauge, Gießen: Ja, es dürfte Ihrer Aufmerksamkeit entgangen sein, daß das Bild, was ich gezeigt habe, in Schrägposition durchgeführt worden ist.

Ziegler, Homburg: Weitere Anmerkungen? Vielleicht darf ich noch eine Frage stellen an Herrn Becker zum Penis-Flow-Index. Wenn ich richtig verstanden habe, kann diese Methode ambulant durchgeführt werden. Frage: bringt sie gleiche Aussagen wie die Phallographie, die Plethysmographie, die nachher noch diskutiert wird, dann, wenn die gleichen Aussagen möglich sind, hätte sie den Vorteil, daß sie ambulant durchgeführt ist, in der Praxis, daß keine Extraeinrichtungen erforderlich sind, während, soviel ich weiß, die Phalloplethysmographien unter stationären Bedingungen durchgeführt wird.

Becker, Gießen: Die Phalloplethysmographie dient zum Nachweis von nächtlichen Erektionen in der REM-Phase, wie hier auch ausgeführt wurde. Wir messen lediglich das Vorhandensein von Penisgefäßen und demonstrieren damit eben die suffiziente Durchblutung des Organs Penis. Wir machen natürlich auch Tomeszenzmessungen, nur machen wir das von Berry inaugurierte Verfahren, indem wir den Leuten den Ring um den Penis kleben, was wir auch wieder ambulant machen können, wobei dann eben der stationäre Aufenthalt mit den ganzen Kosten wegfällt.

Ziegler, Homburg: Vielen Dank, vielleicht können wir nachher noch darauf zurückkommen, wenn die Phalloplethysmographie zur Diskussion steht.

Die Diskussion der ersten 4 Vorträge ist damit beendet. Ich gebe jetzt an Herrn Rothauge weiter:

Rothauge, Gießen: Ja, ich darf die nächsten 4 Vorträge zur Diskussion stellen, und möchte fragen, ob jemand zu diesen Vorträgen Stellung nehmen will? Herr Jonas, ja!

Jonas, Leiden: Ich habe eine Frage sowohl an die Aachener Gruppe wie an Herrn Schulman. Sie haben gesagt, daß Sie die nächtliche Erektionsmessung mit einem 3tägigen stationären Aufenthalt verbinden. Das ist natürlich ein recht kostenaufwendiger Untersuchungsgang. Die Erfahrung mit meinen eigenen Patienten, die mit Problemen psychogener Störungen kamen, war, daß sie im Prinzip alle angegeben haben, nächtliche Erektionen zu haben, die jedoch zu einem Koitus nicht ausreichen. Welche Konsequenz ergibt sich durch die Dokumentation nächtlicher Erektionsstörungen, und wie groß ist der Prozentsatz der Patienten in Ihrem Kollektiv, bei dem es nicht bekannt war, daß sie nächtliche Erektionen hatten.

Leliefeld, Aachen: Es sind, glaube ich, 4 Fragen. Ich weiß nicht, ob ich die alle 4 beantworten kann. Die erste Frage, wir machen das teils ambulant, teils stationär. Wir nehmen abends um ca. 10.30 Uhr, abhängig von dem Schlafbedürfnis, den Patienten auf, und morgens um 7 Uhr verläßt er die Klinik wieder und kann normal am Arbeitsprozeß teilnehmen. Ich möchte davor warnen, daß man das sogenannte Home-Monetaring durchführen kann. Es gibt eine Reihe von Fehlerquellen. Die 1. Fehlerquelle ist, daß der Patient z. B. die Kabel herausziehen kann. Die 2. Fehlerquelle ist, daß ein REM-Schlaf nicht immer auftritt.

Man sollte, das habe ich in meinem Vortrag nicht erwähnt, in Problemfällen zumindest auch ein kombiniertes EEG durchführen, weil die Erektionen sicherlich REM-schlafgebunden sind. Wenn Patienten REM-Schlafstörungen haben, werden sie auch keine Erektionen haben und trotzdem psychogen impotent sein können. Dann gibt es noch eine 3. Fehlerquelle, und das ist eigentlich das Schlimmste und das Unangenehmste der ganzen Untersuchung, und das entkräftet auch den Wert der NPT-Messung, das ist nämlich, daß auch bei normalen kompletten Erektionen die Rigidität eingeschränkt sein kann, so daß trotzdem eine vaginale Penetration nicht möglich ist, so daß sich daraus die Konsequenz ergibt, daß der Patient aufwachen und kontrollieren sollte, ob die Erektion während der maximalen Erektionskurve tatsächlich für eine Penetration ausreicht.

Rothauge, Gießen: Herzlichen Dank, Herr Leliefeld, die Zeit drängt, wir sind also außer der Zeit und müssen leider zum Abschluß der Diskussion kommen. Ich darf vielleicht zum Schluß noch eine ganz kurze Bemerkung machen bezüglich der Plethysmographie, so interessant Ihre Untersuchungen sind, so kann jeder Facharzt in der Allgemeinpraxis Anhaltspunkte für nächtliche Erektionen dadurch gewinnen, wie mein Mitarbeiter Becker eben schon sagte, daß man den Penis lückenlos am Abend mit Briefmarken umklebt, um dann am nächsten Morgen den Patienten feststellen zu lassen, ob eine nächtliche Erektion stattgefunden hat. Wenn nämlich dieser Briefmarkenring gerissen ist. Soviel noch zu diesem Thema.

Ich danke allen Referenten und allen Diskussionsrednern und beende damit die Sitzung über Genese und Diagnostik der erektilen Impotenz.

Albrecht, Wuppertal: Schönen Dank. Ich bedanke mich bei den Moderatoren und den Rednern, die doch sehr interessante neue Gesichtspunkte für viele gebracht haben.

Penisprothesen

Verhandlungsbericht der Deutschen Gesellschaft
für Urologie, 33. Tagung (1981), 229–233
© Springer-Verlag Berlin Heidelberg New York 1982

Erfahrungen mit der Implantation von 150 Penisprothesen

B. Matthiesen

Anhand von 150 behandelten Patienten möchte ich Ihnen über Erfolge und Mißerfolge bei der Einpflanzung der Penis-Prothese nach Small-Carrion bzw. Jonas berichten. Zunächst eine anatomische Vorbemerkung (Abb. 1).

Bei diesem Querschnitt durch den Penisschaft erkennen Sie, daß der Zugang zu den Corpora cavernosa am günstigsten bei 11 bzw. 13 Uhr erfolgt, da hier weniger wichtige Nerven und Gefäße verlaufen, die man verletzen könnte.

Die abgebildeten schematischen Skizzen verwenden wir mit der freundlichen Genehmigung von Herrn Kelami. Sie stammen aus seinem Operationsatlas.

Abbildung 2: Oben erkennen Sie die Lagerung des Patienten, unten die Schnittführung nach Kelami, die wir in letzter Zeit ausschließlich anwenden. Es erfolgt ein Querschnitt dorsal an der Peniswurzel. Gezeigt ist die Ansicht von ventral.

In Abbildung 3 oben noch einmal der Schnitt, unten jetzt die Inzision der Schwellkörperfaszie.

In Abbildung 4 wird das Corpus cavernosum mit der Schere nach distal inzidiert.

In Abbildung 5 derselbe Vorgang nach zentral. Man kann diese Inzision auch durch die Bougierung mit Hegarstiften ersetzen. Letztere

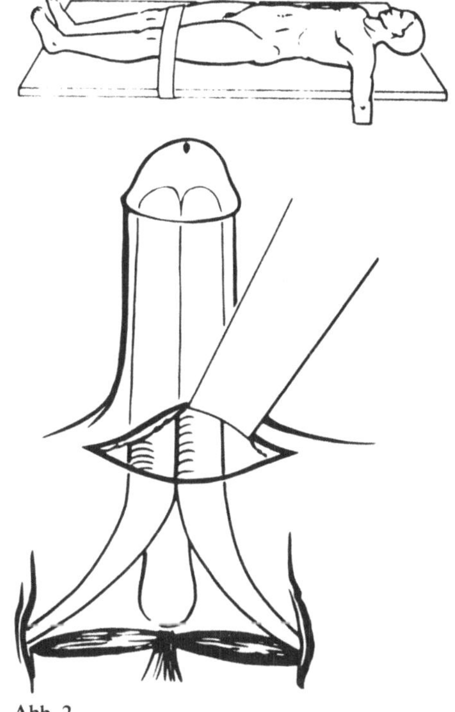

Abb. 2

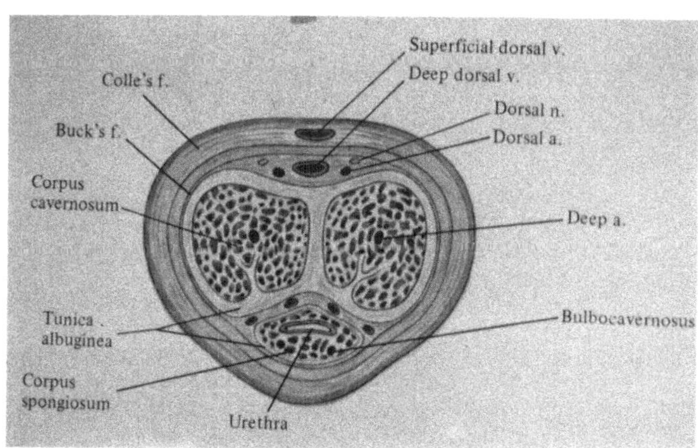

Abb. 1

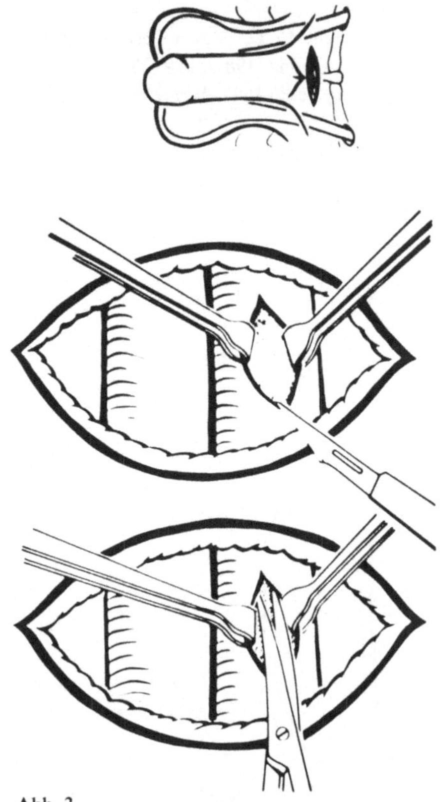

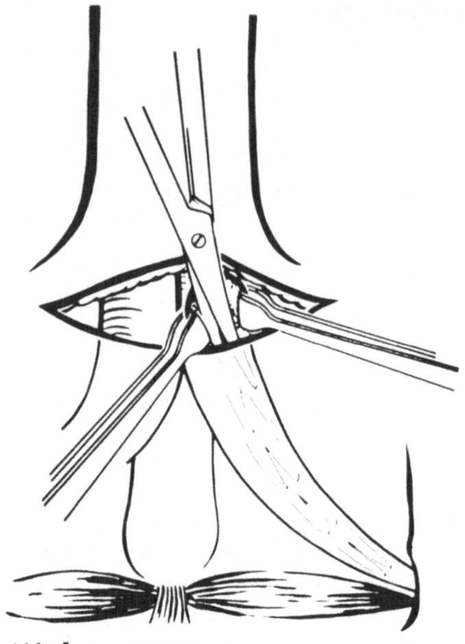

Abb. 5

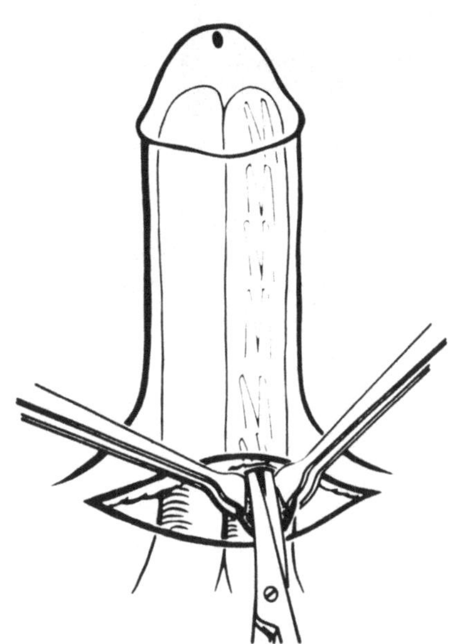

Abb. 3

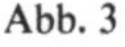

Abb. 4

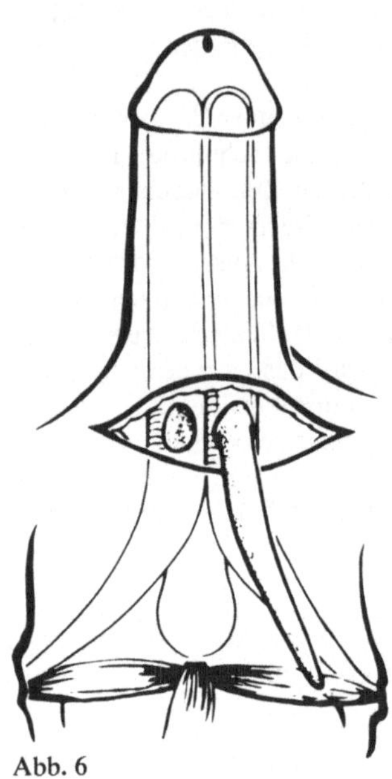

Abb. 6

Methode wenden wir an. Ein prinzipieller Unterschied besteht hier nicht.

In Abbildung 6 die Einführung des distalen Prothesenschenkels in das freipräparierte oder bougierte Corpus cavernosum.

In Abbildung 7 wird deutlich, daß die Inzision im Corpus cavernosum lang sein muß, damit sich die dargestellte U-förmige Partie der Prothese in den Schwellkörper hineindrücken läßt.

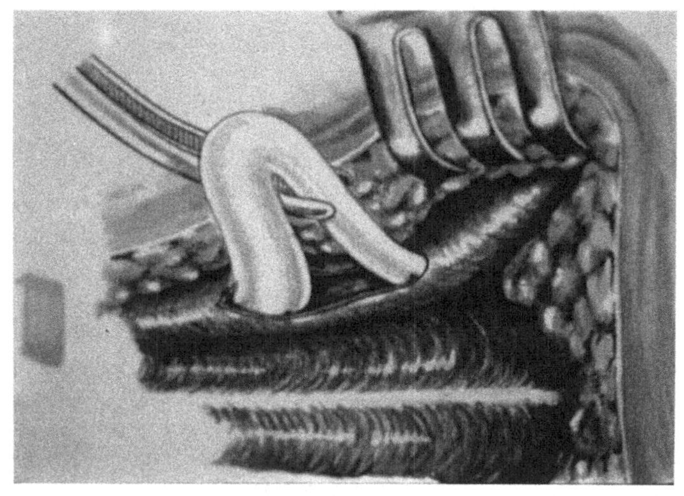

Abb. 7

Dieser Operationsakt bereitet manchmal etwas Schwierigkeiten, da die Prothese nicht immer glatt in den Schwellkörper eingleitet. Gleichzeitig erkennt man hier den perinealen Zugang. Wir verwenden ihn aus zwei Gründen nicht: Er macht mehr Beschwerden im Sitzen in der postoperativen Phase und er ist schwieriger, so daß dieser Zugang später in das Ausbildungsprogramm für die Assistenten übernommen werden müßte.

In Abbildung 8 ist der eine Prothesenschenkel eingeführt, die Faszie wird vernäht.

In Abbildung 9 sind beide Schenkel eingeführt und beide Faszien vernäht.

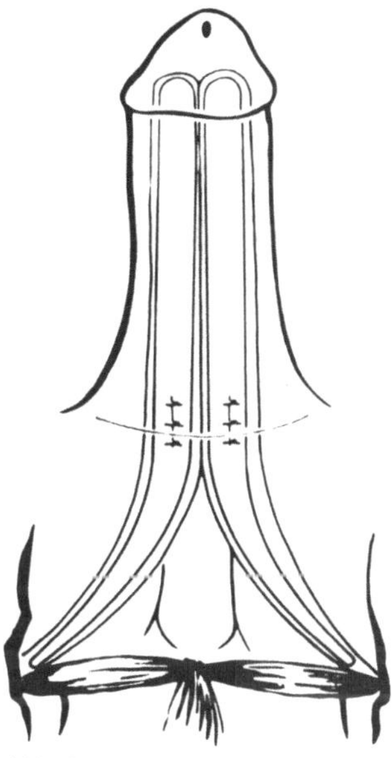

Abb. 9

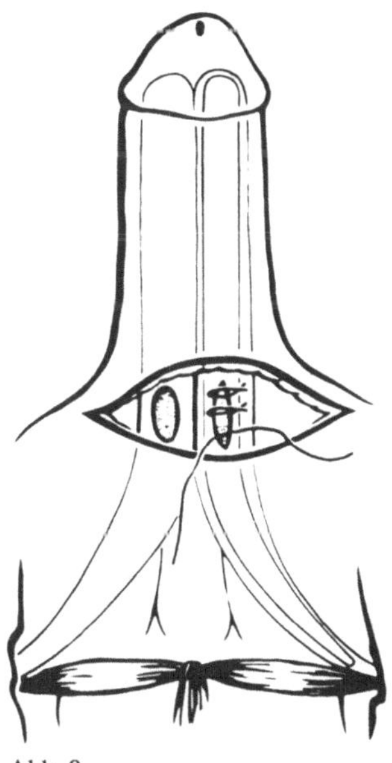

Abb. 8

In Abbildung 10 zeigt eine Seitenansicht des mit Prothese versorgten Gliedes.

Hier noch einmal am Beispiel des perinealen Zuganges die Bougierung des Schwellkörpers mit Hegarstiften, die wir stufenweise vornehmen (Abb. 11).

Die Operationsergebnisse aus der Sicht des Patienten

Die Patienten wurden direkt befragt bzw. haben Fragebögen ausgefüllt:

231

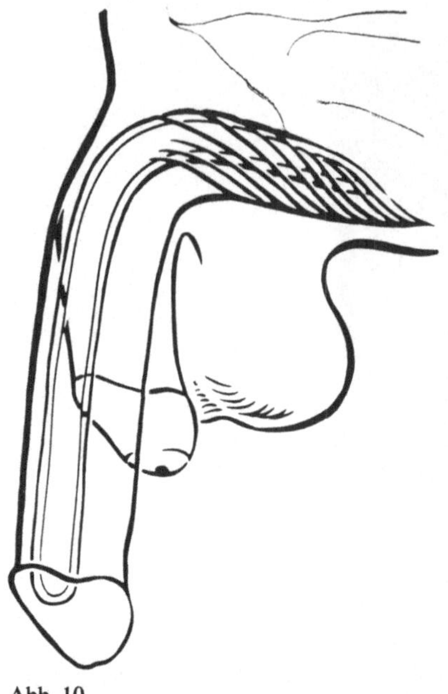

Abb. 10

124 Patienten waren mit der Operation voll zufrieden, 14 sprachen von einem akzeptablen Kompromiß. 8 Patienten sahen die Situation unverändert und bezweifelten die richtige Indikation. 4 Patienten empfanden die Situation postoperativ schlechter als präoperativ.

115 Patienten hatten eine unveränderte Libido, bei 35 Patienten war sie erhöht, vermindert in keinem Fall.

Die Orgasmusintensität war unverändert in 120 Fällen, sie hatte zugenommen in 22 Fällen und abgenommen in 8 Fällen bei 150 Patienten.

Die Sensibilität des Gliedschaftes war unverändert bei 100 befragten Patienten.

Die Sensibilität der Glans war unverändert in 90 Fällen, hatte zugenommen in 4 Fällen und abgenommen in 6 Fällen.

Die Gefühlsintensität war insgesamt unverändert bei 89 Patienten, hatte zugenommen bei 6 und abgenommen bei 5.

Die Tabelle 1 zeigt die passageren Beschwerden, die durchschnittlich nach 3 Wochen abgeklungen waren.

Die Operationsergebnisse aus der Sicht des Nachuntersuchers:

Tabelle 1

Beschwerden, passager	
Durchblutungsstörung der Glans	5
Sensibilitätsverminderung der Glans	6
Schmerzen im Damm–Scrotalbereich	10
Schmerzen an der Basis der Glans	10
Parästhesien im Penisschaft	12
Druck- oder Spannungsgefühl	8
Fremdkörpergefühl	25
Beurteilte Patienten	150

127 Fälle haben wir als gut, 13 als akzeptabel, 5 als mangelhaft eingestuft. 5 konnten nicht beurteilt werden.

Intraoperative Komplikationen: 3mal trat eine Urethraläsion, 3mal eine Perforation des Septum penis auf. 3mal konnte ein fehlendes

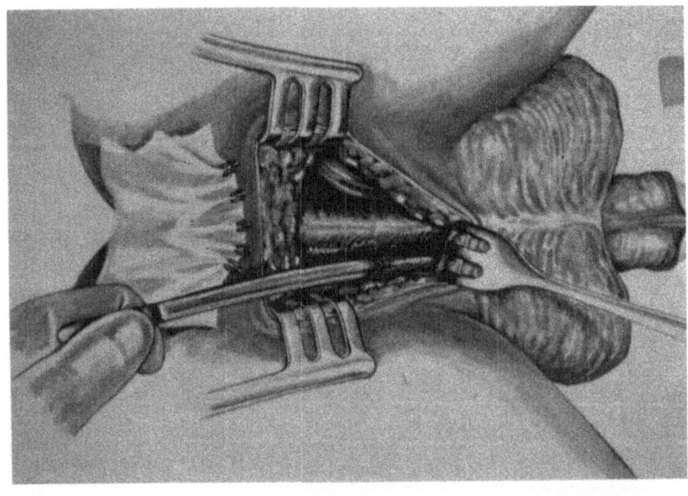

Abb. 11

Septum zwischen den Schwellkörpern nicht gefunden werden. In 2 Fällen war nur 1 Prothesenstab implantierbar.

Die postoperativen reversiblen Komplikationen in den aufgeführten Zahlen (Tabelle 2).

Dauermängel zeigt die Tabelle 3. Wie man sieht, sind die Zahlen relativ gering.

Ein Prothesenwechsel wurde wegen einer Via falsa und in 3 Fällen wegen Mindergröße und Drehungsfehler durchgeführt (beurteilte Patienten: 150).

Die Entfernung eines Prothesenstabes wegen gedeckter und offener Perforation fand in 3 Fällen statt.

Eine komplette Prothesenentfernung wurde wegen Wundinfektion in 2 Fällen, wegen Urethralfistel in 1 Fall und wegen Eigenwunsch in 1 Fall vorgenommen.

Tabelle 2

Komplikationen postop. reversibel	
Penisoedem	6
Präputialoedem	11
Hämatom	3
Wundheilungsverzögerung (D.mell.)	4
Wundprozeß, in der Tiefe eiternd	1
Serom	2
Fadengranulom	2
Harnverhaltung	1
Beurteilte Patienten	150

Tabelle 3

Dauermängel	
Miktionsstrahlstreuung	6
Seitenabweichung *	3
Knickbildung im Penisschaft	1
Torsion ca. 45° *	4
Prothesenmindergröße / Instabilität	
Kosmetik unbefriedigend	2
Mißempfindungen	1
Druck oder Spannungsgefühl	1
Fremdkörpergefühl	1
Schmerzen	1
Beurteilte Patienten	150

__Anmerkung:__ * durch einseitiges Tragen bedingt

Anhand der dargelegten Zahlen darf man die Ergebnisse dieser Operationsmethode sowohl aus der Sicht des Patienten wie auch aus der Sicht des Operateurs durchaus als recht zufriedenstellend bezeichnen. Die Operationsmethode bietet insgesamt keine Probleme. Die Hauptprobleme liegen in der richtigen Indikation. Es war nicht meine Aufgabe, mich in diesem Referat hierzu im einzelnen zu äußern. Es muß aber betont werden, daß derzeit die Indikationsstellung vorwiegend vom Operateur vorgenommen werden muß, da die wünschenswerte Zusammenarbeit mit Sexualmedizinern, mindestens im Raum Hannover, noch nicht aufgebaut werden konnte. Dieses liegt an der Überlastung der betreffenden Kollegen. Wir hoffen aber, daß sich eine Zusammenarbeit intensivieren läßt.

Es besteht sicherlich kein Grund zu vielleicht etwas emotionell gefärbten Äußerungen über diese Methode wie z.B. in dem sonst recht lesenswerten Buch „Sexuell gestörte Beziehungen" [1]. Hier findet sich der Hinweis, daß die Implantation einer Prothese fast immer eine Fahrlässigkeit darstelle. Solche Äußerungen dienen nicht zu einer Versachlichung der Problematik.

Es ist sicherlich auch nicht günstig, wenn sich zunehmend Privatkliniken mit attraktiv aufgemachten Inseraten und Prospekten um diese Patienten bemühen. In diesen Prospekten wird der Eindruck erweckt, als handle es sich bei der Operation und bei den Operationserfolgen um eine Kleinigkeit. Nachfolgend ein Ausschnitt aus einem solchen Prospekt: „Organische Impotenz galt früher als unheilbar. Heute gibt es Hoffnung: durch die moderne Chirurgie." Meiner Ansicht nach gehört die Penisprothese nicht in die Hand der Chirurgie, wie dort vermerkt, sondern in die Hand der Urologie.

Ich möchte daher an Sie den Appell richten, die Patienten an eine _urologische_ Klinik zu überweisen. Gleichzeitig sollten Sie Ihre Patienten nur Kliniken anvertrauen, von denen Sie wissen, daß sie sich sehr eingehend mit der richtigen Indikationsstellung befassen.

Literatur

1. Arentewicz G, Schmidt G (1980) Sexuell gestörte Beziehungen. Konzept und Technik der Paartherapie. Springer, Berlin Heidelberg New York

Dr. B. Matthiesen
Urolog. Klinik des Robert-Koch-Krankenhauses
D-3007 Gehrden

Verhandlungsbericht der Deutschen Gesellschaft
für Urologie, 33. Tagung (1981), 234–237
© Springer-Verlag Berlin Heidelberg New York 1982

Dreieinhalb Jahre Erfahrung mit der Silikon-Silber-Penisprothese*

W. M. Stomps und U. Jonas

Seit 3½ Jahren wird die Silikon-Silber-Penisprothese implantiert. Dieser Zeitraum erschien angebracht, über die Erfahrungen mit dieser Technik zu berichten.

Es wurde daher den Operateuren, die diese Prothese seit 3½ Jahren implantieren, ein Fragebogen zur Fragen der Indikationsstellung, Diagnostik, operativen Technik und der Behandlungsergebnisse zugesandt (Tabelle 1). Über die Ergebnisse dieser Fragenbogenaktion wird berichtet.

Tabelle 1. Teilnehmer an der Fragebogenaktion (34 Operateure – 239 Implantationen)

Christians – Oberhausen	Melchior – Kassel
Depeursinge – Lausanne	Niederhausen – Lausanne
Falge – München	Patton Philip – London
Feizelmeier – Ulm	Pedersen – Öberö
Hacket – New Zealand	de Preux – Lausanne
Hauri – Zürich	Reisner – Melbourne
Hautmann – Aachen	Riccabona – Linz
Heritier – Genève	Royle – England
Hoop – Canberra	Salvini – Milano
Hutschenreiter – Mainz	Segesser – Luzern
Jonas – Mainz/Leiden	Sparwasser – Koblenz
Katalinic – Nürnberg	Tscholl – Aarau
Krane – Boston	Tudoriu – Ahrweiler
Leadbetter – Burlington	Urlesberger – Klagenfurt
Lemperle – Frankfurt	Weissbach – Bonn
Linjärdh – Öberö	Wright – New Zealand
Mocoda – Wuppertal	Zinner – Los Angeles

Indikation (Tabelle 2)

Die Hauptindikation zur Implantation wurde in erster Linie bei vaskulären Störungen gesehen. Weitere wichtige Indikationen waren psychogene Störungen, Diabetes mellitus, sowie Operationen im Bereich des kleinen Beckens. Auffallend

** ESKA, W. Koss OHG, Geisenheim*

Tabelle 2. Hauptindikationen (n = 239)

	%
Vaskulär	18,4
Psychogen	17,1
Diabetes mellitus	14,2
Op. kleines Becken	12,9
Induratio penis plastica	9,6
Neurogen	8,7
Posttraumatisch	5,0

ist der relativ hohe Prozentsatz psychogener Störungen. Dies bestätigt die eigene Überzeugung, daß nach einer intensiven psychiatrischen Untersuchung und bei Versagen der Psychotherapie die Indikation zur Penisprotheseimplantation auch bei diesem Patientenkollektiv gegeben ist.

Diagnostische Hilfen (Tabelle 3)

Die Nutzung diagnostischer Hilfsmittel hing stark von den einzelnen Operateuren ab. Dies erklärt auch, daß in 35 % *keine der aufgeführten diagnostischen Möglichkeiten ausgeschöpft wurde.* Dies traf insbesondere auf die *nicht-uni-*

Tabelle 3. Diagnostische Hilfen (n = 185)

	%
Psychiatrische Untersuchung	50,0
Endokrinologische Untersuchung	45,4
Zystometrie	10,8
Doppler	10,8
Cavernosographie	8,6
Penis-RR	5,4
Messung nächtlicher Erektionen	3,7
Arteriographie	2,1
Keine	35,6

versitären Abteilungen zu, die diese Prothese implantieren.

Die größte Bedeutung diagnostischer Hilfen scheint in der psychiatrischen Analyse zu liegen, die in 50 % der Fälle in Anspruch genommen wurde. Dies entspricht der eigenen Überzeugung, daß auch bei *organischen* Läsionen eine psychiatrische Basisuntersuchung vor der Erwägung einer Protheseimplantation indiziert ist. Der Psychiater stellt dabei nicht nur die Diagnose einer psychogen oder organisch bedingten Impotenz, es werden auch Patient und Partner intensiv auf die Prothese vorbereitet und postoperativ betreut.

Operative Technik

Die im eigenen Material geübte Technik besteht aus einer hemizirkulären Inzision im Sulcus coronarius (Abb. 1). Bucks Fascie wird aufgesucht, und die Tunica albuginea zwischen zwei Haltefäden in Längsrichtung eröffnet. Die Dilatation der Corpora erfolgt mit Béniguets Sonden von 13 bis 30 Charrière. Nach Einbringen der Prothese wird die Tunica mit Dexon 0 geschlossen, die Subkutannaht und Hautnaht folgen mit Chromcatgut 000 (Abb. 2). Postoperativ wird für die Dauer von 3 Tagen ein leichter Kompressionsverband angelegt. Ein Katheter ist im allgemeinen nicht erforderlich. Die exakte Längenadaptation an die individuellen Verhältnisse wird in-

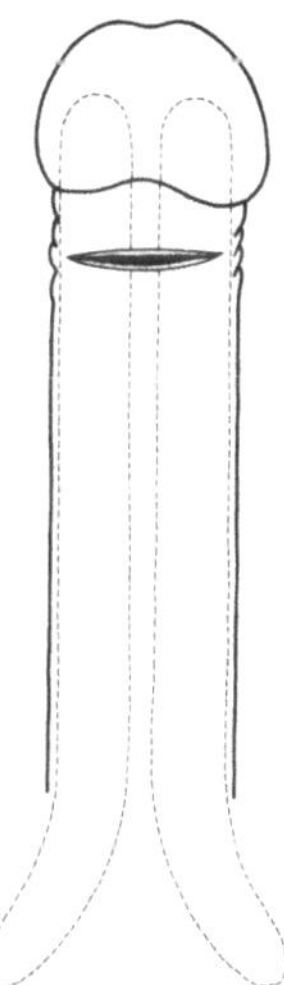

Abb. 1. Zur Prothesenimplantation erfolgt eine hemizirkuläre Inzision im Sulcus coronarius. Bei nicht-zirkumzidierten Patienten wird die gleichzeitige Zirkumzision empfohlen

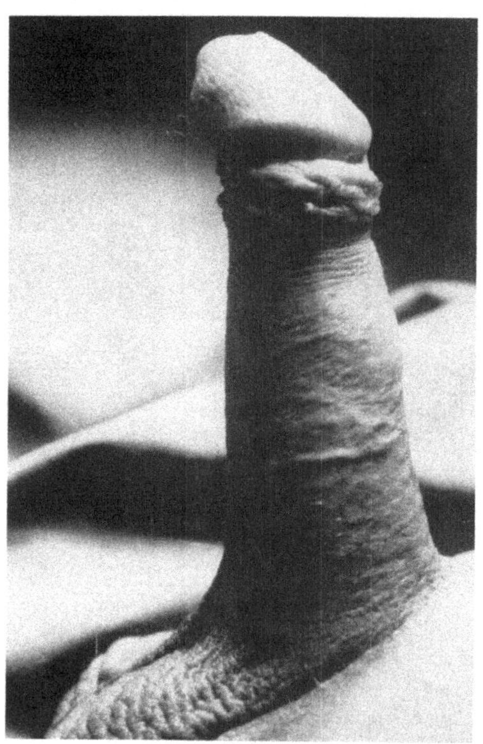

Abb. 2. Status nach Implantation

traoperativ mit Hilfe eines speziellen Meßstabes bestimmt (Abb. 3). Eine zu kurz gewählte Prothese führt zum Abknicken der Glans, eine zu lang gewählte Prothese kann Ursache prolongierter Schmerzen und einer Perforation werden.

Ergebnisse

Bei Betrachtung der *Frühkomplikationen* (Tabelle 4) fällt auf, daß 51 % der Patienten während der ersten Tage über Schmerzen klagte, die jedoch passageren Charakter hatten. *Spätkomplikationen* sind definiert als Komplikationen, die nach Entlassung aus dem Krankenhaus auftreten (Tabelle 5). Wiederum waren dies insbesondere länger anhaltende Schmerzen. Perforationen haben in 5 % letztlich zum Prothesenverlust geführt.

Die eigenen Erfahrungen zeigten, daß bei intraoperativen Perforationen eine Implantation *nicht* mehr vorgenommen werden sollte. Die Operation muß abgebrochen werden und die Implantation nach etwa 3 Monaten stattfinden. Bei 1 Patient kam es durch die zufällige Behandlung einer Spondylolystisis mit Gipsbett durch den

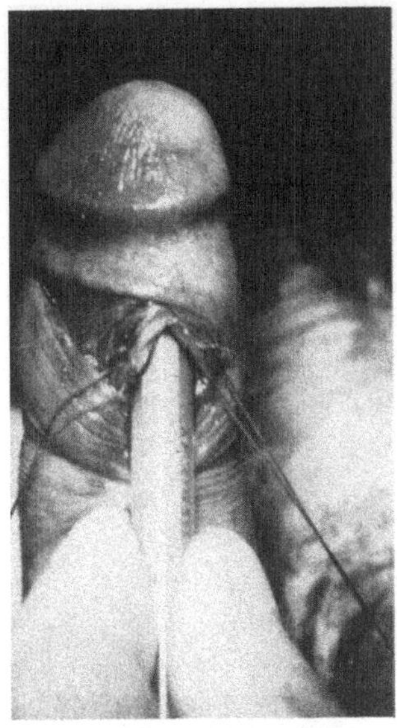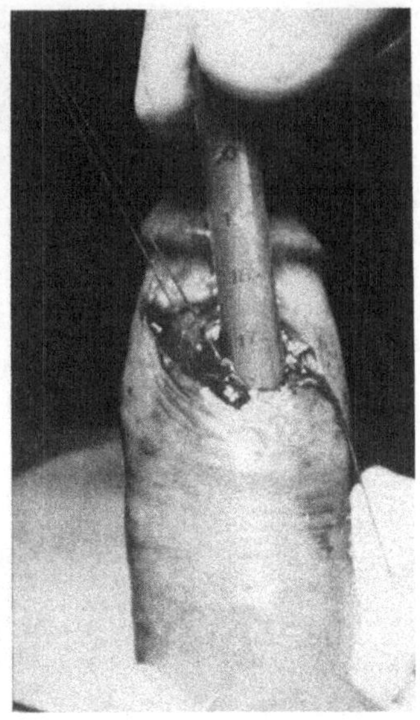

Abb. 3. Die genaue Längenbestimmung erfolgt mit Hilfe einer kalibrierten Meßprothese

Tabelle 4. Frühkomplikationen (n = 239)

		%
Schmerzen < 5 d	123	51,4
Wundheilungsstörung	8	3,3
Paraphimose	4	1,6
Blutung	2	0,8

Tabelle 5. Spätkomplikationen (n = 239)

		%
Schmerzen (5–14 d)	53	22,1
Perforation	12	5,0
Infektion mit Prothesenverlust	4	1,6
Sensibilitätsstörung	2	0,8
„Concorde-Phänomen"	2	0,8
(zu kurz gewählte Prothese)		

Tabelle 6. Erfolg

		%	
Beurteilung:	Operateur	93,4	(n = 239)
	Patient	90,0	(n = 120)
	Partner	89,2	(n = 111)

konstanten Druck auf die Corpora zur Prothesenperforation nach distal. Ein Patient berichtete, daß er auf dem Kennedy-Flughafen in New York bei einer Sicherheitskontrolle durch den Metalldetector in eine verzwickte Situation gebracht wurde, die er nur mit Mühe regeln konnte. Im allgemeinen ist jedoch die Empfindlichkeit dieser Detectoren nicht hoch genug, um den Penis als Feuerwaffe zu verkennen. Perforationen sind im allgemeinen Perforationen nach *distal* und führen zum Verlust der Prothese. Infektionen mit Prothesenverlust treten mehrere Wochen postoperativ auf. Im eigenen Material war dies ausschließlich bei Patienten mit Diabetes mellitus der Fall.

Die Beurteilung der Resultate wurde drei Personenkreisen überlassen: dem Operateur, Patient und Partner (Tabelle 6). Allgemein betonten die Patienten die gute funktionelle und kosmetische Lösung, insbesondere die Tatsache der stabilisierbaren Richtungsänderungen.

Zusammenfassung

Zusammenfassend kann gesagt werden, daß die Silikon-Silber-Penisprothese eine einfache und gute Methode zur Behandlung der erektilen Impotenz ist. Wir glauben, daß Selektion der Patienten und postoperativen Betreuung wichtiger sind als der Prozentsatz der operativ-technischen Implantationserfolge. Wir versprechen uns daher aus der Partnerschaft zwischen

Sexuologen, Psychiatern und Urologen eine Verbesserung in der Behandlung der erektilen Impotenz.

Literatur

Jonas U (1978) Silikon-Silber-Penisprothese. Akt Urol 9:179. – Jonas U, Jacobi GH (1980) Silicone-silver-penile prosthesis, Description, operative approach and results. J Urol 123:865

Prof. Dr. U. Jonas
Academisch Ziekenhuis
Afdeling Urologie
Rijnsburgerweg 10
NL-2333 AA Leiden

Verhandlungsbericht der Deutschen Gesellschaft
für Urologie, 33. Tagung (1981), 238–241
© Springer-Verlag Berlin Heidelberg New York 1982

Die chirurgische Behandlung der erektilen Impotenz mit der AMS-Penis-Prothese – 7 Jahre Erfahrung

F. Schreiter und M. Bressel

Die Prothese besteht aus einem Reservoir, das in das Cavum retzii implantiert wird und aus dem über eine Pumpe im Skrotum 2 Prothesenschläuche gefüllt und entleert werden. Damit kann je nach Bedarf die Erektion auf natürliche Weise nachgeahmt werden.

Vorteile der Prothese

Dauerdruck auf das Gewebe entfällt, da die Prothese meist im leeren Funktionszustand ist. Gewebsläsionen, Perforationen und Drucknekrosen werden deshalb nicht beobachtet.

Dadurch ist die Prothese auch für Querschnittspatienten geeignet. Schmerzen durch Dauerdruck ist selten. Das Tragen von leichter Sportbekleidung oder Sommerkleidung ist problemlos.

Später evtl. notwendige endoskopische Manöver wie Cystoskopie, transurethrale Operationen werden nicht erschwert. Insgesamt fühlen sich die Patienten in ihrer Bewegungsfreiheit und Freizügigkeit weniger eingeengt. Die Patienten und ihre Partner sind deshalb mit dem postoperativen Ergebnis zufriedener.

Patientenselektion

Voraussetzung für den postoperativen Erfolg und das Annehmen der Prothese von Mann und Frau ist eine sorgfältige Patientenauswahl.

Eingehende Arzt-Patienten-Gespräche, die oft zeitraubend und langwierig sind unter Miteinbeziehung der Partnerin und Erhebung einer sorgfältigen körperlichen Vorgeschichte und Sexualanamnese kann Aufschluß über Ursachen der Impotenz geben und klärt die Einstellung der Partnerin zu der geplanten Implantation. Man erhält wichtige Hinweise auf die Persönlichkeitsstruktur des Patienten. Es ist selbstverständlich, daß Sexualneurotiker, haltlose Psychopathen,

Alkoholabhängige und Debile ausgeschlossen werden.

Das psychiatrische Gutachten ist deshalb in diesen Fällen wünschenswert, leider oft schwer zu bekommen, da nur wenige Psychiater bereit sind, sich mit den speziellen Problemen einer Prothesenimplantation zu befassen und häufig auch keine ausreichenden Kenntnisse in sexualmedizinischen Fragen vorhanden sind.

Da Patienten mit psychogener Impotenz meines Erachtens nur in Ausnahmefällen eine klare Indikation zur Implantation einer Penisprothese haben, führen wir seit mehr als 1 Jahr Messungen der nächtlichen Erektionen im Schlaftest durch.

Es werden hierzu Elektroden ringförmig an die Basis und die Spitze des Penis gelegt. Dehnung infolge Erektion wird auf einem Registriergerät in Form einer Kurve geschrieben. Wenn eine Erektionsfähigkeit vorhanden ist, tritt diese im Schlaf in den REM-Phasen ein.

Die Erektion zeigt sich durch kräftigen Kurvenanstieg. Bei fehlender Erektionsfähigkeit beispielsweise in Form eines Erektionsverlustes durch Trauma verläuft die Kurve in der Null-Linie.

Hierdurch lassen sich vermeintliche und tatsächliche Zahl und Dauer der Erektionen sowie Bestimmung der Größenzunahme ermitteln, geben wichtige Hinweise auf die Psychogenität der Erektionsstörung, Erektionsverluste auch bei klinisch nicht nachweisbarer Ursache.

Die Implantation wird vorzugsweise über einen infrapubischen Zugang durchgeführt. Möglich ist jedoch auch der skrotale Zugang. Beim infrapubischen Zugang lassen sich nach unserer Erfahrung die Prothesenschläuche leichter und exakter plazieren und die Operation kann steriler durchgeführt werden.

Das Furlow-Instrument dient zur exakten Abmessung und Längenbestimmung der Prothesenschläuche und hat das Einziehen der flexiblen Zylinder in die Corpora cavernosa wesentlich er-

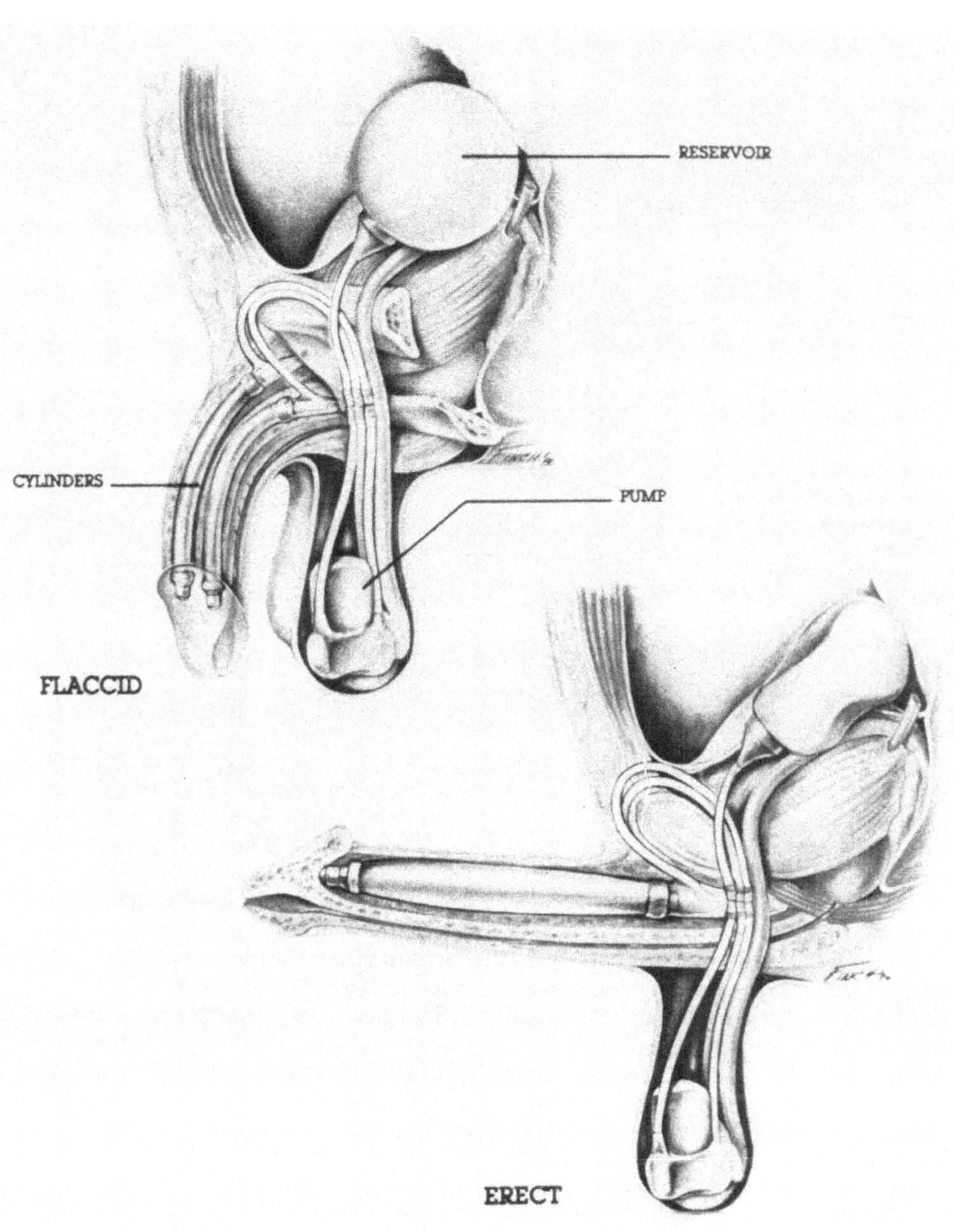

Abb. 1

Tabelle 1. Komplikationen, 68 Patienten, 1974–1981

Infektion	5 Fälle	(7,4 %)	Prothese entfernt
Leakage	7 Fälle	(10,3 %)	reoperiert
Ausbuchtung der Tunica albuginea	1 Fall	(1,4 %)	Prothese entfernt
Prothese entfernt in 6 Fällen		(8,8 %)	
Erfolgreiche Reoperation in 7 Fällen		(10,2 %)	

Tabelle 2. AMS-Penisprothesen, 68 Patienten, 1974–1981

Ursachen	Anzahl	Erfolg	Mißerfolg
Diabetes mellitus	13	12	1
Rad. Beckenchirurgie	12	10	2
Rückenmarksläsion	11	9	2
Beckentrauma	9	9	–
Genitalverletzung	7	7	–
Priapismus	6	6	–
Induratia penis plastica	3	3	–
Periphere Gefäßprozesse	3	3	–
Andere	4	3	1
	68 (100 %)	62 (91,2 %)	6 (8,8 %)

leichtert. Es besteht aus einem Hohlstab mit Zentimetereinteilung und Obturator.

Die Prothesenzylinder haben an der Spitze einen Faden, der in eine Nadel eingefädelt wird.

Nadel und Faden werden in das Furlow-Instrument eingelegt.

Das Instrument wird in die Corpora cavernosa eingeführt und mit dem Obturator wird die Nadel durch die Glans gestochen. Die Nadel wird mit dem Faden herausgezogen und der Zylinder am Faden in den Hohlraum eingezogen. Dadurch wird das früher oft schwierige Manöver des Zylindereinziehens wesentlich erleichtert und zeitlich verkürzt. Die Operationszeit wurde dadurch auf 45–60 Minuten abgekürzt. Das Operationstrauma bleibt dabei minimal.

Ergebnisse und Komplikationen

In den Jahren zwischen 1974 und 1981 haben wir in der Urologischen Abteilung des Verbandskrankenhauses Schwelm und in der Urologischen Abteilung des Allgemeinen Krankenhauses Hamburg-Harburg 68 Patienten eine AMS-Penis-Prothese implantiert.

Die Indikationen gehen aus der Tabelle 1 hervor. In 62 Fällen entsprechend 91,2 % wurde teilweise durch Nachoperation ein gutes postoperatives Ergebnis erzielt. In 6 Fällen, entsprechend 8,8 % war das Ergebnis nicht zufriedenstellend. Schlüsselt man die Mißerfolge nach den Komplikationen auf, so fällt auf, daß die Zahl der Infektionen mit 5 Fällen sehr gering ist. Nachoperationen waren in 7 Fällen entsprechend 10,2 % erforderlich (Tabelle 2).

Ergebnisse von 21 Operateuren: Die Zusammenstellung von 1243 Implantationen einer AMS-Prothese aus dem Jahre 1979 von 21 Operateuren zeigen übereinstimmende Ergebnisse und entsprechen auch unseren Erfahrungen. Die Erfolgsrate lag ebenfalls bei 91,5 %.

Zusammenfassend wird daher festgestellt: Die Implantation der füll- und entleerbaren AMS-Penisprothese zur Nachahmung einer steuerbaren, naturgetreuen Erektion als operatives Behandlungskonzept der männlichen Impotenz hat sich uns als sehr zufriedenstellende Methode, sowohl für den Patienten, den Sexualpartner und den behandelnden Arzt bewährt. Die Vorteile die aus der Erektion im Bedarfsfall resultieren, werden auch nicht durch den relativ hohen Preis der Prothese und die oft zitierte Defektanfälligkeit des Systems gegenüber starren Implantaten aufgewogen.

Die katanamnestische Befragung von 28 unserer Patienten, die teilweise starre Implantate entfernen ließen, beweisen unzweifelhaft die positiv psychische Auswirkung über die wiedererlangte Kohabitationsfähigkeit mit einer Prothese, die die natürliche Erektion naturgetreu nachahmt.

Dr. F. Schreiter
Urolog. Abt.
Verbandskrankenhaus Schwelm
Westfalendamm 16
D-5830 Schwelm

Verhandlungsbericht der Deutschen Gesellschaft
für Urologie, 33. Tagung (1981), 242–245
© Springer-Verlag Berlin Heidelberg New York 1982

Penisprothesen – eine Stellungnnahme aus psychiatrischer Sicht

A. Spengler

Ein 31jähriger Seemann, alleinstehend, war nach einer Shunt-Operation wegen Priapismus total erektionsgestört. Nach längerem Zuwarten erhielt er eine Penisprothese. Trotz postoperativer Komplikation zeigte er sich gegenüber seinem Operateur zufrieden. – In einer psychiatrischen Nachuntersuchung stellt er sich massiv enttäuscht und depressiv verstimmt dar. Er leidet unter seiner Isolation, ist hilflos gegenüber seinen Kontaktschwierigkeiten, traut sich nicht, mit der Prothese eine Partnerin zu suchen. Als Hintergrund stellt sich eine frühe neurotische Störung heraus, die zu Kontakt- und Beziehungsängsten, zu Suizidalität und Depressionen geführt hatte.

Erfahrungen wie diese haben in den letzten Jahren zu kritischen Stellungnahmen von Psychiatern und Sexualwissenschaftlern veranlaßt. Während technische und operative Probleme längst breit publiziert wurden, kam erst langsam zur Sprache, daß die Implantation zugleich ein Eingriff in psychische Reaktionen und Partnerbeziehung ist und daß sie schwere psychische Komplikationen nach sich ziehen kann. Solche sind allerdings bislang nur kasuistisch beschrieben.

Die Implantationspraxis und ihre wissenschaftliche Bearbeitung wurden von Rieber (1979) und Sotile (1979) ausführlich kritisiert. Wesentliche Kritikpunkte gelten noch heute:

Nach wie vor erfassen die Studien das Problem offener oder verdeckter psychischer Komplikationen nicht adäquat. Meist wird überhaupt nicht versucht, danach zu forschen. Fragen z.B. nach Depressionen, nach aversiven sex. Reaktionen wie Selbstbeobachtung, Inappetenz, Vermeidungsverhalten, Verletzungsängsten oder psychosomatischen Reaktionen werden weder systematisch geprüft noch sind sie bisher beantwortet – abgesehen von wenigen kasuistischen Eindrücken. Kontrollierte Studien über Patienten und Partnerinnen, die die Sexualität und die psychologische Reaktion hinreichend breit beschreiben, liegen nicht vor.

Die psychische Reaktion nur in Persönlichkeitsfragebögen wie dem MMPI zu erfassen (Beutler, Osbourne), birgt die Gefahr einer Überinterpretation derartiger Tests. Die Patientenauswahl vor allem danach zu orientieren, ob organische Störungen vorliegen könnten, und dies nur mit der NPT-Diagnostik zu prüfen, birgt die Gefahr von Fehldiagnosen und verleitet dazu, bei tatsächlich organisch gestörten Patienten keine weiteren psychischen Probleme mehr zu vermuten.

So zeigen die Publikationen nach wie vor, daß körperliche Anteile der Äthiologie von Erektionsstörungen überbewertet oder verabsolutiert werden. In der Tendenz werden Diabetiker, prostatektomierte Patienten u.a. für organisch gestört gehalten und auch so behandelt. In ihrer Nachuntersuchung an 61 Patienten, welche ⅓ des operierten Kollektivs repräsentieren, zeigen sich Gerstenberger/Osbourne/Furlow (1979) überrascht über die Tatsache, daß 63% ihrer Patienten präoperativ noch partielle Erektionen unterschiedlichen Ausmaßes gehabt hatten. Auch werden nach wie vor Patienten operiert, die überhaupt nicht organisch erektionsbehindert sind. Unklar bleibt, welche Kriterien hier herangezogen werden, wann Patienten z.B. als nicht mehr psychotherapierbar gelten. Skeptisch stimmt, wenn in vielen Publikationen die wichtigsten psychotherapeutischen Verfahren zur Behandlung langjährig fixierter Funktionsstörungen, die Paartherapien (Masters/Johnson) nicht einmal diskutiert werden.

Immerhin haben inzwischen einige Arbeitsgruppen ihr procedere methodisch und therapeutisch strenger umrissen und eine Zusammenarbeit mit Psychologen, Psychiatern, z.T. mit Schlafforschern fest etabliert, die Indikationsstellungen eingeengt, die psychotherapeutischen Alternativen und die Problematik der Partnerbeziehung genauer berücksichtigt (z.B. Scott, Furlow u.a.). Dieser Standard ist aber bei weitem nicht überall erreicht und wird auch nicht immer positiv angestrebt. Es kann allerdings auch schwierig sein, eine feste Kooperation der operativen und der psychotherapeutischen Fächer zu etablieren, darauf weist auch Maddock (1981) hin.

Die Behandlung der psychischen und partnerschaftlichen Dimension bleibt verkürzt, in der Praxis bleiben Patienten und Operateure stark auf technische und operative Probleme fixiert. Möglicherweise liegt dies auch daran, daß die psychischen Reaktionen schwerer erforschbar sind und daß die Patienten sich hier einem Zugang oft widersetzen. Es ist viel einfacher, alles mit einem Streich beseitigen zu wollen, was so lange so enttäuschend und kränkend erlebt wurde. Möglicherweise liegt es aber auch daran, daß die psychotherapeutischen Alternativen ungleich schwerer anzubieten sind. Shrom/Lief/Wein (1979) zeigten, daß dann, wenn ein solches Angebot systematisch gemacht wird, nur wenige Patienten (15 % ihrer Stichprobe) als geeignet für die Implantation angesehen wurden und daß noch viel weniger (5 %) dann operiert wurden. $\frac{4}{5}$ der von diesen Autoren behandelten Patienten hatten sich dagegen gewehrt, daß ihre Frauen in die Therapie einbezogen wurden. An dieser Reaktion, dem Versuch, die Partnerin „herauszuhalten", kann die Einengung der Perspektive gut beschrieben werden, mit der viele Patienten operiert werden: Es wird offenbar nicht reflektiert, daß eine Einbeziehung der Partnerin den Patienten Angst macht und daß daraus eine völlige Veränderung der Perspektive insoweit resultieren könnte, als viele Frauen der Prothese gegenüber skeptisch, ängstlich eingestellt sind. Bis jetzt hat keine der operativen Arbeitsgruppen empirische Daten über die Reaktion der Partnerinnen selbst vorgelegt. Die Angaben über die sog. Partnerakzeptanz stammten von den Patienten selbst. Auch Gerstenberger/Osbourne/Furlow (1979) verwenden Angaben der Patienten als Indikatoren der Partnerreaktion. Diese Perspektive ist, wie Renshaw (1979) wiederholt gezeigt hat, kurzschlüssig. Es kommt eher ein Bild der Hoffnungen, Projektionen und der selektiven Wahrnehmung der Patienten heraus, mit dem sie sich selbst vor Angst, Zweifel und latenten Partnerkonflikten schützen. Wir wissen zudem, daß Gespräche mit den Partnerinnen völlig anders verlaufen, wenn sie allein befragt werden. Dies wurde in einer kleinen Arbeit von Kramarsky-Binkhorst (1978) realisiert. Die Hälfte von 60 angesprochenen Männern hatte jedoch der Befragung ihrer Frau nicht zugestimmt. Dies zeigt, wieviel Unsicherheit die Patienten hier empfin-

den. Nur 42 % von verbliebenen 31 Frauen bezeichneten sich als voll zufrieden. Vier erfuhren hier zum ersten Male von der Prothese! Viele Daten zeigten Angst und Irritation, Zweifel und Ambivalenz der Frauen, welche nach den Berichten von Renshaw (1979) ohnehin häufig (⅔) selbst sexuell gestört reagieren, wenn ihre Partner länger erektionsgestört sind. Leider erfaßte auch eine Dissertation von Vohl (1979), der u. a. 72 Frauen befragte, lediglich technische Aspekte der Zufriedenheit, nicht psychische und sexuelle Reaktionen der Frauen.

Ich möchte im folgenden versuchen, die psychischen Reaktionen auf die Implantation und deren Hintergründe zu veranschaulichen:

Ein 43jähriger Patient, vaterlos aufgewachsen, war durch seine Mutter als sehr kleines Kind oft geschlagen und massiv überfordert worden. Er blieb sehr lange partnerlos. In einer spät eingegangenen Ehe hatte er eine primäre ejaculatio präcox, als weiteres Symptom einer neurotischen Entwicklung auch Depressionen in beruflichen Krisen und Partnerkonflikten, in welchen er glaubte, seine sexuelle Störung sei an der drohenden Trennung von seiner Frau schuld. Diese Störung blieb auch nach einem Psychotherapieversuch mit seiner Frau bestehen, welcher abgebrochen wurde. Der Patient fixierte sich nun völlig auf die Vorstellung, eine Penisprothese könnte allein seine Ehe retten. Gegen den Widerstand seiner Frau ließ er sich operieren. – Sie schildert diese Phase später als sehr angstbeladen. Sie spürte, daß sie ihn an diesem Versuch nicht hindern durfte, denn sie erlebte ihn als zu verletzlich und gefährdet. Nach der Operation zog er sich für Monate von ihr zurück, ging keine zärtlichen Kontakte ein. Erst spät vermochte sie ihn langsam und unter großer Angst zu einer Wiederaufnahme der sexuellen Beziehung zu bewegen, und er stabilisierte sich allmählich. Das Symptom der ejaculatio präcox bestand weiter.

Das Beispiel mag verdeutlichen, daß Symptom und Behandlung in einem komplexen unbewußten Zusammenhang mit Partnerbeziehung, psychischer Struktur und akuter Krise des Selbstbildes stehen. Die äußere Stabilität dieses Paares ist Ergebnis eines lange gefährdeten Prozesses der Bewältigung. Das Grundproblem ist ungelöst, das Symptom nicht aufgehoben. Die Prothese ist Bestandteil eines Lösungsversuches geworden, das Selbstbild zu stabilisieren und die Beziehung aufrechtzuerhalten. Wie stabil diese scheinbare Lösung langfristig ist, bleibt offen. Fallbeispiele, die zeigen, zu welcher Psychopathologie das Mißlingen dieser Bewältigungs-

und Abwehrschritte führen kann, auch bei total organisch behinderten Patienten, sind in letzter Zeit wiederholt publiziert worden (Steward/Gerson 1976; Beutler 1976; Bullard et al. 1978; Rieber 1979; Spengler 1980). Es kann zu Störungen bei der Partnerin kommen, zu Partnerkonflikten, zu Trennungen, beim Patienten zu Symptomverschiebungen, Depressionen, Vermeidungsreaktionen.

Wahrscheinlich sind diese offenen Folgereaktionen eher selten. Die Patienten müssen ihre Gefühle von Kränkung, Angst und Selbstzweifel ja abwehren. Ein Aspekt dieser unbewußten Abwehr ist die Verlagerung der Aufmerksamkeit auf die Ebene des Funktionierens, der technischen und körperlichen Beschwerden. Es gibt in der Literatur Hinweise auf andere Zeichen psychischer Fehladaptation: Es gibt Patienten, die nach größeren Prothesen verlangen und solche z.T. mehrfach erhalten. Es gibt eine ständige Selbstbestätigung in flüchtigen sexuellen Kontakten, in denen versucht wird, die Prothese zu verheimlichen, ohne daß aber eine feste Beziehung eingegangen werden kann. Es gibt Verheimlichungsversuche gegenüber der festen Partnerin. Es gibt den Nicht-Gebrauch, also ein Vermeidungsverhalten. Es gibt die Tendenz, die Partnerin aus allem herauszuhalten. Es gibt die Verweigerung der psychiatrischen Voruntersuchung und Beratung ebenso wie die Weigerung, an Nachuntersuchungen teilzunehmen. Auch gibt es Hinweise auf eine veränderte sexuelle Erregbarkeit, z.T. Orgasmusunfähigkeit.

Die äußerliche glatte Zufriedenheit, der Stolz vieler Patienten über das Funktionieren sind auf dem Hintergrund ihrer realen Erlebnisse von Krankheit, Verletztheit, z.T. psychischen oder partnerschaftlichen Konflikten zu sehen. Sie stehen jetzt im Licht der Prothesenabhängigkeit. Diese Gefühle von Angst, Kränkung und Wertlosigkeit müssen weiterhin abgewehrt werden. Die Prothese bleibt eine Realität, die dies irreversibel dokumentiert. Sie ist zugleich in diese Abwehr eingebaut. Ob dies stabil gelingt, muß häufig als sehr fraglich gelten.

Vieles von den Risiken, mit denen dieser Lösungsversuch einhergeht, wird schließlich schon sichtbar, wenn die Patienten mit dem Wunsch nach der Prothesenimplantation zu uns kommen (Spengler 1980). Es wurde deutlich, daß die Patienten in einer akuten psychischen Krise stehen. z.T. nach Jahren der sexuellen Störung. Es kommt zu einer Infragestellung ihres Selbstbildes, zu Gefühlen von Wertlosigkeit und Unsicherheit im eigenen Körperbild.

So tragen körperlich schwer erkrankte Patienten z.B- nach Herzerkrankungen, Krebsoperationen, Beckenfrakturen, bei Paraplegie oder Diabetes usw. in der sexuellen Störung auch das aus, was an Verletztheit und Trauer aus dem Grundleiden entstanden ist. Patienten mit passageren oder partiellen organischen Störungen der Erektion, bei denen psychische Konflikte die Funktionsstörung verschlimmerten, fixierten oder durch Vermeidungsverhalten überlagerten, schützen sich oft vor den psychischen Konflikten, indem sie alles auf die körperlichen Auslöser schieben. Die sexuellen Störungen haben – auch bei organisch gestörten Patienten – unbewußt oft die Bedeutung, vor schlimmeren Ängsten zu bewahren, z.B. wenn ein Patient nach radikaler Prostatektomie noch Erektionen erlebt hat, aber in einem Beziehungskonflikt zu einer jüngeren Frau steht, sich auf seine Erektionsunfähigkeit fixiert und damit unbewußt das eigentliche Problem seiner Angst vor Tod, Krebs und Alter aus dem Bewußtsein drängt. Die Patienten mit Partnerinnen agieren regelmäßig Konflikte aus, indem sie alles auf die sexuelle Störung fixieren, sie haben akute Trennungsängste und meinen nur mit der Prothese ihre Beziehung retten zu können. Die partnerlosen Patienten organisieren um die Störung und den Prothesenwunsch all ihre Gefühle von Isolation, Kontaktangst und Depressivität. Beide Gruppen haben sterotype Anforderungen an ihr genitales Funktionieren. Die Prothese wird präoperativ zu einem Symbol, welches wundersam vor Angst und Trennung schützen, das ganze verletzte Selbstbild wieder aufrichten soll. Diese Haltung geht präoperativ mit einer unrealistischen Fixierung auf allein diesen Lösungsversuch einher, bei vielen Patienten mit einer starken Abwehr von alternativen Angeboten, von psychotherapeutischen Hilfen. Einige sind so eingeengt, daß sie mit Suizid drohen. Dies zeigt nur, wieviel Angst dahinter verborgen ist und wieviel Unsicherheit zukünftig durch die Prothese abgewehrt werden soll. Daß gerade diese Patienten postoperativ gegenüber ihrem Operateur das Bild aufrechterhalten müssen, nun sei alles gut, ist verständlich, denn gerade sie können sich am wenigsten leisten, all ihren Schmerz und Selbstzweifel offen zu zeigen, vielleicht sogar, ihn überhaupt bewußt zu erleben.

Der Prothesenwunsch ist also ein Symptom einer psychischen Krisenreaktion, ebenso wie die Prothese ein Teil eines Bewältigungsversuchs ist, in dem Angst, Selbstzweifel und partnerbezogene Konflikte überwunden werden sollen. Aus psychiatrischer Sicht bleiben erhebliche Zweifel, ob dieser Versuch nicht oft zu riskant ist und ob die Prothese nicht eine Scheinlösung bleibt.

Literatur

Beutler LE et al. (1976) Psychological screening of impotent men. J Urol 116:193–7. – Bullard DG, Mann J, Caplan H, Stocklosa JM (1978) Sex councelling and the penile prosthesis. Sexuality and Disability 1 (3):1984–9. – Gerstenberger DL, Osborne D, Furlow WL (1979) Inflatable penile prosthesis. Follow-up study of patient-partner satisfaction. Urology 14 (6):583–7. – Kramarsky-Binkhorst S (1978) Female partner perception of Small-Carrion implant. Urology 7 (5):545–8. – Maddock JW (1980) Assessment and evaluation protocol for surgical treatment of impotence. Sexuality and Disability 3 (1):39–49. – Renshaw DC (1979) Inflatable penile prosthesis (Editorial). JAMA 241 (24):2637–8. – Renshaw DC (1978) Wive's reactions to penile implants. Med Aspects of Human Sexuality, May 133. – Rieber I (1979) Die chirurgische Implantation von Penisprothesen bei Männern mit Erektionsstörungen. Eine kritische Bestandsaufnahme: In: Sigusch V (Hrsg) Sexualität und Medizin. Köln. – Shrom SH, Lief HI, Wein AJ (1979) Clinical profile of experience with 130 consecutive cases of impotent men. Urology 13 (5):511–5. – Sotile WM (1979) The penile prosthesis: A review. J Sex Marit Ther 5 (2):90–102. – Spengler A (1980) Penisprothesen. Erste Erfahrungen aus psychiatrischer Sicht. MMW 122/15:560–2. – Steward TD, Gerson SN (1976) Penile prostesis – psychological factors. Urology 7 (4):400–402. – Vohl M (1979) Fortschritte im Erkennen und Behandeln von Impotenz. Kritik an 150 Penisprothesenimplantationen. Dissertation, Hannover

Dr. Andreas Spengler
Psychiatrische und Nervenklinik
Universitätskrankenhaus Eppendorf
Martinistr. 52
D-2000 Hamburg 20

Verhandlungsbericht der Deutschen Gesellschaft
für Urologie, 33. Tagung (1981), 246–248
© Springer-Verlag Berlin Heidelberg New York 1982

Diskussion zu den Vorträgen Seite 229 bis 245

Moderatoren: Klosterhalfen, Hamburg, Spengler, Hamburg, Schreiter, Schwelm

Klosterhalfen, Hamburg: Ich bin nicht dafür, daß wir die Vorträge einzeln diskutieren, sondern das Gesamtproblem, ich bitte um Wortmeldungen. Bitte schön, Herr Rothauge!

Rothauge, Gießen: Ja, ich muß sagen, daß mich eigentlich diese Vorträge über die Penisprothesen einigermaßen schockiert haben, denn auf diesem Gebiet scheint ein uraltes Gesetz der Schulmedizin, nämlich, daß vor jede Behandlung der liebe Gott die Diagnose gestellt hat, nicht berücksichtigt zu werden. Es ist das Verdienst der Arbeitsgruppe aus Leiden, durch ihre Fragebogenaktion festgestellt zu haben, daß in über $\frac{1}{3}$ der Fälle vor dem Einlegen einer Prothese keinerlei Diagnostik durchgeführt wurde. Und das ist doch außerordentlich erschreckend, und wenn ein Kollege hier über 150 Prothesenoperationen berichtet, ohne seine Indikation klarzulegen, dann halte ich das schlicht gesagt, für unmöglich. Und ich glaube, es dürfte die Aufgabe der Moderatoren sein, festzustellen, wann nun wirklich eine Prothese indiziert ist. Nach meiner Überzeugung nur bei echten Schwellkörpererkrankungen und bei neurogenen Störungen der Erektion.

Schreiter, Schwelm: Darf ich vielleicht gerade dazu antworten, Herr Rothauge. Es ist natürlich selbstverständlich, daß die Patientenauswahl für die Indikation eine ganz entscheidende Bedeutung hat, und einfach hier zu behaupten, daß beispielsweise an nicht universitären Instituten diese Untersuchungen nicht durchgeführt werden, das ist, glaube ich, etwas blauäugig, und es wird sicherlich auch bei denen, die Erfahrung mit diesen Dingen haben, so nicht gehandhabt. Ich meine, daß man Herrn Spengler für seine kritischen Worte und seine Überlegungen sehr dankbar sein muß. Man muß jedoch dabei berücksichtigen, daß Herr Spengler Patienten sieht, die bereits vom operierenden Arzt oder vom Kliniker selektioniert wurden, die sich auch für den Kliniker problematisch offenbart haben; und es zeigt auch nur an den Einzeldarstellungen, die Herr Spengler gebracht hat, wie wichtig dann die psychiatrische Exploration in diesem Zusammenhang ist. Aber ich glaube, wir sind uns doch alle einig, wenn ein junger Mann eine Penisschaftfraktur hatte, oder ein Beckentrauma hatte, verheiratet, in der vollen Blüte seiner sexuellen Aktivität, der einen Prothesenwunsch äußert, ich glaube, da brauchen wir weder Psychiater, da genügt der gesunde Menschenverstand, um da die Indikation zu einer Penisprothese zu stellen, d.h. nicht, daß dann danach keine psychologischen Probleme auftreten können, auch dann können sicherlich psychologische Probleme auftreten. Aber wie unsere Nachuntersuchungsergebnisse, wo wir die Partner mehrfach nachbefragt haben, da war doch ganz eindeutig, daß da auch von den Patienten oder von den Partnerinnen der Patienten die Prothese akzeptiert wurde.

Klosterhalfen, Hamburg: Herr Schreiter, ich glaube nicht, daß der gerade jetzt von Ihnen gehörte Paradefall der Fall ist, über den wir hier diskutieren sollten. Solche Fälle sind unstrittig, attackiert wurde hier z.B. ganz vordergründig die Gesamtzahl der von Herrn Matthiesen vorgestellten Fälle. Das sind bestimmt keine 150 Beckenfrakturen gewesen, nicht wahr Herr Matthiesen?

Matthiesen, Gehrden: Das sind sie sicher nicht. Ich möchte zunächst etwas sagen zu dem Erschrecken von Herrn Prof. Rothauge. Ich wollte direkt erwidern auf das Erschrecken von Herrn Prof. Rothauge. Ich darf zunächst sagen, ich bin gebeten worden, vom Präsidenten, auf die Indikationen bei unseren Operationen nicht einzugehen, weil das nicht mein Thema sei. Prof. Albrecht bestätigte das. Des weiteren habe ich hier darauf hingewiesen, wie wichtig die Indikationsstellung ist und außerdem darf ich sagen, daß bei diesen vorgetragenen Fällen es sich dabei um $\frac{2}{3}$ organische Fälle handelt, und wenn es sich um psychische Fälle handelt, es eine fixierte Impotenz war. Eine fixierte Impotenz, bei der jahrelange psychiatrische sexualmedizinische Therapie versagt hatte und man darf, das wird Herr Spengler bestätigen, mit manchen Sexualmedizinern sagen, daß Sexualmediziner auch in psychiatrischen Ursachen, wenn die Therapie versagt hatte, eine Penisprothese durchaus befürworten. Selbstverständlich führen wir sorgfältige Untersuchungen durch, und ich habe mich selbst jahrelang mit Sexualmedizin beschäftigt, deswegen bin ich zwar kein Sexualmediziner, aber das beste ist natürlich, daß der Operateur zeitig sexualmedizinisch sich intensiv beschäftigt hat; denn wir haben die Schwierigkeit, daß wir zwar große Forderungen und berechtigte Forderung der Sexualmediziner haben, demgegenüber steht aber die Unfähigkeit dieser Disziplin, die Patienten zu explorieren. Wir stehen da mit den Forderungen nach psychiatrischer Untersuchung, und wenn wir es versuchen, einen Sexualmediziner zu finden, der diese Fälle sich ansieht, dann bekommen wir keine Termine, da müssen wir die Sexualmedizin in eigene Hände nehmen, das haben wir getan, und haben damit recht gute Ergebnisse.

Klosterhalfen, Hamburg: Ich muß der Fairneß halber sagen, daß dies, was Herr Matthiesen gerade sagte zu seinem Vortrag; zu der Begrenzung seines Vortragsthemas; dies stimmt, wie dies Herr Albrecht gerade bestätigt hat, bitte sehr Herr Spengler.

Spengler, Hamburg: Herr Matthiesen, wir haben ja uns am Einzelfall sehr intensiv auseinandergesetzt über die verschiedenen Patienten, und Sie sollten ruhig erwähnen, wieviele Patienten Sie nicht operiert haben auf diese Kritik hin. Das ist ja auch eine große Zahl. Nur da sind mehrere Dinge zu berücksichtigen. Einmal ist die Sexualwissenschaft als ein interdisziplinäres Fach auch nur an 2 Universitäten in der Bundesrepublik richtig repräsentiert. Zum anderen meine ich, sollte man vielleicht das Ganze nicht zu sehr als sexualmedizinisches Problem auffassen, sondern als ein generelles psychotherapeutisches und psychosomatisches Problem. Die Psychosomatik als der eigentliche zuständige Ansprechpartner ist ja ganz gut repräsentiert. Mit Sicherheit, und sonst würde ich micht nicht damit beschäftigen müssen, da auf beiden Seiten Lernprozesse in Gang kommen, damit sich diese Institution auch dafür interessiert, und das braucht einfach viel Zeit. Aber Sie haben völlig recht. Es ist ja nicht nur für Sie schwierig, einen Ansprechpartner zu finden, sondern für mich ist es ja auch schwierig, als eine von ganz vielen Nebenbeschäftigungen mich damit mal intensiver zu beschäftigen. Da müßten sich im Grunde genommen 1–2 Leute mal richtig dransetzen.

Matthiesen, Gehrden: Ich darf das gerne noch sagen, wir haben bei 61 Patienten die Operation abgelehnt.

Klosterhalfen, Hamburg: Ja, vielen Dank, Herr Matthiesen. Bitte zur gleichen Thematik Herr Jonas.

Jonas, Leiden: Die Kritik an den nicht-universitären Einrichtungen liegt daran, daß eben ein Teil der Fragebogen der Kollegen, die die Fragebogen zurückschickten, und eigentlich nur aus der Gruppe der nicht-universitären keine präoperative Diagnostik betrieben haben, d.h. es wurde auch so betont, glaube ich, daß es nicht ein Charakteristikum aller nicht-universitären, sondern nur einzelner, die das Bild etwas verschleiert haben. Du hast selbst gezeigt, was Du an präoperativen Dingen tust. Aber zu Herrn Spengler muß ich sagen, daß ich den Großteil von dem, was er hier ausgeführt hat, voll unterstreichen möchte. Wir sind in der glücklichen Lage, daß wir interessierte Sexologen haben, und ich bin nach Leiden gekommen, und ich traf diese Gruppe dort an, die eben ganz antioperativ eingestellt war, und alle meine Patienten, auch das haben wir betont, auch unsere organisch Gestörten gehen alle über den Sexologen. Nur wenn uns der Kollege nach seinem ganzen Procedere oder was er sonst noch tut, feststellt, daß die Patientenkandidaten für eine Implantation sind, kommen sie zu uns zurück, d.h. in etwa 60% implantieren wir nicht, sondern nur 40% unserer Fälle. Aber sie haben eine Reihe von Kasuistiken der Welt, die man natürlich auch umgekehrt finden kann. Wir haben eine Reihe von Patien-

ten, die einen ganz anderen Weg gehen. Ich glaube, das war eigentlich das, was wir mitteilen wollten, daß die Partnerschaft zwischen Ihnen und uns eigentlich ein Grundsatz ist, um überhaupt diese Patienten zu behandeln.

Sauerwein, Bad Wildungen: Vielleicht hilft das etwas weiter. Je mehr man sich miteinander unterhält, desto weniger sicher ist man vom eigenen Standort. Ich glaube, wir sind alle in der Phase, in der wir uns noch zu wenig unterhalten mit den Psychiatern. Das müßte besser werden. Ich habe etwa 30–40 Penisprothesen bei Querschnittpatienten implantiert, und ich habe eine Erfahrung gemacht, von der ich das früher auch nicht geglaubt habe, denn der erste Schritt zu einer Penisprothese ist die Information über die Möglichkeit. Der 2. Schritt muß vom Patienten kommen, der Wunsch nach der Penisprothese. Zwischen diesem und dem Gespräch mit der Partnerin müssen 4 Wochen sein. Ich rede dann persönlich mit dem Patienten und der Partnerin, dann kommt es bei klarer medizinischer Indikationsstellung nur in jedem 2. Fall zu einer Operation, d.h. also, ich habe in diesem Fall induziert, daß dieses Paar sich über dieses Problem unterhalten hat und die Wichtigkeit neu eingeordnet hat. Da ist es aber relativ einfach, weil meine Patienten medizinisch klare Indikationen darstellen. Ich glaube also, daß die anderen Patienten, wenn sie, wenn das Gespräch allein, wenn das jetzt nicht allein mit einem psychiatrischen Gutachten machbar ist, was in drei Jahren dann vielleicht vorliegt, sollten wir versuchen, ein Gespräch mit der Partnerin und dem Operateur herbeizuführen und eine Zeit jeweils dazwischen legen, damit die beiden auch miteinander reden können, bevor eine solche Operation gemacht wird.

Schreiter, Schwelm: Ich kann das auch bestätigen, was Herr Sauerwein gesagt hat. Nach dem 1. Gespräche bleiben mehr als die Hälfte der Anfrager bereits weg.

Klosterhalfen, Hamburg: Meine Damen und Herren, bitte schön, Sie können schon mal nach vorne kommen. Ich glaube nicht, daß große Differenzen zwischen Herrn Spengler und dem Vortragenden hier bestehen. Ich glaube eher, daß die Stellungnahme, die Herr Spengler hier abgegeben hat, sich gegen solche Institutionen richtet, die die Einpflanzung von Penisprothesen offenbar fabrikmäßig und gewerbsmäßig betreiben. Bitte, sehr, Herr Kollege!

Wittmer, Bonn: Ich glaube, daß bis jetzt zu wenig berücksichtigt worden ist, daß kein Gegensatz zwischen der psychotherapeutischen Behandlung und der Behandlung mit einer Penisprothese besteht, denn ich glaube, das Vorliegen einer gleichwie ätiologisch verursachten Impotenz ist ein so starker Eingriff in die Persönlichkeit eines Patienten, daß selbst eben mit der von Herrn Spengler so zitierten funktionellen Behebung die Therapie nicht beendet sein kann. Vielleicht muß bei denen die Indikationsstellung stärker berücksichtigt werden, und auch den Patienten stärker klar gemacht werden, daß mit der Implantation der Prothese sein Problem nicht gelöst ist, sondern lediglich ihm eine kleine Hilfe, die er annehmen kann oder verwerfen kann, zur Verfügung gestellt wird, mit seinem Problem fertig zu werden.

Klosterhalfen, Hamburg: Herr Spengler, wollen Sie gleich etwas dazu sagen?

Spengler, Hamburg: Das kann nach der Literatur bestätigt werden. Es wurde schon 1976 oder 1975 von Olsson eine solche Psychotherapie begleitend zu einer Implantation publiziert, und einige Arbeitsgruppen in den USA fordern genau diese Betreuung. Das wird sicherlich je nach Patient sehr unterschiedlich sein. Ich möchte aber nochmal betonen, der Prothesenwunsch kann schon ein ganz ausgesprochenes neurotisches Krisensymptom sein, und dann wird auch der Operateur, der genau diese Sache umsetzen soll, bestimmte Aspekte nicht zu sehen kriegen, und deswegen wird eine Beratung mit einem Psychotherapeuten oder Psychiater, der unabhängig ist, und der sich auch nicht definitiv zur Indikationsstellung einläßt gegenüber dem Patienten in jedem Fall unerläßlich bleiben.

Ich selber, muß ich noch zu Herrn Schreiter sagen, habe die Patienten präoperativ nicht selektiert gekriegt, das waren alle in einem bestimmten Zeitraum, die hier in Eppendorf angelaufen waren und da stammen diese Zahlen her.

Klosterhalfen, Hamburg: Letzte Wortmeldung, Herr Potempa, letzte kurze Wortmeldung.

Potempa, Mannheim: Herr Spengler, es ist selbstverständlich, daß die Penisprothese vorwiegend bei Patienten angewandt wird, die irgendwie ein anatomisches Leiden haben. Aber man darf nicht, so wie Sie es sagen, auf jeden Fall die psychogene Impotenz davon ausschließen. Wir haben ja Patienten, die 5 Jahre und länger in psychotherapeutischer Behandlung waren, denen nicht geholfen wurde. Die Menschen sind verzweifelt, auch die Ehefrauen. Und wenn man dann die Prothese anlegt, und wenn man nur in 70 % Erfolg hat, dann hat man immerhin 70 % und der Psychotherapeut und Psychosomatiker Null, so muß man die Sache sehen.

Klosterhalfen, Hamburg: Es soll nicht die Psyche generell ausgeschlossen werden, nur bei den Psycho-genen handelt es sich um die problematische Gruppe, um die schwierige Gruppe, um die man sich besonders kümmern muß, und die eben das ganze Rüstzeug und die ganze Intensität der vorbereiteten Maßnahmen zur Implantation erfordern. So war es gemeint.

Klosterhalfen, Hamburg: Meine Damen und Herren, wir müssen auch bei den Prothesen zum Schluß kommen. Wenn ich das für meine Person resümiere, dann muß ich sagen, der Penisprothesenoperateur, der sich nur mit der Technik befaßt, ist der falsche Mann. Er kann auf der anderen Seite nicht selbst ausgebildeter Sexualmediziner sein, und deshalb geht es nicht ohne Kooperation und ohne Genehmigung „grünes Licht" der Sexualtherapeuten bei der Einpflanzung einer Prothese, auch wenn es zeitlich aufwendig sein sollte, d. h. also aus meiner Sicht, die Indikationsstellung erst dann, und nur dann, wenn der Patient nicht mehr psychotherapeutisch behandelt werden kann.

Schreiter, Schwelm: Ja, ich möchte Ihnen eigentlich zu diesen Worten nur beipflichten, mehr möchte ich dazu nicht sagen.

Klosterhalfen, Hamburg: Herr Spengler, bitte.

Spengler, Hamburg: Ja, für mich ist das Nachwort besonders schwierig, weil ich eine Fachrichtung repräsentiere, die jetzt sehr angesprochen ist, und ich möchte mir fast am meisten wünschen, daß alle diejenigen, die mit solchen Patienten zu tun haben, jetzt sich nochmal auf den mühsamen Weg machen und in ihrer Umgebung die psychosomatischen und auch universitären Institutionen wirklich mal ansprechen, um sich auf diese Weise einen Kontakt zu den entsprechenden Kollegen zu schaffen. Meine Skepsis habe ich Ihnen da ausführlich dargelegt, und die gilt gerade bei den Patienten, bei denen das alles so glatt und unkompliziert zu sein scheint.

Albrecht: Wuppertal: Ich danke allen Vortragenden, und auch dafür, daß diese Diskussion in einem sehr großen Ernst geführt wurde, und ich danke vor allen Dingen den Moderatoren, die die Sache doch eigentlich sehr gut zeitlich im Griff hatten. Danke!

II. Hauptthema: Kinderurologie

Urolithiasis im Kindesalter

Verhandlungsbericht der Deutschen Gesellschaft
für Urologie, 33. Tagung (1981), 251–255
© Springer-Verlag Berlin Heidelberg New York 1982

Urolithiasis im Kindesalter

V. Borgmann und R. Nagel

Wie zahlreiche Publikationen in den letzten 2 Jahrzehnten gezeigt haben, stellt die Urolithiasis im Kindesalter in Mitteleuropa im Gegensatz zu Nordamerika keine seltene Erkrankung dar. Die Häufigkeit des Harnsteinleidens bei Kindern wird mit 1–3% im deutschsprachigen Raum angegeben und erreicht damit annähernd Werte wie im Erwachsenenalter.

Die Häufigkeit des Vorkommens von Harnsteinen bei Kindern differiert in den verschiedenen geographischen Regionen weltweit sehr stark. Zu den sogenannten endemischen Steingebieten mit einem hohen Prozentsatz an kindlichen Steinträgern zählt der gesamte Mittelmeerraum sowie im außereuropäischen Raum vor allem Ägypten und der Sudan, und in Asien besonders Thailand und südliche Regionen Indiens. Bei diesen sogenannten endemischen Formen der Urolithiasis werden in erster Linie Blasensteine beobachtet. In den afrikanischen Ländern tritt das Steinleiden in Zusammenhang mit der Bilharzioseerkrankung auf. Einseitige Ernährung und besonders Vitaminmangel durch polierten Reis werden für die Steinbildung in den Gebieten des Fernen Ostens verantwortlich gemacht.

An der Urologischen Klinik und Poliklinik der Freien Universität Berlin Klinikum Charlottenburg wurden vom 1. 4. 1969 bis 30. 3. 1981 2606 Patienten wegen einer Urolithiasis stationär behandelt. Die Geschlechtsrelation männlich zu weiblich betrug bei den Erwachsenen 1,5 : 1.

Von den 2606 Patienten waren 181, d. h. 1,81% jünger als 15 Jahre, wobei das Alter zwischen 20 Monaten und einschließlich 14 Jahren lag. 38,9% dieser Kinder waren jünger als 5 Jahre. Bei den Kindern betrug die Geschlechtsrelation männlich zu weiblich 1,8 : 1.

Von Bedeutung für die Steinpathogenese bei Kindern sind alle Erkrankungen im frühen Kindesalter, die zur Dehydrierung und damit zur Konzentration des Harnes führen. Die Angaben über definierte metabolische Störungen für die Steinbildung differieren sehr stark und liegen bei den verschiedenen Autoren bei 3–21%.

Störungen des Kalziumstoffwechsels stehen dabei im Vordergrund und hier vor allem die Hyperkalzurie.

Kausalgenetisch lassen sich 3 Formen der Hyperkalzurie unterscheiden:

1. Die absorptive Form, die verbunden ist mit einer erhöhten Kalziumabsorption im Darm, dazu gehört auch die sogenannte idiopathische Form der Hyperkalzurie.,

2. Die resorptive Form: Hierbei besteht eine verstärkte Kalziummobilisation bei osteolytischen Prozessen.

3. Die renale Form: Hierbei erfolgt eine reduzierte tubuläre Rückresorption von Kalziumionen in der Niere, beispielsweise im Rahmen der renalen tubulären Azidose.

Der primäre Hyperparathyreoidismus wird im Gegensatz zum Erwachsenenalter selten bei Kindern beobachtet. Auch die renale tubuläre Azidose, die auf dem Unvermögen der Nierentubulusepithelien beruht, Wasserstoffionen in genügend hoher Konzentration zu eliminieren, tritt nur vereinzelt auf.

Störungen des Oxalat-Stoffwechsels werden ebenfalls selten beobachtet und beruhen auf einer Störung im Glyoxalatstoffwechsel. Es lassen sich dabei verschiedene Formen unterscheiden, auf die hier nicht näher eingegangen werden soll.

Harnsäuresteine treten im Gegensatz zum Erwachsenenalter nur vereinzelt auf, und zwar vorwiegend bei älteren Kindern.

Bei der extrem seltenen Xanthinurie liegt ein Fehlen des Enzyms Xanthinoxydase vor, die zur Umwandlung von Xanthin zu Harnsäure erforderlich ist.

Auf die Zystinurie, die auf einem genetischen Defekt der Tubulusepithelien der Niere beruht, bei der die tubuläre Rückresorption der vier Aminosäuren Zystin, Ornithin, Arginin und Lysin gestört ist, wird in den folgenden Referaten eingegangen.

Ganz im Vordergrund der Ätiopathogenese des Harnsteinleidens im Kindesalter stehen jedoch kongenitale Fehlbildungen im Harntrakt sowie der Harnwegsinfekt als postrenale Faktoren (Tabelle 1).

Tabelle 1. Postrenale Faktoren

1. Congenitale Fehlbildungen
2. Harnwegsinfekt

In unserem Krankengut fanden sich in 35,9 %, d. h. bei 65 der 181 Kinder, Fehlbildungen im Bereich der Nieren und ableitenden Harnwege, die für die Steinentstehung mitverantwortlich anzusehen sind (Tabelle 2).

Tabelle 2. Urodynamische Faktoren bzw. Co-Faktoren für die Steingenese bei 181 Kindern

	n
Ureterabgangsstenose	20
Doppelniere	13
Harnleitermündungsstenose	6
vesico-renaler Reflux	7
Ureterozele	4
infravesicale Abflußstörung	8
Blasenhalsstenose	2
Malrotation der Niere	4
Hufeisenniere	1
Total	65 (= 35,9 %)

Ein weiterer wesentlicher Faktor für die Steinentstehung bei Kindern ist die Infektion der Harnwege. Die Harninfektion mit Urease-spaltenden Bakterien – vor allem durch Proteusstämme – kann zur Bildung von Phosphatsteinen führen.

Sämtliche Steinarten, die im Erwachsenenalter beobachtet werden, kommen auch bei Kindern vor, hier allerdings in zum Teil wesentlich anderer Häufigkeitsverteilung.

Über die größte Zahl von Harnsteinanalysen bei Kindern im deutschsprachigen Raum verfügt Schneider aus Jena, der 1979 über das Ergebnis von 850 Steinanalysen von Kindern bis zu 15 Jahren im Untersuchungszeitraum von 1971–1976 berichtete.

In Tabelle 3 ist die Zusammensetzung der Harnsteine entsprechend ihren Hauptbestandteilen angeführt.

Tabelle 3. Schneider, H.-J.[a], Jena: Zusammensetzung der Harnsteine im Kindesalter (in %)

	Weiblich Kinder (n = 350)	Männlich Kinder (n = 500)
Harnsäure	1,4	2,2
Harnsäuredihydrat	0,3	0,6
NH_4-Urat	2,0	1,2
Zystin	0,3	1,2
Eiweiß	1,4	1,6
Whewellit	27,7	29,2
Weddellit	35,7	29,0
Brushit	1,7	3,2
Karbonatapatit	9,1	12,2
Struvit	12,9	15,0
$CaCO_3$	0,6	0,6
Artefakt	6,9	4,0

[a] Schneider, H.-J.: Epidemiologische Aspekte der Urolithiasis, Urologe B, 19 (1979), 54–61

Wie Sie aus dieser Tabelle entnehmen können, stehen Oxalatsteine, d. h. Whewellit und Wedellit sowohl bei Mädchen als auch bei Jungen ganz im Vordergrund. Carbonatapatit sowie Struvit finden sich als nächst häufige Steinarten. Im Gegensatz zum Erwachsenen treten Harnsäuresteine bei Kindern nur in 1,4 bis 2,2 % der Fälle auf, wohingegen bei Erwachsenen Harnsäuresteine in etwa 10–15 % beobachtet werden.

Nach den Untersuchungen von Schneider werden Infektsteine wie Struvit, Carbonatapatit und Ammoniumurat bei Frauen nur in 17 %, bei Mädchen jedoch in 24 % beobachtet. Noch auffälliger ist die Differenz beim *männlichen Geschlecht*, wo in der Gesamtstatistik 9 % Infektsteine zu verzeichnen sind, bei Knaben aber 28 %. Interessant erscheint auch die Tatsache, daß bei einem annähernd gleichen prozentualen Anteil von Kalziumoxalatsteinen sowohl bei Kindern als auch Erwachsenen ein deutlicher Unterschied in der Verteilung der beiden Hydratformen besteht. Im Kindesalter überwiegt der Wedellit, während im Erwachsenenalter der Whewellit gehäuft beobachtet wird.

Im eigenen Krankengut waren die präoperativen Harnkulturen nur bei 38 von 181 Kindern steril. In etwa dreiviertel der Fälle bestand ein Infekt, vorwiegend mit Proteus, Escherichia coli und Enterococcen (Tabelle 4).

Die chemische Steinanalyse von 174 Steinen ergab in 39,1 % Kalziumphosphat sowie Mischsteine aus Kalziumoxalat und Kalziumphosphat in 15,5 %, Kalziumoxalat in 37,9 % sowie

Magnesium-Ammonium-Phosphat in 4% (Tabelle 5).

Definierte metabolische Ursachen fanden wir in unserem Krankengut nur bei 10 von 181 Kindern, d. h. bei 5,5%, wobei 6mal eine Hyperkalzurie, 2mal eine Harnsäuresteindiathese und 2mal eine Zystinurie bestand (Tabelle 6).

Bei unseren 6 Fällen mit Hyperkalzurie handelte es sich um 4 Fälle von idiopathischer Hyperkalzurie und 2 Fälle von Hyperkalzurie im Rahmen einer Immobilisation durch multiple Frakturen bzw. Skelettmißbildungen.

Für die operative Behandlung des Steinleidens im Kindesalter gilt noch mehr als beim Erwach-

Tabelle 4. Präoperative Harnkultur von 181 Kindern mit Urolithiasis

	n	%
1. Urinkultur negativ	38	21,0
2. Proteus	41	22,6
3. E. coli	46	19,9
4. Enterokokken	32	17,7
5. Pseudomonas	24	13,3
6. Klebsiellen	13	7,2
7. nicht zu ermitteln	14	7,7
	198[a]	

[a] infolge Mischinfektion!

Tabelle 5. Chemische Steinanalyse (n = 174/181)

	n	
Kalziumphosphat	68	(39,1%)
Kalziumoxalat	66	(37,9%)
Kalziumoxalat/Kalziumphosphat	27	(15,5%)
Magnesium-Ammoniumphosphat	7	(4,0%)
Harnsäure	4	(2,3%)
Zystin	2	(1,2%)
Total	174	

Tabelle 6. Definierte metabolische Ursachen n = 10/181 (5,5%)

	n
Hypercalciurie	6
Harnsäuresteinleiden	2
Cystinurie	2
Total	10

Tabelle 7. Steinlokalisation (n = 199[a])

	n
Niere	131
Ureter	52
Blase	13
Urethra	3
Total	199

[a] 181 Kinder

Tabelle 8. Art der Behandlung bei 181 Kindern[a] mit Urolithiasis

	n
1. Pyelotomie	68
2. Pyelo-Nephrotomie	29
3. Nephrotomie	4
4. Ureterotomie	31
5. Nierenteilresektion	14
6. Primäre Nephrektomie	11
7. Sekundäre Nephrektomie	2
8. Zystotomie	12
9. Zeiss'sche Schlinge	16
10. Steinextraktion aus Urethra	1
11. Konservativ	11

[a] Bei 19 Kindern lag eine bds. Urolithiasis vor

senen der Grundsatz der Versuch der Organerhaltung.

Zuerst ein kurzer Überblick über die Steinlokalisation unseres Krankengutes. In 65,8%, d. h. ⅔ der Fälle, waren die Steine in der Niere lokalisiert (Tabelle 7).

Bei 35 Kindern, d. h. 19,3%, handelte es sich um Ausguß- bzw. partielle Ausgußsteine, davon bei 8 Kindern um beidseitige Ausgußsteine.

Hier ist die Art der Behandlung bei 181 kindlichen Steinträgern dargestellt, wobei mit 63,5% der Fälle Eingriffe an der Niere in Form von Pyelotomien, Pyelonephrotomien und Nierenteilresektionen im Vordergrund standen (Tabelle 8).

Beachtenswert ist, daß bei 8,8%, d.h. bei 16 Kindern, Harnleitersteine mittels Zeiss'scher Schlinge entfernt werden konnten.

Zusätzliche operative Eingriffe waren in 16%, d.h. bei 29 von 181 Kindern erforderlich. Durchgeführt wurden vor allem Nierenbeckenplastiken, Ureteroneozystostomien, früher vereinzelt YV-Plastiken am Blasenhals sowie interne Harnröhrenschlitzung (Tabelle 9).

Tabelle 9. Zusätzliche operative Eingriffe bei der Behandlung von 181 Kindern mit Urolithiasis

	n
Nierenbeckenplastik nach Anderson-Hynes	15
Harnleiterneueinpflanzung	9
YV-Plastik am Blasenhals	2
Urethrotomia interna	2
Meatotomie	1
Total	29 (= 16,0 %)

Bei Kindern beträgt die Rezidivquote beim Harnsteinleiden nach Literaturangaben zwischen 15 und 25 %.

In unserem eigenen Krankengut lag sie bei einem Beobachtungszeitraum von 6 Monaten bis maximal 11 Jahre bei 20,8 %, durchschnittlicher Beobachtungszeitraum 38 Monate (Tabelle 10).

Tabelle 10. Steinrecidivhäufigkeit

Zahl der nachuntersuchten Kinder
n = 154/181

Zahl der Recidive
n = 32/154 (= 20,8 %)

Kontrolluntersuchungszeitraum:
6 Monate bis maximal 11 Jahre

Die Angaben über die Rezidivquote in der Literatur sind schwer interpretierbar, da häufig – bei kleinem Patientengut – nicht darauf eingegangen wird, ob es sich um echte Rezidive oder Steinbildung bei zurückgelassenen Steinresten bei der ersten Operation handelte und ob es sich um Rezidive in der voroperierten Niere handelte.

Die Analyse der prä- und postoperativen Röntgenbilder von 154 von 181 Kindern, die nachuntersucht werden konnten, ergab, daß bei 32 Kindern, d.h. 20,8 %, bei denen *so*-genannte Steinrezidive festgestellt worden waren, immerhin bei 17, d.h. 53,1 %, bei der Operation die Konkremente nicht vollständig entfernt worden waren. Demnach handelt es sich bei mehr als der Hälfte der sogenannten Rezidive tatsächlich nicht um echte Rezidive, sondern um bei der Primäroperation nicht entfernte Steinreste. Damit sind nur 9,9 % der sogenannten Rezidive echte Steinneubildungen.

Aufgrund der spezifischen Bevölkerungsver-

hältnisse in West-Berlin erscheint an unserem Krankengut interessant, daß türkische Kinder mit 27,1 % an unserem Krankengut 2- bis 2,5mal häufiger an Urolithiasis erkranken als deutsche Kinder, wenn man die Tatsache zugrundelegt, daß der Anteil der in West-Berlin lebenden türkischen Kinder in den letzten 10 Jahren nur zwischen 10 und 13 % aller Kinder lag (Tabelle 11).

Tabelle 11. Nationalität (n = 181)

	n	
Deutsch	123	(67,9 %)
Türkisch	49	(27,1 %)
Sonstige Nationalitäten	9	(5,0 %)
Total	181	

Wie unsere Untersuchungen ergeben haben, gilt das gehäufte Auftreten von Harnsteinen bei türkischen Kindern auch für diejenigen Türken, die entweder in West-Berlin selbst geboren wurden oder in den ersten beiden Lebensjahren nach WestBerlin gezogen sind. Nach Untersuchungen der Ernährungsgewohnheiten türkischer Kinder durch unsere Pädiater ergibt sich kein Hinweis auf eine alimentäre Ursache, da zumindest im Kleinkindesalter die Verfütterung von Milchprodukten bei türkischen Kindern nur unwesentlich höher liegt als bei deutschen Kindern dieser Altersstufe. Diese Tatsache scheint darauf hinzudeuten, daß genetische Faktoren einen nicht unwesentlichen Faktor bei der kindlichen Urolithiasis spielen können.

Die Möglichkeiten einer Metaphylaxe des Harnleiterleidens beim Kind sind begrenzt. Zur unspezifischen Rezidivprophylaxe gehört unbedingt die Langzeitbehandlung bestehender Harnwegsinfekte sowie eine ausreichende Diurese. Spezifische medikamentöse Maßnahmen zur Steinprophylaxe sind abgesehen vom Harnstein- und Zystinsteinleiden bei Kindern sehr problematisch. Strenge Diätformen sind abzulehnen. Die Anwendung von Aluminiumhydroxyd oder Ionenaustauschern beim wachsenden kindlichen Organismus zur Prophylaxe von phosphathaltigen Steinen wird wegen der Gefahr von Mangelerscheinungen oder Stoffwechselstörungen von den Pädiatern abgelehnt.

Um die Rezidivquote der kindlichen Urolithiasis entscheidend senken zu können, ist Hauptaugenmerk für den operativ tätigen Urologen auf die vollständige Steinentfernung zu richten, wobei –

wie in den folgenden Referaten noch gezeigt werden wird – neben einer adäquaten Operationstechnik der besseren intraoperativen Steinlokalisation heute zunehmende Bedeutung zukommt.

Ass.-Prof. Dr. Borgmann
Klinikum-Charlottenburg
Spandauer Damm 130
D-1000 Berlin 19

Verhandlungsbericht der Deutschen Gesellschaft
für Urologie, 33. Tagung (1981), 256–261
© Springer-Verlag Berlin Heidelberg New York 1982

Ursachen, Therapie und Verlauf der Urolithiasis im Kindesalter (eine Analyse von über 170 Fällen)

G. Aplas, K. M. Schrott und B. Böwing

Inzidenz, Alters- und Geschlechtsverteilung

Die Inzidenz des Harnsteinleidens wird in industrialisierten Ländern mit 1–2 % angenommen, die Morbidität soll in Deutschland sogar 2–4 % betragen [4]. Nach Literaturangaben schwankt der Anteil der kindlichen Steinpatienten an der Gesamtzahl aller Steinkranker zwischen 1–6 % [13, 3, 9, 6, 1, 7].

Von 1956–1980 wurden 173 Kinder im Alter von wenigen Monaten bis zu 15 Jahren wegen eines Harnleidens an der Urologischen Universitätsklinik Erlangen behandelt und meist operiert.

Der Anteil der Kinder in unserem Steinpatientengut liegt bei 3,5 % der gesamten Harnsteinfälle, etwa knapp über 5000 in 24 Jahren. In unserem kinderurologischen Krankengut liegt die Urolithiasis unter 2 %. Außer einer erhöhten Morbidität im 2. und 3. Lebensjahr lag keine Häufung in einer bestimmten Altersgruppe vor. Das Zahlenverhältnis von Mädchen zu Jungen betrug 1:1,4 (Abb. 1).

Symptomatik

Die Symptome beim Steinleiden im Kindesalter sind um so uncharakteristischer, je jünger der Patient ist. Während sich das Nierensteinleiden im Säuglings- und Kleinkindesalter eher durch unklare Abdominalschmerzen mit Erbrechen bemerkbar machte, wurden typische Nierenkoliken mit Makrohämaturie erst im Schulkindesalter angegeben. Bis zur richtigen Diagnosestellung vergingen vielfach mehrere Monate bis zu 2 Jahren.

Unter den häufigsten Symptomen (meist Polysymptomatik, seltener Monosymptomatik) standen Pyurie mit 67,7 % und Fieberschübe mit 20,8 % im Vordergrund, weniger häufig traten auf Nierenkoliken, Mikro- bis Makrohämaturie, Dysurie, lumbale oder unklare Abdominalschmerzen mit Erbrechen (Tabelle 1).

Von den 173 Kindern hatten 117 Kinder (67,7 %) einen Harnwegsinfekt (meist nur 1 Keim, seltener 2 Keime). Im Keimspektrum führten Proteus mirabilis, Enterokokken und

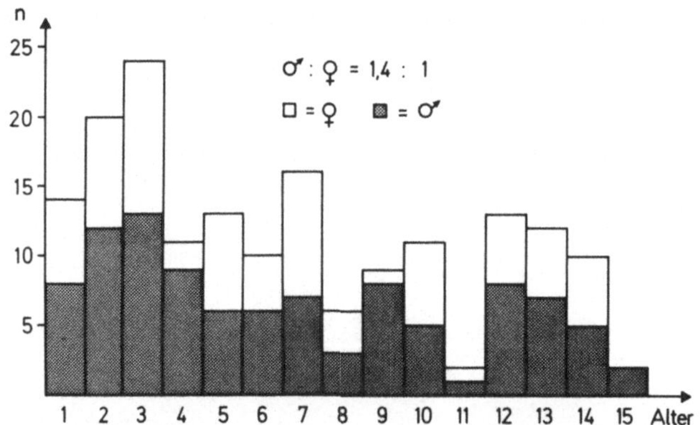

Abb. 1. Alters- und Geschlechtsverteilung von 173 kindlichen Steinträgern

Escherichia-Coli in über 90%. Der am meisten zu fürchtende Steinbildner Nr. 1 ist Proteus mirabilis in über 50% (Tabelle 2).

Steinlokalisation

Nach der Steinlokalisation zeigen 15,6% (27 Kinder) einen doppelseitigen Befall (Tabelle 3a). Bei 84,4% (146 Kinder) war das Steinleiden einseitig, in 95% lag es in den oberen Harnwegen vor (Tabelle 3b). Das Verhältnis der Steine im Nierenhohlsystem zu Harnleiter und Blase

Tabelle 1. Symptomatologie der kindlichen Urolithiasis von 173 Kindern

Pyurie/Harnwegsinfekt	(117)	67,7%
Fieberschübe	(36)	20,8%
Nierenkoliken	(26)	15,0%
Makrohämaturie	(24)	13,9%
Flanken-/Lumbalschmerzen	(17)	9,8%
Dysurie	(16)	9,2%
Unklare Abdominalschmerzen mit Erbrechen	(10)	5,8%
Enuresis	(4)	2,3%
Wachstums-/Gedeihstörungen	(4)	2,3%

Tabelle 2. Bakteriologisches Spektrum der kindlichen Urolithiasis (n = 117)

Proteus mirabilis	(61)	52,1%
Enterokokken	(40)	34,2%
Escherichia coli	(33)	28,2%
Staphylokokken	(15)	12,8%
Pseudomonas	(8)	6,8%
Streptokokken	(4)	3,4%
Diphteroide Stbch.	(3)	2,6%
Achromobacter	(2)	1,7%
Sarcinen	(2)	1,7%
Diplokokken	(1)	0,9%

Tabelle 3a. Steinlokalisation von 173 kindlichen Harnsteinträgern

	♀	♂
I. *Doppelseitig: 27 Kinder (15,6%)*		
Nierenbecken	4	7
Harnleiter	2	3
Nierenbecken bds + re. HL	–	2
Nierenbecken re. + li. HL	1	2
Nierenbecken li. + re. HL	–	1
Nierenbecken bds + Blase	1	3
Haiter re. + Kelchstein li.	–	1

Tabelle 3b. Steinlokalisation von 173 kindlichen Harnsteinträgern

	♀		♂	
	re	li	re	li
II. *Einseitig: 146 Kinder (84,4%)*				
Nierenbecken	26	15	30	21
Harnleiter	7	11	7	6
Nierenbecken + ipsilat. HL	2	2	6	4
Nierenbecken/HL/Blase	–	–	–	1
Nierenbecken + Blase	–	–	–	1
Kelchlithiasis	–	–	–	1
Blasensteine	1	–	–	5

Tabelle 4. Ursachen der Steinbildung bei 173 Kindern

I. Mechanische Ursachen	n =	83 =	48%
II. Metabolische Ursachen	n =	14 =	8,1%
III. Idiopathische Ursachen	n =	76 =	43,9%
		n = 173 =	100,0%

betrug 66 : 29 : 5%. In mehr als ¾ der Fälle mit Nephrolithiasis lagen inkomplette bis komplette Nierenausgußsteine vor.

Kausalfaktoren der Urolithiasis

In 48% (83 Kinder) fanden wir *mechanische Ursachen* im Bereich der oberen und unteren Harnwege, die wahrscheinlich die Steinbildung oder zumindest die Infektion auslösten, *metabolische Ursachen* nur in 8%, in 44% ein sog. *idiopathisches Steinleiden*, letzteres in ⅓ mit alleiniger Infektion, dabei unklar, ob primär auslösend oder sekundär aufgepfropft. Unverdünnte Milch und zu konzentrierte Breinahrung mit Übergewicht dürften in dieser Gruppe eine nicht unbedeutende Ursache sein (Tabelle 4).

Die wichtigsten und häufigsten *mechanischen Ursachen* (Tabelle 5) aller operativen Steinfälle waren Harnleitermündungsstenosen, infravesikale Obstruktionen, Ureterabgangsstenosen teils mit aberrierenden Gefäßen oder Formanomalien der Nieren, Refluxkrankheit und meist sekundäre Blasenhalspathologien. ¼ dieser Kinder zeigte Doppelpathologien. Beispielsweise lagen bei 10% neben einer infravesikalen Obstruktion assoziiert oder sekundär eine obere Abflußbehinderung vor, z.B. Refluxkrankheit oder terminale Stenosen.

Unter den 14 Kindern mit *metabolischen Ursachen* (Tabelle 6) fanden wir 7mal eine Cystinurie, einmal eine renale tubuläre Azidose, einmal eine Hyperoxalurie, viermal normocalcämische Hypercalciurien, einmal eine idiopathische Hypercalcämie.

Tabelle 5. Mechanische Ursachen der Urolithiasis im Kindesalter (n = 83)

Harnleitermündungsstenosen	(19)	22,9 %
Infravesikale Obstruktion	(19)	22,9 %
Ureterabgangsstenosen	(13)	15,7 %
Aberrierende Gefäße	(11)	13,3 %
Formanomalien der Niere	(10)	12,0 %
Refluxkrankheit	(6)	7,2 %
Blasenhalspathologie	(6)	7,2 %
Atypischer Ureterabgang	(5)	6,0 %
Immobilisation	(4)	4,8 %
Blasendivertikel	(3)	3,6 %
Neurogene Blase	(3)	3,6 %
Ureterocele	(2)	2,4 %
Kelchhalsstenose	(1)	1,2 %
Stenosive Ureterhautfistel	(1)	1,2 %

Davon *20 Kinder mit Doppelpathologie*

Tabelle 6. Metabolische Ursachen der Urolithiasis im Kindesalter (n = 14)

Cystinurie	(7)
RTA (renale tubuläre Azidose)	(1)
Hyperoxalurie	(1)
Normocalcämische Hypercalciurie	(4)
Idiopathische Hypercalcämie	(1)
	n = 14 = 8,1 %

Tabelle 7a. Aufschlüsselung der operativen Therapie von 149 operierten Kindern mit 229 Ersteingriffen, davon 167 Lithotomien

Pyelolithotomien	(95)	63,7 %
Ureterolithotomien	(35)	23,9 %
Nephrolithotomien	(15)	10,1 %
Pyelocalicolithotomien	(9)	6,0 %
Nephrotomia longitudinalis	(5)	3,3 %
Sectio alta	(8)	5,4 %
Sonstiges		
Nephrektomien	(12)	8,1 %
Polresektionen	(7)	4,7 %
Heminephrektomien	(1)	0,7 %
Ureterektomien (ergänzend)	(1)	0,7 %
Nephroureterektomien	(1)	0,7 %
Nephrostomien	(5)	3,3 %

Tabelle 7b. Aufschlüsselung der operativen Therapie von 149 operierten Kindern, mit 229 Ersteingriffen, davon 35 plastische Korrekturen

Pyeloplastiken	(14)	9,4 %
Ureterocystoneostomien	(14)	9,4 %
Antirefluxplastiken	(3)	2,0 %
VY-Plastiken (BH) (früher, jetzt TUR)	(2)	1,3 %
Ureterolyse	(2)	1,3 %
	(35)	23,4 %

Über 23 % der Kinder mußten simultan der Steinoperation einem plastischen Eingriff unterzogen werden, = ⅕ der Kinder

Für jedes Kind waren *fast zwei operative* Eingriffe erforderlich
(229 Ersteingriffe bei 149 oper. Kindern!)

Operative Therapie

13,8 % der Kinder (24 Kinder) wurden konservativ behandelt, also spontanes Abwarten des Steinabganges unter Spasmolyse und nur ausnahmsweise Schlingenextraktion. 86,2 % der Kinder (149 Kinder) wurden operiert. Bei diesen 149 Kindern (Tabelle 7a) wurden 229 Ersteingriffe durchgeführt, davon *167 Steinoperationen,* meist als Pyelo-, Uretero-, mit Einzel- bis Mehrfachnephrolithotomien, aber auch Sektionsschnitte. Unter den 229 Ersteingriffen führten wir *35 plastische Korrekturen* aus, nämlich als Pyeloplastik, UCN und Gregoir (Tabelle 7b).

Über 23 % der Kinder mußten simultan der Steinoperation oder zeitlich Wochen bis Monate verzögert, einem plastischen Eingriff unterzogen werden. Für jedes Kind waren fast 2 operative Eingriffe erforderlich.

Neben erweiterten Pyelotomien mit ergänzenden Einfach- oder Mehrfachnephrotomien zur Entfernung der Infektausgußsteine, haben wir seit 1978 in einigen Fällen die operative Taktik zugunsten der *Nephrotomia longitudinalis* umgestellt. Die Indikation bezog ihre Motivation wegen erschwerter bzw. unmöglicher intraoperativer Röntgenkontrollen, weshalb man gelegentlich Restkonkremente übersah und vor allem schwach schattengebende röntgenpositive Infektkonkremente, die mörtelartig in den Kelchaufzweigungen lagen, zurückließ. Der Sektionsschnitt ist wegen der geringen Nierengröße bei Kindern sogar leichter und rascher durchzuführen als beim Erwachsenen. Die warme Ischämiezeit lag ausnahmslos unter ½ Stunde, in keinem Fall trat eine Infarzierung auf, auch keine größere partielle.

Wegen der kleinen Gefäßverhältnisse wären Kälteperfusionen ohnehin riskant. Wir verwenden vor Abklemmung des Nierenstiels zur Verlängerung der Ischämietoleranz Inosin (Trophicardyl, Laboratoire Innothera (Chantereau), 94110 Arcueil-France), das eine Operationsdauer bis zu einer Stunde ohne wesentlichen Ischämieschaden erlaubt. Inosin kann durch Umwandlung in Inosin-Monophosphat und weiter in Adenosin-Monophosphat und Adenosin-Diphosphat den Pool energieärmerer Nukleotidverbindungen während der Ischämiephase erhalten. Nach Beginn der Wiederdurchblutung stehen ausreichend Mono- und Diphosphatverbindungen zur raschen Resynthese von ATP zur Verfügung. Erste klinische Erfahrungen [11, 12] scheinen den guten protektiven Effekt von Inosin zu bestätigen. Bei Kindern empfiehlt sich eine Dosierung von 0,5–1 g (Charge gekühlt aufbewahren!).

Ein Teil der Steine (n = 95) wurde bis 1968 chemisch analysiert, die meisten später mit dem Polarisationsmikroskop. In etwa der Hälfte lagen Infektsteine vor, in der Mehrzahl eine Mischung aus Ca/Phosphat/Struvit oder ausschließlich Struvit. Dem sind gegenüberzustellen die nicht-infizierten Fälle von Calcium-Oxalat in 33 %, Whitlockit in 12 % und eine auffallend hohe Rate der Cystinsteine mit über 7 % (Tabelle 8).

Tabelle 8. Steinanalysen von 95 kindlichen Steinträgern (Chemisch/Polarisationsmikroskopisch)

Infiziert:		
Mischsteine	(35)	36,8 %
(Ca-Phosphat/Struvit)		
Struvit	(10)	10,6 %
Nicht infiziert:		
Ca-Oxalat	(31)	32,7 %
Whitlockit	(11)	11,6 %
Cystinsteine	(7)	7,3 %
Apatit	(1)	1,0 %

Sog. „Rezidivstein"-Operation

Von den 129 wegen Nephrolithiasis operierten Kindern (148 Niereneinheiten) mußten sich 13,6 % (20 Kinder) einem Zweiteingriff unterziehen, in einem Zeitraum von ½–12 Jahren danach (Tabelle 9).

Von diesen Kindern waren 12 echte Steinrezidive (von denen wiederum ⅓ eine nachgewiesene Cystinurie hatte). Bei 8 Kindern waren kleine Restkonkremente verblieben, die wegen Infektpersistenz und Steinwachstum erneut operiert werden mußten.

Wir verweisen in diesem Zusammenhang auf den in der Literatur häufig gebrauchten Begriff des „Rezidivsteines", der oft nicht zwischen einem zurückgelassenen Konkrement und einem echten Rezidiv unterscheidet [6, 11].

Nach unseren Erfahrungen ist das echte Rezidiv im Kindesalter nach Ausschluß von metabolischen Ursachen eher selten, im eigenen Krankengut liegt es bei 8,2 %.

Die hohe „Rezidivquote" einzelner anderer Autoren ist vermutlich auf weitere Fehlernährung, nicht objektivierte Stoffwechselstörungen oder nicht erkannte Restkonkremente zurückzuführen. Letzteres bestätigt auch Borgmann [2].

Tabelle 9. „Rezidivstein"operation bei 129 wegen Nephrolithiasis operierter Kinder (148 Niereneinheiten n = 20 (= 13,6 %)

I. *Rezidivstein* (n = 12) = 22 Operationen
7 Kinder je 1 Rez. OP
3 Kinder je 2 Rez. OP (davon 2 Cystinsteinträger)
1 Kind je 3 Rez. OP
1 Kind je 6 Rez. OP Cystinsteinbildner

II. *Reststein* (n = 8) = 18 Operationen
3 Kinder je 1 Rez. OP
2 Kinder je 2 Rez. OP
1 Kind je 3 Rez. OP
2 Kinder je 4 Rez. OP

Metaphylaxe und diagnostisches Stufenprogramm

Dem relativ guten Therapieerfolg der übrigen Steinleiden (nicht zuletzt dank einer gründlichen Infektsanierung) steht eine hohe Rezidivquote bei angeborenen Stoffwechselerkrankungen, hauptsächlich der Cystinurie, gegenüber (Tabelle 9).

Wegen der zu hohen Nebenwirkungen im Kleinkindesalter verzichten wir beim ersten Cystinstein auf die Einnahme von Metalcaptase oder Thiola. Durch eine hohe Diurese von teils 4 l in 24 Stunden, wobei nachts zwischen 24.00 Uhr und 6.00 Uhr früh mindestens 1 l Flüssigkeit zu trinken wäre, eine Harnalkalisierung von pH 8, läßt sich ein Rezidiv meist länge-

1. Diurese von 3–4 Litern/24 h, zwischen
   24 Uhr und 6 Uhr mindestens 1 l Flüssigkeit,
   Spez. Gewicht < 1015 (Urometer verschreiben!)

2. Harnalkalisierung von pH 8

3. Wegen Nebenwirkungen Metalcaptase bzw. Thiola
   erst beim Rezidivstein

4. Keine strengen Diätvorschriften

re Zeit vermeiden. Strenge Diätvorschriften halten wir in der Mehrzahl unserer Kinder nicht für angezeigt (Tabelle 10).

Zur Objektivierung einer metabolischen Steinbildung empfehlen wir nebst einer gründlichen Anamnese-Erhebung des Kindes und einer chemischen und mikroskopischen Urinuntersuchung ein analytisches Minimalprogramm, welches neben dem Natrium-Nitroprussid-Test zur qualitativen Cystinbestimmung Calcium, Magnesium, Harnsäure, Kreatinin, Natrium und Kalium enthält. Der Calcium-Magnesium-Quotient gibt orientierend Hinweise auf die Minderausscheidung von Magnesium, welches als Lösungsvermittler dient. Da bei einem Großteil der Steinkranken eine Hypomagnesiurie vorliegt, liegt die praktische Bedeutung der reduzierten Magnesiumausscheidung in der Möglichkeit der Behandlung durch orale Applikation von Magnesium-Präparaten [5, 8].

Individuell muß entschieden werden, ob das Kind einem labordiagnostischen Spezialprogramm einer Stoffwechselabteilung zuzuführen ist (Tabelle 11).

Im allgemeinen besteht unsere Steinprophylaxe bei Kindern in:

1. Reichlicher Diurese zur Verdünnung des Urins unter 1015 (Urometer verschreiben!).
2. konsequente Infektsanierung,
3. nur ausnahmsweise eingeschränkte Diätvorschriften (z. B. bei Calciumsteinen Milch und Milchprodukte einschränken, aber nicht weglassen).

Literatur

1. Bandhauer K, Marberger H (1963) Zur Problematik der Harnsteinerkrankung im Kindesalter. Mschr Kinderheilk 111:180. – 2. Borgmann V, Nagel R (1980) Analyse von 171 Fällen von Urolithiasis im Kindesalter. Z Kinderchirurgie 29:48. – 3. Götzen FJ (1958) Zur Steinerkrankung im Kindesalter. Z Urol 51:292. – 4. Hienzsch E, Schneider HJ (1973) Der Harnstein. VEB Fischer, Jena. – 5. King JS, O'Connor FJ, Smith MJV, Crouse L (1968) The urinary calcium/magnesium ratio in calcigereous stone formers. Invest Urol 6:60. – 6. Schmechel C, Schubert J (1974) Problematik der Urolithiasis im Kindesalter. Z Urol 67:495. – 7. Schmidt TH (1971) Harnsteinleiden. In: Sigel A: Lehrbuch der Kinderurologie. G Thieme, Stuttgart, S 83. – 8. Terhorst B, Lübke W (1971) Untersuchungen über den Serum- und Urinspiegel von Magnesium bei Harnsteinkranken. Z Urol 64:649. –

Tabelle 11. Diagnostisches Programm der Urolithiasis im Kindesalter (Stufendiagnostik)

I. *Anamnese:*
   Infektschübe – Familiäre Steindiathese – Harnwegsinfekte (Proteus) – Ernährung – Medikamente – Vitamineinnahme

II. *Urinuntersuchung:*
   Farbe (Hämaturie), akt. pH, pH-Tagesprofil, Harnmenge, spez. Gewicht (Trinkmenge), Osmolarität, Osmolalität, Sediment, Urinbakt.
   Stets analytisches Minimalprogramm:
   Natrium nitroprussid-Test, Ca, Mg, Harnsäure, Ca/Mg Quotient, Ca/Kreatinin-Quotient, Na, K, Kreatinin, anorg. Phosphat.

II. *Röntgenuntersuchung:*
   Leeraufnahme, evtl. Leertomogramm – AUR, MCU, evtl. retrograde Pyelographie

IV. *Ergänzende Untersuchungen:*
   Sonographie, Isotopenfunktionsszintigraphie mit seitengetrennter Isotopenclearance

V. *Serumchemie:*
   Harnsäure, Harnstoff-N, Kreatinin, Ca, Phosphat, Na, Cl, Eiweiß

VI. *Steinanalyse*

VII. *Labordiagnost. Spezialprogramm:*　　*Urin:*　Oxalsäure, Citrat, c-AMP, Xanthin, Cystin
　　　　　　　　　　　　　　　　　　　　　　　　Orotsäure

　　　(Stoffwechselabteilung)　　　*Serum:*　Parathormon, Ion. Ca, Bicarbonat, BE, NH_4-Cl-Belastungstest, Ca-Suppressionstest etc.

9. Vahlensieck W (1980) Epidemiologie und Pathogenese des Harnsteinleidens. Dtsch med Wochenschr 799. – 10. Vendl L (1975) Rezidivierende Urolithiasis im Kindesalter. Urologe [A] 14:164. – 11. Wickham JEA, Fernando AR, Hendry WF, Watkinson LE, Whitfield HN (1978) Inosine: Clinical results of ischaemic renal surgery. Brit J Urol 50:465. – 12. Wickham JEA, Fernando AR, Hendry WF, Whitfield HN, Fitzpatrick JM (1979) Intravenous Inosine for ischaemic renal surgery. Brit J Urol 51:437. – 13. Zapp E (1968) Klinik und Therapie des Harnsteinleidens im Kindesalter. Pädiat Prax 7:405

Dr. G. Aplas
Urologische Univ.-Klinik
Maximiliansplatz
D-8520 Erlangen

Verhandlungsbericht der Deutschen Gesellschaft
für Urologie, 33. Tagung (1981), 262–265
© Springer-Verlag Berlin Heidelberg New York 1982

Ursachen und Behandlung der Steinbildung im Kindesalter unter besonderer Berücksichtigung des primären Hyperparathyreoidismus

M. Bressel, S. Schwenn und W. Jörger

In den letzten zehn Jahren wurden in der Urologischen Abteilung des Allgemeinen Krankenhauses Harburg 54 Kinder mit Steinerkrankungen der Nieren und Ureteren stationär behandelt.

Die Aufgliederung nach Lebensalter und Geschlecht (Abb. 1) zeigt, daß 50% der Kinder bis zu zehn Jahre alt und etwa die gleiche Anzahl sich auf das 11.–16. Lebensjahr verteilt. Wohl rein zufällig behandelten wir doppelt so viele Jungen wie Mädchen, während in den Statistiken anderer Autoren keine wesentlichen Unterschiede bezüglich der Geschlechtsverteilung vorhanden sind. Bei unserem Krankengut ist zu berücksichtigen, daß wir keine eigene konservative Kinderklinik haben und in Hamburg die Kinderurologie weitgehend in Händen der Kinderchirurgie liegt, die stets mit pädiatrisch-konservativen Abteilungen kombiniert ist.

Steinlokalisation und durchgeführte Behandlung (Tabelle 1) zeigt, daß 42 Kinder einseitige und 12 Kinder doppelseitige Steinbildung hatten. Bei vier Kindern konnten Harnleitersteine konservativ behandelt werden, bei vier weiteren

Tabelle 1. Urolog. Abtlg. AK Harburg: Steinbildung bei Kindern (n = 54)

einseitig		doppelseitig	
♂	♀	♂	♀
30	12	6	6

Mädchen wurden sieben Schlingenextraktionen ausgeführt.

An den restlichen 45 Kindern waren insgesamt 61 Operationen zur Steinentfernung erforderlich. Bei 16 Kindern wurden gleichzeitig plastische Korrekturen, wie Nierenbeckenplastik, Harnleiterverschmälerung, Anti-Reflux-Plastik oder Heminephrektomie mit Ureterocelen-Resektion ausgeführt. Erhalt von Nierengewebe stand im Vordergrund, es wurde keine Nephrektomie und nur einmal eine Polresektion vorgenommen.

Bei zwei außerhalb steinoperierten Kindern entfernten wir lediglich nach Feststellung der Ur-

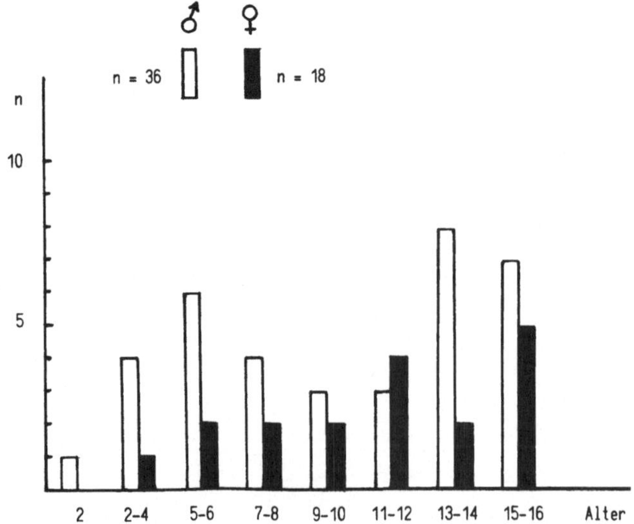

Abb. 1. Lebensalter und Geschlechtsverteilung bei Kindern mit Harnsteinen (n = 54)

sache der Steinbildung das Nebenschilddrüsen-
adenom operativ.

Die Steinanalyse ergab ein Überwiegen der
Calcium-Oxalat-Steine (Tabelle 2). Unter den
16 Patienten mit Calcium-Phosphat- und Struvitsteinen waren fünf mit Nierenbecken-Kelch-
ausgußsteinen, drei davon doppelseitig, die
sämtlich durch B. proteus verursacht wurden.

Wichtig für die Feststellung der Ursache der
Steinbildung und damit richtungweisend für die
Therapie erscheint uns, daß klar herausgestellt
und unterschieden wird, ob eine *Steinbildung
ohne Infektion,* ein begleitender Infekt, d. h.
Steinbildung mit Infektion oder aber ob die
Steinbildung durch die Infektion, d. h. durch

Tabelle 2. Urolog. Abtlg. AK Harburg: Harnsteine
bei Kindern (n = 54)

	♂	♀	Gesamt
Ca-Ox	25	8	33
Ca-P	6	2	8
Struvit	4	4	8
Harnsäure	–	–	–
Cystin	1	–	1
Analyse ∅	–	4	4
	36	18	54

Tabelle 3. Urolog. Abtlg. AK Harburg: Bakterielle
Infektion und Harnsteine bei Kindern (n = 54)

	♂	♀	Gesamt
Steinbildung *ohne* Infektion	26	11	37
Steinbildung *mit* Infektion	4	2	6
Steinbildung *durch* Infektion	7	4	11

Tabelle 4. Urolog. Abtlg. AK Harburg: Ursache der
Steinbildung bei Kindern (n = 54)

1. *Calciumsteine*
a) prim. HPT   4
b) Hypercalcurie   –
c) RTA   1
d) Vit D, Frakturen, Sarcoidose   1
e) bakterielle Harnstoffspaltung   12
f) Mangel an Lösungsvermittlern   35

2. *Harnsäuresteine*
a) Säurestarre des Harnes   –
b) vermehrte Harnsäureexkretion   –

3. *Cystinsteine*
    Cystinurie   1

Tabelle 5. HPT-Diagnostik bei Harnsteinpatienten,
global

1. Serum – Calcium
2. Serum – Phosphor
3. Serum – Kreatinin u. Ges.-Eiweiß
4. Harn-Calcium
5. alk. Serumphosphatase
6. Harn – Phosphor
7. Phosphatclearance
8. Phosphatrückresorption (TRP)
9. Radio – Calciumkinetik
10. Skelett – Röntgen
11. Knochenbiopsie
12. CAMP
13. Nebenschilddrüsen-Suppressionstest
14. Plasma – Parathormon

Tabelle 6. Biochemische Parameter bei prim. HPT
(n = 94 Patienten)

Hypercalcämie (> 2,6 mmol/l)		Hypophosphatämie (< 0,87 mmol/l)	
ständig	62	ständig	17
zeitweise	30	zeitweise	55
niemals	2	niemals	22

Hypercalcurie (> 7,5 mmol/24 Std.)	
ständig	43
zeitweise	40
niemals	11

ureaseproduzierende Bakterien hervorgerufen
wird (Tabelle 3). Neben der Steinanalyse muß
auch stets eine bakteriologische Untersuchung
von Steinmaterial ausgeführt werden.

Es ist selbstverständlich, daß man alle nicht
spontanabgangsfähigen Steine operativ oder in-
strumentell schonend entfernt. Wichtiger jedoch
als diese Selbstverständlichkeit ist die Klärung
der Ursache des Steinleidens, um eine erneute
Steinbildung zu verhindern (Tabelle 4). In dieser
Aufstellung erscheinen uns zwei Gruppen besonders wichtig, einmal die schon erwähnte Steinbildung durch bakterielle Harnstoffspaltung, zum
anderen der primäre Hyperparathyreoidismus
als Steinbildungsursache. Soweit unsere Stoffwechseluntersuchungen im Plasma und 24-Std.-
Urin keinen pathologischen Befund ergeben hatten und die Steinkultur steril war, nahmen wir
hypothetisch als Ursache der Steinbildung einen
„Mangel an Lösungsvermittlern" an.

Der primäre Hyperparathyreoidismus im
Kindesalter ist selten. 1967 waren in der Literatur 48 Fälle von primärem HPT bei Kindern be-

schrieben worden [1]. 1980 wurde die Gesamtzahl mit 60 Fällen angegeben [2]. Da die Diagnose bei Kindern immer noch selten gestellt wird, werden auch immer wieder Einzelfälle veröffentlicht [3].

Die Diagnostik ist einfach und unterscheidet sich in keiner Weise von der des Erwachsenen. Entscheidend ist, daß man die einfachen Parameter, und hier steht das Serum-Calcium an der Spitze, häufig genug kontrolliert. Auf diesen wichtigen Gesichtspunkt zur Diagnostik des primären Hyperparathyreoidismus haben alle erfahrenen Autoren und auch wir früher schon hingewiesen [4, 5]. Für die Routinediagnostik reicht die Bestimmung von Calcium, anorganischem Phosphor, Kreatinin und Ges.-Eiweiß i. Serum sowie Parathormon i. Plasma und die Bestimmung der 24-Std.-Harn-Calciumausscheidung aus. Die unter 5.–13. aufgeführten Untersuchungsmethoden werden vorwiegend bei

wissenschaftlichen Fragestellungen benötigt und haben für die Routinediagnostik zur Auffindung eines primären HPT bei Steinpatienten keine Bedeutung (Tabelle 5). Tabelle 6 zeigt, daß bei 94 Patienten mit primärem HPT das Serum-Calcium der zuverlässigste Parameter ist.

Der primäre HPT kann sich durch Schwankungen aller Parameter in den Normbereich hinein maskieren, so daß an einzelnen Tagen die Diagnose trotz vorhandenen Epithelkörperchenadenoms nicht gestellt werden kann. Diese Schwankungen sind durch intermittierende Ausschüttung von Parathormon aus dem Adenom bedingt.

Bei einem 15jährigen Jungen, der seit drei Jahren Steine bildete, sind die Serum-Calcium-Werte mit oberer Normgrenze bei 5,2 mval/l von einzelnen Bestimmungstagen aufgeführt (Tabelle 7). Man sieht, an welchen Tagen die Diagnose nicht gestellt werden konnte.

Drei unserer vier Kinder mit primärem HPT hatten zumindest zeitweise eine Hypercalcämie (Tabelle 8). Ein Fall war dauernd normocalcämisch und wurde aufgrund stark erhöhter Parathormonwerte bei normaler Nierenfunktion und multiplen kleinen Nierenkelchsteinen operativ exploriert. Es fand sich eine primäre Hyperplasie. Bei den restlichen drei Patienten konnte ein Epithelkörperchenadenom gefunden werden. Auffallend war, daß keines der Kinder eine Hypophosphatämie hatte.

Zusammenfassend ist festzustellen, daß, wie immer bei Steinpatienten, neben der Beseitigung der Steine die Klärung der Ursache des Steinleidens vordringlich ist. Neben der Aufdeckung seltenerer Stoffwechselstörungen, wie renaler tubulärer Acidose oder Cystinurie sollte immer auch an die Steinbildung durch Infektion gedacht werden, die sich erst beseitigen läßt, wenn das Keimreservoir, d. h. sämtliche Steine entfernt sind. Bei jedem Kind mit Calciumsteinen sollte aber auch

Tabelle 7. Serum – Calcium bei primärem HPT

Patient F.N., 15 Jahre,
EK-Adenom 360 mg links-oben

vor OP – Febr. 1975	vor OP – Nov. 1976		vor OP – Mai 1977
4,8	5,1		5,2
4,9	5,3		5,3
5,2	4,5	OP	5,3
5,3	4,8	nach OP	3,4
5,4	4,8		3,9
4,9	5,0		4,2
5,2			4,1
5,3			3,8
5,2			4,1
4,9			
4,9			
5,3	iPTH		
4,9	peripher: erhöht		
4,8	selektiv: links-oben		

Tabelle 8. Urolog. Abtlg. AK Harburg: Prim. HPT bei Kindern (n = 4)

	Alter	Steinbildung	Serum			Urin Ca	EK
			Ca	P	PTH		
A. B. ♀	10	6 J.	n	n	↑	(↑)	Hyperplasie
U. H. ♂	15	3 J.	↑	n	↑	↑	3008 mg
S. M. ♀	15	2 J.	↑	n	↑	↑	480 mg
F. N. ♂	15	3 J.	↑	n	↑	n	360 mg

nach einem primären Hyperparathyreoidismus gefahndet werden.

Literatur

1. Fanconi A, Mieth D (1967) Helvetia paediatrica Acta 22:160. – 2. v. Harnack GA (1980) Kinderheilkunde. Springer, Berlin Heidelberg New York. – 3. Lund HT (1973) Acta paediatrica scand 62:317. – 4. Bressel M (1974) Nieren- u. Hochdruckkrankheiten. 3:123. – 5. Bressel M, Christensen P, Dorn G, Hagemann I, Josten K, Montz R (1978) Urologe A 17:29

Dr. med. M. Bressel
Urolog. Abt.
Allg. Krankenhaus Harburg
Eißendorfer Pferdeweg 52
D-2100 Hamburg 90

Verhandlungsbericht der Deutschen Gesellschaft
für Urologie, 33. Tagung (1981), 266–270
© Springer-Verlag Berlin Heidelberg New York 1982

Untersuchungen zur Pathogenese der Urolithiasis im Kindesalter

K.-H. Bichler, K. Naber, E. Matouschek, S. Korn und R. Harzmann

Die Pathophysiologie des Harnsteinleidens ist unbekannt. Von großer Bedeutung ist daher die Erfassung von Harnsteinbildungsfaktoren. Bekämpfung bzw. Ausschaltung dieser Faktoren ist für die Behandlung und Prophylaxe der Konkremente von großer Wichtigkeit. Das gilt natürlich auch für die Harnsteinerkrankung im Kindesalter. Ähnlich wie bei den Erwachsenen ist es auch hier zu einer Zunahme der Erkrankungsfälle im letzten Jahrzehnt gekommen. Die Häufigkeit von Harnsteinen bei Kindern wird mit 4 bis 5 % der Gesamtzahl an Harnsteinpatienten angegeben.

Unsere Patienten waren zwischen 5 und 15 Jahren alt (Abb. 1). Die Lokalisation der Steine war wie folgt verteilt: 2 Patienten mit Nierenbeckenausgußsteinen, 28 Patienten mit Nierenbeckensteinen, 8 mit Uretersteinen und 2 mit Blasensteinen.

Für die Entstehung der Harnsteine im Kindesalter werden neben urodynamischen Störungen und daraus resultierenden Infekten, entzündliche

Tabelle 1. Ursachen für die Harnsteinbildung im Kindesalter

Harnwegsmißbildungen
(Ureterabgangsstenose, Megaureter)
Stoffwechselerkrankungen
(Hyperparathyreoidismus, Cystinurie, u. a.)
Renal tubuläre Acidose
Harnwegsinfekt
Immobilisation

Tabelle 2. Harnsteinanalysen bei Kindern (n = 36)

Calcium-Oxalat	n = 18	(50,0 %)
Calcium-Phosphat	n = 8	(22,2 %)
(+ Ca-NH$_4$-Mg-P)		
Calcium-Oxalat-Phosphat	n = 6	(16,7 %)
NH$_4$-Urat-Calcium-Oxalat	n = 3	(8,3 %)
Cystin	n = 1	(2,8 %)

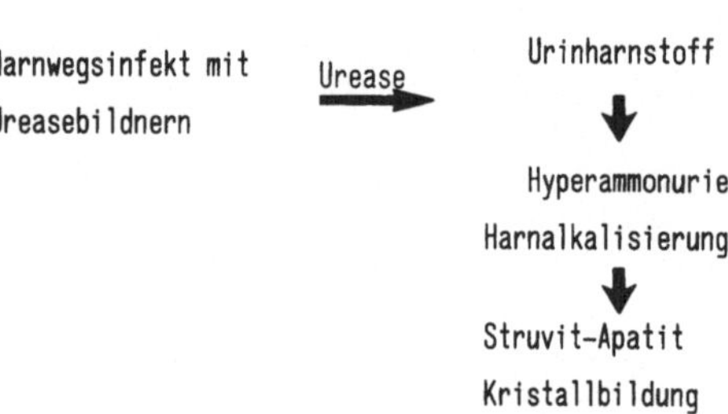

Abb. 2. Pathogenetische Bedeutung harnstoffspaltender Keime im Urin bei der Infektsteinbildung

Veränderungen an der Niere bzw. den ableitenden Harnwegen allein sowie metabolische Störungen angeschuldigt (Tabelle 1). Festzuhalten ist aber, daß in einem größeren Prozentsatz von Harnsteinen bei Kindern die Ätiologie unklar bleibt.

Die Mißbildungen nehmen in verschiedenen Patientenkollektiven einen großen Raum ein und zwar 25 bis 65 % [2, 3, 5, 6].

In unserem Patientengut finden sich urodyna-

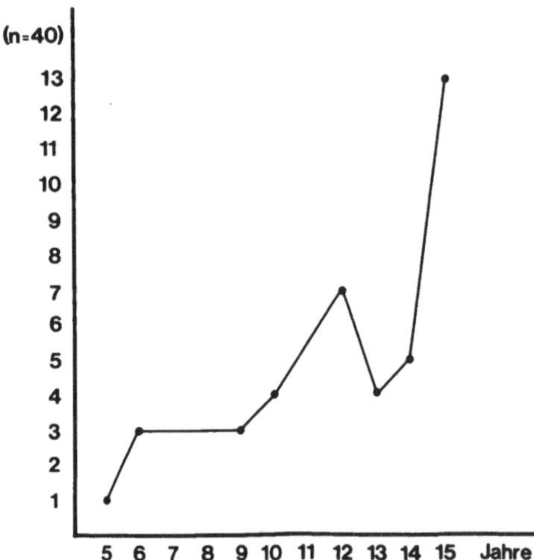

Abb. 1. Altersverteilung bei Kindern mit Harnsteinen

pH	=	5,8	
Ges.Eiweiss	=	30 mg %	
Uromucoid	=	2,3 mg %	(6,9)
Kalzium	=	120 mg/24h	(<200)
Zitrat	=	61 mg/24h	(>500)
Keimart	=	Proteus mirabilis	
Urease	=	positiv	

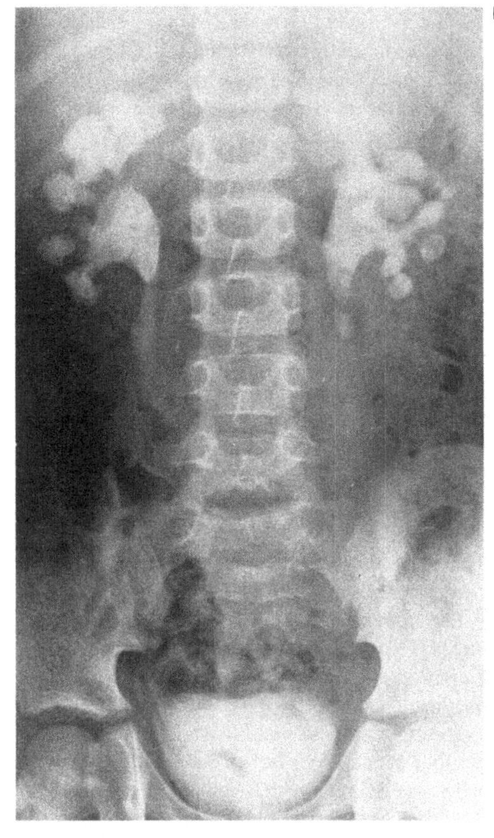

Abb. 3. a Quantitative Urinuntersuchung bei Nierenbeckenausgußstein und Pyelonephritis, K.W. ♂ 12 J. **b** Röntgenuntersuchung der ableitenden Harnwege (Nierenübersicht), K.W. ♂ 12 J. **c** Polarisationsoptische Harnsteinanalyse, K.W. ♂ 12 J.

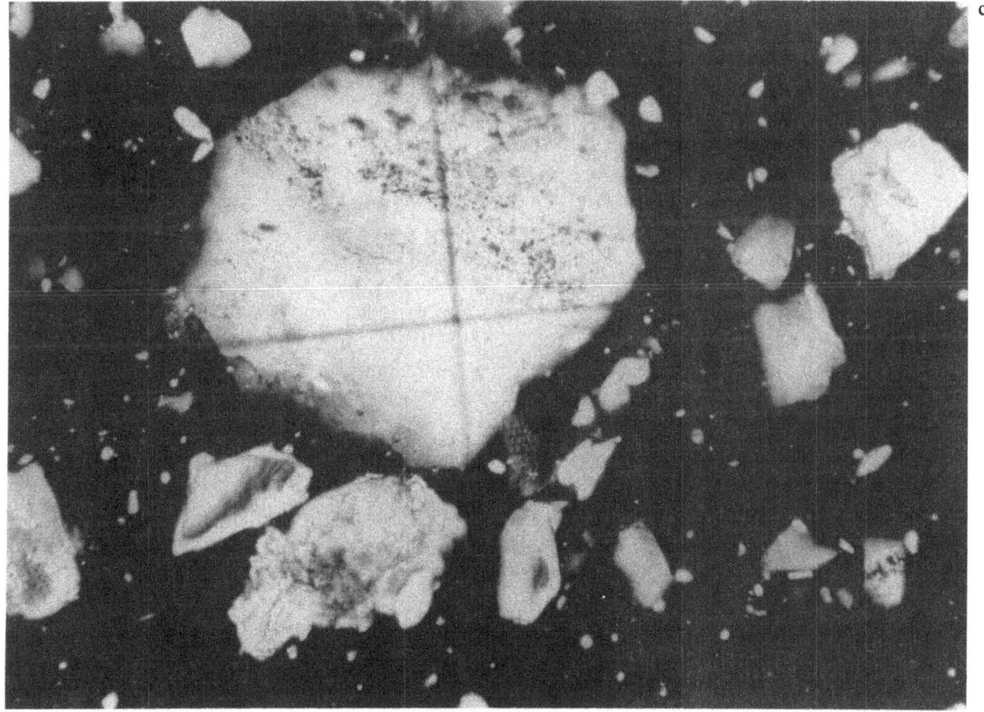

mische Veränderungen wie Ureterabgangsstenosen, Vesikoureteraler Reflux, Urethrastriktur u. a. in 22,5 % der Fälle.

Betrachtet man die Harnsteinanalyse bei den von uns behandelten Kindern, so finden sich 50 % Kalziumoxalatsteine und 47,2 % phosphathaltige Steine, die im weitesten Sinne als Infektkonkremente angesehen werden (Tabelle 2).

Harnwegsinfekterreger sind nicht bei allen Kindern nachweisbar. Sie konnten nur bei 19 von 40 Kindern bei beginnender Behandlung erfaßt werden.

Bei 13 von 40 (32,5 %) fanden sich Ureasepositive Harnwegsinfekterreger (Proteus mirabilis n = 6, Klebsiella n = 3, E. coli n = 2, Enterokokken n = 2). Bei 40 % handelt es sich dabei um Struvit und Apatitsteine. Pathogenetisch muß eine Bildung von Struvit-Apatitkonkrementen durch ureasepositive Erreger angenommen werden. Die Ätiologie dieser Harnsteine zeigt die Abb. 2.

Die Urease wandelt Harnsäure in Ammonium um und ruft so ein alkalisches Milieu hervor. In diesem ist die Bildung von Struvit-Apatitsteinen begünstigt.

Nach ureasepositiven Harnwegsinfekten muß gesucht werden. Wir haben dazu in Zusammenarbeit mit Behrendt einen Schnelltest ausgearbeitet, der auf einer Farbreaktion beruht und es ermöglicht auch bei nicht signifikanten Bakteriurien Urease nachzuweisen [1].

Beispielhaft sollen hier die biochemischen Untersuchungsbefunde, das Röntgenbild und die polarisationsoptische Harnsteinanalyse der Konkremente eines unserer kleinen Patienten mit einem doppelseitigen Nierenbeckenausgußstein gezeigt werden (Abb. 3 a-c).

Als Ursache der Harnsteinbildung fanden sich in unserem Kollektiv bei 5 Kindern (12 %) metabolische Veränderungen. Bei einem Kind konnte als Steinbildungsfaktor eine Zystinurie festgestellt werden. Die Analyse des Konkrementes ergab 100 % Zystin.

Wichtiger Harnsteinbildungsfaktor ist die Hyperkalziurie. Ausscheidungsmengen bis 250 mg/die werden noch als normal angesehen. Wir fanden bei 2 von 17 Kindern mit Urolithiasis, die eingehend auf Kalziumstoffwechselstörungen untersucht wurden, eine pathologische Kalziumausscheidung. Der Kalziumbelastungstest in der Methode nach Pak ergab hier Anhalt für eine absorptive Hyperkalziurie [4].

Ein Hyperparathyreoidismus als Ursache der Harnsteinbildung fand sich in unserem Krankengut nicht. Vahlensieck und Bastian [5] berichten von einer HPT-Erkrankung unter 94 Kindern mit Urolithiasis.

Bei 2 Kindern unseres Krankengutes zeigte sich unter der Ammoniumchloridbelastung (acid load) eine insuffiziente tubuläre Azidose. Beide Kinder hatten Nierenbeckensteine. Die Harnsteinanalyse ergab Struvit-Apatit. Im Blut waren Säurebasenstörungen nicht nachweisbar, so daß es sich um eine inkomplette Form handelt. Diese Erkrankung hat hier am ehesten ihre Ursache in pyelonephritischen Veränderungen. Den pathophysiologischen Zusammenhang zwischen renaler tubulärer Azidose und der Steinbildung zeigt die Abb. 4. Der alkalische Urin pH, die Hyperkalziurie und die Verminderung von Zitrat begünstigen die Steinbildung.

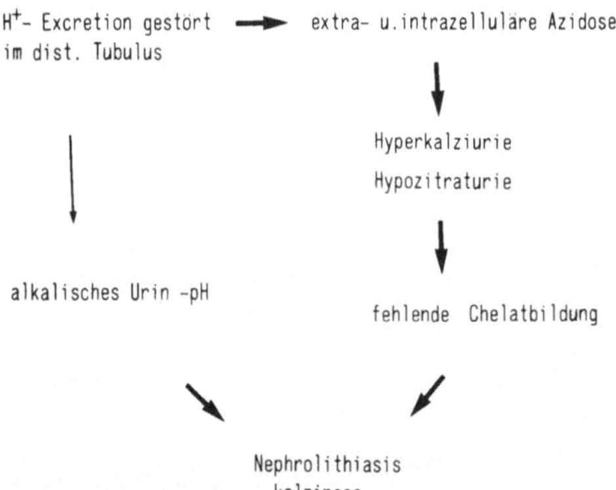

Abb. 4. Renale tubuläre Acidose (RTA), Pathophysiologie (distale Form)

Eine pathologische Oxalurie (primär oder sekundär) war in unserem Krankgut nicht feststellbar. Wir kennen zwei Formen der Hyperoxalurie. Die primäre ist ein seltener genetischer Defekt. Die sekundäre tritt besonders als Folge von Darmerkrankungen auf.

Ebenso fand sich keine Harnsäurediathese („Säurestarre" des Urins) mit Bildung von Harnsäuresteinen.

Die Harnsteinpatienten im Kindesalter zeigten kein unterschiedliches Verhalten gegenüber den Erwachsenen in der Ausscheidung sogenannter Matrixsubstanzen wie Uromucoid und Serumidentischer Proteine oder der angeblich für die Löslichkeit verschiedener Substanzen im Urin verantwortlichen Glycosaminoglycane (GAG).

In einem Prozentsatz von 40 % fanden wir keine ätiologischen Ursachen für die Harnsteinbildung. Ein Beispiel aus dieser Gruppe möchte ich

		Normalwerte	präop. Werte	postop. Werte (6 Mon.)
pH		5 - 5,5	6,1	6,0
Ges. Ew	[mg%]	5	100	10
Uromukoid	[mg%]	6,9	0,4	1,3
Kalzium	[mg/24h]	< 200	107	119
anorg. Phosph.	[mg/24h]	<1000	230	404

Urease negativ

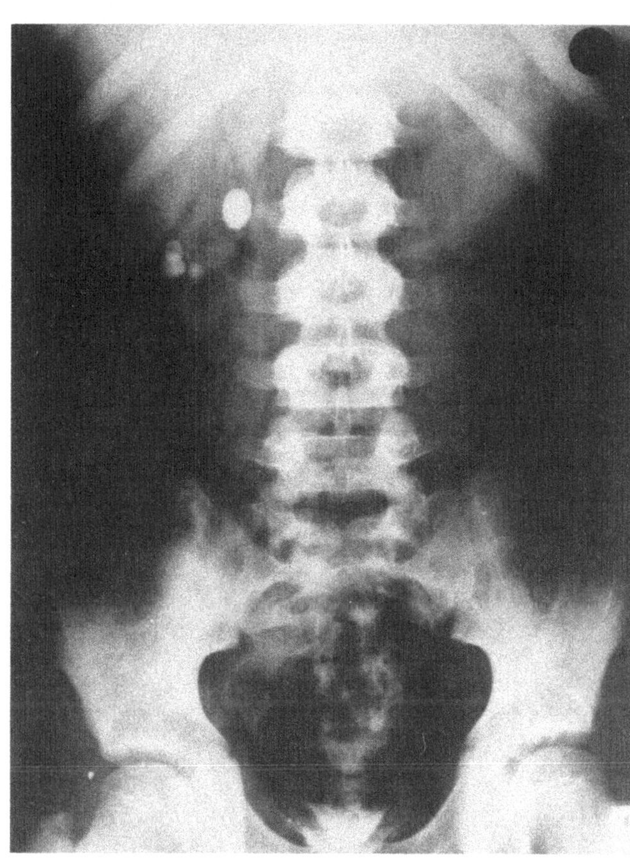

Abb. 5. a Quantitative Urinuntersuchung bei Nierenbeckenstein und Pyelonephritis, St. H. ♂ 12 J. b Röntgenuntersuchung der ableitenden Harnwege (Leeraufnahme), St. H. ♂ 12 J.

hier vorstellen. Es handelt sich um einen 12 Jahre alten Jungen.

Die biochemischen Parameter im Urin und das Röntgenbild zeigt die Abb. 5 a, b. Das Kind ist jetzt zwei Jahre nach der Operation rezidivfrei.

Fassen wir zusammen, so kann festgestellt werden, daß Harnwegsinfekte bzw. die Ausbildung pyelonephritischer Veränderungen wahrscheinlich schon im frühen Kindesalter eine steinfördernde Wirkung haben. Dabei spielen sicherlich Mißbildungen wie Ureterabgangsstenosen oder Megaureteren bzw. Reifungsstörungen wie der vesikoureterale Reflux eine unterstützende Rolle. Bei den Harnwegsinfekten im Kindesalter kommt den ureasepositiven Keimen eine besondere Rolle zu. Ihr Zusammenhang vor allem mit der Struvitsteinbildung muß bedacht werden. Es ist deshalb dringend erforderlich bei Harnwegsinfekten im Kindesalter rechtzeitig eine ausreichende diagnostische Abklärung herbeizuführen. Stoffwechselveränderungen wie Hyperkalziurie, Zystinurie und renale tubuläre Azidose können bei Kinder als steinfördernde Faktoren in 10 bis 15% in Frage kommen.

In einem großen Prozentsatz, ca. 40%, sind bei Kindern mit Harnsteinen Ursachen bzw. steinbildungsfördernde Faktoren nicht feststellbar.

Literatur

1. Bichler K-H, Behrendt WA, Haussmann A, Schulze HS, Harzmann R (1980) Nachweis harnstoffspaltender Keime im Urin bei Steinpatienten. Urol int 35:421–426. – 2. Frick J, Bartsch G (1972) Nachbetreuung harnsteinoperierter Kinder aus der Sicht des Urologen. II. Jenaer Harnsteinsymposium, S 186–193. – 3. May P, Braun JS (1974) Harnsteine bei Kindern. Pathogenese und Klinik der Harnsteine IV, S 202–205. – 4. Pak CYC, Kaan R, Bone H et al (1975) A simple test for the diagnosis of absorptive and renal hypercalciurias. New Engl J Med 6:497–500. – 5. Vahlensieck W, Bastian HP (1976) Clinical features and treatment of urinary calculi in childhood. Eur Urol 2:129–134. – 6. Williams DI (1972) Urinary calculi in England. Urologists' Correspondence Club 11/2/72, p 10

Prof. Dr. med. K.-H. Bichler
Abteilung für Urologie
der Universität Tübingen
Calwer Str. 7
D-7400 Tübingen

Verhandlungsbericht der Deutschen Gesellschaft
für Urologie, 33. Tagung (1981), 271–273
© Springer-Verlag Berlin Heidelberg New York 1982

Mikrobiologische Hinweise zur Pathogenese des kindlichen Infektionssteins

M. Westenfelder

Die Ätiologie und Pathogenese kindlicher Infektionssteine (Struvitsteine) ist zu einem großen Teil ungeklärt. Insgesamt sind sie außerordentlich selten, sie machen nur 5–10% aller kindlichen Steine aus und kommen in Frankreich, England, Skandinavien und einem Steingürtel der Vereinigten Staaten ca. 2–3 x häufiger als bei uns und praktisch nie bei schwarzen Kindern vor [1, 2].

Aufgrund ihres Entstehungsmechanismus können nur Struvit- oder Struvit-Apatit-Steine als Infektionssteine angesprochen werden, während es sich bei anderen Steinen, z.B. Oxalat-Steinen, mit Harnwegsinfektion generell um superinfizierte Steine handeln muß, da sie sehr häufig auch ohne Harnwegsinfektionen vorkommen, was für die Infektionssteine aber nie zutrifft.

Klinisch weisen Infektionssteine im Vergleich zu unkomplizierten Harnwegsinfektionen eine eigene charakteristische Befundkonstellation auf, die darauf schließen läßt, daß Struvit-Steine infolge einer Infektion eines anatomisch oder funktionell obstruierten Harntraktes mit Proteus-Keimem entstehen.

Für diese Steine liegt folgende Befundkonstellation vor:

1. Infektionssteine kommen in allen sozialen Schichten vor [2],
2. praktisch nie bei Schwarzen [1, 2],
3. Knaben sind 3 x häufiger als Mädchen betroffen [1, 2, 4, 5],
4. sie treten zwischen dem 4. Lebensmonat bis ca. zum 5. Lebensjahr auf, danach handelt es sich meist um Rezidive nach Harnableitung oder durch sekundäre Obstruktion entstandene Infektionssteine [2],
5. ein hohes Maximum findet sich zwischen dem 2. bis 3. Lebensjahr [2, 4],
6. in einem hohen Prozentsatz gelingt ein Nachweis von Anomalien (bis zu 90%), je nach Autor und Krankengut [2, 3, 4, 5],
7. in ca. 90% finden sich Proteus-Spezies als Erstinfekt oder aber schwache Ureasebildner, die u.U. wieder mit Proteus-Spezies eine Mischinfektion verursachen [2, 3, 4, 5],
8. überproportional häufiges Vorkommen von Phimosen [6].

Ganz anders dazu präsentiert sich die klinische Konstellation bei unkomplizierten Harnwegsinfektionen:

1. Sie werden nach der Neugeborenen-Periode ganz überwiegend bei Mädchen gefunden [6, 7, 8, 9],
2. sie kommen bei der armen und schwarzen Bevölkerung häufiger vor [8],
3. sie werden in über 90% durch die neun häufigsten Serotypen von E. coli hervorgerufen [7, 8, 10],
4. eine Primärinfektion durch Proteus wird bei Neugeborenen nie [7, 10], und bei Säuglingen nur extrem selten beobachtet.

So ergibt sich die Frage nach den biologischen Unterschieden zwischen Proteus-Keimen und E. coli, d.h. nach der Frage, welche Eigenschaften dafür verantwortlich sind, daß Proteus im normalen Harntraßt praktisch nie eine Primärinfektion auslöst im Vergleich zu E. coli. Hierfür bieten sich folgende Antworten an:

Durch ihre Urease verhalten sich Proteus-Keime sehr aggressiv, sie spalten Harnstoff in Ammoniak und Bikarbonat, so daß ein extrem alkalischer Urin entsteht, der eine lokale Reizung und Traumatisierung hervorruft [11, 12].

Proteus-Keime werden im Gegensatz zu den häufigsten E.-coli-Serotypen sofort aufgrund ihrer Oberflächen-Antigenstruktur als Fremdorganismen immunologisch erkannt, während die Colis durch einige ihrer Oberflächen-Antigene, die Nierenzelloberflächen und Blutgruppenantigenen verwandt sind, nur verzögert erkannt werden [10].

Proteus besitzen quantitativ weniger Oberflächen- und Kapselantigene und damit eine schwächere negative Oberflächenladung als die E. coli, die aufgrund ihrer starken negativen Ladung den

Kontakt mit Urothelzellen vermeiden [10]. Zusätzlich besitzen Proteus-Keime Pili und Geiseln [12], so daß sie insgesamt leicht am Gewebe haften bleiben und mit den sich abschilfernden Urothelzellen, im nicht obstruierten Harntrakt, leichter eliminiert werden können.

Haben sich Proteus-Keime aber unter der Vorhaut oder im Introitusgebiet angesiedelt [6], so können sie durch ihre Eigenbewegung selbst die männliche Urethra relativ schnell durchwandern. Treffen sie dann auf einen Harntrakt mit anatomischer oder funktioneller Obstruktion und können sie aufgrund ihrer Eigenbewegung schneller in die Niere aszendieren, als sie eliminiert werden, so werden sie dort durch ihre Urease eine extreme Alkalisierung des Urins hervorrufen, indem sie Harnstoff in Ammoniak und Bikarbonat spalten [14]. Dies führt zu einer ganz erheblichen Traumatisierung der Wand des Nierenbeckenkelchsystems [12], die es ihnen zum einen ermöglicht, in das Nierenparenchym einzudringen und zum zweiten entsteht durch diese Traumatisierung ein Wundexsudat mit Fibrinfäden, welches entweder am Ort der Entstehung haften bleibt, oder aber durch eine bestehende Obstruktion das Nierenbecken nicht verlassen kann.

In diesem Matrix lagern sich dann die beidem extrem alkalischen Urin auskristallisierenden Magnesium-, Ammonium- und Phosphatkristalle ein, und der Struvit-Ausgußstein mit Proteus-Einschlüssen ist entstanden.

Da aber z. B. der vesikoureterale Reflux und funktionelle Blasenentleerungsstörungen in einem hohen Prozentsatz spontan ausheilen, erklärt dies den Mangel jeder anatomischen oder funktionellen Anomalie in einem gewissen Prozentsatz der Patienten.

Zusammengefaßt ergibt sich folgender Überlegungsgang:

1. Die Primärinfektion bei unkomplizierten Harnwegsinfektionen wird in über 90% durch E. coli ausgelöst, bei Neugeborenen konnten Proteus-Infektionen nie ohne gleichzeitig bestehende Anomalie gefunden werden. Dagegen finden sich bei Infektionssteinen über 90% Proteus-Keime.

2. Im 1. bis 2. Lebensjahr kommen unkomplizierte Harnwegsinfektionen praktisch nur bei Mädchen vor, dagegen sind beim Infektionsstein Knaben 3 x häufiger als Mädchen betroffen.

3. Im normalen Harntrakt ist Proteus wegen seiner Aggressivität und guten Erkennbarkeit praktisch avirulent, nicht jedoch in Gegenwart von Anomalien, die seine Elimination behindern.

4. Ein hoher Prozentsatz aller Refluxe und funktionellen Blasenentleerungsstörungen verschwindet spontan, was auch noch nach Entstehung eines Infektionssteines der Fall sein kann.

Daraus läßt sich folgern: Da also ein Proteus-Infekt bei 1–2jährigen Knaben in Abwesenheit von Anomalien praktisch nicht vorkommt und theoretisch auch keine Chancen hat, kann geschlossen werden, daß ein Infektionsstein infolge einer aszendierenden Proteus-Infektion eines anatomisch oder funktionell gestörten Harntraktes entsteht. Daraus ergibt sich, daß Proteus-Infektionen bei Kindern nicht aus statistischer Zufälligkeit entstehen, sondern daß sie auf Anomalien hindeuten, nach denen gesucht werden muß.

Literatur

1. Andersen DA (1969) Historical and geographical differences in the patterns of incidence of urinary stones considered in relation to possible aethiological factors. Chapter 2. Renal Stone Research Symposium. Hodgkinson A, Nordin BEC (eds). Churchill, London. – 2. Barratt TM, Williams DI (1974) Urolithiasis. In: Williams DI et al: Handbuch der Urologie, Bd 15 Suppl: Urology in Childhood. Springer, Berlin Heidelberg New York, p 280–291. – 3. Koff SA, Lapides J (1977) Altered bladder function in staghorn calculus disease. J Urol 117:577–580. – 4. Johnston JH, McKendric T (1974) Urinary calculous disease. In: Johnston JH, Goodwin WE (eds) Reviews in paediatric urology. Excerpta Medica Amsterdam, American Elseviex Publishing, New York, p 349. – 5. Bartone FF, Johnston JH (1977) Staghorn calculi in children. J Urol 118:76–79. – 6. Hallet RJ, Pead L, Marshell R (1976) Urinary infection in boys. A three-years prospective study. Lancet 2:1107–1110. – 7. Bergström T, Larson H, Lincoln K, Winberg J (1972) Studies of urinary tract infection in infancy and childhood. XII. Eighty (80) consecutive cases with neonatal infection. J Pediat 80:858. – 8. Kunin CM (1974) Detection, prevention and management of urinary tract infection. Henry Kimpton Publishers, London. – 9. Bergström T (1972) Sex differences in childhood urinary tract infection. Arch Dis Child 47:227. – 10. Holmgren J, Smith JW (1975) Immunological aspects of urinary tract infection. Progr Allergy 18:289–352. – 11. Braude AI, Siemenski J (1960) Role of bacterial urease in experimental pyelonephritis. J Bacteriol 80:171–179. –12. Musher DM, Griffith DP, Yawn D, Rossen RD (1975) Role of urease in pyelonephritis resulting from urinary tract infection with Proteus. J Infect Dis 131:177–181. – 13. Silverblatt F, Ofek JI (1978) Effects of pili on susceptibility of Proteus mirabilis to phagocytosis and adherence to

bladder cells. In: Kass EH, Brumfitt W (eds) Infections of the urinary tract. The Univ. Chicago Press, Chicago, London. – 14. Griffith DP (1978) Struvite stones. Kidney Int 13:372–382

Prof. Dr. med. Martin Westenfelder
Oberarzt der Urolog. Abteilung
im Zentrum Chirurgie der Universität
Hugstetter Str. 55, D-7800 Freiburg i. Br.

Klinische Berichte

Verhandlungsbericht der Deutschen Gesellschaft
für Urologie, 33. Tagung (1981), 274–277
© Springer-Verlag Berlin Heidelberg New York 1982

Kindliche Harnsteine der RWTH Aachen der Jahre 1969–1980

F. Hering, M. Frank und W. Lutzeyer

Der Anteil kindlischer Harnsteine ist im Gegensatz zur erwachsenen Bevölkerung relativ selten [3]. Obgleich Passmore [4] 1953 über ein endemisches Steinleiden bei thailändischen Kindern berichtet, fand Campell [1] bei Kindersektionen lediglich in 0,6 % Nierensteine. Malek und Kelalis [2] gaben für den nordamerikanischen Raum eine Häufigkeit von 0,05 % an.

Im folgenden möchten wir über 47 Kinder berichten, die im Zeitraum 1969–1980 wegen eines Harnsteines stationär behandelt wurden (Abb. 1). Bei 29 Knaben und 18 Mädchen betrug

Abb. 1

das Geschlechtsverhältnis 3:1 und entspricht demjenigen der erwachsenen Bevölkerung. Im gleichen Zeitraum wurden 39 527 Kinder stationär behandelt, dies entspricht einer Inzidenz von 0,12 %. Diese Rate liegt somit höher als im amerikanischen Schrifttum. Das mittlere Alter der Kinder betrug bei Klinikaufnahme 6,2 Jahre; das jüngste Kind war 3 Monate, das älteste 14 Jahre alt. Zum Zeitpunkt der Aufnahme litten 4 Kinder an einem Rezidivstein (8,5 %), davon 1 Kind mit dem ersten Rezidiv, 2 Kinder mit

dem zweiten und ein Kind mit dem vierten Rezidiv. Eine familiäre Belastung fand sich bei 2 Kindern (4,3 %). Die Somatogramme der Kinder zeigten bis auf drei Ausnahmen (1 Mädchen, 2 Jungen) keine Abweichung von der Norm (Abb. 2, 3).

Die Initialsymptomatik, die zur stationären Aufnahme und Abklärung führte, war altersabhängig unterschiedlich (Abb. 4). Uncharakteristische Abdominalbeschwerden dominierten bei Kindern unter 4 Jahren, während typische Koliken eher von älteren Kindern angegeben wurden. Relativ häufig fanden sich jedoch Zeichen eines Harnwegsinfektes und eine Hämaturie.

Die Lokalisation der Steine betraf in über 90 % den oberen Harntrakt, nur 2 Kinder wiesen Blasensteine auf, davon allerdings ein Kind mit 3 Blasensteinen. Dieser Junge litt an einer subvesikalen Harnabflußstörung bei einer Urethralklappe Young II (Abb. 5).

An urologischen Erkrankungen fanden sich bei 4 Kindern ein Reflux, davon 1 Kind im Stadium I (nach Parkkulainen) und 3 Kinder im Stadium II. Zwei Kinder litten an einer doppelten Nierenanlage, während alle übrigen urologischen Fehlbildungen Einzelfälle darstellten. Immerhin zeigten jedoch 25,5 % der Kinder eine urologische Grunderkrankung (Abb. 6).

Wesentliche pädiatrische Erkrankungen wurden bei 6 Kindern festgestellt (12,8 %), im Einzelnen: eine Anaemie mit Dystrophie, eine Eisenmangelanaemie mit Pylorospasmus, einmal ein Zustand nach operativer Korrektur eines Invaginationsileus, einmal eine längere Immobilisation durch Beckengips bei Morbus Perthes, eine ideopathische amegakariozytäre Panzytopenie und einmal eine Coeliakie mit Vit.-B_{12}-Mangel, Ascariadiasis, Eisenmangelanaemie und sekundärem HPT. Hierbei dürften nur der längeren Immobilisation und der Coeliakie mit HPT eine Bedeutung im Rahmen der Steingenese zukommen.

cm
in.
BOYS
Height
Longitudinal standards
97
50
3
Limits for single occasions (cross-sectional)
97
3
Age, years
Körpergröße v. 26 Jungen mit
Urolithiasis zum Zeitpunkt
der Diagnosestellung
(aufgetragen in Perzentilenkurve
nach Tanner et al, 1975)

Abb. 2

cm
in.
GIRLS
Height
Longitudinal standards
97
50
3
Limits for single occasions (cross-sectional)
97
3
Age, years
Körpergröße v. 17 Mädchen mit
Urolithiasis zum Zeitpunkt
der Diagnosestellung
(aufgetragen in Perzentilenkure
nach Tanner et al.,1975)

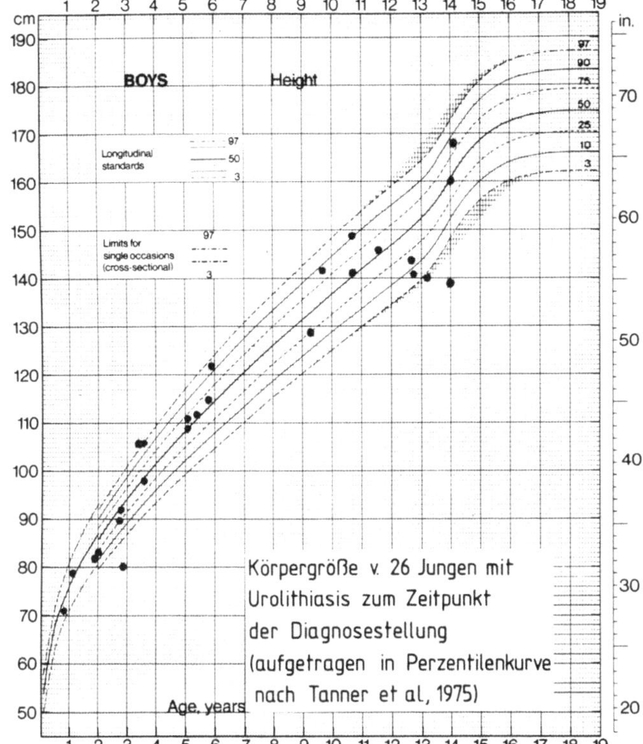

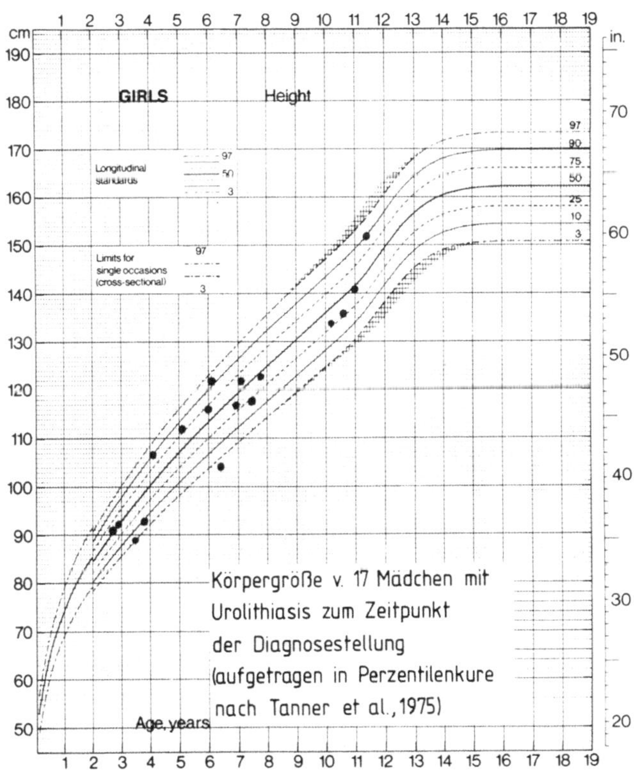

Abb. 3

Urolithiasis im Kindesalter

Aachen   1969 - 1980

Symptomatik kindlicher Harnsteine

	unter 4 Jahren n = 17	über 4 Jahren n = 30
Hämaturie	9	8
typische Kolik	2	18
cystitische Beschwerden mit HWI	11	12
Erbrechen	4	3
unklare Bauchschmerzen	7	7
Fieber	3	5
Durst, Polydipsie	2	1

Abb. 4

Urolithiasis im Kindesalter

Aachen   1969 - 1980

Organverteilung kindlicher Harnsteine

25 Kinder mit Nierensteinen
  6 × Ausgußsteine
  19 × Nierenbecken - oder
    Kelchsteine, davon   53,2 %
  4 × kombiniert mit
    Ausgußsteinen
  3 × Steine beidseitig

20 Kinder mit Uretersteinen
  1 × kombiniert mit   42,6 %
  Nierensteinen

2 Kinder mit Blasensteinen
  davon bei einem Kind 3 Steine   4,2 %

Abb. 5

Urolithiasis im Kindesalter

Aachen   1969 - 1980

Urologische Begleiterscheinungen

4	Reflux	1 Stadium I 3 Stadium II
2	doppelte Nierenanlage	
1	Ureterabgangsstenose	
1	prävesikale Ureterstenose	
1	primär - obstruktiver Megaureter	
1	Blasendivertikel	
1	Urethralklappe	
1	Urethradivertikel	

prozentuale Häufigkeit   25,5 %

Abb. 6

Urolithiasis im Kindesalter

Aachen   1969 - 1980

STEINANALYSEN

8	Calciumoxalatsteine, reine
3	Calciumoxalatsteine mit Calciumphosphat
2	Calciumhaltige Steine
2	Calciumoxalatsteine m. Ammoniumuratanteilen
2	Calciumoxalatsteine m. Calciumcarbonatanteilen
2	Phosphatsteine, reine
3	Magnesium - Ammoniumphosphatsteine
1	Magnesium - Ammoniumphosphatstein mit Ammoniumurat
2	Magnesium - Ammoniumphosphatsteine mit Calciumcarbonat
1	Ammoniumuratstein
1	Harnsäurestein
2	Cystinsteine
18	unbekannt od. nicht analysiert

Abb. 7

28 dieser 47 Kinder wurden operiert, 16 Kinder zeigten spontane Steinabgänge oder wurden konservativ behandelt und bei 3 Kindern erfolgte die Steinsanierung durch eine Zeiss'sche Uretersteinschlinge.

Die Infrarotspektralanalyse der Steine geht aus Abbildung 7 hervor; überwiegend häufig fanden sich Harnsteine deren Genese durch das Vorliegen eines Harnwegsinfektes erklärbar ist. Allerdings wurden auch 8 reine Calcium-Oxalat-steine, 1 Harnsäure- und 2 Cystinsteine gefunden.

29,6 % der Kinder zeigten eine lithogene Stoffwechselstörung (Abb. 8). Mit 42,6 % wiesen fast

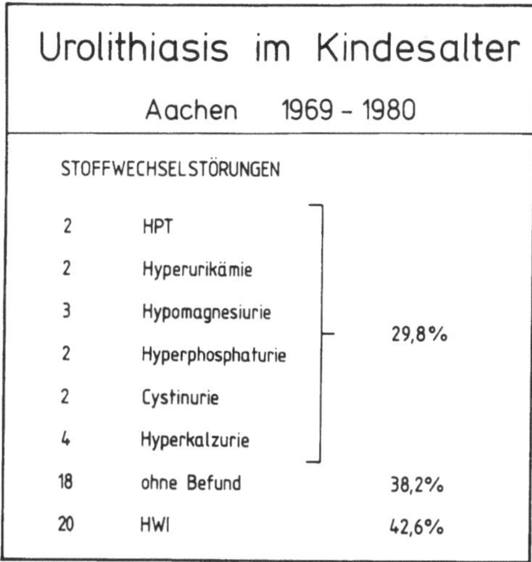

Abb. 8

die Hälfte der Kinder eine Harnwegsinfektion auf. Hier liegt die Ursache für den hohen Anteil der sogenannten Infektsteine. Immerhin wiesen 38,2 % oder 18 Kinder keine lithogene Stoffwechselstörung und keinen Harnwegsinfekt auf.

Die medikamentöse und diätetische Metaphylaxe bei Kindern gestaltet sich wegen des noch stattfindenden Wachstums schwierig. Medikamente mit Wirkung auf den Calcium- oder Harnsäurestoffwechsel sind nur mit Vorbehalt anwendbar, mit Ausnahme der Thiazide. Außerdem ist eine Diätplanung bei heranwachsenden Kindern schwierig. Neben der operativen Korrektur von Fehlbildungen, einer gezielten, testentsprechenden Gabe von Antibiotika beschränkten wir uns auf die Verordnung von reichlicher Flüssigkeitszufuhr, eventuell notwendiger Urin-pH-Korrekturen und bei mehrfach nachgewiesener Hypercalciurie auf die Gabe von Thiaziden. Trotz dieser Maßnahmen sahen wir bei 6 Kindern Rezidive (12,8 %), davon allerdings 4 Pseudorezidive.

Literatur

1. Campell MF (1963) Urology. W.B. Saunders & Co., Philadelphia. – 2. Malek RS, Kelalis PP (1975) Pediatric Nephrolithiasis. J Urol 113:545. – 3. Myers NAA (1957) Urolithiasis in childhood Arch Dis Child 32:48. – 4. Passmore R (1953) Observation on epidemiology of stone in the bladder in Thailand. Lancet 1:638

Dr. F. Hering
Urologische Klinik
Department für Chirurgie
Kantonsspital
CH-4031 Basel

Verhandlungsbericht der Deutschen Gesellschaft
für Urologie, 33. Tagung (1981), 278–280
© Springer-Verlag Berlin Heidelberg New York 1982

Verlauf und Prognose des Harnsteinleidens im Kindesalter

O. Zechner und H. Pflüger

Einleitung

Das Harnsteinleiden im Kindesalter hat ähnlich der Urolithiasis beim Erwachsenen in den letzten Jahrzehnten einen Anstieg der Vorkommenshäufigzeit zu verzeichnen. Die Frage, in welchem Umfang dieses Phänomen in vergleichbarem Zusammenhang mit den Veränderungen der Lebens- und Ernährungsgewohnheiten zu sehen ist, bleibt zum jetzigen Zeitpunkt ungelöst. Zentraler Aspekt der vorliegenden Studie ist es, den Verlauf von Patienten zu verfolgen, die im Kindesalter wegen Harnsteinen operiert wurden, wobei der Beobachtungszeitraum nicht weniger als 5 Jahre betragen durfte, um aussagekräftige Anhaltspunkte hinsichtlich des Rezidivbildungsverhaltens der einzelnen Patienten zu erhalten.

Methode

In den Jahren 1962 bis 1976 wurden an der Urologischen Universitätsklinik Wien 44 Kinder wegen Harnsteinen operiert. Davon konnten 30 Patienten (16 Knaben und 14 Mädchen) nachuntersucht werden. Das Alter zum Zeitpunkt der ersten Operation betrug im Durchschnitt 7,6 Jahre. 3 dieser Kinder wiesen eine beiderseitige Urolithiasis auf und bei 7 konnten Rezidivsteinbildungen beobachtet werden. Somit betrug die Inzidenz von Rezidivsteinen 23 %.

Bei den Patienten wurden neben der Bestimmung allgemeiner Parameter der Nierenfunktion, eine seitengetrennte Isotopenclearance und Stoffwechseluntersuchungen hinsichtlich einer Steindiathese durchgeführt. Letztere umfaßten die Bestimmung von Kalzium, anorganischem Phosphat und Harnsäure im Serum und 24-Stunden-Sammelharn. Zusätzlich wurde die Oxalsäureausscheidung im 24-Stunden-Harn und das Harn-pH in einer frisch ausurinierten Harnportion bestimmt.

Bei sämtlichen Patienten wurde zum Nachweis eventuell vorhandener Konkremente eine Abdomen-Leeraufnahme, eine Sonographie der Nieren und im Zweifelsfall eine i.v.-Urographie durchgeführt.

In Tabelle 1 sind die gefundenen Harnsteinarten, Zahl und Art der durchgeführten Operationen, sowie morphologische Veränderungen des Harntraktes angeführt, welche zum Zeitpunkt der Erstuntersuchung nachgewiesen werden konnten. Ein spontaner Harnsteinabgang konnte nur bei 2 Kindern beobachtet werden.

Tabelle 1. Harnsteinleiden bei Kindern (n = 30)

Harnsteinarten		*Harnsteinoperationen*		*Morphologische Ursachen*	
Calcium.Oxalat	15	Sectio alta	3	Reflux	4
Calcium-Phosphat	10	Pyelotomie	16	Ureterabgangsstenose	5
Calcium-Oxalat –		Pyelo-Nephrotomie	4	Pyelonephritis	3
Calcium-Phosphat	3	Pyelotomie und		Analatresie mit	
Cystin	2	Polresektion	3	Pyelonephritis	1
		Polresektion	2		
		Pyelotomie und		*Spontaner Steinabgang*	2
		Nierenbeckenplastik	5		
		Nephrektomie	4		
		Ureterotomie	2		
		Schlingenextraktion	1		

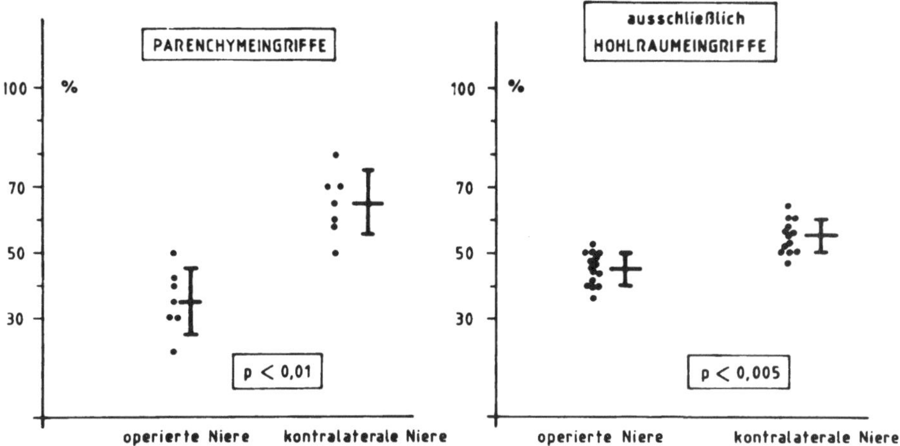

Abb. 1. Nierenpartialfunktionen nach Harnsteinoperationen im Kindesalter

Ergebnisse

Zunächst interessierte uns das Verhalten der Nierenpartialfunktionen nach zum Teil sehr lange zurückliegenden Nierensteinoperationen, wobei sämtliche Operationen vor dem Eintritt der Pubertät durchgeführt wurden (Abb. 1).

Erwartungsgemäß lag die Funktion jener Nieren, bei denen Parenchymeingriffe zur Konkrementenfernung notwendig gewesen waren, deutlich unter jener der kontralateralen Nieren. Überraschenderweise war jedoch auch die Funktion jener Nieren, die ausschließlich Hohlraumeingriffen unterzogen waren, signifikant geringer als die der nicht operierten Nieren. Dies veranschaulicht deutlich, daß auch sogenannte einfache Nierensteinoperationen mit einem,

wenn auch geringen, jedoch nachweisbarem Funktionsverlust verbunden sind.

Das Hauptanliegen dieser Studie stellte jedoch die Suche nach dem Verhalten lithogener Faktoren bei den Patienten mit Rezidivsteinen und bei jenen Kindern dar, welche keine Rezidivbildung erfahren hatten.

Unter den 7 Patienten mit Rezidivsteinen (Tab. 2) fanden sich 2 Patienten mit homozygoter Zystinurie sowie 1 Patient mit einer Rezidivstenose des Ureterabganges. Ein signifikanter Harninfekt konnte nur bei einem Patienten nachgewiesen werden. Idiopathische Stoffwechselstörungen wie Hyperkalziurie, Hyperurikosurie und idiopathische Hyperoxalurie wurden als Nebenbefund bei den Patienten mit Zystinurie, ansonsten nur bei 2 Patienten gefunden, welche jedoch

Tabelle 2. Lithogene Faktoren bei Kindern *mit* Harnsteinrezidivbildung (n = 7/30)

Patient	Stein	Morpholog. Veränderungen	Harninfekt	Stoffwechsel-Störungen	Rezidiv-Frequenz (N/A)
S.S. ♂	CA-OX-CA-PO$_4$	Pyelonephritis	–	–	2/6
H.W. ♂	CA-OX	Ureterabgangsstenose	–	–	4/9
G.H. ♂	CA-OX	–	Staph.aureus	–	2/10
S.R. ♂	Cystin	Reflux mit Schrumpfniere	–	Cystinurie Hypercalciurie	11/18
C.H. ♂	CA-OX	–	–	Hypercalciurie Hyperoxalurie	1/16
E.S. ♀	CA-OX	Pyelonephritis	–	Hyperurikosurie	1/4
G.M. ♀	Cystin	Pyelonephritis	–	RTA Cystinurie Hypercalciurie	1/8

eine sehr niedrige Rezidivbildungsfrequenz aufwiesen.

Demgegenüber fanden sich jedoch unter den 23 Kindern ohne Harnsteinrezidive in 78% Stoffwechselstörungen, nämlich 6 Patienten mit normokalzämischer Hyperkalziurie, 7 Patienten mit Hyperurikosurie, 3 Patienten mit beiden ebengenannten Stoffwechselstörungen und 2 Patienten mit idiopathischer Hyperoxalurie. In diesem Kollektiv sind 2 Patienten mit röntgenologisch eindeutig identifizierten Reststeinen enthalten, welche in einem Zeitraum von 8 bzw. 16 Jahren trotz begleitender Stoffwechselstörung kein Steinwachstum zu verzeichnen hatten.

Bei diesen Kindern konnten jedoch weder signifikante Harninfektionen noch röntgenologisch nachweisbare Harnabflußstörungen festgestellt werden.

Diskussion

In Anbetracht der vorliegenden Befunde kommt den kongenitalen Stoffwechselstörungen wie Zystinurie, primärer Hyperoxalurie und kongenitalen Purinstoffwechselstörungen sowie Behinderungen des Harnabflusses und chronischen Harninfektionen eine causale Bedeutung zu. Darüber hinaus scheinen noch unbekannte Faktoren zu existieren, denen ebenfalls ein Einfluß in der Ätiologie dieses Krankheitsbildes zuzuschreiben ist. Den idiopathischen Stoffwechselstörungen, der normokalzämischen Hyperkalziurie, Hyperurikosurie und der idiopathischen Hyperoxalurie kommt offenbar in der Ätiologie der Urolithiasis im Kindesalter keine Bedeutung zu. Dafür spricht die hohe Inzidenz dieser Zustandsbilder bei den Patienten ohne Rezidivsteinen. Dieser Befund steht im Gegensatz zu etablierten Konzepten in der Pathophysiologie des Steinleidens beim Erwachsenen.

Dies, sowie die Tatsache des deutlich divergenten Rezidivbildungsverhaltens zwischen Urolithiasis beim Kind und beim Erwachsenen legen den Schluß nahe, daß Unterschiede in der Pathogenese, dieser bislang als Einheit aufgefaßten Krankheitsbilder bestehen.

Als therapeutische Konsequenz der vorliegenden Untersuchung läßt sich die Empfehlung ableiten, die oben genannten idiopathischen Stoffwechselstörungen nicht medikamentös zu behandeln und demzufolge in der Erstellung einer Rezidivprophylaxe nicht zu berücksichtigen.

Dr. O. Zechner
Urolog. Univ.-Klinik
Alserstr. 4
A-1090 Wien 9

Verhandlungsbericht der Deutschen Gesellschaft
für Urologie, 33. Tagung (1981), 281/282
© Springer-Verlag Berlin Heidelberg New York 1982

Verlauf der kindlichen Urolithiasis im Erwachsenenalter

F. X. Lustenberger und B. Kehrer

Einleitung

Zwischen 1959 und 1977 wurden an der chirurgischen Universitätskinderklinik Bern 89 Kinder mit Urolithiasis der oberen Harnwege abgeklärt und behandelt. Es handelte sich um 52 Knaben und 37 Mädchen. Zum Zeitpunkt der Diagnosestellung waren 16 bis 2 Jahre alt, 35 zählten 2–6 Jahre, 23 6–10 Jahre und 15 10–15 Jahre. Als Ursache der Steinbildung fanden sich bei 41 Kindern angeborene Mißbildungen der Harnwege – gleichzeitige, nicht urogenitale Anomalien kamen bei 6 Fällen vor. Bei 5 Patienten stieß man bei noch anfänglich einfachen Abklärungsmitteln auf eine metabolische Störung – bei 2 auf eine Oxalurie, bei 1 auf einen primären Hyperparathyreoidismus, bei 1 Fall auf eine intestinale Hypercalciurie und bei einem Kind auf eine Osteogenesis imperfecta tarda. Bei 2 Patienten ging eine längerfristige Immobilisation voraus. 9 Patienten wiesen als einzigen Faktor einen chronisch rezidivierenden Harnwegsinfekt auf, bedingt durch ureasespaltende Bakterien und konsekutiv hohen alkalischen PH-Werten im Urin. In 32 Fällen blieben steinpathogenetische Hinweise aus (Tabelle 1). Bei den Mißbildungen

Tabelle 1. Aetiologie der Steinbildung

– angeborene Mißbildungen	41	46%
– metabolische Störungen	5	5,5%
– Immobilisation	2	2,5%
– Harnwegsinfekte allein	9	10%
– idiopathisch	32	36%
Total	89	100%

standen zahlenmäßig die Ureterabgangsstenose, die Refluxnephropathie und der Megaureter im Vordergrund, wobei diese Anomalien oft mit anderen Fehlentwicklungen der Harnorgane begleitet waren.

Fragestellung

Aufgrund dieses langjährigen Krankengutes stellten wir uns folgende Fragen:

1. Wie verhält sich mit zunehmendem Alter die Steinrezidivtendenz?

2. Welche steinpathogenetische Gruppe neigt besonders zu Rezidiven?

3. Läßt sich mit einer erweiterten, aber klinisch durchführbaren Steinabklärung die Dunkelziffer der idiopathischen Gruppe noch weiter aufhellen?

Hierzu wurden die stationären und poliklinischen Krankengeschichten der 89 Kinder retrospektiv analysiert. Zudem gewann man bei 54 Patienten anhand einer geplanten Nachuntersuchung an der urologischen Universitätsklinik eine aktuelle, diagnostische Standortbestimmung. Dieses Nachsorgeprogramm umfaßte neben der klinischen Beurteilung ein abgekürztes Urogramm mit Restharndarstellung, eine mindestens zweimalige Bestimmung von Calcium, Phosphor, Magnesium und Harnsäure im Blut und im 24-Stunden-Urin, eine semiqualitative Bestimmung einer Cystinurie, mehrere PH-Werte im Urin und einen Urinstatus mit quantitativer Bakteriologie.

Ergebnisse

Die primäre operative Behandlung bestand 35mal in einer Pyelolithotomie, 17mal in einer Nephrolithotomie, 3mal in einer Nierenteilresektion, 2mal in einer Heminephrektomie bei Doppelniere, 11mal in einer Nephrektomie und 12mal in einer Ureterolithotomie. In 9 Fällen kam es unter konservativer Steintherapie zu einem spontanen Steinabgang. Indikationen zur Schlingenextraktion von Uretersteinen wurden nie gestellt. Die Nephrektomien waren unumgänglich bei 7 Kindern wegen annähernd funktionsloser Hydronephrose, bei 2 wegen fort-

Tabelle 2. Rezidive nach wieviel Jahren?

Rezidive nach 1 Jahr	7
Rezidive nach 2 Jahren	4
Rezidive nach 3 Jahren	2
Rezidive nach 4 Jahren und mehr	1
Total	14

Tabelle 3. Rezidive und steinpathogenetische Gruppen

	Patienten	Rezidive	Rezidive %
– angeborene Mißbildungen	41	6	14%
– metabolische Störungen	10	3	30%
– Immobilisation	2	–	0%
– Harnwegsinfekte allein	9	3	33%
– idiopathisch	27	2	7,5%
Total	89	14	15,5%

geschrittener Pyonephrose, bei 1 Fall wegen Schrumpfniere und bei 1 Patienten wegen gleichzeitigem Wilmstumor.

Während dem bereits erwähnten Zeitraum von 3–22 Jahren waren bei 14 Kindern Rezidive festzustellen, und zwar nach einem Jahr bei 7 Fällen, nach 2 Jahren bei 4 Fällen, nach 3 Jahren bei 2 Fällen und nach 4 und mehr Jahren bei einem Patienten (Tabelle 2).

Schlüsselt man diese Rezidive nach steinpathogenetischen Gruppen auf, so liegt der Anteil der Rezidive bei den angeborenen Mißbildungen bei 14%, bei den metabolischen Störungen bei 30%, bei Steinträgern mit alleinigem Harnwegsinfekt bei 33% und bei der idiopathischen Gruppe nur bei 7,5% (Tabelle 3).

Mit der eingangs erwähnten, erweiterten Steinabklärung ließen sich aus den 54 nachkontrollierten Patienten nochmals 5 mit einer neuentdeckten metabolischen Störung aus der Gruppe der idiopathischen Steinträger ausscheiden, so daß sich die Zahl dieser steinpathogenetischen Gruppe auf 10, der Anteil am ursprünglichen Krankengut auf 11,2% erhöhte. Dabei handelte es sich bei 2 Fällen um eine auffallende Hyperuricosurie, bei weiteren 2 Fällen um eine absorptive Hypercalciurie, und bei 1 Patienten um eine renale Hypercalciurie. Letzterer hatte bereits wieder ein Rezidiv gebildet.

Diskussion

Neuere Angaben über die Rezidivsteinbildung beim Kind in der Literatur sind spärlich. Ältere Hinweise auf Rezidivhäufigkeit schwanken zwischen 5 und 37%. Unsere Rezidivrate liegt bei 15,5%. Über ähnliche Ergebnisse in den letzten Jahren berichten; Vahlensieck [1] mit 16% und Schmeckel [2] mit 22%. Zudem zeigen unsere Untersuchungen, daß die Wahrscheinlichkeit eines Steinrezidivs mit zunehmendem Abstand von der Ersteinbildung während der nächsten 10–15 Jahre deutlich abnimmt. Dies mag einerseits einen Grund darin haben, daß gerade die kurzfristigen Rezidive bei noch bestehenden Mißbildungen beobachtet wurden, andererseits durch die Aufteilung in Risikogruppen die Metaphylaxe besonders gezielt eingesetzt werden konnte. Ob diese tiefe Rezidivtendenz anhält, muß an diesem Kontrollkollektiv zu einem späteren Zeitpunkt weiter verfolgt werden.

Als besonders steinanfällige Gruppe haben sich wie bei den Erwachsenen, die Steinträger mit metabolischen Störungen – mit 30% – und diejenigen mit alleinigen, chronisch rezidivierendem Harnwegsinfekt – mit 33% – herausgestellt. Hier liegt die Bedeutung einer individuellen Metaphylaxe. Damit läßt sich auch eine erweiterte Steinabklärung rechtfertigen. Die Zahl der idiopathischen Steinträger wird kleiner, und wie wir gesehen haben, bleibt die Rezidivquote in dieser Gruppe auch gering.

Literatur

1. Vahlensieck W, Bastian HP (1974) Clinical features and treatment of urinary calculi in childhood. Eur Urol 2:129. – 2. Schmeckel C, Schubert J (1974) Zur Problematik der Urolithiasis im Kindesalter. Z Urol Nephrol 67:495

Dr. med. F. X. Lustenberger
frühere Adresse:
Urolog. Universitätsklinik, Inselspital, CH-3010 Bern
jetzige Adresse:
Urolog. Abteilung, Kantonsspital, CH-6004 Luzern

Verhandlungsbericht der Deutschen Gesellschaft
für Urologie, 33. Tagung (1981), 283–286
© Springer-Verlag Berlin Heidelberg New York 1982

Diskussion zu den Vorträgen Seite 251 bis 282

Moderatoren: Nagel, R., Berlin, Bastian, H. P., Troisdorf

Nagel, Berlin: Ich bitte Sie, nicht im einzelnen zu diskutieren, sondern global, weil viele Aspekte in den meisten Vorträgen angesprochen wurden. Darf ich um Wortmeldungen bitten!

Albrecht, Wuppertal: Ich habe 2 Fragen an Herrn Bressel. Sie erwähnten einige Kinder, ich glaube 4 oder 5, bei denen Sie Schlingen angelegt haben. Wie alt waren die Kinder, und haben Sie nicht einmal erlebt, wie wir das mehrmals hintereinander gesehen haben, daß bei Kindern so mit 6, 7 Jahren mehrmals hintereinander die Schlingen absolut fest stecken blieben? Wir legten sie als Dauerschlinge, so daß man dann doch operieren und Schlinge und Stein entfernt werden mußten.

Dann die 2. Frage noch: Sie sprachen davon, daß man auch Parathormonbestimmungen macht. Geht denn nicht Calciumerhöhung und Parathormonerhöhung völlig simultan einher? Sind denn Parathormonbestimmungen überhaupt notwendig? Wenn das Calcium erhöht ist, ist Parathromon erhöht, und wenn es schwankt, ist es nicht erhöht. Man kann ja nicht wegen der Kosten Parathormonbestimmungen unentwegt jeden Monat 15mal machen.

Bressel, Hamburg: Ja, also zunächst Frage Schlinge. Wir haben 5mal Schlingenextraktionen gemacht, davon bei einem Kind 3mal, und zwar ist das Kind mit dem primären HPT, wovon ich leider nur das OP-Präparat zeigen konnte. Sie sahen von diesem Fall mehrer entfernte Epithelkörperchen. Alle 4 waren vergrößert, wir entfernten 3 vollständig, und das letztere wurde so verkleinert. daß jetzt ein normaler Parathormonwert im Serum resultiert. Bei den anderen 3 Kindern lag jeweils ein Adenom vor. Diese OP-Präparate konnte ich Ihnen wegen der Projektionsstörung nicht vorführen. Zur Frage des Parathormons und seiner Wertigkeit ist zu sagen, daß wir nur in diesem einen Fall, der außer Parathormon und einer geringen Hypercalcurie keinen anderen pathologischen Parameter im Calciumstoffwechsel hatte, auf Grund der doppelseitigen Steinbildung die Nebenschilddrüsen exploriert haben. Es fand sich die beschriebene primäre Hauptzellhyperplasie. Bezüglich der Schlingenextraktion haben wir keine Schwierigkeiten gehabt. Einmal lag die Schlinge jedoch 8 Tage.

Schrott, Erlangen: Zur Frage von Herrn Albrecht nochmal. Wir haben 6–7 Steinextraktionen durchgeführt, und zwar bei Mädchen gingen wir sogar bis auf 6 Monate in der Altersgrenze herunter. Bei Jungen etwa 2 Jahre, es hängt vom Gerät ab. Dabei hat sich eine Schlinge festgeklemmt und wir mußten offen operieren.

Bastian, Troisdorf: Herr Borgmann, eine Frage. Sie haben sehr interessantes Patientenmaterial, und zwar hinsichtlich der Zusammensetzung der Türkenkinder, und Sie haben gesagt, daß die Rezidivzahl dort höher ist, und Versuche von Herrn Janker, einem Jugoslawen, haben also gezeigt, daß bei Umsiedlungen bestimmter Kinder in endemischen Gebieten auch dort die Zahlen höher sind, obwohl sie inzwischen eine andere Ernährungsgewohnheit haben, obwohl auch die Erkrankungen, wie Hypovitaminosen, Verdauungsstörungen, all das durch eine bessere Versorgung ausgeschlossen ist. Haben Sie irgendeine Erklärung, warum das noch etwas höher ist, vermuten Sie da irgend was?

Borgmann, Berlin: Wir vermuten einen genetischen Defekt, eine andere Erklärung haben wir nicht dafür.

Nagel, Berlin: Ja, bitte.

Fischer, Kiel: Herr Borgmann, ich habe noch eine Frage. Sie hatten dort bei Kindern mit Steinbildungen eine Reihe verschiedener Infekte festgestellt. Mich würde mal interessieren, haben Sie außer den uns bekannten Urease bildenden Proteus- und Klebsiellen noch andere Erreger gefunden, die Urease bilden? Das wäre die eine Frage. Die andere Frage noch an Herrn Aplas. Habe ich Sie richtig verstanden, daß Sie die in Sagittalschnitt bzw. daß Sie einen Sektionsschnitt durchgeführt haben, um die größten Steine zu entfernen, und haben Sie dann danach irgendwelche Clearancebestimmungen gemacht?

Nagel, Berlin: Bitte, zuerst Herr Borgmann.

Borgmann, Berlin: Bezüglich der Ureasespaltung haben wir keine besonderen Untersuchungen durchgeführt.

Nagel, Berlin: Herr Aplas, möchten Sie zum Sektionsschnitt etwas sagen?

Aplas, Erlangen: Wir haben bei 5 Kindern einen Sektionsschnitt durchgeführt. Bitte, den 2. Teil Ihrer Frage habe ich akustisch nicht verstanden.

Borgmann, Berlin: Haben Sie bei den Kindern auch Clearancebestimmungen gehabt vorher und nachher?

Aplas, Erlangen: Wir haben bei diesen Sektionsschnitten Clearancebestimmungen auch durchgeführt, und die Clearancebestimmungen haben im Vergleich mit der praeoperativen Untersuchung an sich keine große Differenz ergeben.

Schrott, Erlangen: Wenn ich hierzu ergänzend berichten darf, und zwar uns hat das Problem interessiert, Mehrfach-Nephrotomien oder ein Sektionsschnitt. Und der Sektionsschnitt wurde, wie bei der kindlichen Urolithiasis, ausnahmslos bei kompletten oder bis inkompletten Ausgußlithiasis gemacht und zwar, von der Idee ausgehend, daß man teils so schwach röntgenpositiv ist, daß praktisch auch eine abschließende Röntgenkontrolle nicht möglich ist, und wir haben unter unseren immerhin 8–10%; und stimmen damit in der Statistik völlig mit Berlin-Charlottenburg überein. Es sind 8–10% verbliebene Restkonkremente, und die beziehen sich ja hauptsächlich auf diese inkompletten bis kompletten Infekt-Ausgußliathiasis. Wir sehen nur den Weg von dieser relativ hohen Rate der Restkonkremente von 8–10% runter zu kommen, indem wir die Niere im Sektionsschnitt aufklappen und systematisch jeden Kelch absuchen. Mit röntgenologischen Kontrollen schafft man das nicht. Sie haben praktisch Matrixreste, die Sie vorerst nicht erkennen können, und die bald darauf sich wieder entsprechend strukturieren. Zur Frage eben wegen dieser vergleichenden, wegen dieser Tubulusuntersuchungen in der Ausgangslage. Bei dieser inkompletten bis kompletten Infektausgußlithiasis haben Sie einmal eine Obstruktion und Sie haben eine Infektion. Das macht natürlich einen entsprechenden Ausscheidungsschaden und Sie haben einen entsprechenden Defekt in der tubulus-sekretorischen Anreicherung. Unsere Kontrollen in der postoperativen seitengleichen Clearance waren überraschenderweise erheblich besser als die praeoperativen. Also man könnte daraus den Schluß ziehen, Sektionsschnitt durchführen und die Funktion ist gebessert. Wir sind uns darüber im klaren, daß wir selbstverständlich kleine Parenchymdefekte machen, aber grobe Infarkte usw. sind nicht aufgetreten. Darum plädieren wir bei Infektausgußlithiasis, die Sie nicht genügend mit Mehrfach-Nephrotomien bereinigen können, sogar *für* den Sektionsschnitt.

Nagel, Berlin: Herr Schrott, jetzt hätte ich noch eine Frage, und es ist sicher wichtig für das Auditorium, Sie schützen die Niere, ohne den Stiel abzuklemmen, wenn Sie darüber noch etwas sagen. Ich glaube, daß ist wohl etwas Entscheidendes.

Schrott, Erlangen: Da kommt zusätzlich eben die Überlegung, die ja immer in diesen beiden Lagern der Unterkühlung und so ungefähr die anderen, die etwas schneller arbeiten wollen und dann in einem Rennen mit der Zeit sind. Da glaube ich ja, daß schließlich doch eine günstige Lösung gekommen ist, indem man die Nieren in der warmen Ischämiezeit während der relativ kurz dauernden Abklemmung mit Trophycardyl schützt. Das ist ein französisches Präparat. Man gibt etwa 1–2 Gramm und dazu ist ein Phosphatbicarbonat-Puffer drinnen. Bicarbonat kann die Niere sehr gut schützen. Und da haben Sie ohne einen wesentlichen Ischämieschaden zu kriegen, 1 Stunde Zeit. Es gibt vergleichende Untersuchungen bei Tierversuchen mit den Unterkühlungsgruppen, und da ergibt sich keine Differenz zwischen warmer Ischämiezeit unter Trophycardylschutz 1 Stunde und Unterkühlung. Sie wissen alle, daß die Unterkühlung etwas problematisch ist. man könnte es höchstens extern machen, das haben wir auch teilweise in einigen Fällen betrieben, mit einem Plastiksack, aber da müssen Sie diesen Kindern wesentlich größere Zugänge schaffen, größere Schnitte. Wir bevorzugen dafür, weil wir eben nicht in Plastikbeutel das Eis umpacken müssen usw., einen kosmetisch kleineren Intercostalschnitt. Man führt z.B. einen Sektionsschnitt aus oder Mehrfachnephrotomien.

Nagel, Berlin: Vielen Dank, Herr Schrott. Weitere Fragen? Ja, bitte!

Marberger, Wien: Ich möchte zur Diskussionsbemerkung von Herrn Schrott doch etwas entgegnen. Erstens glaube ich, kann man doch nicht so ganz im Raum stehen lassen, daß man mit dem Sektionsschnitt selbstverständlich jeden Kelch sieht. Nach meiner Erfahrung (ich habe auch Sektionsschnitte früher gemacht, ich gebe das gerne zu), ist die sichere Exposition des Hohlsystems durch den Sektionsschnitt in keiner Weise gegeben. Sie können immer wieder kleine Nebenkelche, die durchaus steintragend sind, damit nicht erfassen. Sie merken es gar nicht. Und ich möchte einerseits sagen, daß sowohl mit der Radionephrotomietechnik als auch z.B. mit der anatrophen Nephrotomietechnik die Exposition und die Steinentfernung genauso radikal geht. Die Röntgentechnik ist natürlich beim schwach schattengebenden Stein ein Problem, aber sie hat eine ungleich bessere Auflösung und Erfolgsrate als die reine optische Kontrolle in der Annahme, man habe das ganze Hohlsystem eröffnet. Vielleicht, daß die Sonographie hier entscheidenden Durchbruch bringen wird.

Schrott, Erlangen: Ich kann dem nicht zustimmen. Wir haben allein mit der intraoperativen Röntgentechnik mit dem Renodor und entsprechenden Plattenfilmen wesentlich schlechtere Erfahrungen, vor allem bei schwach positiven Steinen, und darum handelt es sich ja hauptsächlich. Bei einem Sektionsschnitt ist das eine reine Zeitfrage, und der Sorgfalt, die Endkelchabzweigungen anzusehen. Man kann nämlich, wenn die Niere aufgeklappt ist, die Kelchhälse nach oben parenchymwärts noch etwas aufspalten. Diese eine zusätzliche Aufspaltung macht keinen wesentlichen Schaden. Es hängt von der Schnittführung ab, und das ist ja in Linearrichtung dazu radiär. Zusätzlich kann man mit den feinen langen Beckenhäkchen jede Abzweigung einzeln aufsuchen. Darum trachteten wir eben danach, von einer $\frac{1}{2}$ Stunde OP-Zeit in alleiniger Stielabklemmung zu diesem Trophycardylschutz zu kommen; weil man eben etwas Zeit braucht, jede einzelne Kelchgruppe sorgfältig aufzusuchen. Und wir können da nur aus den letzten Serien bringen, und das sind kurz hintereinander 4 Sektionsschnitte bei Kindern gewesen, und zwar bei einem Knaben beidseits sogar, der erst $\frac{3}{4}$ Jahr alt war, und da ist kein Restkonkrement verblieben, und auch in den nächsten Monaten kein sog. Rezidiv zu sehen gewesen.

Dann noch zur Frage der Ultraschallortung: Das ist sicherlich eine sehr feine, elegante Methode, wenn wir allein mit diesen 5 oder 7 MHZ-Schallköpfen das intraoperativ machen können. Aber da ist wieder dieses Problem mit diesen inkompakten Infektsteinen mit den Endkelchabzweigungen. Wie sollen die sich denn eigentlich unterscheiden? Sie sind ja identisch mit Fibringerinnseln oder mit kleinen Blutkoageln, die ja selbstverständlich bei einer Nephrotomie entstehen. Sie werden ja nur eine Masse von Artefactüberlagerungen kriegen, die Sie nicht interpretieren können.

Nagel, R., Berlin: Jetzt können wir dazu abschließen.

Marberger, Wien: Ich möchte dann nur noch auf das Trophycardyl kurz eingehen. Das Trophycardyl hat also sicher keinen Wert, wie Sie richtig gesagt haben bei Ischämiezeiten über 60 Minuten. Das Problem ist, daß wir den Wert darunter sehr schlecht mit unseren doch sehr groben Funktionsparametern beweisen können. Und es gibt inzwischen eine Reihe von tierexperimentellen Versuchen, die zumindest die Sicherheit dieses Schutzes problematisch machen. Das ganze beruht nur auf experimentellen Tatsachen. Wir haben kein wirkliches Material, das beweist, daß damit ein Schutz erreicht wird. Das Problem ist, daß wir mit unseren Hippuran-Clearance-Untersuchungen usw. hohe Fehlerquellen haben. Ganz besonders beim Kind, und damit diese, unter Umständen nicht sehr ausgeprägten, aber vorhandenen Funktionsverluste nicht nachweisen können. Aber es ist so, daß der sicherste Schutz zur Zeit nach wie vor mit der Hypothermie gegeben ist. Und die Tatsache, daß man einen so schwerwiegenden Eingriff, wie es eben z.B. die Korrektur eines Ausgußsteines ist, wenn man das dem Kind zufügt, daß dann die Größe des Schnittes eigentlich ein nebensächlicher Faktor ist. Und die Sicherheit in der Funktionserhaltung, glaube ich, wesentlich ist. Da gibt es gar keinen Zweifel, daß die Hypothermie die besten Ergebnisse liefert.

Nagel, Berlin: Vielen Dank, ich glaube, wir sollten also dieses Thema abschließen, da doch noch sehr interessante Aspekte zu diskutieren sind. Herr Hesse, Sie hatten sich gemeldet.

Hesse, Pretoria: Nur zu der Meldung, daß ziemlich dogmatisch gesagt worden ist, daß bei schwarzen Kindern keine Steine vorkommen, und da Ihre Zahlen an schwarzen Einwohnern jetzt steigen, will ich davor nur warnen. In dem Maße, daß da Verwestlichung in der Diät oder Lebensweise eintritt, treten auch mehr Steine auf.

Nagel, Berlin: Vielen Dank, Herr Hesse, das war eine Bemerkung, die an Herrn Westenfelder ging.

Bastian, Troisdorf: Herr Hering, Sie haben ja als einziger vorgeschlagen, bei einer Calciumstoffwechselstörung bei den Kindern Thiazide zu verordnen. Erstens, wie hoch dosieren Sie, wie lange dosieren Sie, denn das ist ja nicht ungefährlich, weil es gerade in den wachsenden Knochenstoffwechsel zu schweren Demineralisationen kommen kann. Und daß ähnliche Probleme bei Herrn Zächner mit Thiola, wo auch keine sicheren Erfahrungen da sind; wie toxisch ist diese Substanz. Und dann hätte ich also dazu gerne mit der

neuen Behandlungsmöglichkeit heute, der Cystinsteintherapie mit Vitamin C, die der Herr Asalc und Herr Schmucky vorgeschlagen haben, wäre dann natürlich sicherlich eine Alternative beim Thiola, aber die erste Frage an Herrn Hering.

Hering, Aachen: Thiazide haben wir bei 2 Mädchen angewandt, 3 und 6 Jahre alt, ein Kind hatte 3 Oxalatsteine, ein Kind hatte 2 Oxalatphosphatsteine. Ich muß Ihnen da widersprechen. Thiazide greifen nicht in den Knochenstoffwechsel ein, sondern sie bewirken nur am distalen Tubulus bei einer Natriumrestriktion eine vermehrte Rücknahme des Calciums. Gefährlich kann es werden, Kinder können eine Hypokaliämie bekommen, das muß man bedenken. Man muß evtl. empfehlen, daß die Kinder mehr Bananen essen. Die Dosierung 25 mg/die. Aber nur bei Kindern, die eine Hypercalcurie von größer als 250–300 mg im 24-Std.-Urin hatten.

Nagel, Berlin: Danke. Weitere Wortmeldungen bitte, Herr Naber.

Naber, Straubing: Zu den Vorträgen von Herrn Zechner und Herrn Lustenberger eben die grundsätzliche Frage: Jeder forscht natürlich nach steinbildenden Faktoren, und er ist froh, wenn er welche gefunden hat. Es gibt ja auch klare, die formuliert sind: Abflußstörungen, Harnwegsinfektionen, Cystin etc. Aber wenn wir jetzt die metabolischen Störungen der Hypercalcurie oder anderer feiner Parameter anschauen, da sehen wir z.B. Herr Zechner kommt zu dem Schluß, er findet keinen Zusammenhang mit Rezidivsteinen. Herr Lustenberger findet einen Zusammenhang. Meine provozierende Frage lautet: wer kennt denn bei Kindern auf diesem Gebiet überhaupt Normalwerte, wo bei Erwachsenen schon so viel gestritten wird.

Zechner, Wien: Darf ich zunächst auf die Frage von Herr Bastian antworten. Hinsichtlich der Therapie, der prophylaktischen Therapie mit Thiola. Unsere 2 Kinder, die ich da hier gezeigt habe, war ein Knabe mit 11 Rezidiven, dann hat er die Therapie bekommen, inzwischen war er schon 18 Jahre alt. Also, ich glaube, hier besteht keine Indikation mehr, von einer medikamentösen Therapie Abstand zu nehmen. Das Mädchen ist zu uns gekommen mit 14 Jahren. Nun, es hat sich durch Zufall jetzt so ergeben, daß die Kinder praktisch vor der Pubertät oder in die Pubertät gekommen sind, und dann diese Problematik, die Sie aufgeworfen haben, nicht mehr gegeben war. Wenn ich aber jetzt vor den hypothetischen Fall gestellt wäre, ein Kind unter 10 Jahren z.B. zu haben, so glaube ich, stellt sich die Frage, was ist besser, kann ich dem Kind suffizient im Zweifelsfall mit maximaler Diurese das Rezidiv verhindern, sofern andere Methoden, wie Sie jetzt richtigerweise angeschnitten haben, die Vitamin-C-Therapie ausfallen würden, ich habe sie nicht erwähnt, weil sie in diesem Kollektiv nicht angewandt wurde, oder versuche ich eben, das Rezidiv zu verhindern, indem ich ein Medikament gebe. Und ich für meine Person würde versuchen, das Harnsteinrezidiv, das bei diesen Kindern nahezu immer ein operativ zu behandelndes Rezidiv ist, so zu behandeln.

Hinsichtlich der 2. Frage darf ich Herrn Naber etwas vertrösten, ich werde ein Dia zeigen, wo wir Normalwerte von Kindern, normale Kinder hinsichtlich Calcium und Harnsäure untersucht haben.

Naber, Straubing: Zusatzfrage! Das hat nur Sinn, wenn Sie eine Korrelation zum Rezidiv aufstellen können, sonst sind Normwalwerte in diesem Zusammenhang nicht relevant.

Problemsteine im Kindesalter

Verhandlungsbericht der Deutschen Gesellschaft
für Urologie, 33. Tagung (1981), 287
© Springer-Verlag Berlin Heidelberg New York 1982

Operatives Vorgehen beim Problemstein im Kindesalter

P. Brühl und H. P. Weber

Darstellung des operationstaktischen Vorgehens und der speziellen postoperativen Betreuung beim Korallenstein und Rezidiveingriff durch Dokumentation verschiedener Problemkinder. Behandelt werden die untere, dorsale Pyelonephrocalicotomie sowie die flankierenden Verfahren zur operativen Ortung von Steinresten. Weiterhin werden spezielle Probleme beim Rezidiveingriff, die das Ziel der Organerhaltung gefährden können, aufgezeigt. Hierbei werden insbesondere rekonstruktive Möglichkeiten nach Schädigung des pyelo-ureteralen Segments erläutert und Ureter-Calix-inferior Anastomose beim Kind vorgestellt. Schließlich wird auf die Wichtigkeit nuklearmedizinischer Verlaufskontrollen und radiologischer Verfahren zur Beurteilung des Nierenwachstums und damit des Operationserfolges hingewiesen.

Prof. Dr. P. Brühl
Urologische Universitäts-Klinik
Priv.-Doz. Dr. H. P. Weber
Universitätskinderklinik
D-5300 Bonn 1

Verhandlungsbericht der Deutschen Gesellschaft
für Urologie, 33. Tagung (1981), 288–290
© Springer-Verlag Berlin Heidelberg New York 1982

Ergebnisse der Harnsteinanalyse bei Kindern im Vergleich zu Erwachsenen und ihre klinische Bedeutung

H. P. Bastian, M. A. H. Gebhardt und U. Needré

In den letzten Jahren wurden mittels Röntgenbeugung 12 000 Harnsteinanalysen ausgeführt, darunter befanden sich mehr als 200 Harnsteinanalysen von Kindern, das sind 1,7 %.

Bei unserer Auswertung der Harnsteinanalysen nach den Hauptbestandteilen ergibt sich der in Tabelle 1 gezeigte Unterschied zwischen der Gesamtstatistik und den Harnsteinen der Kinder.

Tabelle 1. Häufigkeit der Steinarten bei 12 000 Analysen

Steinart	Erwachsene	Kinder
Oxalat	31,55	31,88
Harnsäure	10,11	0,72
Urat	0,61	1,45
Phosphat	12,73	21,01
Cystin	0,10	0,00
Oxalat-Phosphat	30,32	25,36
Oxalat-Harnsäure	11,70	10,14
Phosphat-Harnsäure	0,95	2,90
Oxalat-Phosphat-Harnsäure	1,24	5,07
Unreines Cystin	0,69	1,45

Harnsäuresteine spielen im Kindesalter nur eine untergeordnete Rolle, dahingegen kommen die Urate etwa zweimal häufiger bei Kindern vor. Der Anteil der Phosphate liegt bei den Kindern fast doppelt so hoch wie bei den Erwachsenen. Die Mischsteine aus Oxalat und Phosphat kommen bei Kindern weniger vor. Der Aufbau der kindlichen Harnsteine ist wesentlich einfacher, sie bestehen in der Regel nur aus ein oder zwei Phasen.

In Tabelle 2 und 3 sind die prozentualen Vorkommenshäufigkeiten der wichtigsten Harnsteinphasen getrennt nch dem Geschlecht des Steinbildners zusammengestellt.

Man erkennt, daß die fünf Kristallarten Whewellit, Weddellit, Apatit, Struvit sowie die Harn-

Tabelle 2. Vorkommenshäufigkeit % (12 000 Analysen)

Komponente	Frauen	Männer	Total
WHE	62,46	71,00	67,73
WED	41,97	47,35	45,26
APA	51,52	37,30	42,41
STR	15,41	5,57	9,31
HS	14,68	22,55	19,82
HD	5,84	9,37	8,08
AMU	3,09	2,89	2,99
NAU	2,81	2,97	2,90
BRU	1,82	1,82	1,83
OCP	0,48	0,40	0,42
WHI	1,07	0,60	0,85
NEW	0,28	0,02	0,21
CYS	1,01	0,60	0,79

säure bei beiden Geschlechtern am häufigsten auftreten. Die Oxalate Whewellit, Weddellit sowie Harnsäure lagen häufiger beim Mann vor, während die Phosphate Apatit, Struvit, Whitlockit bei den Frauen häufiger anzutreffen waren.

Tabelle 3. Vorkommenshäufigkeit % (200 Analysen)

Komponente	Mädchen 0–15	Knaben 0–15	Total 0–15
WHE	64,29	51,22	56,52
WED	62,50	43,90	51,45
APA	35,71	53,66	46,38
STR	8,93	21,95	16,67
HS	12,50	6,10	8,70
HD	1,79	1,22	1,45
AMU	12,50	6,10	8,70
NAU	8,93	3,66	5,80
BRU	8,93	4,88	6,52
OCP	0,00	1,22	0,72
WHI	5,36	1,22	2,90
NEW	0,00	0,00	0,00
CYS	0,00	2,44	1,45

In Tabelle 3 ist die Vorkommenshäufigkeit bei den Kindern getrennt nach dem Geschlecht dargestellt.

Hier fällt vor allen Dingen auf, daß bei Kindern höhere Anteile an Infektsteinen vorliegen. Bei Knaben liegen häufiger die Phasen Apatit und Struvit vor als bei den Mädchen.

In Tabelle 4 und 5 sind die prozentualen Mengenanteile dargestellt. Es handelt sich hier um den durchschnittlichen Prozentgehalt einer Phase, die im Stein ist. Es finden sich bei den Erwachsenen insgesamt niedrigere prozentuale Anteile der Gemenge in den verschiedenen Phasen. Nur das Whewellit, also das Calcium-Oxalat-Monohydrat, liegt bei den Erwachsenen höher.

In der Tabelle 5 bei der Analyse der kindlichen Harnsteine sind größere Mengenanteile der einzelnen Phasen bei den Kindern nachweisbar. Die

Tabelle 4. Mengenanteil % (12 000 Analysen)

Komponente	Frauen	Männer	Total
WHE	63,96	66,10	65,28
WED	40,68	43,5 [	42,54
APA	39,75	28,00	33,25
STR	60,98	64,59	62,80
HS	51,13	55,56	54,17
HD	36,25	35,70	35,85
AMU	19,42	9,35	13,15
NAU	8,65	8,45	8,48
BRU	61,15	63,64	62,99
OCP	12,65	13,08	12,91
WHI	32,24	29,74	29,77
NEW	40,00	60,00	33,50
CYS	97,64	98,08	98,02

Tabelle 5. Mengenanteil % (200 Analysen)

Komponente	Mädchen 0–15	Knaben 0–15	Total 0–15
WHE	46,94	59,40	53,65
WED	65,00	53,61	59,23
APA	23,50	37,16	32,89
STR	84,00	71,94	74,57
HS	9,29	45,00	24,17
HD	45,00	30,00	37,50
AMU	41,43	13,00	29,58
NAU	5,00	8,33	6,25
BRU	48,00	68,75	57,22
OCP	0,00	20,00	20,00
WHI	26,67	5,00	21,25
NEW	0,00	0,00	0,00
CYS	0,00	100,00	100,00

Tabelle 6. Durchschnittsstein % (200 Analysen)

Komponente	Mädchen 0–15	Knaben 0–15	Total 0–15
WHE	30,18	30,43	30,33
WED	40,63	23,54	30,47
APA	8,39	19,94	15,25
STR	7,50	15,79	12,43
HS	1,16	2,74	2,10
HD	0,80	0,37	0,54
AMU	5,18	0,79	2,57
NAU	0,45	0,30	0,36
BRU	4,29	3,35	3,73
OCP	0,00	0,24	0,14
WHI	1,43	0,06	0,62
NEW	0,00	0,00	0,00
CYS	0,00	2,44	1,45

Tabelle 7. Durchschnittsstein % (12 000 Analysen)

Komponente	Frauen	Männer	Total
WHE	39,95	46,93	44,21
WED	17,08	20,61	19,25
APA	20,48	10,44	14,10
STR	9,40	3,60	5,85
HS	7,51	12,53	10,73
HD	2,12	3,34	2,90
AMU	0,60	0,27	0,39
NAU	0,24	0,25	0,25
BRU	1,12	1,16	1,15
OCP	0,06	0,05	0,05
WHI	0,34	0,18	0,25
NEW	0,08	0,01	0,05
CYS	0,99	0,59	0,78

Steine der Kinder sind also insgesamt einfacher aufgebaut.

In Tabelle 6 und 7 wird diese Zusammensetzung der Durchschnittssteine, d. h. des mittleren Gehaltes, bezogen auf alle Steine, aufgeschlüsselt gezeigt.

Bei den Männern findet sich am häufigsten die Whewellit-, Weddellit- und Harnsäure-Phase, während bei dem weiblichen Geschlecht die Apatit-, Struvit- und übrigen Phosphate häufiger anzutreffen sind.

Der prozentuale Anteil der Durchschnittssteine zeigt bei Kindern, daß bei den Knaben ein wesentlich höherer Anteil an Infektsteinen vorkommt, die Harnsäuresteine spielen bei Kindern fast keine Rolle, sie liegen deutlich gegenüber den Erwachsenen um den Faktor 5 niedriger, während die Salze der Harnsäure, wie Ammonium-

hydrogenurat und Natriumhydrogenurat, fünfmal häufiger bei den Kindern anzutreffen sind.

Betrachtet man die Ergebnisse getrennt nach
dem Geschlecht, so findet sich das Ammoniumhydrogenurat mit 5,18 % vor allem in den
Harnsteinen der Mädchen. Der Anteil bei den
Knaben liegt nur bei 0,79 %.

Zusammenfassung

1. Die Calcium-Oxalat-Steine kommen insgesamt am häufigsten vor. Im Gegensatz zum Erwachsenen überwiegt bei Kindern jedoch das
Weddellit, also das Calcium-Oxalat-Dihydrat.

2. Reine Harnsäuresteine sind bei Kindern
sehr selten und bedeutungslos. Die Salze der
Harnsäure, wie Ammoniumhydrogenurat und
Natriumhydrogenurat können bei Kindern
4,5mal häufiger nachgewiesen werden.

Im Gegensatz zur Harnsäure entstehen die
Salze der Harnsäure auch im alkalischen Urin-
Milieu. Dies ist deswegen bedeutungsvoll, da diese genannten Phasen also auch zu den Infektionssteinen gerechnet werden müssen.

3. Infektsteine finden wir häufiger bei Kindern, wobei die Knaben öfter als die Mädchen
betroffen sind. Der erhöhte Anteil der Infektsteine bei den Knaben muß als Ausdruck häufiger
obstruktiver Erkrankungen der harnableitenden
Wege mit daraus resultierender Harnwegsinfektion gewertet werden.

4. Der Aufbau der Harnsteine bei Kindern ist
wesentlich einfacher, sie bestehen in der Regel
nur aus einer oder zwei Phasen. Es kommt bei
Kindern häufiger zu hohen Urinkonzentratio-
nen, die eine Aggregation der ausgefallenen Kristalle begünstigen. Deshalb ist es notwendig,
gerade bei dem kindlichen Harnstein eine hohe
Diurese zu erzeugen.

Professor Dr. H. P. Bastian
Chefarzt der Urologischen Abteilung
am St.-Josef-Hospital
Hospitalstraße 45
D-5120 Troisdorf

Verhandlungsbericht der Deutschen Gesellschaft
für Urologie, 33. Tagung (1981), 291–293
© Springer-Verlag Berlin Heidelberg New York 1982

Problematik des Harnsäuresteines im Kindesalter

J. Joost, G. Egger und F. Schabel

Purinsteine bzw. Harnsäuresteine im weiteren Sinne sind im Kindesalter mit 4% deutlich seltener als bei Erwachsenen, jedoch weitaus problematischer hinsichtlich Diagnostik und Therapie. Die sog. idiopathische Harnsäuresteinbildung ist im Kindesalter kaum anzutreffen (Tabelle 1). Als Ursache kommen entweder enzymatische Defekte oder sekundäre Hyperurikämien (bedingt durch Cytostatika oder myeloproliferative Prozesse) in Frage. Enzymatische Purinstoff-

Tabelle 1. Ätiologie des Harnsäuresteines im Kindesalter

	Kinder	Erwachsene
Enzymat. Defekt	rel. häufig	selten
Sekund. Hyperurikämie	selten	selten
(Cytostatika, myelo- proliferativ etc.)		
Idiopathisch	selten	häufig
(„Säurestarre")		

Tabelle 2. Enzym. Purinstoffwechselstörungen mit Urolithiasis (siehe Abb. 1)

1. *Xanthinoxidase*-Defekt
   Steine: Xanthin
2. Adeninphosphoribosyltransferase-*(APRT-)*Defekt
   Steine: 2,8-Dihydroxyadenin
3. Hypoxanthinguaninphosphoribosyltransferase-*(HGPRT-)* Defekt
   a) komplett: Lesch-Nyhan-Syndrom
   b) inkomplett
   Steine: Harnsäure
4. Phosphoribosylpyrophosphat-*(PRPP-)*Synthetase Überaktivität
   Steine: Harnsäure

wechselstörungen (Abb. 1, Tabelle 2) betreffen neben der Xanthinurie den APRT-Defekt, der zur 2,8-Dihydroxyadeninsteinbildung führt und den HGPRT-Defekt sowie die Überaktivität der PRPP.

Unter diesen Störungen bereitet insbesondere der APRT-Defekt diagnostische und therapeuti-

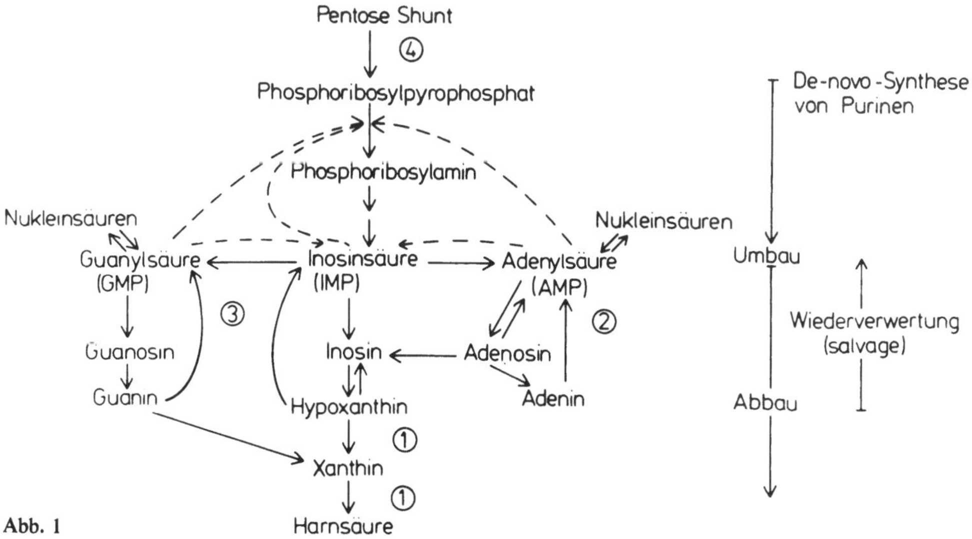

Abb. 1

Tabelle 3. Nichtschattengebender Stein im Kindesalter (Harnsäure, 2,8-Dihydroxyadenin, Xanthin)

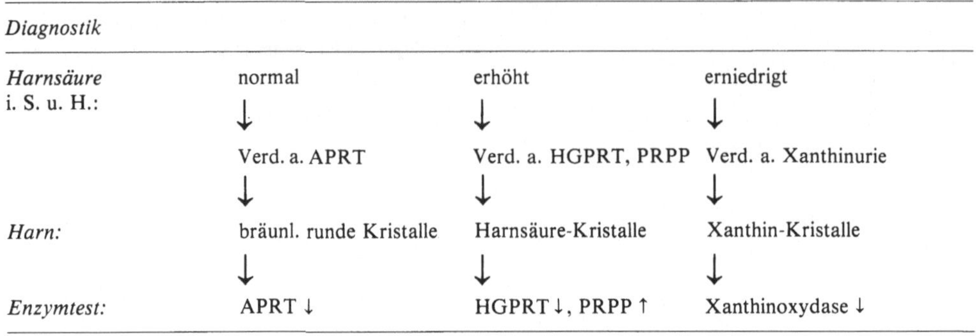

Diagnostik			
Harnsäure i. S. u. H.:	normal	erhöht	erniedrigt
	↓	↓	↓
	Verd. a. APRT	Verd. a. HGPRT, PRPP	Verd. a. Xanthinurie
	↓	↓	↓
Harn:	bräunl. runde Kristalle	Harnsäure-Kristalle	Xanthin-Kristalle
	↓	↓	↓
Enzymtest:	APRT ↓	HGPRT ↓, PRPP ↑	Xanthinoxydase ↓

Tabelle 4. Nichtschattengebender Stein im Kindesalter

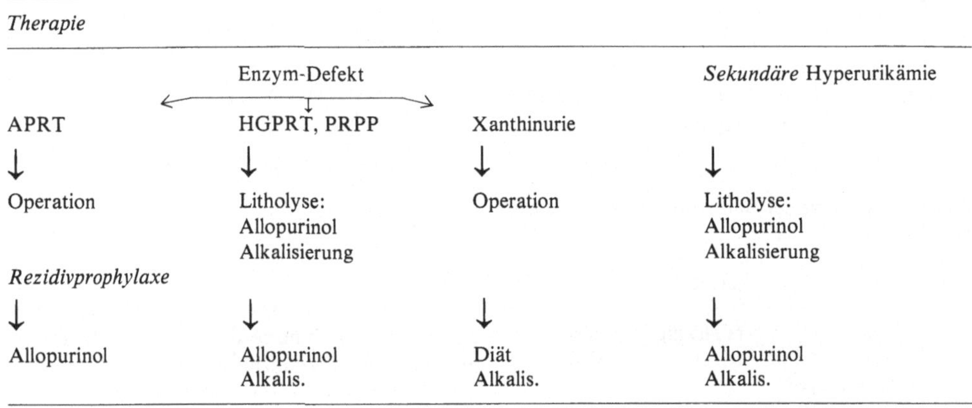

Therapie			
	Enzym-Defekt		*Sekundäre* Hyperurikämie
APRT	HGPRT, PRPP	Xanthinurie	
↓	↓	↓	↓
Operation	Litholyse: Allopurinol Alkalisierung	Operation	Litholyse: Allopurinol Alkalisierung
Rezidivprophylaxe			
↓	↓	↓	↓
Allopurinol	Allopurinol Alkalis.	Diät Alkalis.	Allopurinol Alkalis.

sche Schwierigkeiten. Im Röntgen ist er von dem Harnsäurestein nicht zu unterscheiden, selbst die chemische Steinanalyse erlaubt keine Differenzierung zwischen Harnsäure und 2,8-Dihydroxyadenin. Die Diagnostik beruht auf einer normalen Harnsäure i. S. u. H. und dem Nachweis von charakteristischen bräunlichen, runden Kristallen, die jedoch in keinem Lehrbuch zu finden sind. Therapeutisch bietet er insofern Probleme, als eine Litholyse im Gegensatz zur Harnsäure nicht möglich ist. Unbehandelt führt der komplette Defekt zur Niereninsuffizienz aufgrund tubulärer und interstitieller Kristallbildung. Hierzu ein Fallbericht: Bei einem Knaben wurde vor 11 Jahren eine beidseitige Harnsäureverstopfungsniere operativ behandelt. Die damalige chemische Analyse ergab Harnsäure. Der Patient kam vor 4 Jahren im Stadium der kompensierten Niereninsuffizienz wieder. Aufgrund der Anamnese wurde vor 3 Jahren ein Enzymtest durchgeführt, und es zeigte sich ein kompletter APRT-Defekt. Der Patient ist dialysepflichtig und steht zur Transplantation an.

Wenn wir im Kindesalter vor die Diagnostik und Therapie eines nichtschattengebenden Steines (d. h. Purinsteines) gestellt werden, empfiehlt sich folgendes Vorgehen (Tabelle 3, 4). Liegt eine normale Harnsäure im Serum und im Harn vor, handelt es sich wahrscheinlich um den APRT-Defekt. Im Harn finden Sie die charakteristischen, bräunlichen Kristalle und im Enzymtest eine Verminderung von APRT. Bei erhöhter Harnsäure handelt es sich entweder um eine sekundäre Hyperurikämie oder aber um einen HGPRT- oder PRPP-Defekt. Sie finden Harnsäurekristalle im Harn, und der Enzymtest wird Ihnen eine Verminderung von HGPRT oder Überaktivität der PRPP bringen. Bei erniedrigter Harnsäure liegt der Verdacht auf eine Xanthinurie vor. Die Therapie einer sekundären Hyperurikämie besteht in der Litholyse mit Allopurinol und Alkalisierung, desgleichen beim HGPRT-

und PRPP-Defekt. Bei Vorliegen eines APRT-Mangels hat bei einem nichtabgangsfähigen Stein die Operation zu erfolgen, desgleichen beim Xanthinstein. Die Rezidivprophylaxe besteht neben erhöhter Flüssigkeitszufuhr in purinfreier Diät und Alkalisierung bei der Xanthinurie, Allopurinol und Alkalisierung bei sekundärer Hyperurikämie, dem HGPRT- und PRPP-Defekt sowie in der alleinigen Gabe von Allopurinol beim APRT-Mangel.

Jeder Harnsäure- bzw. nichtschattengebende Stein im Kindesalter erfordert eine exakte Abklärung, um nicht eine enzymatische Störung zu übersehen.

Dr. J. Joost
Urolog. Univ.-Klinik
Anichstraße 35
A-6020 Innsbruck

Verhandlungsbericht der Deutschen Gesellschaft
für Urologie, 33. Tagung (1981), 294–297
© Springer-Verlag Berlin Heidelberg New York 1982

Zystinurie und Therapiemöglichkeiten durch MPG bei Kindern

B. Jannopoulos, A. Kyriakidis, D. Stokidis und C. Dimopoulos

Zystinsteine findet man bei etwa 2 % der erwachsenen und bei 6–7,5 % der minderjährigen Steinkranken.

In unserem Krankengut und bei 612 Steinpatienten der Urologischen Universitätsklinik Athen, zwischen August 1978 und Januar 1981, stellten wir 18 Zystinuriker fest, also etwa 2,9 %. 5 davon waren Kinder. Es ist eine angeborene Stoffwechselstörung bei allen Homozygoten mit multipler beidseitiger Steinbildung, die nach der Regel häufig rezidiviert.

Bisher wird angegeben, daß die Steinbildung meistens im zweiten Lebensdezenium stattfindet, es gibt aber Hinweise, die für eine viel frühere Kernentstehung sprechen.

Konservative Therapie wie diätetische Maßnahmen, hauptsächlich mit Methionin, Diurese und D-Penicillamine, haben meistens geringe Erfolgsaussichten. Neuerdings wird die a-Mercapto-propionyl-glycin (M.P.G.) mit gutem Erfolg verabreicht. Unsere Erfahrungen über Verträglichkeit, Dosierung sowie die Ergebnisse bei 5 bei uns behandelten Kinder wollen wir kurz erörtern.

Das Alter von zwischen 4 und 16 Jahren, 3 waren männlichen und 2 weiblichen Geschlechts.

Bei 4 bestanden typische Koliken, das eine klagte über unklare Lendenschmerzen. Zwei hatten eine Mikrohämaturie. Bei allen wurden Ausguß- oder multiple Steine festgestellt.

Der Zystinnachweis erfolgte durch den Urozystin-Test und der Reaktion nach Brandt. Verifiziert wurde sie chromatographisch durch Aminosäurediagramm. Der quantitative Nachweis der Aminosäuren im Urin durch den automatischen Analyser „Beckmann 4255 multichrom B".

Bis zur endgültigen Diagnostik über Zystinsteine bei uns waren sie außerhalb mehrmals voroperiert mit einem Durchschnitt von 2,6 Operationen.

Tabelle 1

Nr.	Geschl.	Alter	Gr. cm	Gew. kg	Lokalisation Niere R	L	H R	L	Operat. R	L	Zahl R	L
1	♂	14	151	34	+	+		+	1	1		1
2	♀	16	158	36	+	+	+		3		1	
3	♀	7	106	17		+		+		1		1
4	♂	6	108	16		+				1		
5	♂	4	94	12	+				1			

Tabelle 2

Zystin	1,007	μU/min/1,73 m²	Normalwert 0,02–0,08
Lysin	1,064	μU/min/1,73 m²	Normalwert 0,02–0,20
Arginin	1,696	mU/min/1,73 m²	Normalwert 0,02–0,20
Ornithin	0,630	mU/min/1,73 m²	Normalwert Spur

Nr.	Behandlungsergebnisse	Dosis M.P.G. (mg/kg/Tag)	Zeit Jahre
1	vollständige Auflösung	30	1½
2	unvollständige Auflösung	20	2½
3	rezidiv	15	1
4	kein rezidiv	20	2
5	kein rezidiv	20	2

Bei allen wurde eine Alkalisierung durchgeführt (PH 7,2–7,5), und vermehrte Diurese empfohlen.

Die Dosierung der M.P.G. wurde zwischen 10 und 50 mg/kg gewählt, nach Erscheinung und Nachweis der typischen hexagonalen Zystinkristalle im Morgenurin und quantitativen Aminosäurenachweis im 24-Stunden-Urin.

Auf der Tabelle 1 können wir Geschlecht, Gewicht, Größe und Steinlokalisation sehen.

Der quantitative Nachweis der Aminosäure im Urin beim Therapiebeginn zeigte folgende Mittelwerte (Tabelle 2).

Die Therapieerfolge sind auf der Tabelle 3 ersichtlich. Bei einem Patienten wurde eine vollständige Steinauflösung beobachtet. Bei dreien erfolgte kein weiteres Steinwachstum bzw. Rezidiv nach operativer Steinentfernung.

Bei einer jungen Patientin kam es zu einem Rezidiv 3 Monate post operationen.

Die Nebenwirkungen waren von leichten gastrointestinalen Verstimmungen (4 Patienten), wie diarrhöische Stühle am Therapieanfang bis zum nephrotischem Syndrom mit Leukozyturie. Alle Beschwerden haben rasch nachgelassen. Die Leukozyturie ging nach Absetzen des Medi-

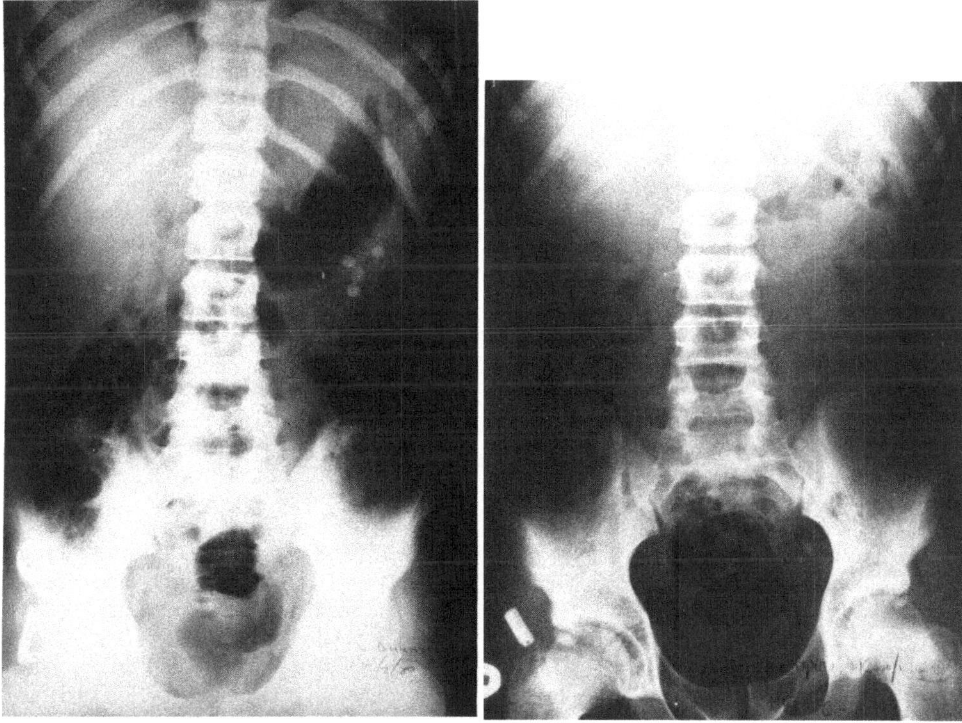

Abb. 1. Steinauflösung 4 Monate nach MPG-Behandlung

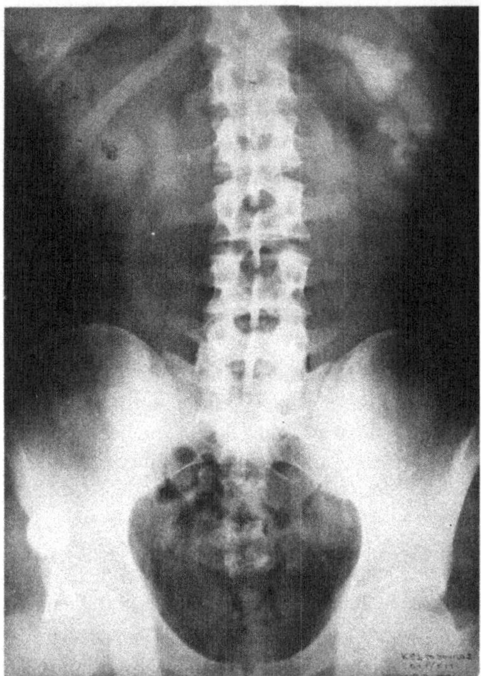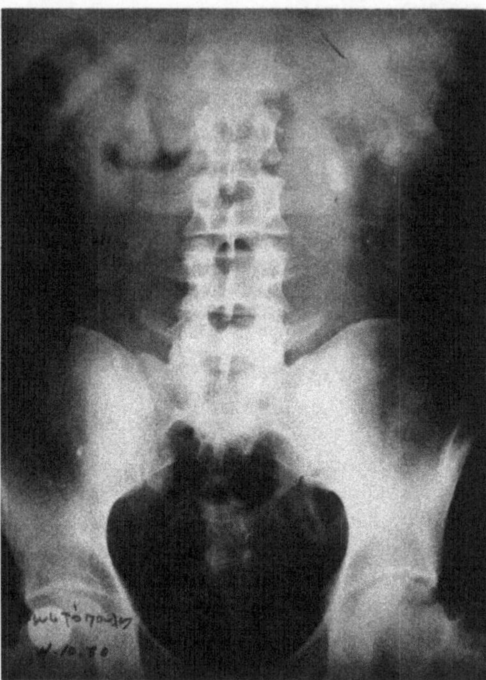

Abb. 2. Fall 2: Deutliche Steinverkleinerung nach 8monatiger MPG-Behandlung

kaments zurück und trat nach erneuter Verabreichung nicht wieder auf.

Nach dem Studium unserer Patienten wird nochmals die Malignität der Zystinsteinerkrankung unterstrichen. Die Rezidivgefahr innerhalb von kurzer Zeit ist groß. Bei Kindern hat die Zystinurie Einfluß auf das Körperwachstum. Bei allen Kindern lag die Körpergröße unterhalb des Normbereichs nach der Tabelle. Das ist eine Bestätigung der Beobachtungen von Watts und Pyrah und erklärt sich durch die vermehrte Ausscheidung der dibasischen Aminosäuren und besonders von Lysin.

Die Nebenwirkungen und die geringe Erfolgsquote von D.Penicillamin sind uns ausreichend bekannt.

M.P.G. wird fast ausschließlich aus den Nieren ausgeschieden und 25–30% befindet sich in dem ableitenden Harnsystem in einer Form, die mit Zystin die leicht lösliche Zysteino-M.P.G. bildet. Wichtig ist die gleichzeitige Alkalisierung. Es wird behauptet, daß in einem PH zwischen 7,5–8,5 eine Zystinmenge von etwa 100–400 mg/l in Lösung gehalten werden kann.

In unserem Krankengut lag der PH-Wert zwischen 7,2–7,5, weil sonst die Gefahr einer Steinbildung von Magnesiumphosphat erhöht ist.

Die Behandlung mit M.P.G. kann sowohl als Therapie wie als Prophylaxe auch bei Kindern empfohlen werden. In unserem Krankengut beobachteten wir eine Steinauflösung in 2 Fällen sowie kein Steinrezidiv nach operativer Steinentfernung in 2 anderen Fällen. Ein Steinrezidiv wurde bei einer 7jährigen Patientin festgestellt. Das kann mit der zu niedrigen Dosierung in Zusammenhang gelegen haben (15 mg/kg kg) und an der mangelnden Zusammenarbeit mit Kind und Eltern.

Die Nebenwirkungen, wie gastrointestinale Störungen, Geschmacksminderung, Hautreaktion und Proteinurie waren alle von leichter Form und zeitlich begrenzt.

Zusammenfassung

Zystinurie hat Einfluß auf das Körperwachstum der Kinder, wird frühzeitig durch maligne Steinbildung bemerkbar.

Bei Prophylaxe und Therapie hat M.P.G. auch bei Kindern eine gute Indikation, indem sie in atoxischer Dosierung die Rezidivierung verhindert und deutlich bei der Steinauflösung hilft.

Literatur

Dent CE, Senior B (1955) Studies on the treatment of cystinuria Br J Urol 27:317. – Dent CE, Friedman M, Green H, Watson LCA (1965) Treatment of cystinuria. Br Med J I:403–408. – Hautman R, Terhorst B, Stuhlsatz HW, Lutzeyer W (1977) MPG A progress in cystine stone therapy. J Urol 117:628. – Johanson K, Gammelgard PA, Schönau-Jorgensen F (1980) Treatment of cystinuria with a-M.P.G. Scand J Urol Nephrol 14:189–192. – Kerr DNS (1968) Renal tubular disorders in Paediatric Urology (ed: Innes Williams) Butterwoth, London, p 77–80. – Kold FO, Earl JM, Harper HA (1967) Disappearance of cystinuria in a patient treated with prologed low methionine diet. Metabolism 16:378–381. – MacDonald WB, Fellers FX (1966) Penicillamine in treatment with patients with cystinuria. JAMA 197:396–402. – Ματσανιώτησ ΣΝ (1972) Παιδιατρική I: 38 καί 43. – Miano L, Gallucci M, Petta S (1979) Results of medical treatment of cystine lithiasis. Eur Urol 5:265–279. – Pavanello L, Rizzoni G, Dussini N, Zacchello G, Passerini G, Tasca A, Pagano F (1981) Cystinuria in children. Eur Urol 7:139–143. – Pyrah NL (1979) Renal Calculus. Springer, Berlin Heidelberg New York 16, p 339–354. – Remien A, Kallistratos G, Burchardt P (1975) Treatment of cystinuria with Thiola (M.P.G.). Eur Urol I:227–228. – Reveillaud RJ, Blanc G, Daudon M (1978) Syndrome nephrotique et troubles cutanés survenus un cours du traitment de deux cas de lithiase cystinique par l-a.M.P.G. D'Ur et de Nephr 84:663–667. – Rizzoni G, Pavanello L, Dussini N, Chiandetti L, Zacchello G (1979) Nephrotic syndrome during treatment with M.P.G. J Urol 122:381–382

Dr. B. Jannopoulos
Urologische Univ.-Klinik Athen
Athen-Goudi
König-Paul-Hospital

Verhandlungsbericht der Deutschen Gesellschaft
für Urologie, 33. Tagung (1981), 298–302
© Springer-Verlag Berlin Heidelberg New York 1982

Rezidivprophylaxe bei Cystinsteinbildnern

B. Lux und P. May

Ursache der Cystinsteinbildung ist die stets nachweisbare Cystinurie. Durch zwei Behandlungsprinzipien läßt sich die Steinbildung vermeiden:

1. Durch Senkung der Cystinkonzentration im Urin.
2. Durch Verbesserung der Löslichkeit für Cystin.

Beides kann bis zu einem gewissen Grad durch Erhöhung der Trinkmenge und Harnalkalisierung erreicht werden, dies allein reicht jedoch für eine erfolgreiche Prophylaxe meist nicht aus. Zur Verminderung der Cystinausscheidung stehen bisher 2 Präparate zur Wahl: D-Penicillamin und Thiola (Mercaptopropionylglycin). Die gerade beim Cystinsteinbildner unabdingbare Voraussetzung eines Therapieerfolges, nämlich die konsequente Einhaltung des Behandlungsschemas, wird besonders bei Jugendlichen durch Nichteinhaltung der extremen Flüssigkeitszufuhr, mehr noch durch oft erhebliche Nebenwirkungen der allmählich in immer höheren Dosen notwendigen genannten Präparate in Frage gestellt.

Wir haben deshalb 4 jugendliche Cystinuriker nach einem von Asper und Schmucki 1978 angegebenen Therapievorschlag mit Ascorbinsäure (Vitamin C) behandelt (Abb. 1).

Entsprechend der auf der Abbildung dargestellten Reaktionskombination läßt sich die Cystinausscheidung durch Vitamin C dadurch senken, daß Ascorbinsäure als Reduktionsmittel das Redoxsystem Cystin-Cystein zum leicht löslichen Cystein hin verschiebt (Abb. 2).

3–5 g Vit. C als Brausetablette
(Ascorbinsäure + $NaHCO_3$)
Ascorbinsäure → Cystin ⇌ Cystein
$NaHCO_3$ → Harnalkalisierung
Harndilution (2–3 Liter/die)

Abb. 2. Therapieschema zur Behandlung der Cystinurie

Auf diesem Dia ist das Behandlungsschema zusammengefaßt.

Es werden 3–5 g Vitamin C als Brausetablette in reichlich Wasser gelöst täglich oral verabreicht. Daneben wird durch vermehrte Flüssigkeitszufuhr für ausreichende Harndilution, etwa 2 bis 3 Liter, gesorgt. Durch die Vitamin-C-Therapie kommt es nicht nur zu einer Verminderung der Cystinausscheidung, sondern durch das in der Brausetablette gleichzeitig enthaltene Natriumhydrogencarbonat auch zu einer Harnalkalisierung, d.h. zu einer relativen Löslichkeitsverbesserung des Urins für Cystin.

Unter dieser alleinigen Behandlung haben wir bisher insgesamt 4 jugendliche Cystinuriker zwischen 15 und 26 Monaten regelmäßig kontrolliert (Abb. 3).

Im Serum wurden dabei in vierteljährlichem Abstand die Nierenfunktion, Harnsäure und Elektrolyte überprüft. Außerdem wurde bei jeder ambulanten Kontrolle ein 24-Stunden-Sammel-Urin mitgebracht, in dem quantitativ die Cystin-, Oxalsäure-, Harnsäure- und Elektrolytausscheidung gemessen wurden. Im frisch gelassenen Urin wurden pH-Wert und eine evtl. Kristallurie

Ascorbinsäure $\xrightarrow{\text{Oxyd.}}$ Dehydroascorbins. + 2 H^+ + 2 e^-

Cystin + 2 H^+ + 2 e^- $\xrightarrow{\text{Red.}}$ 2 Cystein

Cystin + Ascorbins. ⇌ 2 Cystein + Dehydroascorbins.

Abb. 1. Reaktionskombination der reduzierenden Wirkung von Ascorbinsäure (Vitamin C)

im Sediment untersucht. Urographische Kontrollen erfolgten in 6- bis 12monatigem Abstand.

Nun zu den Ergebnissen:

Die 4 jugendlichen Patienten sollen kurz einzeln vorgestellt werden (Abb. 4):

Zuerst ein 15jähriges Mädchen, das nach einem Spontansteinabgang – es handelte sich dabei um einen reinen Cystinstein – bisher 17 Monate lang mit täglich 3 x 1 g Cedoxon behandelt wurde. Mehrere bei der Erstuntersuchung bereits

Serum:	Nierenfunktion	
	Harnsäure	
	Elektrolyte	
24-Std.-Urin:	Cystin	
	Oxalsäure	3 Mon.
	Harnsäure	
	Elektrolyte	
	pH-Wert	
	Sediment	
Niere:	i.v.-Urogramm	6–12 Mon.

Abb. 3. Therapiekontrollen während der Vitamin-C-Behandlung

Patient S.A., ♀, 15 Jahre

Vit.-C-Therapie: 17 Monate
Dosis: 3 x 1 g Cedoxon
März 1980 Spontansteinabgang li.,
multiple Kelchsteine li. – 1981 entfernt

Cystin-Ausscheidung vor Vit. C: 738 mg/l
Bisher kein Rezidiv

Abb. 4. Patient S. A., Daten

Patient O.E., ♀, 15 Jahre

Vit.-C-Therapie: 15 Monate
Dosis: 4 x 1 g Cedoxon
Mai 1980 Ureterolithotomie rechts,
ruhender Kelchstein re. – 1981 entfernt

Cystin-Ausscheidung vor Vit. C: 436 mg/l
Bisher kein Rezidiv

Abb. 6. Patient O. E., Daten

---

festgestellte und während der Kontrollen nicht vergrößerte Kelchsteine mußten 1981 wegen Verlegung des Ureterabgangs operativ entfernt werden. Das Mädchen ist bisher rezidivfrei (Abb. 5).

Diese Kurve zeigt die signifikante Absenkung des Cystins unter der Vitamin-C-Therapie bei einer deutlich erhöhten Cystinausscheidung von 738 mg/l vor der Behandlung (Abb. 6).

Das jetzt ebenfalls 15jährige Mädchen wird seit 15 Monaten mit täglich 4 x 1 g Cedoxon behandelt. Die Diagnose Cystinurie konnte im Mai 1980 nach tiefer Ureterolithotomie rechts gestellt werden. Ein damals schon nachgewiesener zusätzlicher ruhender Kelchstein rechts mußte 1981 operativ entfernt werden, da er seine Lage verändert hatte. Bisher ebenfalls kein Rezidiv (Abb. 7).

Hier erkennen sie bei dieser Patientin ebenfalls die signifikante Absenkung der Cystinkonzentration im Urin, die vor der Behandlung 436 mg/l betrug. Während der Ferienzeit und danach wurde für mehrere Wochen Vitamin C nicht eingenommen, worauf sich im Dezember 1980 ein deutlicher Anstieg in den pathologi-

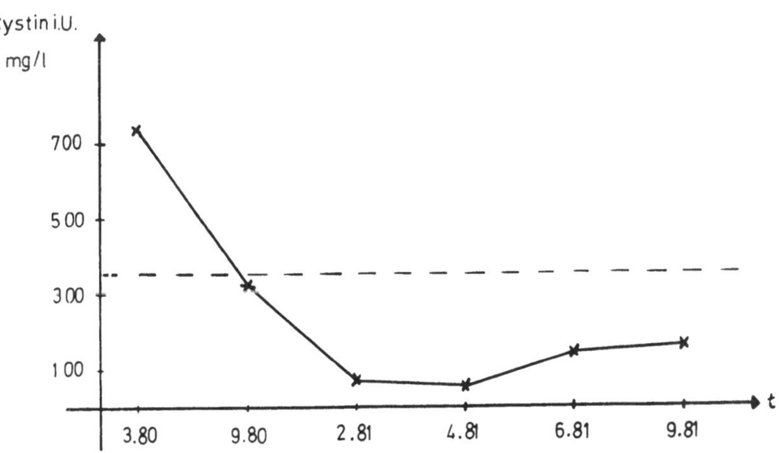

Abb. 5. Patient S. A., Cystinausscheidung im 24-Stunden-Urin unter Vitamin-C-Therapie (17 Monate)

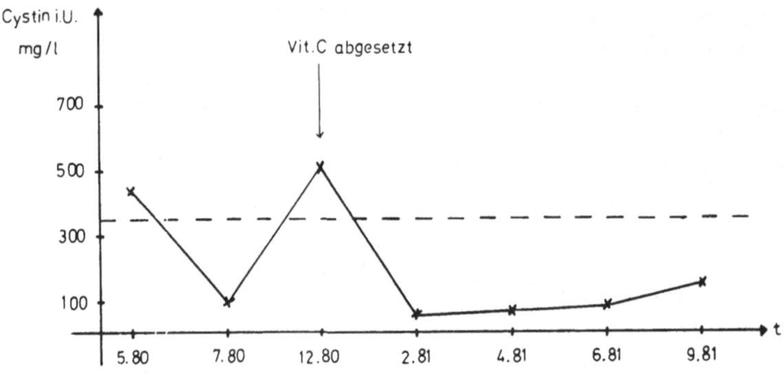

Abb. 7. Patient O.E., Cystinausscheidung im 24-Stunden-Urin unter Vitamin-C-Therapie (15 Monate)

Patient S.J., ♂, 18 Jahre

Vit.-C-Therapie: 18 Monate
Dosis: 3–4 g Cedoxon
März 1980 Pyelolithotomie li.,
ruhender Kelchstein re.

Cystin-Ausscheidung vor Vit. C: 700 mg/l
Bisher kein Rezidiv

Abb. 8. Patient S.J., Daten

schen Bereich der Cystinausscheidung fand (Abb. 8).

Bei diesem jetzt 18jährigen jungen Mann, der seit 18 Monaten mit 3–4 g Cedoxon täglich behandelt wird, wurde im März 1980 nach einer Pyelolithotomie links die Diagnose gestellt. Ein ruhender Kelchstein rechts hat sich seit Behandlungsbeginn mit Vitamin C nicht vergrößert (Abb. 9).

Auch hier konnte die anfänglich hohe Cystinausscheidung von 700 mg/l durch die Vitamin-C-Monotherapie signifikant auf Dauer gesenkt werden (Abb. 10).

Als letzten Fall stellen wir einen 10jährigen Buben vor, der bisher am längsten, nämlich seit insgesamt 26 Monaten, mit täglich 3 g Cedoxon behandelt wird. Im Juli 1979 wurde die Diagnose anläßlich einer erforderlichen rechtsseitigen Pyelolithotomie gestellt, auch hier bisher kein Rezidiv (Abb. 11).

Bei diesem Buben konnten wir die höchste Cystinausscheidung vor Behandlungsbeginn messen, nämlich 1700 mg/l. Sie sehen auch hier im Verlauf der Cystinausscheidung unter Vitamin-C-Therapie eine signifikante Senkung. Der zwischenzeitliche Gipfel ist dadurch erklärt, daß der Bub über kurze Zeit von den Eltern nicht

---

Patient G.M., ♂, 10 Jahre

Vit.-C-Therapie: 26 Monate
Dosis: 3 x 1 g Cedoxon
Juli 1979 Pyelolithotomie re. (Ausgußstein)

Cystin-Ausscheidung vor Vit. C: 1700 mg/l
Bisher kein Rezidiv

Abb. 10. Patient G.M., Daten

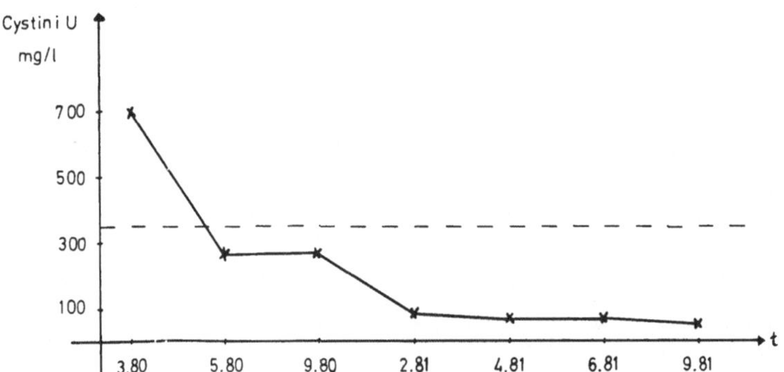

Abb. 9. Patient S.J., Cystinausscheidung im 24-Stunden-Urin unter Vitamin-C-Therapie (18 Monate)

300

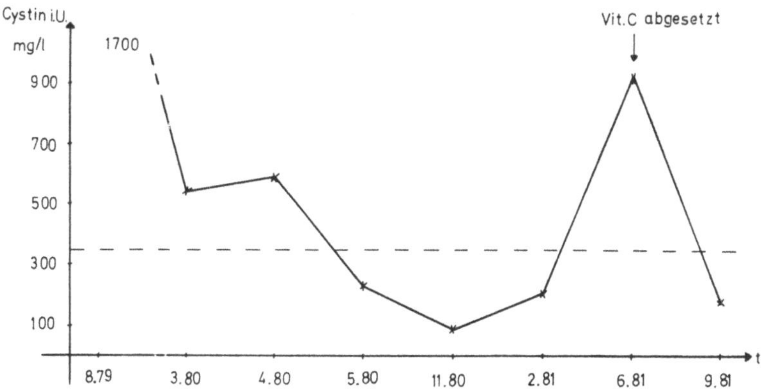

Abb. 11. Patient G.M., Cystinausscheidung im 24-Stunden-Urin unter Vitamin-C-Therapie (26 Monate)

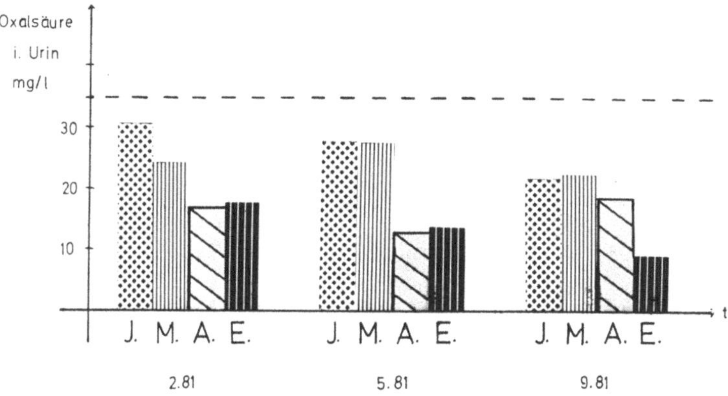

Abb. 12. Oxalsäureausscheidung im 24-Stunden-Urin bei 4 Cystinsteinpatienten unter Vitamin-C-Therapie

ausreichend überwacht wurde und das Medikament über 4 Monate nicht eingenommen hat.

Alle angegebenen laborchemisch, mikroskopisch und röntgenologisch kontrollierten Befunde haben bisher gezeigt, daß neben einer erfolgreichen Prophylaxe auch keine unerwünschten Nebenwirkungen eintraten (Abb. 12).

Anhand dieses letzten Dias soll gezeigt werden, daß die hohe Vitamin-C-Zufuhr nicht zu einer pathologischen Erhöhung der Oxalatausscheidung im Urin geführt hat, obwohl die Oxalsäure bekanntlich der Hauptmetabolit von Vitamin C ist. Diese Untersuchungsergebnisse verdanken wir Herrn Dr. Hesse von der Urologischen Universitätsklinik Bonn. Mineralogische Analysen der während Vitamin-C-Monotherapie abgegangenen oder operativ entfernten Cystinkonkremente durch Herrn Prof. Gebhardt vom Mineralogischen Institut der Universität Bonn haben gezeigt, daß die Konkremente keinen über die Norm erhöhten Oxalatanteil aufwiesen.

Zusammenfassung

Die orale Vitamin-C-Therapie kombiniert mit ausreichender Harndilution gestattet nach unseren bisherigen Ergebnissen eine zuverlässige Cystinsteinprophylaxe. Das Wirkungsprinzip besteht einmal in einer Absenkung der Cystinkonzentration im Harn, zum anderen in einer Alkalisierung des Urin-pH, schwankend aufgrund eigener Meßergebnisse zwischen 6,5 und 7,6. Obwohl bei der niedrigen Urinkonzentration von Cystin dieser Grad der Harnalkalisierung ausreichend erscheint, müssen weitere Verlaufskontrollen zeigen, ob evtl. eine zusätzliche Alkalisierung mit Uralyt-U geboten erscheint.

Eine Rückbildung oder Auflösung von Konkrementen konnte röntgenologisch nicht festgestellt werden. Besonders vorteilhaft für die Langzeitbehandlung insbesondere jugendlicher Patienten ist die ausgezeichnete Verträglichkeit und die fehlenden Nebenwirkungen des Präparats.

Literatur

Asper R, Eggli R, Schmucki O (1978) Simultane elektrochemische Cystein- und Cystinbestimmung im Urin. In: Vahlensieck W, Gasser G (Hrsg) Pathogenese und Klinik der Harnsteine, Bd VI, 178. Steinkopff, Darmstadt. – Asper R, Schmucki O, Eggli R, Rosenmund H (1979) Die medikamentöse Beeinflussung des Cystein/Cystin-Verhältnisses im Urin: Eine neue Cystinurie-Therapie? In: Vahlensieck W, Gasser G (Hrsg) Pathogenese und Klinik der Harnsteine, Bd VII, 417. Steinkopff, Darmstadt. – Asper R, Schmucki O (1979) Freie Mitteilung Nr. 16, 31. Jahresversammlung der Schweizerischen Gesellschaft für Urologie. Fribourg. – Asper R, Schmucki O (1981) Erfahrungen bei der Cystinurie – Vitamin-C-Therapie. Vortrag Nr. 62, VIII. Harnsteinsymposion Bonn-Wien. Bonn, März 1981. – Blümelova J (1970) Biochemie Kyseliny Askorbové. Ceskoslovenska Farmacie 19/1:23. – Butz M, Hoffmann H, Kohlbeck G (1980) Dietary influence on serum and urinary oxalate in healthy subjects and oxalate stone formers. Urol int 35:309. – Hautmann R, Terhorst B, Stuhlsatz HW, Lutzeyer W (1977) Mercaptopropionylglycine: a progress in cystine stone therapy. J Urol 117:628. – Hornig D (1975) Stoffwechsel und Bedeutung des Vitamin C in der menschlichen Ernährung. Nutr Diet 21:119. – Hornig D, Moser U (1981) Vortrag Vitamin-C-Symposium, Warwick. – Lux B, May P (1980) Cystinstein. In: Vahlensieck W (Hrsg) Urolithiasis 5, Der Harnsäure-Cystin-Xanthin-Stein. Springer, Berlin Heidelberg New York, S 40. – Rizzoni G, Pavanello L, Dussini N, Chiandetti L, Zucchello G (1979) Nephrotic syndrome during treatment with alphamercaptopropionylglycin. J Urol 122:381. – Schneider H-J, Hesse A (1974) Harnsteinanalyse. Z Urol 2:145

Dr. B. Lux
Oberarzt der Urologischen Klinik
des Allgemeinen Krankenhauses
Untere Sandstraße 32
D-8600 Bamberg

Verhandlungsbericht der Deutschen Gesellschaft
für Urologie, 33. Tagung (1981), 303/304
© Springer-Verlag Berlin Heidelberg New York 1982

Diskussion zu den Vorträgen Seite 287 bis 302

Moderatoren: Nagel, R., Berlin, Bastian, H.P., Troisdorf

Nagel, Berlin. Darf ich nun die Diskussion eröffnen, wir sind etwas knapp an Zeit, Herr Schmucki? Herr Asper?

Asper, Zürich: Die Resultate von Griechenland mit der Thiolatherapie sind sicher sehr schön, und es ist sicher kein Grund da, von Penicillamin oder Thiola wegzugehen und auf Ascorbinsäure umzuschwenken, wenn keine Secundäreffekte da sind. Allerdings zeigt die Literatur, daß beim Penicillamin etwa 50% Nebenwirkungen auftreten, und beim Thiola – es sind etwa 100 Fälle publiziert heute – sind sicher 20% mit Nebeneffekten rapportiert. Deshalb suchten wir eine Alternative und glauben, sie heute gefunden zu haben in dieser Ascorbinsäuretherapie.

Nagel, Berlin: Vielen Dank, Herr Asper. Ja, jetzt hatte sich Herr Scholtmeijer gemeldet und dann Herr Diener.

Scholtmeijer, Rotterdam: Ich möchte Herrn Prof. Brühl fragen: Wie kann man ein secundär dilatiertes Nierenbecken und secundär dilatierte Nierenkelche durch Ödem oder Entzündung unterscheiden und von einem primär dilatierten Nierenbecken durch eine primäre Abflußstörung? Im ersten Fall ist eine Pyelolithotomie ausreichend, im zweiten Fall soll man eine Nierenbeckenplastik machen. Für mich ist das noch immer ein Problem, weil ich immer noch ab und zu jedes Jahr 1 oder 2 Nierenbeckenplastiken machen muß, nachher secundär. Kann man einen Unterschied machen praeoperativ?

Brühl, Bonn: Es ist sicher schwierig, praeoperativ die Unterscheidung zu treffen. Es gibt solch eine Engstellung des subpelvinen Segments entzündlicher Genese, daß ich praeoperativ nicht beurteilen kann, ob es organischer Natur ist oder entzündlicher Natur. Man wird sicher im Zweifelsfall immer die Nierenbeckenplastik gleichzeitig machen müssen, um nicht postoperativ Probleme zu haben, die dann einen 2. Eingriff mit allen möglichen Komplikationen zur Folge haben können. Aber die praeoperative Beurteilung ist bei Nierenbeckenstein und engem subpelvinen Segment etwas schwierig.

Diener, Siegen: Wir haben bei allen Cystinpatienten, vor allem bei Erwachsenen – wir haben ein Kind dabei – immer eine Hyperurikämie mit bei dem Cystin gefunden. Muß man das nicht durch Allopurinol behandeln? Das ist meine erste Frage.

Und die 2. Frage ist: Es ist vereinzelt in der Literatur beschrieben worden, daß die Alkalisierung bei der Cystinsteinbehandlung oder -prophylaxe weggelassen werden kann. Ist da was bekannt darüber? Ich meine, das müßte man unbedingt weitermachen.

Asper, Zürich: Ich glaube, es ist sicher gefährlich, die Alkalisierung bei Cystinuriker wegzulassen. Die Löslichkeit von Cystin zeigt über pH 7 erst stark an, bei 7,5 ist die Löslichkeit 420 mg/l, bei pH 8 ist sie über 1000 mg/l. D.h. die Alkalisierung wegzulassen, ist sicher gefährlich. Im Gegenteil, es gibt sogar Arbeiten, die zeigen, daß man nur mit dem Alkalisieren Steine zur Auflösung bringen kann.

Nagel, Berlin: Schönen Dank. Ja, bitte, Hubert Frohmüller.

Frohmüller, Würzburg: Es gibt eine ganz einfache Methode, die Cystinsteine zu behandeln, bei der eine Nichtalkalisierung nicht gefährlich ist. 1958 haben Engländer – Band ist der Autor – geschrieben, daß mit einer genügend hohen Zufuhr von Flüssigkeit sich keine Cystinsteine bilden. Wir haben 2 Patienten, von denen der eine jetzt seit ungefähr 14 Jahren behandelt wird, indem er alle 4 Stunden 600 ml Wasser trinkt. Er muß deswegen auch nachts 1mal aufstehen, aber er hält es durch. Ich gebe zu, daß man das bei Kindern schlecht machen kann. Aber bei Erwachsenen geht es. Und es genügt. Er wird nicht alkalisiert, er kriegt kein Vitamin C, er kriegt nicht Thiola, er kriegt auch sonst nichts, nur Wasser. Das ist billig und völlig ungefährlich.

Asper, Zürich: Das geht sicher recht gut, wenn die Cystinausscheidung nicht so groß ist. Es gibt aber Cystinuriker, die über 3 gr/die ausscheiden. Wenn Sie mit einer Löslichkeit im sauren pH von 300 mg rechnen, dann muß der arme Kerl aber 10 l Bier trinken.

Nagel, Berlin: So, vielen Dank. Josef Frick bitte.

Frick, Salzburg: Ich hätte eine Frage an Herrn Joost. Könntest Du uns sagen, wie hoch ist der Prozentsatz dieses Enzymdefektes bei den kindlichen Harnsäuresteinen. Kommt dieser Defekt auch im Erwachsenenalter vor, oder kommen die Kinder gar nicht so weit? Wird vorher schon durch diese Steinbildung die Niere zerstört, so daß die Kinder gar nicht ins Erwachsenenalter kommen?

Joost, Innsbruck: Es ist jetzt noch sehr schwierig zu sagen, wie groß die Häufigkeit ist, weil der Defekt praktisch erst seit dem Jahr 76 bekannt ist. Es häufen sich jetzt seit 2 Jahren die Publikationen, und es sind in den letzten 2 Jahren ungefähr 15 Patienten zusätzlich bekannt geworden, so daß ungefähr 20 derzeit in der Weltliteratur bekannt sind. Es ist so, daß man bis vor 2 Jahren geglaubt hat, daß es praktisch nur bei Kindern auftritt. Aber es sind jetzt von Japan Berichte gekommen, wo auch Erwachsene diesen Stein haben, und scheinbar erst im 4. Lebensjahrzehnt auch diesen Stein entwickeln können.

Bastian, Troisdorf: Herr Joost dazu: Wir haben aus unseren 12000 Steinanalysen einmal diese Substanz jetzt nachgewiesen. Einen Fall haben wir. Und zwar ist das ein Erwachsener. Es ist ein zugeschickter Stein gewesen, wo wir sonst leider keine klinischen Daten haben.

Nagel, Berlin: Herr Diener, bitte. Und dann müssen wir leider Schluß machen.

Diener, Siegen: Darf ich noch einmal fragen wegen des Allopurinols bei der Cystinsteinbildung?

Bastian, Troisdorf: Herr Diener, folgendes dazu: Wie haben Sie die Analysen gemacht? Haben Sie durch Röntgendiffraktion die Steinanalysen gemacht, oder geht es da nur um biochemische Werte?

Diener, Siegen: Wir haben vor allem die 24-Stunden-Ausscheidung im Harn, die Harnsäure gemessen. Und danach haben wir uns mit der Allopurinolmedi-

kation gerichtet. Die Analyse erfolgt laborchemisch bei uns.

Bastian, Troisdorf: Zur Therapie dieser Fälle sollte man also kein Allopurinol dazu geben. Es zeigt, daß es fast nur reine Cystinsteine gibt, die haben fast nie einen Anteil von Harnsäure in der Steinanalyse, so daß man denn darauf verzichten kann.

Nagel, Berlin: Meine Damen und Herren. Die Zeit ist leider abgelaufen. Wenn ich kurz zusammenfassen darf, dann hat sich doch herausgestellt, daß Infekt nicht gleich Infekt ist, daß man also sehr wohl unterscheiden muß zwischen Proteus, Klebsiellen und Pseudomonas-Infekt und Coli-Infekt. Ein enger Zusammenhang besteht allerdings zwischen diesen Keimen und den Infektsteinen. Ferner spielen Abflußstörungen eine Rolle, und wie wir heute gehört haben, ist bei den seltenen Cystinsteinen die Vitamin-C-Prophylaxe außerordentlich wirksam. Der wirksamste Faktor gegen Rezidive ist sicher eine ganz engmaschige Kontrolle der Kinder, die wir auch in unserer Praxis behandeln sollten, sonst gehen sie zum Kinderchirurgen und bleiben beim Pädiater, und wir verlieren damit dann auch wieder ein Stück an Kinderurologie.

Vielen Dank für Ihre Aufmerksamkeit und herzlichen Dank bei allen Vortragenden.

III. Hauptthema: Freie Themen

Verhandlungsbericht der Deutschen Gesellschaft
für Urologie, 33. Tagung (1981), 307/308
© Springer-Verlag Berlin Heidelberg New York 1982

Lymphknotenmetastasen beim Blasenkarzinom – Heilung durch Radiotherapie?

F. H. Schröder und O. G. J. M. van Aubel

Es bleibt umstritten, ob Vorbestrahlung die Prognose von Patienten mit Blasenkarzinom verbessert, die für eine Zystektomiebehandlung in Frage kommt.

Es handelt sich vor allem um die Tumoren der Kategorie T3 N0 M0. Nach Vorbestrahlung wird bei etwa der Hälfte dieser Patienten bei histologischer Untersuchung des Zystektomiepräparates keine Muskelinfiltration mehr gefunden, die P-Kategorie ist geringer als die vor der Bestrahlung festgestellte T-Kategorie (P0, Pis, P1). Dieses Phänomen, das zuerst von v. d. Werf-Messing (1971) beschrieben wurde, nennt man „stage-reduction", Verminderung der Tumorausdehnung nach Vorbestrahlung. Patienten mit „stage-reduction" haben in mehreren prospektiven Untersuchungen eine bessere Prognose als der Rest entsprechender Kollektive (v. d. Werf-Messing, 1971, 1973; Whitmore 1980).

Die klinische Bedeutung des „down-stagings" bleibt jedoch umstritten. In einer prospektiven, randomisierten Untersuchung (Prout 1976) war der Effekt der Vorbestrahlung auf die Überlebensraten im Vergleich zur nicht bestrahlten Patientengruppe nicht signifikant.

T3-Blasenkarzinome haben eine Inzidenz von Lymphknotenmetastasen von 25–30%. Wenn Vorbestrahlung effektiv ist, dann müßte man erwarten, daß regionale metastatische Lymphknoten „sterilisiert" werden und daß die Inzidenz von Lymphknotenmetastasen bei Patienten mit „down-staging" vermindert ist.

In der Literatur sind Daten über Lymphknotenbefall in Abhängigkeit von der T-Kategorie bei allein chirurgisch behandelten und vorbestrahlten Patienten spärlich. In beiden Fällen variieren diese zwischen 20 und 50%.

Wallace (1976) fand bei 36 Patienten mit „down-staging" nur in 8% der Fälle positive Lymphknoten (Tabelle 1). Am eigenen Krankengut, 19 Patienten, die wegen T3-Übergangsepitheltumoren mit 4000 rad vorbestrahlt und anschließend zystektomiert wurden, sollte untersucht werden, ob „down-staging" mit einer verminderten Inzidenz von Lymphknotenmetastasen einhergeht.

In Abb. 1 werden T- und P-Kategorien verglichen. Es ist zu sehen, daß 7 der 19 Patienten, die ursprünglich als T3-Tumoren klassifiziert wurden, einen P0- oder P1-Tumor aufweisen. Von

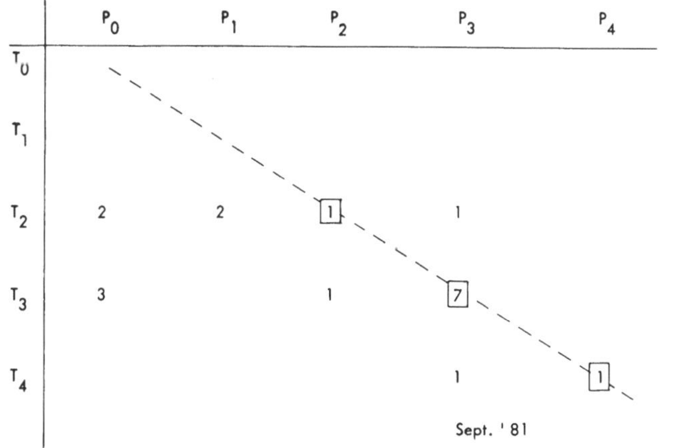

Abb. 1

Tabelle 1. T3-Blasenkarzinom-Studie: 4000 rad. + rad. Zystektomie, „down-staging" und Lymphknotenbefall (Wallace 1976).

P-Kategorie	N		LN +	
P0, Pis, P1, P2	36	(47%)	3	(8%)
P3, P4	41	(53%)	15	(37%)
	77		18	(23%)

Tabelle 2. Blasenkarzinom T3 „down-staging" und Lymphknotenbefall

P-Kategorie nach Vorbestrahlung	Zahl Patienten	LN + Zahl Patienten	LN + %
P0, P1	7	0	0
P2, P3	12	3	25%
Gesamt	19	3	16%

diesen Patienten ist bisher einer, von den restlichen 12 sind 5 verstorben.

Bei insgesamt 3 Patienten wurden Lymphknotenmetastasen gefunden. Tabelle 2 zeigt, daß keiner der Patienten mit „down-staging" Lymphknotenmetastasen hatte. Die Inzidenz bei allen 19 Patienten beträgt 3/19 oder 16%, innerhalb der Gruppe ohne down-staging 3/12 oder 25%.

Diskussion

In Übereinstimmung mit Wallace kann festgestellt werden, daß Patienten mit „down-staging" parallel zur besseren Prognose auch eine geringere Inzidenz von Lymphknotenmetastasen haben. Es ist jedoch nicht feststellbar, ob es sich hierbei um einen Effekt der Vorbestrahlung, Fehler bei der prä-operativen Feststellung der T-Kategorie oder um ein Selektionsphänomen handelt. Unbekannt bleibt ebenfalls, ob nicht die Patienten mit „down-staging" auch ohne Vorbestrahlung eine bessere Prognose gehabt hätten. Weitere prospektive Untersuchungen, die beide Behandlungsgruppen vergleichen, erscheinen notwendig.

Literatur

1. Prout GR (1976) Urol Clin North Amer 3:149. –
2. Wallace DM, Bloom JG (1976) Brit J Urol 48:587.
– 3. v d Werf-Messing B (1971) Eur J Cancer 7:467. –
4. v d Werf-Messing B (1973) Cancer 32:1084. –
5. Whitmore WF jr (1980) Brit J Urol 52:1

Prof. Dr. F. H. Schröder
Institut Urologie
Erasmus-Univ. Rotterdam
Dr. Molewaterplain 50
NL-Rotterdam

Verhandlungsbericht der Deutschen Gesellschaft
für Urologie, 33. Tagung (1981), 309–311
© Springer-Verlag Berlin Heidelberg New York 1982

DNS-Grading der Karzinome des Urogenitaltraktes

A. Zimmermann, M. Blech und F. Truss

Wenn man die mit dem Impulszytophotometer erstellten DNS-Histogramme gesunder Gewebe mit Karzinomgeweben vergleicht, so zeigen sich meist erhebliche Unterschiede. Histogramme pathologisch unauffälliger Gewebe der Organe des Urogenitaltraktes mit Ausnahme der Hoden zeigen einheitlich einen hohen diploiden Gipfel über 2c und einen nur niedrigen Kurvenverlauf im Bereich der Synthesephase S und der tetraploiden Mitosephase über 4c. Hypertetraploide Impulse fehlen fast völlig. Im Gegensatz dazu weisen Histogramme maligner Geschwülste höhere Verläufe im Bereich der Synthese- und Mitosephase als Folge einer erhöhten Proliferationskinetik auf. Zusätzlich bestehen häufig vermehrt hypertetraploide Impulse rechts von 4c und Zusatzgipfel als Ausdruck einer tumorspezifischen Aneuploidie.

Wir haben an den von Harnblasen gewonnenen DNS-Histogrammen die Mittelwerte dieser 4 Parameter – Höhe der Kurve über S und 4c, Anzahl der Impulse rechts von 4c und prozentuale Häufigkeit von Zusatzgipfeln – berechnet. Dabei ergeben sich in Abhängigkeit von der morphologischen Diagnose und dem morphologischen Grading die in Abbildung 1 wiedergegebenen Graphiken. Es zeigt sich, daß tumorfreie Harnblasen nur eine geringe Proliferation und keine Aneuploidie zeigen. Bei den sogenannten „benignen atypiefreien Papillomen" ist die Proliferationsrate aber bereits erhöht und in 8 % treten aneuploide Gipfel auf. Mit zunehmender Entdifferenzierung der Geschwülste entwickelt sich dann eine zunehmende Steigerung der Proliferations- und Aneuploidierate, die bei den Grad-3-Karzinomen am stärksten ausgeprägt ist. Ein gleichartiges Verhalten ergibt sich bei der Untersuchung von Adenomen und Karzinomen der Prostata, bei denen diese Veränderungen der DNS-Histogramme jedoch nicht ganz so deutlich ausgeprägt sind. Dies könnte gut mit der insgesamt günstigeren Prognose der Prostatakarzinome im Vergleich zu den Blasenkarzinomen korrelieren.

Aufbauend auf der unter anderem an Harnblasen- und Prostatageschwülsten gewonnenen Erfahrung, daß Karzinome mit zunehmender Entdifferenzierung auch eine zunehmende Abweichung ihrer DNS-Histogramme zeigen, läßt sich für alle Organe des Urogenitalsystems zusätzlich zum morphologischen Grading ein mit der Durchflußzytophotometrie realisierbares DNS-Grading durchführen. Die dazu empirisch für die Harnblasengeschwülste aufgestellten Kriterien, die sich an dem unterschiedlichen Proliferations- und Ploidieverhalten orientieren, sind in Tabelle 1 wiedergegeben, wobei wir bei der Anzahl der Grade die Einteilung der WHO berücksichtigt haben.

Bei einem Vergleich zwischen morphologischem und DNS-Grading ergibt sich, wie die beiden oberen Histogramme der Abbildung 2 zeigen, in vielen Fällen eine völlige Übereinstimmung. Teilweise treten aber, wie die Kurven der unteren Reihe dieser Abbildung erkennen lassen, auch erhebliche Unterschiede auf. Nach unseren bisherigen Erfahrungen entspricht der weitere Verlauf der Erkrankung jeweils dem ungünstigeren Grad, gleichgültig ob er durch morphologische oder impulszytophotometrische Untersuchung ermittelt wurde.

Tabelle 1. Kriterien für das DNS-Grading der Harnblasentumoren, wobei aus Vergleichsgründen die Einteilung der WHO berücksichtigt wurde

WHO	DNS	Histogramm-Kriterien	
		Höhe 4c (%)	Aneuploidie
negativ	regulär	≤ 5	⊖
Papillom (0°)	0°	6–10	⊖
I°	I°	11–20	⊖
II°	II°	≦ 20 und	gering
III°	III°	> 20 oder	stark

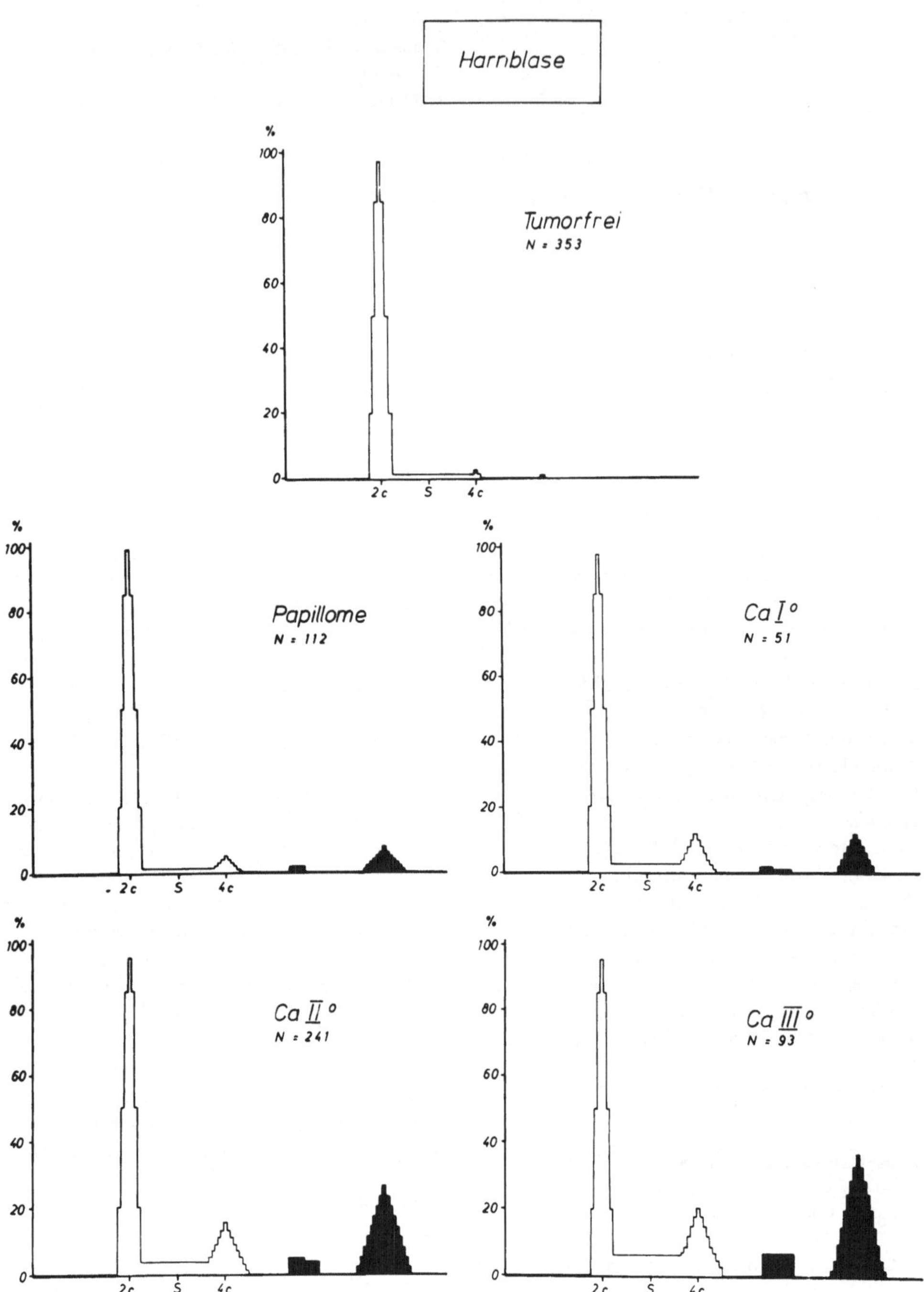

Abb. 1. Graphische Darstellung der Mittelwerte der von Harnblasenzellen erstellten DNS-Histogramme in Abhängigkeit von der morphologischen Diagnose und dem morphologischen Grading (2c: diploide Zellen; S: Synthesephasezellen; 4c: tetraploide Zellen; schwarze Kästen: hypertetraploide Zellen; schwarze Pyramiden: prozentualer Anteil an Histogrammen mit Zusatzgipfeln)

310

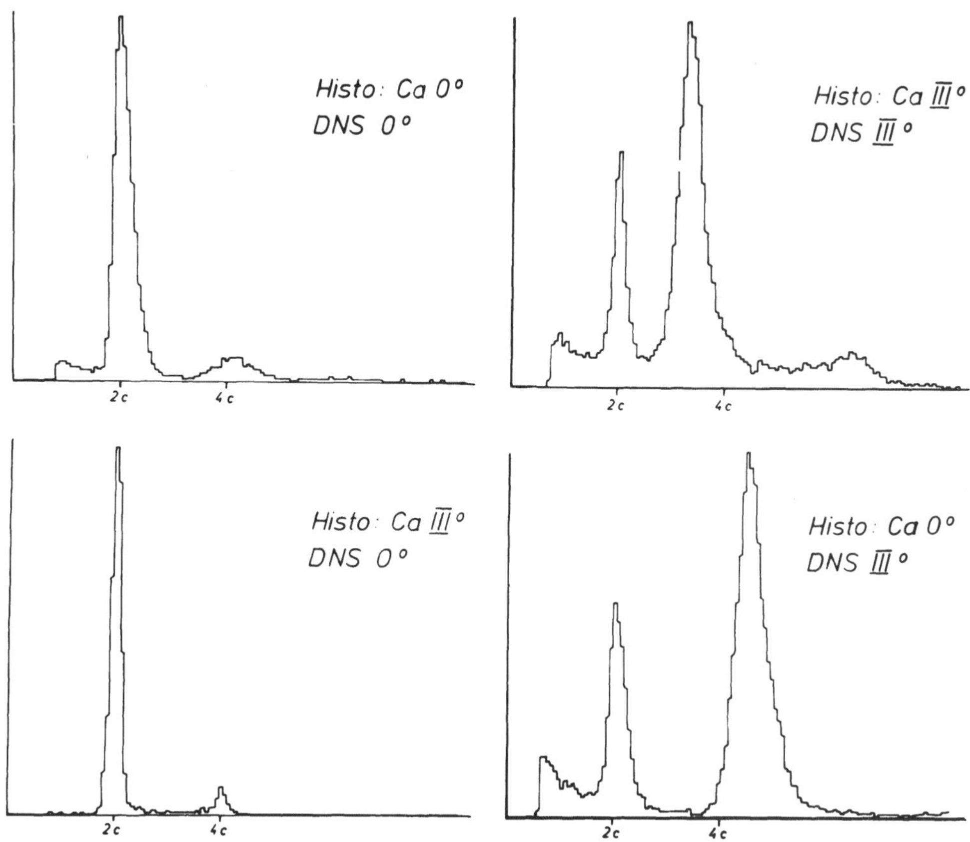

Abb. 2. Beispiele für das DNS-Grading von Harnblasentumoren. Die Histogramme der oberen Reihe zeigen eine Übereinstimmung, die Histogramme der unteren Reihe eine erhebliche Diskrepanz zwischen histologischem und DNS-Grading

Durch die Erfassung des Proliferations- und Ploidieverhaltens erbringt die DNS-Bestimmung Informationen, die den histologischen oder zytologischen Befund ergänzen und unsere Kenntnis über das voraussichtliche Verhalten einer Geschwulst erweitern. Aus diesem Grund setzen wir die impulszytophotometrische DNS-Messung routinemäßig als Zusatzuntersuchung bei Diagnostik und Grading aller urologischen Geschwülste ein.

Literatur

1. Granberg-Öhmann I, Tribukait B, Wijkstrom H, Berlin T, Collste LG (1980) Papillary carcinoma of the urinary bladder. A study of chromosomal and cytofluorometric DNS analysis. Urol Res 8:87. – 2. Pedersen T, Larsen JK, Krarup T (1978) Characterization of bladder tumours by flow cytometry on bladder washings. Eur Urol 4:351. – 3. Tribukait B, Esposti PL (1978) Quantitative flow-microfluorometric analysis of the DNA in cells from neoplasms of the urinary bladder: correlation of aneuploidy with histological grading and the cytological findings. Urol Res 6:201. – 4. Tribukait B, Gustafson H (1980) Impulscytophotometrische DNS-Untersuchungen bei Blasenkarzinomen. Onkologie 6:278 . – 5. Zimmermann A, Schauer A, Truss F (1979) – Automatisierte Zellkern-DNS-Bestimmung zur Diagnostik des Prostatakarzinoms. Aktuel Urol 10:347. – 6. Zimmermann A, Truss F (1978) Vergleichende zytologische und impulszytophotometrische Untersuchungen an Prostatazellen. Urologe [A] 17:391. – 7. Zimmermann A, Truss F (1980) The prognostic power of flow-through cytophotometric DNA determinations for testicular diseases. Analyt Quantitat Cytol J 2:247

Dr. med. Armin Zimmermann
Klinik und Poliklinik für Urologie
der Universität Göttingen
Robert-Koch-Straße 40
D-3400 Göttingen

Verhandlungsbericht der Deutschen Gesellschaft
für Urologie, 33. Tagung (1981), 312–315
© Springer-Verlag Berlin Heidelberg New York 1982

Automatische Blasenepithelzytologie zur Karzinomerkennung mit Hilfe quantitativer zytochemischer Methoden und Bildanalysesystemen

H. J. Tanke, J. S. Ploem und U. Jonas

Einführung

Gegenwärtig werden in zunehmendem Maße zytopathologische Untersuchungen zur Diagnose von Tumoren des Blasenepithels durchgeführt. Die Fragestellung ist dabei die Früherkennung von Tumoren *vor* Manifestation invasiver Stadien [6]. Die zytologische Auswertung von urologischem Material ist ein wertvolles und empfindliches Verfahren [11, 5]. Zur optimalen Nutzung solcher Verfahren müssen jedoch die Reproduzierbarkeit und Standardisierung verbessert werden.

Viele Untersuchungen, unabhängige Parameter und eine objektive Klassifizierung von Tumoren des Blasenepithels zu finden, sind bereits durchgeführt worden. Dazu wurde in den letzten Jahren versucht, neben der konventionellen visuellen Zytodiagnostik an nach Papanicolaou oder Giemsa gefärbten Präparaten zusätzliche Zellmerkmale des Blasenepithels (z. B. DNS und Eiweißwerte, Enzymaktivität) zu finden [10]. Es wurde dabei davon ausgegangen, daß zur eindeutigen Klassifizierung von Praekarzinomen und Karzinomen des Blasenepithels sowohl morphologische Kriterien als auch zytochemische Kenndaten der Zelle benötigt werden. Diese Untersuchungen können eine wichtige Unterstützung von Diagnose und Therapie bedeuten. Es ist bereits beobachtet worden, daß z. B. die Anwesenheit von Zellen mit hyperploiden DNS-Werten stark mit Malignität korreliert [1].

Diese Studie versucht, den Wert der nuklearen Merkmale (DNS und Chromatinkontrast) für die automatisierte Klassifizierung positiver und negativer Präparate festzustellen. Dazu sollten Färbemethoden entwickelt werden, die eine leichte Erkennung und Klassifizierung von Zellen ermöglichen.

Dazu wurde eine neue zytochemische Färbung für DNS und Eiweiß entwickelt: die *Acriflavin-Feulgen-SITS*-Färbung (AFS) [2, 9]. AFS-gefärbte Zellen liefern Fluoreszenz- und Absorptionsbilder des Zellkernes und Zytoplasmas, die nicht nur optimal für Bildanalysen geeignet sind, sondern auch eine visuelle Klassifizierung ermöglichen [8].

157 nach AFS gefärbte zytologische Blasenepithelpräparate wurden mit Hilfe eines automatischen Bildsystems analysiert. Die Klassifizierung wurde auf der Basis neuentwickelter mathematischer morphologischer Verfahren [7] unter Benutzung eines von Leitz (Wetzlar) entwickelten Texturanalysators (TAS) durchgeführt. Dieses Gerät benutzt für die Bildanalyse ein rechnergesteuertes TV-Mikroskop. Diese Studie wurde durchgeführt, um erstens die Möglichkeit zu untersuchen, ein automatisiertes „screening" durchzuführen. Ein zweites Ziel der quantitativen Zellanalyse ist, eine noch genauere zytopathologische Diagnose und weitere zytologische Kenndaten zu gewinnen.

Material und Methode

Die Konservierung der zytologischen Präparate ist darauf gerichtet, die Zeitdifferenz zwischen Entnahme und Herstellung der mikroskopischen Präparate zu überbrücken. Dazu werden die Zellen in ein mit Konservierungsflüssigkeit gefülltes Röhrchen gefüllt. Um die mit 25 % Aethanol fixierten Zellen später auf einen Objektträger bringen zu können, wurde eine spezielle Zentrifugationskammer entwickelt. Die Zellen müssen dabei so fest am Objektträger haften, daß die Feulgen-Hydrolyse mit 5 N HCl die Zellen nicht vom Glas entfernt. Eine mikroprozessorgesteuerte Färbemaschine garantiert dabei eine standardisierte zytochemische Färbung.

*Verwendete Techniken
bei Präparation und Färbung*

Spontanurin wurde gesammelt und sofort zentrifugiert. Das Zellzentrifugat wird in einer gepuf-

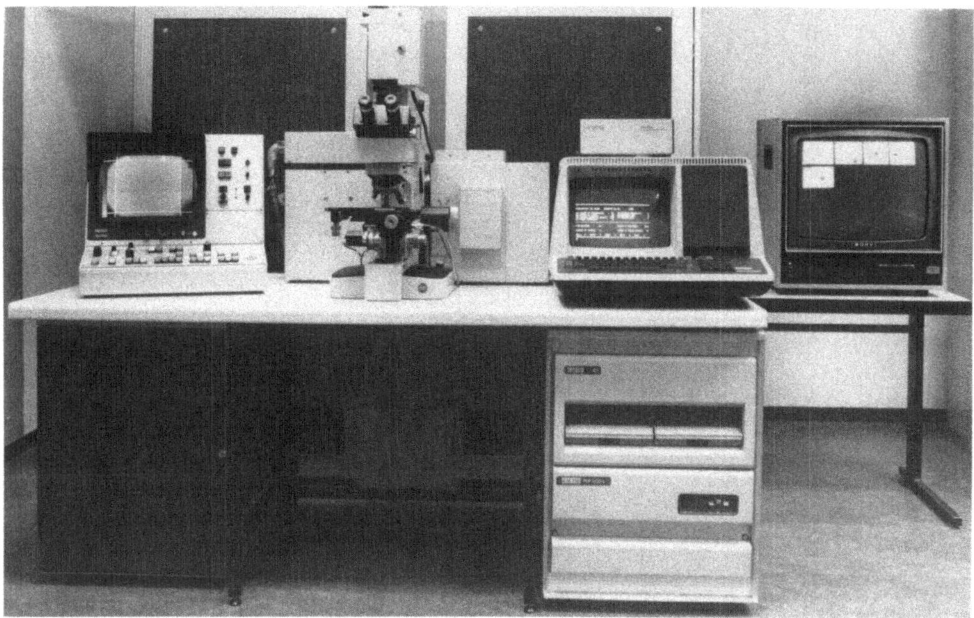

Abb. 1. LEYTAS-System

ferten Salzlösung mit 25 % Aethanol für Konservierung der Zellen (0,09 M Natriumchlorid, 0,03 M Natriumacetat, 0,03 M Natriumgluconat, 6 mM Kaliumchlorid, 1,5 mM Magnesiumchlorid, pH 7,4) resuspendiert und bei 4°C bis zur weiteren Verarbeitung aufbewahrt. Das Zellzentrifugat wird in 2 % Polyäthylenglycol und 50 % Ethanol resuspendiert, mehrere Male zur Lösung eventueller Zellaggregate durch 21er Nadeln gesaugt, und sofort mit Hilfe spezieller Zentrifugekammern auf dem Objektträger zentrifugiert [3]. Die mikroskopischen Präparate wurden dann mit Acriflavin-Feulgen-SITS (AFS) für DNS und Eiweiß gefärbt [9].

Bildanalyse

Durch die spezifische AFS-Färbung ist die erste Stufe der Bildanalyse, die Trennung von Kern und Zytoplasma schon relativ einfach realisiert worden. Die folgende automatisierte Bildanalyse beruht auf der Auswertung des Kernabsorptionsbildes mit dem „LEYTAS" (Leyden Television Analysis System) Bildanalysesystem [4]. Dieses System benutzt ein automatisiertes Mikroskop, ein TAS-Bildanalysesystem (Leitz, Wetzlar) und einen Rechner für Systemkontrolle und Datenverarbeitung (Abb. 1). Ein Programm wurde entwickelt, um Zellkerne mit erhöhten

DNS-Werten oder kontrastreichem Chromatin nach Intensität und Größe zu selektieren [7]: Bei dieser Prozedur werden normale Zellen und Artefakte größtenteils eliminiert und die verdächtigen Zellen im Bildspeicher zur späteren visuellen Auswertung aufbewahrt (Abb. 2). Die gespeicherten Koordinaten jeder abnormalen Zelle ermöglichen am Ende der automatisierten Analyse, alle mit LEYTAS selektierten Objekte mit Hilfe eines rechnergesteuerten Mikroskoptisches wieder im Originalmikroskopbild zu zeigen. Der Zytologe kann jetzt schnell und einfach die Befunde überprüfen. Dadurch besteht die Möglichkeit, das automatisierte Verfahren interaktiv zu ergänzen. 157 AFS-gefärbte zytologische Präparate des Blasenepithels wurden mit einem solchen System untersucht. Zytologische Präparate mit mehr als 0,1 % (der Epithelzellen) selektierter abnormaler Zellen wurden vom System als positiv bewertet.

Resultate und Diskussion

In dieser Studie wurde die Möglichkeit der automatisierten Analyse mikroskopischer Blasenepithelpräparate geprüft. Dazu mußten präparative Techniken entwickelt werden, die in zentrifugiertem Zellmaterial aus Spontanurin eine quantitative zytologische Färbung der Kern-DNS er-

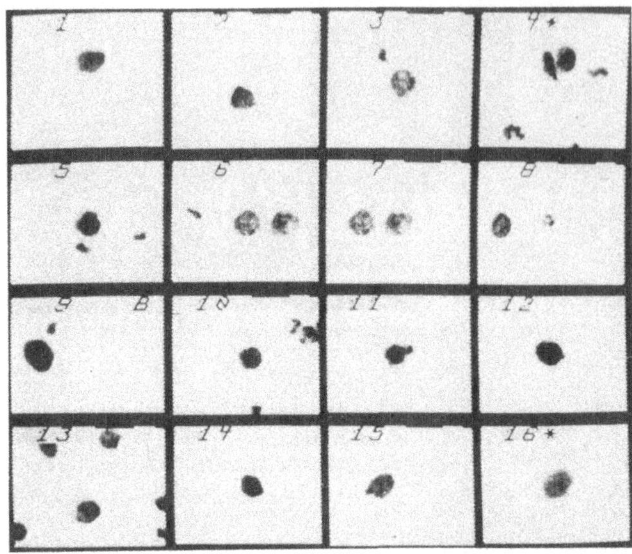

Abb. 2. Bildmemory mit gespeicherten automatisch detektierten Zellkernen, verdächtig für erhöhte DNS-Werte oder verstärkten Chromatinkontrast

Tabelle 1. Automatisierte Analyse von 157 zytologischen Präparaten des Blasenepithels

Zytologie	Bildanalysesystem (LEYTAS)			
	negativ	positiv	total	
negativ	69	13	82	16% falsch positiv
verdächtig	32	17	49	35% positiv
positiv	2[a]	24	26	8% (4%) falsch negativ

[a] Präparat mit wenig Einzelzellen, überlagert von vielen Leukozyten und Bakterien

möglichen. Eine derartige Technik konnte mit Erfolg entwickelt werden. Die Qualität und Stabilität der zytochemischen AFS-Färbung ermöglicht die automatische Auswertung großer Präparat-Serien.

Eine vollautomatisierte Analyse mikroskopischer Präparate fordert einen vom Prozeßrechner gesteuerten Scanningmikroskoptisch, um das gesamte Präparat (z. B. 1600 Mikroskopfelder) abzusuchen. Dabei ist eine vollautomatische Fokussiereinrichtung absolut erforderlich. Beim LEYTAS-System konnte dieses Problem durch Zusammenwirken von drei Faktoren gelöst werden: 1. Eine DNS-Kernfärbung mit sehr gutem Kontrast (Acriflavin hat ein Absorptionsspektrum, das sehr günstig für die Plumbicon-Fernsehröhre ist), 2. die Zellen werden durch die Zytozentrifugiertechnik relativ flach auf die Objektträger gebracht, 3. die Fokusierung basiert auf der schnellen Bildtransformation [7] und bezieht sich bei der Bildanalyse nur auf die

Kerne von Epithelzellen und nicht auf Artefakte.

Die Resultate der Analyse sind in Tabelle 1 zusammengefaßt. 69 von 82 zytologisch negativen Präparaten (Papanicolaou I, II) wurden mit dieser Technik als *negativ* klassifiziert. Das ergibt eine Rate von 16% falsch positiven Befunden. 24 von 26 zytologisch *positiven* Präparaten (Papanicolaou IV, V) wurden als positiv befunden. Einer der beiden nicht erkannten positiven Ausstriche war dadurch charakterisiert, daß wenig Einzelzellen von vielen Leucocyten und Bakterien überlagert waren. In der Gruppe der *verdächtigen Präparate* (Papanicolaou III a–b) wurden etwa ein Drittel als positiv klassifiziert. Diese Beobachtung muß noch weiter evaluiert worden.

Diese Ergebnisse betreffen die völlig automatisierte Analyse. Durch schnelle und sehr einfache visuelle Nachklassifizierung der gespeicherten Zellen (Abb. 2) können die wenigen von der Maschine nicht erkannten Artefakte (überlappende Zellkerne) auf einfache Weise eliminiert werden. Dadurch kann die Rate falsch positiver Befunde auf < 10% reduziert worden. Weiterhin ist es möglich, die von der Maschine selektierten Zellen mit der quantitativen Mikroskopie weiter zu analysieren, z. B. zum Studium der Verteilung des Chromatins im Zellkern. Es ist zu erwarten, daß weiterführende Analysen dieser gespeicherten Zellen nicht nur die hier aufgezeigten Resultate weiter verbessern können, sondern auch unabhängige Parameter zur verbesserten Diagnose und Prognose liefern können.

Zusammenfassung

Diese Studie zeigt, daß die automatisierte Erkennung von Zellen mit erhöhten DNS-Werten oder verstärktem Chromatinkontrast ein spezifischer Parameter positiver zytologischer Präparate ist, wobei die Analyseprozedur so angelegt ist, daß der Zytologe jederzeit die automatisierte Analyse visuell kontrollieren kann. Somit scheint die automatisierte Bildanalyse geeignet zu sein, screening-Untersuchungen z. B. bei Gruppen mit erhöhtem Risiko von Blasentumoren zu erlauben.

Literatur

1. Collste LG, Darzienkiewicz Z, Traganos F, Sharpless TK, Sogani P, Whitmore WH, Grabstald H, Melamed MR (1980) Flow cytometry in bladder cancer detection and evaluation using acridin orange metachromatic nucleic acid staining or irrigation urology specimens. J Urol 123:478. – 2. Cornelisse CJ, Ploem JS (1976) A new type of two-color fluorescence staining for cytology specimens. J Histochem Cytochem 24:73. – 3. Driel-Kulker AMJ van, Ploem-Zaayer JJ, Zwan-van der Zwan M van der, Tanke HJ (1980) A preparation technique for exfoliated and aspirated cells allowing different staining procedures. Anal Quant Cytol 2:243. – 4. Ingen EM van, Verwoerd N, Ploem JS (1980) LEYTAS-2: A hybrid system for the analysis of cytological preparations using both hardware anad software methods. Microsc Acta Suppl 4:3. – 5. Koss LG (1979) Diagnostic cytology and its histopathological bases. Vol 2. JB Lippincott Company, Philadelphia Toronto. – 6. Koss LG (1980) Urinary cytology. The subjective diagnostic clues and their evaluation by computer. Anal Quant Cytol 2:266. – 7. Meyer F (1979) Iterative image transformations for automated screening of cervical smears. J Histochem Cytochem 27:128. – 8. Ploem-Zaayer JJ, Beyer-Boon ME, Leyte-Veldstra L, Ploem JS (1979) Cytofluorometric and cytophotometric DNA measurements of cervical smears stained using a new bi-color method. In: Pressmann NJ, Wied GL (eds) The automation of cancer cytology and cell image analysis. Chicago, p 225. – 9. Tanke HJ, Ingen EM van, Ploem J (1979) Acriflavine-Feulgen-Stilbene staining: A procedure for automated cervical cytology with a television based system (LEYTAS). J Histochem Cytochem 27:84. – 10. Tribukait B, Gustafson, Esposti P (1979) Ploidy and proliferation in human bladder tumors as measured by flowcytofluorometric DNA-analysis and its relation to histopathology and cytology. Cancer 42:1742. – 11. Voogt HJ de, Rathert P, Beyer-Boon ME (1977) Urinary cytology. Springer, Berlin Heidelberg New York

H. J. Tanke
Urolog. Klinik
Rijksuniversiteit Leiden
Academisch Ziekenhuis
Rijnsburgerweg 10
NL-Leiden

Verhandlungsbericht der Deutschen Gesellschaft
für Urologie, 33. Tagung (1981), 316–319
© Springer-Verlag Berlin Heidelberg New York 1982

Radikale Zystektomie beim Harnblasenkarzinom:
Klinische Erfahrung mit 155 Patienten

K. F. Klippel, R. Hohenfellner

An der Urologischen Universitätsklinik Mainz wurden von 1967–1981 155 Zystektomien durchgeführt. Dies entspricht bei über 1000 Blasentumorpatienten nur etwa 15 % aller Blasentumoren. Das Besondere dieses Krankengutes ist, daß die Patienten nicht vorbestrahlt waren. Lediglich bei 23 Patienten wurde eine sog. Salvage-Zystektomie durchgeführt, d. h. eine Zystektomie als Palliativmaßnahme nach vorausgehender fehlgeschlagener, kurativ intendierter Radiotherapie. Bis 1972 wurde ohne Lymphadenektomie operiert, ab 1972 wurden die Patienten zusätzlich lymphadenektomiert. Die Frequenz der radikalen Zystektomien hat in den letzten 3 Jahren deutlich zugenommen, während bis 1972 im Durchschnitt 5 Patienten jährlich zystektomiert wurden, liegt die durchschnittliche Zystektomierate der letzten 3 Jahre zwischen 25 und 30 Patienten pro Jahr.

Das Verhältnis Männer zu Frauen betrug 3,1 : 1. Das Alter der Patienten zum Zeitpunkt der Operation lag zwischen 15 und 79 Jahren mit einem Mittelwert von 55,3 Jahren.

Histologie der Blasentumoren

Übergangsepithelkarzinom	91,5 %
Plattenepithelkarzinom	3,8 %
Adenokarzinom	2,3 %
Sonstige	2,4 %

Statistik

Sofern die Patienten die 5-Jahres-Überlebenszeit noch nicht erlebt hatten, wurde die „Life-Table-Methode" herangezogen. Berechnet wurden die mittlere Anzahl der Kranken, die im Intervall beobachtet wurden, der Anteil der Verstorbenen im Intervall, der Anteil der Überlebenden und auch der kumulierte Anteil der Überlebenden.

Präoperatives Einschätzen des Tumorstadiums

Unter Hinzuziehung der bimanuellen Untersuchung sowie der durch transurethrale Resektionen gewonnenen Histologie sah der Vergleich zur definitiven, durch Zystektomie gewonnenen Histologie wie folgt aus:

Stadium pT1:	richtige Schätzung	13 %
	überschätzt	9 %
	unterschätzt	78 %
Stadium pT2:	richtige Schätzung	27 %
	überschätzt	33 %
	unterschätzt	40 %
Stadium pT3:	richtige Schätzung	25 %
	überschätzt	39 %
	unterschätzt	36 %

Das richtige präoperative Einschätzen des Tumorstadiums bewegte sich in unserer Studie unter 30 %. Es ist damit präoperativ zur Therapieplanung weitgehend wertlos. Auffällig ist die hohe Unterschätzungsrate von fast 80 % im Stadium pT1. Die Aufschlüsselung der definitiven Stadien ergibt die folgende Abb. 1.

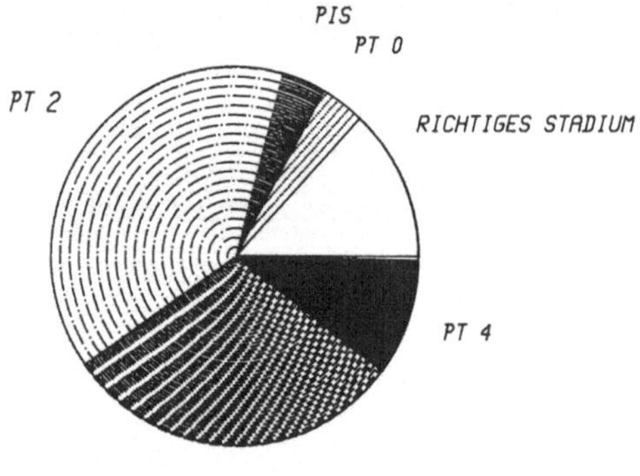

Abb. 1. Bei Gegenüberstellung der „wahren" definitiv am Zystektomiepräparat gewonnenen Stadien zeigt sich die Verteilung des Stagingfehlers eines Kollektivs, das aufgrund der TUR-Histologie als PT 1 klassifiziert wurde (n = 23)

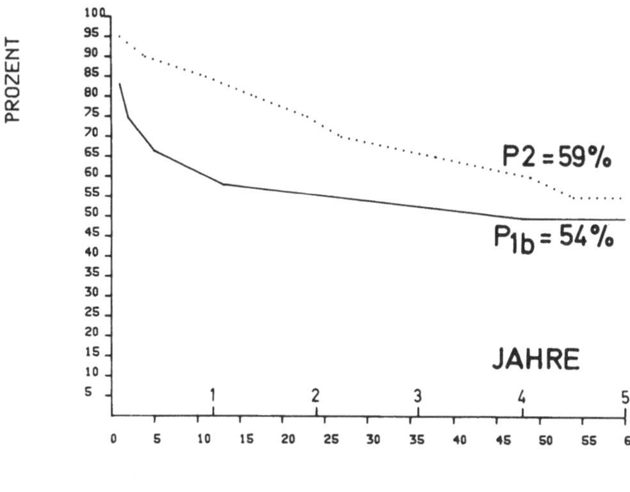

Abb. 2. 5-Jahres-Überlebenszeit, radikale Zystektomie, P1–P2 (n = 48)

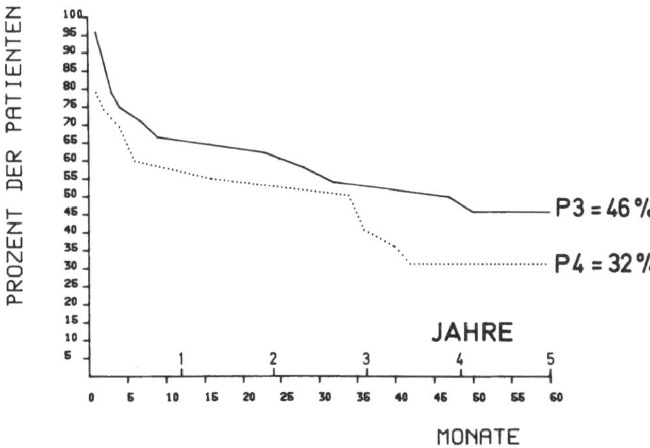

Abb. 3. 5-Jahres-Überlebenszeit, radikale Zystektomie, P3 (n = 24) + P4 (n = 21)

Überlebenszeiten

Die 5-Jahres-Überlebenszeit der P1b- und P2-Tumoren liegt bei 54 bzw. 59 %. Aufgrund der geringen Fallzahl der P1b-klassifizierten Tumoren (n = 6) ist der Unterschied nicht signifikant. Das bedeutet, daß angenommen werden muß, daß hinsichtlich der Lebenserwartung nach radikaler Zystektomie kein Unterschied besteht zwischen einem P1b- und einem P2-Tumor.

Die 5-Jahres-Überlebenszeit der Patienten im Stadium P3 und P4 ergab sich mit 46 % bzw. 32 %. Der Unterschied ist signifikant.

Schlüsselt man die 5-Jahres-Überlebensrate nach dem Tumorgrad auf, dann ergibt sich eine wesentlich bessere Korrelation, was den Wert des Gradings präoperativ für die Indikationsstellung zur radikalen Zystektomie unterstreicht.

Im Vergleich der Ergebnisse der alleinigen transurethralen Resektion besteht kein wesentlicher Unterschied. Habegger et al. erzielten bei alleiniger transurethraler Resektion eine 5-Jahres-Überlebenszeit bei:

Grad I	87,5 %
Grad II	75,0 %
Grad III	31,0 %

Der wesentliche Unterschied beider Therapieformen liegt darin, daß der transurethral behandelte Patient noch in der aktuellen Tumorbehandlung steht und jederzeit dem Risiko unterliegt, einen neuen Tumor zu bilden, während der zystektomierte Patient die transurethrale Phase bereits hinter sich hat und vor einem Blasentumorrezidiv geschützt ist. Viele der zystektomierten Patienten weisen bereits transurethrale Therapieverlaufsphasen von mehreren Jahren auf, teilweise weit über 5 Jahre, bis man sich zur radikalen Zystektomie entschloß. Daraus geht die Unvergleichbarkeit beider Therapieformen und beider Patientenkollektive hervor.

Einfluß der Lymphadenektomie auf die Überlebenszeit

Ab 1972 wurde neben der Zystektomie auch die Lymphadenektomie durchgeführt. Bei einer Über-alles-Gegenüberstellung der Patienten mit Lymphadenektomie denen ohne Lymphadenektomie hinsichtlich der 5-Jahres-Überlebenszeit ergibt sich ein signifikanter Unterschied von 32%. Von den 155 Patienten wurden lediglich 35 Patienten nur zystektomiert, 120 zusätzlich lymphadenektomiert. Der beträchtliche Unterschied in der 5-Jahres-Überlebensrate beider Kollektive ist sicher nicht nur allein der radikalen Lymphadenektomie zuzuschreiben, sondern die verbesserten peri- und postoperativen Maßnahmen sowie eine exaktere Indikationsstellung zur Zystektomie nach 1972 fließen sicher mit in das Ergebnis der Überlebenszeit ein.

Einfluß der Lymphadenektomie bei positiven Lymphknoten

Von den Patienten mit Lymphknotenmetastasen (n = 19) starben in den ersten drei Jahren nach Operation 8. Zur Zeit leben noch 7 Patienten,

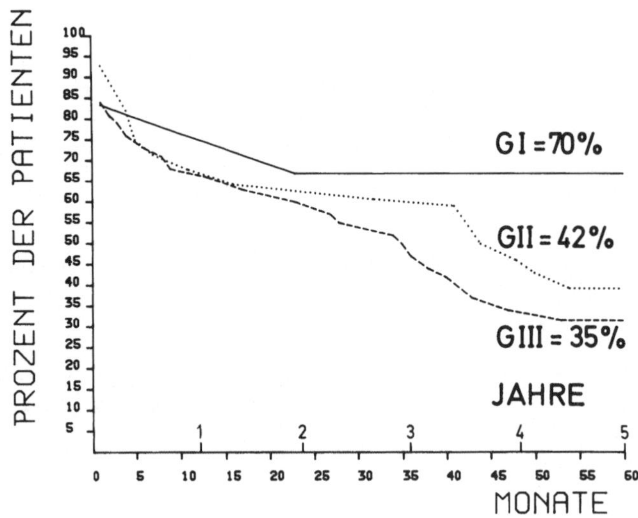

Abb. 4. 5-Jahres-Überlebensrate, radikale Zystektomie, nach Tumorgrad

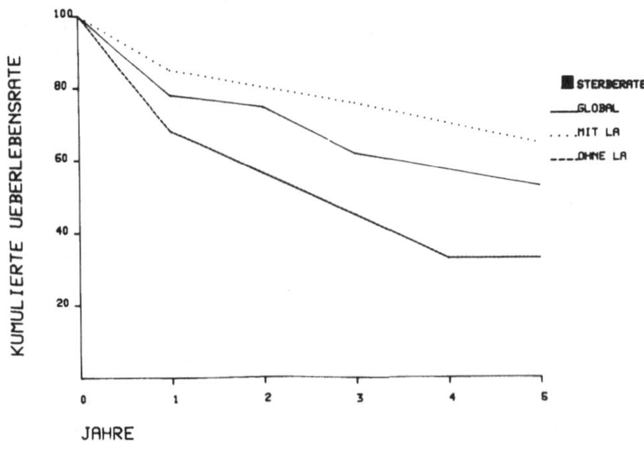

Abb. 5. Überlebenszeit-Lymphadenektomie (n = 105) (P < 0,05)

318

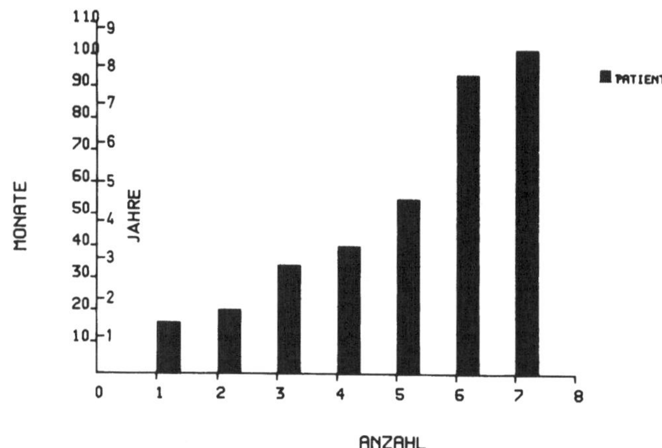

Abb. 6. Lebende Patienten mit Lymphknotenmetastasen (n = 7/19)

die alle einen G III-Blasentumor hatten, wobei fast die Hälfte dieser Patienten länger als 5 Jahre lebt.

Überlebenszeit und Metastasen

Von den 155 zystektomierten Patienten konnten 127 ausgewertet werden. Davon verstarben 21 Patienten tumorfrei, so daß 106 Patienten zur weiteren Auswertung kamen. Von diesen 106 Patienten sind zur Zeit 61 tumorfrei, 27 sind an Metastasen verstorben, 5 an einem Lokalrezidiv. 12 Patienten leben zur Zeit mit ihren Metastasen, einer weist ein Lokalrezidiv auf. Als wesentlicher Punkt ist die geringe Anzahl der 6 Lokalrezidive zu sehen, eine Tatsache, die die Argumente der Radiotherapie, nämlich die Verringerung der Lokalrezidivrate, relativiert.

Zusammenfassung

1. Die präoperative pT-Stadieneinteilung erweist sich aufgrund der hohen Fehlerquote für die Zystektomie als wertlos.

2. Eine hauptsächliche Orientierung nach dem Tumorgrading wird empfohlen.

3. Die radikale Lymphadenektomie verbessert die Überlebenschancen.

4. Positive Lymphknoten im Stadium N1 können durch die radikale Lymphadenektomie entfernt werden. Therapeutischer Nihilismus beim lymphknotenpositiven Blasentumor ist nicht angezeigt.

5. Die geringe Anzahl der Lokalrezidive kann als Argument gegen die präoperative Radiotherapie gesehen werden.

6. Die zystektomierten Patienten zeigen nach 5 Jahren eine Niveaubildung hinsichtlich der Absterberate, wenn die Alterskorrektur statistisch-versicherungsmathematisch durchgeführt worden ist.

Prof. Dr. K. F. Klippel
Urologische Klinik und Poliklinik im Klinikum
der Johannes-Gutenberg-Universität Mainz
Langenbeckstraße 1
D-6500 Mainz 1

Verhandlungsbericht der Deutschen Gesellschaft
für Urologie, 33. Tagung (1981), 320
© Springer-Verlag Berlin Heidelberg New York 1982

Randomisierte Studie über Chemotherapie beim oberflächlichen Blasenkarzinom

C. Schulman, M.R.G. Robinson, L. Denis, P. Smith, R. Viggiano, M. de Pauw, O. Dalesio und R. Sylvester

Die urologische Gruppe der E.O.R.T.C. hat ein randomisiertes klinisches Studium durchgeführt mit dem Zweck: 1. die krankheitsfreie Zeitspanne, 2. der Rezidivgrad und 3. die Anzahl der Patienten mit verschlechternden Tumorstadien nach TUR oder TUR plus Blaseninstillation mit Thiotepa oder VM26 (einem Epipodophyllotoxin Derivat) zu vergleichen in Patienten mit T1-Blasentumoren. Die Instillation des Arzneimittels wurde einen Monat nach TUR eingesetzt und wöchentlich während 4 Wochen und monatlich während eines Jahres weitergeführt. Zystoskopie erfolgte alle 12 Wochen während eines Jahres und alle 16 Wochen während der 3 folgenden Jahre. Alle zystoskopisch sichtbaren Tumore wurden einer Biopsie unterworfen. 370 Patienten aus 20 teilnehmenden Kliniken aus 6 verschiedenen Ländern konnten durch Verlaufskontrolle verfolgt werden. In bezug auf das Auftreten des Rezidivs (krankheitsfreie Zeitspanne) hob die Analyse der Resultate keinen Unterschied zwischen den Gruppen hervor. Aber Thiotepa reduzierte erheblich den Rezidivgrad im Vergleich mit VM26 und der Kontrollgruppe. Bei der Aufteilung in Primär- und Rezidivtumore blieben die Resultate unverändert. Das bedeutende Patientengut erlaubte die Analyse mehrerer Faktoren, die im rezidivierenden Prozeß eine Rolle spielen. In der Reihenfolge sind: 1. die Anzahl der Tumore, 2. die Anzahl der vorigen Tumore, und 3. der Tumorumfang von Bedeutung. Diese Feststellungen ermöglichen eine Prognose zu geben für Patienten mit nicht infiltrierenden Blasentumoren.

Prof. Dr. C. Schulman
Urolog. Univ.-Klinik
Erasmus-Krankenhaus
808, r. Lennick
B-1070 Brüssel

Verhandlungsbericht der Deutschen Gesellschaft
für Urologie, 33. Tagung (1981), 321–324
© Springer-Verlag Berlin Heidelberg New York 1982

Rezidivprophylaxe mit Adriamycin bei nicht invasiven Harnblasencarcinomen; 2jährige Beobachtung von 140 Patienten

K. Burk, B. Hautumm, S. Herold, E. Lymberopoulos und P. Pittner

Seit Beginn des Jahrhunderts wurde mit den verschiedensten Mitteln versucht, die Rezidivneigung von oberflächlichen Harnblasencarcinomen einzuschränken. Ziel der Rezidivprophylaxe ist, der späteren Infiltration, die in ca. 30% der oberflächlichen Harnblasencarcinome auftritt, vorzubeugen.

Rezidivprophylaktisch wirksame Medikamente sind derzeit Adriamycin und Mitomycin C sowie wahrscheinlich Cis Platin.

Ziel unserer Studie war eine Optimierung des Instillationsintervalls. Die Studie hat drei Arme, die sich durch die Instillationsintervalle von ein, zwei und vier Wochen unterscheiden. Alle Patienten erhielten 12 Instillationen mit jeweils 50 mg Adriamycin in 30 ml Kochsalzlösung.

Das Durchschnittsalter beträgt 64,2 Jahre. 50% der Patienten sind jünger als 65 Jahre. 35% der Patienten wurden nach der Resektion des ersten Blasentumors rezidivprophylaktisch behandelt.

Ausgewertet wurden 130 Patienten mit einer Beobachtungszeit von mindestens 12 Monaten. Es findet sich ein direkter Zusammenhang zwischen der Anzahl der vorherigen Rezidive und der Rezidivrate.

Während es bei Patienten mit Ersttumoren nur in 18% der Fälle zum erneuten Auftreten von Rezidiven im Beobachtungszeitraum bis zu 24 Monaten kam, fand sich eine Rezidivhäufigkeit von ca. 90% bei den Patienten mit mehr als 10 Rezidiven in der Anamnese (Abb. 1).

Der Infiltrationsgrad des Tumors beeinflußt unter Therapie das Rezidivverhalten nur unwesentlich. In knapp 50% der Fälle kam es bei Wiederauftreten zu einem „Down staging and grading" (Abb. 2).

Die Rezidivrate ist eindeutig abhängig vom Instillationsbeginn. Wurde die erste Instillation eine Woche nach TUR durchgeführt, fand sich eine Rezidivhäufigkeit von ca. 23%, bei einem Instillationsbeginn nach zwei Wochen bereits von knapp 40% (Abb. 3).

Die Verweildauer des Medikamentes in der Blase beeinflußt ebenfalls die Rezidivhäufigkeit. Eine Verweildauer von 4 Stunden wird gefordert (Abb. 4).

Für den Erfolg der Rezidivprophylaxe ist auch die Anzahl der Instillationen von Bedeutung. Die Patienten, die 10 bis 12 Instillationen erhielten, zeigten nur in 30% der Fälle erneut einen Tumor, wohingegen Patienten, deren lokale

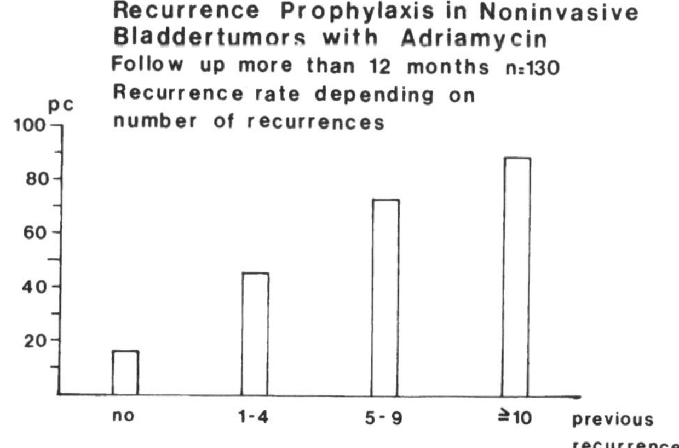

Abb. 1. Prozentuale Rezidivhäufigkeit abhängig von der Anzahl der früheren Rezidive

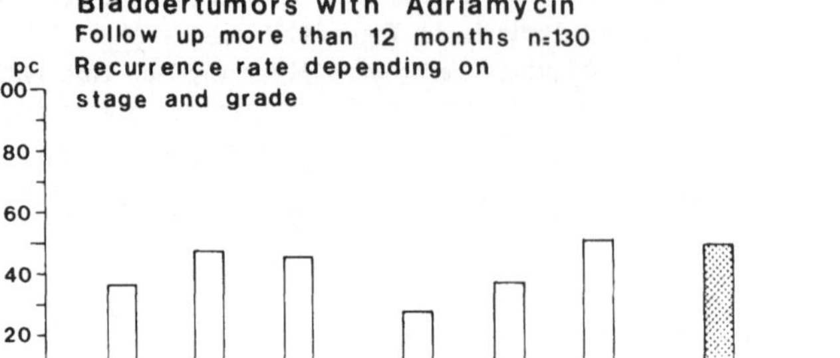

Abb. 2. Prozentuale Rezidivhäufigkeit abhängig vom Tumorstadium. In 50% der Rezidive nach Adriamycininstillation kam es zu einem Down staging und/oder grading

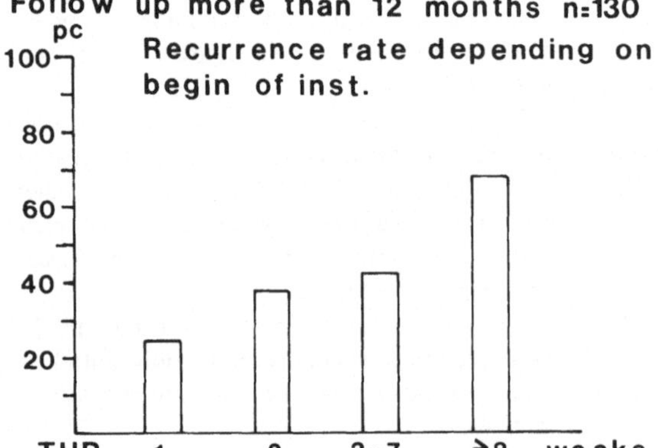

Abb. 3. Prozentuale Rezidivhäufigkeit abhängig vom Instillationsbeginn

Abb. 4. Prozentuale Rezidivhäufigkeit abhängig von der Verweildauer des Medikamentes in der Blase

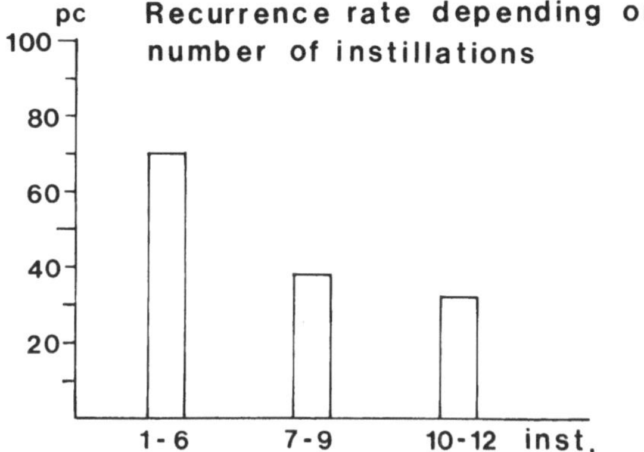

Abb. 5. Prozentuale Rezidivhäufigkeit abhängig von der Anzahl der Instillationen

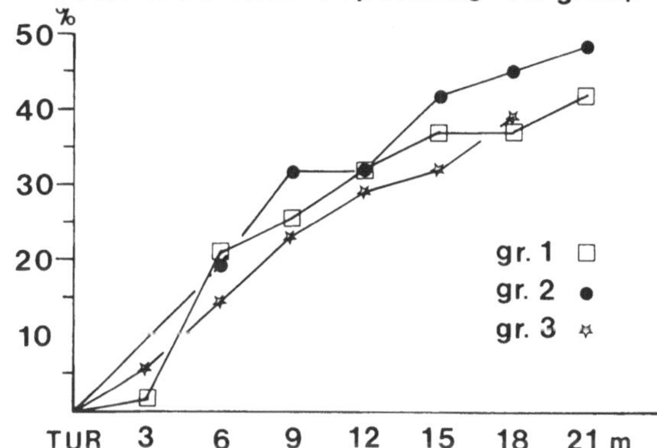

Abb. 6. Kumulierte Kurve der Rezidivrate

Chemotherapie bis zur 7. Instillation abgebrochen wurde, bereits zu ca. 70 % Rezidive aufwiesen (Abb. 5).

Nebenwirkungen traten unabhängig vom Instillationsbeginn, von der Verweilzeit und der Anzahl der Instillationen in 13 % aller Fälle auf. Systemische Nebenwirkungen wurden nicht beobachtet. Trägt man die Rezidivrate abhängig von der Zeit in einer kumulierten Kurve auf, so unterscheiden sich die Ergebnisse aller drei Gruppen auf den ersten Blick nur unwesentlich. Bei näherer Betrachtung fällt auf, daß am Ende der Instillationstherapie in der Gruppe I nur 2 % der Patienten Rezidive aufweisen, während die

Carcinome in Gruppe II bereits zu 20 % und in Gruppe III sogar in 30 % rezidivierten (Abb. 6 7).

Hieraus ist zu schließen, daß das mehrwöchige Instillationsintervall gerade am Beginn der lokalen Chemotherapie insuffizient ist. Andererseits wird aus dem relativ steilen Kurvenverlauf der Gruppe I und II und dem flachen Kurvenverlauf der Gruppe III nach Abschluß der Instillationen klar, daß eine Erhaltungstherapie erforderlich ist. Aufgrund dieser Ergebnisse haben wir uns entschlossen, das Therapieschema wie folgt zu ändern.

Nach transurethraler Resektion erfolgt nach

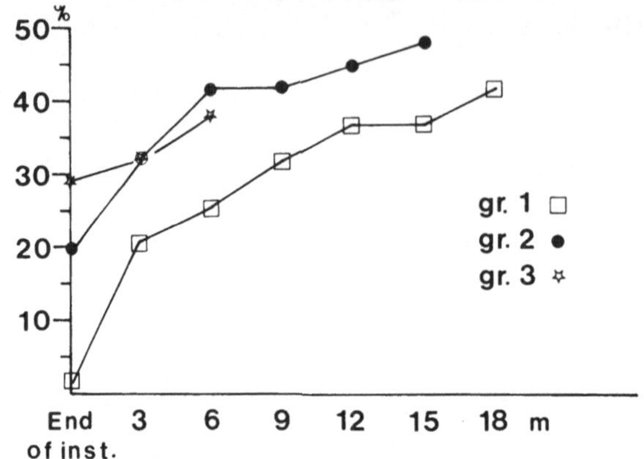

Abb. 7. Kumulierte Kurve der Rezidivrate unter besonderer Berücksichtigung der Rezidivhäufigkeit bei Abschluß der Instillationsprophylaxe

einer Woche die erste Instillation. Die Patienten erhalten 3 Instillationen im wöchentlichen Abstand, dann 6 Instillationen in 2wöchigem Intervall, im Anschluß folgt eine Erhaltungstherapie über 8 Monate. Nach 1 Jahr werden die Patienten randomisiert. Die Gruppe I erhält Instillationen über ein weiteres Jahr im 4wöchigen Abstand, die Gruppe II im 8wöchigen Abstand und die Gruppe III wird keiner weiteren Therapie unterzogen.

Dr. K. Burk
Urolog. Univ.-Klinik und Poliklinik Marburg
Robert-Koch-Straße 8
D-3550 Marburg/Lahn

Verhandlungsbericht der Deutschen Gesellschaft
für Urologie, 33. Tagung (1981), 325
© Springer-Verlag Berlin Heidelberg New York 1982

Intravesikale Adriamycin-Behandlung bei oberflächlichen Blasentumoren

C. Schulman, L. Denis, W. Oosterlinck, W. de Sy, M. Chantrie, C. Bouffioux und P. van Cangh

Sechs Universitätszentren in Belgien haben am folgenden Studium teilgenommen: Adriamycin (50 mg/50 ml) wurde 110 Patienten 24 Stunden nach transurethraler Resektion für T1-Blasentumor intravesikal instilliert und danach zweimal wöchentlich während der ersten Woche, wöchentlich während des ersten Monats und monatlich während eines Jahres. Zystoskopie wurde alle 3 Monate durchgeführt. 110 Patienten, 26,3 %, wiesen leichte Nebenwirkungen auf und wurden weiterbehandelt; 21,8 % wiesen schwere chemische Blasenentzündung auf und wurden in das Studium nicht mehr aufgenommen. Keine systemischen Auswirkungen wurden beobachtet. In 82 Patienten mit einem Follow-up von mindestens einem Jahr wurde der Rezidivgrad untersucht: 23 wiesen Primärtumore und 59 Rezidivtumore auf. Aus diesen 82 Patienten blieben 50 nach einem Jahr rezidivfrei (61 %), während 32 Tumore Rezidive wiesen (39 %). Aus dieser letzten Gruppe entwickelten sich 5 Rezidive zu invasiven Tumoren. Unter den 23 Primärtumoren waren 19 tumorfrei und wiesen 4 T1-Rezidivtumore auf (17,4 %). Unter 59 rezidiven Tumoren wiesen 31 nach einem Jahr keinen Tumor auf, während 28 rezidiviert hatten (47,4 %). Die günstige Wirkung Adriamycins liegt auf der Hand und ist auf das Produkt, auf die unmittelbaren und wiederholten Instillationen nach TUR oder auf beide Faktoren zurückzuführen.

Prof. Dr. C. Schulman
Urologische Univ.-Klinik
Universitäts-Kliniken von Brüssel
Erasmus-Krankenhaus
808, r. Lennick
B-1070 Brüssel
Belgien

Verhandlungsbericht der Deutschen Gesellschaft
für Urologie, 33. Tagung (1981), 326/327
© Springer-Verlag Berlin Heidelberg New York 1982

Diskussion zu den Vorträgen Seite 307 bis 325

Moderatoren: Dettmar, H., Düsseldorf, Kolle, P., Hannover, Schröder, F. H., Rotterdam

Dettmar, Düsseldorf: Darf ich fragen, ob da im Publikum irgendwelche Diskussionsbemerkungen da sind oder Fragen? Da das offensichtlich nicht der Fall ist, habe ich an Herrn Zimmermann eine Frage: Und zwar geht es darum: Es ist ja so, daß es eine Reihe von Tumoren gibt, bei denen man nicht sicher unterscheiden kann, d. h. ob eine Pseudodiploidie vorliegt oder ob diese Tumorzellen diploid sind. Da gibt es ja Tumoren, die diploide Zellen haben. Wie können Sie die erkennen und wie sie mit dieser Methode differenzieren?

Zimmermann, Göttingen: Das ist das große Problem der Durchflußzytophotometrie, daß man hier keine klare Trennung treffen kann. Deswegen hat auch die Durchflußzytophotometrie letztlich versagen müssen, als es darum ging, histologische Untersuchungen oder zytologische Untersuchungen dadurch zu ersetzen, das kann man nicht, weil die diploidnahen Tumoren nicht erfaßt werden. Aber diploidnahe Tumoren haben ganz offensichtlich einen sehr günstigen Verlauf, und sie fallen in unserem Grading dann in die Gruppe der DNS-Grad-0- oder DNS-Grad-1-Tumoren.

Dettmar, Düsseldorf: Dann bin ich fertig, und Herr Schröder hatte noch eine Frage. Und dazu möchte ich anschließend die Moderation an Herrn Schröder übergeben: Operative Behandlung des Blasencarcinoms.

Schröder, Rotterdam: Herr Zimmermann, die Unterscheidung zwischen Papillom und Ta-Tumor hat ja dazu geführt, daß eine sehr kleine Gruppe von etwa 2 % aller nicht infiltrierenden Blasentumorpatienten als Papillome identifiziert werden kann. Ich finde das sehr willkürlich und kenne auch keine Arbeit die eine prognostische Relation zu dieser Unterteilung herstellt. Finden Sie einen Unterschied? Können Sie unterscheiden zwischen einem Papillom und einem Ta-Tumor?

Zimmermann, Göttingen: Nein, wir können das nicht unterscheiden. Aber wir können natürlich in der Gruppe der Papillome Geschwülste erkennen, die eine starke Proliferationsrate haben, und die sich eindeutig bei der großen Gruppe der benignen Papillome unterscheidet. Gerade diese Untersuchung der Papillome ist ein Bereich, in dem die Pathologen auf uns zukommen.

Schröder, Rotterdam: Dankeschön, bitte Licht machen. Darf ich um Fragen bitten an Herrn Klippel? Wenn nicht, dann hätte ich selbst eine Frage, Herr Klippel, in Ihrem Erstwerk fällt auf, ohne daß Sie die absolute Zahl der Patienten nennen, daß eine Gruppe von T1/T2-Patienten mit Lymphknotendissektion eine Prognose von 5-Jahres-Überlebensrate von 88 % haben. Wenn man diese Zahl mit den anderen Zahlen mischt, dann kommt man zu der sehr günstigen 5-Jahres-Überlebensrate, die Sie berichten. Inwiefern könnte es möglich sein, daß die insgesamt günstigen Resultate erklärt werden durch eine Gruppe von nur oberflächlich infiltrierenden Tumoren?

Klippel, Mainz: Sicher nicht. Es waren nur 6 Patienten. Aber die Einteilung entspricht nicht den neuesten Erkenntnissen, weil wir 14 Jahre insgesamt ausgewertet haben. Das ist also das Updating bis 9/81. Der Abstrakt bezieht sich noch auf die Zahlen von 1980.

Schröder, Rotterdam: Ja. Dann sagten Sie am Ende Ihres Vortrages, daß 61 Patienten noch leben, davon 13 Metastasen haben, das würde eine potentielle Heilungsrate von 48 Ihrer 155 Patienten über die gesamte Zeitspanne ausmachen. Steht das nicht in einem Gegensatz zu der 65 %-Jahres-Überlebensrate?

Klippel, Mainz: Nein. Wir haben 155 cystektomiert, aber ausgewertet wurden ja nur 127. Von diesen 127 sind 31 tumorfrei in den ersten 5 Jahren verstorben. Insgesamt war der Trend so: Nach 5 Jahren etwa wird ein Niveau erreicht, das heißt, wer die ersten 5 Jahre überlebt hat, hat eine relativ geringe Chance, am Tumor zu versterben.

Schröder, Rotterdam: Gibt es noch andere Fragen an Herrn Klippel? Hat jemand eine Bemerkung über meinen Vortrag?

Kolle, Hannover: Herr Schröder, nur eine ganz kurze Frage? Sie zeigten die Frau von der Werff-Messing im Bild. Die fällt ja dadurch auf, daß sie unwahrscheinlich gute Ergebnisse in der Strahlentherapie des Blasencarcinoms hat, die also weit abweichen von dem, was üblicherweise erreicht wird.

Schröder, Rotterdam: Die Ergebnisse, die hier gezeigt wurden, sind die Ergebnisse der Rotterdamer Tumorgruppe, also auch die Ergebnisse von Prof. von der Werff, und wenn man Vergleiche anstellen darf zwischen der Mainzer Serie und der Rotterdamer Serie, dann muß man feststellen, daß die Rotterdamer trotz Vorbestrahlung schlechter abschneiden, und das bleibt für mich etwas undeutlich.

Klippel, Mainz: Eine Frage zu Ihrem Vortrag, Herr Schröder, die N-positiven, welches Grading haben die gehabt?

Schröder, Rotterdam: Die meisten N-positiven sind Grad 3, aber es sind zwei Grad-2-Tumoren dabei.

Meine Damen und Herren, wir haben nur noch 2 Minuten Zeit, die letzten beiden Vorträge über die intravesicale Adriamycin-Behandlung. Sind hierzu Fragen bitte? Bitte Namen und Herkunftsort nennen!

Harzmann, Tübingen: Man muß sich bei der Frage der Rezidivrate, glaube ich, über eines klar werden, daß die Rezidive ja zum Teil echte sind, zum Teil übersehene Tumoren, präinvasive Veränderungen, die dann erst zum Tragen kommen, und drittens, das ist ein wichtiger Punkt, der jetzt in der Richtung auf Herrn Burk geht, es handelt sich zum Teil ja auch um Tumorzellimplantationen. Es gibt gar keinen Zweifel darüber, daß das eine große Rolle spielt. Weswegen man im übrigen auch keine transurethrale Resektion des Harnblasentumors mit der der Prostata kombinieren sollte. Frage an Herrn Burk: Ist es nicht zweckmäßiger, einen Teil der Therapie – es gibt also einen kurativen Teil bei den oberflächlichen Tumoren und einen präventiven Teil der lokalen Chemotherapie, ist es nicht sinnvoll, diesen 2. Teil mit zu erwischen, indem man unmittelbar postoperativ, wie wir das machen, die lokale Chemotherapie durchführt, und wie das Herr Schulman auch tut. Ich glaube, man hat damit die Chance, einen Teil der Ursachen der Rezidive,

nämlich die Implantation von Tumoren zu vermeiden.

Burk, Marburg: Da möchte ich mit einer Gegenfrage antworten: Wie sind die Komplikationen bezüglich der Nebenwirkungen bei so frühem Instillationsbeginn?

Harzmann, Tübingen: Ja, das ist richtig Herr Burk. Die Frage ist berechtigt. Ich glaube, Herr Schulman kann das gut beantworten. Wenn man die neuen Cytostatika nimmt, Mitomycin und Adriamycin, dann spielt das offenbar keine große Rolle. Es gibt eine gewisse Abhängigkeit der Resorption dieser beiden Substanzen von der Größe der Resektionsfläche. Es kommt aber, das zeigt sich bei den verschiedenen Untersuchungen – nicht zu einer massiven Resorption, die toxische Werte erreicht. Wenn Sie das mit Thiotepa machen, sieht die Situation ganz anders aus. Das heißt, Sie brauchen dann noch nicht mal eine Resektion, Sie kennen die Ergebnisse von Lunglmayr.

Kolle, Hannover: Meine Damen und Herren, wir müssen zum Schluß kommen. Ich fasse also zusammen, das kann man in einem Satz sagen, daß das Blasencarcinom auch nach diesen Vorträgen ganz sicher der problematischste Tumor bleibt in unserem Fachgebiet. Ich danke allen Rednern und Diskussionsrednern und für Ihre Aufmerksamkeit. Vielen Dank!

Verhandlungsbericht der Deutschen Gesellschaft
für Urologie, 33. Tagung (1981), 328
© Springer-Verlag Berlin Heidelberg New York 1982

Hinweise und Ergebnisse in der Behandlung der Hypospadie

D. Bocancea

Der Autor legt 77 verfolgte Fälle der Hypospadie innerhalb 15 Jahren vor. Bei 20 Kranken mit Läsion der Glandis-Lokalisierung wurden Dilatationen durchgeführt (4 Fälle), Dilatationen nach Meatotomie (2 Fälle), Meatostomie (2 Fälle), Operation Typ Ombrédanne (1 Fall); bei 11 Patienten wurde gar keine Behandlung durchgeführt. Andere 12 Patienten mit Mißbildung der Penis-Lokalisierung ertrugen folgende Eingriffe: Ombrédanne (1), Mathieu (3), Plastie Duplay-Marion (2) und Denis-Browne (6). 39 Kranke hatten eine Anomalie der Peniskrotalen Lokalisierung. In 27 Fällen wurde die Denis-Browne-Technik benutzt, in 4 Fällen das Duplay-Verfahren, in 2 Fällen dies von Leveuf, in anderen 2 Fällen die Cecil-Technik und in 4 Fällen die Technik Michalovski-Modelski. Bei einem Kind wurde das Problem einer Intersexualität aufgeworfen, dessen Diagnose durch eine Laparatomie festgesetzt wurde. Die Plastie-Eingriffe wurden mit: Orhidopexien (2), Hernie-Behandlung (1), Laparatomien (2) usw., verbunden.

Die Aufzählung der obenerwähnten Vorfälle und deren Ergebnisse sind das Resultat einer kritisch angewendeten Analysierung der Methoden, verbunden mit dem richtigen Moment der Eingriffe und der technischen Einzelheiten, sowie auch mit der Erfahrung des Chirurgen.

Ass.-Prof. Dr. Dragos Bocancea
Urologische Klinik
des Krankenhauses Ilfov-Bukarest
Sos. Vitan Bîrzeşti Nr. 13
Sector 4
Bukarest, Rumänien

Verhandlungsbericht der Deutschen Gesellschaft
für Urologie, 33. Tagung (1981), 329–333
© Springer-Verlag Berlin Heidelberg New York 1982

Technik und Ergebnisse plastischer genitalkorrigierender Eingriffe bei Frau-zu-Mann-Transsexuellen aus urologischer Sicht

F.J. Marx und E. Schmiedt

Die Diagnose „Transsexualismus" wird bei den Menschen gestellt, die sich bei normalem Phänotyp dem anderen Geschlecht zugehörig fühlen und eine Angleichung durch hormonelle und operative Behandlung sowie personenstandsrechtliche Schritte anstreben. Frau-zu-Mann-Transsexualismus ist 3–4mal seltener als Mann-zu-Frau-Transsexualismus. Insgesamt rechnet man für die BRD mit 3000–5000 Transsexuellen beider Kategorien [8]. Seit einem Beschluß des BGH vom September 1971 [2], der prinzipiell die Sittenwidrigkeit genitalkorrigierender Operationen bei Transsexuellen unter bestimmten Bedingungen verneinte, werden auch in unserem Lande solche Eingriffe durchgeführt. Ohne daß auf Einzelheiten eingegangen werden kann, sollen vor Mitteilung unserer operativen Erfahrungen mit Frau-zu-Mann-Transsexuellen kurz die Voraussetzungen dargestellt werden, die *vor* dem ersten Eingriff erfüllt sein müssen (Tabelle 1).

Entscheidend sind hierbei der sogenannte „Alltags-test", d.h. eine Existenz in der angestrebten Geschlechtsrolle unter psychiatrischer Kontrolle und die Bestätigung der Operationsindikation durch ein interdisziplinäres Komitee aus Psychiater, Sexualmediziner, Rechtsmedizi-

ner, Endokrinologe und gynäkologischem sowie urologischem Operateur.

Auf Tabelle 2 sind die bei Frau-zu-Mann-Transsexuellen in Frage kommenden *operativen Schritte* dargestellt, wobei Mastektomie, Mamillenreduktion, Hysterektomie und Kolpektomie meist vom Gynäkologen ausgeführt werden. Wegen der späteren Rollappenbildung aus Bauchhaut ist die vaginale der abdominalen Uterusexstirpation vorzuziehen. Zumindest ein Ovar sollte zur Verhinderung klimakterischer Ausfallerscheinungen belassen werden [5]. Der Urologe sieht sich mit der Notwendigkeit der Bildung eines Pseudopenis, eventuell mit Implantation einer Penisprothese und der problematischen Harnröhrenverlängerung konfrontiert.

Die *Indikation* zu den verschiedenen Eingriffen ist in einem höheren Maße als sonst dem Einzelfall anzupassen. Manche Transsexuelle empfinden es als entscheidend für ihr Selbstwertgefühl, im Stehen Wasser lassen zu können und streben mit Entschiedenheit eine Verlängerung der Harnröhre bis in den distalen Bereich des Pseudopenis an, ohne auf eine Kohabitationsfähigkeit größeren Wert zu legen. Andere dagegen finden sich damit ab, weiterhin im Sitzen zu urinieren, wollen aber keinesfalls auf ein versteifen-

Tabelle 1. Voraussetzungen zur operativen Geschlechtsangleichung bei Transsexuellen (nach Kockott)

1. Alter über 21 Jahre
2. Sorgfältige somatische und sexualmedizinisch-psychiatrische Abklärung
   (cave: Psychosen)
3. Präoperativ über 1 Jahr selbständige Existenz in der angestrebten Geschlechtsrolle
   („Alltags-Test")
   Während dieser Zeit Hormontherapie und ärztliche Kontrolle
4. Klärung der juristischen Situation
   (evtl. Scheidung, Einverständnis des Partners)
5. Prüfung der Op.-Indikation durch interdisziplinäres Komitee
6. Rechtsverbindliches Einverständnis mit Op.-Folgen und -Risiken
   nach detaillierter Aufklärung durch den Operateur
7. Postoperative ärztliche und soziale Nachbetreuung

Tabelle 2. Operative Eingriffe bei Frau-zu-Mann-Transsexuellen

Gynäkologe	1. subcutane Mastektomie und Mamillenreduktion
	2. (vaginale) Hysterektomie (+ Ovarektomie)
	3. Kolpektomie
Urologe	4. Schaffung eines Pseudopenis
	a) Bildung eines Rollappens aus Bauchhaut
	b) Implantation des Rollappens am mons pubis
	c) craniale Ablösung des Rollappens
	5. „Verlängerung" der Harnröhre (Prinzip des versenkten Hautstreifens) in mehreren Sitzungen
	a) distal: bis zur Basis des Rollappens
	b) proximal: Ventralseite des Rollappens
	6. Implantation einer versteifenden „Penisprothese"
	(7. Bildung eines Scrotums aus den großen Labien)
	und Implantation von Hodenprothesen

des Implantat und damit die Kohabitationsfähigkeit verzichten. Die Bildung eines Skrotums spielt nach unserer Erfahrung keine wesentliche Rolle. Sehr wichtig ist es, präoperativ häufig noch immer vorhandene Illusionen über den Grad der Ähnlichkeit eines operativ neugebildeten äußeren Genitales mit entsprechenden „normalen Organen" zu beseitigen. Hier hat es sich bewährt, die detaillierte Aufklärung durch Demonstration von Fotos schon operierter Transsexueller zu illustrieren. Den Wünschen nach einer Harnröhrenverlängerung stehen wir wegen der Komplikationsmöglichkeiten und der Notwendigkeit zahlreicher Sitzungen sehr zurückhaltend gegenüber.

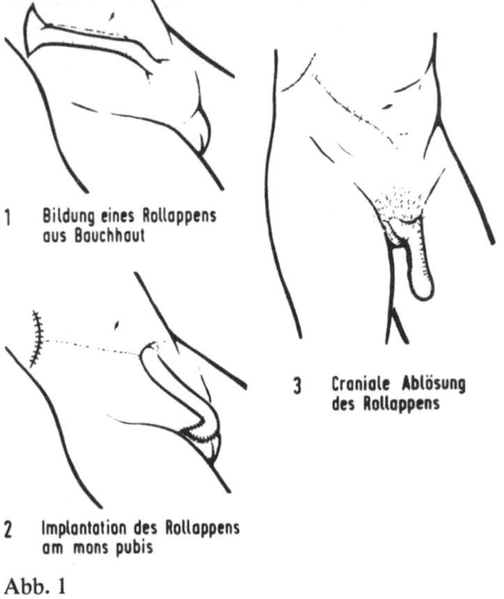

1 Bildung eines Rollappens aus Bauchhaut

2 Implantation des Rollappens am mons pubis

3 Craniale Ablösung des Rollappens

Abb. 1

Nun zu den von uns angewandten *Operationstechniken* im einzelnen. Relativ wenig problematisch ist die Schaffung eines Pseudopenis (Abb. 1) aus einem aus Bauchhaut gebildeten Rollappen, ein Verfahren, das schon von Bogoras (1936) [1] und Gilles (1948) [6] angegeben worden war. Hierbei wird in erster Sitzung ein ca. 15–20 cm langer Rundlappen aus der Bauchhaut lateral des Nabels geformt. In der zweiten Sitzung, ca. 2 Monate später, wird das kraniale Ende abgesetzt und tief am mons pubis implantiert. Die dritte Sitzung bringt dann die Ablösung des Rollappens mit dem Resultat eines „Pseudomembrum pendulans". Irgendwelche Versuche, die Klitoris in die Basis des Pseudophallus operativ einzubeziehen, wie sie von Puckett und Montie [9] angegeben wurden, haben wir nicht unternommen. Abb. 2 zeigt den Endzustand in natura.

Zweifellos besteht nur eine entfernte Ähnlichkeit mit einem normalen äußeren Genitale, aber keiner unserer letzten Patienten war dadurch von seinem Entschluß zur Operation abzubringen. Wenn keine Harnröhrenverlängerung vorgesehen ist, wovon wir ja, wie schon angedeutet, abraten, folgt nach einem Mindestintervall von 3 Monaten die *Implantation einer versteifenden Prothese*. Nach Erfahrungen mit Lash-Loeffler-Prothesen bei einem männlichen Pseudohermaphroditen 1975 [3] und einem unserer Frau-zu-Mann-Transsexuellen im Jahre 1977 wurde, wegen ihrer bei fehlender Basisfixation nicht optimaler Richtungsstabilität und kosmetisch störender Sperrigkeit, auf unsere Anregung hin eine neue flexible Prothese konstruiert [1] (Abb. 3).

---

1 Fa. Koss OHG, Geisenheim

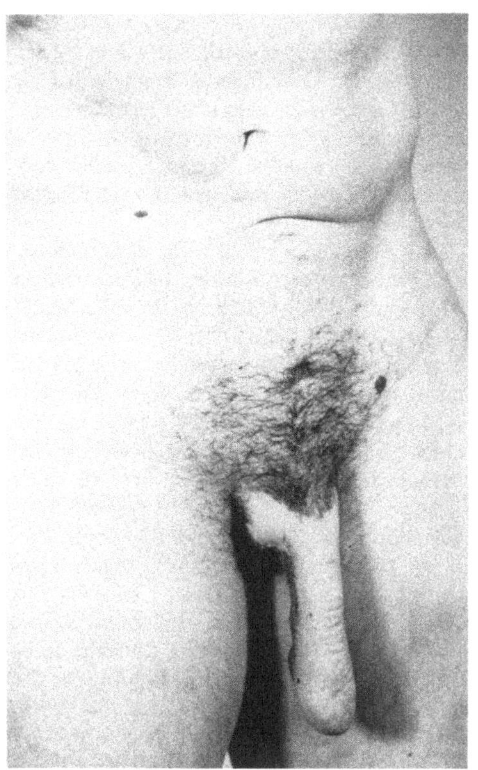

Abb. 2. Z.n. Rollappen-Plastik (3 Sitzungen) zur Bildung eines Pseudopenis

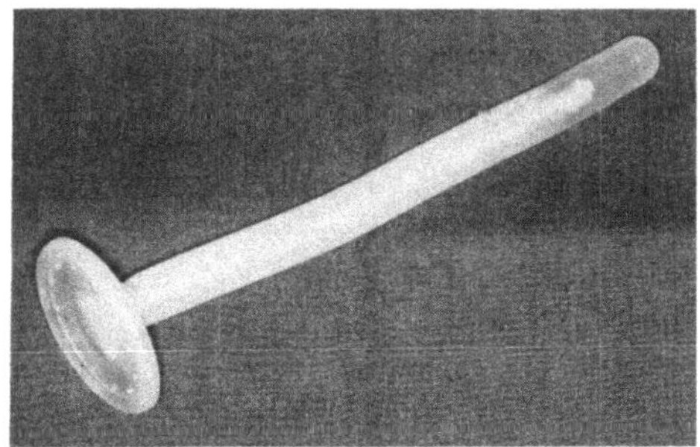

Abb. 3. Neukonstruiertes versteifendes Implantant mit Silberdrahtgeflecht-Einlage und Basisplatte für Pseudopenis bei Frau-zu-Mann-Transsexuellen

Es handelt sich in Abwandlung der „Jonas-Prothese" [7] um einen maßgefertigten Stab aus Silikon-Kautschuk mit Silberdrahtgeflecht-Einlage und einer Basisplatte mit Perforationen zur Nahtfixation. Nach entsprechender Aufdehnung mit Hegarstiften von einem Pfannenstielschnitt aus wird die Prothese nach Befestigung der Ba-

sisplatte am Periost der Symphyse in den Rollappen-Penis eingebracht.

Abb. 4 zeigt den Pseudopenis in „Erektionsstellung", Abb. 5 in „Ruhestellung". Die Implantation dieser neuen Prothese liegt nun genau 4 Monate zurück, Geschlechtsverkehr kann zur Befriedigung der Partnerin durchgeführt werden. Nach primär vollständiger Gefühllosigkeit des Rollappens gibt der Patient jetzt an, daß sich etwa bis zur Hälfte des Schaftes wieder eine fast normale Sensibilität ausgebildet habe.

Bei der *Harnröhrenverlängerung,* dem großen Problem bei der Genitalkorrektur Frau-zu-Mann-Transsexueller, sind zwei Etappen zu unterscheiden:

1. Die Strecke von der natürlichen weiblichen Harnröhrenöffnung bis zur Basis des Rollappens und 2. von hier aus weiter nach distal. Vom natürlichen Meatus externus bis zur Rollappenbasis verwenden wir die Technik nach Denis-Browne unter Zuhilfenahme der kleinen Labien mit Einbeziehung der Klitoris in die Harnröhre.

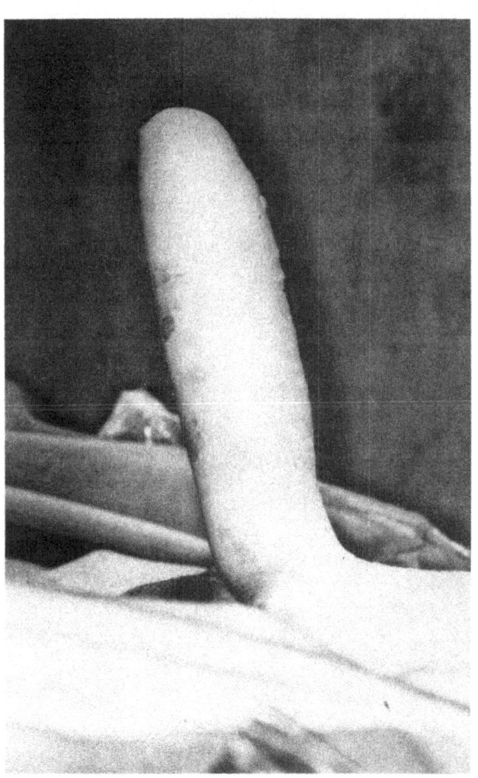

Abb. 4. Mit versteifendem Implantat armierter Pseudopenis in „Erektionsstellung"

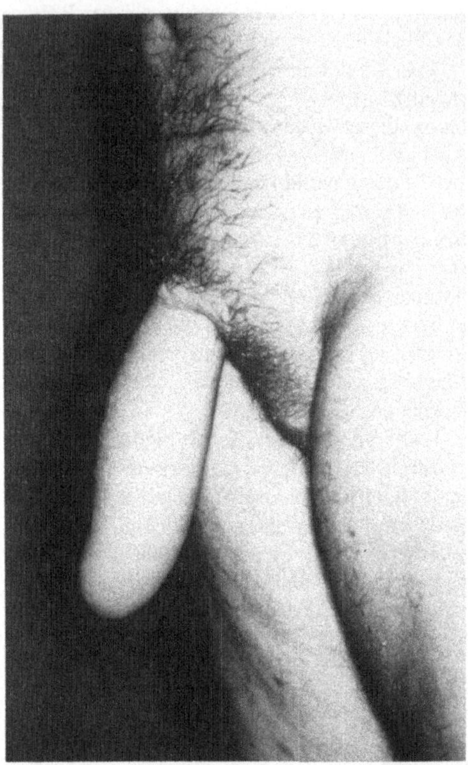

Abb. 5. Mit versteifendem Implantat armierter Pseudopenis in „Ruhestellung"

Zur Weiterführung der Urethra auf die Ventralseite des Rollappens verfahren wir nach Cecil [4], wobei die Einmuffung in Richtung auf die großen Labien und nötigenfalls die angrenzenden Oberschenkelpartien erfolgt.

Abb. 6 zeigt eine fast bis zum Ende des Rolllappens geführte Urethra, die Miktion im Stehen ist möglich.

Zum Abschluß noch eine *Übersicht über unser Krankengut* von 9 in den Jahren zwischen 1974 und 1981 operierten Frau-zu-Mann-Transsexuellen (Tabelle 3). Es wurden dabei insgesamt 42 Eingriffe durchgeführt. 8 von 9 Patienten verfügen derzeit über einen am mons pubis implantierten Pseudopenis, bei einem Patienten steht die letzte Sitzung noch aus. Bei 3 Kranken wurde die Harnröhre in erster Sitzung proximal verlängert, bei 2 in 4 bzw. 5 Sitzungen bis in die Peripherie des Pseudopenis gebracht. 4 Transsexuelle wünschten keinen Harnröhrenaufbau. 3 dieser Patienten erhielten eine Penisprothese: der eine die jetzt seit 4 Jahren funktionierende, aber im Alltag störende, da zu rigide Lash-Loeffler-Prothese, der andere das neu entwickelte flexible Implantat. Bei einem Patienten mußte die Prothese wegen Nekrose des Rollappens am distalen Ende entfernt werden. An weiterer *Komplikationen* kam es bei 3 Fällen zu Wundheilungsstörungen, insbe-

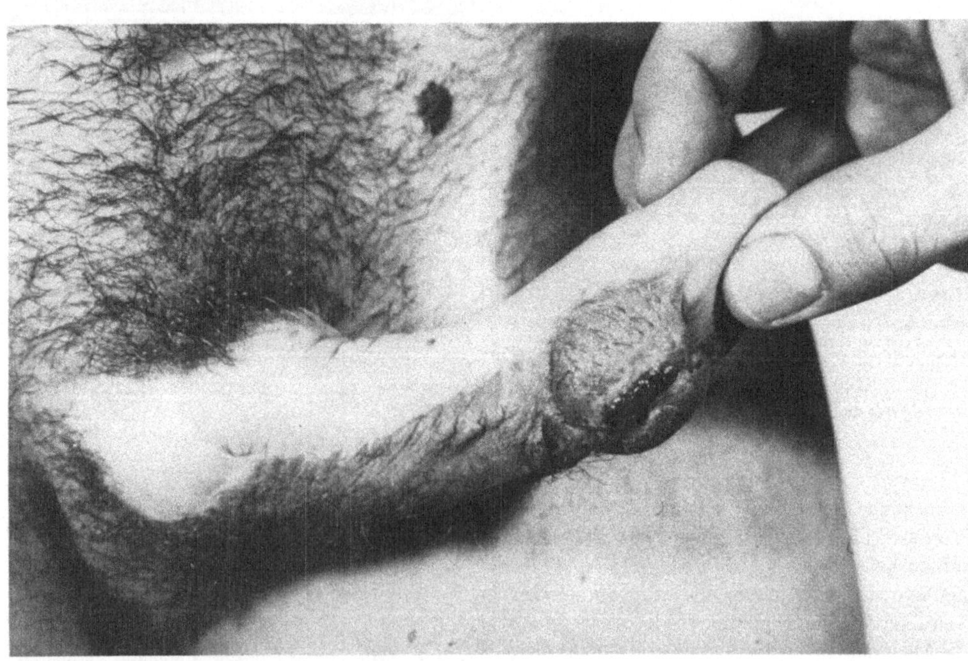

Abb. 6. Z.n. „Verlängerung" der Harnröhre an der Ventralseite des Pseudopenis in der Technik von Cecil

Tabelle 3. Genitalkorrigierende Eingriffe bei Frau-zu-Mann-Transsexuellen (Z. n. Mastektomie und Hysterektomie), Stand 10/1981

Fall	Alter	Bildung eines *Pseudopenis* (Zahl d. Sitzungen)	Aufbau einer *Neourethra* (Zahl d. Sitzungen)		*versteifendes Implantat*
			proximal	distal	
1 G.E.	31	ja (3)		ja (4)	nein
2 Sch.U.	29	ja (3)	ja (1)		nein
3 W.A.	41	ja (3)		nein	nein
4 A.C.	34	ja (3)	ja (1)		ja (entf.)
5 K.W.	34	ja (3)		nein	ja (*GV*)
6 J.M.	33	ja (3)	ja (1)		nein
7 Z.F.	31	ja (3)		ja (5)	nein
8 L.R.	37	ja (3)		nein	ja (*GV*)
9 J.C.	39	ja (2)		nein	nein

sondere zu einer partiellen Nekrose der distalen Neourethra bei einem Kranken. Harnwegsinfektionen sind bei 3 Kranken zeitweise ein Problem.

Zur allgemeinen Situation der Kranken *nach* den operativen Eingriffen sei nur so viel gesagt, daß bis auf einen Alkoholkranken alle Patienten psychosozial gut eingeordnet sind und mit dem bisher erreichten Operationsergebnis trotz der großen Diskrepanz zu einem normalen männlichen Genitale erstaunlich zufrieden sind. 3 Transsexuelle haben sogar geheiratet.

Trotz aller Skepsis und prinzipieller Zurückhaltung halten wir auch diese genitalkorrigierenden Eingriffe bei Transsexualismus für eine echte ärztliche Herausforderung, der man sich stellen muß, da auf anderem Wege diesen Kranken derzeit nicht zu helfen ist.

Literatur

1. Bogoras N (1936) Zbl Chir 63:271. – 2. Bundesgerichtshof (1972) Beschluß v. 21. 9. 71 – IV 7B 61/70. Neue Jur Wschr 25:330. – 3. Carl P, Elsässer E, Schmiedt E (1975) Urologe [A] 14:178. – 4. Cecil AB (1952) J Urol (Baltimore) 67:1006. – 5. Eicher W (1980) Sexualmedizin in der Praxis. G. Fischer, Stuttgart New York, S 242. – 6. Gillies HD, Millard DR (1948) Brit J Plast Surg 1:8. – 7. Jonas V, Jacoby GH (1980) J Urol 123:865. – 8. Ploeger A, Flamm R (1976) Fortschr Neurol Psychiatr 44:493. – 9. Puckett CL, Montie JE (1978) Plast Reconstr Surg 61:523

Priv.-Doz. Dr. F.J. Marx
Urologische Klinik und Poliklinik
der LM-Universität München
Marchioninistr. 15, D-8000 München 70

Verhandlungsbericht der Deutschen Gesellschaft
für Urologie, 33. Tagung (1981), 334/335
© Springer-Verlag Berlin Heidelberg New York 1982

Eigene Modifikation des suprapubisch-transperitonealen-transvesikalen Fistelverschlusses in der Behandlung der Blasenscheidenfisteln

J. Krakowski und J. Bieda

In der operativen Behandlung der Blasenscheidenfisteln sollten gewisse Regeln beachtet werden, um den Erfolg des Eingriffs zu gewährleisten.

Die Hauptsache ist ein breiter Zugang zur Fistel, die ein freies, ausgedehntes, aber ungefährdetes Abtrennen der Blase von der Scheide ermöglicht.

Diesem Prinzip müssen sowohl die Wahl des Zugangs zur Fistel als auch die Operationsmethode untergeordnet werden.

Weitere günstige Voraussetzungen für das Gelingen der Operation werden durch nachfolgend aufgeführte Faktoren geschaffen:

1. Das Entfernen des narbigen Gewebes durch das Ausscheiden der Fistel im Gesunden.
2. Der spannungsfreie Verschluß der Blasen- und Scheidenwunde.
3. Die schichtweisen Nähte dürfen nicht übereinander liegen.
4. Für eine gute Dränage des Raumes zwischen Blase und Scheide ist zu sorgen.
5. Einlage eines Blasenverweilkatheters.

Aus den oben erwähnten Gründen sind wir der Meinung, daß in komplizierten Fällen, wie Lage der Fistel in unmittelbarer Nähe einer Harnleitermündung, die sicherste und beste Methode der transperitoneale-transvesikale Zugang ist.

In den Jahren 1965–1980 haben wir 82 Patientinnen wegen Blasenscheidenfisteln operiert, wobei verschiedene Methoden angewandt wurden. In 45 Fällen operierten wir nach eigener Modifikation mit der transperitonealen-transvesikalen Methode und erzielten bei allen Frauen völlige Heilung. Diese, unsere eigene Modifikation des Fistelverschlusses besteht darin, daß die Blase nicht klassisch in der Mittellinie, sondern seitwärts davon, je nach der Lage der Fistel, eröffnet wird (Abb. 1). Auf diese Weise entstehen zwei ungleiche Blasenteile. Aus dem größeren Blasenteil bildet man leicht einen breiten, gestielten, gut durchbluteten Lappen, mit dem man

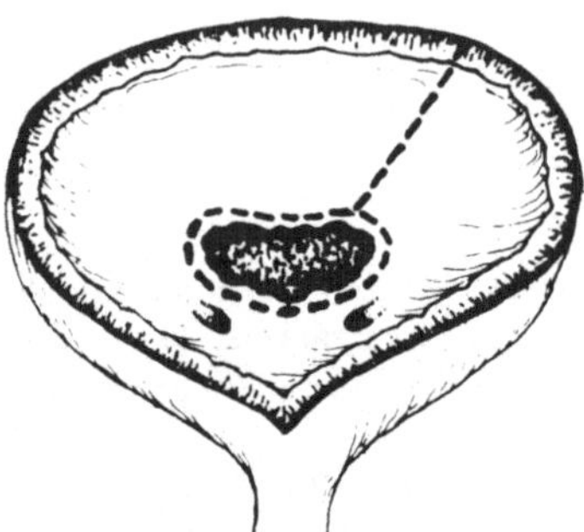

Abb. 1

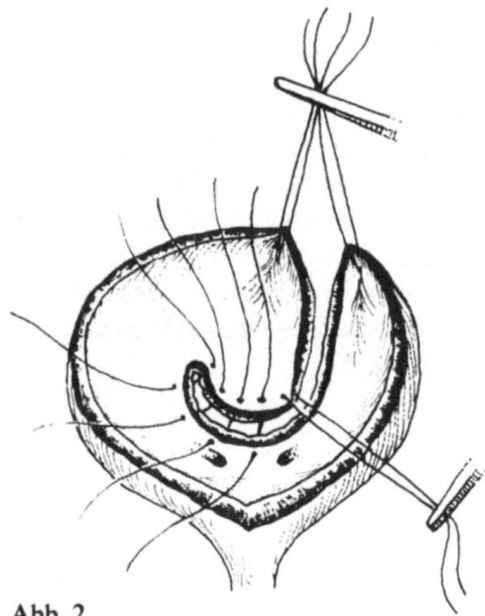

Abb. 2

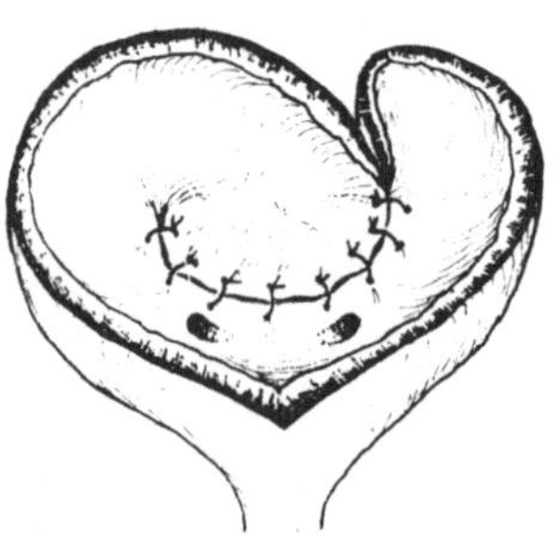

Abb. 3

mühelos und ohne Spannung Fisteln verschiedener Art und Lage verschließen kann (Abb. 2, 3).

Das von uns vorgeschlagene Verfahren des asymmetrischen Eröffnens der Blase halten wir für wirksamer als die im allgemeinen angewandte Methode. Bei klassischem Vorgehen in der Mittellinie kann nämlich die ausreichende Mobilisierung beider Blasenteile und das spannungslose Zusammennähen, besonders wenn eine große oder mehrere Fisteln vorhanden sind, erhebliche Schwierigkeiten bereiten.

Wir legen großes Gewicht auf das breite Ausschneiden der Fistel und das Entfernen des narbigen Gewebes, denn dadurch werden bessere Bedingungen für die Heilung geschaffen. Wir vernähen die Wunde in der Scheide immer sehr sorgfältig unter Ausstülpung der Schleimhaut mit Einzelknopfnähten, die seitlich in der Scheide geknotet werden. Dies ermöglicht das seitliche Verlegen in der Nahtlinie in der Scheide gegenüber der Naht in der Blase.

Wenn das Ausfüllen des Raumes zwischen der Blase und der Scheide mit einem gestielten Bauchfellappen aus anatomischen Gründen nicht möglich ist, wird kein anderes Gewebe verwandt. Dieser Raum wird dann für einige Tage mit einem Redondrain versorgt, der über der Schamfuge herausgeleitet wird. Die Harnblase wird dicht verschlossen und transurethral mit einem Dauerkatheter entleert. Das früher angewandte Chromcatgut haben wir seit einigen Jahren durch Dexon ersetzt.

Sollte sich die Blasenscheidenfistel jedoch in unmittelbarer Nähe einer der Harnleitermündungen befinden und das ausreichende Abpräparieren der Blase von der Scheide nicht möglich sein oder das spannungslose und ungehinderte Einnähen des Blasenlappens mit dem Harnleiterostium kollidieren, führen wir eine Ureterozystoneostomie in sicherer Entfernung von dem Fistelverschluß durch.

Von insgesamt 53 durchgeführten transvesikalen oder transvesikal-transperitonealen Fistelverschlüssen mußten wir in 8 Fällen eine Ureterozystoneostomie anwenden.

Unserer Meinung nach verdient die von uns vorgeschlagene Modifikation große Beachtung. Sie ermöglicht es, leicht einen breiten, gut gestielten Lappen zu bilden, mit dem man diese Fisteln spannungsfrei verschließen kann. Die auf diese Weise erzielten Resultate sind sehr gut.

Doz. Dr. J. Krakowski
Urolog. Abt.
Naturowicz-Bezirkskrankenhaus
Prądnicka-Str. 35
PL-Krakau

Verhandlungsbericht der Deutschen Gesellschaft
für Urologie, 33. Tagu *v*g (1981), 336/337
© Springer-Verlag Berlin Heidelberg New York 1982

Jod[125]-Implantation in der Therapie des Prostata-Karzinoms: Eine Zwischenbilanz

H. Sommerkamp und M. Wannenmacher

In der Bundesrepublik Deutschland und angrenzenden Ländern wurde seit 1978 an 10 an der interstitiellen Strahlentherapie des Prostata-Karzinoms interessierte Kliniken die Genehmigung erteilt, mit dem Radionuklid Jod[125] zu arbeiten; 5 dieser Kliniken konnten nach unserer Erhebung mit diesem Verfahren bisher praktische Erfahrungen an insgesamt 51 Patienten sammeln (Tabelle 1). Gestützt auf eigene Erkenntnisse und die Bewertung größerer amerikanischer Kollektive lassen sich folgende vorläufigen Schlüsse ziehen:

Tabelle 1. Interstitielle Strahlentherapie des Prostata-Karzinoms mit J[125] (1978 – 1. 10. 1981)

Kliniken		Fallzahl
Freiburg	(Sommerkamp)	23
München	(Schmiedt)	14
Innsbruck	(Marberger)	8
Erlangen	(Sigel)	5
Gelsenkirchen	(Kracht)	1
	Summe	51

Die interstitielle Strahlentherapie in Verbindung mit der pelvinen Lymphadenektomie ist eine Therapieform, die bevorzugt beim lokoregionär begrenztem Karzinom des jüngeren Kranken entsprechend einem Tumorstadium T2/T3 N0 M0 ihr Indikationsgebiet findet. Das Verfahren vereinigt eine relativ hohe Sicherheit in der lokalen Tumordestruktion mit der Information über die N-Kategorie und einer ungewöhnlich niedrigen Rate an postoperativer sexueller Impotenz. Eingeschränkt wird die Indikation durch Voraussetzungen von seiten des Patienten und des Primärtumors, der begrenzt und möglichst lymphknoten-negativ sein sollte. Rund 16 % der diagnostizierten T1–T3-Fälle eignen sich nach unseren Erfahrungen für das Verfahren. Die Operationsbelastung entspricht in etwa der einer radikalen Prostatektomie.

Die Zerstörung des Primärtumors durch den Gammastrahler Jod[125] ist streng dosisabhängig und erfordert die Implantation einer ausreichend hohen Aktivität; so konnten Hilaris u. Mitarb. zeigen, daß eine vollständige Tumordestruktion erst bei 300 Gy Herddosis erzielt werden kann. Klinisch konnte Whitmore erst nach 18 Monaten eine völlige Rückbildung des Tumors feststellen; eine Literaturzustammenstellung ergibt sogar erst nach 3 Jahren eine Regression bei 96 % der Behandelten. Der histologische Beweis der Tumorvernichtung gelang verschiedenen Autoren nach Ablauf von 2 Jahren in 87 % (Tabelle 2).

Für den operativen Eingriff benötigten wir bei unseren 23 Patienten im Mittel 3 Stunden bei einem durchschnittlichen Blutverlust von 540 ml; dabei wurde über 12 Hohlnadeln mit 32 Seeds eine Aktivität von 16 mCi implantiert. Die bereits von anderen Autoren 1eschriebene beträchtliche Komplikationsquote nach Implanta-

Tabelle 2. Lokale Tumorkontrolle nach J[125]-Implantation (Sammelstatistik)

		12	18	24	36 Mon. postop.
Klinische TU-Regression	n = 238	32 %	82 %	90 %	96 %
Histolog. neg. Biopsie	n = 82	50 % 67 %		87 %	

Tabelle 3. Lymphozeleninzidenz nach pelviner Lymphadenektomie

ohne Heparin	mit Heparin	Dosis	Autor
5%	11%	3 x 3000 iE	Hindsley 1980
3%	38%	2 x 5000 iE	Catalona 1980
–	19%	2 x 5000 iE	Kurth 1977
–	35%	3 x 5000 iE	Sommerkamp 1981

tion und Lymphadenektomie mußten wir leider bestätigen; trotz sorgfältigster Blutstillung und Ligatur aller durchtrennten Lymphbahnen sahen wir Lymphozelen und Hämatome in 28–35% der Operierten. Ein Patient verstarb an fulminanter Lungenembolie trotz low-dose-Heparin-Prophylaxe. Ein passageres Genitalödem trat bei der Hälfte der Patienten meist ab dem 5. postoperativen Tag auf. – Einen entscheidenden Hinweis auf die mögliche Ursache der gehäuften lokalen Komplikationen verdanken wir Catalona, der einen sprunghaften Anstieg der postoperativen Lymphozelen-Inzidenz von 3 auf 38% nach Einführung der low-dose-Heparin-Prophylaxe registrierte; in unserem Krankengut wiederum, das bei noch höherer Heparin-Dosis in vergleichbarer Größenordnung lag, sistierte diese Komplikationsserie erst nach Beendigung dieses Thromboembolieprophylaxe-Programms (Tabelle 3).

Zwei Drittel der Patienten sind nach erfolgter Implantation beschwerdefrei und fühlen sich durch die Auflagen von seiten des Strahlenschutzes wenig in ihrer Aktivität eingeengt. ⅓ klagt über persistierende dysurische Beschwerden, die entsprechend der langen Strahlungsdauer des Jod^{125} oft auch nach einem Jahr noch bestehen. Da von Shipley eine Abhängigkeit dieser Beschwerden von Implantationsvolumen nachgewiesen wurde, engt dies die Indikation bei größeren T3-Tumoren ein. Zur Frage der Therapieerfolge und 5-Jahres-Überlebensquoten gibt es bisher weder prospektive noch randomisierte Studien. Die US-Literatur verzeichnet 5-Jahres-Überlebenszeiten von 90% im Stadium B und 74% im Stadium C. Hierzu ist jedoch kritisch anzumerken, daß es sich um ein ausgewähltes Krankengut mit einem Anteil von bis zu 30% hoch differenzierten Tumoren handelt.

Die Tatsache, daß nach 5 Jahren selbst bei lymphknoten-negativen Implantierten in 31% Knochenmetastasen nachgewiesen wurden, bei lymphknoten-positiven sogar in über 50%, unterstreicht das Problem des understagings bei dieser Behandlungsform. Eine zusätzliche äußere extended-field-Bestrahlung nach Implantation bei lymphknoten-positiven Fällen verbessert nach Whitmore die Heilungschancen nicht, führt jedoch bei über der Hälfte der Patienten zu schweren Lymphödemen von Genitale und unteren Extremitäten.

Wir stellen die Indikation zur interstitiellen Strahlentherapie derzeit bei T2 und kleinen T3-Tumoren mittlerer Differenzierung bei Patienten unter 70 Jahren, die Wert auf Erhaltung ihrer Sexualfunktion legen und bevorzugen eine externe Teletherapie, wenn Ausdehnung und Differenzierung des Primärtumors eine lymphogene Metastasierung wahrscheinlich machen.

Prof. Dr. H. Sommerkamp
Urolog. Abt. der Chir. Univ.-Klinik
Hugstetterstr. 55
D-7800 Freiburg/Br.

Verhandlungsbericht der Deutschen Gesellschaft
für Urologie, 33. Tagung (1981), 338–341
© Springer-Verlag Berlin Heidelberg New York 1982

Die zirkuläre Inzision im Sulcus retroglandularis für die Penis- und Harnröhrenoperationen

A. Teodorescu, G. Constantinescu, A. A. Teodorescu und F. A. Teodorescu

Man verwendet diese Inzision für die Freilegung des Penisschaftes und der penilen Harnröhre (Michalowsky). Sie ist besonders für die folgenden Operationen geeignet:

1. Die penile Harnröhrenstriktur,
2. die Penisfraktur,
3. den Glans-Penistumor und
4. die Hypospadie.

Technik

Freilegung der Harnröhre und Penisschaftes durch eine zirkuläre Inzision im Sulcus retro-glandularis und Verschiebung des Hautschlauches nach hinten. Man operiert für die oben genannten 4 Fälle verschieden, und zwar:

1. Für die penile Harnröhrenenge: Man spaltet die verengte Harnröhre und ektropioniert die Ränder. Dauerkatheter in die Harnröhre. 2 paramediane Zigarettendrains. Reposition des Hautschlauches und Vernähung der Haut mit Katgutknopfnähten, im Sulcus retroglandularis, nach einer üblichen Zirkumzision. Der Harnröhrenkanal wird spontan nach dem Grundprinzip des „versenkten Lappens" gebildet.

2. Für die Penisfraktur: Nach der Freilegung des Penisschaftes findet man die Schwellung auf

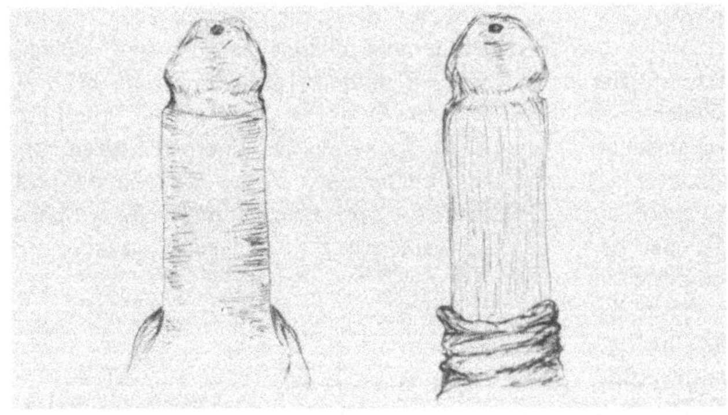

Abb. 1. Zirkuläre Inzision im Sulcus retroglandularis (*links*), Zurückziehen der Haut nach hinten bis zur Peniswurzel (*rechts*)

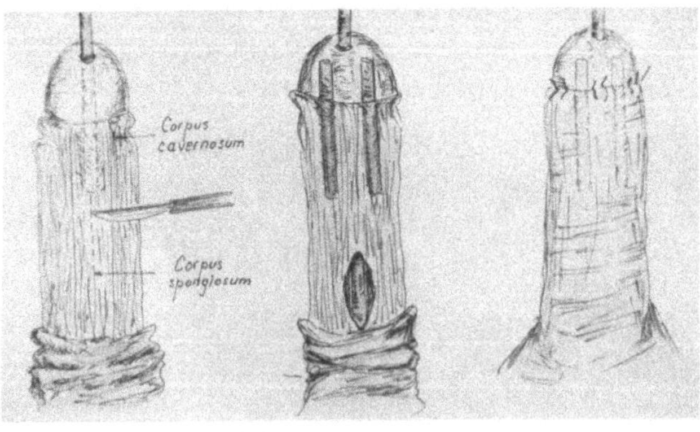

Abb. 2. Harnröhrenstriktur: Harnröhrenlängsschnitt (*links*), Eindringen des Katheters bis in die Blase. 2 Zigarettendrains (*Mitte*), Aufwärtsziehen der Haut und kreisförmige Vernähung im Sulcus retroglandularis (*rechts*)

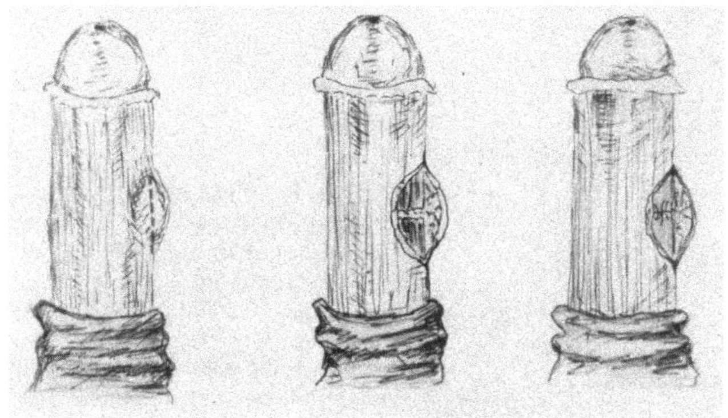

Abb. 3. Penisfraktur: Zurückziehen der Haut und Freilegung des Corpus cavernosum. Längsspaltung der Bucksfaszie (*links*), Entleerung der Blutgerinnsel und Blutstillung (*Mitte*), Vernähung des Corpus cavernosum (*rechts*)

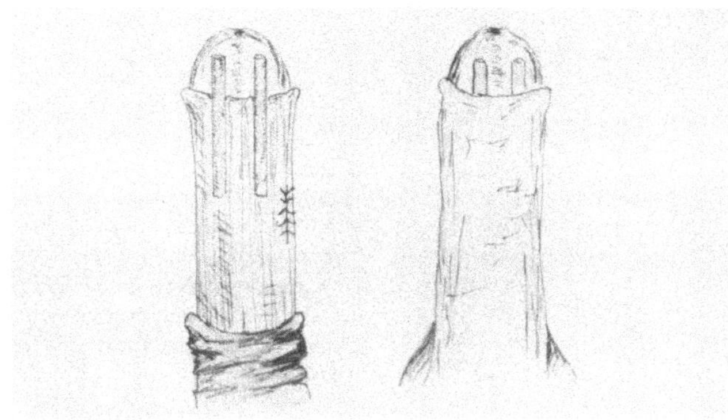

Abb. 4. Penisfraktur (II). Vernähung der Bucksfaszie. Anlegung von 2 Zigarettendrains (*links*), Aufwärtsschieben der Haut und kreisförmige Vernähung im Sulcus retroglandularis (*rechts*)

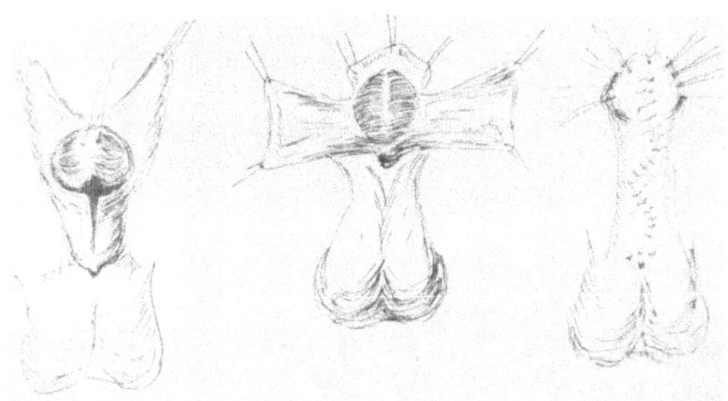

Abb. 5. Glanduläre Hypospadie. Kreisförmige Inzision im Sulcus retroglandularis mit einem senkrechten Längsschnitt auf der Mittellinie (*links*), Vorbereitung der 3 Lappen (*Mitte*), Zig-Zag-Plastik (*rechts*)

einem Schwellkörper und schneidet sie in der Längsrichtung auf. Man schneidet die Bucksfaszie und entleert den Bluterguß mit den Blutgerinnseln. Wenn eine Blutung vorkommt, führt man zuerst die Blutstillung, danach die Vernähung des Schwellkörperrisses mit Katgut, durch. Vernähung der Bucksfaszie. Zigarettendrainage und kreisförmige Vernähung der Haut am Sulcus retroglandularis.

3. Für den Tumor des Glans Penis: Freilegung des Penisschaftes. Dissektion und Ausschneiden der Harnröhre 2–3 cm hinter dem Sulcus und 1,5 cm Längsspaltung. Durchstichunterbindung der Schwellkörper und Ausschneiden derselben. Vernähung der gespaltenen Harnröhre an der Penishaut und die Haut über den Schwellkörpern.

4. Für die Penisaufrichtung bei der Hypospadie: Nach der zirkulären Inzision führt man einen U-Schnitt durch, der den hypospaden Harn-

339

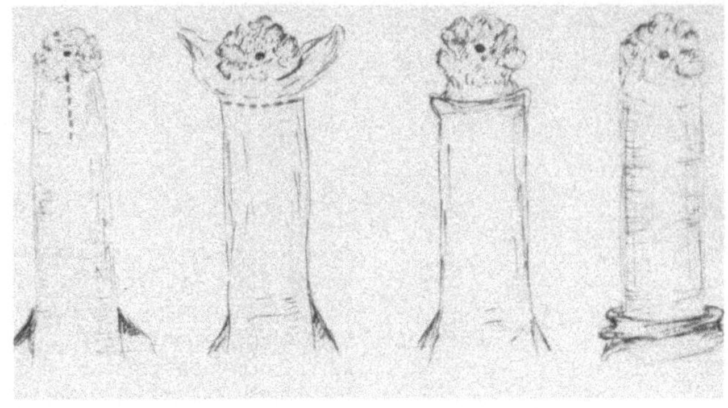

Abb. 6. Tumor des Glans Penis. Längsschnitt auf der ventralen Fläche der Vorhaut (*links*), Zirkuläre Inzision im Sulcus retroglandularis (*Mitte links*), Zirkumzision (*Mitte rechts*), Zurückschieben der Haut bis zur Peniswurzel (*rechts*)

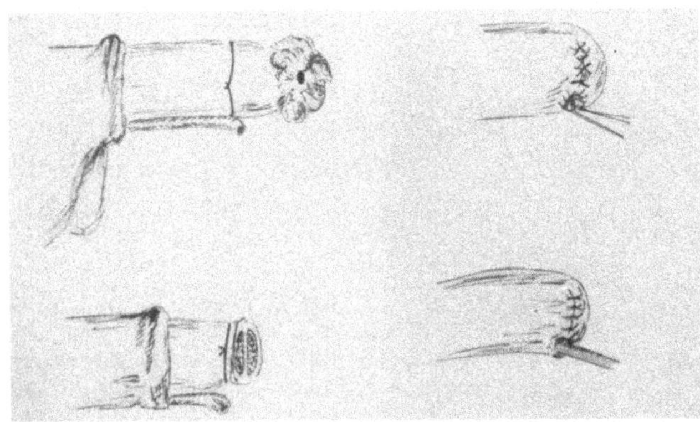

Abb. 7. Tumor des Glans Penis (II). Dissektion der Harnröhre und Ligatur der Corpora cavernosa (*oben links*), Längsspaltung der Harnröhre 1,5 cm, und Amputation der Corpora (*unten links*), Vernähung der Harnröhre an der Haut über die Corpora cavernosa (*oben rechts*), Dauerharnröhrenkatheter bis in die Blase (*unten rechts*)

röhrenmeatus umkreist. Dissektion der Harnröhre und Befestigung in der neuen Lage an der Haut. Vernähung der Penishaut im Sinne einer Zig-Zag-Plastik mit Kreisnaht im Sulcus retroglandularis (Byars).

Statistik

1. Penile Harnröhrenengen: 3
   aus denen:
   – traumatische   2 (57, 58 J.)
   – entzündliche   1 (69 J.)
2. Die Penisfraktur: 3 (27, 32, 35 J.)
3. Tumoren des Glans Penis: 2 (56, 58 J.)
4. Hypospadie
   (Aufrichtung des Penis): 3 (5, 9, 12 J.)

Ergebnisse

Heilung	8	
Fisteln	2	(Harnröhrenstriktur, Penisfraktur)
Impotenz	1	(Penisfraktur)

Komplikationen

2 Fisteln, eine nach einer Harnröhrenengenoperation und die andere nach einer Penisfraktur, heilten nach 3 bzw. 5 Wochen.

Ein Fall mit vorübergehender Impotenz nach einer Penisfrakturoperation ist nach 3 Monaten geheilt.

Schlußfolgerung

Die Verfasser bemerken, daß diese Inzision mit dem obengenannten Zugangsweg für die Freilegung der Schwellkörper und der Harnröhre für die 4 obengenannten Zwecke günstiger als der Längsschnitt ist, besonders für die Vermeidung der Fistel.

Literatur

Campbell FM (1963) Urology, vol III. W. B. Saunders Co., Philadelphia and London. – Mihalowski E, Modelski W (1972) Über operative Behandlung der

Harnröhrenstrikturen. In: Urologenkongreß 1972 –
Kongreßvorträge, Berlin (DDR), S 236–240. – Sauer-
bruch F, Schmieden V (1933) Bier-Braun-Kümmel:
Chirurgische Operationslehre, Bd IV, 6. Aufl. Joh.
Ambr. Barth, Leipzig

Dr. A. Teodorescu
Abt. f. Urologie, Kreiskrankenhaus Slatina
R 0500 Slatina-Judetul
Olt-Straße Cornisei Nr. 8, Sc. & Et. 3, Ap. 8
Rumänien

Verhandlungsbericht der Deutschen Gesellschaft
für Urologie, 33. Tagung (1981), 342–344
© Springer-Verlag Berlin Heidelberg New York 1982

Zur psychischen und sexuellen Situation von Patienten nach radikaler Prostatektomie*

H. Becker, J. Kaufmann, R. Hubmann und A. Spengler

In den Jahren von 1978–1980 wurden an der Hamburger Abteilung für Sexualforschung in Zusammenarbeit mit 3 Urologischen Kliniken 42 Patienten nach radikaler retropubischer Prostatektomie nachuntersucht, davon 9 in einer Pilotstudie. Ein Patient machte Angaben, die nicht verwertbar waren. In der Hauptstudie standen 32 befragte Patienten der Altersgruppen 52–73 Jahre (median: 62 Jahre) einer im Altersdurchschnitt deutlich älteren Gruppe von „Verweigerern", 18 Patienten, gegenüber (52–76 Jahre, median: 67 Jahre).

Zwischen Operation und Interwiew lagen 4–68 Monate, im Median 27 Monate. Die Untersuchungen wurden durch halbstrukturierte sexualanamnestische Interviews durchgeführt, ergänzt durch psychologische Untersuchungen. Die Stichprobe ist zwar nach sozialen Ausgangsdaten wie Schulbildung und Beruf etwa repräsentativ, sie erfaßt aber nur Patienten, die in den letzten 5 Jahren vor der Operation noch sexuell aktiv waren. 29 Patienten hatten eine feste Partnerin.

Ein Hauptanliegen der Studie war es, das sexuelle Verhalten, die sexuellen Funktionen und Störungen und die psychosexuellen Reaktionen der Patienten zu erfassen. Daneben wurde die psychische Entwicklung vor und nach der Operation untersucht. Die urologische Literatur geht fast ausnahmslos von der pauschalen Feststellung aus, daß zwischen 85 und 95 % der Patienten postoperativ „impotent" werden. (Kirchheim 1980; Walsh 1980; Leibel et al. 1980). Dabei wird nicht differenziert, ob etwa partielle Störungen auftreten, wann Remissionen möglich sind, wie andere sexuelle Funktionen als die Erektion sich verhalten. Es gibt keine Daten über das sexuelle Verhalten der Patienten. Einige Autoren betonen, daß es Fälle von erhaltener Erektionsfähigkeit und von Koitusfähigkeit gibt. Es wer-

Tabelle 1. Sexuelles Verhalten

		gesamt	52–62 Jahre	63–73 Jahre
Wiederaufnahme sexueller Kontakte mit der Partnerin bis zum Interview	p = ,04			
	ja	15	11	4
	nein	14	4	10
Sexuelle Appetenz zum Interviewzeitpunkt	p = ,013			
	nie	6	2	4
	selten	7	0	7
	1–4/mon.	9	7	2
	öfter	10	6	4
Masturbationsfrequenz zum Interviewzeitpunkt	p = n. s.			
	nicht	14	6	8
	selten	10	5	5
	1–4/mon.	5	4	1
	öfter	3	0	3

---

* Mit Unterstützung der DFG, SFB 115, B6

den Zahlen von 14% Zoedler/Limbacher (1977), 22% Furlow (1978) genannt, Finkle (1981) berichtete kürzlich über 14 präoperativ koitusfähige Patienten, unter denen er 6 postoperativ koitusfähige Patienten fand, allerdings aus einer Zahl von 62 Krankenakten, von denen ¾ keine verwertbaren Angaben enthielten, so daß seine im Schnitt signifikant jüngeren untersuchten Patienten einseitig selektiert sein könnten. In der Literatur sind selbst die organischen Grundlagen der Erektionsstörungen nicht letztlich geklärt. Wahrscheinlich handelt es sich um Schädigungen der parasympathischen, die Erektion ermöglichenden efferenten Nervenplexus. Daß die Sensibilität und der Orgasmus prinzipiell erhalten bleiben (ähnlich wie übrigens bei Patienten nach Blasenkarzinomoperationen, Bergmann et al. 1979), wird meist übersehen.

Der für die Beurteilung der postoperativen Sexualität wichtige psychologische Hintergrund kann hier nur kurz gestreift werden. Die Patienten geraten durch die Diagnose Krebs und die Mitteilung, daß sie „impotent" werden, in eine erhebliche psychische Krise mit tiefen Ängsten und schweren depressiven Reaktionen. 16% der Patienten unserer Stichprobe hatten nach der Operation Suizidgedanken. Die postoperative Inkontinenz (in unserer Stichprobe zusammen 12%) ist eine weitere Belastung. Die meisten Patienten überwinden diese Krisensituation äußerlich aber im Laufe der ersten 6 bis 12 Monate. Für die psychische – und sexuelle – Bewältigung ist die Partnerbeziehung von zentraler Bedeutung. So stellen sich im Interview nur wenige Patienten noch von Folgereaktionen wie ängstlichen, hypochondrischen oder depressiven Verstimmungen beeinträchtigt dar. Den meisten gelingt eine recht stabile psychische Abwehr.

Zum sexuellen Verhalten: Das Bild ist von auffälligen Altersunterschieden zwischen der jüngeren Gruppe (52–62 Jahre) und den älteren Patienten (63–73 Jahre) geprägt. Ein ¼ der Jüngeren, aber ¾ der Älteren nehmen sexuelle Kontakte mit der Partnerin nicht mehr auf. Dieser Unterschied ist statistisch signifikant nachweisbar, ebenso wie bei der sexuellen Appetenz, also dem Wunsch nach sexuellen Kontakten. Es fällt auf, daß deutlich weniger Patienten völlig inappetent sind als völlig inaktiv, das gilt auch bei den alten Patienten. Wie wichtig die Reaktion der Partnerin ist, deutet sich also auch in den Daten an. Auffällig ist, daß viele Patienten masturbieren, und zwar ohne signifikanten Altersunterschied. Auch die alten Patienten versuchen häufig, durch Masturbation eine Erektion zu erproben. In dem Zeitraum etwa des 2. Vierteljahres bis zum Befragungszeitpunkt haben 12 von 32 Patienten gelegentlich, 10 öfter masturbiert, dabei erreichten 9 ein Gefühl von Wärme/Erregung, 10 eine Teilerektion, 2 eine Erektion. Mit einer Partnerin waren 16 von 30 Patienten zusammen, zumeist regelmäßig, dabei erreichten 4 Erregungsgefühl, 7 Teilerektionen und 4 Erektionen. 16 Patienten hatten eindeutig Orgasmuserlebnisse, davon 8 zusammen mit der Partnerin, 8 masturbatorisch. 9 Patienten erlebten gelegentlich, 8 öfter eine Spontanerektion. Wir haben diese Daten individuell danach zusammengefaßt, welches das jemals erlebte Maximum der Erektion war. Danach hatten 5 von 32 Patienten eine Erektion, 11 eine Teilerektion, 10 eine Erwärmung/Erregung, unabhängig von Praktik und Häufigkeit. Dieses individuelle Maximum wurde von 8 Patienten masturbatorisch, aber von 18 zusammen mit der Partnerin erlebt. 8 Patienten von 29 haben zumindest gelegentlich den Koitus erlebt.

Diese Daten dürfen nicht über die erhebliche psychische Belastung der Patienten auch durch die partielle Behinderung der Erektion hinwegtäuschen. Gerade wegen dieser Belastung

Tabelle 2. Beobachtete sexuelle Funktionen während des Zeitraumes bis zum Interview

Masturbation: gelegentlich oder öfter:	n = 22
keinerlei Reaktion	1
Gefühl von Wärme/Erregung	9
Teilerektion	10
Erektion	2
überhaupt nicht masturbiert:	10
Petting mit der Partnerin:	n = 16
keinerlei Reaktion	1
Gefühl von Wärme/Erregung	4
Teilerektion	7
Erektion	4
keine sexuellen Kontakte:	14
keine Partnerin:	2
Orgasmuserlebnis:	n = 32
keinerlei Reaktion	16
bei sexuellen Träumen	2
bei Masturbation	6
mit der Partnerin	8
Spontanerektionen:	n = 32
nie beobachtet	15
gelegentlich beobachtet	9
öfter beobachtet	8

Tabelle 3. Individuelles Maximum der jeweils beobachteten Erektion (unabhängig von Häufigkeit und Praktik)

Volle bzw. weitgehende und aufrechterhaltene Erektion	5
partielle bzw. schnell zusammenfallende Erektion	11
Gefühle von Erwärmung/Erregung	10
keinerlei Reaktion	6

Koituserfahrung
(unabhängig von Häufigkeit und Zeitpunkt)

8 von 29 (27,5 %) Patienten mit fester Partnerin

scheint uns aber eine Erwartung, daß die Patienten impotent werden müssen, in der bisherigen Form revisionsbedürftig. Die Patienten sollten präoperativ möglichst mit der Partnerin darauf eingestellt werden, daß die Sexualität trotz einer möglichen Erektionsbehinderung nicht erlöschen muß, daß der Orgasmus möglich bleibt und daß es vor allem auf die emotionelle Verständigung beider Partner ankommt. Der folgende Befund wird in diesem Zusammenhang bedeutsam:

Volle und für einen Koitus ausreichende Erektionen wurden in unserer Untersuchung nur bei den Patienten beobachtet, deren Operation bereits länger, nämlich 2½ Jahre zurücklag. Dies könnte viele Patienten gegenüber den fast unvermeidlichen anfänglichen Störungen sicherer machen und eine unnötige frühzeitige Aufgabe jeder Aktivität, wie wir sie bei 6 von 32 Patienten beobachteten, vielleicht ersparen.

Literatur

Bergmann B, Nilsson S, Petersen I (1979) Br J Urol 51:114. – Furlow WL (1978) In: Comfort A: Sexual consequences of disability. Stickley, Philadelphia. – Kirchheim D (1980) DÄB 77:807. – Leibel SA, Torres JLP, Order SE (1980) Urol Clin North Amer 7:593. – Zoedler D, Limbacher G (1977) Urologe [A] 16:61. – Walsh PC (1980) Urol Clin North Amer 7:583

Priv.-Doz. Dr. H. Becker
Urol. Univ.-Klinik
Martinistr. 52
D-2000 Hamburg 20

Verhandlungsbericht der Deutschen Gesellschaft
für Urologie, 33. Tagung (1981), 345–347
© Springer-Verlag Berlin Heidelberg New York 1982

Diskussion zu den Vorträgen Seite 328 bis 344

Moderatoren: Brosig, W., Berlin, Schmiedt, E., München

Kolle, Hannover: Ich glaube, daß wir dann in die Diskussion eintreten, und ich darf das Mikrofon Herrn Brosig übergeben.

Brosig, Berlin: Nun kommen wir zur Diskussion des ersten Vortrages von den Herren Marx und Schmiedt, ein sehr heikles und interessantes Thema. Ich glaube, daß wir die Indikationsstellung zu diesen Eingriffen hier nicht ausdiskutieren können. Aber vom technischen Standpunkt ist es eine äußerst interessante Angelegenheit, einen neuen Penis zu schaffen. Denn wenn Sie die Literatur kennen, ist da sehr wenig vorhanden. Und die ersten Veröffentlichungen stammen, glaube ich, sogar von meinem Freund Goodwin und von Scott, die allerdings eine andere Methode hatten, als wir sie hier gesehen haben.

Spengler, Hamburg: Meine sehr verehrten Damen und Herren. Erlauben Sie mir eine Bemerkung zu diesem Thema aus der Sicht des Psychiaters, der selbst solche Patienten eine Zeitlang betreut hat, und unsere Erfahrungen in Hamburg reichen ja auf eine 3stellige Zahl von transsexuellen Patienten hin. Zum ersten: Das ganze Problem ist ein interdisziplinäres Problem, d.h. diese Patienten sind auch für den Psychiater und Sexualwissenschaftler außerordentlich schwierige Patienten, und beileibe nicht in jedem Fall kommt es zu geschlechtskorrigierenden Maßnahmen. Zweitens: In diesen ganzen Maßnahmen spielt ja auch die Hormonbehandlung, in diesem Fall mit hochdosierten lebenslang beizubehaltenen Androgenen, eine Rolle. Und man muß auch reflektieren, inwieweit diese hormonellen Veränderungen zusätzliche Risiken in Richtung auf thromboembolische Komplikationen mit sich bringen. Das ist ja bei den Patienten durchaus zu berücksichtigen. Zum dritten: Unseren Erfahrungen nach – und das konnte in Nachuntersuchungen auch häufig belegt werden – sind die Frau-zu-Mann-Transsexuellen die unkomplizierteren Patienten, verglichen mit den Mann-zu-Frau-Patienten, und viele von ihnen haben auch ohne Penisplastiken durchaus funktionierende Partnerschaften und sexuelle Aktivität. Weiterhin wäre zu berücksichtigen, das ist nun auch ein operatives Problem, die Hormonbehandlung führt ja zu einer Klitorishypertrophie, die zum Teil durchaus das Ausmaß eines kleinen Penis erreicht, und einige dieser Patienten auch schlicht auf Grund ihrer Hypertrophie in die Lage versetzt, einen befriedigenden sexuellen Kontakt aufzunehmen, und von der psychischen Situation her sind keineswegs alle diese Patienten darauf

aus, unbedingt eine Miktion im Stehen durchzuführen oder den Geschlechtsverkehr durchzuführen, sondern es geht ihnen mehr um das gesamte Bild ihres Körpers. Schlußfolgerung aus meiner Sicht: Dieses sind, und ich denke, da wird der Autor uns zustimmen, ganz bestimmt auch innerhalb der Transsexuellenbehandlung Ausnahmesituationen. Das sollte man doch ganz deutlich berücksichtigen. Zweitens, die Behandlung von Transsexuellen ohnehin ist so schwierig, daß sie wenigen spezialisierten Zentren vorbehalten werden muß, denn es ist außerordentlich schwierig, diese Patienten konsequent über Jahre zu führen, und es muß in einer ständigen guten Zusammenarbeit mit dem Psychiatrischen Zentrum passieren, und ich würde deswegen bei aller Bedeutung dieser Ergebnisse, die in Amerika durchaus über Jahre schon ausprobiert worden sind und immer zu viel Skepsis geführt haben, davor warnen, dergleichen nun irgendwo in die tägliche Praxis zu übertragen.

Brosig, Berlin: Dankeschön. Noch eine Diskussionsbemerkung? Bitte Namen und Ort.

Zielinski, Kattowitz: Ich hätte einige Fragen und Bedenken an den Herrn Kollegen Psychiater und an die Operateure: Ist es überhaupt möglich, daß diese männlich funktionierende Lesbierin zu einem Orgasmus kommt? Und ist es eigentlich für die weibliche Lesbierin nicht mehr als ein in Haut gekleidetes Masturbationsinstrument, dieser Penis? Von der Bauchhaut kann man ja keinen Orgasmus bekommen, da gibt es ja nicht diese Gefühle. Und meint nicht der Psychiater, daß eine Lesbierin, die sich zu solch einer Operation meldet, zusätzlich auch an Masochismus leidet? Ich meine, es ist auch irgendein Opferbedürfnis dabei, wenn sie sich operieren läßt, und dann hat sie wahrscheinlich keine sexuelle Befriedigung, nur eine Befriedigung irgend eines Leistungsbedürfnisses. Aber sie kann auf diese Weise vom sexuellen Verkehr nicht mehr als die Gewißheit, daß sie irgend etwas geleistet hat, haben. Das sind alles Fragen: Das sind a priori-Fragen. Ich kenne das Problem aus der Erfahrung überhaupt nicht.

Schmiedt, München: Also, der Orgasmus als solcher spielt meistens überhaupt gar keine Rolle. Es spielt auch vielfach die Harnröhre nicht eine Rolle, sondern allein, daß da ein Rollappen hängt. Aber am besten kann hier Herr Marx Auskunft geben. Ich würde vorschlagen, Herr Marx, Sie nehmen dazu mal ganz kurz Stellung.

Marx, München: Es ist also zunächst zu sagen, daß es sich sicher nicht um Lesbierinnen handelt, sondern um Transsexuelle, das ist eine ganz andere Kategorie einer Sexualstörung. Ich meine, vielleicht weiß der Sexualmediziner dazu noch etwas. Nun, wegen des Orgasmus. Diesen Patienten bleibt ja die Klitoris erhalten, und wenn ein Verkehr durchgeführt wird, kommt es natürlich zu einer mechanischen Reizung der Klitoris auch, und die haben, wie sie mir versichert haben, die beiden Patienten, die ein kohabitationsfähiges Instrument da haben – einen Orgasmus. Das Gefühl im Rollappen als solches ist an sich nicht vorhanden. Der letzte Patient gibt jetzt an, daß nach etwa ½ Jahr jetzt an der Basis des Rollappens Gefühl entsteht. Offenbar kommen da sensible Hautnerven herein, aber das ist nicht das, was zum Orgasmus führt, sondern die eben belassene Klitoris. Herr Spengler sagte vorhin, daß bei einzelnen Patienten die Klitoris relativ hypertrophiert ist. Bei uns, bei den Patienten, die wir hatten, war das nicht sehr extrem der Fall. Aber ich kenne einen Fall, der von einem sexualmedizinisch orientierten Gynäkologen in München operiert worden ist, wo die Harnröhre in einer ähnlichen Technik bis fast an die Spitze der hypertrophierten Klitoris verlängert wurde, und dieser Patient kann mit seiner hypertrophierten Klitoris im Stehen Wasser lassen, kann nicht einen penetrierenden Verkehr haben, aber immerhin, er kann Wasser lassen, und man hat keinen Rollappen machen müssen. Also, da gibt es einige Variationen.

Brosig, Berlin: Danke schön, Herr Marberger, bitte!

Marberger, H. Innsbruck: Wir haben eine Gracilisplastik bei so einem gemacht, erst kürzlich, und aus den kleinen Labien habe ich die Harnröhre bis an die Glans gezogen. Und dann beim Sondieren dieser Harnröhre habe ich gefragt: „Spüren Sie das", und dann sagt er: „Ja, das spüre ich innen am Oberschenkel." Und dann habe ich gefragt: „Ist das unangenehm?" Und dann hat er gesagt: „Nein, das ist sehr angenehm." Er hat das irgendwie in ein erotisches Gefühl umgedeutet. Ich will nur sagen, manche sind mit jedem zufrieden, mit jedem Gefühl. Und ich glaube, sie sind wahrscheinlich daran interessiert, daß dort was hängt, und daß sie mit der Polizei nicht Schwierigkeiten haben oder bekommen. Deswegen wollen sie im Stehen urinieren und unter der Badehose sollte man etwas sehen.

Brosig, Berlin: Dankeschön! Ich glaube, wir können dieses Thema nicht ausdiskutieren, wie ich vorhin schon sagte. Ich übergebe das Mikrofon Herrn Schmiedt.

Schmiedt, München: Danke. Es wurde ja vorhin schon gesagt, daß das Wichtigere bei den Transsexuellen, wenn ich darauf noch einmal ganz kurz zurückkommen darf, und wie es Hans Marberger eben schon angesprochen hat, tatsächlich das ist, daß sie eine Art Penisersatz mit sich herumtragen, um polizeilichen und sonstigen Schwierigkeiten aus dem Weg zu gehen, um aber auch einfach ihre Psyche, wenn man mal so sagen darf, entsprechend darauf einzustellen. Aber es ist gar kein Zweifel, daß man, wenn es irgend

geht, die Leute von derartigen Eingriffen abbringen soll. Ja, ich glaube, das ist das Allerwichtigste. Und das ist auch die Aufgabe der Psychiater. Denn das Entscheidende ist, daß diese Kranken psychiatrisch richtig geführt werden, und wir nehmen diese Eingriffe nur dann vor, wenn die Psychiater sagen: Also, wenn Ihr jetzt nichts tut, dann macht er Suizid. So ist es jedenfalls bei uns. Also wir sind da ganz zurückhaltend, das möchte ich ausdrücklich festgestellt wissen.

Nun, wir kommen dann zur Diskussion des nächsten Vortrages von Herrn Sommerkamp über die Jod^{125}-Implantation. Es ist ja auch hier so – wie bei der radikalen Prostatektomie – daß leider auch nach der Spickung und auch nach der radikalen doch plötzlich immer wieder Metastasen auftreten, weniger lokale Rezidive als Metastasen. Und ich würde nun fragen, sind hierzu noch irgendwelche Anfragen? Bemerkungen? Die Methode konkurriert ja in gewisser Weise natürlich auch mit der externen Bestrahlung. Nur, Sie wissen ja, die externe Bestrahlung hat bis zu 80 % Impotenzen zur Folge, während das bei Spickung mit Jod^{125}-Implantation nicht der Fall ist. Und nachdem wir immer wieder erleben, daß doch sehr viele größten Wert auf die Erhaltung ihrer Potenz legen, ist in derartigen Fällen dieser Methode sicher der Vorzug zu geben. Bitte, Hans Marberger!

Marberger, Innsbruck: Herr Sommerkamp, wie halten Sie es mit der Obstruktion? Denn es besteht doch in den meisten Fällen eine Obstruktion vorher, und sie nimmt in der unmittelbaren postoperativen Phase zu; und es ist oft schwierig, die Leute bei der Stange zu halten und sie zu vertrösten, die transurethrale Resektion oder Obstruktion in einem späteren Zeitpunkt durchzuführen. Wie halten Sie es da?

Sommerkamp, Freiburg: Wir hatten nur einen Patienten, den wir vorher resezieren mußten wegen Restharn über 100. Wir machen das dann 6 Wochen vor der geplanten Implantation. Auf der anderen Seite, wenn wir Patienten mit erheblichen Entleerungsstörungen haben, muß ich sagen, daß wir lieber so radikal wie möglich resezieren und dann extern bestrahlen, weil das Implantationsvolumen dann an der kritischen Grenze ist.

Schmiedt, München: Ja, das ist zweifellos ein Problem, Herr Tauber!

Tauber, München: Ich wollte kurz über unsere Erfahrungen berichten, die wir im Laufe der letzten 18 Monate bei 13 Kranken mit der Jod^{125}-Implantation beim Prostatakarzinom gesammelt haben. Schlüsselt man die Tumoren dieser Kranken nach der T- und G-Klassifikation auf, so fällt die gute Prognose bei der Gruppe T 2 – G 3 auf, eine Beobachtung, die auch Grossmann aus der Whitmore'schen Klinik gemacht hat. Er fand bei T 2-Tumoren eine Überlebenszeit von 98 % nach 5 und auch noch nach 10 Jahren. Bei T 3-Tumoren kommt es relativ schnell zu einer Metastasierung. Bei einem Kranken, der ein negatives Staging hatte, fand sich nach einem Vierteljahr eine Knochenmetastase, die offensichtlich aber bereits vorher bestanden haben mußte, nur im Knochenscan noch nicht zu beweisen war. An einem anderen Kranken führten wir unter Aussparung der Prostata eine externe Nachbestrahlung durch, so wie es auch Wannenmacher und Sommerkamp beschrieben haben, und trotzdem kam es zu einer Knochenmetastasierung. Wir führen die Heparinembolieprophylaxe durch. Zweimal fanden wir eine Wundheilungsstörung, einmal bei einem Kranken mit Plasmozytom. Einmal mußten wir ein Hämatom drainieren, nachdem bereits am 2. Tag versehentlich die Drainage entfernt worden war. Zu erwähnen ist, daß gelegentlich mit Seedabgängen zu rechnen ist. Unsere Strahlentherapeuten isolieren die Patienten deshalb fast. Der Patient muß auf ein Camping-Klo gehen, sämtliche Verbände, abgelegte Kleidungsstücke und Exkremente werden mit dem Geigerzähler nach verlorenen Seeds abgesucht. Wenn wir die Patienten entlassen, werden die Jod^{125}-Seeds auf einer Beckenübersichtsaufnahme noch einmal nachgezählt.

Schmiedt, München: Danke! Gibt es noch irgendwelche Bemerkungen oder Fragen zu diesem Thema? Bitte schön!

Muchelvi, Dortmund: Ich hätte gerne mal gewußt, wie ist denn eine vergleichende Statistik mit der Spikkung und der gegengeschlechtlichen Hormontherapie?

Schmiedt, München: Herr Sommerkamp, nehmen Sie dazu noch Stellung?

Sommerkamp, Freiburg: Ich sagte, daß es keine randomisierte oder vergleichende Studie gibt. Es gibt nur Vergleiche über Kollektive, externe Bestrahlung, interstitielle Bestrahlung, wobei die interstitielle etwas besser abzuschneiden scheint, aber nichts gesichert ist.

Schmiedt, München: Vielen Dank. Der Vortrag von den Herren Theodorescu und Constantinescu war an sich so klar und eindeutig. Sind hierzu noch irgendwelche Fragen? Das ist nicht der Fall. Dann kommen wir zur kurzen Besprechung des letzten Vortrages von den Herren Becker, Kaufmann, Hubmann und Spengler aus Hamburg. Sind hierzu irgendwelche Bemerkungen oder Fragen? Das ist nicht der Fall, dann danke ich allen Rednern und Diskussionsrednern und schließe diese Sitzung.

Verhandlungsbericht der Deutschen Gesellschaft
für Urologie, 33. Tagung (1981), 348–350
© Springer-Verlag Berlin Heidelberg New York 1982

Ektopie der Harnleitermündung im Kindesalter: Diagnostische und therapeutische Aspekte

P. H. Petritsch, G. Hubmer, H. Wendler und E. Ring

Das Krankheitsbild der ektopen Uretermündung stellt heute zumindest für den Urologen sowohl hinsichtlich der Pathomorphologie, Symptomatik und Therapie kein wesentliches Problem dar. Gewisse Schwierigkeiten können sich von seiten der Diagnostik ergeben, wobei es vor allem darum geht, die Mündung des ektopen Ureters und seine Beziehung zum Sphinkterapparat präoperativ darzustellen. Ferner können radiologische Befunde gelegentlich fehlgedeutet werden, wobei insbesondere differentialdiagnostische Schwierigkeiten hinsichtlich von Neubildungen der Niere, aber auch der Blase auftreten können. An-

Tabelle 1. Ureterektopie im Kindesalter[a]

Insgesamt 23 Pat. ♀ : ♂ 19 : 4	
mit Ureterocele	19
ohne Ureterocele	7
Doppelniere + U. supernum.	24
ohne typ. Doppelbildung	2

[a] Dept. Urologie / Chirurg. Univ.-Klinik Graz

Tabelle 2. Symptome, die zur Einweisung führten

rez. HWI	16
Enuresis	1
Inkontinenz	3
Hämaturie	2
Pubertas praecox	1

Tabelle 3. Diagnostik der Ureterektopie

i. v. Urographie
Ultraschall
Miktionscystographie
Urethrographie
Vaginographie
Endoskopie
Computertomographie

Tabelle 4. Mündung des ektopen Ureter

intravesical	20		
hintere HR.	3		
distal d. Sphinkter	3		
Re.:	8	Bds.:	3
Li.:	12		

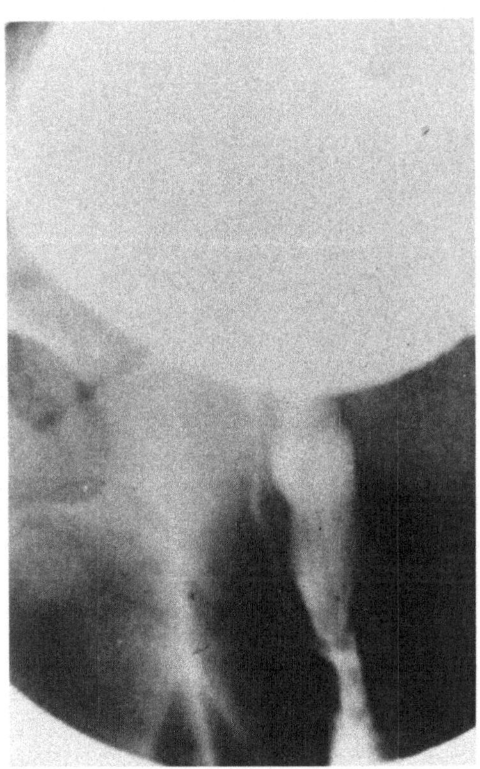

Abb. 1. Urethrozystographie bei einem 12jährigen Mädchen, wobei eine Perforationsöffnung des Katheters noch in der Urethra liegt. Deutlicher Reflux von Kontrastmittel in den ektopen Ureter, der im Bereich des Meatus in die Urethra mündet

hand unseres Krankengutes der letzten 20 Jahre möchten wir auf diese Problematik hinweisen. Insgesamt konnten wir während dieses Zeitraumes 23 Patienten im Alter von 6 Monaten bis 16 Jahren (Schnitt 5,4 Jahre) beobachten (Tabelle 1). Die Symptome waren nicht einheitlich und vor allem geschlechts- und altersabhängig. Im einzelnen sind die Symptome, die zur Einweisung führten, in Tabelle 2 zusammengefaßt.

Die Diagnostik bereitete meist keine wesentlichen Probleme und bediente sich der in Tabelle 3 zusammengefaßten Methoden. Mit ihrer Hilfe gelang es in allen Fällen, bereits präoperativ die Uretermündung darzustellen (Tabelle 4, Abb. 1).

Nur in einem Fall war ein Leiomyosarkom der Blase als Ureterocele fehlgedeutet worden. Da jedoch mangels an typischen Nierenveränderungen Zweifel bestanden, haben wir eine Zystoskopie durchgeführt, die zur richtigen Diagnose führte.

Bei einem 16jährigen Knaben, der wegen einer Makrohämaturie zugewiesen wurde, konnte durch die retrograde Urethrographie und anschließender Miktionszystographie eine kombinierte Mißbildung des unteren Harntraktes festgestellt werden (Abb. 2, 3).

Es handelte sich um eine hühnereigroße Ureterocele rechts, die unterhalb des Meatus urethrae internus mündete und zu einer Obstruktion des Blasenhalses führte. Zusätzlich bestand eine Harnröhrenklappe vom Typ III nach Young mit ausgeweitetem Utriculus prostaticus und Reflux in die ebenfalls massiv ausgeweitete Samenblase und den Ductus deferens.

Die therapeutischen Maßnahmen waren bis auf eine Ausnahme stets chirurgischer Art (Tabelle 5), wobei trotz des Bestrebens, organerhal-

Tabelle 5. Therapie der Ureterektopie

Nephrektoureterektomie	5
Heminephrektoureterektomie	13
+ Antirefluxplastik	4
Ureterocystoneostomie	3
konservativ	1

tend vorzugehen, 5mal wegen hochgradiger Nierendysplasie oder ausgeprägter Hydronephrose eine Nephrektoureterektomie notwendig war.

Die Ergebnisse waren in allen Fällen ausgezeichnet, lediglich 1mal kam es postoperativ zu einer Blasentamponade und einmal zu einer Wundinfektion.

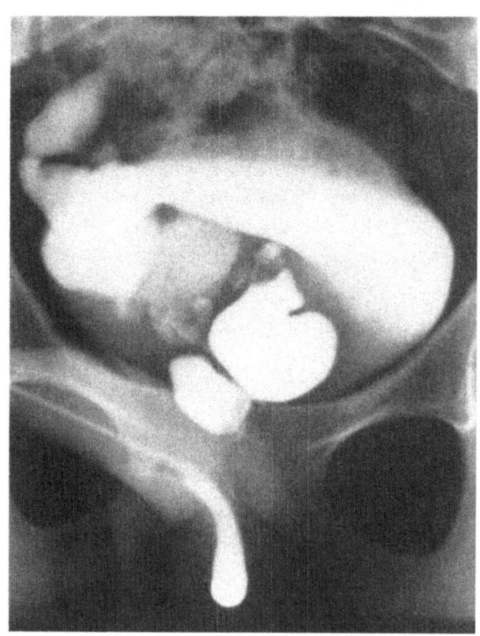

Abb. 2. Urethrographie bei 16jährigem Knaben: hühnereigroßer Füllungsdefekt in der Blase entsprechend einer ektopen Ureterocele, dahinter Utriculus prostaticus und ausgeweitete Samenblase

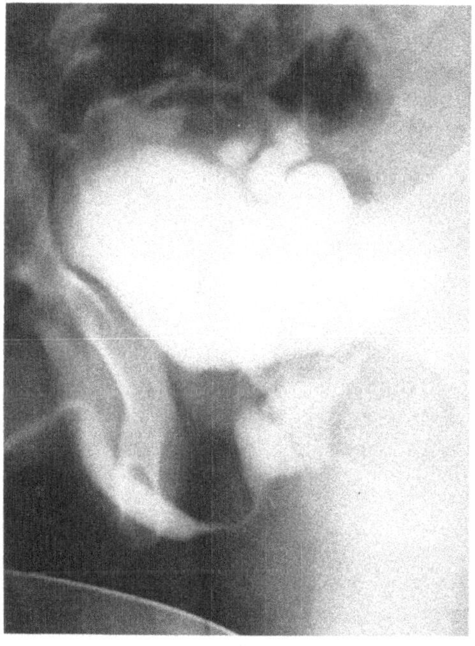

Abb. 3. MCU bei demselben Patienten zeigt deutlich ausgeweitete prostatische Harnröhre mit mächtigem Utriculus prostaticus, ausgeweiteter Samenblase und Ductus deferens. Ursache: Harnröhrenklappe vom Typ III nach Young

349

Zusammenfassend kann festgestellt werden, daß das klinische und pathomorphologische Bild der ektopen Harnleitermündung so charakteristisch ist, daß deren Sichtbarmachung durch herkömmliche radiologische Maßnahmen wie der MCU, Urethrographie, Vaginographie und der Ultraschalluntersuchung gelingt und invasive Methoden wie die Angiographie nicht notwendig erscheinen. Die Operation sollte organerhaltend sein, jedoch wird man in den Fällen mit doppeltem cranialen dysplastischen Nierenanteil diesen mit dem ektopen Ureter entfernen.

Doz. Dr. P. Petritsch
Dep. für Urologie
an der Univ.-Klinik für Chirurgie
Augenbruggerplatz
A-8036 Graz

Verhandlungsbericht der Deutschen Gesellschaft
für Urologie, 33. Tagung (1981), 351–354
© Springer-Verlag Berlin Heidelberg New York 1982

Harnfisteln nach Kaiserschnitt und Geburt

M. Kazoń, J. Antczak und J. Proniewski

Im Laufe der letzten Jahre wurden von uns zwei Harnfisteln nach dem Kaiserschnitt und eine nach einer Entbindung behandelt.

Der *1. Fall* betrifft eine Harnblasengebärmutterfistel. Die Operation beruhte auf einer transperitonealen, länglich ausgeführten Blasenöffnung entlang der Hinterwand bis zur Fistel. Es erfolgte eine Resektion des Fistelkanals und beider Fistelöffnungen, wobei gleichzeitig die Gebärmutter von der Harnblase abgetrennt wurde. Das Gebärmutterforamen wurde mittels der Zweischichtennaht und die Blasenöffnung mittels der Dreischichtennaht vernäht. Die Blasennahtlinien wurden von außen mit dem Gewebe-

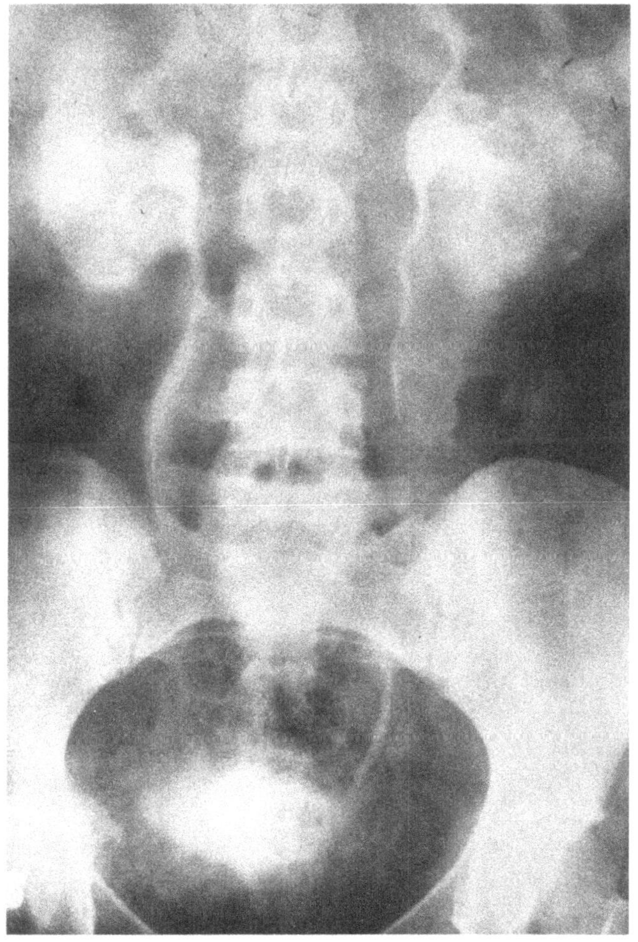

Abb. 1. Kontrasturin in der Scheide und ein deutlicher, steifer unterer Abschnitt des linken Ureters

klebstoff „Chirurcoll" in Spray polnischer Herstellung bespritzt. Die Operation verlief glatt, die Genesung der Kranken erfolgte ohne Komplikationen.

Der *II. Fall* betrifft eine Uretergebärmutterhalsfisteldie infolge eines zweiten Kaiserschnittes entstand. Die Urographie zeigt einen kugelförmigen Schatten des Kontrasturins in der Scheide und einen deutlichen, steifen unteren Abschnitt des linken Ureters (Abb. 1). Die Fistulo-Hysterographie weist auf, daß die in die Scheidenöffnung der Fistel eingeführte schattierende Flüssigkeit die Gebärmutterhöhle ausfüllt. Die Operation beruhte auf einer transperitonealen Transplantation des linken Ureters in die Harnblase. Der Ureter war an den Gebärmutterhals angewachsen. Nach seiner Abtrennung von der Gebärmutter wurde die Öffnung in dem Gebärmutter-

hals erneuert, der Fistelkanal ausgeschnitten und die Öffnung vernäht.

Die Operation verlief glatt, es erfolgte eine rasche Genesung der Kranken.

Die nach 3,5 Monaten ausgeführte Urographie ist normal (Abb. 2).

Der *III. Fall* betrifft eine riesige Blasenscheidenfistel und die Vernarbung des Gebärmutterhalses infolge einer schweren Geburtsläsion. Die Kranke – eine 21jährige Negerin, kreißte allein 2 Tage und 2 Nächte im afrikanischen Busch. Nach 8 Monaten nach dieser tragischen Entbindung (das Kind kam tot zur Welt) wurde eine riesige Blasenscheidenfistel festgestellt, an deren Rändern die Harnleiter abliefen. Durch die Fistelöffnung evertierte die vordere Harnblasenwand. Die Urographie zeigte eine Harnstauung im oberen Harntrakt, und an Stelle der Harnbla-

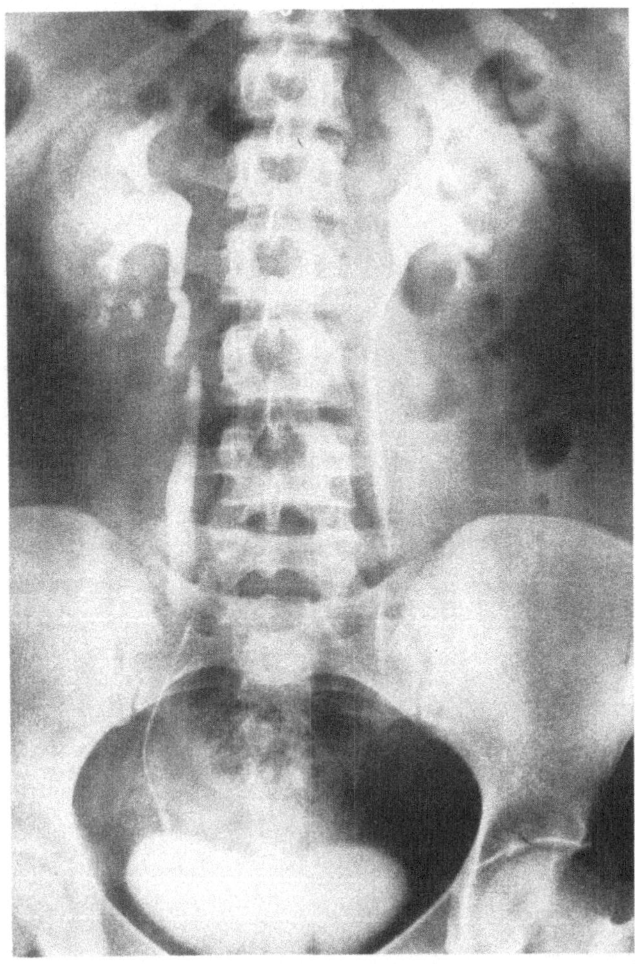

Abb. 2. Urographie nach 3,5 Monaten nach Operation ist normal

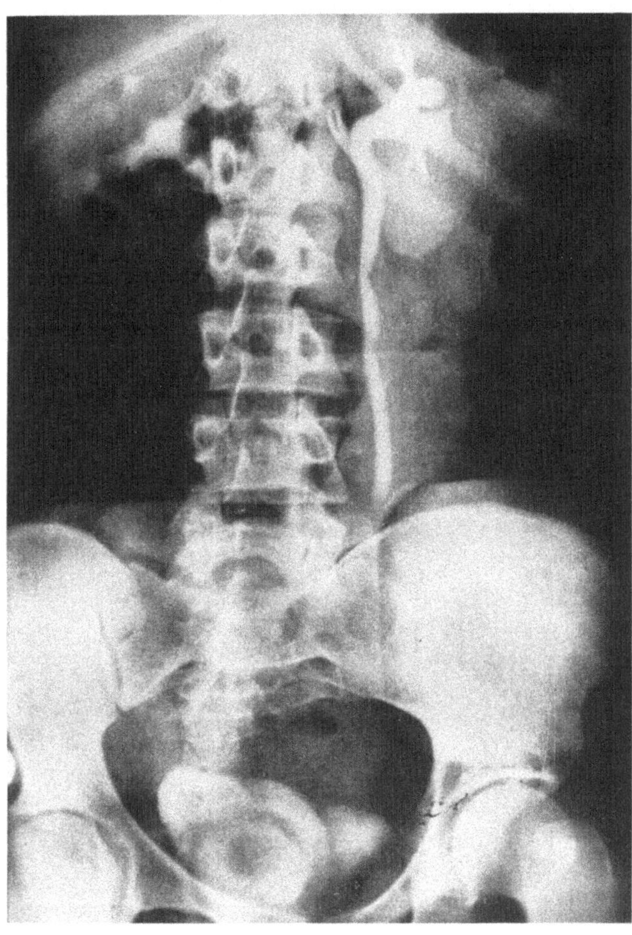

se sieht man unregelmäßige Kontrastflecke in der Scheide (Abb. 3). Wahrscheinlich erfolgte eine Gebärmutterevulsion von den Gewölben, mit Divulsion der Harnblase, und infolgedessen entstand eine ausgedehnte Blasenscheidenfistel.

Während des Heilungsprozesses erfolgte eine Atresie des Gebärmutterhalses durch die Narbe. Die Kranke hatte keine Menstruation.

Die Kranke wurde in 2 Etappen operiert: Der erste Eingriff beruhte auf dem transvesikalen Transplantation der beiden Uretern in die Harnblase und auf dem transvesikalen Vernähen der Fistel.

Nach 3 Monaten, nach Ausheilung der Wunden, wurde eine transperitoneale Öffnung des Gebärmutterkörpers und eine Tunnelisation des Gebärmutterhalskanals ausgeführt. Das Operationsergebnis ist günstig: das Urinlassen durch die Harnröhre ist normal und die Menstruation regelmäßig. Die nach 3 Monaten und 2 Jahren nach der Operation ausgeführten Urographien sind normale (Abb. 4).

Zusammenfassung

Die Autoren haben zwei Harnfisteln nach dem Kaiserschnitt und eine nach der Geburt beobachtet.

In dem Fall Harnblasengebärmutterfistel wurde ein transperitonealer Fistelverschluß, in dem Fall Uretergebärmutterfistel wurde eine transperitoneale Harnleitertransplantation in die Blase durchgeführt.

In dem Fall einer riesigen Blasenscheidenfistel und die Vernarbung des Gebärmutterhalses infolge einer schweren Geburtsläsion – die Kranke wurde in 2 Etappen operiert: im ersten Eingriff wurde ein travesikaler Fistelverschluß mit beiderseitiger Harnleitertransplantation in die Blase

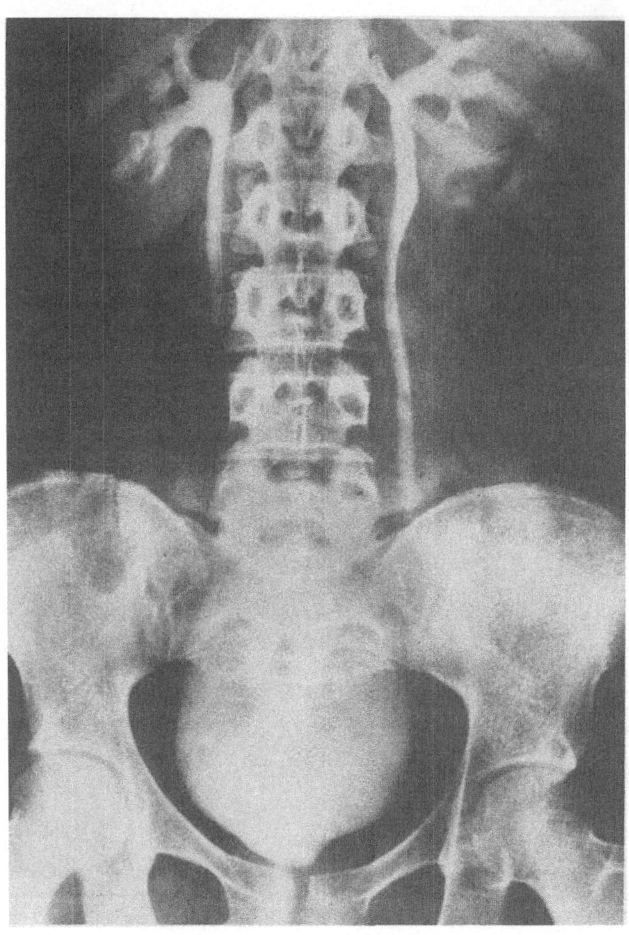

und im zweiten Eingriff die Öffnung des Gebärmutterkörpers und eine Tunnelisation des Gebärmutterkanals ausgeführt.

Literatur

Osterhage HR, Moormann JG (1975) Urologische Komplikationen nach gynäkologischen Operationen. XXVII. Kongreß der Deutschen Gesellschaft für Urologie, 1.–4. 10. 1975 Düsseldorf. – Wesolowski St (1975) Unsere Erfahrungen in der Behandlung urologischer Komplikationen nach gynäkologischen Eingriffen. XXVII. Kongreß der Deutschen Gesellschaft für Urologie, 1.–4. 10. 1975 Düsseldorf

Doz. Mirosław Kazoń
02-562 Warszawa
Odolańska str. 32/2
Polska – Polen

Verhandlungsbericht der Deutschen Gesellschaft
für Urologie, 33. Tagung (1981), 355/356
© Springer-Verlag Berlin Heidelberg New York 1982

Todesursache und Überlebensaussicht
bei einzeitiger suprarenaler Ligatur der unteren Hohlvene

V. Lent und A. Reuter

Eine Unterbindung der suprarenalen unteren Hohlvene, wie sie bei der Behandlung von Verletzungen oder Tumoren erforderlich werden kann, gilt vielfach als infaust. Zur Begründung wird eine irreversible Nierenschädigung als Folge der venösen Obstruktion angeführt. Zahlreiche ältere und neuere Befunde stehen dieser Ansicht entgegen.

Im Experiment kommt es unterhalb der Ligatur zu einem Anstieg der Venendrucke um das siebenfache und oberhalb der Ligatur zu einem Abfall der Venendrucke auf ein Siebentel des Ausgangsdruckes. Die Letalität liegt bei verschiedenen Versuchstieren (Ratte, Kaninchen, Hund) zwischen 40 und 50%. Der Tod tritt innerhalb von längstens 48 Stunden ein, also drei-bis fünfmal früher als nach einer bilateralen Nephrektomie.

In weiteren eigenen Versuchen werden die Sauerstoffdrucke an der Nierenrinde mit der Mehrdraht-Oberflächen-Elektrode nach Kessler und Lübbers gemessen. Die PO_2-Histogramme vor, während und nach einstündiger suprarenaler Cavaligatur zeigen in allen Phasen eine Gaußsche Verteilungskurve, welche während der Blockade etwas abgeflacht nach links wandert. Die kortikalen Sauerstoffdrucke fallen nur um etwa 20 bis 25% ab. Diese Befunde widerlegen einen schwerwiegenden Sauerstoffmangel als Folge der venösen Obstruktion (Abb. 1).

Weitere andere Erkenntnisse sprechen dafür, daß das Zentrum des tödlichen Geschehens viel-

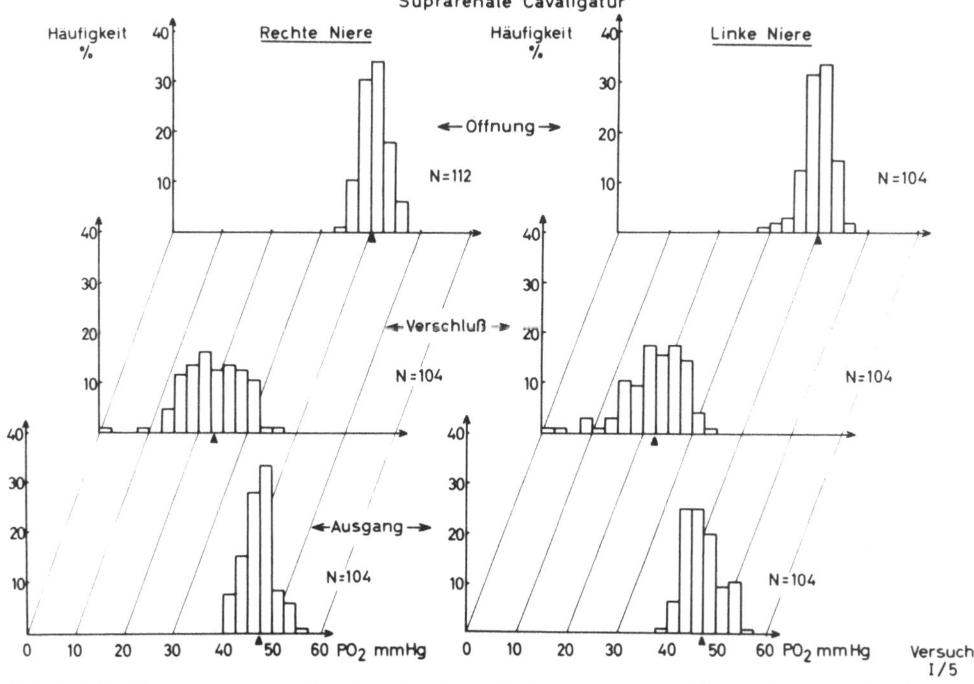

Abb. 1. PO_2-Histogramme vor, während und nach einstündiger suprarenaler Ligatur der unteren Hohlvene

mehr in einer besonderen Schockform, der obstruktiven Blutsequestration liegt. Hierbei wird langsam fortschreitend Blutvolumen in der unteren Körperhälfte – insbesondere retroperitoneal – gefesselt und dem Funktionskreislauf entzogen. Eine Volumensubstitution wäre nicht nur unnütz, sondern sogar schädlich, indem sie zusätzliches Sequestrationsmaterial liefert (Abb. 2).

Obstruktiver Sequestrationsschock

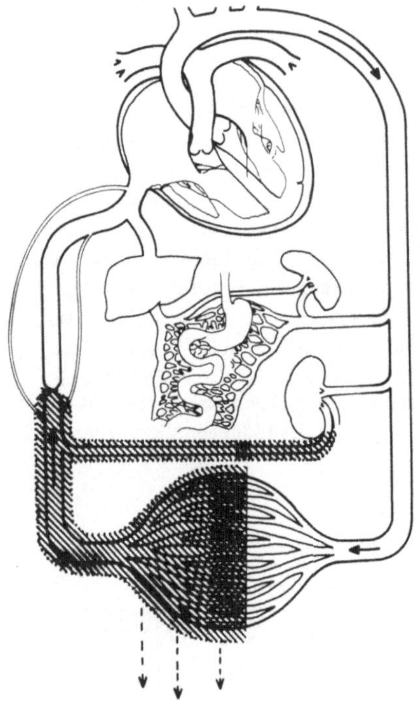

Abb. 2. Obstruktiver Sequestrationsschock

Diese fatale Kreislaufsituation kann nur dann überlebt werden, wenn rechtzeitig ausreichend Kollateralwege gebahnt oder geschaffen werden. Verschiedene operative Umgehungsanastomo-

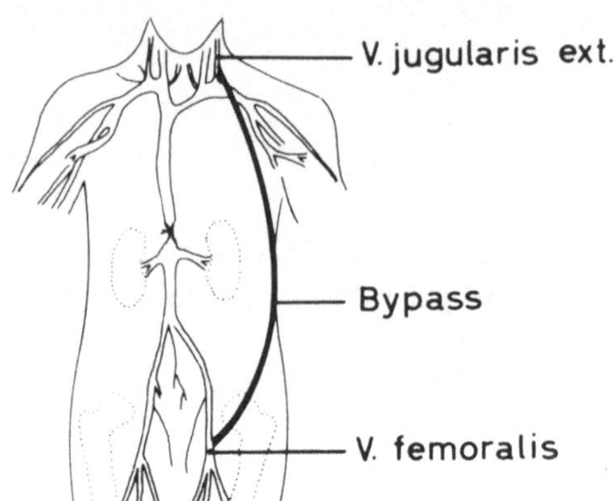

Abb. 3. Femoro-jugularer Bypass

sen insbesondere zum Pfortaderkreislauf (reno-lienal, reno-portal, reno-mesenterial) sind klinisch oder tierexperimentell erprobt, bedeuten jedoch ein erhebliches Erfolgs- und Komplikationsrisiko. Eine interessante Alternative zur venösen Drainage der unteren Körperhälfte ist der femoro-jugulare Bypass nach Beilin, welcher ebenfalls ein Überleben ermöglicht (Abb. 3).

Wenn also in kritischen Situationen die suprarenale untere Hohlvene unterbunden werden muß, dann ist der obstruktive Sequestrationsschock mehr zu befürchten als der Niereninfarkt. Hierbei ist eine Volumensubstitution kontraindiziert. Ebenso lebenserhaltend, aber weniger aufwendig und risikoreich als die Umgehungsanastomosen zum Pfortaderkreislauf scheint ein femoro-jugularer Bypass nach Beilin zu sein.

Dr. V. Lent
Urolog. Abt. der Chir. Klinik
Städt. Krankenhaus Köln-Merheim
Ostmerheimer Str. 200
D-5000 Köln

Verhandlungsbericht der Deutschen Gesellschaft
für Urologie, 33. Tagung (1981), 357
© Springer-Verlag Berlin Heidelberg New York 1982

Intraoperative, sonographische Steinlokalisation und dopplergesteuerte Nephrotomie – das Ende von Ischämie und Kühlung?

G. Hutschenreiter, H. Riedmiller, J. Thüroff und P. Alken

Ischämie und Kühlung waren bei ausgedehnten Parenchymeingriffen in der Ausgußsteinchirurgie bisher unerläßlich. Die intraoperative röntgenologische Steinlokalisation ist zeitaufwendig und erfordert ein gutes, räumliches Vorstellungsvermögen.

Gefäßdopplersonden und geeignete Schallköpfe zur intraoperativen Steinlokalisation haben zu einer entscheidenden Wende in der Steinchirurgie geführt. An der freigelegten Niere werden mit der Dopplersonde alle dorsalen und ventralen Segmentarterien akustisch aufgesucht und ihr Verlauf markiert. Die Steine werden mit einem ophthalmologischen Netzhaut-Scanner lokalisiert und mit einer Nadel markiert. In den gefäßfreien Zonen zwischen den Gefäßen können Kelchsteine über kleine, radiäre Nephrotomien entfernt werden. Große Steine werden im Kelch mit Ultraschall zertrümmert, um die Nephrotomie minimal zu halten. Trotz mitunter zahlreicher radiärer Nephrotomien kann auf Ischämie und damit auf die Kühlung verzichtet werden. Das intraoperative Röntgen beschränkt sich auf ein Abschlußbild zur Dokumentation der Steinfreiheit.

Gefäß- und Steinlokalisation, kleine, radiäre Nephrotomien ohne Ischämie und Kühlung und neues steinchirurgisches Instrumentarium verringern durch weitgehende Schonung des Parenchyms und fehlende Ischämie nicht nur den Funktionsverlust der Niere, sondern ermöglichen auch bei grenzwertiger Nierenfunktion eine operative Sanierung von Ausgußsteinen.

Prof. Dr. G. Hutschenreiter
Urolog. Klinik
der Joh.-Gutenberg-Univ.
Langenbeckstraße 1
D-6500 Mainz

Verhandlungsbericht der Deutschen Gesellschaft
für Urologie, 33. Tagung (1981), 358–360
© Springer-Verlag Berlin Heidelberg New York 1982

Sonographische intraoperative Kelchsteinlokalisation mit einem neuen Sektor-Scanner

H. Bertermann, H. Wensky und H. Wand

Ziel jeder operativen Behandlung von Nierensteinen ist deren vollständige Entfernung bei möglichst geringer Traumatisierung. Trotz Anwendung so hilfreicher Techniken wie der Koagulopyelotomie und 3dimensionaler Röntgenverfahren [3] ist die Entfernung von Reliktkonkrementen gelegentlich sehr zeitaufwendig und unangemessen traumatisierend.

Voraussetzung für eine schonende Steinfreiräumung ist deren sichere Lokalisation.

Ein Stein verursacht durch vollständige Reflektion im Ultraschallschnittbild einen hellen Reflex, der einen Schallschatten wirft. Bereits 1977 berichteten Cook und Lytten [2] über die sonographische intraoperative Steinlokalisation mit einem ophthalmologischen Scanner. Seit Oktober 1980 verwenden wir hierzu einen speziell für den Nahbereich entwickelten Rotor-Scanner, der sich bei der äußerlichen „transkutanen" Anwendung zur Untersuchung des Skrotalinhalts [1], bei der Lokalisation von Epithelkörperchenadenomen und bei der Nephrosonographie von Säuglingen bereits in unserer Klinik bewährt hat.

Material und Methode

Der als Zubehör zum Real-time-Sektor-Scanner „Combison 100"[1] lieferbare Schallapplikator verfügt über eine etwa 5 cm lange Wasservorlaufstrecke. Fünf rotierende, auf 50 mm fokussierte Kristalle von 15 mm Durchmesser erzeugen bei einer Frequenz von 3,5 MHz ein hochauflösendes Bild (laterales Auflösungsvermögen 1,3 mm, axiales unter 1 mm) in einer Tiefe von 5–10 cm. Das Wasserkissen erlaubt ohne nennenswerten Energieverlust eine ideale Ankopplung an die Nierenoberfläche, der Bereich der optimalen Fokussierung des Schalls reicht praktisch durch das gesamte Nierenparenchym.

In Vorversuchen wurde das Auflösungsvermögen dieses Scanners für Steine an menschlichen Leichennieren geprüft. Der kleinste Nierenstein, den wir sicher identifizieren und lokalisieren konnten, maß 1,5 x 2 mm.

Damit war dieser Nahfeld-Scanner prinzipiell geeignet zur intraoperativen Lokalisation von operationstaktisch relevanten Nierensteinen.

Der mit Gel benetzte Schallkopf wird – da nicht sterilisierbar – in einem sterilen Plastiksack zu Längs- und Querscans langsam über die Nierenoberfläche bewegt. Abb. 1 stellt dies schematisch dar, die Abb. 2 und 3 zeigen intraoperative Sonogramme.

Narbige Kelchhälse oder größere Gefäße erzeugen im B-Bild ebenfalls helle Reflexe, es kommt jedoch nur bei tangentialem Auftreffen des Schalls zum Auftreten von Schallschatten. Wurde das Nierenbeckenkelchsystem bereits eröffnet, kann auch in einen Kelch gelangte Luft das sonographische Bild eines Steins vortäuschen. Dann hilft die gezielte Spülung dieses Kelches oder eine intraoperative Röntgenaufnahme.

Läßt sich ein sicher identifizierter und lokalisierter Stein nicht vom Hohlsystem her entfernen, stellen wir die Indikation zur Ultraschall-geführten radiären Nephrotomie. In der Umgebung des Kelches werden dann zunächst nach der von Thüroff et al. [5] angegebenen Technik größere Nierengefäße lokalisiert[2] und markiert. Zur gezielten Nephrotomie wird eine dicke Metallkanüle zwischen Wasserkissen und Nierenoberfläche bewegt, bis deren Schallschatten sich mit dem des Steins deckt. Diese Position der Kanüle wird auf der Nierenkapsel markiert. Durch gleiches Vorgehen in der zweiten Ebene erhält man praktisch ein Fadenkreuz.

---

1 Fa. Kretz, A-4871 Zipf, Austria

2 Doppler 761 (8 MHz), Fa. Krantzbühler, D-2000 Hamburg, BRD

Ergebnisse

Bisher haben wir bei sechs Patienten mit Nieren-
beckenkelchausgußsteinen diese Technik angewendet. Nach Entfernung der größeren Konkremente durch Pyelotomie und weite intrasinusale
Eröffnung wurden noch zwei bis fünf Kelchsteine sonographisch lokalisiert. Neunmal wurden
gezielte radiäre Nephrotomien durchgeführt, nur
einmal war eine kurzfristige warme Ischämie erforderlich. Röntgenkontrollen wurden stets vor
Abschluß der Operation mit hochauflösenden

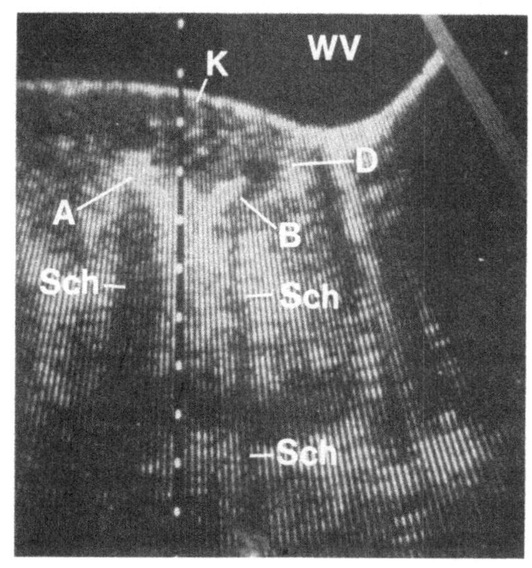

Abb. 3. Ultraschallbild (schräger Längsschnitt, vergrößert) einer freigelegten Niere mit einem 5 x 6 mm
großen (*A*) und einem 2 x 3 mm großen (*B*), obturie-
renden (*D*) Kelchstein

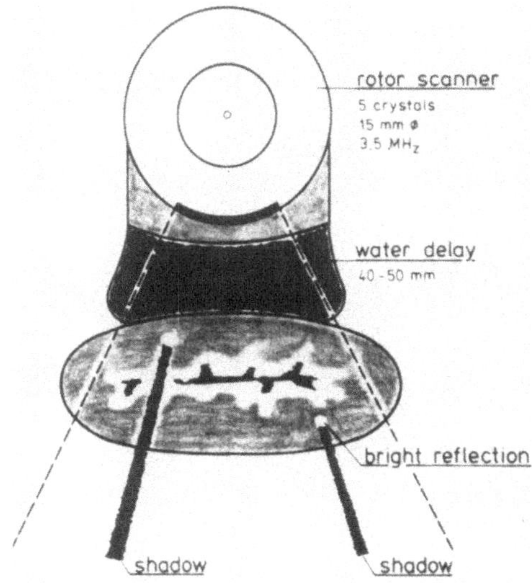

Abb. 1. Schematische Darstellung des Nahfeld-
Rotor-Scanners mit integriertem Wasservorlauf
(schwarz) bei intraoperativem Längsschnitt, ventral
und dorsal Kelchsteine (helle Reflexe) mit typischem
Schallschatten

Mammographie-Filmen und -Folien vorgenommen, um kleinste Konkremente oder Kalzifizie-
rungen des Steinbettes nicht zu übersehen.

Diskussion

Die intraoperative sonographische Nierenstein-
lokalisation ist eine wertvolle nicht-invasive Methode, die die Steinfreiräumung wesentlich erleichtern und beschleunigen kann. Bei gleichzeitiger Anwendung der Doppler-Sonographie zur
Lokalisation von Segmentarterien [5] können
gezielte radiäre Nephrotomien auch ohne länge-

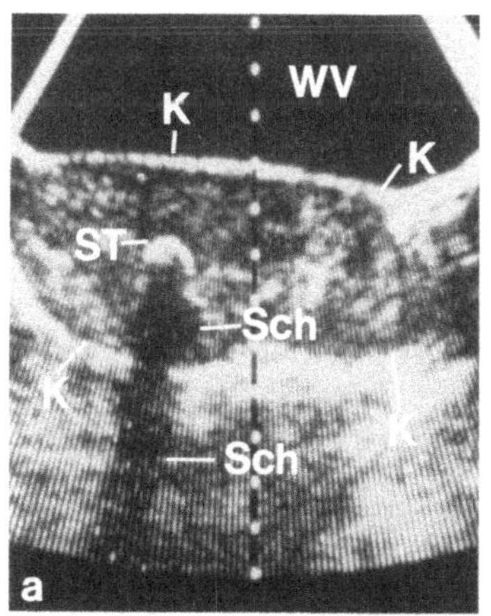

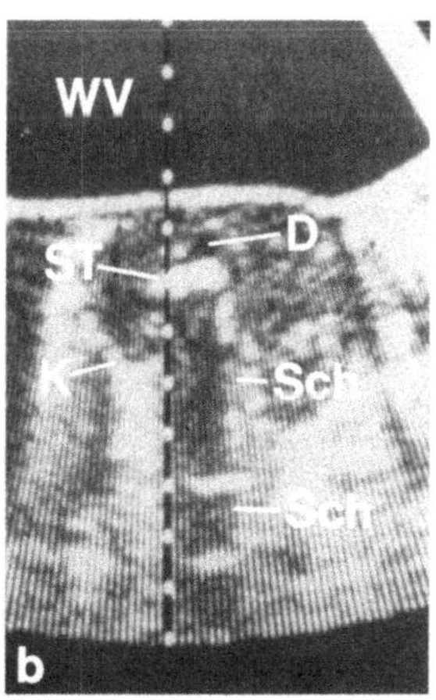

Abb. 2. a Ultraschallbild (Längsschnitt) einer freigelegten Niere
mit Reliktkonkrement in 18 mm
Tiefe (*WV* = Wasservorlauf, *K* =
Nierenkapsel, *ST* = Stein, *SCH* =
Schallschatten). b Derselbe Stein
im Querschnitt mit Dilatation (*D*)
des Kelches

359

re Ischämiezeiten durchgeführt werden, so daß die Operation in Hypothermie entbehrlich wird.

Der von uns verwendete Scanner erlaubt wegen seiner hohen Eindringtiefe dem in der Sonographie erfahrenen Operateur eine rasche Beurteilung der gesamten Niere. Im Gegensatz zu einem Small-parts-Gerät, wie es erstmals von Cook und Lytten [2] und jüngst von Riedmiller et al. [4] verwendet wurde, ist wegen der relativen Größe dieses Rotor-Scanners nur selten ein Instrumentieren bei gleichzeitiger Ultraschallschicht möglich. Aufgrund des hohen Auflösungsvermögens für Nierensteine ist die Sensitivität dieser Methode ausreichend groß, ihre geringere Spezifität läßt sich durch Erfahrung und intraoperative Röntgenkontrollen korrigieren.

Literatur

1. Bertermann H, Seppelt U (1981) Der Wert eines neuen Real-time-Nahfeld-Scanners für die Beurteilung von tumorverdächtigen Hoden. In: Illiger HJ, Sack H, Seeber S, Weissbach L (Hrsg) Nicht-seminomatöse Hodentumoren. Karger, München, S 49–58. – 2. Cook JH, Lytton B (1977) Intraoperative localisation of renal calculi during nephrolithotomy by ultrasound scanning. J. Urol 117:543–546. – 3. Melchior H, Lang G (1981) Threedimensional intraoperative stone localisation. In: Schulman CC (ed) Advances in Diagnostic Urology. Springer, Berlin Heidelberg New York. – 4. Riedmiller H, Thüroff J, Alken P, Hutschenreiter G, Hohenfellner R (1981) Gefäß- und Steinlokalisation durch Ultraschall – das Ende von Ischämie und Kühlung in der Nierensteinchirurgie? Aktuelle Urol 12:210–215. – 5. Thüroff JW, Thüroff D, Frohneberg H, Riedmiller H, Alken P, Hohenfellner R (1980) Intraoperative Gefäßlokalisation bei Eingriffen am Nierenparenchym mittels Dopplersonographie. Aktuelle Urol 11:287–294

Dr. med. Hagen Bertermann
Abteilung Urologie
im Klinikum der Universität Kiel
Hospitalstaße 40
D-2300 Kiel

Verhandlungsbericht der Deutschen Gesellschaft
für Urologie, 33. Tagung (1981), 361/362
© Springer-Verlag Berlin Heidelberg New York 1982

Die perkutane Ultraschallithotripsie von Nierensteinen

M. Marberger, W. Stackl und W. Hruby

Bei Risikopatienten oder Rezidivsteinen in mehrfach voroperierten Nieren kann die operative Sanierung problematisch sein. Seit der Einführung der perkutanen Nephrostomietechnik in die Routineurologie [4] stellt die perkutane Ultraschallithotripsie eine echte Alternative dar. Erstmals von Kurth et al. [3] über eine operative Nephrostomie erfolgreich angewandt, wurde sie von Alken et al. [1] zu einer gut brauchbaren Methode ausgebaut. Bisher gelangten jedoch vorwiegend Instrumente zur Anwendung, die zur endoskopischen Manipulation in der Blase entwickelt worden waren, und daher für intra-

renale Manipulationen mit Nachteilen verbunden waren.

Zur intrarenalen Manipulation wurde ein perkutanes Universalnephroskop[1] entwickelt (Abb. 1). Das Instrument hat im Schaftbereich einen Außendurchmesser von 24 Charr., eine integrierte Optik mit prograder Blickrichtung und Kaltlichtbeleuchtug, einen 11-Charr.-Instrumentierungskanal und ein zweikammeriges Spülsystem. Letzteres ermöglicht einen kontinuierlichen Zu- und Abfluß, so daß ähnlich wie beim Niederdruckresektoskop ein intrapelviner Druckanstieg vermieden wird. Durch den In-

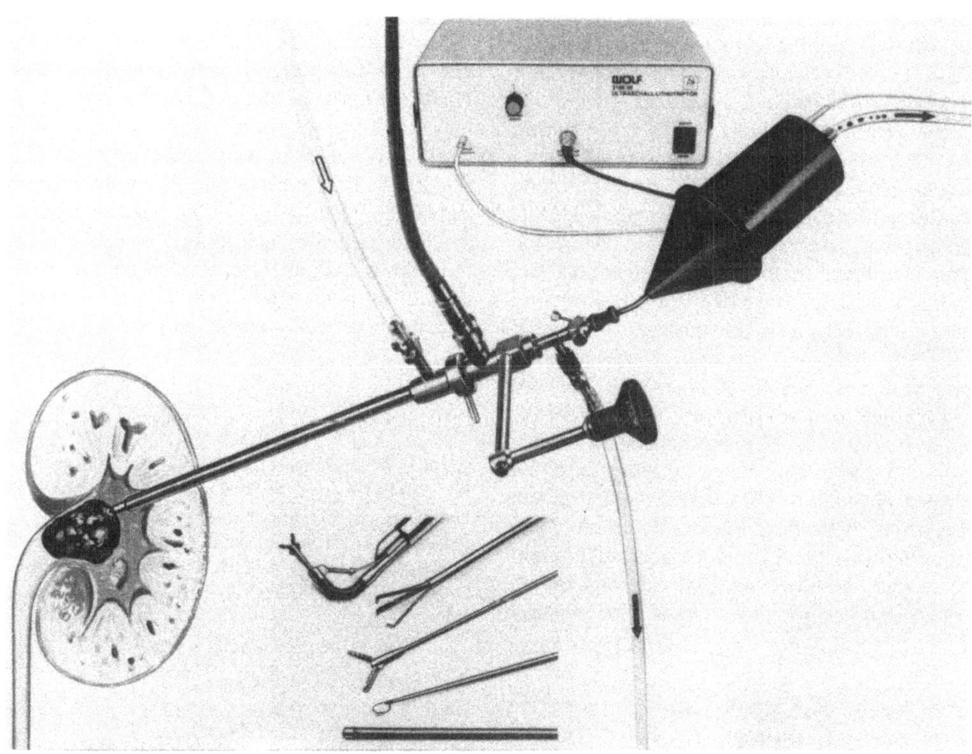

Abb. 1. Universalnephroskop zur perkutanen Manipulation in der Niere mit Ultraschallithotripter

strumentierungskanal kann die 10-Charr.-Schallsonde eines 22–25-ICHZ-Ultraschallgenerators[1] eingeführt werden, die zentral hohl ist und mit einem Sauger verbunden wird. Alternativ können eine Einsteckoptik mit abgewinkelter Blickrichtung, Spezialfaßzangen, eine Diathermiesonde oder ein scharfes Messer eingebracht werden.

Die perkutane Nephrostomie wird in Lokalanästhesie nach der Technik von Günther [2] unter Ultraschall- und/oder Durchleuchtungskontrolle in zwei Ebenen angelegt. In einem Zeitraum von 2–6 Tagen wird der Nephrostomiekanal intermittierend mit Teflondilatatoren[2] und Nephrostomieschläuchen steigender Größe aufgedehnt. Die Steinzertrümmerung erfolgt ohne Narkose, in Bauchlage und unter Röntgenkontrolle. Die Nephrostomie wird gegen einen J-Führungsdraht ausgetauscht. Dieser bleibt während der Manipulation liegen und dient als optische Führungshilfe; zudem ist damit die jederzeitige Wiedereinführbarkeit eines Nephrostomieschlauches garantiert. Das Instrument wird mit eingelegtem Obturator, unter Röntgendurchleuchtung, entlang des Führungsdrahtes eingeführt. Bei Widerstand ist eine Einführung unter optischer Kontrolle vorzuziehen. Nach Lokalisation des Konkrementes wird die Ultraschallsonde unmittelbar an den Stein herangeführt. Die Schallsonde wird ähnlich einem Zahnarztbohrer gehandhabt. Innerhalb weniger Minuten zerbricht der Stein, wobei die Steinfragmente kontinuierlich abgesaugt werden. Durch die Sogwirkung wird ein Abströmen von größeren Fragmenten in periphere Kelche verhindert. In invitro-Versuchen konnten mit Ausnahme von Harnsäuresteinen alle Harnsteinarten problemlos disintegriert werden. Nachdem alle Steine zerstört und abgesaugt wurden, und die Steinfreiheit radiologisch überprüft wurde, wird ein abschließendes Nephrostomogramm zur Überprüfung des ungestörten Kontrastharnabflusses angefertigt und die Nephrostomie aufgelassen.

Wir haben in den letzten 20 Monaten 15 Patienten im Alter von 24–79 Jahren mit diesem Verfahren behandelt. Sieben Patienten waren aus internistischer Sicht inoperabel, acht Patienten hatten Rezidivsteine, fünf eine ausgeprägte Niereninsuffizienz, acht einen chronischen Harnwegsinfekt und vier eine Einzelniere. Dreimal mißlang das Verfahren: einmal konnte in einem relativ zarten Hohlsystem, das fast vollständig mit Steinen ausgefüllt war, keine perkutane Nephrostomie gelegt werden, ein intrarenal gelegener Nierenbeckenstein wurde beim Nephrostomiewechsel in einen peripheren Kelch geschoben, und konnte hier nicht mehr mit dem starren Instrument erreicht werden; bei einer Patientin trat nach der perkutanen Nephrostomie ein Urinextravasat auf, so daß trotz Beschwerdefreiheit der Stein sofort herkömmlich entfernt wurde. Bei drei Patienten blieben Reststeine in der manipulierten Niere zurück. Es handelte sich bei allen drei Fällen um verzweigte Rezidivsteine, die vor allem Obstruktionsbeschwerden gemacht hatten. Die Obstruktion wurde jedesmal erfolgreich beseitigt, so daß das Behandlungsziel bei diesen Patienten durchwegs erreicht wurde. Ein Dialysepatient blutete wiederholt aus dem Nephrostomieschlauch nach der Dialyse; durch Reduzierung der Heparindosis wurde die Komplikation beherrscht. Vier Patienten blieben infiziert, waren aber durchwegs schon präoperativ wegen eines chronischen Harnwegsinfektes in Behandlung[3].

Die Aufbougierung des Nephrostomiekanals ist bei nicht voroperierten Nieren wesentlich einfacher und kann innerhalb von 2–4 Tagen erfolgen. Besonders geeignet sind intrarenal gelegene Nierenbeckensteine, die gut fixiert sind in einem nicht zu stark gestautem Hohlsystem, so daß eine Steinverlagerung kaum möglich ist. In diesen Fällen ist die perkutane Nephrolithotripsie ein so komplikationsarmes und rasches Verfahren, daß es heute nach unserer Meinung nicht nur beim Risikopatienten, sondern auch im Normalfall als gute Alternative zu den Standardoperationsverfahren angesehen werden kann.

Literatur

1. Alken P, Hutschenreiter G, Günther R, Marberger M (1981) J Urol 125:463. – 2. Günther R, Altwein JE, Georgi M (1977) Fortschr Röntgenstr 127:439. – 3. Kurth KH, Hohenfellner R, Altwein JE (1977) J Urol 117:242. – 4. Walz PH, Riedmiller H, Alken P, Hutschenreiter G (1981) Akt Urol 12:232

Prof. Dr. Michael Marberger
Urologische Abteilung
der Krankenanstalt Rudolfstiftung
Juchgasse 25
A-1030 Wien, Österreich

---

1 Fa. Richard Wolf, Knittlingen
2 Cook, Söborg, Dänemark
3 Bei insgesamt 12 Patienten wurde somit das Behandlungsziel voll erreicht

Verhandlungsbericht der Deutschen Gesellschaft
für Urologie, 33. Tagung (1981), 363–365
© Springer-Verlag Berlin Heidelberg New York 1982

Die Sonographie der urographisch stummen Niere

V. Neagu, T. Pop und M. Găleşanu

Um die informative Wertigkeit der Echographie festzustellen, haben wir diese Methode auf 100 Kranke mit einer einseitig urographisch stummen Niere angewendet.

Wir haben einen Sonograph Unirad EDP (Technicare) verwendet, der später mit einer Rechenmaschine Scintron 5 – Scintag – Berthold verbunden wurde, die die Verarbeitung der bunten Bilder von 32 bis 128 Nuancen ermöglichte, und mit einem Transduktor, 2,25 Mz, mit einer großen Brennweite (6–9 cm).

Die Nierenzonen wurden longitudinal und transversal auf Räumen von 1 cm, mit dem Kranken in der Seitenlage, geprüft.

Die Echographie ermöglichte die ätiologische Diagnose für 91 % der Fälle.

Tabelle 1

Erkrankungen	Nummer Fälle	Wertigkeit der Echographie	
		übereinstimmend	nicht übereinstimmend
Hydro- oder Pyonephrosen	65	60	5
Multizystische Niere	17	15	2
Nierenkrebs	7	7	–
Hypoplasische Niere	7	5	2
Nierenagenesie	4	4	–
Zusammen:	100	91	9

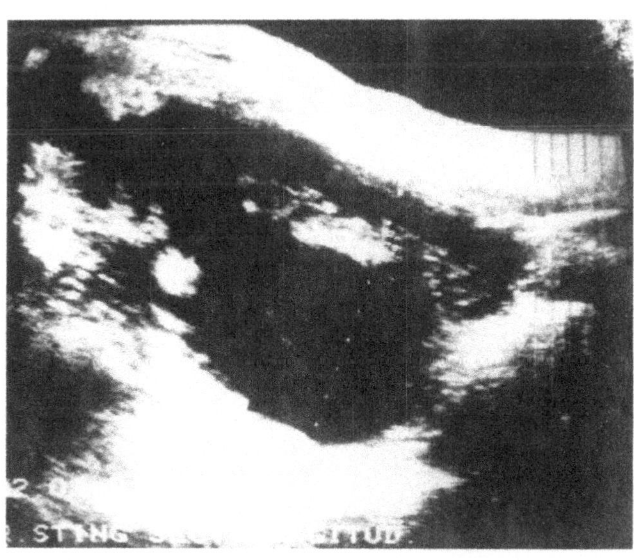

Abb. 1. Hydronephrose: Der Längendurchschnitt macht offenbar die Verwandlung der ganzen Niere zu einem zweiteiligen Sack mit einem sonotransparenten Gehalt und mit Kondensierung des Nierenkelchs, der starke Echos darbietet

Aus der Tabelle 1 gehen die Erkrankungen hervor, die die Nierenstummheit bewirkten und die diagnostische Wertigkeit der Echographie auf Krankheitsgruppen.

Die echotomographische Diagnose wurde durch Operation untersucht. Bei 91 Kranken griff man zu keiner Erforschung mehr, die echographischen Angaben waren aufschlußreich. Bei 5 Fällen von infizierter obstruktiver Hydronephrose mit perirenalem Ödem, weil die echographischen Angaben nicht konkludent waren, griff man auch zur Ureteropyelographie. In einem Krebsfall mit Nekrosezonen wurde zur Sicherheit die selektive Nierenarteriographie verwendet.

Die Nichtübereinstimmung in der obstruktiven Hydronephrose wurde von den kompressiven parapyelischen Zysten auf dem Stiel eines auf der Seite der auch kompressiv linken Niere liegenden Zysten verursacht, und in zwei Fällen von akuter Hydronephrose mit mäßiger Distensie und akzentuiertem Peribecken- und Perinierenödem.

Wir meinen, daß die Echotomographie die erste Erforschungsmethode der urographisch stummen Niere sein müßte: sie ist bequem und

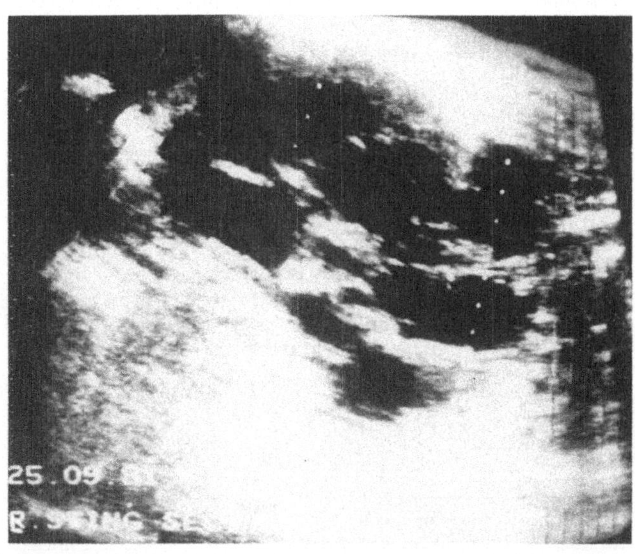

Abb. 2. Multizystische Niere: Der Durchschnitt macht offenbar eine als Rauminhalt vielfach vergrößerte Niere mit einer unregelmäßigen Kontur und mit mehreren sonotransparenten Zonen, die ihre strukturale Individualität behält

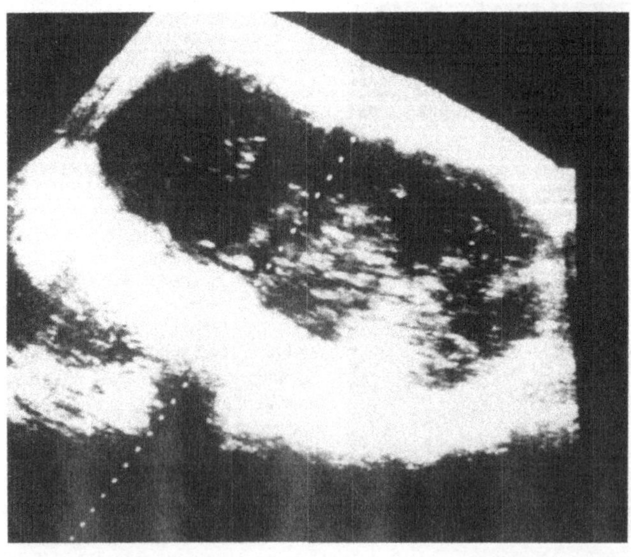

Abb. 3. Tumore der Niere: Der Längendurchschnitt macht evident eine als Rauminhalt vielfach vergrößerte Niere mit vielfältigen innerlichen Echos und einer verstärkten Verminderung des ultrasonoren Büschels

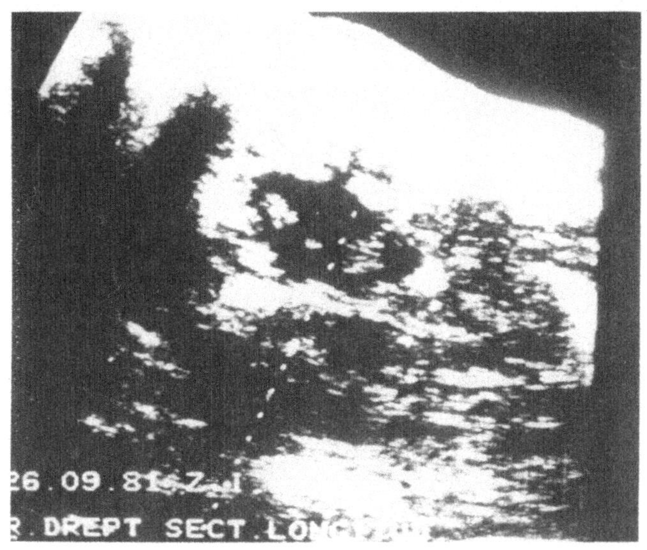

Abb. 4. Hypoplasische Niere: Der Längendurchschnitt macht offenbar eine als Rauminhalt vielfach verkleinerte Niere (2,5–3,5 vm), die den echographischen Charakter einer Niere aufhebt

harmlos für den Kranken, bietet einen sehr hohen Prozentsatz von diagnostischer Übereinstimmung mit den intraoperativ gefundenen Verletzungen an und vermindert die Zahl der zusätzlichen Untersuchungen, besonders der Ureteropyelographie und der Angiographie, die nicht ungefährlich sind.

Sie braucht aber eine komplette Apparatur und eine besondere Erfahrung in der Auswertung der Bilder.

Literatur

1. Sanders RC (1975) The place of diagnostic ultrasound in the examination of kidneys not seen on excretory urography. J Urol 114:813. – 2. Marangola JP, Bryan JP, Azimi F (1976) Ultrasonic visualization of the unilateral non visualized kidney. J Urol 126:834. – 3. Behan M, Wixson D, Kazam E (1979) Sonographic evaluation of the non functioning kidney. J Clin Ultrasound 7:449–458. – 4. Raymond G, Toubol J, Pastorini P, Butori PJ (1980) Apport de l'echotomographie au diagnostic étiologic des mutites renales. J d'Urologie 7:574–576. – 5. Pop T, Neagu V, Ioanid CP, Crivda S, Vlad C, Momiceanu D, Petcu E (1981) Le valeur diagnostique de l'echotomographie chez les porteurs de reins depourvus d'immages urographique et scintigraphique. VIIᵉ Session des Journées Medicales Balkanique, Paris, 31 Aout – 4 Septembre 1981. – 6. Spjut HJ, Nocolai CH (176) Nonvisualizing kidney: Pathologic study of eighty-three nephrectomy specimens. J Urol 81:115. – 7. Beanman SB, Hene PL, Sanders RC (1976) Multicystic kidney: A sonographie pattern. Radiology 118:685

Prof. Dr. V. Neagu
Urolog. Univ.-Klinik «Panduri»
Sos. Panduri
R-20-76231 Bukarest 5
Rumänien

Verhandlungsbericht der Deutschen Gesellschaft
für Urologie, 33. Tagung (1981), 366–369
© Springer-Verlag Berlin Heidelberg New York 1982

Sonometrie der Prostata*

G. Bartsch, G. Egender, H. Hübscher und H. P. Rohr

Vom klinischen Standpunkt aus sind bei der Durchführung konservativer Therapieformen von Prostataerkrankungen keine Methoden verfügbar, um das Prostatagewicht und Prostatavolumen objektiv und reproduzierbar zu erfassen. Weder die rektale Untersuchung, die Zystoskopie noch röntgenologische Methoden wie die Urographie und das Urethrogramm lassen eine genaue Volumenangabe der Prostata zu. Der

Therapieerfolg bei konservativer Therapie der Prostatahyperplasie kann in bezug auf Volumen und Gewicht nicht objektiv ermittelt werden. Von großem Wert sind Kontrollmessungen der Prostatagröße zur Beobachtung von Prostatakarzinom-Patienten hinsichtlich des Ansprechens auf hormonelle Behandlung oder jede Art von Radiotherapie.

Die Sonometrie der Prostata, eine Kombination von rektaler Sonographie und Biometrie hat sich als eine einfache Methode zur Bestimmung der Prostatagröße erwiesen. Für die transrektale Sonographie wird von Aloka eine spezielle Ultraschallausrüstung angeboten. Um rationeller

* Diese Arbeit wurde unterstützt durch den Fonds zur Förderung der wissenschaftlichen Forschung, Nr. 4030, Österreich

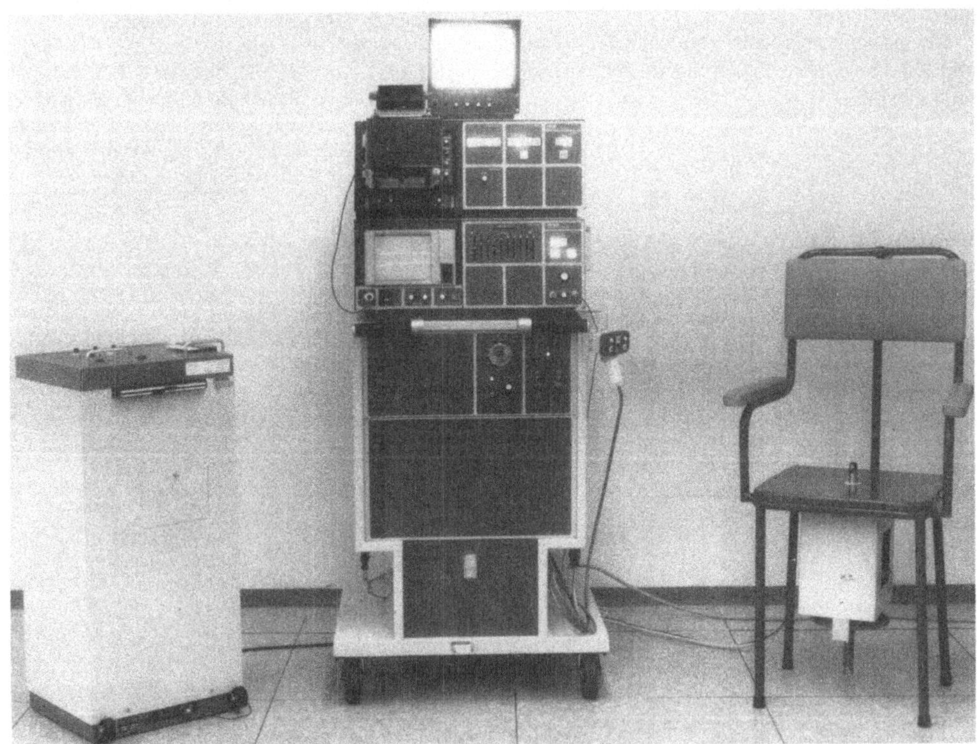

Abb. 1. Rektale Sonographie: ein Transducer ist an ein grey scale B-mode Ultraschallgerät angeschlossen

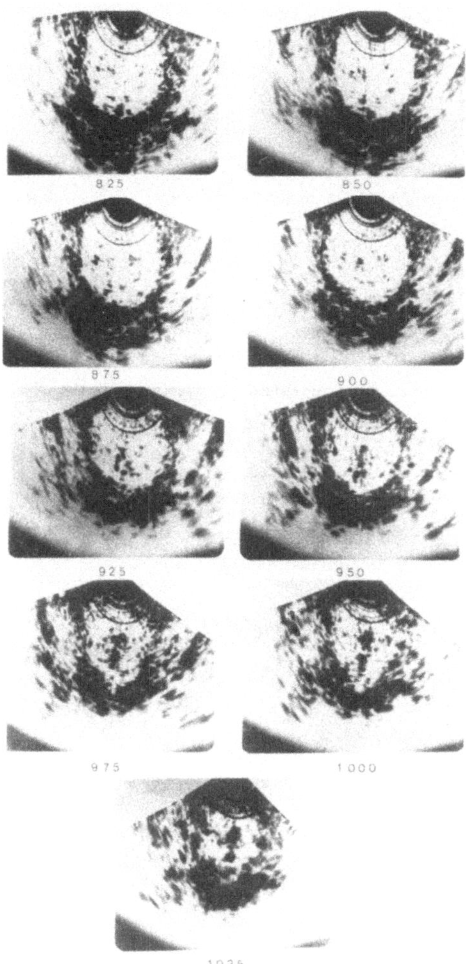

Abb. 2. Die Serien-Sonotomogramme werden auf Röntgenfilm übertragen.

vorzugehen, wurde ein 4-Megahertz-Transducer, der senkrecht abstrahlt, an ein grey scale B-mode-Ultraschallgerät, das bereits vorhanden war und für alle übrigen Ultraschalluntersuchungen verwendet wird, angeschlossen. Der Transducer wurde im Sonographiestuhl so angebracht, daß er gedreht und in longitudinaler Richtung bewegt werden kann (Abb. 1).

Zur Kalkulation des Prostatagewichtes wurde folgendes biometrisches Modell entwickelt; die Prostata wird in 2,5 mm hohe, zylinderförmige Schnittbilder, Sonotomogramme unterteilt; das Volumen der Prostata errechnet sich aus der Summe der Sonotomogramme. Pro Patient wurden entsprechend der Prostatagröße zwischen 10 und 25 Sonotomogramme angefertigt; es erscheint uns wichtig, daß während der gesamten Untersuchung die Sonde dieselbe vertikale Position und denselben Winkel zur Prostata einnimmt. Die Serien-Sonotomogramme werden über eine Multiformatkamera auf Röntgenfilm übertragen (Abb. 2).

Zur Vermessung der Sonotomogramme wurde ein Digitizer-Tablett, ein Lichtstift und ein Tischrechner verwendet. Durch Umfahrung der Kapsel der Prostata mit dem Lichtstift über dem Digitizer wird die Fläche des Sonotomogramms errechnet; aus der Summe der Sonotomogramme errechnet der Tischrechner entsprechend dem biometrischen Modell das Prostatavolumen.

Eine Korrelation von sonometrisch ermitteltem Gewicht und postoperativ bestimmtem Gewicht zeigt einen guten Korrelationscoeffizienten. Die beste Übereinstimmung zeigt sich im oberen Bereich der Skala (Abb. 3).

Mit dieser Methode lassen sich auch kleine Prostatavolumina und damit kleine Unterschiede von Prostatavolumina erfassen. Als Beispiel 6 Patienten mit endokrinologisch nachgewiesenem hypogonadotrophen Hypogonadismus, bei welchen vor und nach Testosteron-Substitutionstherapie eine transrectale Sonometrie durchgeführt wurde.

Das durchschnittliche Volumen der Prostata lag vor Therapie bei 3 gr; dieses entspricht damit dem Gewicht einer praepuberalen Prostata. Nach Testosteronsubstitutionstherapie stieg das Volumen auf 13,5 $\pm$ 3,4 gr an; korrelierend dazu konnte im Serum der Patienten ein erhöhter Testosteronspiegel nachgewiesen werden.

Eine objektive, jederzeit reproduzierbare Ermittlung des Prostatagewichtes kann uns in folgenden klinischen und auch wissenschaftlichen Fragestellungen weiterhelfen. Die Samenblaseninfiltration entscheidet über die Überlebensrate nach radikaler Prostatektomie (Elder u. Walsh 1981). Die Samenblaseninfiltration kann mit der rectalen Sonographie beurteilt werden. Von großem Wert ist die Bestimmung der Prostatagröße bei der Jod[125]-Implantation bei einem lokal begrenzten Prostatakarzinom; praeoperativ kann mit dieser Methode die Prostatagröße bestimmt werden, die Seeds-Zahl kann praeoperativ exakt und kostensparend errechnet werden.

Von großem Wert sind Kontrollmessungen der Prostatagröße zur Beobachtung von Prostatakarzinom-Patienten hinsichtlich des Ansprechens auf hormonelle Behandlung oder jede Art von Radiotherapie. Mit dieser Methode kann sowohl eine hormonelle als auch eine Radiotherapie beurteilt werden.

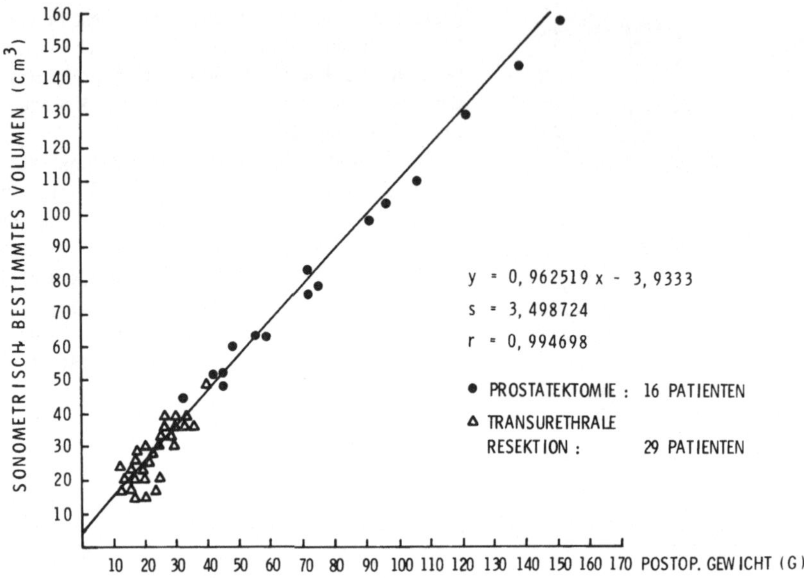

Abb. 3

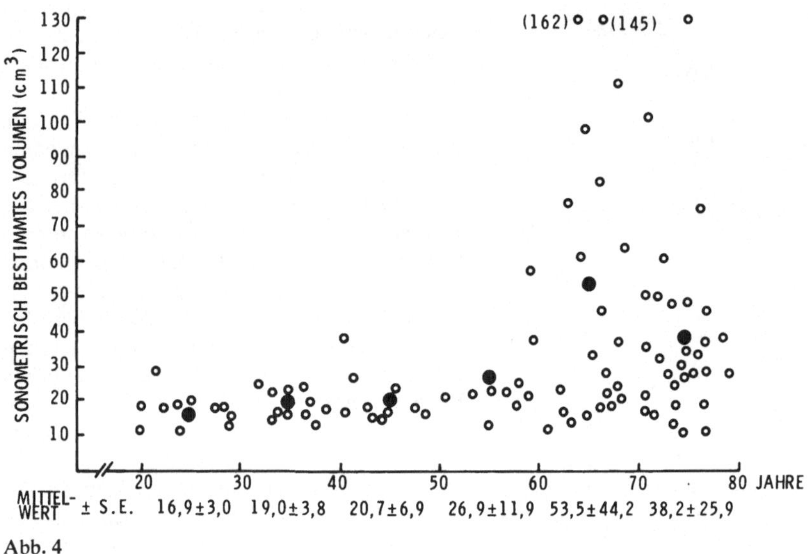

Abb. 4

Schließlich kann diese Methode für wissenschaftliche Fragestellungen verwendet werden. In der Fragestellung Entwicklung der menschlichen Prostatahyperplasie wurden erstmalig von Swyer 1944 anhand eines großen Autopsiegutes die Wachstumsphasen der menschlichen Prostata beschrieben; der erste Wachstumsschub erfolgt während der Pubertät, die Prostatagröße bleibt ca. bis zum 50. Lebensjahr erhalten, ab diesem Zeitpunkt entwickelt sich gleichsam in einem zweiten Wachstumsschub der Prostata in einem hohen Prozentsatz die Prostatahyperplasie. Entsprechend dieser pathologischen Studie läßt sich mittels der Sonometrie eine ähnliche Altersvolumenrelation aufzeigen (Abb. 4).

Unser Beitrag hat es sich zur Aufgabe gemacht, eine Methode zu entwickeln, die Objektivität, Reproduzierbarkeit und niedrige Kosten in sich vereint.

Literatur

Elder H, Walsh PC (1981) American Urological Association, Boston

Univ.-Doz. Dr. G. Bartsch
Univ.-Klinik für Urologie
Anichstraße 35
A-6020 Innsbruck

Verhandlungsbericht der Deutschen Gesellschaft
für Urologie, 33. Tagung (1981), 370–372
© Springer-Verlag Berlin Heidelberg New York 1982

Die intravesikale Ultraschalltomographie: Ein neuer Aspekt zum Staging von Blasentumoren

J. Schüller, V. Walther, G. Staehler und H.-W. Bauer

Das Infiltrationsausmaß des Blasenkarzinoms ist für die Planung des therapeutischen Vorgehens von entscheidender Bedeutung.

In einer prospektiven Studie wurde bei 82 Patienten mit Blasentumoren unterschiedlicher Dignität ein präoperatives Staging mittels intravesikaler Ultraschalltomographie durchgeführt. Die sonographischen Befunde wurden mit den nach transurethraler Resektion gewonnenen histologischen Befunden, in 14 Fällen mit den histologischen Befunden der Zystektomiepräparate verglichen. Wir führten unsere Untersuchungen mit einem radialen Realtime-Scanner der Firma Brüel & Kjaer (Naerum, Dänemark) durch. Zur Beurteilung der Ultraschallbefunde verwandten wir die bereits früher vorgeschlagenen Sonographiekriterien:

U1 Oberflächliche Wandveränderungen
U2 Ausgedehnte Wandveränderungen mit durchgezeichneter Blasenwand
U3 Unterbrechung der Kontinuität
U4 Extravesikale Tumorausbreitung

Aus der zu Anfang unserer Studie aufgefallenen Diskrepanz zwischen TUR-Staging und sonographischem Befund haben wir uns bei der Auswertung nur auf Zystektomiepräparate beschränkt (Abb. 1). In 11 von 14 Fällen stimmten sonographischer Befund und histopathologisches Ergebnis überein. In 2 Fällen lag ein sonographisches Overstaging, in einem Fall ein Understaging vor.

Oberflächliche Tumoren (Abb. 2) zeigen bei völlig erhaltener Blasenwandstruktur ins Blasenlumen reichende Echostrukturen unterschiedlicher Intensität. Sie lassen sich, wie auch beginnend infiltrierende Tumoren (Abb. 3), mit Hilfe der intravesikalen Ultraschalltomographie gut beurteilen. Ausgedehnte Tumoren, die nahezu das gesamte Blasenlumen ausfüllen, lassen aufgrund der frequenzbedingten Eindringtiefe des Schallkopfes eine sonographische Beurteilung oft nicht zu und werden aus diesem Grunde leicht overstaged.

Schwierig ist weiterhin die Differenzierung

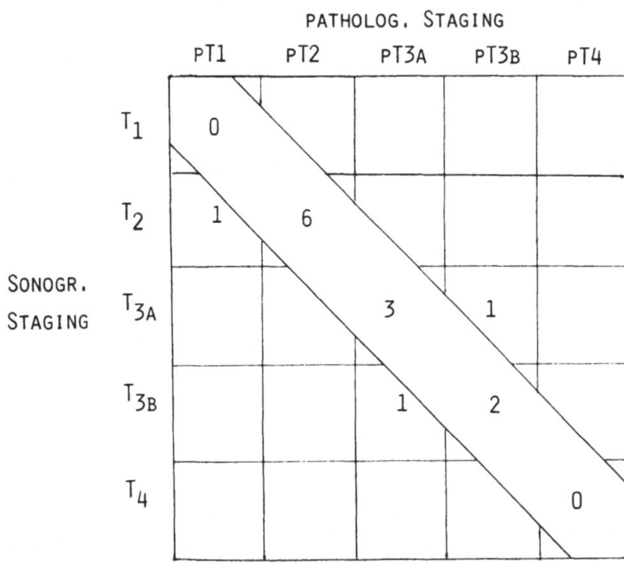

Abb. 1. Vergleich des pathologischen und sonographischen Stagings (n = 14)

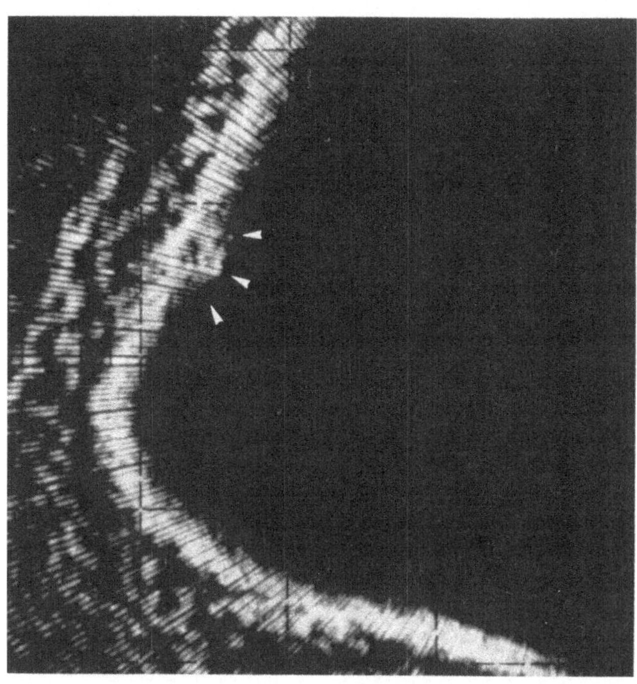

Abb. 2. Oberflächlicher Blasentumor (▶) zeigt bei völlig intakter Blasenwand ins Blasenlumen vorspringende Echostrukturen

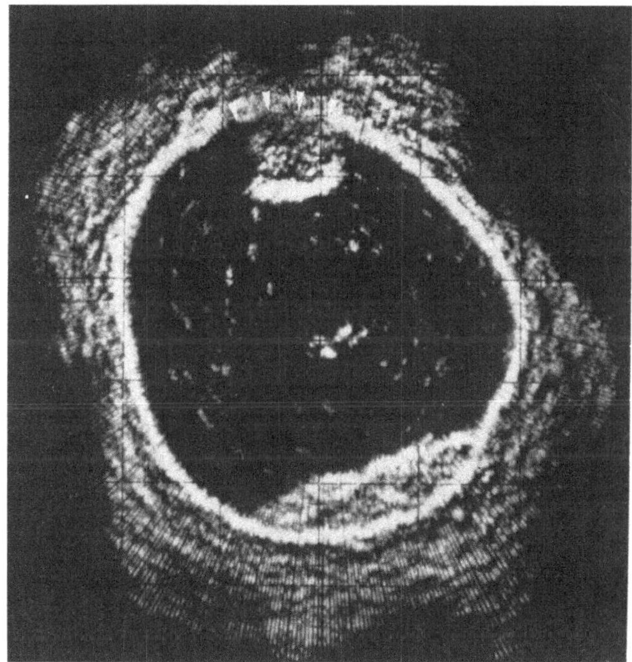

Abb. 3. Am Blasendach oberflächlich infiltrierender Tumor mit bis intramural reichenden echoarmen Strukturen (▶) bei erhaltener äußerer Blasenwandkontinuität. Am Blasenboden angeschnittener Mittellappen eines Prostata adenoms

zwischen T 3a- und beginnendem T 3b-Stadium, da beide Stadien mit einer Unterbrechung der Blasenwandkontinuität einhergehen können (Abb. 4).

Durch den Vergleich der sonographischen Befunde mit den histologischen Präparaten nach Zystektomie konnte gezeigt werden, daß die intravesikale Ultraschalltomographie zum Stag-

371

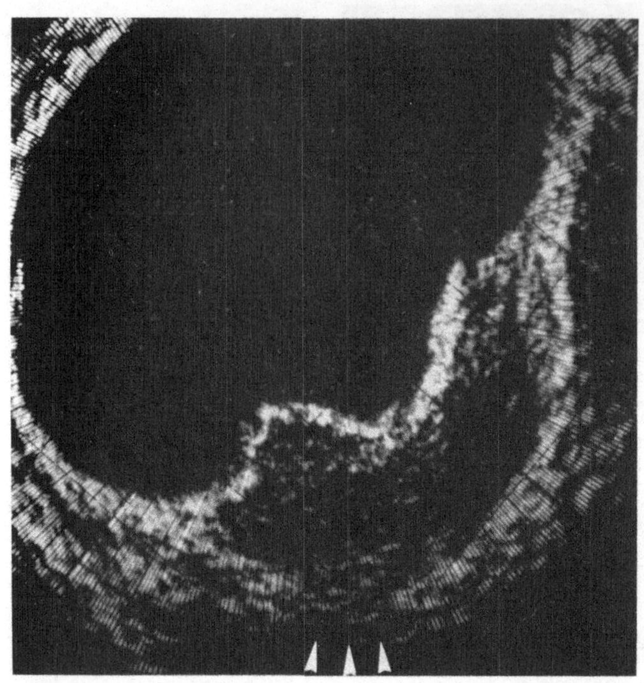

Abb. 4. Tief in die Blasenwand infiltrierender Tumor, der an einer Stelle die äußere Blasenwandkontinuität durchbricht (▶)

ing des Blasenkarzinoms angewandt werden kann. Ihre Wertigkeit liegt insbesondere in der Beurteilung der intramuralen Tumorausbreitung und nimmt bei extramuraler Lokalisation ab. Schwierig bleibt trotz Verwendung retrograd abgewinkelter Schallköpfe die Beurteilung des Blasenauslasses. Größere Fallzahlen zum Vergleich des sonographischen Stagings mit Zystektomiefällen werden notwendig sein, um die Verläßlichkeit dieser Methode zu beurteilen.

Literatur

1. Gammelgaard J, Holm HH (1980) Transurethral and transrectal scanning in Urology. J Urol 124:863. – 2. Holm HH, Northeved A (1974) A transurethral ultrasonic scanner. J Urol 111:238. – 3. Nakamura S, Niijima T (1980) Staging of bladder cancer by ultrasonography: A new technique by transurethral intravesical scanning. J Urol 124:341. – 4. Nakamura S. Niijima F (1980) Transurethral real-time scanner. J Urol 124:341. – 5. Schüller J, Walther, V, Staehler G, Schmiedt E, Bauer H-W (1980) Intravesikale Ultraschalltomographie zur Bestimmung der Infiltrationstiefe von Blasentumoren. Münch med Wschr 122:1431. – 6. Schüller J, Walther V, Staehler G, Bauer H-W (1981) Beurteilung von Blasenwandveränderungen mit der Ultraschalltomographie. Urologe [A] 20:204

Dr. J. Schüller
Urologische Klinik und Poliklinik
der LMU München
Klinikum Großhadern
Marchioninistr. 15
D-8000 München 70

Verhandlungsbericht der Deutschen Gesellschaft
für Urologie, 33. Tagung (1981), 373–375
© Springer-Verlag Berlin Heidelberg New York 1982

Weitere klinische Erfahrung
mit der extrakorporalen Stoßwellen-Lithotrypsie (ESWL)*

Ch. Chaussy, E. Schmiedt, D. Jocham, B. Forssmann, V. Walther und W. Weber

Auf dem letztjährigen Berliner Urologenkongreß konnten wir berichten, daß eine berührungsfreie Nierensteinzertrümmerung durch extrakorporal erzeugte Stoßwellen möglich ist [1]. Aufgabe dieser Arbeit ist es, zu demonstrieren, inwieweit diese neue Methode nicht nur als exceptionelle klinisch anwendbare Labormethode anzusehen ist, sondern wie mit dieser Technologie erste vorsichtige Schritte in eine routinemäßige, klinische Anwendung gemacht wurden.

Es sollen hier noch einmal kurz die technischen Grundlagen erwähnt und auf eine oft zitierte Fehlmeldung eingegangen werden. Wir verwenden *keinen* Ultraschall. Abb. 1 zeigt eine vergleichende Gegenüberstellung eines Druck-Zeitdiagrammes von Ultraschall und der von uns verwandten Stoßwelle. Man erkennt, daß die Stoßwelle aus einem einzigen hochenergetischen Druckimpuls, allerdings unterschiedlicher Fre-

quenzen, mit steiler Anstiegsflanke und langsamem Abfall besteht. Demgegenüber ist die Ultraschallwelle durch einen sinusförmigen, fest frequenten Druckverlauf mit aufeinanderfolgenden Druck- und Zugperioden gekennzeichnet. Ein Energietransfer in den von uns benötigten Größen ist mit dieser Welle nicht möglich.

Wie die Stoßwelle zur Nierensteinzertrümmerung angeordnet ist, soll noch einmal schematisch anhand von Abb. 2 erklärt werden. Im ersten Brennpunkt des Halbellipsoides wird durch einen Unterwasserfunkenüberschlag einer Elektrode eine Stoßwelle erzeugt, die sich gleichmäßig ausbreitet und nach Reflexion von den Wänden des Ellipsoides im zweiten Brennpunkt focussiert ist. In dieses Areal höchster Energiedichte wird das Konkrement durch röntgenkontrollierte Bewegung des Patienten über dem Ellipsoid einjustiert. Ist das Konkrement auf den Achsenstrahlen beider Röntgenbildwandlersysteme zu erkennen, kann mit der Stoßwellenapplikation begonnen werden.

Seit Februar 1980 wurden 156 Stoßwellen-

---

* Mit Unterstützung des Bundesministeriums für Forschung und Technologie

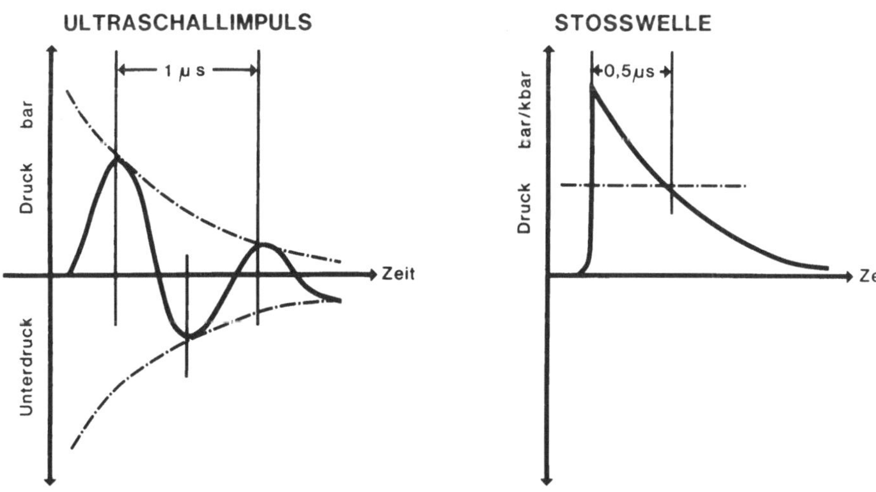

Abb. 1. Schematische Darstellung des Druck-Zeit-Diagrammes von Ultraschall und Stoßwelle

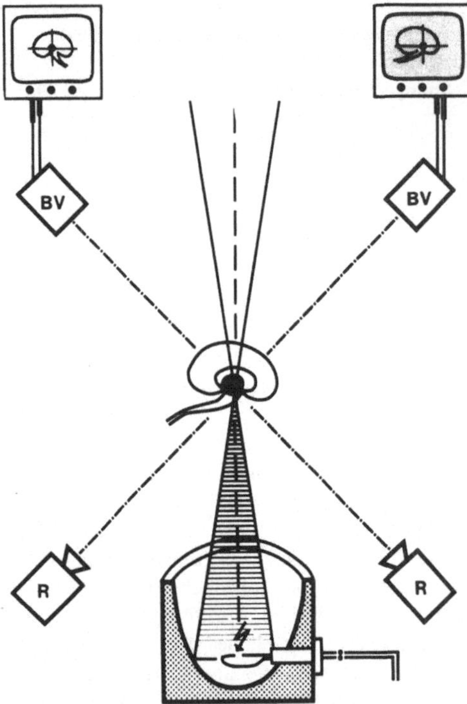

Abb. 2. Schematische Anordnung des Stoßwellen-
lithotryptors mit Röntgenortung und Stoßwellen-
ellipsoid

applikationen an 142 Patienten durchgeführt,
wobei 36 % dieser Patienten ein- bzw. mehrmals
an dieser Niere voroperiert waren.

90 % der behandelten Steine waren Calcium-
Oxalat-Steine, 5 % Ammonium-Phosphat-Steine
und die restlichen 5 % unterschiedlicher chemi-
scher Zusammensetzung, darunter ein Harn-
säure- und Zystinstein.

Aufgeschlüsselt nach Lokalisation der Steine

ergibt sich folgendes Bild: 75 % zeigten einen
Nierenbeckenstein, 22 % litten an einem Nieren-
kelchstein und 3 % der Patienten hatten einen
Ureterstein.

Um mit der letzten Gruppe zu beginnen, mußten wir, wie bereits berichtet, 2 der 4 Ureterstein-Patienten operieren, da eine organische
Matrix den Stein umschloß und daher, trotz Zerstörung des Steines, die Kontur erhalten blieb.
Erfolgreicher konnten wir 2 Patienten, bei denen
der Stein erst kurz vor Behandlung in den Harnleiter eingetreten war, behandeln. In beiden Fällen gelang es, den Stein so zu zerkleinern, daß die
Restkonkremente innerhalb weniger Tage spontan abgingen.

Um es vorweg zu nehmen, ungerechnet die
beiden Ureterstein-Patienten, mußten wir aufgrund einer längerfristigen Obstruktion durch
nicht genügend zerkleinerte Konkremente, zwei
der 142 Patienten operativ sanieren; also statistisch berechnet, 1,42 %. Kleine, von der Größe
spontan abgangsfähige Konkrementteile, die
meist in einem dilatierten unteren Kelch liegen
blieben, fanden wir 3 Monate nach Behandlung
in 8,5 % der Patienten (Abb. 3). In keinem Fall
zwang hierbei eine dadurch bedingte Obstruktion, ein persistierender Infekt oder das subjektive Beschwerdebild zur Operation.

D.h. 98 % der Patienten wurden durch diese
Behandlung beschwerde- und symptomfrei, wobei sich in 90 % nach Behandlung röntgenologische Steinfreiheit feststellen ließ.

Zur postoperativen Überwachung wurden
3 Monate und 1 Jahr nach Stoßwellen-Behand-
lung die nuklearmedizinisch ([131]Jod-Hippuran-
Clearance) ermittelten Nierenfunktionswerte mit
dem präoperativen Funktionswert verglichen.
Für die behandelte Niere ergab sich präoperativ
eine gemittelte Gesamt-Clearance von 198,4 $\pm$

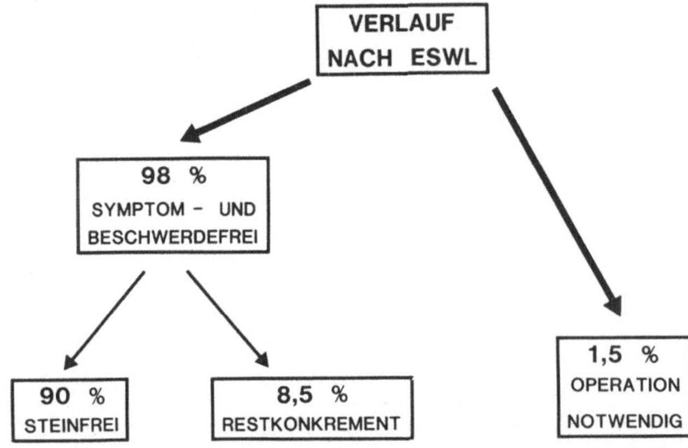

Abb. 3. Aufschlüsselung der Ergebnisse nach extra-corporaler
Stoßwellentherapie

12 ml pro Minute, 3 Monate nach ESWL von 171,8 ± 16 ml pro Minute. Somit waren keine statistisch signifikanten Unterschiede der Nierenfunktion, insbesondere keine Funktionsminderung erkennbar.

Bei einem dieser Patienten mußten wir anläßlich dieser Kontrolluntersuchung einen Rezidivstein feststellen.

Zusammenfassend läßt sich sagen, daß, obwohl die Indikationen zur Stoßwellenbehandlung erweitert wurden, weiterhin eine zufriedenstellende Erfolgsrate erreicht werden konnte. Jedoch sind weitere Untersuchungen notwendig, um die Grenzen dieser Methode endgültig zu definieren.

Literatur

1. Chaussy Ch, Schmiedt E, Jocham D, Brendel W, Forssmann B, Moser E (1981) Klinische Erfahrungen mit der berührungsfreien Nierensteinzertrümmerung durch Stoßwellen. In: Verhandlungsbericht der Deutschen Gesellschaft für Urologie, 32. Tagung. Springer, Berlin Heidelberg New York, S 334–336

Prof. Dr. Ch. Chaussy,
Urologische Klinik der LM-Universität
Klinikum Großhadern
Marchioninistraße 15
D-8000 München 70

Verhandlungsbericht der Deutschen Gesellschaft
für Urologie, 33. Tagung (1981), 376–380
© Springer-Verlag Berlin Heidelberg New York 1982

Diskussion zu den Vorträgen Seite 348 bis 375

Moderatoren: Vahlensieck, W., Bonn, Wand, H., Kiel, und Bartels, H., Göttingen

Vahlensieck, Bonn: Wir kommen dann zur Diskussion, und ich darf zunächst fragen, ob es Fragen oder Bemerkungen gibt zum Vortrag Nr. 98 von den Herren Petritsch, Hubmer, Wendler, Ring über Ektopie der Harnleitermündung im Kindesalter – diagnostische und therapeutische Aspekte – sicherlich ein sehr wichtiges Thema. Manchmal sind diese Ektopien ja zu erkennen. Gibt es dazu Fragen oder Bemerkungen? Das ist offensichtlich nicht der Fall. Dann Fragen an die Herren Kazon, Antczak, Proniewski aus Warschau zum Problem der Urinfisteln nach Kaiserschnitt und Geburt? Keine Bemerkungen, wie ich sehe. Dann zum Vortrag von Herrn Lent und Herrn Reuter: Überlebensaussicht und Todesursache bei einseitiger suprarenaler Ligatur der unteren Hohlvene. Ja, bitte schön, Herr Melchior.

Melchior, Kassel: Herr Lent, mich wundert Ihre enorm hohe Letalitätsquote innerhalb der ersten Tage. Wir haben 1975 in Aachen eine experimentelle Untersuchungsreihe bei Kaninchen gemacht, bei denen wir suprarenal ligiert und gleichzeitig sogar rechtsseitig nephrektomiert haben und die linke Nierenvene ligiert haben. Wir hatten praktisch keine Letalität. D. h. wir hatten dann eine Letalität und eine Niereninsuffizienz, wenn wir die linke Nierenvene nicht unmittelbar an ihrem Abgang aus der Cava ligiert haben. Wir haben 2 Patienten operiert – da war natürlich ein großer Tumorthrombus in der Niere –, und da war auch ein entsprechender Kollateralkreislauf natürlich vorgebildet, hier gab es keine schweren Kreislaufprobleme. Die linke Nierenvene konnte unmittelbar an ihrem Abgang aus der Vena cava ligiert und die Cava im größeren Segment reseziert werden.

Lent, Köln: Meine Tabellen bezogen sich auf den Todeszeitpunkt, nicht die Todesrate. Die Rate bei unseren Tieren lag zwischen 40 und 45 %. Zum anderen: Selbstverständlich kann man die suprarenale Hohlvene ligieren, und die Überlebensraten sind bei vorhandenem Kollateralkreislauf der linken Niere sehr gut.

Vahlensieck, Bonn: Danke schön, Herr Lent. Gibt es weitere Fragen? Bemerkungen? Das ist offensichtlich nicht der Fall. Dann kommen wir zur Diskussion des Vortrages 101 der Herren Hutschenreiter, Riedmiller, Thüroff, Alken: Intraoperative sonographische Steinlokalisation und dopplergesteuerte Nephrotomie – das Ende von Ischämie und Kühlung? Es wäre schön, wenn es immer so ginge, gibt es dazu Fragen oder Bemerkungen?

Faul, Memmingen: Ich möchte zu den Vorträgen von Herrn Hutschenreiter und von Herrn Bertermann folgende Bemerkung machen: Seit Anfang dieses Jahres verwenden wir die sonographische Kontrolluntersuchung intraoperativ bei den Steinen ebenfalls. Wir haben bisher 16 Kranke, darunter auch drei Kinder, mit kompletten Ausgußsteinen entsteint. Bei uns kam zur Anwendung das Seriengerät von der Firma Toshiba, zunächst mit dem 3,5-Megahertz-Schallkopf, jetzt mit dem 5-Megahertz-Schallkopf. Die Vorteile dieser Methode sahen wir darin in der Möglichkeit des dreidimensionalen Steinnachweises, und zweitens in der Möglichkeit, ein nicht schattengebendes Konkrement nachzuweisen, und drittens in der Zeitersparnis für den Operateur durch den Wegfall der Entwicklungszeiten für die Röntgenaufnahmen. Ich möchte aber an dieser Stelle nicht versäumen, vor allem zu dem jetzigen Zeitpunkt, auch auf die Schwierigkeiten hinzuweisen. Die intraoperative sonographische Untersuchung zum Steinnachweis ist eine schwierige Untersuchung, die eine enorme Erfahrung voraussetzt, und die Fehlinterpretationsmöglichkeiten sind zahlreich. Ich möchte hier betonen: Die Verkalkungen, die auch in den Arbeiten, die erschienen sind, aufgeführt wurden; zweitens: der Lufteintritt in die Kelche nach Eröffnung des Hohlsystems und ähnliches mehr. Wir haben über unsere Erfahrungen auch in der letzten Nummer der Zeitschrift „Ultraschall in der Medizin" berichtet.

Hutschenreiter, Mainz: Selbstverständlich erfordert die intraoperative Ultraschalldiagnostik Erfahrung. Wir müssen aber davon ausgehen, daß die Assistenten, die jetzt an den Hochschulen und an den anderen Kliniken ausgebildet werden, mit dieser Technik ausgebildet werden. Sicher wird Ihnen mein Chef, Herr Prof. Hohenfellner gestehen können, daß er nicht in der Lage ist, den intraoperativen Ultraschall zu betätigen. Er braucht einen von uns, der ihm die Maschine führt. Das ist ja selbstverständlich. Aber das ist ja kein Argument dagegen. Abgesehen davon muß ich Ihnen sagen, daß dieser Schallkopf von der Firma Toshiba natürlich eine Auflagefläche von etwa 6 cm hat, und das ist natürlich sehr groß; und ein Arbeiten am Schallkopf mit Punktionsnadel nicht in dem Maße erlaubt, wie das z. B. ophtalmologische Netzhautscanner ermöglichen. Und auch die Gefahr eines Lufteintritts in ein Artefakt, der uns bekannt ist. Da braucht man eben einige Erfahrung, da muß man eben genügend Nieren operiert haben und Ultraschallerfahrungen mitbringen, damit man dieses Artefakt erkennt, genau wie Sie das in der Röntgendiagnostik als selbstverständlich voraussetzen können.

Bartels, Göttingen: Die Erfahrungen von Herrn Faul kann ich unterstützen. Wir haben den gleichen Schallkopf verwandt wie von der Firma Toshiba und können auch sagen, daß Verkalkungen in der Niere, verkalkte Gefäßwände und auch Luft die gleichen Kriterien, die gleichen Steinkriterien ergeben wie ein Stein. Auch Narben sind nur sehr schwer von Steinen zu unterscheiden. Man muß in der Tat gute Erfahrungen haben und vielleicht auch noch ein Röntgenbild dazu machen, um das zu unterscheiden.

Bertermann, Kiel: Das wollte ich eben auch sagen. Wir haben zur intraoperativen Steinsuche auch die Röntgenmöglichkeit zur Hand. Und zu dem Problem mit der Luft in einem Kelch, der sonographisch ähnlich aussehen kann wie ein Stein, muß man auch einfach sagen, wenn man diesen Verdacht hat, macht man eine Röntgenaufnahme. Ja, oder Sie können dann eben gezielt den Kelch spülen.

Moderator: Herr Prof. Albrecht hatte sich gemeldet.

Albrecht, Wuppertal: Ich habe an die beiden Autoren mal eine Frage. Ich bin nicht ganz am Anfang dabei gewesen, als das besprochen wurde. Die Frage der elektrischen Ankoppelung der Kleinstscanner. Nach der DIN-Norm – ich glaube, sie ist 0715 – sind diese Geräte ja zum Teil nicht unbedingt zugelassen. Sie müssen abgekoppelt sein über irgendeine Induktionsgeschichte, um im Enderfolg durch die Apparaterichtlinien zugelassen zu werden. Die Geräte, die Sie verwenden, sind sicher noch in dem Bereich der Experimentiermöglichkeiten. Aber für den breiteren Gebrauch sind wir ja nach den Ultraschallgeräterichtlinien, die die kassenärztliche Bundesvereinigung herausgibt, daran gebunden, diese Geräte nach der deutschen Industrienorm herzustellen, die also absolut elektrisch sicher sind. Es ist ein großer Unterschied, ob man bei einem großen Widerstand auf der Haut mit einem angekoppelten Gel mit Ultraschall untersucht, oder ob man in die offene Wunde hineingeht mit einer viel höheren elektrischen Leitfähigkeit. Das ist genauso, als ob Sie sich mit dem Fön in die Badewanne setzen. Es ist also doch so, daß man da an diese elektrischen Sicherheiten denken muß. Und die Frage: Sind diese Geräte alle bereits nach der deutschen Industrienorm 0715 oder so ähnlich zugelassen oder nicht.

Hutschenreiter, Mainz: Wir haben, wie Sie richtig festgestellt hatten, ein Gerät, was nicht zugelassen ist. Aber wir hatten zuletzt dieses Gerät, was Sie jetzt unten sehen können in der Ausstellung, wo der Netzstrom aus dem Operationsbereich herausgebracht werden kann, insofern nicht mehr in Kontakt mit explosiven Gasen kommen kann. Und damit sind diese Vorschriften erfüllt.

Vahlensieck, Bonn: Noch eine Frage von Herrn Bartels an Herrn Hutschenreiter.

Bartels, Göttingen: Herr Hutschenreiter, die dopplersonographische Darstellung von Gefäßen ist ja schon ein bißchen schwierig, wenn man bedenkt, daß diese Gefäße ja nicht in einer Ebene verlaufen und daß man sich auf das Geräusch verlassen muß, und diese Geräusche ja abhängig sind von der Entfernung von der Oberfläche. Können Sie dazu etwas sagen, wie Sie diese Gefäße ganz sicher orten?

Hutschenreiter, Mainz: Herr Bartels, ich kann Ihnen nur folgendes sagen: Ich habe an dieser Serie selbst 10 Nieren operiert, erfolgreich operiert, und habe nie selbst Stielabklemmungen durchführen müssen. Sie müssen das einfach glauben, daß das geht, daß das praktikabel ist, und daß das machbar ist.

Bertermann, Kiel: Es gibt ja auch Geräte, wo Sie das nicht nur hören, sondern auch mitschreiben können im Zweifelsfalle. Es ist ganz leicht, die Sonde zu wenden und zu drehen, und wenn Sie ein Areal suchen, wo es weniger laut ist, dann ist es im Zweifelsfalle das, was eben nicht so gut durchblutet ist.

Hutschenreiter, Mainz: Man kann ohne weiteres auch arterielle und venöse Gefäße unterscheiden, und sowohl nicht nur den arteriellen Gefäßverlauf markieren, sondern auch den venösen.

Vahlensieck, Bonn: Das war jetzt noch einmal Herr Hutschenreiter, Herr Wand.

Wand, Kiel: Ich hätte zu diesem Thema eine Frage an Herrn Hutschenreiter: Ihr Arbeitstitel „Die avaskuläre Nephrotomie" ist ja sehr anspruchsvoll. Sie schonen Gewebe durch Punktion, indem Sie schnell finden, zielgerichtet finden, wenig Gewebe zerstören. Sie finden den Stein, können ihn komplett entfernen. Sie haben keine Angaben gemacht über den Blutverlust. Das würde mich mal interessieren. Wenn es avaskulär ist, müßte er ja sehr gering sein, um Ihnen da etwas entgegenzukommen.

Hutschenreiter, Mainz: Wenn ich eine Redezeit von 10 Minuten hätte, wäre ich gerne darauf eingegangen. Wir haben natürlich auch Funktionsuntersuchungen durchgeführt und auch den Blutverlust gemessen, wie Sie das auf dem Poster in der Ausstellung sehen können, und der Blutverlust liegt im Mittel bei 600 bis 800 ml und entspricht so auch anderen großen Serien von Ausgußsteinoperationen oder komplizierten Steinen, liegt also ohne weiteres in diesem Level.

Wand, Kiel: Danke.

Vahlensieck, Bonn: Gibt es weitere Fragen an Herrn Hutschenreiter? Offensichtlich nicht. Vielen Dank, Herr Hutschenreiter.

Wir kommen dann zum Vortrag von Herrn Bertermann. Teilweise sind die Dinge ja schon angesprochen worden. Gibt es weitere Fragen an Herrn Bertermann oder Bemerkungen zu diesem Vortrag?

Bartels, Göttingen: Ich möchte fragen, Herr Bertermann: Es erfordert ja eine sehr große Incision, denn dieser Schallkopf, dieser Wasservorlauf-Schallkopf ist ja doch ziemlich unhandlich. Außerdem meine ich, daß man diese Steinlokalisation schon vor der Operation machen kann, daß man also sehr schön nachweisen kann, ob so ein Stein in einem dorsalen Kelch oder in einem ventralen Kelch liegt, und daß es eigentlich nur seltene Fälle gibt, wo der Stein während der Operation in einen anderen Kelch hineingerät. Es ist möglich, daß es dann intraoperativ notwendig ist. Aber sonst kann man ja die Steine sehr schön präoperativ lokalisieren.

Bertermann, Kiel: Ich bin eigentlich der Meinung, daß die präoperative Lokalisation der Konkremente, wenn Sie an einen Ausgußstein denken, einem intraoperativ nicht so sehr viel weiterhilft. Man kann das ja mit aufwendigen Verfahren präoperativ sehr genau machen. Aber es ist immer wieder sehr viel rascher und effektiver, wenn Sie die Niere bewegt haben, Sie haben manipuliert, Sie haben einen Großteil der Steine entfernt. Wo jetzt genau ist das verbliebene Konkrement? Röntgenologisch ist es ja natürlich auch möglich, das schnell nachzuweisen. Aber mit dem Scanner sind wir sehr viel rascher. Und die Wunde, wenn Sie solch einen Ausgußstein operiert haben, haben Sie ja sowieso keine Eröffnung der Flanke von 6 cm, sondern Sie haben die Niere mobilisiert, und dann paßt dieser Schallkopf mit der Wasservorlaufstrecke mühelos in die Wunde.

Bartels, Göttingen: Und die Sterilisation machen Sie so, daß Sie einfach dort eine sterile Folie darüber legen?

Bertermann, Kiel: Ja, wir haben leider zunächst viel Zeit verschwendet mit der Sterilisation des Schallkopfes selbst. Das war nicht nur teuer, sondern auch zeitaufwendig. Und jetzt tun wir einfach einen Plastiksack darüber und geben etwas Gel hinein, und Sie haben praktisch keinen Energieverlust.

Bartels, Göttingen: Vielen Dank.

Vahlensieck, Bonn: Vielen Dank. Gibt es weitere Fragen an Herrn Bertermann? Wenn das nicht der Fall ist, rufe ich den Vortrag 103 zur Diskussion auf von den Herren Marberger, Stackl, Hruby, Wien: Perkutane Ultraschallithotripsie von Nierensteinen. Herr Melchior!

Melchior, Kassel: Ich möchte Herrn Marberger fragen, mit welchen Frequenzen und Amplituden der Schwinger arbeitet. Als Anfang der 70er Jahre der Ultraschall-Lithotripter für Blasensteine entwickelt wurde, hatte auch Herr Rathert bei einer Paraplegikerin mit Dauernephrostoma einen Ausgußstein zertrümmert. Das ging ganz gut, und wir waren ja lange Zeit davon überzeugt, daß es ein derart atraumatisches Verfahren ist. Leider Gottes habe ich aber in der Zwischenzeit in der eigenen Klinik bei vielleicht 50 oder 60 Lithotripsien 3 Blasenperforationen gehabt, so daß ich nicht mehr ganz so überzeugt bin, daß die Ultraschall-Lithotripsie ein sehr atraumatisches Verfahren ist. Vielleicht kann man durch Variationen an der Amplitude in der Frequenz was erreichen, worunter natürlich auch die Lithotripsiefähigkeit des Gerätes, vor allen Dingen bei Oxalatsteinen, leiden würde.

Marberger, Wien: Die Ultraschallquelle, die hier zur Verfügung stand, ist ein an und für sich älteres Gerät, das auf die Entwicklungen von Herrn Gasteier zurückgeht, das mit 25 Kilo-Hertz arbeitet, und dessen genaue technische Details auch mir nicht bekannt sind und offenbar nicht ohne weiteres bekanntgegeben werden. Meine Aufgabe war nur die Beurteilung in der Traumatisierung des Gewebes. Da muß ich sagen, haben wir sowohl in vitro als auch in vivo wenig gesehen.

Das Hauptproblem liegt bei der Temperaturentwicklung, der Erwärmung. Und damit ist es das zentrale Problem, ein ausreichender Kühlleistungseffekt. Und durch dieses Nephroskop, das da entwickelt wurde, haben wir also eine hohe Spülleitung. Das Gerät hat einen eingebauten Überwärmungsschutz, der automatisch beim Erreichen von 36 Grad das Gerät abschaltet. Das hat sich eigentlich gar nicht als notwendig erwiesen, weil durch die Spülleitung die Kühlung immer gewährleistet ist. Und ich muß ganz ehrlich sagen, ich habe früher ja auch in der Blase mit ähnlichen Geräten gearbeitet. Das Problem ist auf Grund der schlechten Leistung mancher Geräte die mechanische Traumatisierung gewesen durch die Sonde, durch das z. T. sehr unhandliche Instrument. Dieses Instrument ist leichter gebaut, leichter führbar, und das Ganze ist in einem kleinen Hohlraum und damit auch besser kontrollierbar. An der Schleimhaut haben wir, abgesehen von den mechanischen Irritationen, die man natürlich hat, wenn man in einem schleimhautausgekleideten Hohlraum arbeitet, nichts gesehen.

Vahlensieck, Bonn: Ja, vielen Dank. Herr Zechner!

Zechner, Wien: Herr Professor, Sie haben 9 Probleme von insgesamt 12 behandelten Patienten angegeben. Könnten Sie bitte konkretisieren, wieviel Probleme hatten Sie bei jenen 5 Patienten, die offenbar in einem operablen Zustand waren? Ich verstehe nämlich nicht ganz, warum man ein etablierte und nahezu problemlose und komplikationslose Methode, wie die einfache Pyelotomie, auch beim Rezidivstein, verlassen sollte, zumal ja jene anatomischen Voraussetzungen, die Sie für einen Erfolg Ihrer Methode benötigen, nämlich das weite große Nierenhohlraumsystem, ja die Operation einfach machen.

Marberger, Wien: Sie haben mich mißverstanden. Diese Fälle hier war die negativste Selektion, die Sie haben können. Das waren Patienten, die bis 80 Jahre alt waren, z. T. waren es Patienten, die 3–4mal voroperiert waren, die einen Kreatinin von 10 oder 12 hatten, und bei denen Sie zwangsläufig mit jeder Behandlungsmethode große Probleme erleiden. Wir haben im Grunde genommen nur bei einem Patienten das Behandlungsziel nicht erreicht. Das war der Patient, bei dem die perkutane Nephrostomie mißlang. Es war ein kompletter Ausgußstein. Da war einfach kein Hohlsystem mehr da, in das wir was reinlegen konnten. Wir haben 3mal Steinreste gehabt, muß ich dazu sagen. Das war einmal z. B. ein Patient mit einem Kreatinin von 10. Ich hätte mich in dem Fall sehr gescheut, den zu operieren und mit aller Radikalität Steinfreiheit zu versuchen. Die anderen Probleme, die Obstruktion war beseitigt, und damit war das akute Problem beseitigt, ohne Narkose, ohne wesentliche Belastung des Patienten. Der Restinfekt, der hier aufgeführt war, ich muß dazu sagen: 8 Patienten hatten vorher einen chronischen Harnwegsinfekt über Jahre, das waren Struvitsteine, und Sie wissen selbst, wie schwierig es ist, so einen Steinträger zu sterilisieren. Und die Blutung war einmal problemlos durch das Einlegen einer etwas stärkeren Nephrostomie über 24 Stunden. Ich muß sagen, abgesehen von der Tatsache, daß es uns einmal mißlang, haben wir keine wirklich ernste Komplikationen gesehen. Und ich muß aber sagen, wir haben den Leuten eine sehr schwierige Operation erspart. Man muß dazu sagen, daß auch die einfache Pyelotomie natürlich eine schnelle Operation ist. Aber bei diesen Patienten geht auch die perkutane Manipulation wesentlich leichter, weil ein Patient, der 3-, 4-, 5mal voroperiert wurde, eine solche Schicht um die Kapsel entwickelt hat, z. B. durch das Legen der Nephrostomie, das Aufbougieren. Und da muß ich sagen, sind wir jetzt bei einem Standpunkt, daß man das problemlos auch bei einfachen Steinen, nicht bei jedem einfachen Stein, machen kann.

Vahlensieck, Bonn: Ich glaube, wir müssen mit diesem Thema zu Ende kommen. Herr Hutschenreiter hat noch eine ganz kurze Frage!

Hutschenreiter, Mainz: Ich möchte gern noch ganz kurz dazu etwas sagen. Gerade der Rezidivstein, der kleine Rezidiv-Kelchstein ohne ausreichendes Hohlsystem, ermöglicht gerade diese Manipulationstechnik, das sind optimale Voraussetzungen, weil die Niere nicht atemverschieblich ist, man gerade bei diesen Patienten es riskieren kann, auf Grund der Vernarbung nach Legen der Nephrostomie den Kanal akut zu bougieren und in einer Sitzung Punktion, Dilatation und Steinentfernung durchzuführen. Auch bei mehrfachen Kelchsteinen. Wir haben das inzwischen bei 55 Patienten nicht auf diese Art und Weise in einer Sitzung getan, und ich kann, um Herrn Melchior noch zu antworten, auch bestätigen, daß wir auch in dieser Zeit keine Perforation des Hohlsystems gesehen haben.

Vahlensieck, Bonn: Vielen Dank. Keine weiteren Fragen mehr zu diesem Thema! Dann kommen wir zum Vortrag von Herrn Neagu und Herrn Gelasanu über die Sonographie der urographisch stummen Niere. Dazu Fragen oder Bemerkungen? Herr Bartels!

Bartels, Göttingen: Ich möchte Sie fragen, Herr Neagu, wie sind die sehr schönen Farbbilder zustande gekommen, die Sie gezeigt haben, und möchte vielleicht ergänzend sagen, daß man die Informationen wesentlich verbessern kann durch die sog. antegrade Pyelographie, daß man also dieses Hohlsystem punktieren kann, daß man dadurch dann das Kontrastmittel hineingibt, und auf eine ganz einfache Art eine wesentlich verbesserte Information haben kann. Und schließlich die Agenesie der Niere darzustellen, das ist im Ultraschallbild sehr schwierig. – Neagu ist nicht mehr im Saal.

Heinert, Frankfurt: Herr Bartsch, zu Ihrem Vortrag hätte ich eine Bemerkung, und zwar die transrectale Untersuchung der Prostata. Die transrectale Untersuchung der Prostata ist ja eine sehr invasive Methode, a). b) wird sie nicht von jedem Patienten toleriert. Außerdem ist sie nicht ganz ungefährlich. Aus der amerikanischen Literatur sind Perforationen bekannt, ja sogar Todesfälle. Wir haben in Frankfurt Untersuchungen der Prostata, auch quantitative Messungen durchgeführt, die man durchaus auch mit einem konventionellen Real-time-Scanner durchführen kann, vielleicht kann ich mal ganz kurz zwei Bilder zur Diskussion zeigen, a) sind durchaus Längenmessun-

gen hier an einem Patientenkollektiv durchgeführt, bei probanden Adenomen, Carcinomen, durchaus meßbar. Wir haben Breite, Länge, Höhe gemessen und korreliert mit cystoskopischen Untersuchungen des Sphincter-Colliculus-Abstandes – vielleicht mal das nächste Dia –. Außerdem kann man auch Gewichte umrechnen und erhält dann Korrelationen. Wenn man dann postoperativ gemessene Gewichte vergleicht mit den sonographisch gemessenen und dabei berücksichtigt, daß die Kapsel bei Adenomektomien, die nach Millin durchgeführt oder transurethral ja nicht entfernt werden, und auch das eigentliche Prostatagewebe, dann kriegt man bis auf plus/minus 15 % eine sehr gute Korrelation. Und ich möchte dazu sagen, dies ist eine nicht invasive Methode, wird von jedem Patienten toleriert, selbst Probanden, und war natürlich niemals gefährlich! Danke.

Vahlensieck, Bonn: Ja, Herr Bartsch.

Bartsch, Innsbruck: Der Vorwurf besteht zu Recht. Die transrectale Sonographie ist eine invasive Methode. Wir haben diese Methode bis jetzt bei 177 Patienten durchgeführt. Wir haben nie eine Untersuchung abgebrochen, wir haben nie eine Komplikation gesehen. Für den Patienten bedeutet das etwa eine stärkere rectale Untersuchung, nur, es braucht einige Übung, um diese Sonde schmerzlos einzuführen. Bezüglich der 2. Aussage: Die transrectale Sonographie ist für uns keine Methode, um zu entscheiden, ob wir einen Patienten suprapubisch, transvesical oder transurethral elektroresezieren. Wir wollen eine Methode in die Hand bekommen zur Objektivierung eines Therapieerfolges beim Prostatacarcinom und bei der Prostatahyperplasie. Und da brauchen wir keine Volumina. Und wir haben mit der transabdominellen Methode kein Volumen beim Hypogonadismus z. B. mit 3 g errechnen können.

Vahlensieck, Bonn: Gibt es weitere Fragen oder Bemerkungen zu diesem Thema? Dann kommen wir zur Diskussion des nächsten Vortrages von Herrn Schüller und Mitarbeitern über die intravesicale Ultraschalltomographie. Gibt es dazu Fragen oder Bemerkungen? Herr Albrecht.

Albrecht, Wuppertal: Herr Schüller, die Frage ist ja wegen des Stagings. Wenn man frische, nicht anoperierte oder anresezierte Blasentumoren hat, dann ist es sicher sehr sicher, welches Stadium man hat. Wenn wir aber anreserzierte Patienten nach ¼ Jahr nachuntersuchen zur Kontrolle, dann kann es natürlich sehr schwierig sein, durch die Fibrose, die wir um die Blase herum haben, ein vernünftiges, dem histologischen Wert entsprechendes Staging zu machen. Man ist unter Umständen zu diesem Zeitpunkt darauf angewiesen, doch wieder eine transurethrale Resektion zu machen, und wenn man meinetwegen mit Laser, wie Sie das ja in München auch zum Teil machen, behandelt, ist das ja dasselbe Problem, daß man nachher kein vernünftiges Staging bekommt. Haben Sie also bei nachresezierten Patienten sichere Infiltrationstiefen bestimmen können?

Schüller, München: Das haben wir bei dieser Studie nicht, nein.

Vahlensieck, Bonn: Herr Bartels noch dazu?

Bartels, Göttingen: Ich glaube, daß es besonders wichtig ist, daß Herr Schüler ein bißchen kritisch gewesen ist. Denn nach wie vor wird man die Histologie nicht ersetzen können. Wenn man auch ausreseziert hat und das sonographische Bild danach dann aussieht, als wenn es wirklich glatte Blasenwand wäre, und man entnimmt dann noch einmal ein kleines Gewebsstück, dann kann es durchaus sein, daß da histologisch eben noch Tumorzellen nachgewiesen werden.

Vahlensieck, Bonn: Vielen Dank. Noch Fragen? Ja, Herr Naber, bitte!

Naber, Straubing: Kann man mit der Methode alle Blasenteile gleich gut übersehen oder gibt es sog. dunkle Ecken, die man nicht sonographisch untersuchen kann?

Schüller, München: Man kann das Blasendach relativ gut mit nach vorne 45 Grad antegrad abgewinkelten Schallköpfen mit entsprechendem manuellen Gegendrücken beurteilen. Ein Problem bleibt trotz Verwendung von retrograd abfahrenden Schallköpfen der Blasenausgang.

Vahlensieck, Bonn: Unsere Zeit ist abgelaufen. Technische Fragen sollten Sie jetzt nicht mehr diskutieren, das können Sie ja draußen machen. Herr Melchior?

Melchior, Kassel: Nur eine Frage noch: Wie hoch schätzen Sie die Aussagekraft der intravesikalen Sonographie im Vergleich zu anderen Untersuchungsmethoden ein, insbesondere auch der Computertomographie – das bedeutet ja wiederum die Anschaffung eines nicht ganz billigen Zusatzgerätes. Mit den Methoden haben wir überall ja eine recht gute Effektivität und Trefferquote der Stadien T 1, T 2, T 4. Die Dunkelziffer bleibt T 3-A, T 3-B. Glauben Sie, daß Sie mit der intravesikalen Sonographie hier mehr bringen als die bisher vorliegenden Untersuchungsmethoden?

Schüller, München: Wir haben diese gesamten Untersuchungen in Korrelation gesetzt mit den entsprechenden CT-Befunden, und unsere CT-Leute können nur sagen, daß sie im Stadium T 1 bis T 3-A äußerst große Schwierigkeiten haben, wo unsere Vorteile lagen. Nur da, wo der Tumor über die Blasenwand hinausging, konnten die CT-Leute eindeutige Befunde geben.

Vahlensieck, Bonn: Vielen Dank, Herr Schüller. Wir kommen dann zur Diskussion des letzten Vortrages von einer Münchner Arbeitsgruppe, von Herrn Chaussy.

Seppelt, Kiel: Herr Chaussy, Sie haben ja dankenswerterweise mal den Unterschied zwischen dem Ultraschall und der Stoßwelle herausgestellt. Ein Gesichtspunkt, der in der Laienpresse und in den Köpfen unserer Patienten immer durcheinander geht. Nun eine Frage: In einem Nebensatz Ihres Vortrags sagten Sie, Sie hätten die Indikation erweitert. Mich würde interessieren, welche Voraussetzungen Sie zur Zeit fordern, um die extrakorporale Stoßwellenlithotripsie durchzuführen?

Chaussy, München: Wir haben sie erweitert – auf die Darlegungen letztes Jahr bezogen. Da hatten wir den infizierten Stein ausgeschlossen. Wir haben jetzt begonnen, infizierte Steinträger auch zu behandeln, nachdem wir 2–3 Tage vorher gezielt antibiotisch vorbehandelt haben. Wir haben den Risikopatienten inzwischen in diese Gruppe aufgenommen. Wir haben also drei Patienten nach Infarkt – Herzinfarkt – inzwischen in das Kollektiv aufgenommen. Es ist so, wir machen da auch keinen Hehl daraus, wir tasten uns mit jeder Applikation noch weiter vor. Wir haben große Schwierigkeiten, weil die Kapazität unserer Klinik dafür nicht ausreicht. Wir haben eben momentan Anfragen, die wir unmöglich bewältigen können, und wir müssen jetzt sehr streng selektieren, müssen Patienten ablehnen, wo wir eigentlich wissen, daß wir ihnen mit hoher Wahrscheinlichkeit helfen könnten, weil wir einfach wissen wollen, wo sind die Grenzen der Indikationen. Das ist für mich die Aufgabe, glaube ich, noch der nächsten 1–2 Jahre.

Vahlensieck, Bonn: Letzte Frage noch von unserem verehrten Präsidenten.

Albrecht, Wuppertal: Nur ein ganz kurzer Hinweis: Mir ist natürlich klar, daß die extrakorporale Stoßwelle keine Ultraschallmethode ist, und wenn Sie genau hinsehen, ist der Abstand ein Millimeterchen größer als zwischen den anderen Vorträgen. Ich hatte den Absatz an sich im Konzept noch größer gemacht, er paßte halt hier am besten in das Gesamtprogramm rein.

Vahlensieck, Bonn: Vielen Dank! Wir müssen zum Ende dieser Sitzung kommen. Ich denke, wir haben recht interessante Informationen gesehen und gehört, insbesondere aber auch kritische Stellungnahmen. Ich danke allen Referenten und den Diskussionsteilnehmern, auch meinen Ko-Moderatoren.

Neue urologische Untersuchungs- und Behandlungsmethoden

Verhandlungsbericht der Deutschen Gesellschaft
für Urologie, 33. Tagung (1981), 381–384
© Springer-Verlag Berlin Heidelberg New York 1982

Neue Methode zur Funktionsbeurteilung transplantierter Nieren mit Schnellbiopsie und Serienrenogrammen am Krankenbett

H. Huland und H. Klosterhalfen

Die Funktionsbeurteilung transplantierter Nieren ist mit einer Reihe von Methoden möglich. Aufgrund der Erfahrungen an 150 transplantierten Patienten hat sich das einfache Renogramm unter Verzicht auf Clearance-Daten als sichere und den Patienten wenig belastende Screeningmethode bewährt, wenn es als Serienuntersuchung am Krankenbett durchgeführt wird. Entscheidend ist, daß ein Ausgangsbefund unmittelbar nach der Operation erhoben wird. Da unter Verzicht auf Clearance-Daten hierzu lediglich ein einziger Kollimator notwendig ist, kann dies ohne Belastung des Patienten am Krankenbett auf der Station getan werden und zwar bereits dann, wenn der Patient aus dem Aufwachraum kommt. Folgeuntersuchungen können dann bei anurischen Patienten in 2-3tägigem Abstand ab dem 4. postoperativen Tag erfolgen.

Die Auswertung 140 durch Serienrenogramme erfaßte akute Rejektion zeigt, daß hiermit sogar eine Differentialdiagnose der Rejektion gegenüber akutem Nierenversagen und postrenalem Nierenversagen möglich ist. Dies möchte ich an einigen Beispielen erläutern.

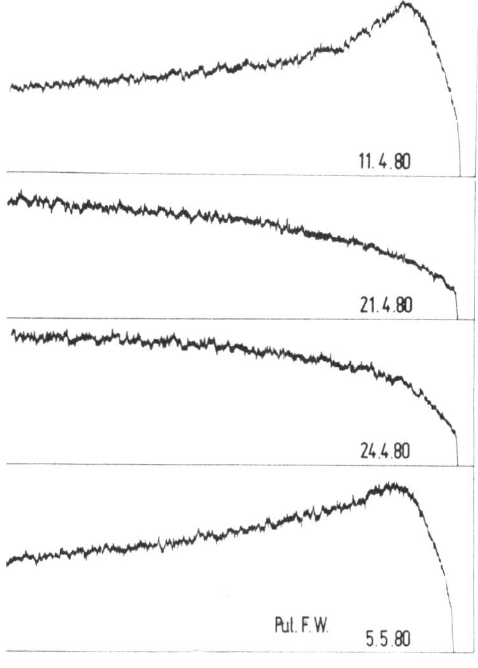

Abb. 2

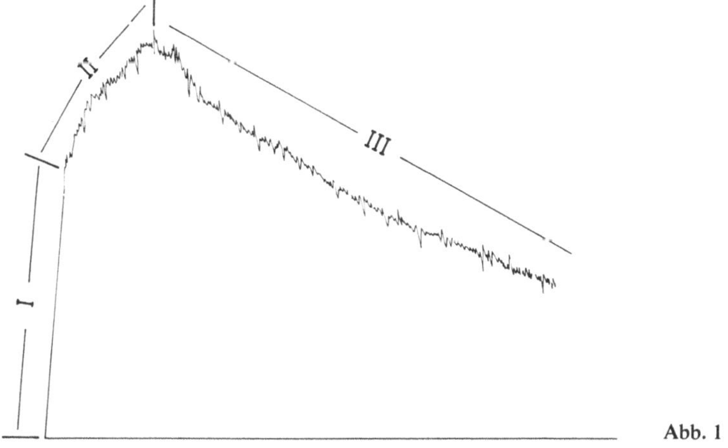

Abb. 1

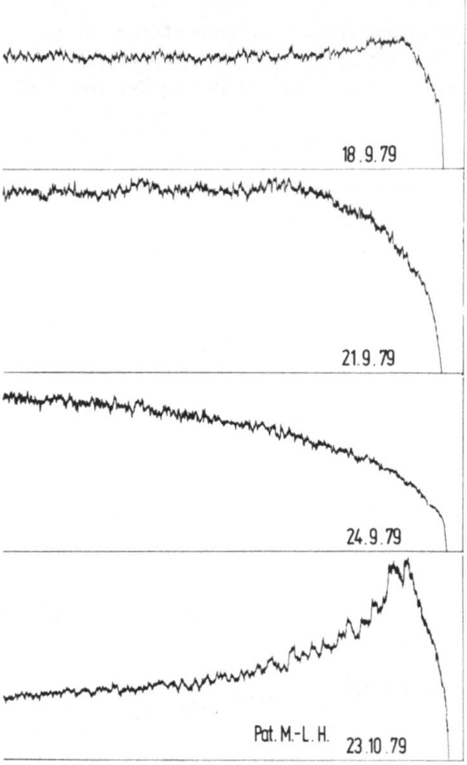

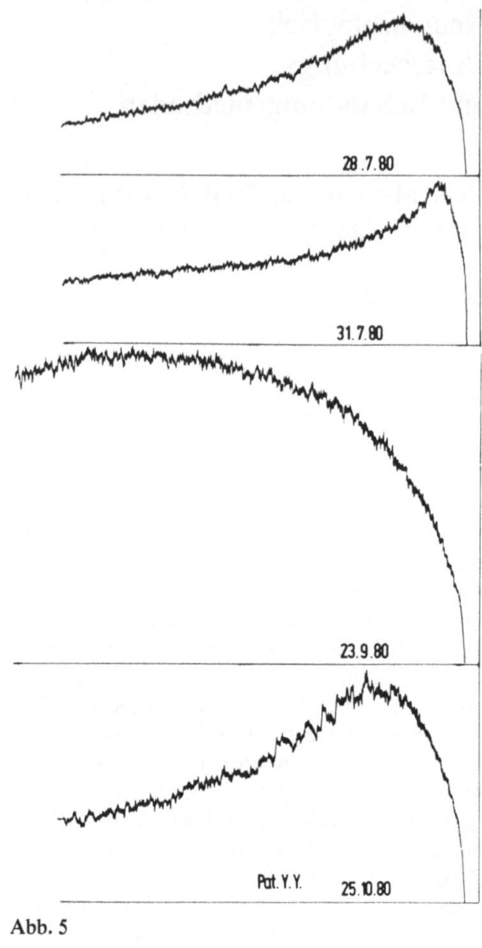

Abb. 3

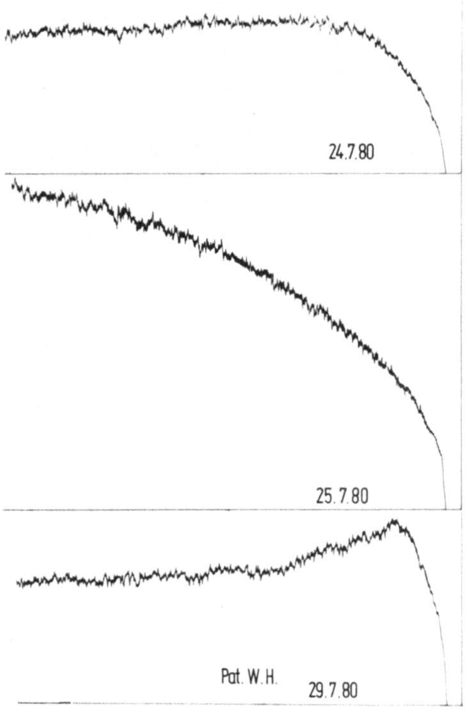

Pat. M.-L. H.

18.9.79

21.9.79

24.9.79

23.10.79

Abb. 4

Pat. W.H.

24.7.80

25.7.80

29.7.80

Abb. 5

Pat. Y.Y.

28.7.80

31.7.80

23.9.80

25.10.80

Das normale Jod^{131}-Hippuran-Renogramm hat definitionsgemäß 3 Phasen (Abb. 1).
Die Phase I entspricht der Tracer-Anflutung.
Die Phase II der tubulären Sekretion.
Die Phase III der Exkretion.

Als Rejektionskriterium haben wir immer eine Änderung der Anstiegssteilheit der Phase II beobachtet (Abb. 2).

Hier am Beispiel eines Patienten mit geringer postoperativer Diurese. Die Transplantation erfolgte am 9. 4. 80. Man sieht in dem Folgerenogramm eine extreme Abflachung der Phase II und eine Erholung nach Rejektionstherapie.

Abb. 3 zeigt ein Beispiel einer Rejektion bei postoperativer Anurie. Man erkennt eine extreme Abflachung der Kurve durch Änderung der Steilheit in der Phase II. Auch hier wieder ein Rückgang der Anstiegssteilheit der Phase II bei erfolgreicher Bolus-Therapie.

Punktionszylinder in frischer Carnoy'scher Lösung	45' bei 56 °C
gleiche Teile Alkohol plus Chloroform	20' bei 56 °C
Chloroform	20' bei 56 °C
Chloroform	20' bei 56 °C
Paraffinwax	15'
Paraffinwax	2 x 30'
HE-Färbung	
	ca. 4 Stunden

Anders bei Patienten mit verzögert einsetzendem akutem Nierenversagen (Abb. 4). Postoperativ hatte der Patient eine gute Diurese und entwickelte am 2. postoperativen Tag eine Anurie. Die Steilheit der Phase II im Renogramm ist bei allen Kurven identisch. Ohne Rejektionstherapie erholte sich die Niere.

Abb. 5: Ein Beispiel eines postrenalen Nierenversagens, bedingt durch eine Lymphocele. Anders als bei der Rejektion bleibt die Steilheit der Phase II in allen 4 Kurven identisch.

Die gezeigten Renogramm-Veränderungen haben wir zunächst häufig bioptisch untersucht. Wir benutzten hierzu eine Methode, die uns durch ein schnelleres Fixierungsverfahren (Abb. 6) innerhalb von 4 Stunden ein histologisches Ergebnis möglich macht. Dies gelingt dadurch, daß die Präparate bei 56° fixiert werden (Abb. 7). Die Qualität der Präparate wird von den Pathologen als hervorragend beurteilt.

Die Ergebnisse von 32 bioptisch gesicherten Rejektionen haben wir mit denen der Serienrenogramme verglichen. Jede bioptisch gesicherte Rejektion hat entsprechende Veränderungen in der Anstiegssteilheit der Phase II des Renogramms. Bei 7 dieser 32 Rejektionen war die Veränderung im Renogramm das einzige Rejektionskriterium, da die Patienten anurisch waren, keine Organvergrößerung boten und keine Allgemeinsymptome wie Fieber hatten. Das bedeutet, daß wir in der Form der Serienrenogramme offenbar eine sichere Methode für das postoperative Monitoring transplantierter Patienten haben. Darüber hinaus entsteht der Eindruck, daß die Änderung der Phase II ein spezifisches Rejektionskriterium ist. Dies muß jedoch durch weitere Beobachtung erhärtet werden. Unklare

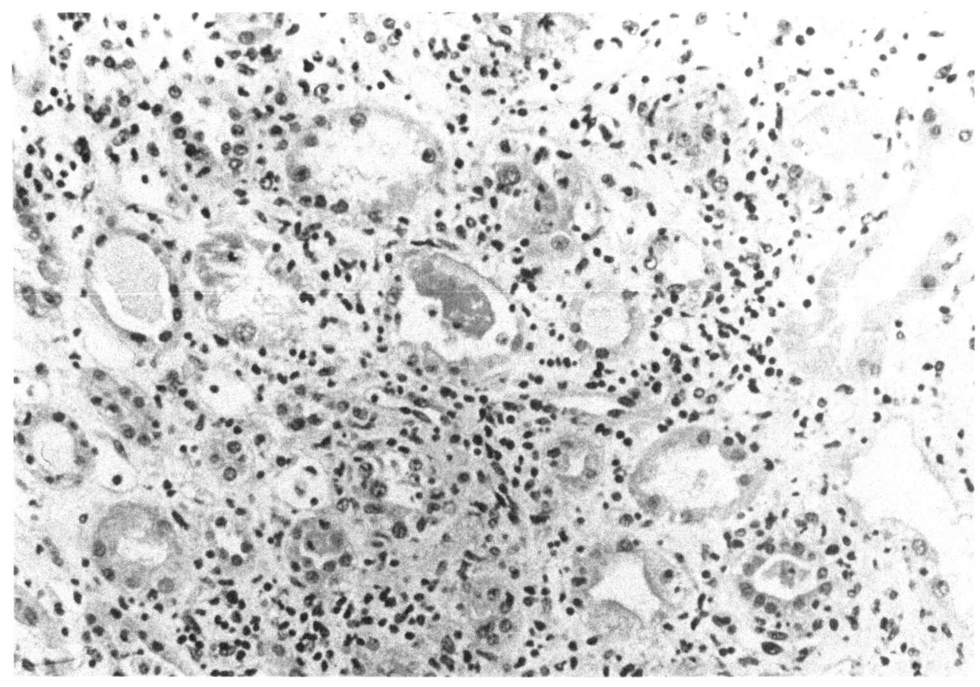

Abb. 7

Befunde können durch die erwähnte Schnellbiopsie ergänzt werden, deren Ergebnisse innerhalb von 3–4 Stunden vorliegen. Davon machen
wir jedoch immer weniger Gebrauch.

Priv.-Doz. Dr. Huland
Urolog. Univ.-Klinik Hamburg
Martinistr. 55
D-2000 Hamburg 20

Verhandlungsbericht der Deutschen Gesellschaft
für Urologie, 33. Tagung (1981), 385–387
© Springer-Verlag Berlin Heidelberg New York 1982

Laserbestrahlung von Blasentumoren nach Photosensibilisierung mit Hämatoporphyrin-Derivat – eine neue Therapiemöglichkeit?

D. Jocham, G. Staehler, Ch. Chaussy, C. Hammer und U. Loehrs

Hämatoporphyrin (Abb. 1) und sein Derivat Hpd haben sich wegen ihrer selektiven Speicherung in tumorösen Geweben als photosensibilisierende Substanzen für eine tumorspezifische Behandlung auch in der Humanmedizin besonders geeignet erwiesen [1, 2].

Die Lichtexposition derart vorbehandelter Tumoren führt über die Hpd-vermittelte Freisetzung von Singulett-Sauerstoff zur Schädigung der Zellmembran und zytoplasmatischer Organellen und damit Tumordestruktion [5]. Beim Blasenkarzinom scheiterte jedoch diese Therapie bislang daran, daß geeignete Lichtquellen und endoskopische Transmissionssysteme fehlten [4]. Erst die Entwicklung spezieller Lasersysteme und Lichtleiter hat diesbezüglich neue Möglichkeiten eröffnet. Eine Bestrahlung aller Blasenwandabschnitte sollte in Ergänzung konventioneller Therapieverfahren eine erfolgreichere Behandlung des nicht selten multilokulären Blasenkarzinoms durch die selektive Zerstörung auch kleinster photosensibilisierter Tumoranteile gestatten.

Erste experimentelle Untersuchungen, über die im folgenden berichtet wird, dienten der Klärung der Frage, inwieweit eine endovesikale Laserbestrahlung photosensibilisierter Tumoren möglich ist.

Folgende Fragestellungen wurden anhand des undifferenzierten Brown-Pearce-Karzinoms, das unter anderem in die Kaninchenblase transplantabel ist [3], untersucht.

1. Ausmaß eines laserinduzierten Therapieeffektes auf unbehandelte und photosensibilisierte Brown-Pearce-Tumorzellen.

2. Hpd-Speicherung im gewählten Tumormodell.

3. Erfolg einer endoskopischen Lasertherapie photosensibilisierter „Blasentumoren".

Als Lichtquelle diente ein Farblaser, optisch gepumpt von einem 18-W-Argonlaser (Spectra Physics) mit einer maximalen Leistung von 3,5 W am Ende des flexiblen Lichtleiters.

Folgende Versuche wurden durchgeführt:

1. Laserbestrahlung Hpd-inkorporierender Brown-Pearce-Tumorzellen und nicht photosensibilisierter Kontrollgruppen.

2. Spektrographischer Nachweis des Hpd im Tumor und in der normalen Blasenwand.

3. Endoskopische Laserbestrahlung transplantierter Tumoren.

Es zeigten sich folgende Ergebnisse:

1. Gegenüber unbehandelten Kontrollzellgruppen führte weder die Farblaserbestrahlung Hpd-freier Zellen noch die alleinige Hpd-Verabreichung zu signifikanten Unterschieden in den Vitalitätstestungen.

Im Gegensatz dazu bewirkte die Laserbestrahlung Hpd-inkorporierender Zellen in Abhängigkeit von Hpd-Konzentration und Be-

HAEMATOPORPHYRIN

$$C_{34} \quad H_{38} \quad O_6 \quad N_4$$

Mol. Gew. 598,6

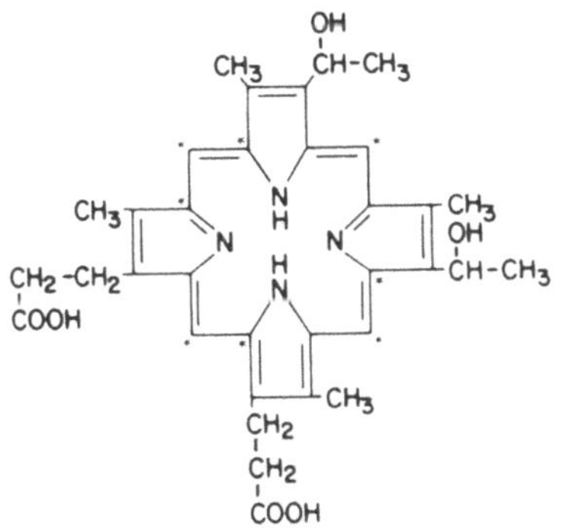

Abb. 1. Summenformel, Molekulargewicht und Strukturformel von Hämatoporphyrin

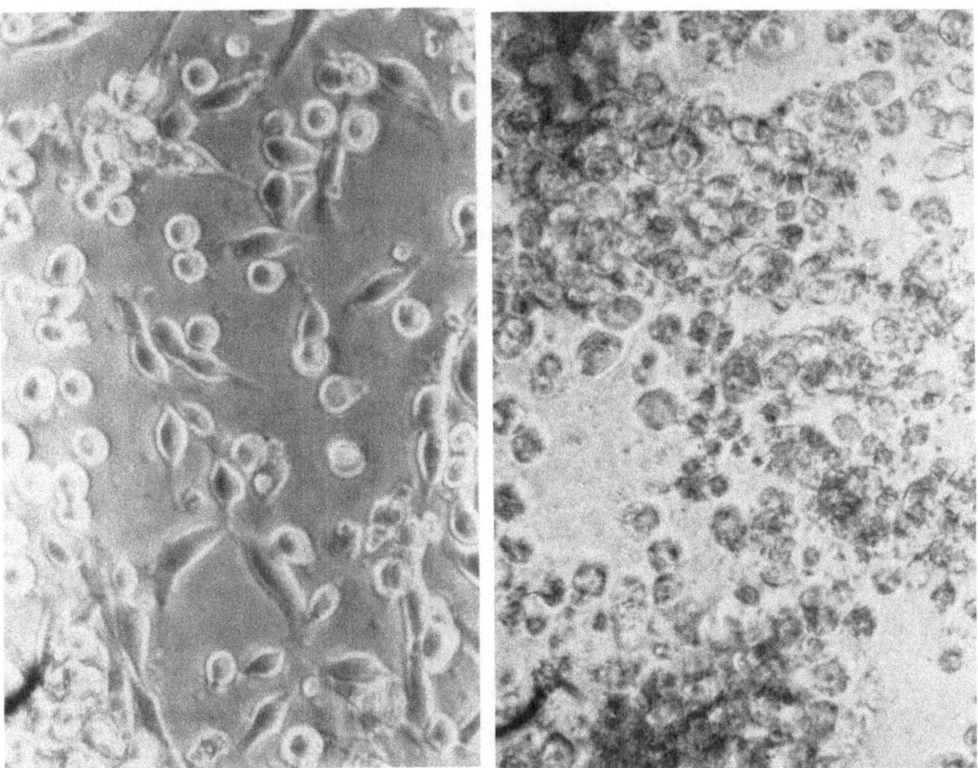

Abb. 2. *links* laserbestrahlte (700 mW/s, 5 min., d. = 20 cm) Brown-Pearce-Tumorzellen ohne Photosensibilisierung; *rechts* laserbestrahlte (gleiche Laserenergie wie links) Tumorzellen nach Verabreichung von Hämatoporphyrin-Derivat (50 µg/ml)

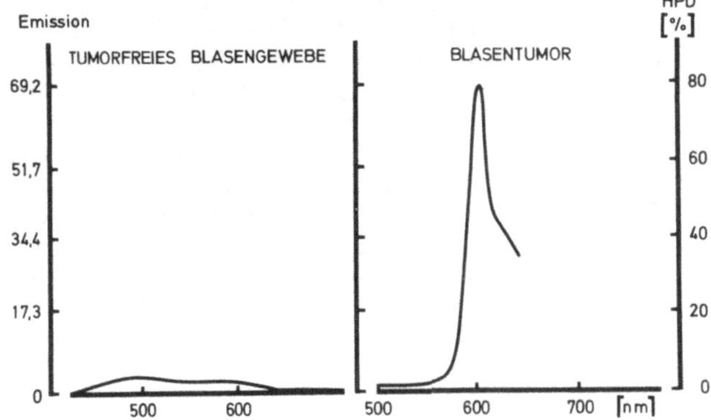

Abb. 3. *links* kein Hpd-Nachweis im gesunden Blasengewebe; *rechts* typischer Emissionspeak für Hpd im Tumorgewebe

strahlungsdauer eine bis zu 100%ige Zytolyse (Abb. 2).

2. Weiterhin war die deutliche selektive Speicherung des Hpd im Tumorgewebe nachweisbar (Abb. 3).

3. Die endoskopische Laserbestrahlung photosensibilisierter Tumoren rief gegenüber Kontrollgruppen deutlich größere Nekrosezonen bzw. eine totale Tumorzerstörung hervor.

Zusammenfassend kann festgestellt werden, daß auch im gewählten Blasentumormodell ein Hpd-vermittelter zytotoxischer Effekt der Laserbestrahlung photosensibilisierter Tumoren deutlich erkennbar war [4]. Selbst die transplantierten Tumoren lagerten das Hämatoporphyrinderivat selektiv ein.

Da eine Schädigung der Hpd-freien, gesunden Blasenwandabschnitte durch die therapeutisch erforderliche Laserenergie nicht beobachtet wurde, erscheint die selektive Zerstörung auch multipler kleinster Blasentumoranteile beim multilokulären Blasenkarzinom durch die Bestrahlung aller Blasenwandabschnitte möglich.

Literatur

1. Dougherty TJ et al (1978) Photoradiation therapy for the treatment of malignant tumors. Cancer Res 38:2628. – 2. Gomer CJ, Dougherty TJ (1979) Determination of (^{3}H) – and (^{14}C) Hematoporphyrin Derivate distribution in malignant and normal tissue. Cancer Res 39:146. – 3. Harzmann R, Gericke D, Bichler KH, Erdmann D (1978) Transurethral transplantiertes Modell eines Karzinoms im Bereich der Harnblase des Kaninchens. Urologe [A] 17:125. – 4. Jocham D, Staehler G, Chaussy Ch, Hammer C, Löhrs U (1981) Laserbehandlung von Blasentumoren nach Photosensibilisierung mit Haematoporphyrin-Derivat. Urologe 20:340. – 5. Kelly JF, Snell ME (1976) Hematoporphyrin derivate: a possible aid in the diagnosis and therapy of carcinoma of the bladder. Journal of Urology 115:150. – 6. Weishaupt KR, Gomer CJ, Dougherty TJ (1976) Identification of singlet oxygen as the cytotoxic agent in photoinactivation of a murine tumor. Cancer Res 36:2326

Dr. D. Jocham
Urologische Klinik und Poliklinik
der Universität München
Klinikum Großhadern
Marchioninistraße 15
D-8000 München 70

Verhandlungsbericht der Deutschen Gesellschaft
für Urologie, 33. Tagung (1981), 388–391
© Springer-Verlag Berlin Heidelberg New York 1982

Ein urologischer Röntgen-Untersuchungstisch neuer Konzeption

H. Melchior

Zweifellos haben die modernen Röntgenuntersuchungstische des Urologen einen hohen technischen Standard erreicht. Dennoch haben diese Untersuchungstische einige konzeptionsbedingte Nachteile, die die Arbeit in der täglichen Routine erschweren.

Die Länge der Tischplatte von 140 cm zwingt den Anästhesisten bei Untersuchungen in Narkose meist zu extremen Verrenkungen; häufig steht er deshalb seitlich am Tisch. Die Parkposition der Röntgen-Filmkassette liegt entweder unter dem Arm des schlafenden Patienten im Arbeitsfeld des Anästhesisten oder der Zugang der Röntgenassistentin kreuzt die Sterilzone der Instrumentaria (Abb. 1).

Aus diesem Grunde haben wir nach einer Lösung gesucht, welche ohne Einschränkung der Röntgentechnik

1. eine konsequente Trennung der verschiedenen Arbeitsbereiche von Anästhesie, Röntgenologie und Urologie ermöglicht und

2. diagnostische Eingriffe in Narkose auch bei kleinen Kindern erleichtert.

Wichtigste Voraussetzung für jeden Lösungsansatz war die Kürzung der Tischplatte auf maximal 100 cm, da die Schädel-Steiß-Länge eines fünfjährigen Kindes nur 60 cm beträgt und die eines Erwachsenen nur selten 90 cm übersteigt (Abb. 1).

Unter einer 100 cm langen Tischplatte ist aber nicht genügend Raum für eine konventionelle Film-Folien-Kassette und einen Bildverstärker. Daher mußten Film-Folien-Aufnahmetechnik und Durchleuchtung mit der Röntgen-Bildverstärker-Fernsehkette in einem System zusammengefaßt werden. Hierzu boten sich die neuen Großbildverstärker an; wir wählten einen Großbildverstärker von Philips mit ei-

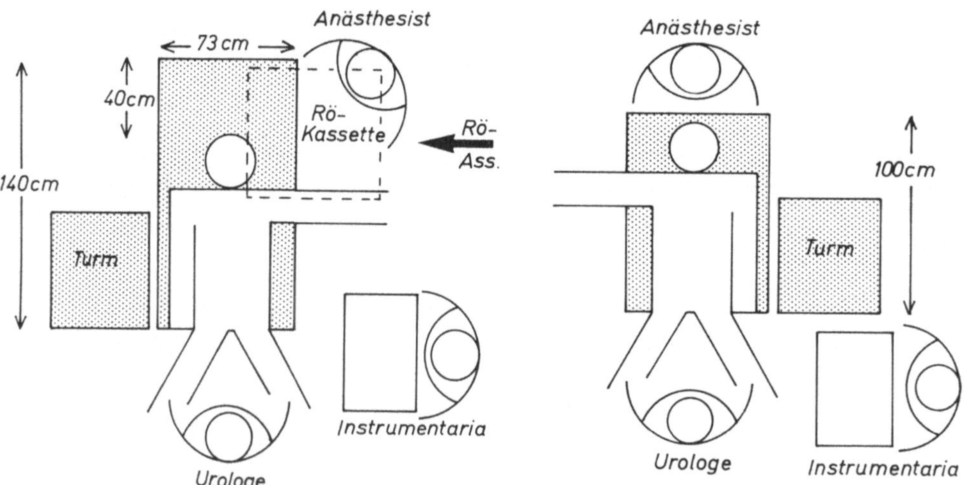

Abb. 1. Urologische Röntgenuntersuchungstische: konventionelle Konzeption (*links*) und neue Konzeption (*rechts*)

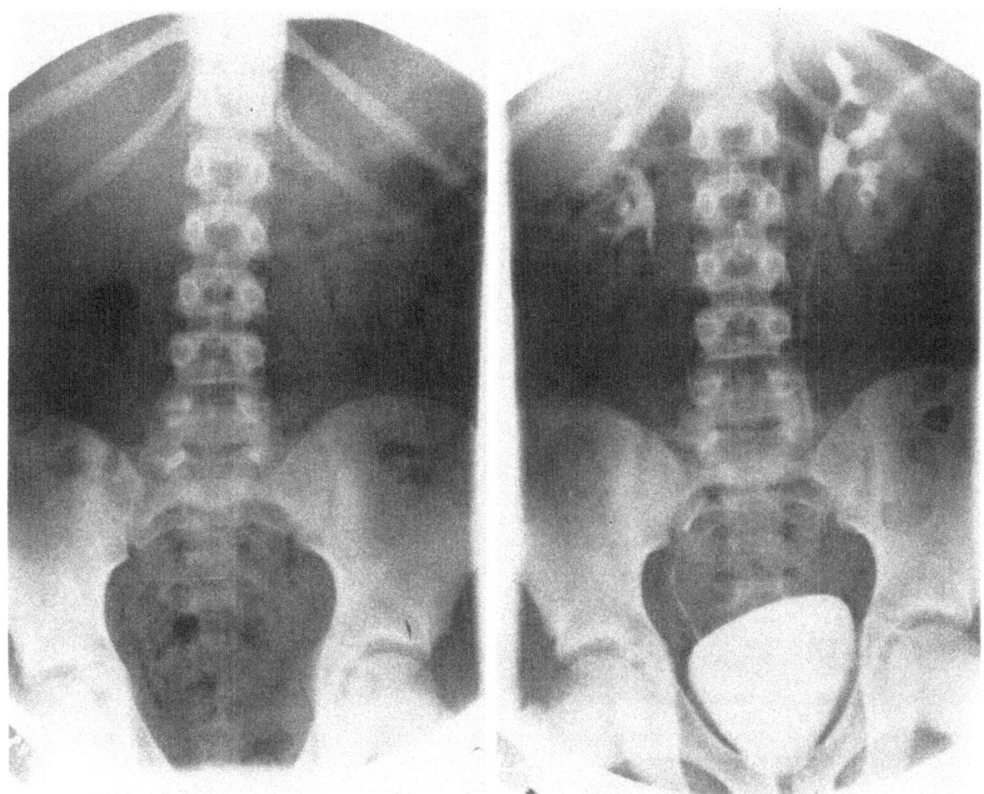

Abb. 2. Ausscheidungsurographie mit der 100-mm-Kamera über den 36-cm-Großbildverstärker (Beispiel: 13jähriges Mädchen)

nem Durchmesser des Eingangsschirmes von 36 cm.

Bei konsequentem Einsatz der Indirekt-Aufnahmetechnik mit der Mittelformatkamera über den Großbildverstärker entfällt der regelmäßige Gang der Röntgenassistentin zum Untersuchungstisch; Konfliktsituationen zwischen den verschiedenen Arbeitsbereichen sind praktisch ausgeschlossen.

Das Auflösungsvermögen der Großbildverstärker ist mit 4,5 Perioden/mm nur wenig geringer als das einer konventionellen Film-Folien-Aufnahme. Die Strahlenbelastung einer Indirektaufnahme mit der Mittelformatkamera beträgt nur 15–20% der einer Normalaufnahme. Da bei Verzicht auf die Zieleinrichtung mit dem Kassettenwagen der Großbildverstärker direkt unter die Tischplatte montiert werden konnte,

wurde ein effektiver Durchmesser des Eingangsformates auf der Tischplatte von 31,5 cm erreicht, was nur einen geringen Formatverlust gegenüber einer normalen 40 x 30 cm²-Filmkassette bedeutet, deren effektives Eingangsformat 34,5 x 25 cm² beträgt (Abb. 2).

Selbstverständlich setzt die Konzeption eines neuen Untersuchungstisches auch entsprechend adaptierte Zusatzeinrichtungen voraus (Abb. 3). Die Beinhalter dürfen die Lagerung von bettlägerigen Patienten nicht behindern; sie sind über Gasdruckdämpfer leicht verstellbar. Spezialkloben erleichtern die urologische Untersuchung von Kleinkindern und Säuglingen. Das Narkosegerät wurde direkt an den Turm des Untersuchungstisches montiert. Der Miktionssitz wurde mit einem Uroflowmeter versehen, welches über einen Intervallschalter die vollautomatische

389

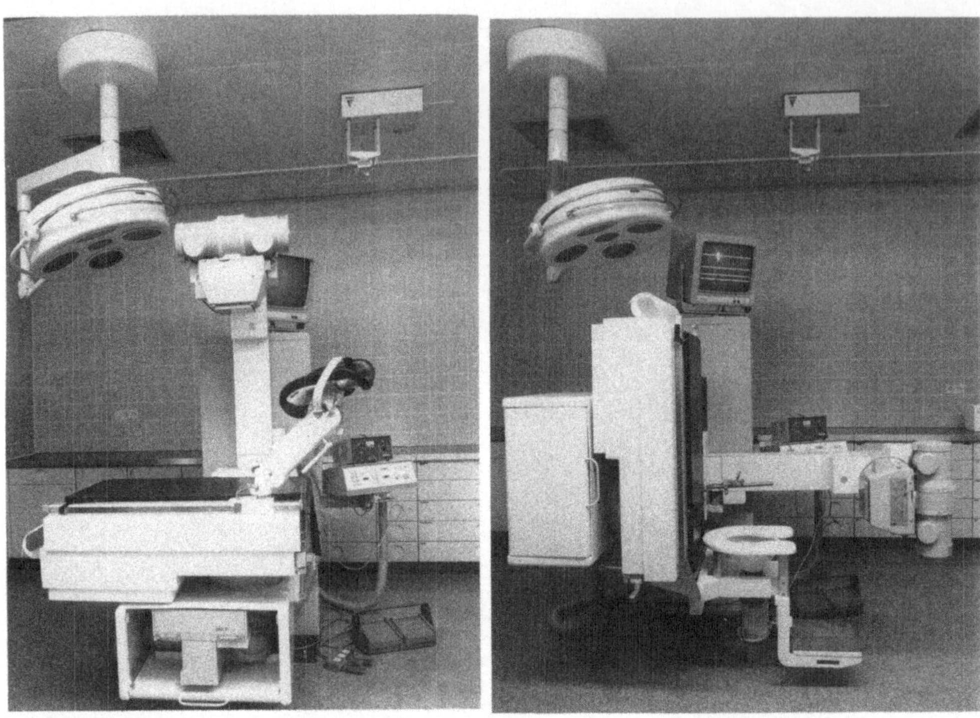

Abb. 3. Der neue Röntgenuntersuchungstisch für normale urologische Untersuchungen (*links*) und für die spezielle Funktionsdiagnostik (*rechts*)

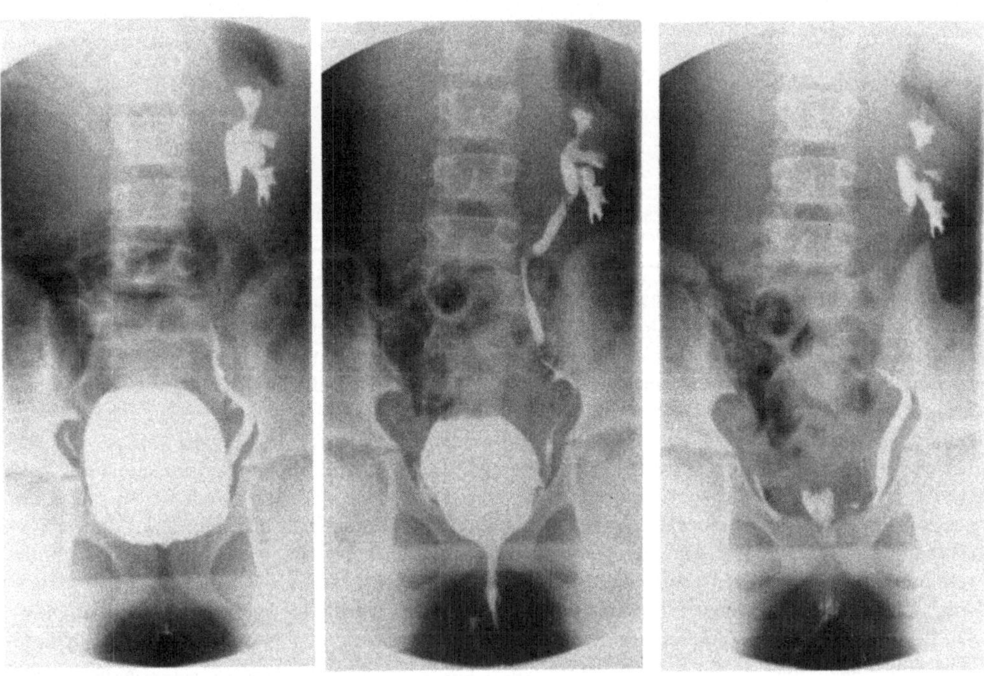

Abb. 4. Serien-MCU, automatisch ausgelöst

Auslösung eines Serien-MCU gestattet (Abb. 4):
Im Abstand von 5–10 Sekunden werden Einzel-
aufnahmen ausgelöst, solange ein Harnfluß von
mindestens 5 ml/s besteht.

Prof. Dr. med. H. Melchior
Urologische Klinik
Städtische Kliniken Kassel
Mönchebergstraße 41/43, D-3500 Kassel

Verhandlungsbericht der Deutschen Gesellschaft
für Urologie, 33. Tagung (1981), 392/393
© Springer-Verlag Berlin Heidelberg New York 1982

Transurethrale Ureterorenoskopie

M. A. Reuter, R. Harzmann, K.-H. Bichler und St. H. Flüchter

Die im September 1980 von E. Perez-Castro Ellendt und J. A. Martinez-Pineiro [3] publizierte Methode der transurethralen Harnleiterendoskopie ist eine Weiterentwicklung bekannter Techniken [1, 2].

Das neu konzipierte Ureterorenoskop entspricht in allen Details einem herkömmlichen Zystoskop. Es ist jedoch nur etwa 12 Charr. stark und 50 cm lang. Die Geradeausoptik kann durch eine 70°-Optik ersetzt werden. Bildqualität und Dokumentationsmöglichkeiten entsprechen dem von der Zystoskopie gewohnten Niveau. Außerdem ist die Verwendung verschiedener Instrumente wie Sonden, Schlingen, Steinfänger und Biopsiezangen bis zu 5 Charr. möglich.

Die Untersuchung sollte unter stationären Bedingungen in Teil- oder Vollnarkose mit Röntgenbildwandlerkontrolle durchgeführt werden. Zu Beginn wird der Harnleiter mit einem 5-Charr.-Splint sondiert, der als Leitschiene für das Instrument dient, das unter Sicht in den Harnleiter eingeführt wird. In schwierigen Situationen gelingt es, den Schaft blind ohne Optik über einen 8-Charr.-Ureterkatheter einzuführen.

Zur Vermeidung von Komplikationen halten wir eine Röntgenbildwandlerkontrolle, isotonische Spüllösungen und eine Höhe des Irrigators von nicht mehr als 30 cm für unerläßlich.

Indikationen sind die Differenzierung von Tumor, Stein und Koagel sowie von Stenosen und Kompressionen des Harnleiters (Tabelle 1).

Tabelle 1. Indikationen zur transurethralen Ureterorenoskopie (TUS)

diagnostisch	therapeutisch
Tumor	Beseitigung von:
Stein	Steinen
Koagel	Fremdkörpern
Stenose	Stenosen
Kompression	HL-Fibromen

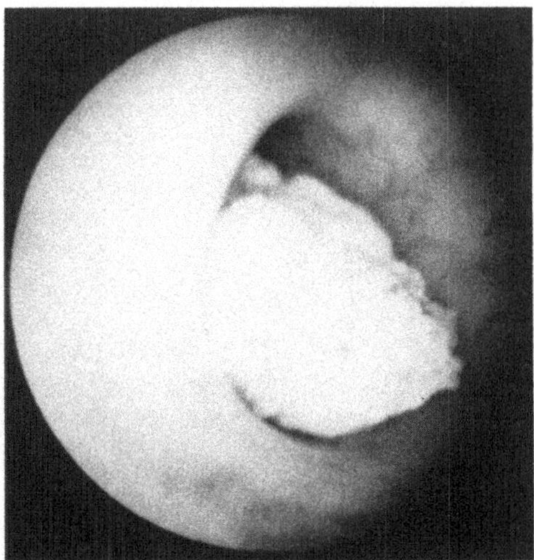

Abb. 1. Ureteroskopie eines hohen Harnleitersteins

Daneben ergeben sich Möglichkeiten der Therapie bei Harnleitersteinen, Stenosen, Fremdkörpern und gutartigen Harnleitertumoren. Harnleiterverweilschlingen können unter Sicht eingelegt werden. Auch die Extraktion ist bereits ohne Komplikationen gelungen. Biopsien können entnommen werden.

Den Untersuchungsablauf soll exemplarisch ein Fall mit unklarer Raumforderung im linken Nierenbecken zeigen. Der untere Harnleiter ist röntgenologisch wie endoskopisch unauffällig. Die weitere Untersuchung deckt im oberen Harnleiter einen Uratstein auf (Abb. 1), der mit Hilfe der Leitschiene unter Sicht passiert werden kann. Das Instrument wird dann ohne Schwierigkeiten bis in das obere Nierenkelchsystem vorgeschoben (Abb. 2). Im Nierenbecken wurden weitere Uratsteine gefunden. Bisher haben wir 26 Patienten mit dieser Methode untersucht. Dabei fanden wir einen Nierenbecken- und einen Harnleitertumor, 5mal Steine, 4 Harnleiterstenosen und 2mal chronisch entzündliche Nieren-

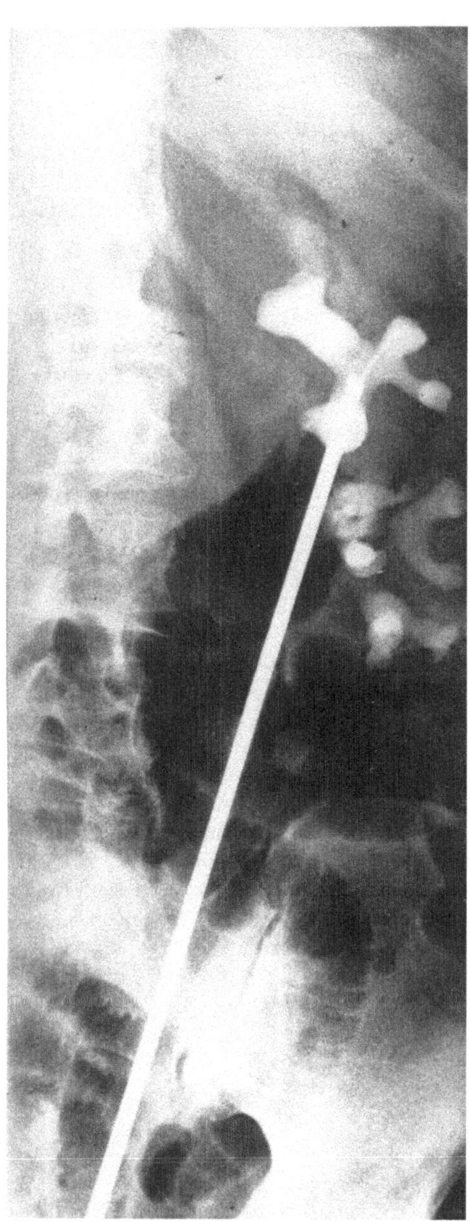

Abb. 2. Transurethrale Ureterorenoskopie des oberen Nierenkelchsystems, Kontrastfüllung des Nierenbeckenkelchsystems, Leit-UK an der Spitze des Endoskops

beckenveränderungen. In einem Fall gelang die Passage des Ostiums nicht.

Komplikationen traten fünfmal in Form von Perforationen auf. In zwei Fällen mußte chirurgisch revidiert werden. Mögliche, jedoch bisher nicht eingetretene Komplikationen sind Striktur und Reflux, zu deren Kontrolle entsprechende Nachuntersuchungen erforderlich sind.

Insgesamt eröffnet dieses Untersuchungsverfahren bei strengster Indikationsstellung neue Dimensionen der endoskopischen Diagnostik und Therapie in der Urologie.

Literatur

1. Lyon ES et al. (1978) Transurethral ureteroscopy in women... J Urol 119:35. – 2. Lyon ES et al. (1979) Transurethral ureteroscopy in men using juvenile cystoscopy equipment. J Urol 122:152. – 3. Perez-Castro Ellendt E, Martinez-Pineiro JA (1980) La ureterorenoscopia transuretral. Arch Espan Urol 33:3. – 4. Takayasu H et al. (1971) Clinical application of fiberoptic pyeloureteroscope. Urol Int 26:97

Dr. med. M. A. Reuter
Urologische Abteilung
der Universitätskliniken
Calwer Str. 7
D-7400 Tübingen

Verhandlungsbericht der Deutschen Gesellschaft
für Urologie, 33. Tagung (1981), 394–396
© Springer-Verlag Berlin Heidelberg New York 1982

Zur Technik intraoperativer und transkorporaler Röntgensofortbild-Darstellung

R. A. Zink und M. Schätzl

Die Problematik der intraoperativen, röntgenologischen Konkrementsuche bzw. der herkömmlichen Röntgenkontrolle und -dokumentation bei Nephrolithotomien ist hinreichend bekannt.

Durch Verwendung von Sofortbildfilmen anstelle der Röntgenfolien läßt sich zumindest die Zeit gewinnen, die sonst durch das Entwickeln und den Transport der Röntgenfilme verlorengeht.

Selbstverständlich kann und will diese Technik den herkömmlichen Röntgenfilm weder ersetzen noch verdrängen, vielmehr findet sie ihr spezielles Anwendungsgebiet überall dort, wo es um sofortige Bildinformation geht.

Wir verwenden zur intraoperativen Sofortbildlithographie ausschließlich Polaroid Einzelblattfilme der Typen 52 oder 57 und nicht den Packfilm in Metallkassetten, wie von Koshiba et al. angegeben [1].

Die flexiblen Einzelfilme lassen sich in sterilen Plastikbeuteln verpackt problemlos und in gewohnter Weise der mobilisierten Niere anlegen.

Die Expositionszeit beträgt ca. 3 Sekunden, da die Sofortbildemulsionen nicht speziell auf die Röntgenbelichtung abgestimmt sind.

Nach der Röntgenexposition (2 x) kann man den Film im Operationssaal mit der dazugehörigen, handelsüblichen Kassette bei Tageslicht verarbeiten.

Bereits nach 20 Sekunden liegt das fertige Polaroidbild zur Beurteilung vor: Zum Vergleich in Abb. 1 Röntgen- und Abb. 2 Sofortbild von Konkrementresten in situ. Um die relativ langen Belichtungszeiten zu umgehen, entwickelten wir eine neue Technik unter Verwendung von Verstärkerfolien. Mit dem Typ Titan-D gelang es, die Expositionszeit intraoperativ von 3 auf 0,2 Sekunden zu verkürzen, was einen Atemstillstand bei der Aufnahme erübrigt.

Diese Folien werden präoperativ in der Dunkelkammer oder im Handentwicklungssack in die geöffnete Polaroidfilmtasche zwischen das Negativ und das Positiv so eingelegt, daß die Fluoreszenzschicht zum Negativ zeigt. Durch Andrücken des rückwärtigen Falzes erfolgt wieder lichtdichter Verschluß der Filmpackung. Nach Röntgenexposition wird im Handsack die Verstärkerfolie entfernt und der Film in der bereits beschriebenen Art und Weise innerhalb von 20 Sekunden entwickelt.

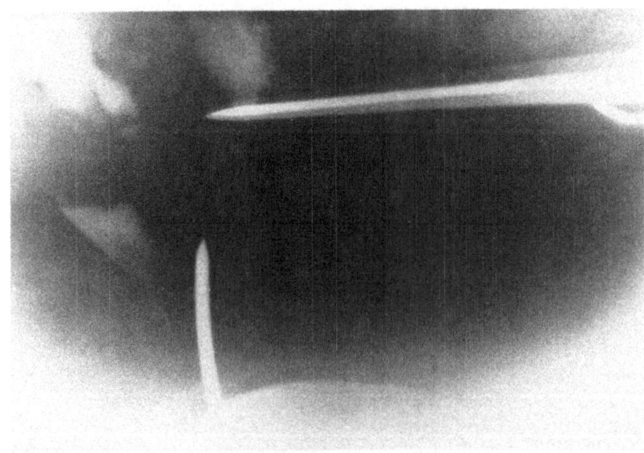

Abb. 1

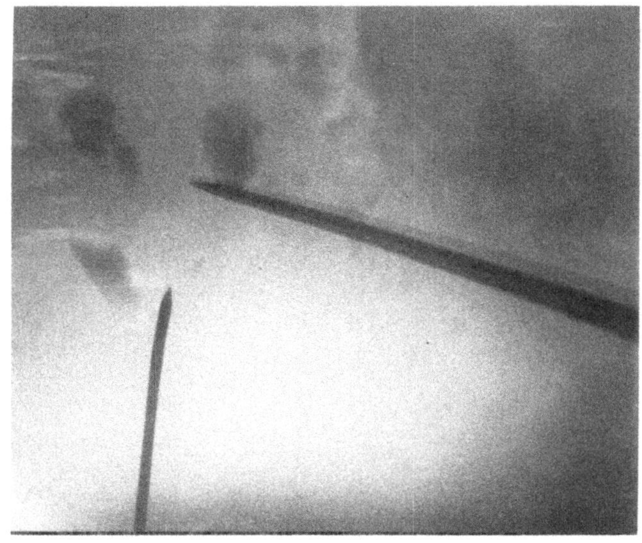

Abb. 2

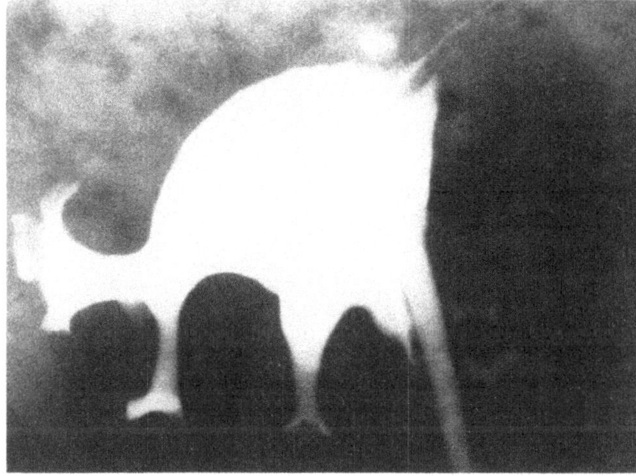

Abb. 3

Die so erzielte gute Bildqualität und der minimale technische Aufwand veranlaßten uns, eine transkorporale Aufnahmetechnik zu entwickeln und hiermit einen völlig neuen Weg zu beschreiten.

Hierbei verwenden wir zusammen mit der Siemens-„Spezial"-Folie wegen seiner höheren Empfindlichkeit den Filmtyp 57. Die folienbeschickten Filmtaschen können auf eine Röntgenkassette geklebt und dann wie üblich in den Röntgentisch eingelegt werden.

Nach vorheriger Bildverstärker- bzw. Licht-visierkontrolle erfolgt bei 60 kV Röhrenspannung die Belichtung mit ca. 60 mAs.

Aus der Vielzahl der möglichen Einsatzgebiete seien nur die Steinlokalisation, die ortho- und retrograde Pyelo- und Ureterographie oder die Implantatkontrolle genannt.

Hier als Beispiel für die transkorporale Technik ein über die Nephrostomie mit Kontrastmittel gefülltes Nierenhohlsystem (Abb. 3) in üblicher Röntgen-, Abbildung 4 in Sofortbildtechnik.

Da sich insbesondere der transkorporalen

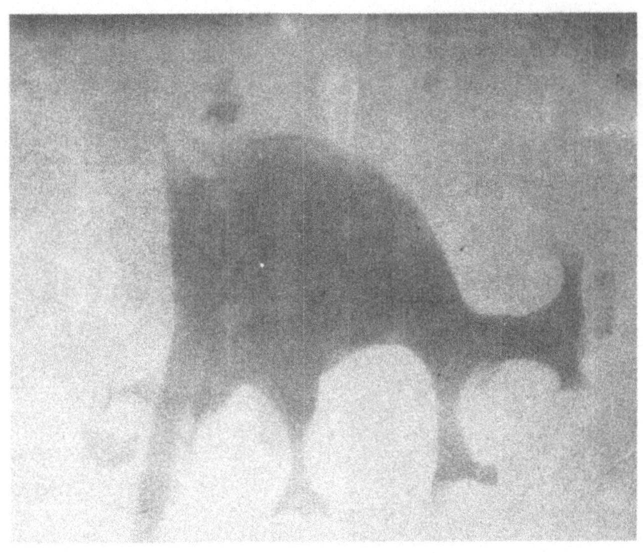

Abb. 4

Technik eine Vielzahl von Anwendungsmöglich-keiten nicht nur im urologischen Bereich öffnet, werden derzeit noch weitere Film-Folien-Kom-binationen erprobt sowie an der Vereinfachung der Folienapplikation gearbeitet.

Literatur

1. Koshiba K, Ishibashi A, Mashimo S (1980) Use of Polaroid-film in intraoperative renal radiography: A new technique. J Urol 124:586. – 2. Albrecht KF, Moneada J (1981) Radiographic search for renal calculi during nephrolithotomy by the Renodor technique. In: Schulman CC (ed) Advances in diagnostic urology, 80. Springer, Berlin

Dr. R. A. Zink
Urolog. Klinik Maximilian-Universität
Klinikum Großhadern
Marchioninistr. 15
D-8000 München 70

Verhandlungsbericht der Deutschen Gesellschaft
für Urologie, 33. Tagung (1981), 397–399
© Springer-Verlag Berlin Heidelberg New York 1982

Die Wertigkeit mit nuklearmedizinischen Untersuchungsverfahren umschriebener Parenchymprozesse

L. Baán und L. Galuska

Die umschriebene Eiterbeule im Nierenparenchym ist immer seltener und der Verlauf des Krankheitsbildes meistens bei antibiotisch unzureichender Vorbehandlung verändert. Leukozytose ist inkonstanter, das klinische Bild verwischt, nur Anämie und Blutsenkung zeigen den vorhandenen Prozeß.

Anhand eines solchen Falles werden relevante radiologische und nuklearmedizinische Untersuchungsverfahren aufgezeigt sowie ihre Wertigkeit hinsichtlich der therapeutischen Entscheidung abgeschätzt.

M. K., 45 Jahre alter Patient, war mit chronisch septischem Zustand an die inn. med. Klinik aufgenommen. Bei Aufklärung der chr. septischen Ursache war erst eine Leber-Milz-Scintigraphie vorgenommen, doch ohne Erfolg.

Nachher wurde mit i.v. ^{4m}Ci ^{99m}Tc-DMSA-Isotopmittel eine Nierenscintigraphie durchgeführt: der linke Nierenschatten war größer und zeigte eine rundförmige Aussparung im umschriebenen Teil des unteren Nierenpols, die Entfernung zwischen Milz und Niere war vergrößert, und die Kontur der Milz hatte auch einen Eindruck (Abb. 1).

An i.v. Urographie waren die unteren Kelchgruppen komprimiert, dies zeigte die Anwesenheit einer umschriebenen Eiterbeule auf (Abb. 2).

In diesem Fall verstärkt die nuklearmedizinische Untersuchung unseren klinischen und röntgenologischen Verdacht eines Nierenkarbunkels und konnte die invasive Methode – eine retrograde Pyelographie – vorbeugen.

Der Nierenkarbunkel war auch mit einem Operationsbefund bestätigt, und einige Wochen später das urographische Bild normal, sowie an der Scintigraphie war die Entfernung der beiden Organe verschwunden, nur der Konturdefekt der Niere blieb zurück (Abb. 3–4).

Schlußfolgerung

Die oben beschriebenen scintigraphischen Zeichen halten wir als typisch bei einem Nierenkarbunkel.

1. Der vergrößerte Nierenschatten mit umschriebener Isotopmittelaussparung.

2. Wegen des Ödems und der Infiltration des perirenalen Gewebes vergrößert sich die Entfernung zwischen den benachbarten Organen und die Infiltration ruft auch eine Konturimpression des benachbarten Organs hervor.

3. Diese indirekten scintigraphischen Zeichen können zusammen mit der Urographie die umschriebenen Eiterbeulen im Nierenparenchym zeigen und auch wertvolle Hilfe zu der Aufstellung der Diagnose einer nicht invasiven Methode geben.

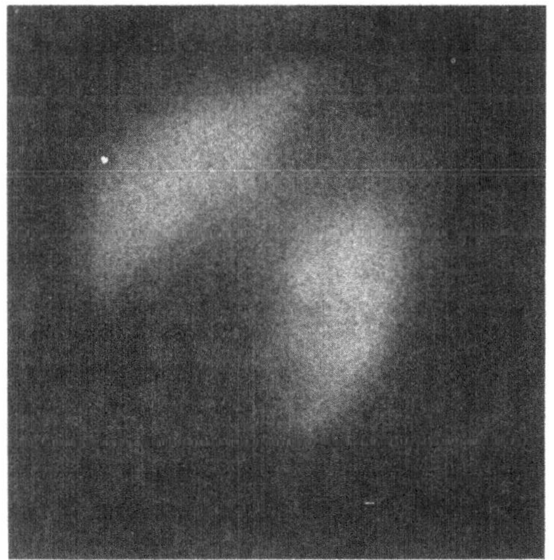

Abb. 1. Am unteren Pol der linken Niere rundförmige Aussparung, die Entfernung zwischen Milz und Niere vergrößert, an der Milz Kontureindruck

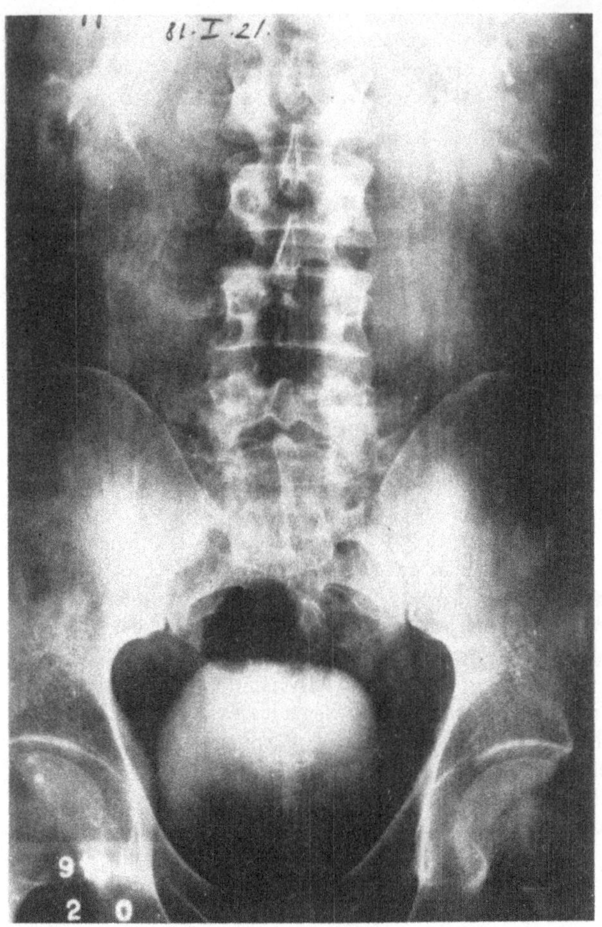

Abb. 2. An i.v. Urographie ist die untere Kelchgruppe der linken Niere komprimiert

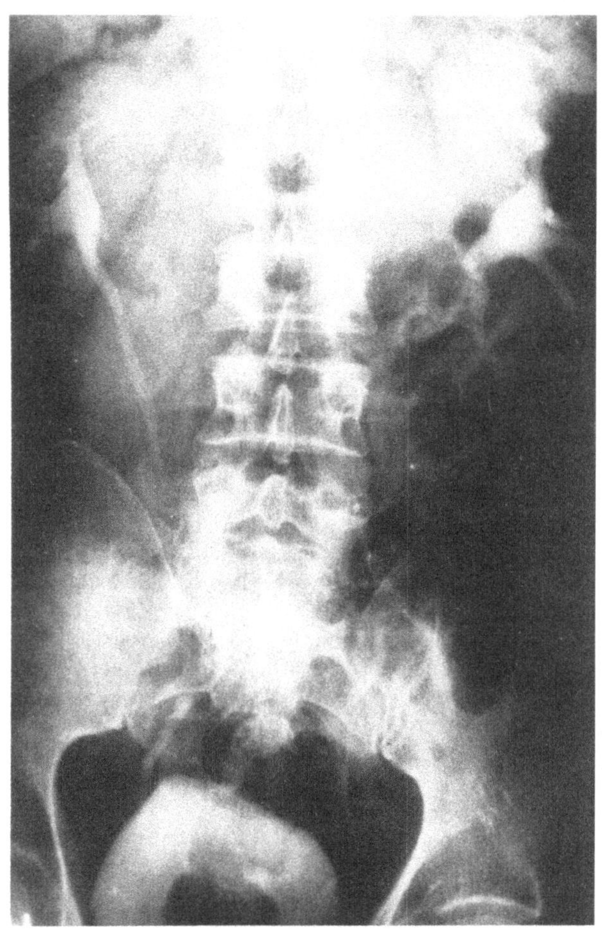

Abb. 3. An der linken Niere normale urographische Umstände
(postop.)

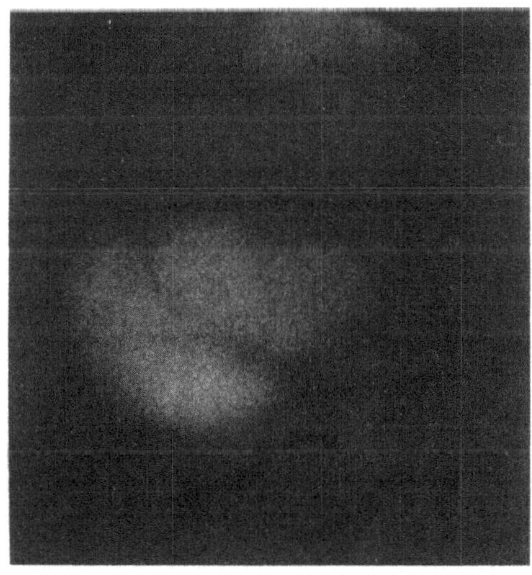

Abb. 4. An der Kontrollscintigraphie gibt es keine
Entfernung mehr, nur der Konturdefekt der Niere ist
zurückgeblieben (postop.)

Dr. Laszlo Baán
urologus sebesz föorvos
Kecskemeti Megyei Korhaz
Keoskemet/Ungarn
Bathory u. 5/a

399

Verhandlungsbericht der Deutschen Gesellschaft
für Urologie, 33. Tagung (1981), 400/401
© Springer-Verlag Berlin Heidelberg New York 1982

Transurethrale Ureterorenoskopie

E. Perez-Castro

Unter Hinweis auf die interessante Mitteilung der Herren Reuter, Harzmann und Bichler aus Tübingen möchte ich über die von uns gemachten Erfahrungen berichten und kurz die Möglichkeiten dieser Technik besprechen.

Bis zum gegenwärtigen Augenblick haben wir in unserer Abteilung an der „La Paz"-Universitätsklinik in Madrid 29 Untersuchungen an 25 Patienten vorgenommen. Die erste haben wir durchgeführt am 25. Mai 1979 mit einem herkömmlichen Zystoskop bei einer Patientin mit einem angeborenem Megaureter.

Von diesem Zeitpunkt an haben wir die Ureterorenoskopie in Zusammenarbeit mit der Firma Storz weiterentwickelt, um auf diese Weise auch nicht erweiterte Ureteren untersuchen zu können.

Die Ureterorenoskopien wurden aus folgenden Gründen vorgenommen:

5 zur differential diagnostischen Klärung,
1 bei einer einseitigen Hämaturie,
11 auf Grund einer ureteralen Lithiase
5 bei Vorliegen von Tumoren,
5 um den Ureter endoskopisch zu untersuchen, und
2 zur Durchführung von Ureterbiopsien.

Ich möchte hervorheben, daß wir bei der Durchführung dieser Untersuchungen keine großen Schwierigkeiten hatten. Sie war nur in drei Fällen nicht möglich, zwei auf Grund einer Ureterstenose und einmal auf Grund einer Ureterkrümmung. Aber es war immer möglich, in das Ostium einzugehen.

Die eingetretenen Komplikationen waren unbedeutend. Einmal handelte es sich um eine teilweise Ureterperforation, die der Benutzung eines Bougie zuzuschreiben war, zum anderen um eine postoperative Pyelonephritis. Beide Komplikationen waren einfach zu behandeln, die erste mit einem Ureterkatheter während eines Zeitraumes von 48 Stunden, und die zweite mit einer Behandlung durch Antibiotika.

Die Ausdehnung des Ostiums mit Hilfe von Ureterkathetern bis 8–10 Ch kann gelegentlich notwendig sein. Auch die Meatotomie kann von großem Nutzen sein. Auch das Einführen eines Ureterkatheters von 5 Ch, der im Ostium bzw. Ureter belassen wird, erleichtert später sehr den Durchgang des Ureterorenoskops.

Die Verwendung der Bougies erscheint uns deshalb gefährlich, weil damit eine Perforation des Ureters eintreten kann, da es sich um eine blind durchgeführte Maßnahme handelt.

Die radioskopische Kontrolle wird für uns deshalb unnötig, da wir ständig eine visuelle Kontrolle des Ureterlumens haben, als ob es sich um eine Harnröhrenspiegelung handelt.

Die damit sich eröffnenden Möglichkeiten sind bedeutend und vielfältig, sie erstrecken sich von der einfachen Sichtbarmachung für die Differentialdiagnose von Steinen, Tumoren oder Stenosen bis zur selektiven Zytologie, oder der Biopsie mit dem neuen angefertigten Resektoskop, ohne dabei die ätiologische Diagnose der einseitigen Hämaturien zu vergessen.

Wir glauben, daß die Qualität der Bilder und die Operationsmöglichkeiten wesentlich besser sind als bei den Fiber-Optik-Systemen.

Eine weitere nicht zu übersehende Möglichkeit besteht darin, ein bisher blindes Verfahren in ein visuelles umzuwandeln, da die Extraktion eines Steines mit der Zeiss-Schlinge oder mit dem Dormia-Korb zweifellos blinde Verfahren darstellen, während die Sicherheit und die Indikationen dieser Methoden durch die Ureterorenoskopie wesentlich erweitert werden.

Ferner wird eine Methode zur Durchführung einer elektrischen Lithographie mittels einer Sonde entwickelt, die durch den Kanal des Ureterorenoskops hindurchgeht.

Die Diagnosemöglichkeiten bei urothelialen Tumoren des Pelvis oder des Ureters sind mit diesem System erheblich größer.

Die Möglichkeit der Durchführung einer vorherigen Biopsie des Tumors enthebt uns bei 20 oder 25 % aller Fälle von der Notwendigkeit der

Durchführung einer radikalen Nephroureterektomie, wenn es sich um Ta-T1-Tumor handelt.

Abschließend möchte ich sagen, daß auch dieses Verfahren kein Universalmittel darstellt, daß trotzdem auch weiterhin noch Ureterolithotomien, Nephroureterektomien und explorierende Lumbotomien durchgeführt werden müssen, aber sicherlich in einem stark eingeschränkten Umfange und naturgemäß mit einer genaueren präoperativen Diagnose, an die wir Urologen gewohnt sind und auf die wir stolz sind.

Dr. med. E. Perez-Castro
„La Paz"-Univ.-Klinik Madrid
Paseo de la Castellana 274
Madrid, Spanien

Verhandlungsbericht der Deutschen Gesellschaft
für Urologie, 33. Tagung (1981), 402
© Springer-Verlag Berlin Heidelberg New York 1982

Diskussion zu den Vorträgen Seite 381 bis 401

Moderatoren: Mauermeyer, München, und Sommerkamp, Freiburg

Perez-Castro, Madrid: Unter Hinweis auf eine interessante Mitteilung der Herren Reuter, Harzmann und Bichler aus Tübingen möchte ich über die von uns gemachten Erfahrungen berichten und kurz die Möglichkeiten dieser Technik besprechen. Bis zum gegenwärtigen Augenblick haben wir in unserer Abteilung an der „La Paz"-Univ.-Klinik in Madrid 29 Untersuchungen an 25 Patienten vorgenommen. Die erste haben wir durchgeführt am 25. Mai 1979 mit einem herkömmlichen Cystoskop bei einer Patientin mit einem angeborenen Megaureter. Von diesem Zeitpunkt an haben wir die Ureterorenoskopie in Zusammenarbeit mit der Firma Storz weiterentwickelt, um auf diese Weise auch nicht erweiterte Ureteren untersuchen zu können.

Die Ureterorenoskopien wurden aus folgenden Gründen vorgenommen: 5mal zur differentialdiagnostischen Klärung, eine bei einer einseitigen Hämaturie, 11 auf Grund einer ureteralen Lithiasis, 5 bei Vorliegen von Tumoren, 5 um den Ureter endoskopisch zu untersuchen und 2 zur Durchführung von Ureterbiopsien.

Ich möchte hervorheben, daß wir bei der Durchführung dieser Untersuchungen keine großen Schwierigkeiten hatten. Es war nur in 3 Fällen nicht möglich – 2 auf Grund einer Ureterstenose und 1mal auf Grund einer Ureterkrümmung. Aber es war immer möglich, in das Ostium einzugehen. Die eingetretenen Komplikationen waren unbedeutend. Einmal handelte es sich um eine teilweise Ureterperforation, die der Benutzung eines Bougies zuzuschreiben war, zum anderen um eine postoperative Pyelonephritis. Beide Komplikationen waren einfach zu behandeln, die erste mit einem Ureterkatheter während eines Zeitraumes von 48 Stunden, und die 2. mit einer Behandlung durch Antibiotika. Die Ausdehnung des Ostiums mit Hilfe von Ureterkathetern bis 10 Charr. kann gelegentlich notwendig sein. Auch die Meatotomie kann von großem Nutzen sein. Auch das Einführen eines Ureterkatheters von 5 Charr., der im Ostium bzw. Ureter belassen wird, erleichtert später sehr den Durchgang des Ureterorenoskopes. Die Verwendung der Bougies erscheint uns deshalb gefährlich, weil dann eine Perforation des Ureters eintreten kann, da es

sich um eine blind durchgeführte Maßnahme handelt.

Die radioskopische Kontrolle wird bei uns unnötig, da wir ständig eine visuelle Kontrolle des Ureterlumens haben, als ob es sich um eine Harnröhrenspiegelung handelte. Die damit sich eröffnenden Möglichkeiten sind bedeutend und vielfältig. Sie erstrecken sich von der einfachen Sichtbarmachung der Differentialdiagnose von Steinen, Tumoren oder Stenosen, mikroselektive Zytologie oder Biopsien mit dem neu angefertigten Resektoskop, ohne dabei die histologische Diagnostik der einseitigen Hämaturie zu vergessen. Wir glauben, daß die Qualität der Bilder und die Operationsmöglichkeiten wesentlich besser sind als bei dem Fiberoptiksystem. Eine weitere, nicht zu übersehende Möglichkeit besteht darin, ein bisher blindes Verfahren in ein visuelles umzuwandeln. Da die Extraktion eines Steines mit der Zeißschlinge oder mit dem Dormiakorb zweifellos blinde Verfahren darstellen, werden die Sicherheit und die Indikation dieser Methoden durch die Ureterorenoskopie wesentlich erweitert. Ferner wird eine Methode zur Durchführung einer elektrischen Lithotripsie mittels einer Sonde entwickelt, die durch einen Kanal des Ureterorenoskopes hindurch geht.

Die diagnostischen Möglichkeiten bei urothelialen Tumoren des Pelvis oder des Ureters sind mit diesem System erheblich größer. Die Möglichkeit der Durchführung einer vorherigen Biopsie des Tumors enthebt bei 20 oder 25 % der Fälle von der Notwendigkeit der Durchführung einer radikalen Nephroureterektomie, wenn es sich um T1-Tumor handelt. Abschließend möchte ich sagen, daß auch dieses Verfahren kein Universalmittel darstellt, und daß trotzdem auch weiterhin noch Ureterolithotomien, Nephroureterektomien und Lumbotomien durchgeführt werden müssen, aber sicherlich in einem stark eingeschränkten Umfang und naturgemäß mit einer genaueren präoperativen Diagnose, an die wir Urologen gewohnt sind und auf die wir stolz sind.

Mauermeyer, München: Vielen Dank, Herr Kollege, für Ihren Beitrag. Wir haben von der Redezeit und der uns zur Verfügung stehenden Diskussionszeit, die an sich sehr lang war, nichts mehr übrig. Ich danke Ihnen für die Teilnahme an der Sitzung.

Endokrinologie

Verhandlungsbericht der Deutschen Gesellschaft
für Urologie, 33. Tagung (1981), 403–406
© Springer-Verlag Berlin Heidelberg New York 1982

Diagnostik des männlichen Pseudohermaphroditismus (endokrinologische Untersuchungen)*

G. Bartsch und H. U. Schweikert

Männliche Geschlechtsentwicklung

Bis zur 7. Embryonalwoche besteht kein Unterschied zwischen dem weiblichen und männlichen Genitalsystem, beide entstehen aus den Wolffschen und den Müllerschen Gängen. Die Differenzierung der männlichen Genitalorgane erfolgt durch 3 Hormone: Testosteron, 5α-Dihydrotestosteron und die Muellerian inhibiting substance (Tabelle 1). Mit Ende der 7. Schwanger-

Tabelle 1. Entwicklung des äußeren und inneren männlichen Genitales

Wollffscher Gang	Testosteron	Samenblase
		Ductus deferens
		Nebenhoden
Sinus urogenitalis	5-α-Dihydro-testosteron	Prostata
		Harnröhre
		Penis
Müllerscher Gang	Müllerian-Inhibiting-Substance	Rückbildung

schaftswoche kommt es zu einem deutlichen Anstieg von Testosteron und der Muellerian inhibiting substance. Dadurch bilden sich beide Müllerschen Gänge zurück, als Rest bleiben die Appendix testis bzw. der Utriculus prostaticus erhalten.

Die beiden Wolffschen Gänge werden durch Einwirkung von Testosteron zu Nebenhoden, Ductus deferens und Samenleiter. Während sich die Strukturen des Wolffschen Ganges unter der Einwirkung von Testosteron ausdifferenzieren, wird der Genitalanteil des Sinus urogenitalis durch Induktion von 5α-Dihydrotestosteron gebildet. Es entsteht das Drüsengewebe der Prosta-

ta, aus den Geschlechtsfalten, den Geschlechtswülsten und dem Geschlechtshöcker, der Penis, die Harnröhre und das Skrotum. Diese Entwicklung des äußeren Genitales ist mit einem erhöhten endogenen Gehalt von 5α-Dihydrotestosteron verbunden, welches direkt im Urogenitalsystem, also extratesticulär, aus Testosteron gebildet wird (Siiteri u. Wilson 1974). Das für diese Umwandlung verantwortliche Enzym, 5α-Reductase, läßt sich im Geschlechtshöcker und in den Geschlechtsfalten nachweisen.

Formen und Ursachen des männlichen Pseudohermaphroditismus

Zum Verständnis der verschiedenen Formen des Pseudohermaphroditismus masculinus ist es sinnvoll, das gegenwärtige Konzept des Wirkungsmechanismus der Androgene darzustellen. Testosteron wird in den Leydigschen Zwischenzellen unter dem Einfluß des luteinisierenden Hormones (LH) synthetisiert. Nach Sekretion wird es an zwei Proteine, das sexualsteroidbindende Globulin und an Albumine gebunden. Proteingebundener und freier Anteil des Steroids stehen in einem dynamischen Gleichgewicht. Nur freies Testosteron diffundiert passiv infolge eines Konzentrationsgefälles in die Zielzelle. Dort wird es durch das Enzym 5α-Reductase zum eigentlichen androgenen Hauptmetaboliten 5α-Dihydrotestosteron umgewandelt; 5α-Dihydrotestosteron wird zytoplasmatisch an ein spezifisches Eiweiß, ein Rezeptorprotein gebunden und erhält somit Zugang zum Zellkern, wo es zur Transskription von Boten-Ribonucleinsäuren führt.

Folgende Formen des Pseudohermaphroditismus masculinus lassen sich unterscheiden:
1. Störung der testiculären Testosteronbiosynthese
2. Störung der 5α-Dihydrotestosteronbildung (α-Reductase-Defekt)

---

* Diese Arbeit wurde unterstützt durch den Fonds zur Förderung der wissenschaftlichen Forschung, Nr. 4030, Österreich

3. Androgenrezeptormangel (kompletter bzw. inkompletter zytoplasmatischer bzw. Chromatinrezeptormangel)
4. Fehlende Rückbildung der Müllerschen Gänge
XY, reine Gonadendysgenesie
Gemischte Gonadendysgenesie (XO/XY oder XY)
Dysgenetischer männlicher Pseudohermaphroditismus (XO/XY oder XY)
Oviduktpersistenz.

Bislang sind fünf verschiedene erbliche Enzymdefekte als Ursache für Testosteronbiosynthese-Störungen bekannt. 20,22-Desmolase, 3-β-Hydroxysteroid-Dehydrogenase, 17-Hydroxylase, 17,20-Desmolase und 17-Ketosteroid-Reductase. Die Störung der Virilisierung, ihr Ausmaß hängt vom jeweiligen Enzymdefekt, d. h. von der biologischen Wirksamkeit der sich vor dem Enzymblock anhäufenden Steroide ab. Die Virilisierung ist bei diesen Formen unterschiedlich, sie kann vom phänotypischen Mann, mit nur geringgradiger Hypospadie, bis hin zum phänotypisch weiblichen Individuum reichen.

Patienten mit einer Störung der 5α-Dihydrotestosteronbildung (familiärer, inkompletter, männlicher Pseudohermaphroditismus, Typ II nach Wilson, 5α-Reductase-Defekt) werden fast immer als Mädchen erzogen. Das äußere Genitale erscheint zur Zeit der Geburt und in der Kindheit vorwiegend weiblich. Während der Pubertät kommt es unter normal einsetzender Testosteronbiosynthese zu einer Virilisierung mit deutlichem Größenwachstum des Penis und zum Descensus der Hoden. Im Gegensatz zu Patienten mit androgener Resistenz tritt keine Gynäkomastie auf. Bei einzelnen von ihnen konnte eine Spermiogenese nachgewiesen werden.

Pathogenetisch liegt diesem Syndrom ein Defekt der 5α-Reductase im androgenen Erfolgsorgan zugrunde. Die Testosteronbiosynthese und die Bindung von 5α-Dihydrotestosteron an das Rezeptorprotein ist nicht gestört. Trotz normaler Ausbildung der Wolffschen Derivate durch Testosteron kommt es zu einer schweren Entwicklungsstörung des äußeren Genitales mit perinealer Hypospadie, Mikrophallus, klaffendem labienartigem Skrotum, bzw. blind endigender Vagina. Die Hoden liegen meist in der Leiste, äußerst selten sind sie auch in den labienartigen Skrotalwülsten zu finden.

Weit häufiger als durch eine Testosteronbiosynthese-Störung oder mangelhafte Ausbildung von 5α-Dihydrotestosteron im Zielgewebe entsteht der männliche Pseudohermaphroditismus durch eine androgene Resistenz der Zielorgane. Die Ursache ist ein fehlender oder defekter zytoplasmatischer Rezeptor, bzw. die Unfähigkeit der Zielzelle den 5α-Dihydrotestosteron-Rezeptorkomplex in den Kern zu transformieren. Die häufigste Variante, gleichzeitig das extremste Beispiel für eine defekte Virilisierung stellt die komplette Feminisierung dar; der Phänotyp ist weiblich. Die Vagina endigt blind, mit Ausnahme der Hoden fehlen die inneren Genitalien. Dieser Defekt liegt auf der Ebene der intrazellulären Androgenbindung. Die Patienten weisen eine normale Testosteronbiosynthese auf, im peripheren Gewebe wird aus Testosteron 5α-Dihydrotestosteron gebildet, 5α-Dihydrotestosteron kann jedoch durch ein fehlendes, bzw. ein defektes zytoplasmatisches Rezeptorprotein bzw. Chromatinrezeptorprotein nicht gebunden werden.

Unter dem Oberbegriff – familiärer inkompletter männlicher Pseudohermaphroditismus Typ I nach Wilson – sind 4 Syndrome zusammengefaßt, die geschlechtsgebunden rezessiv vererbt werden und in ihrem Phänotyp das gesamte Spektrum von weiblich bis männlich umfassen. Die weibliche Form entspricht dem von Lubs beschriebenen Syndrom.

Die von Gilbert Dreifuß beschriebenen Individuen stehen in ihrer Entwicklung dem normalen männlichen Phänotyp einen Schritt näher; nach der Pubertät ist der Habitus männlich. Meist haben sie aber einen Mikrophallus und eine Gynäkomastie. Häufigste Variante dieser Form, Typ I nach Wilson, ist das Reifenstein-Syndrom. Studien zur Pathogenes zeigen eine unauffällige, teilweise sogar erhöhte Testosteronbildung und eine ungestörte 5α-Dihydrotestosteronbildung im peripheren Gewebe. Hingegen ist eine deutliche erniedrigte, bzw. nicht vorhandene Bindung von 5α-Dihydrotestosteron an Rezpetorproteine erkennbar. Kardinalsymptome dieser Form sind die perineoskrotale Hypospadie und die nach der Pubertät auftretende Gynäkomastie.

Diagnose

Voraussetzung für eine sinnvolle Behandlung des mißgebildeten äußeren Genitales ist eine korrekte und frühzeitige Diagnose. Im späteren Kindesalter, besonders nach Eintritt der Pubertät, werden diesbezügliche Operationen problematisch. Sie bedürfen dann im Einzelfall der Berücksichtigung der psychosexuellen Entwick-

Tabelle 2. Primäre Diagnostik bei männlichem Pseudohermaphroditismus

---

Anamnese (Stammbaum)
Klinische Untersuchung
Karyogramm
Steroide in Blut und Harn
Genitographie
Beckensonographie
Endoskopie

Tabelle 3. Endokrinologische Differentialdiagnostik bei männlichem Pseudohermaphroditismus

---

Testosteron, 5-α-Dihydrotestosteron,
   17-β-Östradiol, Gonadotropine (LH, FSH)
   im Plasma
HCG-Stimulationstest
Bestimmung der 5-α-Reduktaseaktivität
   und Nachweis des Androgenrezeptors
   in der Genitalhaut (Fibroblastengewebekultur)

---

lung, sowie der Kenntnis des Lebensraumes des Patienten.

Bei Kindern mit Hypospadien sollte eine Abklärung dann erfolgen, wenn der hypospadische Phallus unter der Normgrenze liegt, der Meatus proximal des perineoskrotalen Überganges zu liegen kommt und kein Descensus der Hoden eingetreten ist. Größe und Form von Phallus und Skrotum bzw. die Mündungsstelle der Urethra werden bestimmt (Tabelle 2), primär das genetische Geschlecht (Karyogramm) und die Steroid-Werte in Harn und Blut festgestellt. Genitographie bzw. Beckensonographie werden gemacht, um Müllersche Rudimente wie Cervix und einen eventuell vorhandenen Uterus auszuschließen. Darauf erfolgt eine Endoskopie des Sinus urogenitalis, der Harnröhre, bzw. des Vaginalstumpfes. Bei wenigen Patienten mit männlichem Karyogramm und vorhandener Cervix

muß eine Laparatomie ausgeführt werden, um die endgültige Diagnose zu stellen und damit die Geschlechtsrolle zu bestimmen.

Die verschiedenen Ursachen, die zum männlichen Pseudohermaphroditismus führen, lassen sich heute größtenteils endokrinologisch voneinander unterscheiden (Tab. 3 und 4). Patienten mit einer ausgeprägten Testosteronbiosynthesestörung haben im Plasma einen verminderten Testosteron- bzw. 5α-Dihydrotestosteronwert. Als Ausdruck des sekundären hypergonadotropen Hypogonadismus sind die Gonadotropine LH und FSH deutlich erhöht. Da die Testosteronwerte im Serum bei Neugeborenen sehr niedrig (unter 1 ng/ml) sind, ist es ratsam, bei frühzeitiger Abklärung einen HCG-Test zu machen. Beim Gesunden führt die HCG-Gabe zu einem deutlichen Testosteronanstieg, während bei der Testosteronbiosynthesestörung dieser ausbleibt. Patienten mit einem 5α-Reductasedefekt haben im Serum normale Werte für Testosteron, hingegen deutlich erniedrigte Werte für 5α-Dihydrotestosteron. Die Serumwerte für 17-β-Östradiol sind unauffällig, die LH-Werte können normal bis erhöht sein.

Der HCG-Test zeigt ein deutliches Ansprechen der Leydig-Zellen mit erhöhten Testosteronwerten. In einer Fibroblastengewebekultur aus der Genitalhaut läßt sich ein geringer Enzymbesatz an 5α-Reduktase und damit eine geringere 5α-Dihydrotestosteronneubildung nachweisen. Die Bindungsaffinität an den Androgenrezeptor ist unverändert. Bei fehlender bzw. mangelnder Androgenrezeptoraffinität zeigen sich im Serum deutlich erhöhte Testosteron- bzw. 17-β-Östradiol- und Gonadotropinwerte. Beim Neugeborenen kommt es nach HCG zu einem deutlichen Ansteigen der Testosteronwerte. In der Genitalhaut zeigt sich eine normale 5α-Reductaseaktivität, hingegen kann der Androgenrezeptor nicht nachgewiesen werden.

Mit diesen Primäruntersuchungen, Karyo-

Tabelle 4. Endokrinologische Differentialdiagnostik bei männlichem Pseudohermaphroditismus

Ursache	Testosteron	Dihydro-testosteron	LH	Östrogen	Genitalhaut
Testosteron-biosynthese	↓	↓	↑	normal	normal
5α-Dihydro-testosteronbildung	normal	↓	normal	normal	Fehlende 5α-Reduktaseaktivität
Androgen-rezeptor	↑	normal	↑	↑	Fehlende Androgen-bindung

gramm, Bestimmung der Steroide in Blut und Harn, Genitographie, Beckensonographie und der endocrinologischen Differentialdiagnostik lassen sich heute Patienten mit einem männlichen Pseudohermaphroditismus meist unterscheiden. Sie sind die Voraussetzung für die operative Planung und die damit verbundene endgültige Festlegung der Geschlechtsidentität dieser Menschen.

Literatur

Siiteri PK, Wilson JD (1974) Testosterone formation and metabolism during male sexual differentiation in the human embryo. J clin Endocrinol Metab 38:113.

Doz. Dr. G. Bartsch
Urolog. Univ.-Klinik
Anichstr. 35, A-6020 Innsbruck

Verhandlungsbericht der Deutschen Gesellschaft
für Urologie, 33. Tagung (1981), 407–410

Spätergebnisse nach beidseitiger Adrenalektomie bei hypophysärem Cushing-Syndrom

P. Schramek, H. Haschek, Ch. Punzengruber und G. Geyer

Dem Cushing-Syndrom liegt patho-physiologisch eine vermehrte Sekretion von Nebennierenrindenhormonen, in erster Linie Cortisol, zugrunde. Als Ursache für diesen endogenen Cortisolismus kommen in Betracht [8]:

1. Einseitige Tumoren der Nebennierenrinde (NNR), die gut- oder bösartig sein können (15 %).

2. Eine beidseitige NNR-Hyperplasie infolge excessiver Stimulation durch ACTH:

a) Die überwiegende Mehrzahl aller Cushing-Patienten weist eine Regulationsstörung der ACTH-Sekretion auf, welche wahrscheinlich im Hypothalamus zu lokalisieren ist (65 %).

b) Nur bei 5 % aller Patienten läßt sich ein Adenom des Hypophysenvorderlappens (HVL) nachweisen.

c) Eine Sonderform stellt das sogenannte paraneoplastische Cushing-Syndrom dar, bei dem Corticotropin durch ein Karzinom eines nicht endokrinen Organes (Bronchus oder Pankreas) produziert wird.

In der vorliegenden Arbeit soll über Langzeitergebnisse nach beidseitiger, totaler Adrenalektomie wegen hypothalamisch-hypophysärem Cushing-Syndrom (Punkt 2 a) berichtet werden.

Patientenkreis und Methode

Seit 1965 wurden an der urologischen Abteilung der Allgemeinen Poliklinik 15 Frauen und 3 Männer (Geschlechtsverteilung!) im Alter von 15 bis 59 Jahren (Durchschnittsalter: 38 a) wegen der bereits genannten Erkrankung beidseitig adrenalektomiert. Zum Zeitpunkt der Nachuntersuchung waren 6 dieser Patienten an interkurrenten, nicht mit der Operation oder unmittelbar mit dem Grundleiden in Zusammenhang stehenden Krankheiten verstorben, die anderen 12 (10 Frauen, 2 Männer) mit einem Durchschnittsalter von 47 Jahren konnten zur Beurteilung der Spätergebnisse dieses operativen Vorge-

hens herangezogen werden. Der kürzeste postoperative Zeitraum beträgt 7 Jahre, der längste 16, die durchschnittliche postoperative Beobachtungszeit 12 Jahre.

Die Operation wurde in jedem Fall extrapleural, transdiaphragmal mit Resektion der 10. und/oder 11. Rippe durchgeführt. Bei einem Patienten wurde einzeitig mit Umlagerung, alle anderen wurden zweizeitig adrenalektomiert. Die Resektion der Nebennieren erfolgte immer in toto, die ebenfalls in der Literatur angegebene ¾-Resektion wurde bei allen diesen Patienten nicht angewendet, um Rezidive der NNR-Hyperplasie zu vermeiden [10, 11].

Ergebnisse

In Tabelle 1 wird die Inzidenz typischer Symptome und Befunde des Cushing-Syndroms bei unseren Patienten zusammengefaßt und dem Status praesens gegenübergestellt. Es kommt postoperativ zu einer Rückbildung fast aller somatischen Veränderungen; außer bei einer einzigen Patientin bildete sich auch der (durch androgen wirksame Corticosteroide bedingte) Hirsutismus zurück. 10 von 12 Patienten hatten präoperativ eine schwere Hypertonie, die systolischen Werte lagen zwischen 180–250, die diastolischen zwischen 110–130 mm Hg. Bei der Nachkontrolle waren alle Patienten normoton, nur ein einziger hatte einen grenzwertig erhöhten Blutdruck [1]. Eine geringe Rückbildungstendenz im postoperativen Verlauf weist die Osteopathie auf. Nur bei sehr juvenilen Cushing-Patienten scheint sie rückbildungsfähig, bei den übrigen restieren degenerative Veränderungen und persistieren Beschwerden. Die diabetische Stoffwechsellage zeigte stets langsame Normalisierung. Zum Zeitpunkt der Nachuntersuchung waren aber 2 Patienten nicht-insulinpflichtige Diabetiker.

Die Lebensqualität der Patienten nach der Adrenalektomie hängt wesentlich von der Corti-

Tabelle 1. Häufigkeit typischer präoperativer Symptome und postoperative Rückbildung (n = 12)

Symptome und Befunde	präoperativ	12 Jahre nach bilateraler totaler Adrenalektomie
Adipositas	100%	rückgebildet
Rubor faciei	100%	rückgebildet
Facies lunata	92%	rückgebildet
Hirsutismus	90%	1 Patientin mit Barba virilis
Striae	75%	abgeblaßt, jedoch deutlich sichtbar
Hypertonie syst. i.m. 210 mmHg diast. i.m. 115 mmHg	83%	1 Patient (grenzwertig: 165/85)
Amenorrhoe, Oligomenorrhoe	90%	normalisiert
Osteopathie	75%	keine röntgenologische Besserung Symptomatik persistiert
Diabetes mellitus	33%	Normalisierung bei allen Patienten jetzt 2 nicht-insulinpflichtige Diabetiker

solsubstitution ab. Als Dauersubstitution erhielten alle Patienten Cortisol (Hydrocortone), das in funktionierten Tagesdosen (30–40 mg in meist 2 Dosen geteilt) eingenommen wurde. Bei zu gering dosierter Substitution käme es zu Natrium- und Flüssigkeitsverlusten und klinisch zum Bild einer NNR-Krise. Tabelle 2 zeigt die höchsten und niedrigsten Werte von Elektrolyten und Hämatokrit unserer Patienten, durch welche eine indirekte Aussage über die Güte der Hormonsubstitution möglich ist. Die Befunde aller Patienten lagen im Normbereich, der Flüssigkeitshaushalt war also ausgeglichen. Zum Zeitpunkt der Nachuntersuchung bestand bei allen subjek-

Tabelle 2. Lebenslange Substitution mit NNR-Hormon zur Stabilisierung von Elektrolyt- und Wasserhaushalt

Natrium	135 –147 mVal	i.m.: 141 mVal
Kalium	3,7– 4,5 mVal	i.m.: 4,2 mVal
Chloride	88 –105 mVal	i.m.: 102 mVal
Hämatokrit 42%–50%		i.m.: 46,5%

Tabelle 3. Operationen und schwere Erkrankungen nach bilateraler Adrenalektomie

3 Cholecystektomien, 2 Tonsillektomien, Partus per sectionem, vag. Uterusexstirpation, Herniotomie, Bandscheibenoperation, Hallux-Valgus-OP., Fettschürzenoperation, Zahnextraktionen

Blutendes Ulcus ventr.-kons. Th., Combustio II°–III°, Autounfall

tives Wohlbefinden. 8 von 12 Patienten waren wieder voll in ihren Beruf integriert, 3 davon üben eine sitzende Tätigkeit nicht zuletzt wegen ihrer Osteoporosebeschwerden aus.

Bei starken körperlichen Belastungen muß die Cortisoldosis gesteigert werden, da einer der körpereigenen Adaptionsmechanismen an Streßsituationen fehlt. Bei geeigneter Substitutionserhöhung werden auch schwere Erkrankungen oder Operationen komplikationslos toleriert. Bei unseren Patienten wurden in zeitlichem Abstand nach der Adrenalektomie die in Tabelle 3 zusammengestellten Operationen durchgeführt. Bei allen konnten wir einen normalen, nicht protrahierten Verlauf mit per primam-Heilung erheben.

Weder das klinische Bild eines „Nelson-Syndroms" mit ausgeprägter Hyperpigmentation, witterungsunabhängiger Cephalea oder typischen Gesichtsfeldveränderungen (durch Druck auf das Chiasma opticum) noch ein Adenom des HVL in der Sella-Röntgentomographie konnte bei unseren adrenalektomierten Patienten nachgewiesen werden. Dieser günstigen Erfahrung steht die in anderen Serien mit etwa 10% beobachtete Häufigkeit des Auftretens von Adenomen gegenüber [3, 5, 13].

Diskussion

Johnson 1971 und Debruyne 1980 veröffentlichten persönliche Erfahrungen über Vorteile und Nachteile verschiedener chirurgischer Zugangsmöglichkeiten zur Adrenalektomie [4, 7]. Beide Autoren haben sowohl den transperitonealen als auch den dorsalen Zugang [9] zugunsten der lumbalen Incision [2, 6] auf Grund geringerer Komplikationsrate und kürzerer postoperativer Hospitalisationsdauer wieder verlassen. Wir mußten bei den insgesamt 35 Operationen keine postoperative Mortalität beklagen, mit Ausnahme von 11,4% Wundheilungsstörungen verlief der Krankenhausaufenthalt völlig komplikationslos und betrug im Durchschnitt nach der Operation 10 Tage.

Durch die bilaterale, totale Adrenalektomie wird eine rasche Heilung des Hypercortisolismus mit völliger Sicherheit des Erfolges (Adrenalektomie versus hypophysäre Adenomektomie) erreicht. Die pathogenetisch zugrunde liegende hypophysäre und hypothalamische Störung wird jedoch nicht beeinflußt. Als zweiter Nachteil muß die lebenslange Abhängigkeit der Patienten von der Cortisolsubstitution angesehen werden. Alle unsere Patienten zeigten sich aber mit der Bedeutung der Medikation und der selbständigen Steigerung ihrer Dosierung bei interkurrenten Erkrankungen (z.B. auch Zahnextraktionen) völlig vertraut. Nebenwirkungen oder Komplikationen der langfristigen Substitutionstherapie stellten wir in keinem Fall fest.

Die beidseitige, totale Adrenalektomie ist wieder Diskussionsgegenstand geworden, seitdem andere Methoden, wie z.B. die transphenoidale Hypophysenchirurgie [12] Anwendung finden. Unsere Nachbeobachtung zeigt, daß das Risiko des langfristigen Verlaufes nach der bilateralen Adrenalektomie trotz Belastungen, interkurrenten Erkrankungen und Operationen nicht deutlich vermehrt ist, sofern diese Patienten eine funktionierende Nachsorge haben. Auf Grund unserer Ergebnisse glauben wir daher, daß unter der Voraussetzung einer kontinuierlich sichergestellten, endokrinologischen Nachbetreuung die bilaterale Nebennierenexstirpation zur Behandlung des hypothalamisch-hypophysären Cushing-Syndroms noch immer als bewährte, verläßliche Methode angesehen und angewendet werden kann.

Zusammenfassung

In der endokrin-chirurgischen Therapie des hypothalamisch-hypophysären Cushing-Syndroms stehen bilaterale totale Adrenalektomie und hypophysäre Adenomektomie zur Wahl. Die Langzeitbeobachtungen unserer Patienten zeigen, daß unter effizienter, langfristig einfacher und komplikationsloser Substitutionstherapie eine nahezu ungestörte Lebensqualität möglich ist. 8 von 12 Patienten waren wieder voll in ihren Beruf integriert, anamnestisch instabile oder extrem hypotone Kreislaufverhältnisse wurden nicht erhoben. Auch die Tatsache, daß durch die bilaterale Adrenalektomie keine causale Bereinigung der pathogenetischen Situation beim hypophysären Cushing-Syndrom erfolgt und die daraus resultierende Möglichkeit der Entwicklung von Hypophysenadenomen muß, wie unsere Patientengruppe zeigt, nicht immer ein genügend gewichtiges Argument sein, um die bestehende Unsicherheit des Operationserfolges (der hypophysären Adenomektomie) aufzuwiegen. Voraussetzung für gute Langzeitergebnisse der von uns geübten Operationsmethode ist eine sichergestellte und funktionierende endokrinologische Nachsorge, wie sie bei uns mit kontinuierlichen Kontrollen über Suffizienz und regelmäßiger Information über Wichtigkeit der Substitutionsbehandlung durchgeführt wird.

Literatur

1. Aso Y, Kinoshita K (1975) Postoperative improvement of hypertension in primary Aldosteronism and Cushing's syndrome. Urol Int 30:386–395. – 2. Boeminghaus F, Beckers H, Halbig W (1978) Erfahrungen mit dem Interkostalschnitt bei Adrenalektomien. Urologe [B] 18:96–100. – 3. Cohen KL, Noth RH, Pechinski T (1978) Incidence of Pituitary tumors following Adrenalectomy. A long-term follow-up study of patients treated for Cushing's disease. Arch Intern Med 138:575–579. – 4. Debruyne FMJ, Schoonbrood JME, Hoefnagels WHL, Pieters GFE, Deleare KPJ, Moonen WA, (1980) Chirurgische Aspekte der Therapie des Cushing- und Conn-Syndroms. Akt Urol 11:427–432. – 5. Ernest I, Ekman H, (1972) Adrenalectomy in Cushing's disease: A long-term follow-up. Acta Endocrin (Suppl) (KbH) 160:5–41. – 6. Geyer G, Haschek H, Schimatzek A, Leibl W (1971) Die beidseitige totale Adrenalektomie beim hypophysären Cushing-Syndrom und ihre Ergebnisse. Wien Klin Wschr 83:258–266. – 7. Johnson AJ, Damstra PhL (1971) Considerations in the choice of surgical approach to the adrenal glands. J Urol 105:1–3. – 8. Labhart A (1978) Klinik der inneren Sekretion. Springer, Berlin Heidelberg, S. 359. – 9. Mayor G, Zingg E (1970) Zur Diagnose und Therapie der Nebennierentumoren. Akt Urol 1:229–236. – 10. Montgomery DAD, Welbourn RB (1957) Cushing's syndrome. A report of thirteen cases and their surgical treatment. Br J Surg 45:137–152. – 11. Montgomery DAD, Welbourn RB (1978) Cushing's syndrome: 20 years after adrenalectomy. Br J Surg 65:221–223. – 12. Müller OA (1978) Diagnosis and treatment of ACTH-producing pituitary tumors. In: Fahlbusch R, Werder K (eds) Treatment of pitui-

tary adenomas. Thieme, Stuttgart, p 343–351. –
13. Nelson DH, Meakin JW, Thorn GW (1960)
ACTH producing tumors following adrenalectomy
for Cushing's syndrome. Ann Inter Med, p 560–569

Dr. Paul Schramek
Urologische Abteilung
der Allgemeinen Poliklinik der Stadt Wien
Mariannengasse 10, A-1090 Wien

Verhandlungsbericht der Deutschen Gesellschaft
für Urologie, 33. Tagung (1981), 411–413
© Springer-Verlag Berlin Heidelberg New York 1982

Primärer Hyperparathyreoidismus – Langzeitbeobachtung

G. Rodeck, B. Ulshöfer und R. Sechtem

In einem Zeitraum von fast 20 Jahren wurden in der Chirurgischen und seit 1969 in der Urologischen Klinik Marburg 193 Patienten wegen eines Hyperparathyreoidismus operiert. Bei 164 Patienten handelte es sich um einen diagnostisch gesicherten primären HPT, wovon 155 erfolgreich therapiert wurden. In 81 % lagen solitäre Adenome, in 16 % primäre Hyperplasien und in 2,6 % Epithelkörperchencarcinome vor (Abb. 1).

Im Verlauf der regelmäßig durchgeführten Befundkontrollen wurden bei 19 Patienten Rezidive ermittelt und zwar fast ausschließlich bei primären Hyperplasien. Nur 2 Patienten mit histologischer Adenomdiagnose zeigten ein Rezidiv, sie gehörten zur Gruppe der familiären endokrinen Syndrome mit häufig polyglandulärer Adenomatose.

Eine Harnsteindiathese, zum Teil auch länger zurückliegend, konnte in 87,8 % anamnestisch bzw. röntgenologisch gesichert werden, jedoch waren zum Zeitpunkt der Operation nur in 65,9 % Harnsteine Leitsymptome des HPT's. In 21 % standen sie nicht im Vordergrund der Symptomatik.

Wir können davon ausgehen, daß nach erfolgreicher operativer Behandlung des HPT mit langfristiger Normalisierung der Labordaten, insbesondere der Calciumausscheidung, eine Neubildung von Harnsteinen ganz wesentlich vermindert, aber nicht vollständig verhindert wird. Dies wird deutlich, wenn man die präoperative Steinbildungsrate mit der postoperativen vergleicht. Danach wurden rein rechnerisch von der ersten Steinbildung bis zur HPT-Operation pro Patient und Jahr ein Stein gebildet, postoperativ sank die Steinbildungsrate um das 20fache auf 0,05 (Tabelle 1).

Für die Anzahl der durchgeführten Steinoperationen ergaben sich ähnliche Verhältnisse. Vor der E.K.-Exploration betrug der Quotient bei 171 Operationen 0,2 und nach der Operation 0,06, wobei es sich 53mal, um alte (*) und nur 2mal um neugebildete Steine (**) handelte (s. Abb. 2).

Gehen wir der Frage nach, warum 8 Patienten nach erfolgreich operiertem HPT Steine bilden, so findet sich neben einer weiter bestehenden *Hypercalciurie* vorwiegend eine *Hyperurikosurie*.

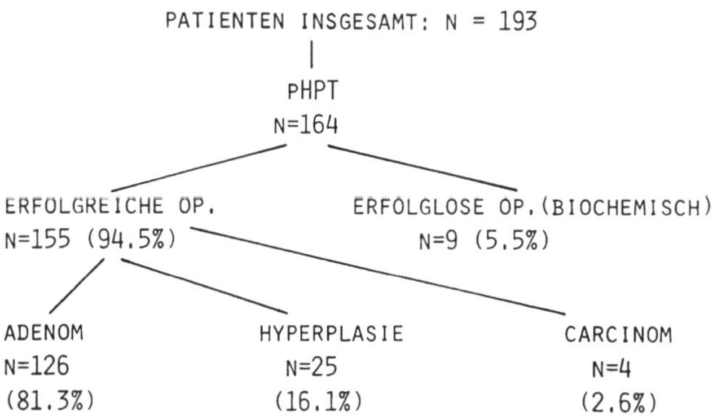

Abb. 1

Tabelle 1. Urologische Univ.-Klinik Marburg: Renale Beteiligung (Steine) bei pHPT, n = 164

	n	%
Klinisches Leitsymptom: Urolith.	108	65,9
Andere Leitsymptome: zusätzlich Urolith.	24	14,6
Lediglich röntgenologischer Steinnachweis	12	7,3
Zusammen	144	87,8
Steinfrei (Röntgen und Anamnese)	20	12,2
Nephrocalcinose	14	8,5

Steinhäufigkeit und -Operationen vor —— und nach ――― EK-OP

Zwei Faktoren die auch unabhängig von dem pHPT zur Steinbildung führen und therapeutisch beeinflußt werden können.

Zur genaueren Differenzierung der Hypercalciurie hat sich uns der 2-Stunden-Test nach Nordin bewährt. Bei einer 37jährigen Patientin war nach Entfernung eines E.K.-Adenoms das Serum-Calcium normalisiert, aber die Calciumausscheidung blieb erhöht, ebenso der Calcium-Kreatinin-Quotient. Im Nüchternurin lag er dagegen im Normbereich, woraus eindeutig auf eine verstärkte Calciumabsorption geschlossen werden konnte. Durch Gabe von Na-Cellulose-Phosphat wurde sowohl eine Senkung der Calciumausscheidung als auch des Ca/Creat.-Quotienten erreicht (Abb. 3).

Wir konnten bei 75 % der Patienten postoperativ keine weitere Einschränkung der Nierenfunktion feststellen, die glomeruläre Filtrationsrate stieg bei 54 Patienten im Durchschnitt um 11 %. Die Reversibilität selbst hochgradiger Nierenfunktionseinschränkungen läßt sich am Beispiel eines toxischen HPT eindrucksvoll belegen. Bei einem in tiefer Somnolenz eingelieferten Pa-

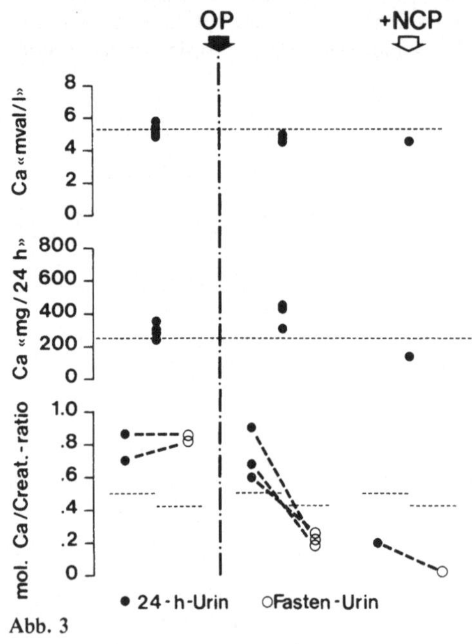

Hypercalciurie nach erfolgreicher EK-OP

412

tienten bestand das Vollbild einer parathyreotoxischen Krise mit einer Hypercalcämie um 9 mVal/L und Anstieg des Kreatinins auf 5,2 mg %. Durch forcierte Infusionstherapie wurde eine Senkung des Serum-Calcium-Spiegels auf 5,9 mVal/l und Ausgleich der übrigen Elektrolyte erreicht, so daß wir nach 10 Tagen unter vermindertem Risiko die Operation durchführen konnten. Es wurde ein 9,1 g schweres E.K.-Adenom entfernt.

Zusammenfassend können wir auf Grund unserer 19jährigen Erfahrung in Diagnostik und Therapie des primären HPT folgendes aussagen:

Im Falle solitärer Adenome werden keine Rezidive beobachtet.

Bei sogenannten multiplen Adenomen handelt es sich immer um eine primäre Hyperplasie mit erhöhter Rezidivneigung.

Die Steinbildungsrate wird durch die erfolgreiche E.K.-Operation um den Faktor 20 gesenkt und die Operationsfrequenz entsprechend reduziert.

Die Nephrocalcinose ist irreversibel, aber die eingeschränkte Nierenfunktion kann wesentlich gebessert werden.

Ein bestehender Hochdruck erfährt langfristig keine signifikante Änderung.

Gastrointestinale Symptome werden günstig beeinflußt und die allgemeine Leistungsfähigkeit gesteigert.

Regelmäßige Befundkontrollen unter Einsatz aller Parameter sind erforderlich, um weitere Risikofaktoren der Harnsteinbildung, wie absorptive Hypercalciurie und Hyperurikosurie erfassen und therapieren zu können.

Prof. Dr. med. G. Rodeck
Direktor der Urologischen Univ.-Klinik
Robert-Koch-Straße 8
D-3550 Marburg/Lahn

Verhandlungsbericht der Deutschen Gesellschaft
für Urologie, 33. Tagung (1981), 414
© Springer-Verlag Berlin Heidelberg New York 1982

Epithelkörperchen-Autotransplantation:
Langzeitergebnisse und direkte Überprüfung der Funktion des Implantates durch selektive Parathormonbestimmung und Belastungstests

G. Carmignani, E. Belgrano, P. Puppo, U. Repetto und L. Giuliani

Die Kombination der totalen Parathyreoidektomie mit sofortiger Transplantation von autologem Epithelkörperchengewebe in die Beugenmuskulatur des Unterarms stellt eine vorteilhafte Lösung des Problems der chirurgischen Behandlung der multiplen Nebenschilddrüsenhyperplasie dar. Die Funktion des Implantates ist leicht kontrollierbar und es besteht die Möglichkeit, die endokrine Aktivität zu steuern, sowohl durch die Entnahme von Gewebsstückchen in Lokalanästhesie bei erneut auftretendem Hyperparathyreoidismus als auch durch zusätzliche Implantation von tiefgefrorenem aufbewahrtem Gewebe, falls das ursprüngliche Transplantat nicht angegangen oder zugrunde gegangen ist.

Methodik

Es wurden 8 Patienten mit Parathyreoid-Autotransplantation untersucht. In 4 Fällen handelte es sich um eine primäre Hyperplasie bei Steinpatienten, während in 4 Fällen ein sekundärer Hyperparathyreoidismus bei Dauerdialysepatienten bestand. In allen Fällen wurde die Funktion des Implantates in ihrem Verlauf für 1 bis 3 Jahre durch Parathormonbestimmung aus beiden Unterarmen geprüft. In 4 Fällen wurden auch Belastungstests durchgeführt.

Ergebnisse

Serum-Parathormon-Spiegel, gemessen im Blut der Vena cubitalis des transplanttragenden Armes, im Vergleich mit der Gegenseite nach venöser Stauung an beiden Oberarmen ergab deutlich höhere Werte auf der transplantierten Seite in allen Fällen. Der Stimulationstest mit EDTA zeigte in allen untersuchten Fällen eine Erhöhung des Parathormonwerts nach EDTA-Infusion, während der Calciumbelastungstest nur in 2 Fällen positiv war. Cimetidin- und Dopamin-Tests wurden auch in einigen Fällen durchgeführt.

Dr. G. Carmignani,
Urolog. Univ.-Klinik Genua
Viale Benedetto XV
I-16132 Genua

Verhandlungsbericht der Deutschen Gesellschaft
für Urologie, 33. Tagung (1981), 415–418
© Springer-Verlag Berlin Heidelberg New York 1982

Ergebnisse von harnableitenden Operationen bei Blasenekstrophie

R. Hohenfellner, E. Straub und D. Frohneberg

Bei 48 Kindern mit Blasenekstrophie und Epispadie, die in den Jahren 1964–1981 behandelt wurden, wurde bei 38 Patienten die Ureterosigmoideostomie mit antirefluxiver ureterocolischer Anastomose nach Goodwin (Abb. 1) durchgeführt. Bei den Frühkomplikationen, die bei 5 Kindern innerhalb der ersten 3 postoperativen Monate auftraten, waren 3 Fälle von akuter Pyelonephritis, bei einem Patienten wurde durch eine Dünndarmadhäsion und in einem weiteren Fall durch eine Urinextravasation die operative Reintervention erforderlich.

Bei einer mittleren Nachbeobachtungszeit von 5 Jahren, im Einzelfall bis zu 14 Jahren, wurde lediglich bei einem Kind eine vollständige Harninkontinenz festgestellt. 5 Kinder waren zeitweise nachts oder bei dünnflüssigen Stühlen inkontinent. Bei weiteren 7 Kindern war wegen des Alters (unter 4 Jahren) eine endgültige Beurteilung des Kontinenzverhaltens noch nicht möglich.

Fehler in der antiacidotischen Therapie, die bei weniger als einem Drittel der Fälle erforderlich war, führten bei 2 Kindern zur Hospitalisation. Die anschließende Überwachung des Elektrolyt- und Säure-Basenhaushaltes wurde ambulant durchgeführt, neuerliche Komplikationen traten nicht auf.

Operative Maßnahmen waren erforderlich in zwei Fällen von Harnsteinbildung sowie in zwei Fällen mit Stenosierung an der ureterocolischen Anastomose, wobei eine Reimplantation der Harnleiter vorgenommen wurde, der weitere postoperative Verlauf unauffällig war.

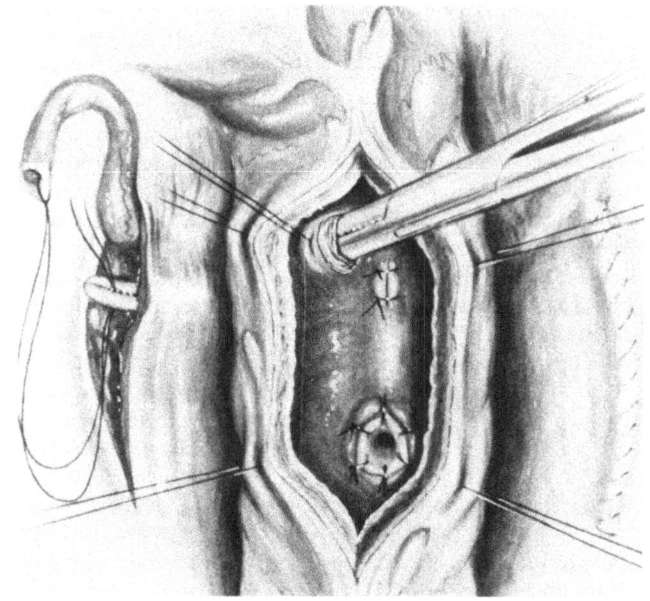

Abb. 1. Ureterosigmoideostomie mit antirefluxiver ureterocolischer Anastomose (submuköse Tunnelbildung) nach Goodwin

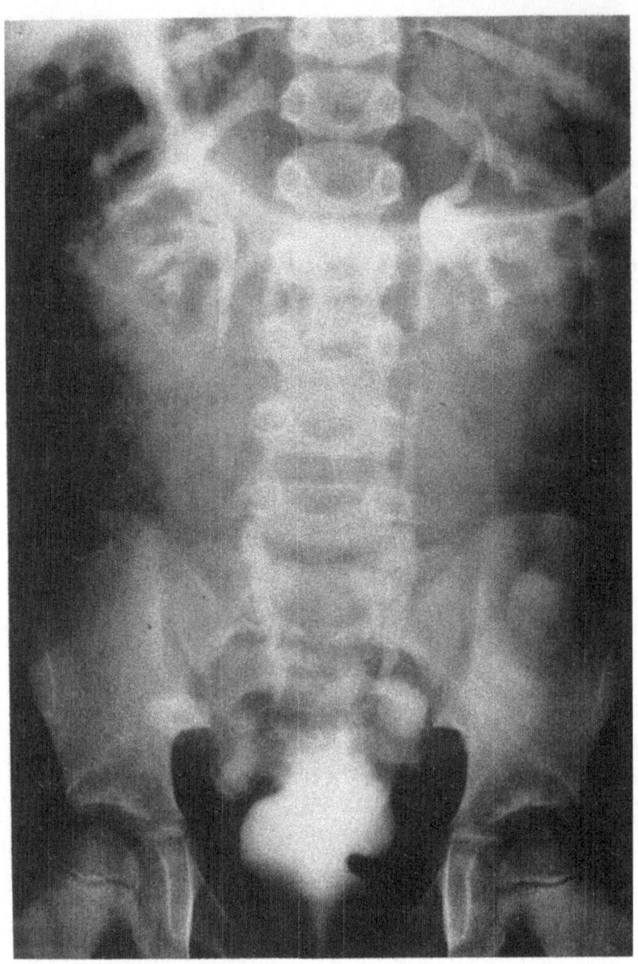

Abb. 2. Männlich, 6 Jahre, Ekstrophie, 2 Monate nach Ureterosigmoideostomie

In einem Fall trat an der ureterocolischen Anastomose ein benigner Polyp auf, der die Exzision und Neuimplantation des Harnleiters erforderlich machte. Der weitere postoperative Verlauf (Nachbeobachtungszeitraum 10 Jahre) war unauffällig. Dieser Fall weist auf die in letzter Zeit häufiger beschriebene Komplikation der Tumorbildung an der ureterocolischen Anastomose hin und schließt damit die Forderung ein, neben den routinemäßigen Kontrolluntersuchungen auch den Hämokkulttest und die Rektoskopie in das jährliche Nachsorgeprogramm aufzunehmen.

Sorgfältige Nachkontrollen vorausgesetzt, ist dies unseres Erachtens jedoch kein Anlaß, die Ureterosigmoideostomie aufzugeben.

Wesentliches Ergebnis der Nachuntersuchung ist die Tatsache, daß der obere Harntrakt in der Mehrzahl der Fälle hinsichtlich Stauung und pyelonephritischer Veränderungen stabil blieb (siehe hierzu Abb. 2, 3, 4). So war nur in den bereits erwähnten 2 Fällen eine Reintervention bei Stenosierung an der ureterocolischen Anastomose erforderlich. Das Auftreten pyelonephritischer Veränderungen oder eine Progredienz vorhandener diskreter Veränderungen war in der großen Mehrzahl der Fälle nicht feststellbar. Von insgesamt 72 radiologisch nachkontrollierten reno-ureteralen Einheiten ergab sich bei 5 vorgeschädigten renalen Einheiten lediglich in 2 Fällen eine Progredienz der Pyelonephritis, 3 Fälle waren im Nachuntersuchungszeitraum unauffällig, bei 67 präoperativen Normalbefunden ergab sich postoperativ kein Anhalt für pyelonephritische Veränderungen.

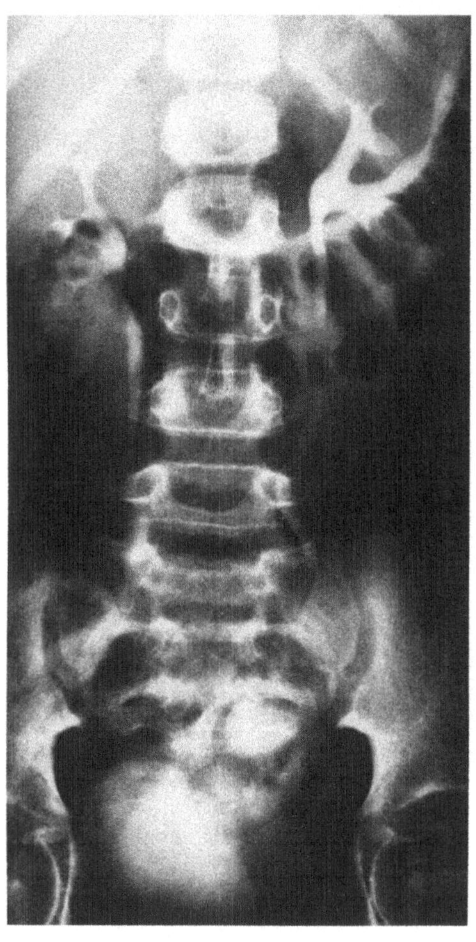

Abb. 3. Männlich, 8 Jahre, Ekstrophie, 7 Jahre nach Ureterosigmoideostomie

Die Betrachtung dieser Ergebnisse zwingt zu dem Vergleich mit der Patientengruppe, bei denen eine Blasenaufbauplastik durchgeführt wurde. In dem von Jeffs dokomentierten Krankengut waren von 72 Fällen lediglich 53 zur Blasenaufbauplastik geeignet. Von diesen wurden 39 endgültig verschlossen. Von den 8 Fällen, die nach mehrfachen Operationen erfolgreich verliefen, d.h. die kontinent waren, hatten 3 röntgenologische Veränderungen des oberen Harntraktes. Die Kontinenz der restlichen 5 Patienten wird definiert als Möglichkeit, während jeweils zweier Stunden vollständig trocken zu sein. Für diese 5 Patienten ist dies vielleicht ein gutes Ergebnis, für den Rest der Patienten bleibt nur die Lösung einer suprapubischen Harnableitung mit nassem Stoma, da eine Ureterosigmoideostomie bei ausgedehnter pyelonephritischer Veränderung oder Stauung des oberen Harntraktes nicht mehr in Frage kommt.

Im Vergleich mit anderen Operationsmetho den halten wir die Ureterosigmoideostomie sowohl hinsichtlich der eigenen Ergebnisse als auch in der vergleichenden Wertung mit den Ergebnissen anderer Operationsverfahren für eine akzeptable Lösung.

Voraussetzung für das Gelingen der Harnumleitung bei diesen schweren Mißbildungsformen ist die Unversehrtheit des oberen Harntraktes, die nach unseren Erfahrungen im Alter von 1–2 Jahren der Kinder noch gewährleistet ist. Aus diesem Grunde erfolgt die Durchführung dieses Eingriffes in der Regel innerhalb dieses Alterszeitraumes.

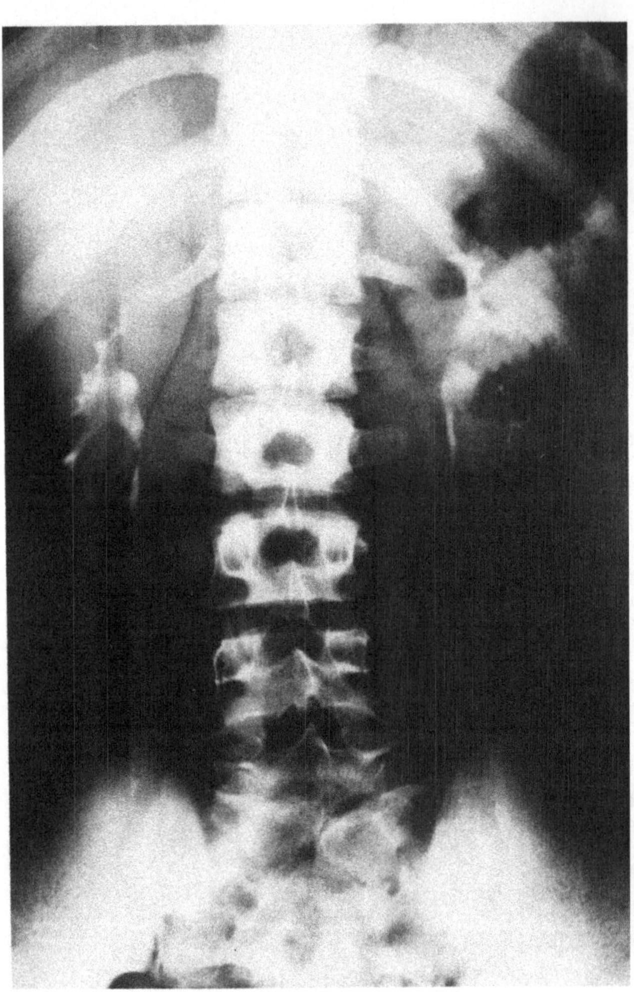

Abb. 4. Männlich, 17 Jahre, Blasenekstrophie, 11 Jahre nach Ureterosigmoideostomie

Dr. D. Frohneberg
Urolog. Klinik
Johann-Gutenberg-Universität
Langenbeckstr. 1
D-6500 Mainz

Verhandlungsbericht der Deutschen Gesellschaft
für Urologie, 33. Tagung (1981), 419–421
© Springer-Verlag Berlin Heidelberg New York 1982

Retrospektive Analyse über 12 Jahre Nierentransplantationen

D. Jonas, W. Weber, G. Dathe, W. Faßbinder, U. Frei und P. Hanke

Von 1968 bis 1982 wurden an der Urologischen Abteilung der Universitätsklinik Frankfurt/M. 128 Nierentransplantationen, davon 7 Retransplantationen durchgeführt. In dieser Gesamtzahl sind 23 Verwandtennierentransplantationen mit eingeschlossen. In einer Anfangsphase von 1968 bis 1978 wurden 37 Transplantationen durchgeführt. Alle diese Organe wurden an dem eigenen Klinikum entnommen und anschließend sofort transplantiert; die Gesamtischämiezeit war in keinem Fall länger als 12 Stunden. Transplantationskriterien waren Blutgruppengleichheit und negatives cross match. Die Ergebnisse der Gewebetypisierung blieben unberücksichtigt. Von diesen 37 Transplantaten funktionieren 13 heute noch; 11 wurden abgestoßen und 13 Patienten verstarben. Die cumulative Patienten- und Transplantatüberlebensrate dieser 37 Patienten (Abb. 1) ergibt eine Patientenüberlebensrate nach 12 Monaten von 70,3 %, nach 60 Monaten von 64,9 %. Nach 12 Monaten waren 54,5 % der Transplantate funktionstüchtig, nach 60 Monaten noch 37,9 %.

Von Januar 1979 bis heute wurden in Zusam-

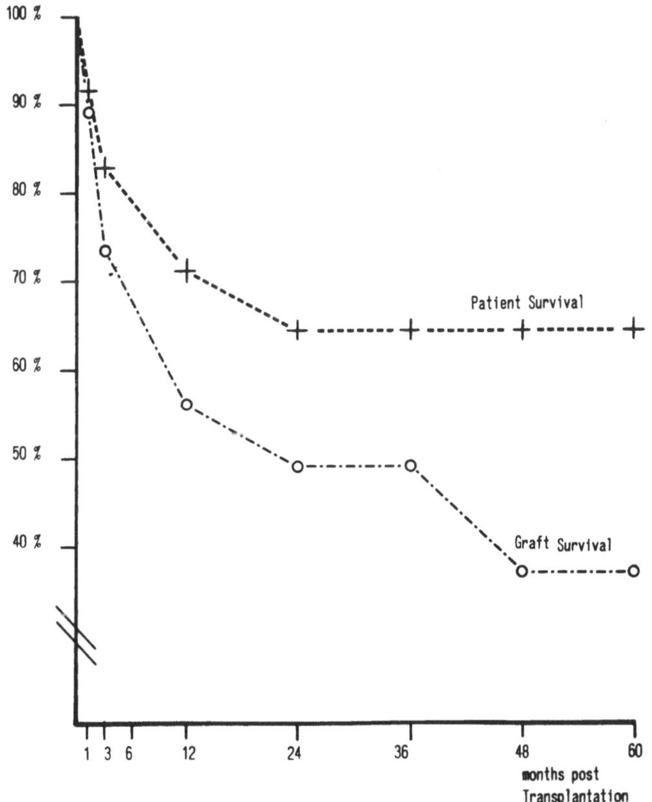

Abb. 1. Cumulative Patienten- und Transplantatüberlebensrate nach der Leichennierenersttransplantation (n = 37). Beobachtungszeitraum: 1968 bis 1978 (Universitätsklinik Frankfurt/M.)

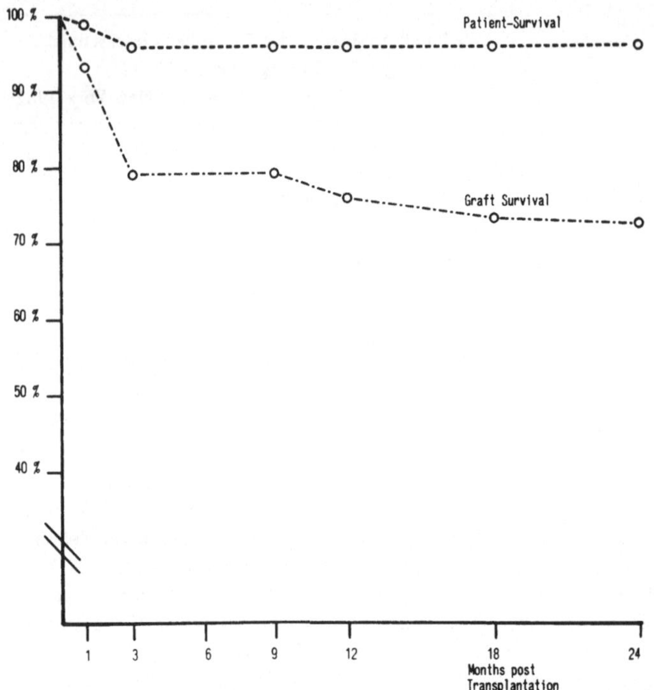

Abb. 2. Cumulative Patienten- und Transplantatüberlebensrate nach der Leichennierenersttransplantation (n = 61). Beobachtungszeitraum: 1. Jan. 1979 bis 18. Okt. 1981 (Universitätsklinik Frankfurt/M.)

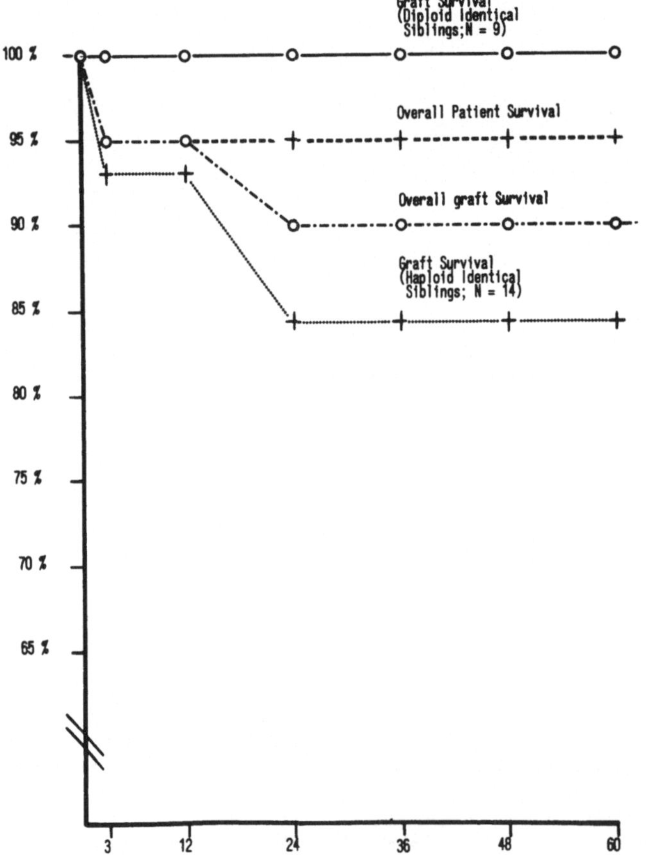

Abb. 3. Cumulative Patienten- und Transplantatüberlebensraten bei Verwandtennierentransplantationen (n = 23). Beobachtungszeitraum: 1973 bis 1981 (Universitätsklinik Frankfurt/M.)

menarbeit mit Eurotransplant Leiden 61 Nieren-ersttransplantationen durchgeführt. Von diesen 61 Nieren sind heute noch 47 Transplantate funktionstüchtig. 12 Transplantate wurden abgestoßen, 2 Patienten verstarben. 59 Patienten aus dieser Gruppe leben heute; daraus ergibt sich eine cumulative Patientenüberlebensrate nach 2 Jahren von 96,5 %. Die Transplantatüberlebensrate nach 2 Jahren liegt mit 76,8 % über dem europäischen Durchschnitt (Abb. 2). Eine Erklärung dieser heute viel besseren Funktionsraten ist vermutlich auf eine recht gute Übereinstimmung der Gewebsantigene zwischen Spender und Empfänger zurückzuführen. Die Anzahl der gemeinsamen HLA-Antigene zwischen Spender und Empfänger betrug bei HLA-A: $1,28 \pm 0,48$, bei HLA-B: $1,06 \pm 0,53$ und bei HLA-DR: $0,73 \pm 0,64$.

Von 1973 bis 1981 wurden 23 Verwandtennierentransplantationen durchgeführt, wovon 19 Transplantate heute noch funktionieren. 2 Transplantate wurden abgestoßen, 2 Patienten verstarben, einer an den Folgen einer Zytomegalieinfektion, einer bei einem Verkehrsunfall mit einem bis dahin 7 Jahre lang funktionsfähigen Transplantat. Die cumulative Patientenüberlebensrate dieser Verwandtentransplantationen lag nach 5 Jahren bei 95 %, die Transplantatüberlebensrate nach 5 Jahren bei 90 %. Unterteilt man die Gruppe der Lebendspender entsprechend den Ergebnissen der Gewebetypisierung, so beträgt die Transplantatüberlebensrate bei diploider Identität 100 %, bei haploider Identität fast 85 % nach 5 Jahren (Abb. 3).

Zusammenfassend kann man sagen, daß eine möglichst konsequente Nutzung der Verwandtennierentransplantation und bei der Leichennierentransplantation der Organaustausch mit Optimierung der Übereinstimmung der Gewebetypisierung die besten Voraussetzungen für gute Ergebnisse sind.

Prof. Dr. med. D. Jonas
Abteilung für Urologie
Zentrum der Chirurgie
Theodor-Stern-Kai 7
D-6000 Frankfurt/M. 70

Verhandlungsbericht der Deutschen Gesellschaft
für Urologie, 33. Tagung (1981), 422–425

Bilaterale Nephrektomie und Nieren-Transplantation zur Behandlung der therapieresistenten malignen Hypertonie

A. Rost, W. Hantelmann und M. Molzahn

Die nephrogene Hypertonie stellt das Hauptkontingent der sekundären Hypertonien. Diese Hypertonieform ist Folge einseitiger oder bilateraler renovaskulärer oder -parenchymatöser Erkrankungen und beträgt am Gesamtkollektiv der Hypertoniker 10 bis 15 % [5].

Die maligne Verlaufsform ist in 17 % der Fälle mit einer malignen Nephrosklerose kombiniert, die eine rasch progrediente Niereninsuffizienz zur Folge hat [4].

Die Prognose der malignen Hypertonie wird durch die antihypertensive Therapie und das Ausmaß der Nierenfunktionseinschränkung bestimmt. Infolge der Möglichkeit schwerwiegender Komplikationen haben solche Patienten eine besonders kurze Lebenserwartung (Tabelle 1).

Tabelle 1. Lebensbedrohliche Komplikationen bei maligner Hypertonie

Hypertensive Enzephalopathie
Akutes Linksversagen mit Lungenödem
Intrakranielle Blutung
Präinfarktangina, Myokardinfarkt
Aneurysma dissecans der Aorta

Nach einer Analyse von 124 unbehandelten Patienten mit maligner Hypertonie sind nach einem Jahr alle Männer verstorben, während die Frauen eine Lebenserwartung bis zu drei Jahren haben [6]. Hany u. Mitarb. berichten über eine Einjahresüberlebensrate bei unbehandelten Fällen von ca. 30 % [3].

Die hauptsächlichen Todesursachen finden sich in der Urämie und cerebro-vaskulären Komplikationen.

Besondere Probleme ergaben sich bei der Behandlung der malignen Hypertonie, wenn diese therapieresistent ist.

Seit Goldblatts erstem Bericht im Jahre 1934 über den Hochdruck bei einseitigen Nierener-

krankungen ist die chirurgische Behandlung dieser Hypertension als klinische Methode anerkannt [2]. Dagegen wurde die Hypertension, die durch doppelseitige Nierenerkrankungen im Endstadium bedingt ist, einer chirurgischen Therapie erst zugänglich, seit die chronische Hämodialyse und die Nierentransplantation zur Behandlung der terminalen Niereninsuffizienz zur Verfügung stehen.

Dadurch wurde es möglich, vital gefährdete Patienten mit nicht kontrollierbarer Hypertension durch bilaterale Nephrektomie zu behandeln.

Die ersten Berichte über das Druckverhalten bei maligner Hypertonie nach bilateraler Nephrektomie wurden von Merrill et al. 1961 und Seto et al. 1963 vorgelegt [7, 9]. Donohue et al. 1971 und Schiff u. Mitarb. 1973 zeigten, daß bei der renoparenchymalen Hypertonie durch bilaterale Nephrektomie und konsekutiver Dialyse oder Nierentransplantation die Druckwerte in den normotensiven Bereich gesenkt werden oder aber eine signifikante Besserung erreicht werden konnte. In den meisten Fällen ist durch die lebensrettende Notnephrektomie die hypertensive Encephalopathie reversibel, oder es war eine Besserung der cardialen Symptomatik erfolgt [1, 8].

Liegt bei niereninsuffizienten Patienten eine maligne Hypertonie mit schon vorhandenen oder absehbaren lebensbedrohenden Komplikationen vor, sollte noch einmal geprüft werden, ob die diagnostische Abklärung ausreichend erfolgt ist und insbesondere ein Phäochromocytom ausgeschlossen werden kann. Danach muß eine bilaterale Nephrektomie und chronische Hämodialyse in Erwägung gezogen werden.

Krankengut und Methode

Unter den 410 Patienten, die in den letzten 12 Jahren wegen terminaler Niereninsuffizienz

Tabelle 2. Histologische Befunde nach bilateraler Nephrektomie

Patient	Geschlecht	Alter (Jahre)	Histologie
G. R.	♀	27	Sek. maligne Nephrosklerose Hypertensive Glomerulopathie Hyperplasie des juxtaglom. Apparats
R. G.	♂	42	Sekundäre maligne Nephrosklerose
R. B.	♂	29	Maligne Nephrosklerose
B. W.	♂	35	Schwere vaskuläre Veränderungen
W. F.	♀	33	Sekundäre vaskuläre Schrumpfung Chron. intest. fibrosierende Entzündung Verdacht auf Amyloidose

in die Behandlungsprogramme unserer Klinik aufgenommen wurden, fanden sich fünf, die wegen eines nicht behandelbaren Hochdrucks bilateral nephrektomiert werden mußten. Es handelt sich um drei Männer und zwei Frauen im Alter zwischen 27 und 42 Jahren. Diese eingreifende Therapie war erforderlich, um den lebensbedrohlichen Hochdruck senken zu können. Bei drei dieser Patienten war trotz antihypertensiver Medikation eine Herzinsuffizienz mit Lungenödem und Perikardergüssen vorausgegangen. Die Blutdruckwerte reichten von 260 bis 210 mm Hg systolisch und 160 bis 100 mm Hg diastolisch, mit einem Durchschnittswert von 230/130 mm Hg.

Vier der fünf Patienten konnten erfolgreich

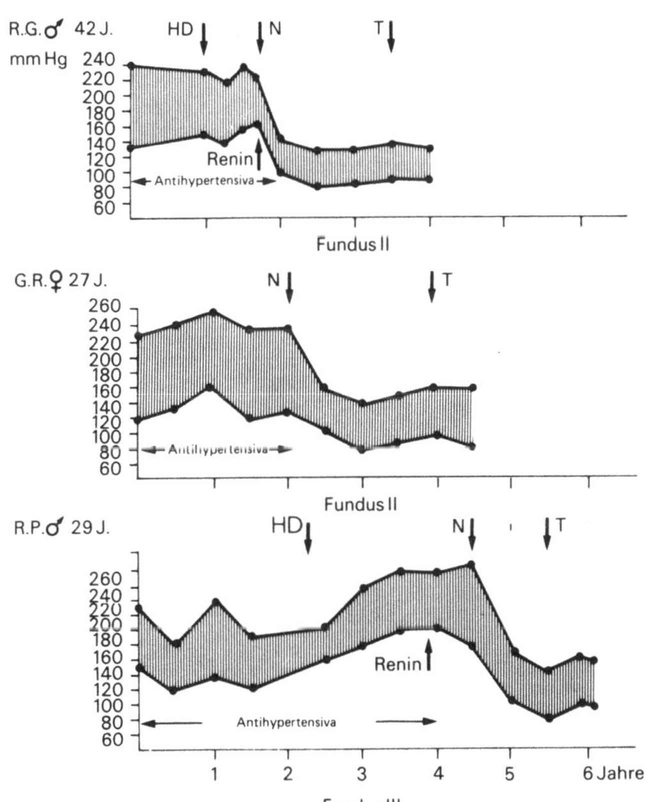

Abb. 1. Blutdruckverläufe vor und nach bilateraler Nephrektomie und Nierentransplantation. Pat. 1 R. G., männlich, 42 Jahre; Pat. 2 G. R., weiblich, 27 Jahre; Pat. 3 R. P., männlich, 29 Jahre. HD = Hämodialyse, N = bilaterale Nephrektomie, T = Nierentransplantation

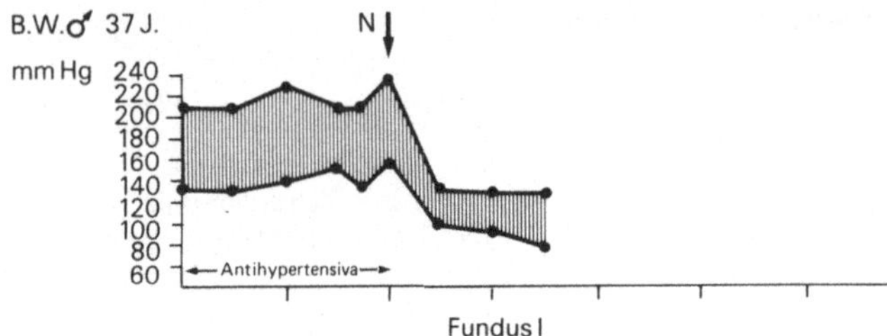

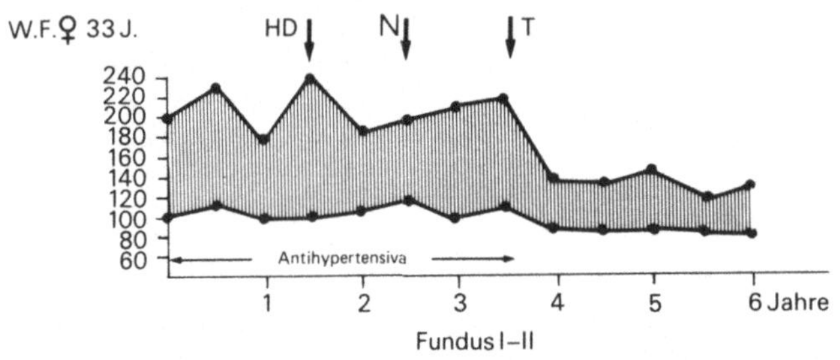

Abb. 2. Blutdruckkurve vor und nach bilateraler Nephrektomie und Nierentransplantation. Pat. 4 B. W., männlich, 37 Jahre; Pat. 5 W. F., weiblich, 33 Jahre. HD = Hämodialyse, N = bilaterale Nephrektomie, T = Nierentransplantation

einer Nierentransplantation mit stabiler Transplantatfunktion zugeführt werden, das sind 2,4 % unseres gesamten Transplantations-Krankengutes. Die histologischen Befunde der Nephrektomiepräparate wiesen in allen Fällen eine maligne Nephrosklerose auf (Tabelle 2).

Ergebnisse

In Abb. 1 sind die Blutdruckverläufe der Patienten 1 bis 3 dargestellt. Diese zeigen nach der bilateralen Nephrektomie und Hämodialyse eine Senkung der Werte in den normotensiven Bereich. Durch die Transplantation konnte sowohl eine Stabilisierung der Nierenfunktion als auch des Blutdrucks erreicht werden. Die Blutdruckverläufe der Patienten 4 und 5 gehen aus Abb. 2

hervor. Patient 4 zeigt nach bilateraler Nephrektomie normotensive Werte: eine Nierentransplantation ist hier nicht erfolgt. Bei Patient 5 war der Blutdruck auch unter Dialysebedingungen und Antihypertensiva nicht suffizient zu beeinflussen. Erst durch die Transplantation wurden konstante normotensive Werte erreicht.

Bei allen, bis auf eine Patientin, ließ sich der therapierefraktäre maligne Hypertonus durch die bilaterale Nephrektomie normalisieren, bei dieser jedoch war erst durch die Transplantation ohne medikamentöse Drucksenkung zu beeinflussen.

Die Blutdruckwerte verringerten sich durch die bilaterale Nephrektomie und Transplantation durchschnittlich von 230/130 mm Hg auf normale Werte um 140/80 mm Hg (Tabelle 3).

Tabelle 3. Blutdruckverläufe nach bilateraler Nephrektomie und Transplantation

Patient	Geschlecht	Alter (Jahre)	Durchschn. RR-Werte (mm Hg)		
			vor bil. Nephrektomie	nach bil. Nephrektomie	nach Transplantation
G. R.	♀	27	260/120	160/100	160/180
R. G.	♂	42	240/120	140/80	140/80
R. B.	♂	29	220/160	160/80	140/80
B. W.	♂	35	230/140	130/80	–
W. F.	♀	33	210/100	200/100	130/80

Diskussion

Bei unseren Patienten mit malignem Hochdruck lag in allen Fällen eine renoparenchymale Erkrankung zugrunde. Die Senkung der Druckwerte nach bilateraler Nephrektomie in unserem Krankengut stimmen mit den Ergebnissen von Donohue et al. und Schiff u. Mitarb. überein [1, 8]. Bei allen Patienten ließ sich durch diese Therapie eine cerebro- und cardiovaskuläre Mortalität vermeiden. Wegen der Dialysekomplikationen ist eine sehr strenge Indikationsstellung zur bilateralen Nephrektomie mit dem Ziel, die Hypertonie zu beeinflussen, erforderlich. Diese ist nur auf die therapierefraktäre Form der malignen Hypertonie zu beschränken; sie ist jedoch aus vitaler Indikation nicht zu umgehen. Diese Patienten können auch unter Dialysebedingungen eine massive Anämie und, wenn es sich um eine Angiotensin II gesteuerte Hypertonie gehandelt hat, eine schlechte Manipulierbarkeit ihrer Druckwerte aufweisen und sollten deshalb in ein Transplantationsprogramm aufgenommen werden.

Zusammenfassung

Unter den 410 Patienten mit terminaler Niereninsuffizienz, die im Klinikum Steglitz in den letzten 12 Jahren behandelt wurden, befinden sich fünf, die wegen eines medikamentös nicht einstellbaren Hochdrucks aus vitaler Indikation einer bilateralen Nephrektomie unterzogen werden mußten.

Diese eingreifende Therapie war notwendig, um den lebensbedrohlichen Hochdruck senken zu können.

Bei vier Patienten ist postoperativ ein Normalisierung der Druckwerte ohne Antihypertensiva an der Dialyse eingetreten. Vier Patienten wurden erfolgreich einer Nierentransplantation zugeführt und dadurch eine Senkung der Druckwerte in den normotensiven Bereich erreicht.

Obwohl die Indikation zur bilateralen Nephrektomie sehr streng zu stellen ist, erweist sie sich in einigen Fällen als notwendig. Sie ist auf die therapierefraktäre Form der malignen Hypertonie zu beschränken.

Diese Patienten können auch unter Dialysebedingungen eine schlechte Manipulierbarkeit der Druckwerte aufweisen und sollten deshalb in ein Transplantationsprogramm aufgenommen werden.

Literatur

1. Donohue JP, Bohnert WW, Shires DL, Bradley KP (1971) Bilateral nephrectomy: Its role in management of the malignant hypertension of end stage renal disease. J Urol 106:488–491. – 2. Goldblatt H, Lynch J, Hanzal RF, Summerville WW (1934) Studies on experimental hypertension: The production of persistent elevation of systolic blood pressure by means of renal ischemia. J Exper Med 59:347–379. – 3. Hany A, Schaub F, Nager F (1965) Die Prognose der behandelten malignen Hypertonie. Dtsch Med Wschr 90:18–26. – 4. Heintz R (1962) Klinik und Differentialdiagnose der malignen Hypertonie. Verh Ber Dtsch Kreislauf-Forsch 28:108–119. – 5. Kaufman JJ (1979) Renovascular hypertension: The UCLA experience. J Urol 121:139–144. – 6. Leishman AWD, Oxon DM (1963) Merits of reducing high blood pressure. Lancet I:1284–1288. – 7. Merrill JP, Giordano C, Heetderks DR (1961) The role of the kidney in human hypertension. Failure of hypertension to develop in the renoprival subject. Amer J Med 31:931–940. – 8. Schiff M, Brown SR, Lytton B (1973) The role of bilateral nephrectomy in the treatment of hypertension of chronic renal failure. J Urol 109:152–155. – 9. Seto D, Fritz W, Nakamoto S, Kolff WJ (1963) The effect of bilateral nephrectomy and of sodium and water content on hypertension. Trans Amerc Soc Artif Int Organs IX:35–40

Priv.-Doz. Dr. Armin Rost
Oberarzt der Urologischen Klinik und Poliklinik
Klinikum Steglitz
Hindenburgdamm 30, D-1000 Berlin 45

Verhandlungsbericht der Deutschen Gesellschaft
für Urologie, 33. Tagung (1981), 426–429
© Springer-Verlag Berlin Heidelberg New York 1982

Diskussion zu den Vorträgen Seite 407 bis 425

Moderatoren: Rodeck, G., Marburg, Haschek, H., Wien, und Frick, J., Salzburg

Frick, Salzburg: Ich glaube, wir können maximal 10 Minuten zur Diskussion verwenden, und ich darf um Fragen bitten zum Vortrag von Bartsch und Schweikert: Georg, dürfte ich Dich fragen, welche Substanz ist der von Dir erwähnte „Inhibiting-Faktor"? Ist das ein Antisteroid oder ist das ein dekapeptidähnlicher Stoff; weiß man etwas, in welche Kategorie von Stoffen diese Substanz eingereiht werden muß?

Bartsch, Innsbruck: Ich glaube, wir wissen heute, daß es ein Proteohormon ist. Wir wissen, daß es hauptsächlich aus der Sertolizelle kommt. Wir kennen aber die Molekularstruktur nicht, wir kennen auch nicht die exakte Wirkungsweise dieses Hormons.

Frick, Salzburg: Gibt's noch weitere Anfragen. Ich hätte eigentlich zum Wilson-I noch eine Frage. Was tun die Wilson-I-Patienten mit dem vielen kreisenden Testosteron? Diese Patienten haben ein erhöhtes Testosteron, aber auch erhöhte Gonadotropine, wissen aber eigentlich mit dem vielen Testosteron nichts anzufangen.

Bartsch, Innsbruck: Das ist richtig, und das ist die Schwierigkeit bei diesen Patienten. Wenn man eine Studie sieht von Imperator McKindely, die in Mittelamerika eine Familie mit einem 5-alpha-Reductasedefekt beobachtet hat, so hat sie gesehen, daß diese Patienten durch ihre Testosteronsynthese postpubertär eine völlig männliche Geschlechtsidentität entwickelt haben und ein äußeres intersexuelles Genitale, das nicht funktionsfähig war. D.h. wir müssen diese Patienten sehr frühzeitig abklären vor der Geschlechtsidentität, damit wir in richtiger Weise korrigieren. Das Testosteron wird vielleicht aromatisiert.

Frick, Salzburg: Gibt's noch weitere Anfragen zum Vortrag von Bartsch? Wenn nicht, dann wäre der Vortrag von Haschek und Schramek zu diskutieren, über die Spätergebnisse nach beidseitiger Adrenalektomie, wer hätte dazu Fragen an die Autoren?

Frick, Salzburg: Dürfte ich Herrn Schramek fragen, woran sind diese 6 Patienten verstorben? War das tumorbezogen oder waren es Sekundärerkrankungen, und als weitere Frage: Hat man bei diesen Patienten postoperativ die Hypophyse im Computertomogramm kontrolliert? Was passiert mit der Hypophyse bei einem hypophysären Cushing, wenn die Nebennieren entfernt sind?

Schramek, Wien: Darf ich zur ersten Frage sagen: Auch uns ist es aufgefallen, die hohe Mortalität der Patienten, immerhin in einer Altersgruppe im 5. und 6. Dezenium, daß von 18 Patienten 6 Patienten, also ca. 33 % gestorben sind. Wir sind dem nachgegangen, weil uns das erstaunt hat. Zwei Gründe haben wir gefunden. Erstens sind diese 6 Patienten deutlich über dem Durchschnittsalter. Das Durchschnittsalter aller 18 Patienten beträgt 38 Jahre. Das Durchschnittsalter nur dieser 5 verstorbenen Patienten beträgt genau 50 Jahre. Sie sind also eine wesentlich ältere Altersgruppe, die zu einem späteren Zeitpunkt operiert wurde, und die daher bei einer postoperativen Verlaufsdauer von 7–17 Jahren auch zum Zeitpunkt der Nachuntersuchung wesentlich älter war. Wir sind dem nachgegangen und können von 4 Fällen die Todesursache nennen. Bei 2 Patienten hat es sich um eine Pulmonalembolie gehandelt, ein Patient ist an einem plötzlichen Herztod verstorben, eine Patientin hat einen Suizid nach der endogenen Depression begangen. Bei den anderen 2 Fällen ist die Todesursache noch nicht genau, es wird noch weitere Nachforschungen bedürfen.

Die zweite Frage ist ein Argument, das gegen die totale beidseitige Adrenalektomie spricht, bei einem hypophysären Cushing-Syndrom, das unseres Erachtens aber nicht schwer genug ist. Natürlich kommt es, wenn man die Erfolgsorgane wegnimmt, bei der weiter pathogenetisch zugrunde liegenden Störung zu einer weiteren ACTH-Produktion, und es kommt in den Literaturangaben in 5–15 % zu der Ausbildung von Hypophysenvorderlappenadenomen. Diese können nur Makroadenome sein oder Mikroadenome. Wir haben bei unseren Patienten, bei diesen 12 nachuntersuchten Patienten 1. anamnestisch Auftreten von Kopfschmerzen, bedingt durch den Tumor, der in der Sella liegt, und eine Erhöhung des intracaraniellen Drucks macht. Wir haben anamnestisch versucht, zu evaluieren, ob dies Patienten sind, die einen Verdacht auf ein Nelson-Syndrom haben und haben Schädel-Röntgen und Sella-Tomographien gemacht. Wir haben keine Computertomographie gemacht. Wir haben bei unseren 12 Patienten keine Patienten mit einem wirklich auffallenden Nelson-Syndrom oder mit einem radiologisch diagnostizierbaren Nelson-Tumor oder Nelson-Adenom gefunden. Nach Rücksprache mit Herrn Prof. Geyer hat er selber betont, daß das wahrscheinlich nur ein Glücksfall ist, und daß sicher auch unsere Patienten Mikroadenome haben, die wir nicht haben nachweisen können und die einfach nicht nachzuweisen sind.

Frick, Salzburg: Danke sehr. Gibt es noch weitere Anfragen zu diesem Vortrag? Wenn nicht, dann wäre noch der Vortrag von Prof. Rodeck zu diskutieren über den primären Hyperparathyreoidismus. Wer hätte hier Fragen?

Frick, Salzburg: Ich möchte Herrn Rodeck fragen: Was tun Sie zur praeoperativen Seitenlokalisation. Wie gut sind Ihre Erfahrungen? Sie haben sicher in der letzten Zeit zur praeoperativen Seitenlokalisation die Computer-Tomographie eingesetzt? Wie gut sind Ihre Erfahrungen mit der Computer-Tomographie gegenüber anderen Methoden wie z.B. der etagenartigen Blutabnahme zur Parathormonbestimmung und der selektiven Angiographie?

Rodeck, Marburg: Ich darf sagen, daß wir bei den primären Operationen eigentlich vorher routinemäßig keine Seitenlokalisation vornehmen. Man ist doch verpflichtet, die gesamte Halsregion zu revidieren, auch wenn man glaubt, zunächst auf einer Stelle bereits das Corpus delicti gefunden zu haben. Wir sind selbst – obwohl eine alte Universitätsklinik – noch nicht in die Lage gesetzt, mit dem Computer-Tomogramm arbeiten zu können. Von einer gewissen Größenordnung an – ich möchte sagen, 3 Gramm und darüber – kann man auch mit dem Sonogramm eine Seitenlokalisation finden. Aber bislang war das eigentlich mehr so, daß wir wohl praeoperativ das Sonogramm durchführen und die Richtigkeit des sonographischen Befundes bei der Operation dann bestätigt haben, und das gewissermaßen so als Prüfparameter zunächst angewandt haben. Die sonstige Seitenlokalisation – wie Sie richtig sagen – mit der selektiven Angiographie oder auch der selektiven Parathormonbestimmung durch die Etagen, also Abnahme des Blutes, würde sich nach unserer Meinung nur bei den Rezidivoperationen anzeigen. Sie sind doch technisch und auch kostenmäßig recht aufwendig.

Frick, Salzburg: Möchte nur noch unsere Erfahrung hinsichtlich der praeoperativen Seitenlokalisation mitteilen. In den letzten 15 Monaten haben wir bei 7 Fällen eine Computer Tomographie praeoperativ durchgeführt, und wir haben uns – oder der Röntgenologe, der bei uns den Computertomographen bedient – sehr bemüht und konnte uns bei allen 7 Fällen die Seitenlokalisation sagen. Bei 3 hätten wir, glaube ich, mit allen vorher angewandten Methoden zur praeoperativen Seitenlokalisation nie eine Chance gehabt, die Adenome herauszufinden. Wir stehen jetzt auf Grund dieser sicher noch kleinen Erfahrungen den computertomographischen Befunden relativ aufgeschlossen und positiv gegenüber, und versuchen, auch bei den Primäroperationen die Seitenlokalisation vor dem Ersteingriff bereits festzulegen, obwohl man, wie Prof. Rodeck gesagt hat, die ganze Halsregion explorieren muß, um nicht ein zweites Adenom oder dergleichen zu übersehen. Gibt es noch weitere Anfragen zu diesem Thema?

Rodeck, Marburg: Von welcher Größenordnung waren diese Adenome? Bei der renalen Form haben wir es auch häufig mit sehr kleinen Adenomen von

500 mg und 1000 mg zu tun. Sind die auch mit dem Computer-Tomogramm erfaßbar?

Frick, Salzburg: Das kleinste entdeckte Adenom hatte einen Durchmesser von 6 mm.

Rodeck, Marburg: Na ja gut, das ist so etwa Kaffeebohnengröße, ich würde sagen, 500 mg. Das wäre schon enorm. Wir haben nur 2 Fälle operiert, die außerhalb schon computertomographiert waren. Aber das waren erheblich große Adenome, die man sicher auch ohne diese Maßnahme hätte finden müssen.

Frick, Salzburg: Gibt es noch weitere Anfragen zu diesem endokrinologischen Themenkreis? Wenn nicht, dann gehen wir in die freien Themen Operative Urologie, und Herr Prof. Rodeck wird die weitere Moderation übernehmen.

Rodeck, Marburg: Ich möchte zum ersten Vortrag der Mainzer Gruppe zur Diskussion aufrufen. Herr Westenfelder bitte.

Westenfelder, Freiburg: Herr Frohneberg, ich hätte an Sie 2 Fragen, eine zur Blasenekstrophie und eine zur Ureterosigmoideostomie. Wie Sie schon gesagt haben, ist der Erfolg der Blasenaufbauplastik ja sehr viel geringer als es früher angenommen wurde. Machen Sie überhaupt keine Blasenaufbauplastik mehr, oder wenn ja, was sind Ihre Kriterien, diese durchzuführen? Und das andere zur Ureterosigmoideostomie: In Boston wurde jetzt über mehrere Fälle dieser malignen Entartung berichtet, allerdings bei keinem Fall von Colon conduit, der rückverlagert wurde. Ist das für Sie ein Kriterium, weiter bei der Uretersigmoideostomie mit kontinuierlichen Untersuchungen zu bleiben, oder würden Sie auch Colon conduit antirefluxiv mit Rückverlagerung vorziehen?

Frohneberg, Mainz: Zur ersten Frage: Es geht eigentlich eindeutig daraus hervor. Der Vergleich der Blasenaufbauplastiken, deren Ergebnisse vorgestellt wurden, ist für uns kein Grund, eine Blasenaufbauplastik durchzuführen.

Und zur zweiten Frage: Die Ableitungsform, die Sie meinen, mittels eines Conduits, das man anschließend zurückverlegt, hat von den Kurzzeitergebnissen bisher keinen Überblick ermöglicht über die Erfolge. Wir wissen aber aus dem eigenen Krankengut, daß über diese Zeit hinweg, in der wir es nachverfolgen konnten, die Komplikationen insgesamt für uns gering waren, daß die soziale und psychische Entwicklung der Kinder hervorragend war, daß diese Kinder in ihrem Familienkreis als gesund gelten, und daß wir aus diesem Grund eigentlich diese Form der Harnableitung zur Zeit empfehlen. Die Komplikationsrate ist gering, und wir können von den 38 Kindern, die ich vorgestellt habe, lediglich z.Z. bei 6 wegen des kurzen Nachbeobachtungszeitraumes, weil sie halt noch sehr jung sind, über die Kontinenz nichts aussagen. Und auch die Ergebnisse, die schlechteren Ergebnisse der amerikanischen Autoren hinsichtlich der Harninkontinenz können wir auf gar keinen Fall bestätigen dabei.

Rodeck, Marburg: Ja, vielen Dank. Ich glaube, es ist ganz wesentlich noch einmal die soziale Rehabilitation der Kinder hervorzuheben. Es gibt keine Methode, die auf bessere und einfachere Art und Weise etwa einen dem Normalzustand ähnlichen Befund herbeiführt, wie diese Ureterosigmoideostomie. Weshalb sie in Mißkredit gekommen ist, sind ja doch gewisse Gefahren bezüglich der Langzeitbeobachtungen. Darf ich noch einmal fragen, wie die längsten Beobachtungszeiten in Ihrem Material gewesen sind? Sie haben, glaube ich, über 5 Jahre berichtet.

Frohneberg, Mainz: Nein. 14 Jahre ist der längste Fall, den wir in der Nachbeobachtung haben.

Rodeck, Marburg: Na ja. 14 Jahre ist natürlich nur ein Teil des Lebens. Man muß sich dann eben durch fortlaufende Kontrollen überlegen, ob man sich zu einem späteren Zeitpunkt beispielsweise durch eine Colostomie oder durch Bildung einer Rectumblase, wo man die Aszension des abgeleiteten Urins in die oberen Darmabschnitte zu vermeiden sucht, und auch die Trennung von Urin und Stuhl doch noch sekundär herbeiführt. Ich glaube, das ist doch noch eine Konsequenz, die man bei erkennbarer Pyelonephritis bei der Spätbeobachtung rechtzeitig ziehen sollte.

Frohneberg, Mainz: Es ist sicher keine Frage, daß die auftretende Pyelonephritis zu einer Harnumleitung zwingt. Nur ist die Nachbeobachtung auch in dieser Hinsicht bisher eigentlich sehr positiv. Es gibt keine schwerwiegenden Fälle bis auf zwei, bei denen pyelonephritische Veränderungen massiv waren.

Rodeck, Marburg: Gut. Vielen Dank. Noch weitere Fragen? Darf ich dann den 2. Vortrag zur Diskussion aufrufen, zu den Nierentransplantationen? Bitte, Herr Dreikorn.

Dreikorn, Heidelberg: Herr Jonas, ich glaube, wir können Ihnen alle gratulieren zu diesen ausgezeichneten Ergebnissen. Nun, für diese Verbesserung der Ergebnisse in den letzten Jahren haben Sie in erster Linie die verbesserten Möglichkeiten der Typisierung angeführt. Meinen Sie nicht, daß für diese Verbesserung auch noch andere Faktoren eine sehr große Rolle spielen? Z.B. die größere Erfahrung, die man in den letzten Jahren gewonnen hat? Und einen Punkt sollte man auf alle Fälle erwähnen. Das sind die Bluttransfusionen. Und mich würde jetzt interessieren, ob Sie in der ersten Gruppe der Transplantationen weniger Bluttransfusionen verabreichten, sodaß möglicherweise diese besseren Ergebnisse auf die Vortransfusionen zurückzuführen sind, und ob Sie das Schema der Immunsuppression geändert haben in diesen Zeiten. Nun hätte ich vielleicht abschließend noch eine Frage: Sie haben gezeigt, das sind auch unsere Erfahrungen, daß bei Vollidentität im Rahmen der Lebendtransplantationen die Ergebnisse sehr gut sind. Bei Haploididentität dagegen schlechter. Wenn Sie nun die Ergebnisse nach Leichennierentransplantation vergleichen mit Haploididentität, so sind die Unterschiede, glaube ich, nicht mehr sehr groß. Würden Sie weiterhin Lebendtransplantation bei Haploididentität durchführen?

Jonas, Frankfurt: Wir haben die Frage der praeoperativen, unmittelbar vor der Transplantation durchgeführten Blutübertragung geprüft, das machen unsere Nephrologen, sie haben eine Studie durchgeführt. Nach dieser Untersuchung sieht es tatsächlich so aus,

daß die Überlebensraten der Nierentransplantate dadurch besser sind. Erklären kann man sich das im Augenblick noch nicht. Die Blutübertragung haben wir vor in der ersten Gruppe, d.h. in dieser Gruppe, bei denen wir die Nieren selbst entnommen und anschließend gleich implantiert haben, nicht in dieser Konsequenz durchgeführt, meistens jedenfalls. Also, das auf den 2. Teil der Gruppe bezogen, stimmt es. In dieser Gruppe, sind Blutübertragungen mit verborgen, die ich jetzt einzeln nicht herausziehen kann.

Zu Ihrer 2. Frage. Wir haben die Ergebnisse der haploiden Transplantation und der Leichennierentransplantation gegenübergestellt. Wir können sagen, daß wir – wenn ich die Zahlen noch einmal hier herausziehe – bei den Leichennierentransplantationen nach 2 Jahren eine Transplantationsüberlebensrate von 76,8 % erreichen konnten. Die Transplantatüberlebensrate bei den haploiden Nierentransplantationen liegt nach 5 Jahren sogar bei 85 %. Also, insofern ist da schon eine bessere Überlebensrate zu verzeichnen.

Rodeck, Marburg: Ja, mich hat auch die hohe Rate Ihrer Lebendtransplantationen überrascht. Wir haben bei 138 Transplantationen bisher nur 2 Lebendtransplantationen vorgenommen. Darf ich Sie vielleicht noch einmal um die Indikationendarstellung bitten, die Sie veranlaßt haben, nun eine Lebendtransplantation durchzuführen. Die Problematik der Lebendtransplantation ist ja hinreichend bekannt. Man sollte wirklich nur meines Erachtens in Ausnahmefällen dazu übergehen.

Jonas, Frankfurt: Wir sind mit den Nephrologen, mit denen wir gemeinsam die Indikation zur Transplantation stellen, der Meinung, daß eine voll identische Verwandtentransplantation natürlich jeder anderen Leichennierentransplantation weit überlegen ist. Aus diesem Grunde heraus werden vorsichtige sondierende Gespräche zwischen unseren Nephrologen und den möglichen Verwandtenspendern geführt, die natürlich in aller Diskretion und Subtilität geführt werden müssen. Leicht ist jemand unter Druck gesetzt, und das wollen wir natürlich auch vermeiden.

Rodeck, Marburg: Ja, vielen Dank. Sind noch weitere Fragen? Herr Frick, bitte.

Frick, Salzburg: Herr Jonas, wie ist Ihre Einstellung zur Transplantation im Kindesalter? Wenn ja, haben Sie hier ein zeitliches oder eine Lebensalterlinie nach unten, oder wann würden Sie bei einem Kind eine Transplantation durchführen?

Jonas, Frankfurt: Im Prinzip möchte ich dazu folgendes sagen: Wir stehen auf dem Standpunkt, ich glaube, wie auch die Heidelberger Gruppe, daß bei einem niereninsuffizienten Kind zunächst die Dialyse erst angefangen werden muß, wenn überhaupt Chancen bestehen, das Kind später zu einer Transplantation zu übernehmen. Wir haben Kinder transplantiert – ich überschlage ungefähr 6 Kinder – im Alter zwischen 7 und 8 Jahren.

Huland, Hamburg: Herr Jonas, noch eine Frage zur Lebendspendertransplantation, wo auch mich die guten Ergebnisse überraschen. Haben Sie die Empfänger mit Bluttransfusionen vom Spender vorbereitet, so wie es Terasaki beschrieben hat, und vielleicht dadurch die guten Ergebnisse erzielt?

Jonas, Frankfurt: Ich sagte es. Wir haben das in Einzelfällen getan. Ich kann Ihnen diese Fälle, die Sie ansprechen, nicht herausziehen aus den Zahlen, die ich genannt habe. Aber es sind Fälle darunter. Aber ich glaube, das Entscheidende ist die „Vollidentität", die Diploididentität.

Rodeck, Marburg: Darf ich nun noch den Vortrag von Herrn Rost aufrufen. Ich glaube, es war sehr verdienstvoll, darauf hinzuweisen, daß die bilaterale Nephrektomie doch eine Möglichkeit darstellt, mit malignen Hypertonien fertig zu werden. Aber die strenge Indikation wurde auch von Ihnen herausgestellt. Herr Dreikorn, bitte.

Dreikorn, Heidelberg: Ich hätte gerne eine Frage: Welchen Operationszugang haben Sie gewählt? Und dann möchte ich noch auf eine andere Möglichkeit hinweisen, die wir kürzlich bei einem Patienten gemacht haben, der nach der Transplantation sehr hohe Drucke entwickelt hat, und wir haben bei diesem Patienten anstelle der bilateralen Nephrektomie eine bilaterale Embolisation der Nieren durchgeführt. Ich weiß nicht, ob Sie damit Erfahrung haben. Sonst möchte ich das vielleicht als Anregung sagen. Es ist also eine Möglichkeit, daß man bei diesen Patienten die Operation vielleicht umgehen kann. Denn die Letalität der bilateralen Nephrektomie wird in der Literatur mit bis zu 5 % angegeben.

Rost, Berlin: Wir haben von Flankenschnitten bilateral die Nieren herausgenommen. Erfahrungen mit der Embolisation haben wir nicht. Es gibt ja neuerdings auch andere antihypertensive Prinzipien, die man zunächst versuchen sollte. Die Patienten, die ich vorgestellt habe, waren aus einer Ära, die vor diesem Captobril waren. Aber die Nebenwirkungen dieser Medikation sind extrem hoch, so daß es doch schwierig ist, normotensive Werte auch langfristig zu kriegen. Deshalb für ganz wenige ausgewählte Patienten die bilaterale Nephrektomie.

Huland, Hamburg: Herr Rost, vielleicht können Sie noch einen Kommentar zum optimalen Operationszeitpunkt geben. Wir selbst haben in Hamburg damit große Probleme gehabt. Wartet man auf der einen Seite ab, bis sich die Therapieresistenz wirklich dokumentiert hat, ist die Mortalität, die postoperative, sehr hoch, und zwar ausschließlich als Folge cardiovasculärer Komplikationen. Tut man das nicht, riskiert man, einen Teil der Patienten unnötigerweise bilateral zu nephrektomieren. Vielleicht geben Sie einen kurzen Kommentar dazu.

Rost, Berlin: Ja, wir haben immer erst nephrektomiert, nachdem die Patienten massivste cardiovasculäre Symptomatik hatten mit Lungenödem. Wahrscheinlich ist es sinnvoller, wenn man vorher nephrektomiert. Denn diese Patienten sind ja – zumindest praeterminal – niereninsuffizient. Oder wenn sie terminal niereninsuffizient sind, dann kann man ja sowieso die Indikation etwas breiter stellen.

Rodeck, Marburg: Noch weitere Fragen an Herrn Rost? Wenn das nicht der Fall ist, dann darf ich die erste Kolumne der Vormittagssitzung beenden. Durch die Heterogenität der Vorträge ist es schwer, eine Zusammenfassung zu geben. Ich möchte deshalb darauf verzichten.

Fortsetzung II. Hauptthema: Kinderurologie

Rhabdomyosarkome

Verhandlungsbericht der Deutschen Gesellschaft
für Urologie, 33. Tagung (1981), 433–437
© Springer-Verlag Berlin Heidelberg New York 1982

Rhabdomyosarkom des Urogenitaltraktes im Kindesalter

R. J. Scholtmeijer

Von den malignen Mesenchymaltumoren im Kindesalter ist das Rhabdomyosarkom der am häufigsten vorkommende Tumortyp. 7,8–10% aller soliden Tumoren in der Jugend sind dem Rhabdomyosarkom zuzurechnen. Unter den Todesursachen durch maligne Tumoren im Kindesalter nimmt das Rhabdomyosarkom den 7. Platz ein.

Obwohl der Tumor prinzipiell überall im Körper entstehen kann, wird er bei Kindern vor allem im Kopf-Hals-Gebiet, im urogenitalen Bereich, am Rumpf (Thorax, Abdomen, Becken) und an den Extremitäten gefunden.

Bei einer Million Kinder werden jährlich 12 Mesenchymaltumoren gefunden, von diesen sind ca. 6 Rhabdomyosarkome und 27% der Rhabdomyosarkome nehmen ihren Ursprung im Urogenitaltrakt. Hieraus ergibt sich, daß das Rhabdomyosarkom im Genitaltrakt bei Kindern selten ist.

Im Bereich des Urogenital-Traktes entsteht das Rhabdomyosarkom meist in der Prostata, Blase, Urachus im oberen Drittel der Vagina und im Samenstrang.

Ausgesprochene Raritäten sind die Lokalisation des Rhabdomyosarkoms im Testikel oder in der Epididymis. Obwohl das intrascrotale Rhabdomyosarkom selten ist, sind bis 1979 in der englischsprachigen Literatur 155 Fälle beschrieben.

Da das Rhabdomyosarkom sehr schnell und invasiv wächst, ist es gelegentlich schwierig festzulegen, von wo der Tumor seinen Ausgang genommen hat.

Über die Entstehung des Rhabdomyosarkoms wurden viele Theorien diskutiert. Am attraktivsten scheint die Theorie, die spekuliert, daß der Tumor aus unreifem Muskelgewebe oder aus indifferentem Mesenchymalengewebe entsteht, das in sich noch die Potenz trägt zur andersartigen bzw. bösartigen Entwicklung.

Horn und Enterline teilen das Rhabdomyosarkom in 4 Typen ein:

- pleomorfer Typus
- alveolärer Typus
- embryonaler Typus
- botryoider Typus.

Der embryonale und botryoide Typus ähneln sich. Der embryonale Typus wird bei Kindern am häufigsten gefunden und erinnert in seinem Aufbau an das sich entwickelnde Muskelgewebe eines Foetus in der 7. bis 10. Woche.

Das Lebensalter, in dem der Tumor entdeckt wird, variiert stark, doch wird ein Häufigkeitsgipfel im 4. Lebensjahr und nach der Pubertät im 16. Lebensjahr gefunden. Das Verhältnis von Jungen zu Mädchen beträgt 3 zu 1.

Metastasen entstehen lymphogen und haematogen. Lymphogene Metastasen finden sich vor allem in den regionalen Lymphknoten des befallenen Organs, Fernmetastasen werden in den Lungen, dem Skelett, der Leber und im zentralen Nervensystem gefunden.

Nach Weeloch sind bei 23% aller Rhabdomyosarkome, die primär in der Blase entstanden, bei der ersten Untersuchung bereits Metastasen nachweisbar.

Klinisches Bild

Das klinische Bild des Rhabdomyosarkoms des Urogenitaltraktes variiert mit dem Lebensalter des Patienten, dem Geschlecht und dem Tumorsitz. Von Bedeutung ist weiter, ob der Tumor bereits metastasierte.

Tumoren der Blase und der Prostata manifestieren sich häufig durch Miktionsbeschwerden und initiale oder terminale Haematurie. Von den Miktionsbeschwerden sind die Dysurie und die Pollakisurie am häufigsten. Gelegentlich wird auch eine Harnretention beobachtet, oder werden Algurien in der Anamnese angegeben, vor allem, wenn gleichzeitig ein Harnwegsinfekt bestand.

Der Tumor, der vor der ersten Untersuchung bereits eine beachtliche Größe erreichen kann, wird häufig bei der abdominellen Palpation oder bei der Rektaluntersuchung gefunden.

Tumoren des Uterus und der Vagina sind seltener als die der Blase und der Prostata, sie verursachen bei Kindern infolge invasivem Wachstum häufig Blasen- oder Darmbeschwerden.

Die paratesticulären Rhabdomyosarkome manifestieren sich als intrascrotale harte und indolente Tumoren. Da diese Tumoren nicht schmerzhaft sind, werden sie häufig erst spät entdeckt.

Bei 14 Kindern, die in der Urologischen Abteilung der Freien Universität in Amsterdam und im Sophia-Kinderkrankenhaus in Rotterdam behandelt wurden, führten folgende Symptome zur ersten Untersuchung:

- Haematurie   4 x
- Harnverhalt   3 x
- Dysurie   2 x
- Algurie   2 x
- schnell wachsender Tumor im Scrotum   2 x
- Tumor in der Vulva   1 x

Bei 3 Kindern wurden zusätzlich bzw. noch folgende Beschwerden angegeben:

- Häufige Miktion   1 x
- Obstipation   1 x
- Diarrhöe   1 x

Untersuchung und Stadien-Einteilung

Bei Tumoren der Blase, der Prostata oder Vagina schreibt das Protokoll ein Urogramm vor, ein Kolonkontrasteinlauf erfolgt zum möglichen Nachweis einer Tumorinvasion in den Darm.

Urographisch werden gelegentlich Stauungen der höheren Harnwege festgestellt, in der Blase kann eine Kontrastaussparung erkennbar sein. Das Urogramm kann durch Cystogramm und Miktionsurethrogramm ergänzt werden. Gelegentlich lassen sich hierdurch Kontrastaussparungen auch in der Harnröhre besser erkennen. Weil Scrotaltumoren inguinal metastasieren, ist das Lymphangiogramm zur Stadien-Einteilung von Bedeutung.

Weitere Untersuchungen, die bei der Feststellung der Tumorausbreitung hilfreich sein könnten, sind die Thoraxuntersuchung, der Knochenscan, der Leberscan, CT-Scan und die Ultraschall-Untersuchung.

Tumoren der Blase oder der Prostata oder auch in die Blase einwachsende Tumoren werden cystoskopisch beurteilt. Hierbei erkennt man typisch traubenförmige Geschwülste, die für die histologische Untersuchung biopsiert werden.

Die histologische Untersuchung ist von großer Bedeutung, wobei die typischen quergestreiften Muskelzellen gefunden werden. Doch ist festzustellen, daß mit den gebräuchlichen Techniken nicht jederzeit und einfach die Tumorart mit Sicherheit demonstriert werden kann.

In diesen Fällen kann durch histochemische Untersuchung die histologische Differenzierung des Tumors erleichtert werden. Leider ist die histochemische Untersuchung nicht an jedem Institut möglich.

Die „Intergroup Rhabdomyosarcoma Study" (IRS) formulierte eine klinische Gruppeneinteilung, die auf der Ausbreitung der Tumorenerkrankung und der Behandlungsart basiert.

Gruppe I: lokalisierter Tumor, der völlig entfernt wurde

A) der Tumor ist auf ein Organ begrenzt

B) der Tumor überschreitet die Organgrenzen, die Lymphknoten sind tumorfrei, ebenfalls die Resektionsgrenzen.

Gruppe II: Resektion der Haupttumormasse.

A) nach ausgebreiteter Tumorresektion wird in den Resektionsgrenzen mikroskopisch Tumor gefunden, die Lymphknoten sind jedoch tumorfrei.

B) Der Primärtumor und die befallenen regionalen Lymphknoten wurden entfernt, und/oder der Tumor breitet sich in die angrenzenden Organe aus.

C) Der Primärtumor, und die befallenen regionalen Lymphknoten wurden excidiert. Das Gewebe an den Resektionsgrenzen ist mikroskopisch nicht tumorfrei.

Gruppe III: unvollständige Resektion des Tumors, die Tumormasse wurde nicht entfernt.

Gruppe IV: Fernmetastasen

Behandlung

In den letzten 10 Jahren besserten sich die Behandlungsresultate deutlich. Verantwortlich hierfür ist das multidisziplinäre Vorgehen und vor allem die Polychemotherapie mit 3 oder 4 verschiedenen Cystostatika.

In der früheren Periode bestand die Behandlung vor allem aus Chirurgie und Radiotherapie, meistens noch kombiniert. Nach radikaler Chirurgie ohne zusätzliche Therapie wurden selten Heilungen gesehen. Die chirurgische Behandlung hat in der Regel schwere und bleibende Defekte zu Gefolge bzw. die Harnableitung, die Kolostomie und den Verlust der Erektion.

Spätfolgen der Radiotherapie, hierzu sind Fi-

steln, Wachstumsstörungen und schwere Prokti-
tiden zu rechnen, verursachen ebenso häufig
Probleme.

Da die Chemotherapie zur Remission der Metastasen führt, war zu erwarten, daß die gleiche
Therapie auch einen guten Effekt auf den Primärtumor hat. Die Frage, wie radikal die Chirurgie betrieben werden muß, sollte abgewogen werden gegen die Heilungschancen einer intensiven
Chemotherapie und Radiotherapie und die direkten und späten Komplikationen eben dieser
Behandlung.

Die Chirurgie bleibt die wichtigste Behandlungsform neben der Chemotherapie und der
Radiotherapie. Mit Hilfe der Chemotherapie
kann der Tumor oft so verkleinert werden, daß
nicht selten kleinere chirurgische Eingriffe ausreichen.

Die intensive Chemotherapie mit verschiedenen Cystostatika in Kombination muß gelegentlich wegen schwerer Nebenwirkungen, vor allem
der Leukopenie, unterbrochen werden.

Durch die Kombination von Chemotherapie,
Chirurgie und Radiotherapie ist aber eine völlige
Remission der Metastasen in vielen Fällen zu erreichen und wird Heilung bis in 60 % aller Fälle
gemeldet.

Als Cystostatika werden Vincristin, Aktino-
mycin D und Cyklophosphamid kombiniert verabreicht. Bei den Tumoren der Gruppe III und
Gruppe IV kann eventuell Adriamycin hinzuge-
fügt werden.

Radiotherapie erscheint bei radikaler Resektion des Primärtumors nicht indiziert, aber wenn
trotz chemotherapeutischer Vorbehandlung der
Tumor nicht radikal entfernt werden kann, muß
zusätzlich radiotherapeutisch behandelt werden.

Bei dem intrascrotalen Rhabdomyosarkom
sind die regionalen Lymphknoten häufig befallen. Deshalb wird die retroperioneale Lymph-
knotenausräumung, nach Resektion des
Primärtumors empfohlen, falls keine weiteren
haematogenen Metastasen gefunden wurden.

In Fällen mit großen retroperitonealen Tumormetastasen ist Chemotherapie und eventuell
Radiotherapie indiziert, um die Tumormasse zu
verkleinern und die Operation technisch möglich
zu machen.

Das im Sophia-Kinderkrankenhaus in Rotterdam angewandte chemotherapeutische Schema
sei hier kurz vorgestellt:
Vincristine
1 x   2 wö   2 mg/m²   i. v.
Aktinomycine D
1 x   12 wö   0,015 mg/kg   5 Tage i. v.

Cyclophosphamid
1 x   6 wö   200 mg/m²   oral 7 Tage
(bei Leukopenie am 1., 3., 5. und 7. Tag)
Die VAC-Behandlung wird insgesamt 2 Jahre
lang durchgeführt.

Wenn keine radikale Tumorresektion möglich
war, wird zusätzlich Adriamycin verabreicht in
einer Dosierung von 60 mg pro m² Körperoberfläche, 1mal 8 wö während 1½ Jahren.

Komplikationen

Die gefährlichste Komplikation der intensiven
cystostatischen Therapie ist die Knochenmarks-
schädigung.

Cyclophosphamide können zusätzlich haemorrhagische Cystitiden auslösen, dies kann allerdings mit einer forcierten Diurese verhindert
werden.

Adriamycin ist bei einer Totaldosis von mehr
als 500 mg/m² cardiotoxisch. Wegen der geschilderten Komplikationen muß die Chemotherapie
unterbrochen bzw. für einen bestimmten Zeitraum ausgesetzt werden.

Auf die Komplikationen der Radiotherapie
wurde bereits hingewiesen.

Behandlungsergebnisse

Die Prognose hängt vor allem vom histologischen Typus des Primärtumors ab und von der
Tumorausbreitung zum Zeitpunkt der Diagnose.

Die Prognose des Rhabdomyosarkoms mit
Sitz in der Blase scheint besser als die bei Befall
der Prostata; im ersten Fall beträgt die Heilungschance 70 %, im Falle des Rhabdomyosarkoms
der Prostata 50 %.

Bei intrascrotalem Rhabdomyosarkom ist die
Überlebenschance nach 2 Jahren höher als 73 %.
Selbst bei Patienten mit unvollständiger Tumorresektion, bei denen jedoch keine Lymphknotenmetastasen nachgewiesen wurden, beträgt bei
zusätzlicher Chemotherapie und Radiotherapie
die Überlebenschance noch 60 %. Bei nachgewiesenen Lymphknotenmetastasen ist die Überlebenschance 50 %.

Unsere eigene Erfahrungen sollen im folgenden vorgestellt werden: In den letzten 10 Jahren
wurden 14 Kinder mit einem Rhabdomyosarkom behandelt, 11 Jungen und 3 Mädchen. Von
diesen Kindern leben 9 tumorfrei, das entspricht
64 %.

Tabelle 1. Behandlungsresultate des Rhabdomyosarkoms der Prostata (n = 8) SKZ

Gruppe (IRS)	Behandlung	Rezidiv	Exitus	Überleben
IB	Cysto-Prostatectomie Ureterosigmoideostomie	–	–	9 Jahre
IB	idem	n. 12 Wo.	n. 12 Wochen	–
IB	idem plus VAC bei Rezidiv	n. 16 Wo.	n. 12 Monaten	–
IB	4500 Rad + VAC n. 12 Monaten Cysto-Prostatektomie + Ureterosigmoideostomie	n. 12 Monaten	–	5 Jahre
IB	Cysto-Prostatektomie + Ureterosigmoideostomie postop. VAC	–	–	2½ Jahre
IIA	2500 Rad + Cysto-Prostatektomie + Ureterosigmoideostomie postop. VAC	–	–	8 Jahre
III	VAC + Radiotherapie + Cysto-Prostatektomie Colon Conduit	–	–	4 Jahre
Inoperabel	Radiotherapie + VAC	–	n. 9 Monaten	–

Tabelle 2. Behandlungsresultate des Rhabdomyosarkoms der Blase (n = 3) SKZ

Gruppe (IRS)	Behandlung	Rezidiv	Exitus	Überleben
IA	Cysto-Hysterektomie + Ureterosigmoideostomie	n. 18 Monaten (local + Lunge)	n. 32 Monaten	–
IA	vordere Exenteratio (♀) Ureterosigmoideostomie Actinomycin D	–	–	10 Jahre
Inoperabel	Radiotherapie			
Blase-Prostata-Urethra	Actinomycin D	–	n. 1 Monat	–

Tabelle 3. Behandlungsresultate des Rhabdomyosarkoms des Ductus deferens und der Vagina

Lokalisation	Gruppe	Behandlung	Rezidiv	Exitus	Überleben
Vagina + Invasion der Blase	IB	vordere Exenteratio + Ureterosigmoideostomie	–	–	7 Jahre
Ductus deferens rechts	IA	VAC + Hemicastratio + Lymphadenektomie	–	–	5 Jahre
Ductus deferens rechts	IB	Hemicastratio	–	–	10 Jahre

Lokalisation und Überleben verhielten sich wie folgt:
- Rhabdomyosarkom der Prostata
  8 Knaben, hiervon leben 5
- Rhabdomyosarkom der Blase
  1 Knabe und 2 Mädchen,
  hiervon lebt 1 Mädchen
- Rhabdomyosarkom des Ductus Deferens
  2 Knaben, beide am Leben
- Rhabdomyosarkom der Vagina
  mit Blaseneinbruch
  1 Mädchen, am Leben

Nicht alle Kinder wurden kombiniert behandelt (s. Tabellen 1, 2 und 3).

Schlußbemerkung

Mit der Einführung der cystostatischen Therapie sind die Überlebenschancen bei Erkrankungen am embryonalen Rhabdomyosarkom dramatisch verbessert. Die Behandlung erfolgt als Kombinationstherapie über einen längeren Zeitraum.

Das Rhabdomyosarkom der Blase und Prostata bleiben jedoch problematisch, da eine lokale vollständige Tumorresektion auch nach adaequater Vorbehandlung nicht immer möglich ist und häufig die Cystoprostatektomie und Harnableitung erforderlich sind.

Eine multidisziplinäre Behandlung des Rhabdomyosarkoms erscheint am erfolgversprechendsten, wie es die Erfahrung bei der Behandlung des Wilms-Tumors uns lehrten. Die Frage nach der Radikalität des chirurgischen Eingriffes muß beantwortet werden mit Blick auf die intensive Chemotherapie und Radiotherapie und die frühen und späten Komplikationen dieser Behandlung.

Die Lebensqualität nach erfolgreicher Behandlung sollte verbessert werden, dies bedeutet, daß wahrscheinlich die Strahlendosis vermindert und die Chemotherapie eventuell noch modifiziert werden muß. Für jeden Patienten sollte ein individueller Behandlungsplan aufgestellt werden.

Bei kleinen Tumoren, die chirurgisch unter Organerhaltung entfernt werden können, sollte die Chirurgie als Behandlungsform Vorrang haben. Bei großen Tumoren, die vitalen Organen benachbart liegen, sollte zunächst chemotherapeutisch behandelt werden und bei zufriedenstellender Tumorremission die chirurgische Behandlung folgen, um so einen Maximaleffekt zu erzielen. Falls der Tumor nicht radikal entfernt werden kann, sollte die radiotherapeutische Behandlung folgen.

Das selten vorkommende Rhabdomyosarkom erfordert die Behandlung in dafür geeigneten Zentren.

Prof. Dr. R. J. Scholtmeijer
Academisch Ziekenhuis Rotterdam/
Sophia-Kinderziekenhuis
Gordelweg 160
NL 3038 GE Rotterdam

Verhandlungsbericht der Deutschen Gesellschaft
für Urologie, 33. Tagung (1981), 438–440
© Springer-Verlag Berlin Heidelberg New York 1982

Die Behandlung des Sarcoma botryoides – Verlaufsbeobachtungen zweier Fälle

H. Frohmüller, H. R. Osterhage und R. Ackermann

An der Urologischen Klinik der Universität Würzburg hatten wir im Laufe der letzten 14 Jahre Gelegenheit, zwei Fälle von Sarcoma botryoides zu beobachten. In beiden Fällen wurde eine ausschließlich chirurgische Behandlung, also ohne Chemotherapie und Radiotherapie, vorgenommen, und bei beiden Patienten liegt ein gutes Behandlungsergebnis vor.

Kasuistik

Ein dreijähriger Junge (B. J., geb. 24. 11. 1964) wurde wegen eines akuten Harnverhaltes im

Dezember 1967 stationär in die Klinik eingewiesen. Cystoskopisch fand sich ein traubenförmiger, pendelnder Tumor an der linken Seite des Blasenhalses. Dieser Tumor wurde suprapubisch in toto excidiert. Die histologische Diagnose lautete: „gutartiger, polypöser, mesenchymaler Mischtumor der Harnblase".

Bereits 3 Monate post operationem traten erneut obstruktive Miktionsbeschwerden auf. Urethro-cystoskopisch fanden sich wiederum traubenartige Tumorknoten im Blasenhalsbereich links. Im April 1968 wurde die Cysto-Prostato-Vesiculektomie mit gleichzeitiger bilateraler Ureterosigmoidostomie nach Goodwin durchgeführt. (Abb. 1 zeigt das aufgeschnittene Cystektomie-Präparat mit dem Tumor an der linken Seite des Blasenhalses). Histologisch bestätigte sich die klinische Diagnose eines „Sarcoma botryoides".

Der heute 16jährige Junge stellte sich Anfang Oktober 1981 zu einer Kontrolluntersuchung vor. Er ist 13 Jahre nach totaler Cystektomie und Ureterosigmoidostomie bds. völlig beschwerdefrei. Das Ausscheidungsurogramm vom 15. 10. 1981 (Abb. 2) zeigt zarte Nierenbeckenkelchsysteme mit glattem Harnabfluß.

Die Laborwerte vom 15. 10. 1981 lagen alle im Normbereich.

Der Junge ist physisch und psychisch normal. Er ist ein guter Schüler auf dem Gymnasium. Sein Lieblingsfach ist Sport. Er spielt Fußball und macht Karate. Es besteht eine einwandfreie Stuhl- und Harnkontinenz. Nachts entleert er 1- bis 2mal den Darm. Die Beziehungen zum anderen Geschlecht sind unproblematisch. Der Junge berichtete glaubhaft über Erektionen.

Beim zweiten Fall handelt es sich um ein 8jähriges Mädchen, (D. K., geb. 11. 6. 1971), das über Schmerzen beim Wasserlassen und Pollakisurie klagte.

Cystoskopisch fand sich im Blasenhalsbereich ein zottiger, traubig geformter Tumor.

Im praeoperativ angefertigten Ausschei-

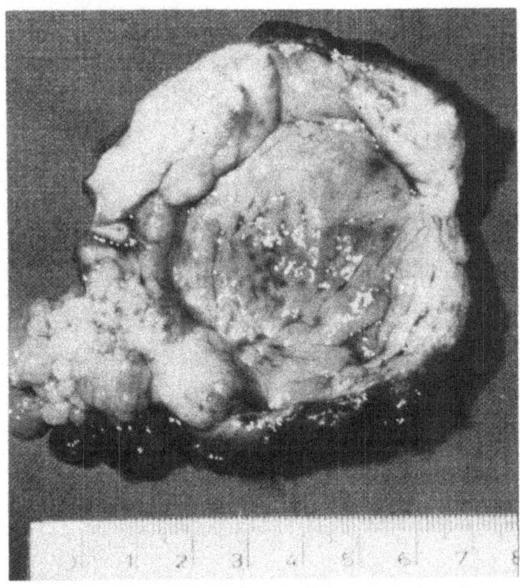

Abb. 1. Aufgeschnittenes Operationspräparat nach totaler Cystektomie. Am linken Bildrand ist deutlich der Blasenausgang mit dem Colliculus seminalis zu erkennen. Unterhalb des Colliculus, also von der linken Seite des Blasenhalses ausgehend, tritt das an seinem verhältnismäßig schmalen Stiel nach außen umgeschlagene traubenartige Gebilde des Sarcoma botryoides-Rezidivs in Erscheinung

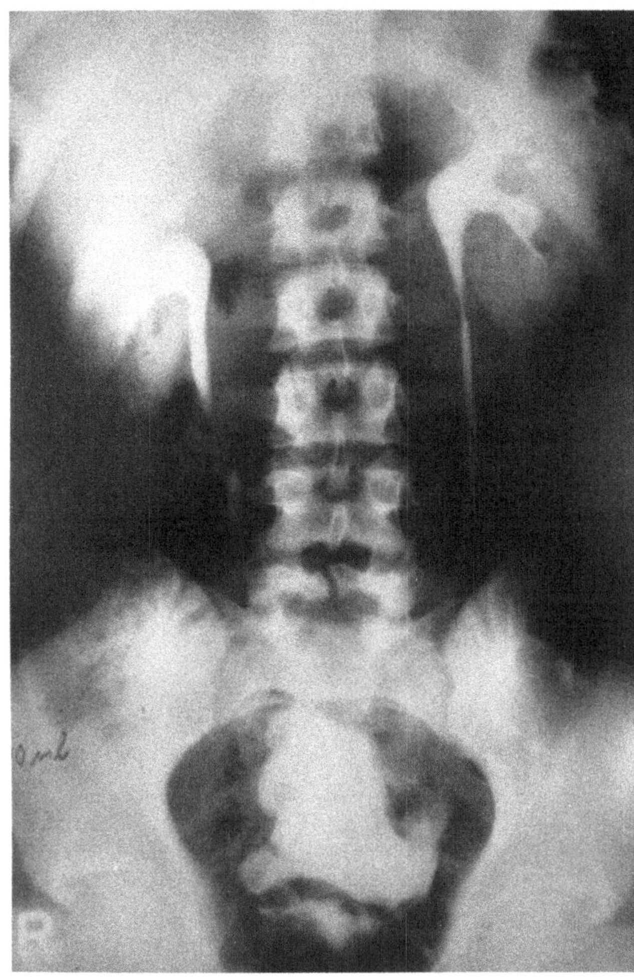

Abb. 2. Ausscheidungsurogramm vom 15. 10. 1981, 13½ Jahre nach totaler Cystektomie und bilateraler Ureterosigmoidostomie. (Pat. B. J., geb. 24. 11. 1964)

dungsurogramm (Abb. 3) sind die tumorösen Veränderungen am Blasenboden gut zu erkennen.

Am 27. 7. 1979 wurde die totale Cysto-Urethrektomie mit gleichzeitiger bilateraler Ureterosigmoidostomie nach Goodwin durchgeführt.

Zwei Jahre nach dem Eingriff war das Mädchen bei der Kontrolluntersuchung beschwerdefrei. Es besteht einwandfreie Stuhl- und Harnkontinenz. Tagsüber muß die Patientin alle zwei Stunden den Darm entleeren, nachts gewöhnlich gar nicht.

Laborchemisch fanden sich Normalwerte. Ebenso wie im ersten Fall ist auch bei dieser Patientin keine Medikamenteneinnahme erforderlich.

Das Kontrollurogramm zwei Jahre nach totaler Cystektomie zeigte zarte Nierenbeckenkelchsysteme bei glattem Harnabfluß.

Die primäre totale Cystektomie und supravesicale Harnableitung zur Behandlung des Sarcoma botryoides ist in den letzten Jahren von Befürwortern der adjuvanten oder alleinigen Chemotherapie als „verstümmelnde chirurgische Maßnahme" kritisiert worden. Bei *rechtzeitiger* Diagnose des Tumors, d. h. *vor* dem Auftreten von Metastasen, dürfte dieser chirurgische Eingriff jedoch nach wie vor die Therapie der Wahl sein, zumal ein verzögertes oder inadäquates chirurgisches Vorgehen bei zu großem Vertrauen in die empfohlene Chemotherapie die Prognose des embryonalen Rhabdomyosarkoms verschlechtert.

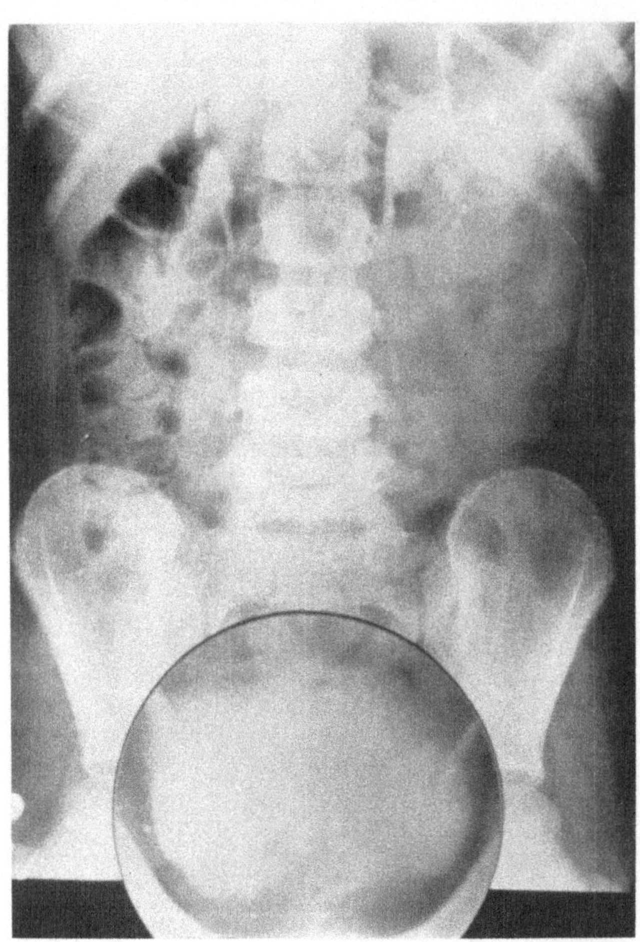

Abb. 3. Das präoperative Ausscheidungsurogramm läßt am Blasenboden die traubenförmigen tumorösen Veränderungen erkennen (Lupenvergrößerung). (Pat. D. K., geb. 11. 6. 1971)

Professor Dr. H. Frohmüller
Urologische Klinik und Poliklinik
der Universität
Luitpoldkrankenhaus
D-8700 Würzburg

Verhandlungsbericht der Deutschen Gesellschaft
für Urologie, 33. Tagung (1981), 441–443
© Springer-Verlag Berlin Heidelberg New York 1982

Das embryonale Rhabdomyosarkom der kindlichen Harnblase – Fallbeschreibung

H. Feiber und G. Rodeck

Im folgenden soll die Problematik der Therapie des embryonalen Rhabdomyosarkoms der kindlichen Harnblase am Beispiel eines im Jahre 1965 gerade 3 Jahre alten Jungen diskutiert werden.

Die ersten Krankheitserscheinungen waren Harnträufeln und Dysurie- Ausscheidungsurogramm und Cystogramm (Abb. 1) zeigten einen Füllungsdefekt in der Blase bei glatten Abflußverhältnissen beiderseits. Cystoskopisch sahen wir einen an der Oberfläche gelappten, etwa hühnereigroßen Tumor, der das linke Ureterostium verdeckte. Bei der Sectio alta fand sich eine knollige Geschwulst, ausgehend von der linken Hälf-te des Trigonums mit einem kurzen Stiel von ca. 1 cm Durchmesser. Die Harnblasenwand war insgesamt auffällig verdickt. Schnellschnittuntersuchungen aus dem Rand ergaben jedoch keine Tumorinfiltration, sondern lediglich hypertrophierte Muskulatur. Wir haben deshalb von der ursprünglich geplanten Cystektomie Abstand genommen und lediglich eine Tumorexstirpation unter Umschneidung des Stieles vorgenommen. Die Abb. 2 zeigt das Operationspräparat.

Die histologische Untersuchung ergab ein embryonales Rhabdomyosarkom.

Wir haben nicht nachbestrahlt und intraoperativ 200 mg Endoxan als einmalige Dosis

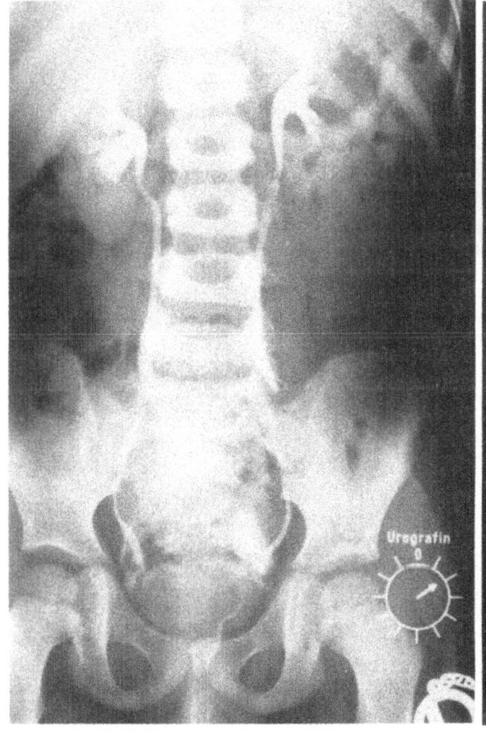
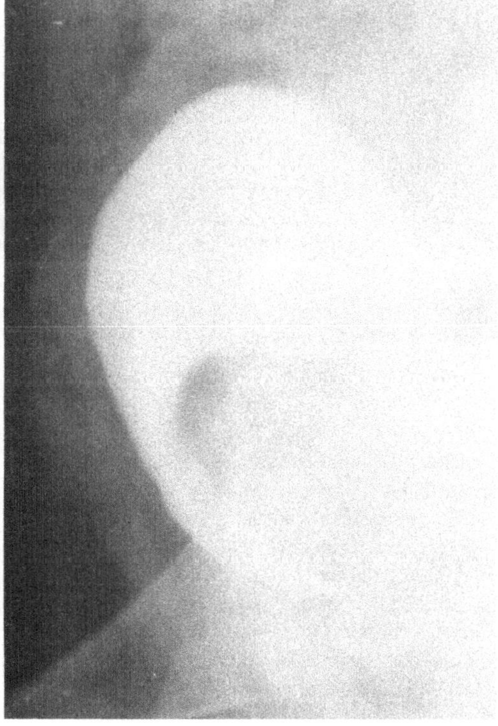

Abb. 1

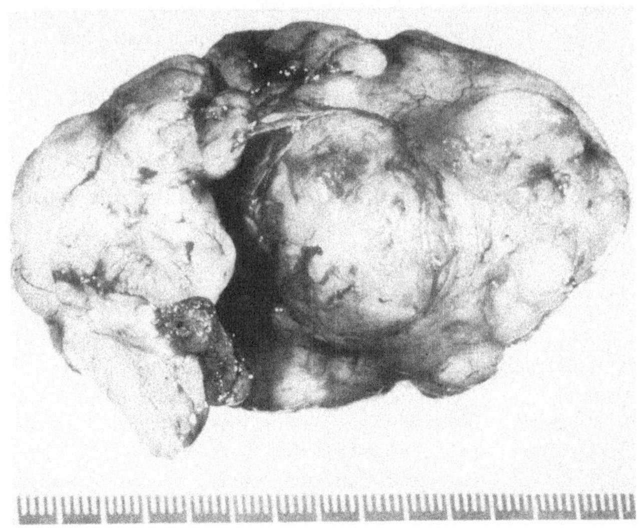

Abb. 2

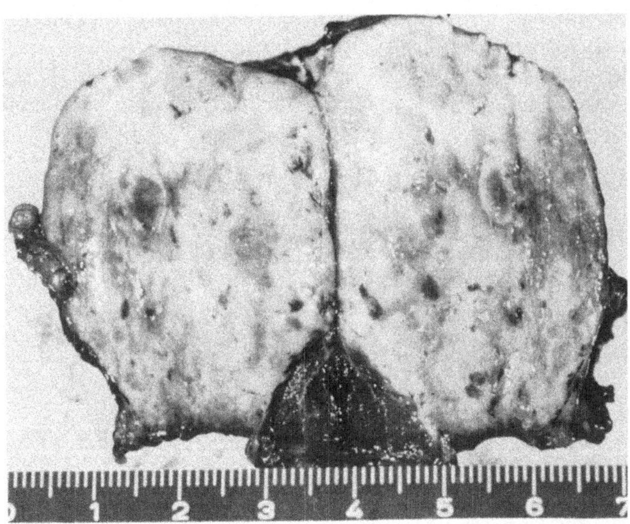

Abb. 3

gegeben. Der weitere Verlauf war dann zunächst unauffällig.

Ein Jahr später kam es zum Auftreten einer Impfmetastase im Narbenbereich. Urogramm und Cyostoskopie waren zu diesem Zeitpunkt unauffällig. Unter einer Vorbestrahlung mit dem Gammatron kam es zu einer deutlichen Verkleinerung der Geschwulst auf ca. ⅓ des ursprünglichen Volumens. Danach erfolgt die Excision des Tumors weit im Gesunden, die histologische Untersuchung ergab eine regressiv veränderte Metastase des Primärtumors (Abb. 3). Anschließend erfolgte eine Nachbestrahlung.

Heute, also 16 Jahre danach, zeigt sich bei dem nun 19jährigen jungen Mann kein Anhalt für ein Rezidiv, er zeigt beiderseits jedoch eine Hodenatrophie und eine ausgeprägte Gynäkomastie. Die endokrinologischen Untersuchungen ergaben einen hypergonadotrophen Zustand entsprechend einem Keimepithelschaden bei basal erhaltener Leydig-Zell-Funktion. Somit liegt eine irreversible Infertilität vor.

442

Diskussion

Wir sind grundsätzlich der Meinung, daß die radikale Chirurgie zusammen mit der Polychemotherapie die Therapie der Wahl sein sollte. Nur in einzelnen Fällen halten wir eine lokale Tumorresektion für vertretbar. Im geschilderten Fall haben wir uns nur deshalb zu dieser Maßnahmen entschlossen, weil der Tumor einen schmalen Stiel hatte und gut begrenzt erschien. In dieser Vermutung wurden wir bestärkt durch die Tatsache, daß trotz Lokalisation des Tumors nahe dem linken Ureterostium eine Abflußbehinderung der linken Niere nicht vorlag. Nach dem vesicalen Befund hat zweifellos die Excision zur radikalen Entfernung ausgereicht. Die Entstehung der Impfmetastase dagegen wäre sicherlich zu vermeiden gewesen, wenn gleich die Cystektomie ohne Eröffnung der Blase durchgeführt worden wäre. Die Vor- und Nachbestrahlung hat sich diesbezüglich als voll wirksam erwiesen und im Zusammenhang mit der lokalen Excision bei einer jetzt 16jährigen Beobachtungszeit zur vollen Ausheilung geführt. Allerdings ist durch die Strahlenbehandlung eine Entwicklungsstörung des Hodens eingetreten, die zur Infertilität und Gynäkomastie und damit verbunden erheblichen psychogenen Veränderungen bei dem jetzt 19jährigen jungen Mann geführt haben, zumal jetzt die Einberufung zur Bundeswehr bevorsteht. Aus diesem Grunde sind evtl. korrigierende Operationen im Bereich beider Mammae und auch eine prothetische Versorgung im Bereich des Scrotums zu überlegen.

Dr. med. H. Feiber
Urologische Univ.-Klinik u. Poliklinik
Robert-Koch-Straße 8
D-3550 Marburg/Lahn

Verhandlungsbericht der Deutschen Gesellschaft
für Urologie, 33. Tagung (1981), 444–446
© Springer-Verlag Berlin Heidelberg New York 1982

Therapie und Prognose intraskrotaler Rhabdomyosarkome im Kindesalter

R. Harzmann und L. Weißbach

Zur Histogenese des Rhabdomyosarkoms des Urogenitalsystems werden verschiedene Ausgangsgewebe wie unreife embryonale Muskulatur des Gubernaculum und des Cremasters bzw. Fragmente embryonaler dorsaler Myotome sowie undifferenziertes mesenchymales Gewebe diskutiert.

Nach Olney [4] ist davon auszugehen, daß dieser Tumor aus Resten des Wolffschen Ganges entsteht. Diese Aussage zur Histogenese erscheint am überzeugendsten, da der Wolffsche Gang für die Ausbildung des Trigonum, der proximalen Harnröhre, der ductus ejaculatorii, der vasa deferentia und der Nebenhoden verantwortlich ist. Grundsätzlich findet sich das vom Mesoderm abzuleitende Rhabdomyosarkom in vier morphologisch differenzierbaren Erscheinungsformen und zwar in einer alveolären, pleomorphen, embryonalen und botryoiden.

Für den Zeitraum von 1979–1980 finden sich insgesamt 99 Publikationen zum Problem des embryonalen Rhabdomyosarkoms im Urogenitalbereich des Kindes. Hier werden 348 Fälle von 260 Knaben und 88 Mädchen beschrieben. Die umfassendste Übersicht über die rein intraskrotal vorkommenden Rhabdomyosarkome stammt von Olney [4], der einschließlich 7 eigener Fälle 162 derartige Erkrankungen beschreibt (Tabelle 1).

In dieser Zusammenstellung sind auch die seltenen Erscheinungsbilder von urogenitalen Rhabdomyosarkomen des Erwachsenenalters enthalten. Das Alter der Patienten rangiert von einem Monat bis hin zu 80 Jahren. Da jedoch 49% der Patienten jünger als 11 Jahre und 8% jünger als 21 Jahre sind, können die in dieser Arbeit genannten Zahlen im wesentlichen auch für Aussagen beispielsweise zur Prognose dieser Erkrankung im Kindesalter herangezogen werden. Nach dieser Zusammenstellung ist der Samenstrang häufigster Ausgangsort des Tumors. 21 testikuläre Rhabdomyosarkome sind ganz offensichtlich nicht dem Hodenparenchym zuzuordnen, sondern vielmehr der Tunica albuginea. Weder für das Erwachsenen- noch für das Kindesalter wurde ein vom Corpus cavernosum penis ausgehendes Rhabdomyosarkom bisher beschrieben. Daher erscheint die Beschreibung eines solchen Falles einschließlich der Diskussion über die dabei durchgeführte Therapie zweckmäßig.

Es handelt sich um einen bei der Erstuntersuchung zwei Jahre alten Jungen, bei dem eine derbe, hühnereigroße Resistenz links intraskrotal festgestellt wurde. Operativ fand sich ein vom Corpus cavernosum penis links ausgehendes Weichteilmalignom, das histologisch von mehreren Untersuchern als embryonales Rhabdomyosarkom klassifiziert wurde. Die Behandlung erfolgte in Form einer perinealen Harnröhrenhautfistel nach vollständiger Tumorentfernung. Im Anschluß an eine fünfmonatige Actinomycin-D-Therapie fand sich ein lokales Rezidiv (Abb. 1). Dieser Befund machte die Penisexstirpation, Teilurethrektomie, inguinale Lymphadenektomie, Semicastratio links und Cystostomie erforderlich. Nach der anschließenden Chemotherapie in Dreierkombination kam es 2 Jahre nach dem Ersteingriff zu einem zweiten Rezidiv, diesmal im Cystostomiebereich. Auf Grund dieses Befundes und wegen einer ausgeprägten Schrumpfblase erfolgten die Cystektomie, Prostatovesikulektomie, Semicastratio rechts und Ileumconduit. Auf eine pelvine bzw. eine para-

Tabelle 1. Lokalisationen intraskrotaler Rhabdomyosarkome bei 162 Erkrankungsfällen von Kindern und Erwachsenen [4]

Samenstrang	n = 48
paratestikuälr	n = 45
Hoden	n = 21
Hoenhüllen	n = 12
Nebenhoden	n = 11
Skrotum	n = 6
nicht zuzuordnen	n = 19

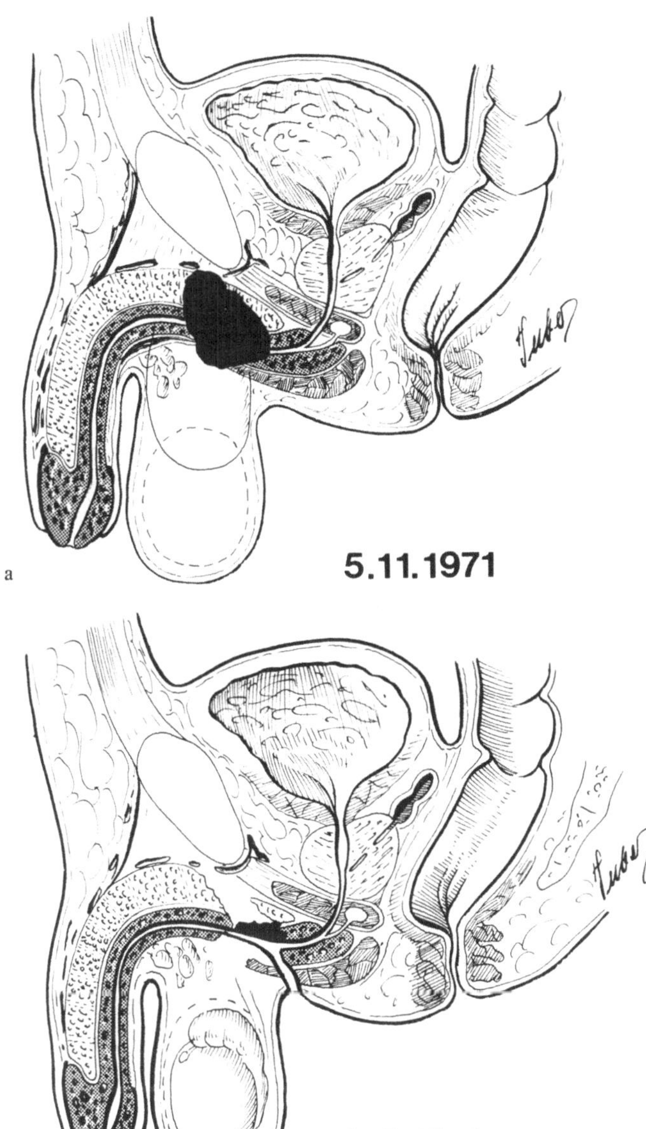

Abb. 1. Vom Corpus cavernosum penis ausgehendes embryonales Rhabdomyosarkom eines zwei Jahre alten Knaben: a operativer Erstbefund, b Rezidivsituation nach Primärtherapie

aortale Lymphadenektomie wurde verzichtet, desgleichen auf eine zusätzliche Radiotherapie oder nochmalige Chemotherapie. Die einzelnen Behandlungsdaten sind in Tabelle 2 zusammengefaßt. Der Junge ist jetzt 10 Jahre nach der Ersttherapie ohne weiteres Rezidiv geblieben, das Ileumconduit bietet keine Probleme.

Die in der Literatur genannten Überlebensraten für das urogenitale Rhabdomyosarkom des Kindes werden mit 68% für 1 Jahr, 47% für 2 Jahre und 30% für 5 Jahre beschrieben [4]. In Kenntnis der Tatsache, das das hier erwähnte Kind trotz zweier Rezidive jetzt bereits 10 Jahre überlebt hat, muß dieser Krankheitsverlauf als besonders günstig angesprochen werden. Faßt man jedoch die Aussagen von Olney [4] zusammen, dann kann bei optimaler Anwendung aller Behandlungsverfahren, das heißt chirurgischer Maßnahmen, Chemotherapie und Strahlentherapie, eine absolute Überlebensrate von 73% erzielt werden.

Tabelle 2. Behandlungsdaten bei embryonalem Rhabdomyosarkom des Corpus cavernosum penis

11.71	Tumorexstirpation, Chemotherapie
1.72	Meatotomie, Chemotherapie
5.72	Penisexstirpation, Teil-Urethrektomie, inguinale Lymphadenektomie, Semikastratio li., Zystostomie, Chemotherapie
8.73	Zystektomie, Prostatovesikulektomie, Ileum conduit

Diese Ansicht wird von verschiedenen Autoren [1, 2, 3] bestätigt, zumal Langzeitkontrollen von 24–44 Jahren nach Rhabdomyosarkomtherapie im Kindesalter vorliegen. Festzustellen ist, daß neben dem Tumorstadium die Tumorlokalisation und vor allem das Alter des Patienten einen nachhaltigen Einfluß auf die Überlebenschancen haben. So hat das Rhabdomyosarkom der Harnblase verglichen mit dem der Prostata eine wesentlich günstigere Prognose. Günstiger sind ebenfalls die Überlebenschancen von Rhabdomyosarkom-Kindern, die jünger als 11 Jahre sind. Sie überleben ihr Tumorleiden signifikant häufiger als Jugendliche und Erwachsene [1, 2, 3].

Die flankierende konservative Therapie dieses seltenen Krankheitsbildes wird insbesondere in neueren Publikationen sehr einheitlich nach dem VAC-Schema (Vincristin-Actinomycin-Cyclophosphamid) durchgeführt. Vereinzelt wird anstelle von Actinomycin Adriamycin gegeben.

Die Strahlentherapie erfolgt mit 50–60 Gray und wird insbesondere für Fälle empfohlen, die zunächst nicht radikal operierbar sind. Die Kombination mit der Chemotherapie erlaubt bei gleicher Effektivität eine Reduktion der Strahlendosis um 20% [1]. Für die Vorbestrahlung gilt, daß diese 30–40 Gray nicht überschreiten und dem operativen Eingriff nicht weniger als zwei bis vier Wochen vorangehen sollte [2]. Chirurgische Maßnahmen sollten von vornher-

ein in der Absicht erfolgen, den Tumor im Gesunden zu entfernen. Eine inguinale, pelvine oder paraaortale Lymphadenektomie wird nur für Fälle empfohlen, die klinisch und bioptisch gesicherte Lymphknoten-Metastasen aufweisen.

Bezüglich des operativen Vorgehens ist innerhalb der vergangenen 10 Jahre eine neue Tendenz festzustellen, nach der ein organerhaltendes Operieren der radikalen chirurgischen Maßnahme vorzuziehen ist. Prominenteste Vertreter dieses Konzeptes sind Belman [1] und Malek [3]. Sie zeigten, daß der subradikale Eingriff in Kombination mit einer aggressiven Chemotherapie gleich günstige Ergebnisse wie die aggressive Tumorchirurgie hat. Insgesamt finden sich für die vergangenen 5 Jahre sechs Publikationen, die dieser Tendenzwende hin zum organerhaltenden Operieren beim Rhabdomyosarkom das Wort reden. Ausgehend von den ermutigenden Ergebnissen der Chemotherapie gerade bei dieser Indikation kann also ein grundlegender Wandel des therapeutischen Konzeptes beim Rhabdomyosarkom des Kindes festgestellt werden. Prognostisch kann dieses Krankheitsbild bei adäquater Anwendung der Chemotherapie selbst in Fällen subtotaler Tumorentfernung als prinzipiell günstig angesehen werden.

Literatur

1. Belman AB, Baum ES (1976) Urology 8:31. – 2. Cromie WJ, Raney RB, Duckett JW (1979) Paratesticular rhabdomyosarcoma in children. J Urol 122:80. – 3. Malek RS, Kelalis PP (1977) J Urol 118:450. – 4. Olney LE, Narayana A, Loening S, Culp DA (1979) Urology 14:113

Prof. Dr. med. R. Harzmann
Abteilung für Urologie
der Universität Tübingen
Calwer Str. 7
D-7400 Tübingen

Verhandlungsbericht der Deutschen Gesellschaft
für Urologie, 33. Tagung (1981), 447
© Springer-Verlag Berlin Heidelberg New York 1982

Diskussion zu den Vorträgen Seite 433 bis 446

Moderatoren: Sigel, A., Erlangen, und R. J. Scholtmeijer, Rotterdam

Sigel, Erlangen: Die Tabelle faßt das Wichtigste zusammen (Tabelle 1). Die Rhabdomyosarkome betreffen Blase, Prostata, bei Mädchen Blase, Vagina und Uterus. Die Blase ist bei Knaben häufiger betroffen als bei Mädchen. Die Metastasierung: Prostata wiederum häufiger als Blase. Die Therapie heutzutage: initial Zytostase mit der bekannten VAC-Kombination bis zu 75 % Remissionen, d. h. Verkleinerung des Tumors und damit auch die Möglichkeit zu mehr lokaler Tumorexcision anstelle der „verstümmelnden Operation", mithin weniger Eviscerationen, aber die psycho-

Tabelle 1. Rhabdomyosarkome des kleinen Beckens im Kindesalter (O + □) (Hays D. M. [1980] Cancer 45:1810–1814).

Organe: □: Blase, Prostata ⎫ Palpabel
O: Blase, Vagina, Uterus ⎬ suprapubisch
Blase öfter als Prostata, ⎭ u. rektal
Beides trigonal beginnend
Histol. kaum zu trennen
Metastasierung: Prostata mehr als Blase (N⁺)
Therapie: Initial Cytostase – VAC 75 % Remission
d. h. Verkleinerung d. Tumors und damit
mehr lokale Tu-Excision, weniger Evisceration /
Psycholog. Entlastung konzediert Pericula /
25 % non-responder rechtzeitig erkennen.
Insgesamt 70 % Heilungen erreichbar

gene Entlastung konzediert zweifelsfrei Pericula. Es gibt etwa 25 % non-responder, und wir haben bis zum heutigen Tag keine Möglichkeit, diese non-responder rechtzeitig zu erkennen, das ist die Gefahrenstelle. Aber insgesamt sollen bis zu 70 % Heilungen erreichbar sein, jedenfalls ist das die Zusammenstellung der Vereinigten Bostoner Kliniken. Und nun hätte Herr Prof. Scholtmeijer das Schlußwort.

Scholtmeijer, Rotterdam: Leider erlaubt das Zeitschema keine weitere Diskussion, so soll ich kurz zusammenfassen: Durch das multidisziplinäre Vorgehen und vor allem der vorgegebenen Therapie besserten sich die Behandlungsresultate des Rhabdomyosarkoms deutlich. Neben der Chemotherapie und Radiotherapie bleibt aber die Chirurgie in den meisten Fällen die wichtigste Behandlungsform. Mit Hilfe der Chemotherapie kann aber der Tumor sofort so verkleinert werden, daß nicht selten kleinere chirurgische Eingriffe ausreichen. Das Ziel der Behandlung soll nicht allein sein, das Leben zu erhalten, sondern die Qualität des Lebens zu verbessern. Und deshalb soll für jeden Patienten ein individueller Behandlungsplan aufgestellt werden. Meines Erachtens erfordert die geringe Zahl der Patienten mit einem Rhabdomyosarkom die Behandlung in dafür geeigneten Zentren. Danke.

Sigel, Erlangen: Meine Damen und Herren, eine kleine Pause können wir uns gar nicht leisten, die Zeit ist schon überschritten. Wir werden sofort das Thema wechseln und übergehen auf die Hodentumoren im Kindesalter, den Hauptvortrag hält Herr Altwein.

Hodentumoren im Kindesalter

Verhandlungsbericht der Deutschen Gesellschaft für Urologie, 33. Tagung (1981), 448–450
© Springer-Verlag Berlin Heidelberg New York 1982

Kindliche Hodentumoren: Statistik, Epidemiologie, Klinik, Therapie und Ergebnisse

J. E. Altwein und P. J. B. Smith

Die etablierten Behandlungsprinzipien für adulte Hodentumoren können nur sehr bedingt im Kindesalter angewendet werden. Die geringe Inzidenz – nur jeder 20. Hodentumor tritt bereits vor der Pubertät auf – erlaubt keine prospektive Studie. Das vorgestellte Behandlungsprinzip stützt sich auf acht nachuntersuchte Krankheitsfälle sowie Daten aus der Literatur.

Nach einer Hochrechnung von Silverberg (1972) entwickelt einer von 700 männlichen Neugeborenen einen Hodentumor, aber nur bei einem von 14 000 ist mit einer präpuberalen Manifestation zu rechnen. Die Inzidenz trägt im Mittel 1,04/1 Million Kinder und schwankt von 0,5 bis 4,6/1 Million (Clemmesen 1969). Bei schwarzen Amerikanern und Afrikanern wurden Hodentumoren im Kindesalter bisher nicht beobachtet. Die relative Häufigkeit bei kindlichen Hodentumoren beträgt 0,85 %, damit rangiert der kindliche Hodentumor an 11. Stelle der Skala kindlicher Malignome.

Die größte relative Häufigkeit wird mit 29 % in Indien beobachtet.

Unter den angeschuldigten ätiologischen Faktoren scheinen drei herauszuragen:

1. Genetische: Familiäre Häufung findet sich in über 20 Berichten über kindliche Hodentumoren, etwa ein Drittel der Erkrankten waren Zwillinge (Madduri 1979).

2. Dysontogenetische: Es wird offenbar infolge abgesprengter omnipotenter Primordialzellen ein Nebenorganisatoreffekt ausgeübt (Hofmann 1971). Dafür spricht, daß sowohl der Dottersack-Tumor als auch das kindliche Teratom ubiquitär auftreten.

Der Hoden beim Dottersack-Tumor mit 41,8 % häufigster und beim Teratom mit 21 % zweithäufigster Tumorsitz ist (Altwein et al. 1981).

3. Gonadendysgenesie: Die besondere Neigung der dysgenetischen Keimdrüse über ein Carcinoma-in-situ-Zwischenstadium maligne zu entarten, ist bekannt.

Tabelle 1. Hodentumoren beim Kind: Klassifikation und Häufigkeit[a]

	N	%
Germinalzell TU	773	81
Dottersack TU	574	74
Teratome, reif + unreif	162	21
Seminome	37	5
Non-Germinalzell TU	178	19
Leydigzell TU	52	29
Sertolizell TU	29	16
Rhabdomyo SA	77	44
Gonadoblastome	20	11

[a] 951 mitgeteilte Beobachtungen

Besonders bemerkenswert sind aber die maligne Entartungstendenz der Keimdrüsen bei der Intersexualität, bei der alle histologischen Tumorspielarten angetroffen werden. Die Tumorentstehung wird nur bei Vorliegen eines Y-Chromosoms beobachtet. Besonders gefährdet sind Kinder mit gemischter Gonadendysgenesie.

Von rund 951 mitgeteilten Beobachtungen waren 81 % Germinalzelltumoren, 19 % Non-Germinalzelltumoren (Tabelle 1).

Absolut häufigster Tumor ist der Dottersack-Tumor, von dem über 60 % aller Kinder mit einem testikulären Tumor betroffen waren. Verwirrend ist die Nomenklatur dieses somit wichtigsten kindlichen Hodentumors (Tabelle 2).

Der Dottersacktumor weist mit 71 % einen Häufigkeitsgipfel in den ersten zwei Lebensjahren auf. Das gleiche gilt für die Teratome (reif und unreif), von denen 69 % innerhalb der ersten zwei Lebensjahre auftreten. Typischer präpuberaler Tumor ist das Seminom.

Symptomatologisch veranlaßt die Zunahme des Skrotalinhaltes die Eltern, den Arzt aufzusuchen. Tsuji et al. (1973) beobachteten eine intrascrotale Raumforderung bei 2,9 % von

Tabelle 2. Dottersacktumor (WHO 1977): Synonyme AFP-Bildner (Gitlin 1970)

1. Clear Cell Adenocarcinoma	Magner 1956
2. Orchioblastom	Teoh 1960
3. Embryonal Carcinoma, juvenile type	Dixon 1952
4. Mesonephroma	Teilum 1950
5. Mesoblastoma vitellinum	Teilum 1965
6. Extraembryonic mesoblastoma	Teilum 1950
7. Endodermal Sinus-Tumor	Teilum 1956
8. Archenteronom	Cohen 1978

1074 Kindern. Vor dem 4. Lebensjahr war der Hodentumor, nach dem 4. Lebensjahr die Epididymitis häufigste Ursache dieser intrascrotalen Raumforderung.

Entsprechend der Manifestation im Windelalter ist die Zeit der Diagnoseverschleppung (2½–3¾ Monate im eigenen Krankengut) im Vergleich zum Erwachsenenalter relativ kurz. Infolgedessen werden auch 82% der kindlichen Hodentumoren im Stadium T +, M 0, N 0 angetroffen. Demgegenüber haben nur 44% der Erwachsenen einen lokoregionären Tumor.

Die lokale Diagnostik sollte trotz der Möglichkeit einer sonographischen Diagnostik beispielsweise mit dem Octoson eine alsbaldige Freilegung von inguinal nicht verzögern. Beim Staging dominieren die Sonographien und Computertomographie, deren Anwendung bei einem unruhigen Kind in Ketanest-Narkose erfolgen sollte (Hopkins et al. 1978). Unter den Tumormarkern liegen die größten Erfahrungen mit dem Alpha-Feto-Protein vor.

Bei 26 Kindern mit einem Dottersacktumor von bekanntem Stadium hatten 12 Patienten erhöhte Alpha-Feto-Protein-Werte. 9/12 waren metastasenfrei. Von 14 Alpha-Feto-Protein-negativen Kindern hatte ein Patient Metastasen. Nach der Semikastration hielten drei Kinder ohne Metastasennachweis erhöhte AFP-Werte. Bei einem Kind mit normalem Alpha-Feto-Protein-Spiegel waren Metastasen gefunden worden.

Zu beachten ist, daß innerhalb des ersten Lebensjahres eine Alpha-Feto-Protein-Erhöhung physiologisch ist.

Die Therapie des reifen Teratoms ist mit der Semikastration beendet. Metastasen wurden in keinem Fall beobachtet. Die Behandlung des Seminoms beim Kind wird analog der Therapie im Erwachsenen-Alter gehandhabt, obwohl nicht geklärt ist, daß eine Strahlentherapie tatsächlich notwendig ist (Abb. 1).

Beim Dottersacktumor überleben 73% der Kinder bei Metastasenfreiheit nach alleiniger Orchiektomie (Abb. 2).

Durch eine Lymphadenektomie wird die Überlebensrate auf 85% gesteigert (Abb. 2).

Wird anstelle der Lymphadenektomie die Strahlentherapie angewandt, überlebten 87% von 80 Kindern tumorfrei. Gleich gute Ergebnisse wurden bei einer 87%igen Überlebensrate bei 61 Lymphadenektomierten erzielt (Abb. 3).

Die Kombination Lymphadenektomie und Strahlentherapie führte dazu, daß 9 von 10 Kindern mit dieser Therapieform tumorfrei überlebten. Bei zusätzlicher Chemotherapie konnte die Überlebensrate auf 95% gesteigert werden. Da aber auch nach alleiniger Chemotherapie mit Adriamycin, Vincristin und Endoxan über 90% von 19 Kindern tumorfrei überlebten, scheinen beim lokoregionären Tumor die beiden anderen Therapieformen entbehrlich, besonders dann,

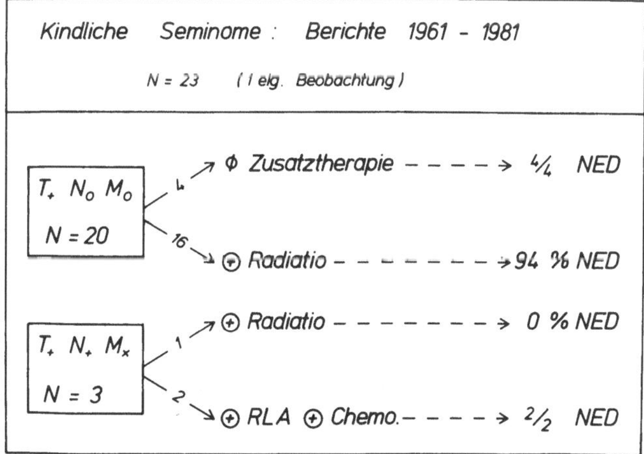

Abb. 1

449

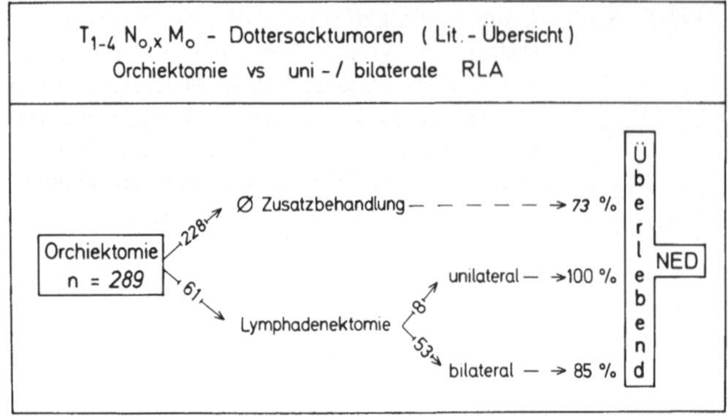

Abb. 2

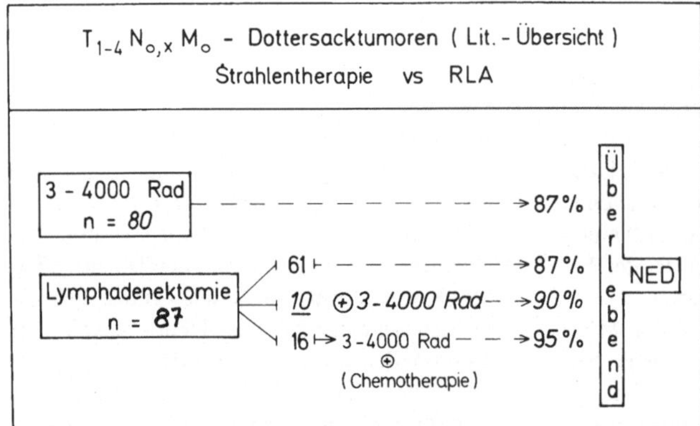

Abb. 3

wenn eine konsequente Alpha-Feto-Protein-Bestimmung vorgenommen wird. Die Chemotherapie des metastasierenden Dottersacktumors war nur in 7 von 23 Patienten erfolgreich. Eine Besserung dieser Ergebnisse sollte durch die Anwendung des T2-Protokolls erreicht werden (Exelby 1980).

Zusammenfassend ergibt sich, daß nach lokaler Semikastration primär die Artdiagnose und sekundär das Stadium das weitere Vorgehen beim kindlichen Hodentumor bestimmen. Für das häufigste Malignom den Dottersacktumor, ist im Stadium N0, M0, Alpha-Feto-Protein-negativ eine engmaschige Kontrolle ausreichend. Bleibt die Alpha-Feto-Protein-Erhöhung oder aber werden hämatogene Metastasen nachgewiesen, tritt die Chemotherapie nach dem T2-Protokoll ein.

Beim sono- oder computertomographischen Nachweis von Lymphknotenmetastasen geht die Lymphadenektomie der Chemotherapie voraus. Beim Embryonalkarzinom vom adulten Typ, der vom Dottersacktumor pathologischerseits abzugrenzen ist und vorzugsweise nach dem 8. Le-

bensjahr auftritt und dem unreifen Teratom, orientiert sich die Behandlungsweise an der des Erwachsenen.

Literatur

Altwein JE, Smith PJB, Basting R (1981) Aktuelle Urologie 12:139. – Clemmesen J (1969) Statistical studies in the aetiology of malignant neoplasms. III. Testis cancer. Basic tables. Acta pathol microbiol Scanc, suppl 209. – Exelby PR (1980) Cancer 45:1803. – Hofmann V, Willnow U (1971) Kinderärztl. Prax 39:151. – Hopkins TB, Jaffe N, Colodny A, Cassady JR, Filler RM (1978) J Urol 120:96. – Madduri SD, Gellmann AC, Sporer A, Seebodie JJ (1979) Urology 13:67. – Silverberg E (1972) Urology cancer. Statistical and epidemiological information. American Cancer Society, New York, p 16. – Tsuji I, Nakajima F, Hishida T, Nakanoya Y, Inoue K (1973) J Urol 110:127

Prof. Dr. J. E. Altwein
Urolog. Abt. Bundeswehrkrankenhaus
Postfach 1220, D-7900 Ulm/Donau

Verhandlungsbericht der Deutschen Gesellschaft
für Urologie, 33. Tagung (1981), 451
© Springer-Verlag Berlin Heidelberg New York 1982

Maligne Hodentumoren im Kindesalter

F. M. J. Debruyne und J. D. M. de Vries

Ich darf Ihnen jetzt das Patienten-Material aus unserer Universitätsklinik in Nimwegen vorstellen: Ein Kind mit reifem Teratoma testis, zwei Kinder mit Embryonalzellkarzinom, drei Kinder mit Leydigzelltumor und zwei Kinder mit paratestikulären Rhabdomyosarkomen.

Da der berücksichtigte Zeitabschnitt mehr als ein Jahrzehnt beträgt, indessen es größere Änderungen gegeben hat in den therapeutischen Möglichkeiten, sehen Sie z. B. in der Serie noch ein Kind mit Embryonalzellkarzinom, das lediglich bestrahlt worden ist. Ein heutzutage völlig verlassenes Therapieverfahren.

Da heute schon sehr viel über therapeutische Modalitäten gesprochen worden ist, möchte ich mich beschränken, auf den Aspekt der Durchführung der Lymphographie und den der Lymphadenektomie im Kindesalter im Falle germinaler und nicht-germinaler Hodentumoren.

In unserer Erfahrung ist die Durchführung der bipedaler Lymphangiographie auch im Kindesalter gut und zuverlässig durchführbar. Es wird auch wohl noch längere Zeit brauchen, bis wir sie im gleichen Zuverlässigkeitsgrad ersetzen können durch das komputerisierte Röntgenuntersuchungsverfahren in Kombination mit dem Ultraschall.

Um diese Untersuchung im Kontrollverfahren beim T1-T3 N0 M0-Tumor jedes Jahr über wenigstens 5 Jahre durchzuführen, zusammen mit sämtlichen laborchemischen Kontrollen wie AFP (falsch negativ in diesen Stadien in rund 25 % bei Erwachsenen), ist uns zu belästigend für den Patienten, und es wird von uns eine retroperitoneale Lymphadenektomie 1. zur Vorbeugung von Lokalrezidiven im Falle der Rhabdomyosarkomen und 2. zur Sicherstellung des Stadiums und Vorbeugung einer möglichen chemotherapeutischen Überbehandlung im Falle der germinalen Tumoren bevorzugt.

Dabei steht uns die gute technische Durchführbarkeit, das geringe Operationsrisiko und die fehlende Operationsmortalität vor Augen, die unseres Erachtens zu bevorzugen ist über ein Jahr Chemotherapie in diesem Lebensabschnitt des Wachstums.

Wie die folgende retrograde Ejakulation postoperativ durch Unterbrechung der sympathischen Nerven in Höhe von L2–L4, die bei Erwachsenen bei radikaler Lymphadenektomie in der Mehrzahl der Fälle vorhanden, aber medikamentös zu therapieren ist, bei lymphadenektomierten Kindern ausschaut, ist eine Frage, deren Beantwortung noch der Zukunft überlassen ist.

Mit diesem therapeutischen Vorgang wird die Chemotherapie bei germinalen Tumoren nur im Falle der Metastasierung und unserer Meinung nach dann auch richtig angewandt.

Bei Rhabdomyosarkomen werden von uns immer beide Therapiearten verwendet.

Die Beobachtung von einer histologisch gesicherten Metastasierung eines Leydigzelltumors mehr als sieben Jahre nach der diagnostischen Orchidektomie läßt mich meinen Diskussionsbeitrag beenden mit dem Nachdruck auf der notwendigen Dauer der Nachsorge, die vom Patienten als lästig und von uns gerne vergessen wird, auch im Falle der sogenannten gutartigen Hodentumoren.

Prof. Dr. Debruyne
Kliniek voor Urologie
Geert Grooteplein zu id 22
postbus 9101
6500 HB Nijmegen
Katholike Universiteit Nijmegen

Verhandlungsbericht der Deutschen Gesellschaft
für Urologie, 33. Tagung (1981), 452–455
© Springer-Verlag Berlin Heidelberg New York 1982

Intraskrotale Tumoren bei Kindern –
Erfahrungsbericht über die interdisziplinäre Behandlung von 13 Kindern

H. Behrendt, W. Havers, R.H. Ringert und H.-U. Eickenberg

Hodentumoren im Kindesalter sind selten. Die Inzidenz liegt unter 1/200 000 im Jahr. Dementsprechend ist die Evaluierung der Effektivität unterschiedlicher therapeutischer Konzepte schwierig, da keine einzelne Institution über umfangreiche Patientenkollektive verfügt und prospektive Studien nicht existieren. Die Tabelle 1

Tabelle 1. Intraskrotale maligne Tumoren bei Kindern (Urologische Klinik u. Kinderklinik des Universitätsklinikum der GHS Essen; 1973–1981)

infantiles embryonales Ca	n = 5
embryonales RMS	n = 4
akute lymphat. Leukämie	n = 3
(testikuläres Rezidiv)	

gibt eine Übersicht über die in den letzten 8 Jahren von uns behandelten intraskrotalen malignen Tumoren bei Kindern. Zur Gruppe der infantilen embryonalen Karzinome kommt ein weiteres Kind mit einem extragonadalen Yolksac-Tumor, welcher seinen Primärsitz in der Nabelregion hatte und bereits in die Leber und das Omentum majus metastasierte.

Infantiles embryonales Karzinom des Hodens (= Yolk-sac-Tumor, endodermaler Sinus-Tumor)

Die erhobenen diagnostischen Befunde in Korrelation zum Tumorstadium gibt die nächste Tabelle (Tabelle 2) wieder. Während beim ersten Patienten 1973 noch keine AFP-Bestimmung erfolgt war und beim zweiten 8 Tage nach Semikastratio AFP im Serum nicht nachweisbar war, zeigten alle anderen Patienten gravierende Erhöhungen des AFP-Spiegels. Die sonographischen Befunde deckten sich sämtlich mit dem bei der RLA vorgefundenen Status, während die nur einmal erfolgte Computertomographie einen falsch-positiven Befund ergab. Insgesamt hatten 4 Patienten einen auf den Hoden beschränkten Tumor (Stadium I), während einmal eine retroperitoneale Lymphknotenmetastasierung vorlag (Stadium II a).

Die Therapie erfolgte einheitlich durch hohe Semikastratio, retroperitoneale Lymphadenektomie und seit 1978 durch zusätzliche Chemotherapie entsprechend dem T 2-Protokoll (Exelby 1980). In der Verlaufsbeobachtung zwischen 1½ bis 8 Jahren sind alle Kinder tumorfrei; dies

Tabelle 2. Diagnostische Befunde und TU-Stadium beim infantilen embryonalen Ca

Pat.	AFP	(^{a})	Sono	CT	RLA	TU-Stadium
H					–	I
St	∅	(8)	–		–	I
W	2500 ng/ml	(1)	+		+	II a
	215 ng/ml	(11)				
H	340 ng/ml	(5)	–		–	I
	173 ng/ml	(9)				
	5 ng/ml	(19)				
P	680 ng/ml	(18)	–	+	–	I
	45 ng/ml	(32)				
K	1200 ng/ml		(extragonadaler Tumor)			

^{a} in ( ) ist das zeitl. Intervall in Tagen zwischen Semikastratio und AFP-Bestimmung angegeben

Tabelle 3. Therapieergebnisse beim infantilen embryonalen Ca

Pat.	Alter	Semi-kastratio	RLA		pos. LK	TU-Stadium	Chemo-therapie	Verlauf
			ipsilat.	bilat.				
H	18 Mon.	re		+	–	I	–	8 J, NED
St	19 Mon.	li	+		–	I	abgelehnt	5½ J, NED
W	22 Mon.	li		+	+	II a	T2	3½ J, NED
H	17 Mon.	re	+		–	I	T2	2 J, NED
P	16 Mon.	re	+		–	I	T2	1½ J, NED
K	2½ J	extragonadaler TU mit viszeralen Filiae					T2 + ↗	4 J, NED

trifft auch für das Kind mit dem extragonadalen Yolk-sac-Tumor mit viszeralen Metastasen zu (Tabelle 3).

Das hier vorgelegte therapeutische Standardrezept (hohe Semikastratio, RLA und Chemotherapie) führt in einem nachweislich hohen Prozentsatz von ca. 90% (Brosman 1979) zur Heilung der Kinder von ihrer Erkrankung. Es kann jedoch kein Zweifel daran bestehen, daß auf diese Weise sehr viele Kinder einem Overtreatment unterzogen werden, was im Hinblick auf die durch die RLA hervorgerufenen bekannten Störungen der Ejakulation sowie die Früh- und eventuellen, bisher nicht sicher beurteilbaren Spätkomplikationen der Chemotherapie von erheblicher Bedeutung ist. Die Konsequenz daraus ist die Entwicklung einer individuellen, am Tumorstadium orientierten therapeutischen Strategie, ohne dabei den hohen Standard der bisher erreichten Therapieergebnisse zu gefährden. Dies scheint heute möglich zu sein. Entsprechende Überlegungen stützten sich im wesentlichen auf 3 Punkte:

1. Der fragliche Wert der RLA bei Kindern mit infantilem embryonalen Karzinom. Während nach alleiniger Orchiektomie 60–66%

Tabelle 4. Retroperitonealer Status beim infantilen embryonalen Ca

Autor		RLA	pos. LK
Houser et al.	(1965)	6	–
Gangai	(1968)	9	–
Boatman et al.	(1973)	5	2
Bergami et al.	(1977)	2	
Hopkins et al.	(1978)	11	–
Brosman	(1979)	98	4
Joungo et al.	(1979)	4	–
eigene Fälle		5	1
Gesamt		140	7 = 5%

(Brosman 1979; Altwein u. Mitarb. 1981) der Kinder überleben, verbessert die RLA entsprechend den retrospektiven Sammelstatistiken der gleichen Autoren die Überlebenschancen auf 83–85%. Tabelle 4 zeigt eine Literaturzusammenstellung des bei der RLA vorgefundenen retroperitonealen Status. Bei 140 durchgeführten Operationen wurden lediglich in 5% Lymphknotenmetastasen verifiziert. Bedenkt man, daß es sich bei den hier operierten Kindern nicht nur um Patienten im klinischen Stadium I gehandelt hat, so kann davon ausgegangen werden, daß im klinischen Stadium I der Prozentsatz mit retroperitonealem Lymphknotenbefall sogar deutlich unter 5% liegt. Dies allein würde den Verzicht auf die RLA im klinischen Stadium I schon nahelegen.

2. Der zweite und noch bedeutsamere Punkt bei der Überlegung zur stadienangepaßten Therapie besteht in der hohen Spezifität und Sensitivität des AFP's bei den Yolk-sac-Tumoren, welche gewissermaßen AFP-Produzenten par excellence darstellen. Dies geht auch aus dem eigenen Material hervor und ist aus der Literatur bekannt. Somit stellt sich die Frage, ob im klinischen Stadium I bei negativem AFP die Therapie auf die radikale Semikastratio beschränkt werden kann. Hierbei ist jedoch zu bedenken, daß zumindest in seltenen Fällen auch beim Yolk-sac-Tumor klinisch nicht nachweisbarer Tumor existent sein kann, ohne daß er zu einer mit den heute verfügbaren Methoden meßbaren AFP-Erhöhung führt (Tsuchida u. Mitarb. 1973; Exelby 1980). Auch Altwein u. Mitarb. (1981) ziehen diese Möglichkeit in Betracht, wenn sie im Stadium M 1 – auch *ohne* AFP-Erhöhung – eine Chemotherapie empfehlen. Dennoch kann das AFP bei den Yolk-sac-Tumoren als so sensibler Indikator für das Vorhandensein von Tumorgewebe gelten, daß bei negativem AFP-Befund die Therapie dieser Tumoren auf die Semikastratio mit anschließender eng-

Tabelle 5. Stadienorientierte Therapie des infantilen embryonalen Ca's

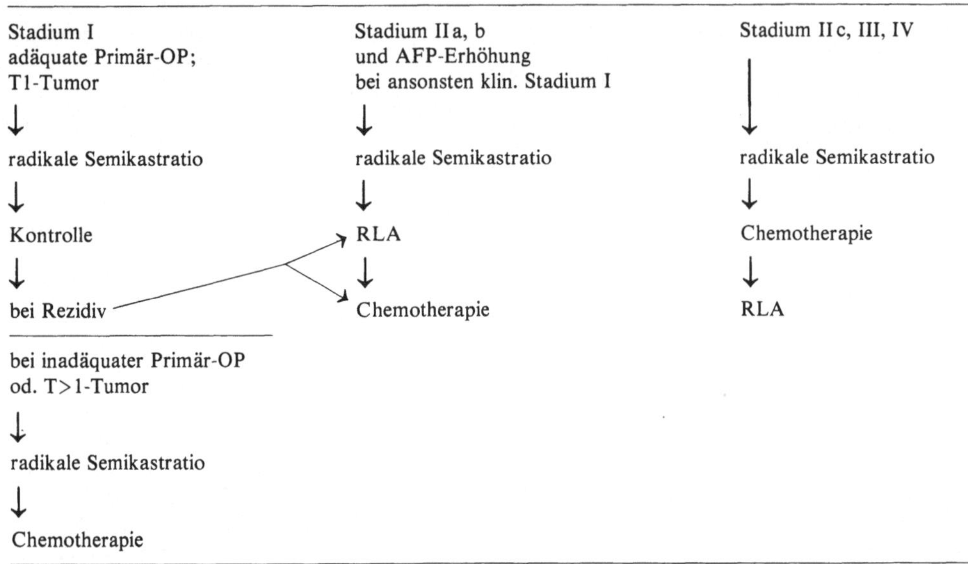

Tabelle 6. Befunde und Therapieergebnisse beim embryonalen RMS

Pat.	Alter	Semi-kastratio	Lympho-graphie	RLA	Chemo-therapie	Verlauf
P	3½ J	re (nicht radikal nach 2½ J Samenstrang-Rez.)	–	Ø	nach 2½ J T2	5½ J, NED
R	6½ J	li	–	Ø	T2	6 J, NED
J	15 J	li	–	+ (n. 14 Mon. retroperit. Rezidiv)	T2 → T6	n. 21 Mon. verstorben
H	4 J	re	–	Ø	T2	3½ J, NED

maschiger Kontrolle beschränkt werden kann. Dieses therapeutische Konzept wird zusätzlich gestützt durch den 3. Punkt unserer Überlegungen, nämlich

3. die Effektivität der nach dem T2-Protokoll durchgeführten Chemotherapie (Exelby 1980; Altwein u. Mitarb. 1981). Damit steht eine erfolgversprechende Therapie auch beim frühzeitig erkannten Tumorrezidiv zur Verfügung.

Die vorgetragenen Überlegungen begründen unser Konzept der stadienorientierten Therapie des infantilen embryonalen Karzinoms (Tabelle 5). Im Gegensatz zu anderen Autoren (Brosman 1979; Exelby 1980; Altwein u. Mitarb. 1981) differenzieren wir im Stadium I zwischen den Patienten mit einem T1-Tumor sowie adäquater Primäroperation einerseits und den Patienten mit einem über T1 hinausgehenden Lokalbefund bzw. inadäquater Primäroperation.

Da wir von den germinalen Hodentumoren des Erwachsenen wissen, daß die zweite Gruppe eine schlechtere Prognose hat, würden wir hier zum jetzigen Zeitpunkt nach der Semikastratio sicherheitshalber eine Chemotherapie für zumindest 6 Monate durchführen. Bei der Kontrolle der Kinder im klinischen Stadium I sollte im ersten Jahr monatlich das AFP sowie sonographisch das Retroperitoneum kontrolliert werden; Röntgenkontrollen der Lunge sind in 3monatigen Abständen vorgesehen.

Das paratestikuläre embryonale Rhabdomyosarkom

Die Befunde und Therapieergebnisse bei 4 behandelten Kindern aus den Jahren 1973–1980 gibt die nächste Tabelle (Tabelle 6) wieder. Interessant ist, daß es bei dem ersten Kind 2½ Jahre nach auswärts nur primär erfolgter Orchiektomie zu einem Samenstrangrezidiv kam. Bei negativer Lymphographie in allen Fällen haben wir primär keine retroperitoneale Lymphadenektomie durchgeführt. Allerdings kam es bei einem Kind trotz Chemotherapie nach dem T 2-Protokoll nach 14 Monaten zu einem retroperitonealen Rezidiv, welches dann auch nur palliativ operiert werden konnte. Trotz weiterer, aggressiverer Chemotherapie nach dem T 6-Protokoll ist dieses Kind verstorben. Dieser Verlauf scheint uns ein wichtiger Hinweis darauf zu sein, daß trotz der bekannten hämatogenen Metastasierungstendenz des paratestikulären embryonalen Rhabdomyosarkoms die primäre Sanierung des Retroperitoneums einen wichtigen therapeutischen Stellenwert einnimmt (Raney u. Mitarb. 1978; Olney u. Mitarb. 1979). Im Hinblick auf die hohe Komplikationsrate der Radiotherapie des Retroperitoneums beim Kind würden wir hier der retroperitonealen Lymphadenektomie den Vorzug geben. Nur bei positiven Lymphknoten sollte eine anschließende Radiotherapie erfolgen. Somit entspricht unser zukünftiges therapeutisches Konzept dem von Cromie u. Mitarb. (1979) publizierten Vorschlag (Tabelle 7).

Tabelle 7. Therapie des paratestikulären embryonalen Rhabdomyosarkoms (Cromie et al. 1979)

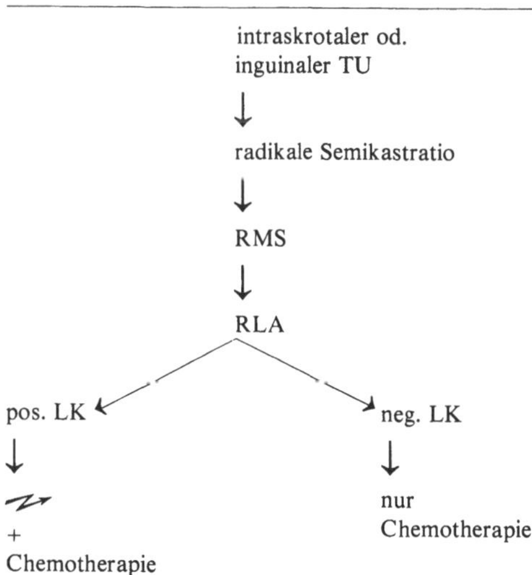

Testikulärer Relaps bei der akuten lymphatischen Leukämie

Bei 3 Kindern kam es 2–2½ Jahre nach Erreichen einer Vollremission einer akuten lymphatischen Leukämie zu einem isolierten testikulären Relaps. Die Behandlung erfolgte durch Semikastratio des betroffenen Hodens, Bestrahlung des kontralateralen Hodens und anschließender Chemotherapie. Bei diesen Kindern wäre zu überlegen, ob man sich beim Auftreten eines testikulären Rezidivs ihrer Erkrankung nicht auf eine Hodenbiopsie beschränkt. Bei Verifizierung des Rezidivs sollte dann die Bestrahlung beider Hoden sowie die erneute Chemotherapie erfolgen. Zum Ende der Behandlung wäre dann eine Biopsie beider Hoden angezeigt (Askin u. Mitarb. 1981; Braren u. Mitarb. 1980; Kim u. Mitarb. 1979).

Literatur

Altwein J, Smith P, Basting R (1981) Kindliche Hodentumoren: Inzidenz, Entstehung, Klinik und Therapie. Akt Urologie 12:139–145. – Askin F, Land V, Sullivan M, Ragab A, Steuber C, Dyment P, Talbert J, Moore T (1981) Occult testicular leukemia: testicular biopsy at three years continuous complete remission of childhood leukemia. Cancer 47:470–475. – Braran V, Lukens J, Stroup St, Bolin M, Rhamy R (1980) Testicular infiltrate in childhood acute lymphocytic leukemia; the need for biopsy in suspected relapse. Urology 16:370–374. – Brosman St (1979) Testicular tumors in prepubertal children. Urology 13:581–588. – Cromie W, Raney B jr, Duckett J (1979) Paratesticular rhabdomyosarcoma in children. J Urol 122:80–82. – Exelby Ph (1980) Testicular cancer in children. Cancer 45:1803–1809. – Kim T, Lui V, Woodruff R, Ragab A (1979) Testicular biopsy prior to termination of leukemic therapy. J Pediatr 94:95–96. – Olney L, Narayana A, Loening S, Culp D (1979) Intrascrotal rhabdomyosarcoma. Urology 14:113–125. – Raney R jr, Hays D, Lawrence W jr, Soule E, Teft M, Donaldson M (1978) Paratesticular rhabdomyosarcoma in childhood. Cancer 42:729–736. – Teft M, Hays D, Raney R jr, Lawrence W, Soule E, Donaldson M, Sutow W, Gehan E (1980) Radiation to regional nodes for rhabdomyosarcoma of the genitourinary tract in children: Is it necessary? Cancer 45:3065–3068. – Tsuchida Y, Saito S, Ishida M, Ohmi K, Urano Y, Endo Y, Oda T (1973) Yolk sac tumor (endodermal sinus-tumor) and alpha-feto-protein. Cancer 32:917–921

OA Dr. H. Behrendt
Urologische Universitätsklinik
Hufelandstr. 55, D-4300 Essen 1

Verhandlungsbericht der Deutschen Gesellschaft
für Urologie, 33. Tagung (1981), 456–458
© Springer-Verlag Berlin Heidelberg New York 1982

Das Teratoma adultum des Hodens im Kindesalter

K.-H. Bichler, St. H. Flüchter und R. Harzmann

Das Teratoma adultum des Kindes ist ein seltener Hodentumor, es zählt wie das embryonale Karzinom, das Teratokarzinom, das Chorionkarzinom und das Seminom zu den Hodentumoren der germinalen Zellreihe. Der Fall eines 18 Monate alten Jungen, den wir durch alleinige inguinale Semikastration behandelten und der bis jetzt, 15 Jahre später, rezidivfrei ist, war Anlaß, auf Aetiologie, Inzidenz und Histologie sowie auf die Problematik von Diagnostik und Therapie näher einzugehen.

Tabelle 1. Häufigkeit germinaler Hodentumoren beim Kind (n = 134) (4)

	n	%
Embryonales Karzinom	103	77
Teratoma adultum	30	22,3
Terato-Karzinom	1	0,7
Seminom	0	0

Inzidenz

Kindliche Hodentumoren stellen ca. 2% aller Hodentumoren [2, 3, 4, 6, 12]. Die Relation germinal zu nichtgerminal beträgt beim Kind 60% zu 40%, sie verschiebt sich beim Erwachsenen auf 95% zu 5% [3]. Houser fand bei 134 kindlichen germinalen Hodentumoren 22,3 adulte Teratome [4]. (Tabelle 1). Das Alter der Kinder beträgt nach Weißbach [12] im Mittel 15 Monate (Abb. 1).

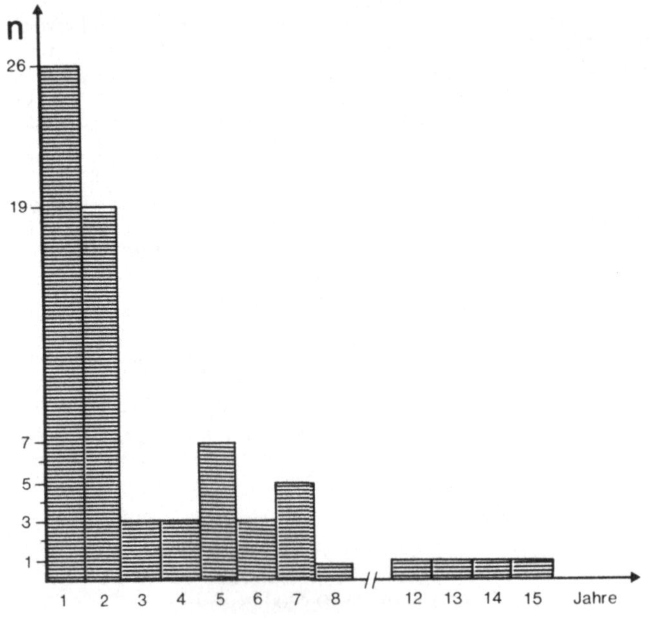

Abb. 1. Altersverteilung (12) des Teratoma adultum des Kindes (n = 71)

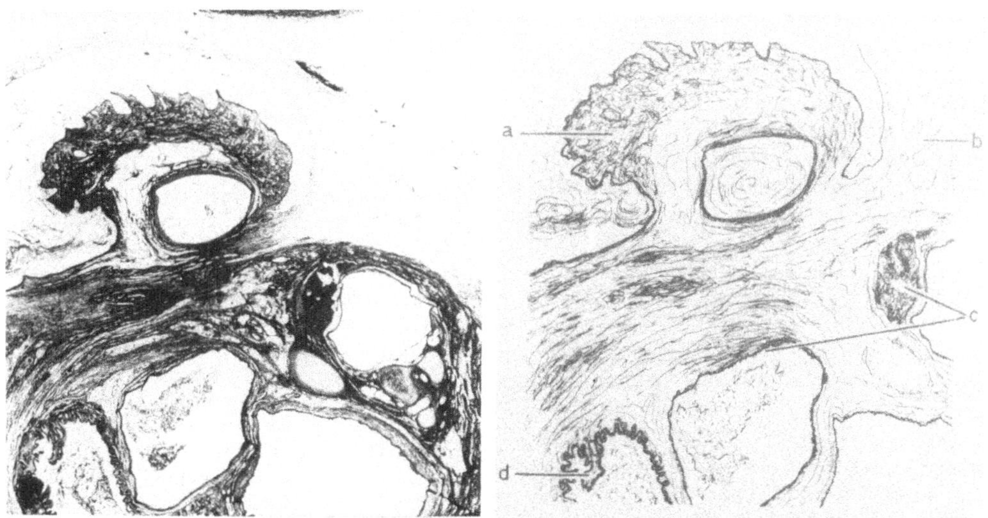

Abb. 2. Teratoma coetaneum des Hodens. *a* Mehrschichtiges Plattenepithel mit Haarbälgen und Talgdrüsen (Wilms'scher Höcker). *b* Gliagewebe und Komplexe von Ganglienzellen. *c* Mehrreihiges Zylinderepithel mit Flimmerbesatz und Muscularis mucosa, davon räumlich getrennt Knorpel- und Knochenspangen nach Art der Bronchien. *d* Becherzellenreiches Zylinderepithel mit zahlreichen Krypten, Submucosa und Muskelschicht nach Art des Colon (H E 25 x)

Histologie

Das Teratoma adultum besteht aus ausdifferenzierten Strukturen aller drei Keimblätter. Unser Fall zeigt exemplarisch den sogenannten Wilms'schen Höcker – ein Gebilde aus Haut und Hautanhangsteilen –, Gliagewebe und Komplexe von Ganglienzellen sowie bronchusartige Gewebstrukturen und Darmanteile (Abb. 2).

Aetiologie

Ausgeschaltete Blastomeren, totipotentionale Zellen, können über extraembryonale Strukturen embryonale Karzinome vom jugendlichen Typ, sogenannte Orchioblastome (weitere Synonyma: Yolk-Sac-Tumor, endodermaler Sinustumor, hellzelliges Adenokarzinom des Kindes) bilden, die α_1-Fetoprotein produzieren. Geht die Entwicklung zu zytotrophoblastischen und β-HCG-produzierenden synzytiotrophoblastischen Zellen, so liegt ein Chorionkarzinom vor. Differenziert sich das totipotentionale Keimgewebe restlos in die drei Keimblätter, so findet sich ein Teratoma adultum bzw. coaetaneum, das immer tumormarkernegativ ist [1, 5, 11].

Problematik

Das Teratoma adultum kann nach Peterson [10] und Miller [8] in 1 bis 2 % maligne entarten. Eingeschlossene, nicht coaetane Gewebeanteile können in selbständiges Wachstum übergehen und bösartige Geschwülste bilden. Beim Kind ist bisher jedoch keine maligne Entartung bekannt. Nur bei Erwachsenen wurde neben dem ausgereiften Teratom des Hodens reifes Teratomgewebe in retroperitonealen Lymphknoten gefunden. Mostofi [9] beschreibt beim benignen Teratom sogar maligne Lymphknotenmetastasen in 29 % der Fälle.

Schlußfolgerungen

Für die klinische Beurteilung des Tumors und seine Therapieplanung kommt der *subtilen Diagnostik* des klinischen Stadiums, der Bestimmung der Tumormarker und der exakten pathologisch-anatomischen Beurteilung der gesamten Teratomanlage entscheidende Bedeutung zu. Literaturangaben zur Therapie liegen uns von 123 Kindern vor [12]. 114mal wurde lediglich orchiektomiert. Weitere Therapien waren

Lymphadenektomie, Strahlentherapie und Chemotherapie. Eine Tumorprogression wurde bisher in keinem Fall beschrieben. Die Therapie durch alleinige inguinale Semikastration erscheint somit ausreichend. Die Lymphadenektomie wird jedoch notwendig bei Lymphknotenbefall, histologisch unklarem Tumorbefund des Hodens und bei positiven Tumormarkern. Hier ist allerdings darauf hinzuweisen, daß bis zum ersten Lebensjahr die α_1-Feto-proteinwerte beim Kind physiologisch erhöht sein können.

Literatur

1. Askanazy M (1907) Die Teratome nach ihrem Bau, ihrem Verlauf, ihrer Genese und im Vergleich zum experimentellen Teratoid. Verhandl Deutsch Path Gesellsch 11:39. – 2. Fergusson JD (1962) Tumors of the testis. Brit J Urol 34:407. – 3. Gilbert JB (1944) In: Matasserin FW: Embryonal adenocarcinoma of the testis in an infant; case report. J Urol 52:575. – 4. Houser R, Izant RJ, Persky L (1965) Testicular tumors in children. American J Surg 110:876. – 5. Kleinsmith LJ, Pierce GB jr (1964) Multipotentiality of single embryonal carcinoma cells. Cancer Res 24:1544. – 6. Melicow MM (1940) Embryoma of testis: report of case and a classification of neoplasmas of the testis. J Urol 44:333. – 7. Melicow MM (1955) Classification of tumors of testis: a clinical and pathological study based on 105 primary and 13 secondary cases in adults and 3 primary and 4 secondary cases in children. J Urol 73:547. – 8. Miller J (1947) Die Krankheiten des Eierstockes. In: Henke-Lubarsch: Handbuch der speziellen pathologischen Anatomie und Histologie, Bd VII/3. Berlin. – 9. Mostofi FM (1973) Testicular tumors: Epidemiologic, etiologic and pathologic features. Cancer 32: 1186. – 10. Peterson WF, Prevost EC, Edmunds FT, Hundley JM, Morris FK (1956) Epidermoid carcinoma arising in a benign cystic teratoma. A report of 15 cases. Am J Obstet Gynec 71:173. – 11. Teilum G (1971) Special tumors of ovary and testis and related extragonadal lesions. Compartative pathology and histological identification. Munksgaard, Copenhagen. – 12. Weißbach L (1981) Bonner Hodenregister (persönliche Mitteilung)

Prof. Dr. med. K.-H. Bichler
Urologische Abteilung der Universitätskliniken
Calwer Str. 7
D-7400 Tübingen

Verhandlungsbericht der Deutschen Gesellschaft
für Urologie, 33. Tagung (1981), 459–461
© Springer-Verlag Berlin Heidelberg New York 1982

Das Risiko der malignen Degeneration bei Mal descensus testis

M. Westenfelder

Während Hodentumoren im Kindesalter keine Korrelation zum Mal descensus testis aufweisen, hat schon 1779 Persivall Pott die überproportionale Häufigkeit von Hodentumoren beim Hodenhochstand beschrieben [1]. Seitdem wird immer wieder mit sehr unterschiedlichen Ergebnissen versucht, das Risiko zu errechnen, welches für einen Menschen mit Hodenhochstand quo ad vitam besteht, einen Hodentumor zu bekommen.

Sammelstatistiken von 21 000 Patienten mit Hodentumoren weisen eine Mal-descensus-Quote von 10–12%, im Durchschnitt von 10,4% auf [2, 3, 4]. Dies ist ungleich häufiger als die Mal-descensus-Quote in der normalen Population, woraus sich das erhöhte Risiko der Entartung, d.h. der Risikofaktor (RF) ermitteln läßt. Schwierigkeiten für die statische Berechnung bereitet die Prozentzahl für die natürliche Inzidenz des Mal descensus in der Erwachsenenbevölkerung. Die meisten Autoren beziehen sich auf Zahlenangaben von Campbell, der 1942 und 1959 [5, 6] aufgrund von Statistiken über ca. 12 Mill. Rekruten (Tabelle 1) eine natürliche Mal-descensus-Quote von 0,28% errechnete, die

allgemein auf 0,3% aufgerundet wird [3]. Daraus errechnete Campbell, daß das Risiko beim Mal descensus generell ca. 37–48 x höher als normal sei. Es muß aber angenommen werden, daß sie von ihm angegebene Prozentzahl von 0,28 zu niedrig liegt, was sich mit mit aller Sicherheit auf die wenig sorgfältige Untersuchung der Rekruten zurückführen läßt. Dies läßt sich schon alleine aus der ansteigenden Tendenz der Prozentzahl vom letzten in dieses Jahrhundert ablesen und der Tatsache, das Baumrucker [7] bei der Untersuchung von 10 000 Soldaten der US-Army einen Mal descensus in 0,8% nachwies. Dieser Prozentsatz liegt sehr nahe an dem von Scorer [8;9], der an reifen Säuglingen die Zahl von 0,7% (3 von 401) ermittelte bzw. der von Cour-Palais [10] ermittelten Zahl von 0,75% bei Knaben, bzw. der von Villumsen et al. [11] angegebenen Zahl von 0,8% von Mal descensus, ebenfalls bei Knaben.

Setzen wir die Inzidenz des Mal descensus bei Hodentumoren (10,4%) in Relation zur Mal-descensus-Inzidenz der normalen Bevölkerung (0,7%), so ergibt sich ein Verhältnis von 15:1,

Tabelle 1. Vorkommen des Hodenhochstandes bei Rekruten, 1828–1944 (nach Campbell 1959 [6])[a]

Autor		Anzahl	Rekruten	Mal descensus	%
Marshal	(1828)	10 800	Englisch-Französische R.	12	0,11
Rennes	(1831)	3 000	Französische R.	6	0,16
Myrdacz	(1887)	6 962 543	Österreichische Armee (1870–82)	14 057	0,20
Love & Davenport	(1920)	2 754 154	US-Army (1917–18)	8 538	0,31
Southan & Copper	(1927)	10 000	Schottische R. (1916–17)	52	0,52
Selective Service System	(1947)	2 974 727	US-Army (1940–44)	12 426	0,44
		12 535 824		35 091	0,28
			Standardabweichung ± 0,0015		

[a] Aus der von Campbell 1959 vorgelegten Sammelstatistik von über 12 Mill. Rekruten ergibt sich eine Mal-descensus-Inzidenz von 0,28. Dies kann sicher als zu nieder angesehen werden, da Rekruten weder besonders sorgfältig noch durch auf diesem Gebiet geschultes Personal untersucht werden. Dies läßt sich gut an der steigenden Prozentzahl vom 19. in das 20. Jahrhundert erkennen.

d.h., das Risiko der malignen Entartung beim Mal descensus ist vergleichsweise zur Bevölkerung nicht 37–48 x, wie von Campbell angegeben, sondern nur 15 x höher.

Statistische Schwierigkeiten bereitet den meisten Autoren das Einbeziehen des Zeitfaktors, um das Risiko quo ad vitam für einen Patienten mit Mal descensus zu berechnen. Zunächst ist die statistische Folgerung zulässig, daß, wenn jährlich 2 (bis 3) von 100 000 Männern der Normalbevölkerung am Hodentumor erkranken, von 100 000 Männern mit Mal descensus pro Jahr 2- (bis 3 x) mehr als der Risikofaktor 15 (bei Campbell 37–38), d.h. 30 (bis 45) einen Hodentumor entwickeln oder, anders ausgedrückt, einer von ca. 3300.

Um das Risiko quo ad vitam zu berechnen, wird diese Zahl von einigen Autoren dann einfach mit der Anzahl der Lebensjahre multipliziert, in denen ein Hodentumor auftreten kann (z.B. vom 15. bis 60. Lebensjahr, d.h. x 45 Jahre). Dies ist statistisch unzulässig, was sich schon daraus ergibt, daß die Hodentumorinzidenz bei 20- bis 39jährigen in der normalen Population, 1975 vom National Cancer Institute, mit 5,8–7,2 pro 100 000 angegeben wurde.

D.h. bei ausschließlicher Berücksichtigung des Faktors Mal descensus ist es statistisch nicht erlaubt, aufgrund er zur Berechnung herangezogenen Zahlen ein erhöhtes Risiko durch Multiplikation mit den „Risiko-Jahren" zu errechnen, da sonst unrealistisch hohe Risiken postuliert werden, wie z.B. von Hecker [12] mit 1:100, Tibbs [13] von 1:66 oder von Whitaker [3] mit 1:30. Aus solch hohen Risikoangaben würden nur voreilige therapeutische Forderungen und Folgerungen gezogen, wie z.B. die prophylaktische Orchiektomie bei Kryptorchismus oder die prophylaktische Orchiektomie jenseits der Pubertät [14].

Aufgrund der oben angegebenen Zahlen darf statistisch nur gefolgert werden, daß das Risiko, einen Hodentumor zu bekommen, beim Mal descensus testis ca. 15 x höher liegt als beim normal deszendierten Hoden, quo ad vitam gesehen, also mit einer Wahrscheinlichkeit von ca. 1:3000.

Die Frage, ob das Entartungsrisiko bei intraabdominell oder inguinal gelegenem Hoden im Vergleich zur ektopen oder hochskrotalen Lage erhöht ist, ging schon Campbell [5, 6] nach. Seine Berechnung, die wieder die Multiplikation mit den Risikojahren enthält, führt zu dem Ergebnis, daß ein Hoden von 20 kryptorchen Hoden (intraabdominellen Hoden) einen Hodentumore

entwickeln wird bzw. nur einer von 80 ektop, inguinal oder hochskrotal gelegenen Hoden.

Während die Zahlenangabe per se sicher aufgrund der Multiplikation mit dem Faktor der Risikojahre zu hoch angesetzt ist, bleibt das Verhältnis von 4:1 nicht unrealistisch, wie neuere Zahlenangaben von Batata et al. [4] zeigen. Von 86 Patienten mit Hodentumor bei Mal descensus lagen 14 (= 16 %) intraabdominell, 24 (= 28 %) inguinal, zusammen also 44 % und 48 (= 86 %) ektop oder hochskrotal. Dies bedeutet, daß die schwereren Mal-descensus-Formen bei Hodentumoren häufiger vorkommen als in der normalen Population, für die Scorer intraabdominell gelegene Hoden in 10 %, im Leistenkanal gelegene Hoden in 20 % und die verbleibenden maldeszendierten in 70 % ermittelte [9].

Damit läge das Entartungsrisiko für nicht aus dem Leistenkanal ausgetretene Hoden um den Faktor 1,5 x höher, also bei ca. 1:2222 und für den ektopen bzw. hochskrotalen Hoden um den Faktor 0,8 niederer als bei der Normalbevölkerung, d.h. 1:4166, insgesamt also um ca. die Hälfte niederer als bei den intraabdominell oder intrakanalikulären Hoden.

Nun rechtfertigt aber das Risiko von ca. 1:2000 bzw. 1:4000 keinesfalls eine prophylaktische Orchiektomie vor der Pubertät, da in ca. 20 % aller Hodentumoren, die mit Mal descensus vergesellschaftet vorkommen, der Hodentumor die kontralaterale Seite befällt und z.B. der traumatische Verlust des anderen Hodens einer Kastration gleichkommen würde.

Aber auch nach der Pubertät wäre eine Orchiektomie nur dann indiziert, wenn sich der Hoden nicht einwandfrei operativ in das Skrotum verlagern läßt und eine Anorchie durch transperitoneale Laparotomie nachgewiesen oder ausgeschlossen wurde.

Wird aber nach der Pubertät ein retinierter Hoden in das Skrotum verlagert, so muß in jedem Fall eine Hodenbiopsie entnommen werden, konnte doch Krabbe et al. [15] in 8 % (4 von 50) aller Hodenbiopsien von Erwachsenen nach vorangegangener Orchidopexie ein Carcinoma in situ und davon 4 % (2 von 50) klinisch noch nicht relevante Hodentumoren histologisch nachweisen.

Die Orchidopexie nach dem 4. Lebensjahr hat auf die Entartungsquote und das Schicksal der Patienten sicher keinen Einfluß, wie sich sowohl aus dem Kollektiv von Batata [4] wie auch von Altmann [16] ergibt. Allerdings waren nur 2 von 45 ausgewählten Patienten von Altmann jünger als 11 Jahre bei der Orchidopexie. So erhebt sich

die Frage nach dem Einfluß der Früh-Orchidopexie vor dem 2. Lebensjahr, die nach elektro-
nenmikroskopischen Untersuchungen von Mengel [17] und Hadziselimovic et al. [18] noch
vor die Zeit der definitiven Degeneration der
Germinalzellen fällt, so daß sie zumindest auf die
Entwicklung der Fertilität einen günstigen Einfluß hat.

Wegen der sehr langen Latenzzeit von 20–40
Jahren, im Durchschnitt 32 Jahre, liegen aber
noch keinerlei Informationen darüber vor, ob die
Früh-Orchidopexie das Entartungsrisiko vermindert.

Zusammenfassung

Es besteht ein eindeutiger Zusammenhang zwischen Mal descensus testis und dem Auftreten
von malignen Hodentumoren. Generell gesehen
ist das Risiko beim Mal descensus ca. 15 x höher
und mit 1 : ca. 3000 anzugeben. Für kryptorche
und intrakanalikuläre Hoden liegt das Risiko um
den Faktor 1,5 höher, d.h. bei 1 : ca. 2000, bei
extrakanalikulären, d.h. ektopen und hochskrotalen Hoden um den Faktor 0,8 niederer, d.h. bei
1 : ca. 4000. Das Risiko ist damit nicht hoch genug, um eine prophylaktische Orchiektomie im
Kindesalter durchzuführen, im Erwachsenenalter ist eine Orchiektomie nur gerechtfertigt,
wenn sich der Hoden nicht sicher in das Skrotum
verlagern läßt. Wegen des erhöhten Entartungs-
risikos sollte im Erwachsenenalter vor der Orchidopexie zum Ausschluß eines Carcinoma in
situ eine Hodenbiopsie entnommen werden.
Während die Orchidopexie nach dem 4. Lebensjahr keinen Einfluß auf die Entartungsquote hat,
liegen noch keine Angaben über die Auswirkung
der Früh-Orchidopexie vor dem 2. Lebensjahr
vor.

Literatur

1. Pott P (1779) The chirurgical works of Percivall
Pott. F. R. S., London. – 2. Gilbert JB, Hamilton JB
(1940) Studies in malignant testis tumors. III. Incidence and nature of tumors in ectopic testes. Surg
Gynecol Obstet 71:731–743. – 3. Whitaker RH
(1970) Management of the undescended testis. Brit J
Hospital Med 4:25–37. – 4. Batata MA, Whitmore
WF, Cun FCH, Hilaris BS, Loh J, Grabstald H,
Golbey R (1980) Cryptorchidism and testicular cancer. J Urol 124:382–387. – 5. Campbell HE (1942)
The incidence of malignant growth of the undescended
testicle: A critical and statistical study. Arch Surg
44:353–369. – 6. Campbell HE (1959) The incidence
of malignant growth of the undescended testicle: A
reply and re-evaluation. J Urol 81:663–668. –
7. Baumrucker GO (1946) Incidence of testicular
pathology. Army Med Bull 5:312–314. – 8. Scorer
CG (1964) The descent of the testis. Arch Dis Child
39:605. – 9. Scorer CG, Farrington GH (1971) Con-
genital deformities of the testis and epididymis. Ap-
pleton-Century-Crofts, New York and Butterworth,
London. – 10. Cour-Palais IJ (1971) Spontaneous descent of the testicle. Lancet 1:1403. – 11. Villumsen
AL, Zachan-Christiansen B (1966) Spontaneous
alterations in position of the testes. Arch Dis Child
41:198. – 12. Hecker WC, Hienz HA (1967) Cryptorchidism and fertility. J Pediatric Surg 2:513–517. –
13. Tibbs DJ (1961) Unilateral absence of the testis.
Eight cases of true monorchism. Br J Surg 48:601. –
14. Whitaker RH (1981) The undescended testis – the
risque of malignant degeneration. In: Monographs in
Paediatrics, vol 12. Karger, Basel, p 104–108. –
15. Krabbe S, Shakkebach NE, Berthelsen JG, Eyben
FV (1979) High incidence of undetected neoplasia in
maldescended testis. Lancet 1:999–1000. – 16. Altmann BL, Malament M (1967) Carcinoma of the testis following orchidopexy. J Urol 97:498–504. –
17. Mengel W, Hienz HA, Sippe WG, Hecker WC
(1974) Studies on cryptorchidism. A comparison of
histological findings in the terminal epithelium before
and after the second year of life. J Pediat Surg 9:445. –
18. Hadziselimovic F, Herzog B, Segerchi H (1975)
Surgical correction of cryptorchidism at 2 years. Elec-
tron microscopic and morphometric investigations.
J Ped Surg 10:19

Prof. Dr. med. Martin Westenfelder
Oberarzt der Urolog. Abteilung
im Zentrum Chirurgie der Universität
Hugstetter Str. 55
D-7800 Freiburg i. Br.

Verhandlungsbericht der Deutschen Gesellschaft
für Urologie, 33. Tagung (1981), 462/463
© Springer-Verlag Berlin Heidelberg New York 1982

Diskussion zu den Vorträgen Seiten 448 bis 461

Moderatoren: Sigel, A., Erlangen, und Altwein, J. E., Ulm

Sigel, Erlangen: Herr Westenfelder, stimmen Sie damit überein, daß die Realisierung des Malignoms aus dem nicht descendierten Hoden selten vor dem 20., im Durchschnitt bis zum 30. Lebensjahr statt hat?

Westenfelder, Freiburg: Sicher, eine Latenzzeit von ca. 20 Jahren wird überall in allen Statistiken beschrieben.

Sigel, Erlangen: Und würden Sie dem Kongreß noch ganz kurz bitte mitteilen, wie Sie zwischen Aplasie und Abdominalhoden differenzieren können?

Westenfelder, Freiburg: Zwischen Aplasie und intraabdominellen? Operativ; durch Freilegung.

Sigel, Erlangen: Ja, nur operativ und am besten durch die Laparotomie. – Vielen Dank.

Jetzt hätten wir an sich kaum noch Zeit, aber immerhin müssen wir fairerweise fragen, sind aus dem Zuschauerraum noch Anfragen oder andere Meinungen vorhanden? Bitte, Herr Frick aus Salzburg.

Frick, Salzburg: Ich hätte gerne noch eine Frage an Jens Altwein. Wie ist es mit der HCG-Produktion von solchen Tumoren im Kindesalter? Besonders bei denen, die metastasieren und die dann AFP-positiv sind. Wie verhält sich dort der HCG-Stoffwechsel? Ist der auch verändert? Ist HCG oder Beta-HCG erhöht? Was ist die aktive Fraktion?

Altwein, Ulm: Die spärlichen Erfahrungen über die Beta-HCG-Bestimmungen beim kindlichen Hodentumor lassen eigentlich nur erkennen, daß es im Vergleich zum Erwachsenen nur eine sehr untergeordnete Bedeutung hat. Mehr kann man dazu eigentlich nicht sagen. Bislang läuft es immer mit, aber die Tumorart, die Beta-HCG im Erwachsenenalter positiv ist, ist ja im Kindesalter in diesem Sinne nicht vertreten. Es also beim Kind schon aus diesem Grunde heraus nicht die Bedeutung hat. Aber ich hätte an Herrn Westenfelder noch eine Frage. Herr Westenfelder, Latenzzeit 20 Jahre; Retention und maligne Entartung, ist es denn nicht sinnvoll, wenn postpuberal, und das haben wir in Ulm im Bundeswehrkrankenhaus leider sehr

Tabelle 1. Hoden-Tumor im Kindesalter (1–5: germinal = 71 %) (7–9: nicht germinal = 29 %) (Memorial 1981)

	Morbidität	weit überwiegend	Metastasierung
1. Infantiles Embryonal-Carcinom = Dottersack-Tumor	50 %	Kleinkinder	NW < 10 %, eher M
2. Adultes Embryonal-Carcinom	10 %	Ältere Kinder	N+ ca. 50 % / M 12 %
3. Teratom unreif = Carcinom	6 %	Kleinkinder	N+ ca. 50 %
4. Teratom reif = Benignom	30 %		N0 M0
5. Seminom – 6. Choriocarcinom	3 + 1 %	Ältere	N+ M+
7. Rhabdomyo-Sa. testicul. / funicul.	67 %	5–8 J	N+ 25 % M+ 10 %
8. Sertoli-Zell / 9. Leydig-Zell-Tu	25 + 8 %	8) Kleinkinder / 9) Ältere	

Tabelle 2. Hoden-Tumoren im Kindesalter / Sekundär-Therapie / Heilungsquote

1. Embryonal-Ca – Dottersack	RLA falls AFP+ (10 %)	90 %
2. Embryonal-Ca – Adult	} wie Erwachsene u.	} 60 %
3. Terato-Carcinom	Modif. Chemoth.	
4. Teratom, reif	keine	100 %
5. Seminom u. 6. Chorio-Ca.	wie Erwachsene	
6. Rhabdomyosarkom	Pelvische + RLA	
7. Sertoli u. Leydig	abhängig von Histol.	

häufig, retentierte Hoden operieren im Alter bis zu 30. Ist es dann nicht sinnvoll, beispielsweise eine Biopsie zu machen? Es gibt doch ein Carcinoma in situ. Zwischenstadium auf dem Wege zur malignen Entartung. Oder was würden Sie sonst empfehlen? Die Patienten entgleiten dann ja wieder unserer Kontrolle, wenn sie den Wehrdienst verlassen haben.

Westenfelder, Freiburg: Herr Altwein, es ist sicher eine richtige Bemerkung, daß wir aber nicht nur beim Kryptorchismus, das wäre eigentlich bei jedem maldescendierten Hoden im Erwachsenenalter erforderlich, vor allem bei diesen kleineren Hoden, es liegt ja wahrscheinlich nicht so sehr am Maldescensus, oder am Grad des Maldescensus, sondern am Grad der Dysplasie dieses Hodens, ob er entartet oder nicht, so daß sicher im Erwachsenenalter jeder ver-

kleinerte retonierte Hoden biopsiert werden sollte.

Sigel, Erlangen: Vielen Dank: Sind noch Anfragen vorhanden? Da nicht mehr, können wir die Zusammenfassung kurz machen (Tabelle 1 und 2). Wir sind in allen wesentlichen Dingen einig, nur eins bleibt noch offen, ob das aus dem Memorial nachvollziehbar ist, daß wir bei den kindlichen Embryonalcarcinomen differenzieren zwischen dem Dottersacktumor, der lange nicht metastasiert, selten retroperitoneal, und den 10 %, die die Züge des Erwachsenen-Embryonalcarcinoms zeigen, das wäre der einzige springende Punkt dabei.

Damit sind wir am Ende. Wir haben etwas auf Kosten der Pause weitergearbeitet, und alle Vortragenden, Diskutanten und die Moderatoren bedanken sich für Ihre Aufmerksamkeit.

Wilms-Tumoren

Verhandlungsbericht der Deutschen Gesellschaft
für Urologie, 33. Tagung (1981), 464–468
© Springer-Verlag Berlin Heidelberg New York 1982

Wilms-Tumoren

R. Hohenfellner und K. F. Klippel

In der Bundesrepublik Deutschland ist mit ca. 80 bis 100 Wilms-Tumor-Neuerkrankungen pro Jahr zu rechnen. Wichtige äußere Hinweise können assoziierte Fehlbildungen wie Aniridie, Hemihypertrophie sowie weitere urogenitale Fehlbildungen geben. Möglicherweise sind vererbbare Faktoren, die zur Prädisposition von Wilms-Tumoren führen, anzunehmen.

Bei Verdacht auf Wilms-Tumor sollte die weiterführende Diagnostik, Radio- und Chemotherapie sowie die engmaschigen Kontrollen in einem kinderonkologischen Zentrum durchgeführt werden.

Ähnlich den Erfahrungen mit anderen Tumorarten zeigt sich auch beim Wilms-Tumor, daß die dem Einzelfall angepaßte Therapiestrategie einem starren Schema überlegen ist. Der operationstechnische Therapieteil ist heute in den Hintergrund getreten. Die Operation eines Wilms-Tumors ist nicht mehr als notfallmäßiger Soforteingriff einzuordnen. Ausnahmen bilden lediglich die Tumoreinblutungen sowie therapeutische Sekundärkomplikation wie z.B. der Ileus. Wichtig ist eine möglichst exakte histologische Klassifikation, da sie sowohl über Prognose als auch weitere Therapien entscheiden kann, deswegen sollte sie einem spezialisierten nach Möglichkeit Kinderpathologen überlassen werden.

Stadienabklärung (Tabelle 1)

Im Rahmen der Stadienabklärung folgen dem Ausscheidungsurogramm, der Ultraschalluntersuchung, dem Thoraxröntgen und dem Computertomogramm nur dann die Cavographie, wenn im CT ein fraglicher Cavaverschluß festgestellt wurde. Hierbei ist darauf zu achten, daß die Cavographie nicht beim schreienden Kind durchgeführt wird, da der intraabdominale Druckanstieg einen Kollateralkreislauf über Lumbalvenen vortäuschen kann.

Die Angiographie ist weitgehend in den Hintergrund getreten und bleibt problematischen Fällen doppelseitiger Tumorbildung vorbehalten. Bei beidseitigen Tumoren empfiehlt sich noch eine seitengetrennte Clearance, die in Zukunft wahrscheinlich gleichzeitig mit dem Computertomogramm als sogenannte CT-Clearance durchgeführt werden kann.

Durch Ultraschall und Computertomographie können 5 Stadien abgeklärt werden:
1. Solider Tumor auf die normalgroße Niere begrenzt.
2. Solider Tumor größer als die normale Niere.
3. Solider Tumor:
   a) unter 2 Jahren $\geq$ 20faches Volumen der Altersnorm
   b) über 2 Jahre $\geq$ 10faches Volumen der Altersnorm
   c) Nachbarorgane verlagert oder infiltriert.
4. Metastasen.
5. Bilaterale Tumoren.

Beide Untersuchungsverfahren können solide, zystische, multizystische und komplexe Tumoren differenzieren. Die Ultraschalluntersuchung dient zugleich der Volumenbestimmung bzw. der laufenden Kontrolle der Volumenreduktion bei einer, der Operation vorangesetzten Chemo- oder Radiotherapie. Postoperativ dienen die Schallkontrollen vor allem dem Nachweis von Lokalrezidiven, aber auch der frühzeitigen Erkennung von Tumorentwicklung in der Gegenniere.

Die seitengetrennte Isotopenclearance oder

Tabelle 1

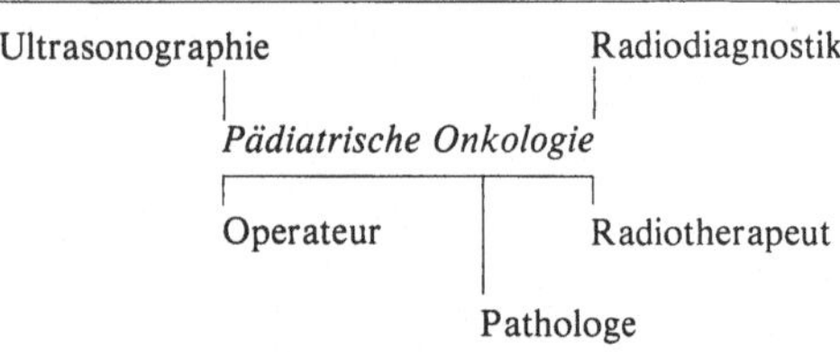

CT-Clearance ist präoperativ lediglich bei assoziierten renalen Fehlbildungen oder bilateralen Tumoren indiziert. Postoperativ dient sie bei diesen Fällen zur Überwachung der Nierenfunktion. Das Knochenszintigramm ist lediglich beim sogenannten klarzelligem Sarkom mit hoher Knochenaffinität und somit postoperativ erforderlich (Tabelle 2).

Tabelle 2. Risiko-Klassifizierung der Wilms-Tumoren

Kriterium	günstig	ungünstig
Alter	0–1 Jahr	über 2 Jahre
Histologie	„günstig"	„ungünstig"
„Stadium"	I + II	III + IV
Tumorvolumen	– 10faches	+ 20faches
	(altersentspr. sonogr. Nierenvolumen)	

Tabelle 3. 46 Wilms-Tumoren (Mainz, 1967–1981)

Überlebende (3 Monate bis 14 Jahre)

Stadium	n Überleb.	% Überleb.
I	5/5	100
II	14/16	87
III	11/13	85
IV	4/10	40
V	2/2	(100)
	36/46	78%

Behandlungsstrategie

Die optimale Behandlungsstrategie wird durch Teambildung von pädiatrischem Onkologen, Radiotherapeuten und Operateur nach Vorliegen der genannten Befunde innerhalb eines Zeitraumes von 2 bis 3 Tagen entwickelt.

Sie richtet sich
1. nach dem Alter und
2. nach dem klinischen Stadium.

Bei Kindern bis zum 2. Lebensjahr wird bei fehlender Fernmetastasierung primär operiert, wenn der Tumor das maximal 20fache des normalen Nierenvolumens nicht überschritten hat.

Bei Fernmetastasen oder übergroßen Tumoren wird in dieser Altersgruppe präoperativ die ausschließliche chemotherapeutische Vorbe-

handlung zur Tumorreduktion durchgeführt, vor allem, um Strahlenspätschäden zu vermeiden.

Primär operiert werden Kinder über 2 Jahren mit auf das Organ begrenztem Tumor (Stadium I und II).

20–25 % aller Wilms-Tumoren werden im Stadium III und IV diagnostiziert. Die Frage, ob kombinierte präoperative Radio- und Chemotherapie oder alleinige Chemotherapie, richtet sich nach dem Tumorvolumen. Bei sonographisch zwischen dem 10- und 20fachen über der Norm liegenden Volumina wird ausschließlich chemotherapeutisch behandelt, darüber hinaus eine kombinierte radiotherapeutische Behandlung erwogen.

Am eigenen Krankengut zeigte sich, daß bei einer verringerten Vorbestrahlung mit 1200 Rad in Kombination mit einer Chemotherapie neben der rapiden Tumorverkleinerung eine besonders ausgeprägte fibröse Kapselverdichtung entsteht, noch stärker ausgeprägt als bei der alleinigen Chemotherapie, die das operative Vorgehen ohne die Gefahr eines Tumorbursts entscheidend erleichtert. Dementsprechend fanden wir in der Gruppe der vorbehandelten Patienten keinen einzigen Fall mit einer Tumorruptur im Gegensatz zu der Gruppe der nicht vorbehandelten Patienten im Stadium III (Tabelle 3).

Die Volumenreduktion beträgt innerhalb von 12 Tagen meist zwischen 40–70 % in Abhängigkeit vom Tumorgrad.

Die Chemotherapie besteht aus Actinomycin D 15 µg pro kg Körpergewicht an 5 Tagen i. v. ergänzt um je eine Vincristin-Injektion intravenös am 1. und 8. Tage, fakultativ auch am 15. Tag 1–2 Actinomycin-Zyklen (Tabelle 4).

Die Gesamtherddosis von 12–15 Gy entsprechend 1200–1500 R wurde bei einer täglichen Bestrahlung von 1,2–1,5 Gy nach 7–12 Tagen erreicht. Die Tumorverkleinerung wird in Abständen von 2 Tagen sonographisch kontrolliert und die Feldgröße dementsprechend reduziert. Durch diese Vorbehandlung bildet sich um den Tumor eine deutlich verdickte fibröse Kapsel, die die Schichtpräparation gegenüber den Nachbarorganen erleichtert und die intraoperative Tumorruptur verhindert. Im eigenen Kollektiv wurde lediglich 2mal eine intraoperative Tumorruptur beobachtet, diese beiden Kinder waren nicht vorbehandelt.

Die Wirksamkeit der präoperativen Chemotherapie kann am Rückgang der Lungenmetastasen im Stadium IV abgeschätzt werden, um gegebenenfalls durch eine angeschlossene Radiotherapie ergänzt zu werden.

Tabelle 4. Modifiziertes Therapieschema für die Stadien III–V, gültig seit 1980. Dieses Schema wurde bei den hier vorgestellten Patienten noch nicht angewandt. Auch hier geht ein Zyklus über 10 Wochen; 5 Zyklen werden durchgeführt. Der Zyklus ist symmetrisch. In der ersten Hälfte wird wöchentlich Vincristin und initial Actinomycin-D verabreicht. In der zweiten Hälfte des Zyklus wird das Vincristin durch Adriamycin ersetzt, wobei die erste Adriamycininjektion entfällt (D = Actinomycin-D, V = Vincristin, A = Adriamycin)

Chemotherapie: 1980

Woche	1	2	3	4	5	6	7	8	9	10	11	
Stadium	V	V	V	V	V	–	A	A	A	A	V	5 x
III, IV, V	DDDDD						DDDDD				DDDDD	

Operation

Der gewählte operative Zugangsweg, gleichgültig ob medial, transversal oder suprakostal, muß eine ausgiebige Exploration ermöglichen. Die Höhe des von uns bevorzugten Suprakostalschnittes im 10. oder 9. ICR richtet sich nach der kranialen Tumorausdehnung, die mediale und kaudale pararektale Schnittführung nach der Frage, ob der Tumor die Mittellinie überschritten hat. Ipsilateral isolierte Lungenmetastasen können von diesem Schnitt aus mit entfernt werden.

Wurde das klinische Stadium präoperativ unterschätzt, besteht nach der primären Exploration die Möglichkeit, die Operation abzubrechen, nach Vorbehandlung und Massenreduktion den Tumor in zweiter Sitzung zu entfernen.

Vom Operateur wird ein sorgfältiges Staging erwartet, welches die Nachbehandlung beeinflussen wird. Dieses Staging beinhaltet die lokale Tumorausdehnung, die Beziehung zu den Nachbarorganen, die eventuelle Infiltration dieser, die Beziehung zu den Gefäßen, insbesondere Tumorthromben, und die Frage der metastatischen Absiedlung in die Lymphknoten.

Computertomogramm und Ultraschall geben nach unserer Erfahrung ein ziemlich exaktes präoperatives Staging wieder, so daß die Notwendigkeit der Resektion benachbarter Organe wegen unterschätzter Tumorausdehnung zu den ausgesprochenen Seltenheiten gehört. Das gleiche betrifft Tumorthromben in der Vena cava. Im übrigen vollzieht sich die Operation nach den üblichen Grundsätzen der Tumorchirurgie („No touch") mit primärer Gefäßdarstellung, jedoch ohne Entfernung der Nebenniere im Stadium I und II bei regionaler Lymphadenektomie, mit Entfernung der Appendix, sofern der Tumor rechtsseitig lokalisiert ist.

Metallclips können zur Markierung suspekter Bezirke sowie bei intraoperativer Tumorruptur oder zurückgelassenen Tumorresten verwendet werden. Neuere CT-Programme erlauben durch Erstellen einer Leermatritze die Ausblendung der Metallclips und damit Verhinderung der Artefakte.

Histologie

Der klassische Wilms-Tumor enthält mikroskopisch drei Hauptelemente:
1. Blastemische Strukturen
2. tubuläre Strukturen
3. Stromaanteile.

Hierbei bestimmt der quantitative Anteil der tubulären Strukturen mit die Prognose. Je tubulusreicher, desto günstiger ist die Prognose. Prognostisch besonders ungünstig sind sarkomatöse Stromaanteile, obwohl sie nur 11,5 % der Nephroblastome ausmachen, werden in dieser Gruppe mehr als die Hälfte aller Todesfälle beobachtet.

Zusammenfassend ergeben sich aus dem operativen Staging und anschließenden Grading die Risikofaktoren nach Lawler und Beckwith et al. s. Tab. 2.

Nach chemotherapeutischer oder kombinierter Vorbehandlung ist trotz der Gewebeumwandlung, Maturation oder Benignisierung, doch ein annähernd genaues Tumorgrading möglich, da die blastomatösen Anteile gegenüber dem epithelialen und mesenchymalen schneller durch die vorausgegangene Therapie zerstört werden. Von besonderer Bedeutung ist das sogenannte konnatale mesoblastische Nephrom, das vorwiegend beim Säugling vorkommt und eine besonders günstige Prognose aufweist. Da dieser Tumor keiner zusätzlichen Therapie bedarf, ergibt sich hieraus ein weiterer Hinweis für eine möglichst primäre Operation in den ersten beiden Lebensjahren.

Nachbehandlung

Auch die Nachbehandlung erfolgt stadienbezogen. Im Stadium I über jeweils 5 Tage in Abständen von 6 Wochen 6 Monate mit Actinomycin D und Vincristin nach der bereits angegebenen Dosierung.

Über die zum Teil individuelle Nachbehandlung in fortgeschrittenen Stadien auch in Kombination mit der Strahlentherapie gibt das Protokoll der Gesellschaft für Pädiatrische Onkologie Wilms-Tumorstudie 1980/81 im Detail Auskunft (Prof. Dr. Gutjahr, Kinderklinik, Universität Mainz).

Bilaterale Wilms-Tumoren

Die Behandlungsstrategie bei bilateralen Tumoren hängt von der Tumorgröße und Lokalisation ab. Bei synchron aufgetretenen Tumoren wird primär der im Schall und CT größere Tumor freigelegt. Die Nephrektomie ist bei lokal nicht enukleierbaren multiplen oder diffus infiltrierenden Tumoren gerechtfertigt. Häufig gelingt die Enukleation selbst großer Mittelgeschoßtumoren überraschend leicht, wenn man stumpf der Schicht zwischen Tumorkapsel und Parenchym folgt. Eine Ultraschalldopplersonde, die den arteriellen Gefäßverlauf exakt lokalisiert, kann in diesem Zusammenhang Stielabklemmung und Kühlung überflüssig machen. Große Wundflächen werden durch freitransplantierte Peritoneallappen gedeckt.

Generell sind die Ergebnisse bei Tumorenukleationen denen der Nephrektomie ebenbürtig, und die Frage der primär konservativen Operation ist neuerdings wieder in die Diskussion gerückt. Dies auch deshalb, weil mit dem möglichen Auftreten eines kontralateralen Tumors gerechnet werden muß, auch weil die Chemotherapie, die Strahlentherapie die Nierenfunktion beeinflussen kann und weil die Prognose vom Tumorgrad abhängt.

Die Nachbestrahlung sollte bei bilateralen Tumoren mit maximal 1200 R erfolgen kombiniert mit Chemotherapie im Stadium III und IV.

Die bilaterale Nephrektomie und Transplantation wird heute abgelehnt. Bei den bilateralen diffusen Nephroblastomatosen wird kombiniert konservativ behandelt.

Nebenwirkungen

Spätfolgen der Radiotherapie sind Skoliosen mit und ohne Torsion, Asymmetrien des Beckengürtels, Kyphosen, allerdings meist ohne klinische Konsequenzen. Demgegenüber sollte die durch Strahlentherapie induzierte Nephritis bei einer modernen Therapiestrategie mit konsekutiver Feldverkleinerung heute nicht mehr auftreten. Wie unsere Untersuchungen am eigenen Krankengut zeigten, kann es zu einer Funktionsverminderung der Restniere kommen, diese betrifft jedoch ausschließlich die Reservekapazität der Niere.

Die Nebenwirkungen der Chemotherapie sind vielfältig, insbesondere bei kombinierter Therapie. Die Behandlung gehört in die Hand des pädiatrischen Onkologen. Die chemotherapeutisch induzierten Zweittumoren werden mit einer Häufigkeit von 8–16 % nach aggressiver Radio- und Chemotherapie angegeben. Sie manifestieren sich meist erst nach 10–20 Jahren. Berichtet wurde vor allem über eine deutlich erhöhte Leukämierate als auch über Coloncarcinoma als Folge der Bestrahlungstherapie.

Zusammenfassung

1. Kinder mit Wilms-Tumoren sollten in einem pädiatrisch-onkologischen Zentrum behandelt werden.

2. Die diagnostische Kombination von Sonographie und Computertomogramm schließt Fehldiagnosen aus.

3. Die Tumorexstirpation ist eine geplante, elektive Operation und kein Notfalleingriff.

4. Die Behandlungsstrategie wird aus dem Alter des Kindes, dem Stadium des Tumors und dem Tumorvolumen abgeleitet.

5. Die Bildung eines therapeutischen Teams, bestehend aus Kinderonkologen, uro-onkologisch versiertem Chirurgen und Strahlentherapeuten ist Voraussetzung.

6. Durch eventuelle Vorbehandlung kann eine intraoperative Ruptur vermieden werden.

7. Eine radikale Lymphadenektomie ist nicht notwendig.

8. Der spezialisierte Kinderpathologe leitet aufgrund des histologischen Bildes Risiko und prognostische Faktoren ab.

9. Ein histopathologisches Staging ist auch
nach Vorbehandlung möglich.

10. Eine eventuelle Strahlendosis wird mittels
ständiger Volumenmessung des Tumors mit Ultraschall durch Feldverkleinerung vermindert.

11. Engmaschige Kontrollen der Kinder sind
unerläßlich, Thorax, Blutbild, Ultraschall gehören zur Routinenachkontrolle.

12. Heilungsraten zwischen 75 und 80% sind
somit erreichbar.

Prof. Dr. R. Hohenfellner
Dir. der Urolog. Klinik
im Klinikum der Johannes-Gutenberg-Univ.
Langenbeckstr. 1
D-6500 Mainz

Verhandlungsbericht der Deutschen Gesellschaft
für Urologie, 33. Tagung (1981), 469–471
© Springer-Verlag Berlin Heidelberg New York 1982

Ergebnisse der interdisziplinären Behandlung des Wilms-Tumors

R. H. Ringert, W. Havers, B. Stollmann und H.-U. Eickenberg

Einleitung

Die Behandlung des Wilms-Tumors hat in den letzten 15 Jahren zu hohen Überlebensraten von über 80% geführt [4, 5, 10, 11, 12, 16]. Ursachen dieses Erfolges liegen begründet in der engen interdisziplinären Zusammenarbeit der Kinderonkologen mit Urologen, Radiotherapeuten und Pathologen, die in prospektiven Studien [4, 5, 13, 14] die optimale Therapie für die unterschiedlichen Stadien der Tumorkrankheit festlegten.

Therapieergebnisse einer solchen interdisziplinären Zusammenarbeit werden vorgestellt, Erfahrungen anderer Zentren verwertet und auf Veränderungen für die Zukunft hingewiesen.

Material und Methodik

Vom 1. 1. 1972 bis zum 1. 10. 1981 wurden in Essen 48 Kinder mit Wilmstumoren betreut. Seit dem 1. 1. 1972 besteht ein unverändertes Therapieprotokoll, in dem allerdings in besonderen Fällen individuelle Änderungen eintreten dürfen. Nach zügig durchgeführter Diagnostik, bei der die Ausscheidungsurographie, die Cavographie, Röntgenaufnahmen der Thoraxorgane und die Sonographie obligat sind, wird die transperitoneale Tumornephrektomie durchgeführt. Intelligentes operatives Vorgehen erfordert hier eine großzügige Inzision, die genaue Exploration zur Gruppeneinteilung und die sorgfältige Exstirpation der Tumorniere mit primärer Ligatur von Arterie und Vene [13].

Die Lymphadenektomie des parahilären Bereiches und aller verdächtigen retroperitonealen Lymphknoten und je nach Krankheitsstadium auch die Adrenalektomie der ipsilateralen Nebenniere werden en-bloc oder getrennt durchgeführt. Auch dem Urologen ist dabei bewußt, daß chirurgische Versuche, jede letzte Spur des Tumors auf Kosten wichtiger Organe zu entfernen, nicht ratsam sind und auch nicht mehr zu rechtfertigen in Anbetracht der Effektivität der Chemotherapie [4, 5, 12, 16].

Dosierung und Frequenz der Cytostaticatherapie mit Actinomycin D (AMD) und Vincristin (VCR) erfolgt entsprechend den Angaben der amerikanischen „nationalen Wilms-Tumor-Studie" (NWTS-1) [4]. Nach den klinischen Befunden, dem Operationssitus und den Ergebnissen der patho-histologischen Untersuchung des exstirpierten Tumors wird der Patient nach den Vorschlägen der NWTS einer Gruppe zugeordnet. Ein histologisches „grading" des Tumors wurde bisher nicht durchgeführt [5]. Die postoperative Strahlentherapie wurde in den Gruppen 3 und 4 immer vorgenommen. In der Gruppe 1 wurde immer auf sie verzichtet wie auch in ausgewählten Fällen der Gruppe 2.

Von 48 Patienten wurden 21 der Gruppe 1, 10 der Gruppe 2, 11 der Gruppe 3, 4 der Gruppe 4 und 2 der Gruppe 5 (bilaterale Tumoren) zugeordnet.

Ergebnisse

32 Patienten wurden vom 1. 1. 1972 bis zum 1. 8. 1979 behandelt, 16 vom 1. 9. 1979 bis zum 1. 10. 1981.

Tabelle 1 gibt für beide Zeiträume die Gruppeneinteilung nach den Kriterien der NWTS und in Klammern die jeweilige Mortalität wieder.

4 Patienten sind gestorben, davon 1 Kind interkurrent, bei dessen Obduktion kein Tumor nachgewiesen wurde.

1 Patient starb an Lungenmetastasen, die präoperativ schon diagnostiziert wurden. 1 Kind starb an den Folgen eines intraatrialen Tumorthrombus (Gruppe 5) und 1 Kind starb 4 Wochen nach Beginn der Behandlung an einer Encephalopathie, die als Therapiekomplikation angesehen werden muß. Die rezidiv- und metastasenfreie Überlebensrate für die Kinder, die im ersten

Tabelle 1. NWTS-Gruppierung

	Gesamtzahl	1	2	3	4	5
1. 1. 1972 bis 1. 8. 1979	32	14 (1)	8 (0)	6 (1)	2 (1)	2 (1)
1. 8. 1979 bis 1. 10. 1981	16	7 (0)	2 (0)	5 (0)	2 (0)	0

Zeitraum behandelt wurden beträgt 84%. Wir sahen kein lokales Rezidiv. 1 Patient entwickelte nach Behandlungsbeginn eine Lungenmetastase, die erfolgreich behandelt wurde. Der Patient lebt rezidivfrei 3 Jahre nach Diagnose der Metastase. Die 2. Patientin mit bilateralem Wilmstumor wurde beiderseits tumorektomiert. Eine Chemo- und Radiotherapie schloß sich an und eine Nachschauoperation. Sie lebt 3 Jahre nach Beginn der Behandlung ohne Hinweis für Metastasen oder ein Lokalrezidiv.

Eine Beurteilung der 16 Kinder, die im zweiten Beobachtungszeitraum beschrieben werden, in Hinsicht auf die rezidiv- und metastasenfreie Überlebensrate verbietet sich noch, da der Großteil der Kinder sich noch unter Chemotherapie befindet (n = 9). Unter 48 Kindern fanden sich zwei benigne, cystische Nephrome.

Diskussion

Die vorgestellten Ergebnisse interdisziplinärer Behandlung von Patienten mit Wilmstumoren sind hier im Einklang mit Ergebnissen, die auch von anderen entsprechenden Gruppen gemacht wurden [4, 5, 11, 12, 16]. Die rezidiv- und metastasenfreie Überlebensrate beträgt 84%. 28 Patienten leben 2 Jahre und mehr nach Diagnosestellung. Auf eine präoperative Strahlentherapie wurde nur in Ausnahmefällen zurückgegriffen. Obwohl einerseits bekannt ist, daß die Zahl intraoperativer Tumorperforation durch den Gebrauch präoperativer Strahlentherapie sinkt, darf nicht übersehen werden, daß nach Erfahrungen der SIOP [14] und auch der NWTS [4, 5] die Anzahl präoperativ fehldiagnostizierter Wilmstumoren zwischen 4 und 5% liegt.

Diese Patienten würden bei präoperativer Strahlentherapie nutzlos überbehandelt werden. Andererseits fand sich unter den hier vorgestellten Patienten eine präoperative Spontanruptur. Es kam bei 3 Patienten unter der Operation zu Rupturen des Tumors. Auch wenn die Patienten dadurch in die Gruppe 3 der NWTS-Gruppierung eingeordnet werden, scheint nach Ergebnissen der NWTS-Studie [4, 5] das Ereignis der Tu-

morruptur von nicht so entscheidender Bedeutung für die Prognostik zu sein, wie bisher angenommen wurde.

Es gelingt mit dem beschriebenen Vorgehen, Patienten der Gruppe 1 von einer Bestrahlungstherapie fernzuhalten. Auch bei Patienten der Gruppe 2, insbesondere bei den Kindern, die unter 2 Jahre alt waren, kann häufig auf eine Strahlenbehandlung verzichtet werden. Die Bedeutung der Strahlentherapie in Kombination mit der verwandten Chemotherapie zeigt Gutjahr in Untersuchungen zum Spätstatus Langzeit-Überlebensdauer [9]. Auch wenn manche der früher aufgetretenen Langzeitschäden durch Änderung der Strahlungsbedingungen nicht mehr zu befürchten sind, ist insbesondere über die Folgen in Hinsicht auf Zweit-Tumor-Bildungen noch keine Aussage möglich. Darüber hinaus zeigt Tabelle 2 an einer Zusammenstellung aus Ergebnissen neuerer und älterer Literatur die Rate der Therapiemortalität (Tabelle 2).

Tabelle 2. Therapiemortalität bei der Behandlung von Wilms-Tumoren

Therapiemortalität Wilms-Tumor		gesamt – n
Memphis	1970	7% v. 13
San Francisco	1970	4,5% v. 22
Boston	1973	4,3% v. 156
Cincinnati	1973	1,3% v. 81
Louisville	1974	6% v. 46
NWTS-1	1976	1,5% v. 359
Mainz	1980	10% v. 40
Oxford	1980	5% v. 79
Essen	1981	1,8% v. 45

Es handelt sich dabei um Kinder, die ohne Hinweis für ein Tumorrezidiv oder von Metastasen an den Folgen der durchgeführten interdisziplinären Therapie verstarben. Unberücksichtigt bleibt in dieser Tabelle die Therapiemorbidität. Viele Patienten zeigten in unserem Krankengut erhebliche Darmmotilitätsstörungen nach Vincristin-Gabe, die durch konservative Maßnahmen behoben werden konnten. 2 Kinder mußten wegen eines Ileus relaparotomiert werden. Erbrechen, Obstipation und Stomatitis waren bei allen Kindern mehr oder weniger stark ausgeprägt. Unter diesen vorgenannten Gesichtspunkten erscheint die Individualisierung der Tumortherapie von Kindern mit Wilmstumoren besonders angezeigt. Es gilt einerseits aggressivere Tumoren durch ein histologisches Grading [5] frühzeitig zu erkennen, um diese Kinder einer aggressiven Therapie zuzuführen. Kinder, die einen weniger aggressiven Tumor im patho-histologischen Grading aufweisen, können nach Ergebnissen der NWTS-2 auch ohne Einbuße in der rezidivfreien Überlebenszeit mit einem verkürzten Chemotherapieprotokoll therapiert werden [5]. Die Individualisierung der Tumortherapie gilt insbesondere auch bei Patienten mit beidseitigem Wilmstumor.

Unsere Erfahrung mit beidseitiger Tumorektomie und Second-look-Operation nach Chemo- und Radiotherapie erscheint uns, wo immer praktikabel, günstiger als die beidseitige Nephrektomie, Dialyse und Transplantation einer Spenderniere.

Die Betreuung und Langzeitüberwachung von Kindern, nach Abschluß der multidisziplinären Tumortherapie bei Wilmstumoren liegt in der Hand der Kinderonkologen und des primär zuweisenden Kinderarztes. Erfahrungen mit Spätrezidiven [4] lassen den Schluß zu, daß eine Überwachung auch im Erwachsenenalter notwendig ist, bedenkt man weiterhin die Gefahr von Zweit-Tumoren bei Langzeitüberlebenden. Im interdisziplinären Behandlungsteam von Wilmstumorkranken erscheint uns der urologische Partner besonders geeignet, diese Patienten auch im Erwachsenenalter durch ein Nachsorgeprogramm weiter zu betreuen.

Literatur

1. Aron BS (1974) Wilms-Tumor – a clinical study of eighty-one patients. Cancer 33:637–646. – 2. Bond, JV (1975) Bilateral Wilms-Tumor. Lancet 1975:482–484. – 3. Cassady JR, Tefft M, Filler RM, Jaffe N, Dip Paed BCh, Hellman S (1973) Considerations in the radiation therapy of WilmsTumor. Cancer 32:598–608. – 4. D'Angio GJ, Evans AE, Breslow N, Beckwith B, Bishop H, Feigl P, Goodwin W, Leape LL, Sinks LF, Sutow W, Tefft M, Wolff J (1976) The treatment of Wilms-Tumor. Cancer 38:633–646. – 5. D'Angio GJ, Evans A, Breslow N, Beckwith B, Bishop H, Farewell V, Goodwin W, Leape L, Palmer N, Sinks L, Sutoe W, Tefft M, Wolff J (1981) The treatment of Wilms-Tumor: Results of the Second National Wilms-Tumor Study. Cancer 47:2302–2311. – 6. Ehrlich RM, Bloomberg StD, Gyepes MT, Levitt SB, Kogan St, Hanna M, Goodwin WE (1979) Wilms-Tumor misdiagnosed preoperatively: A review of 19 National Wilms-Tumor Study I Cases. J Urol 122:790–792. – 7. Fleming ID, Johnson WW (1970) Clinical and pathologic staging as a guide in the management of Wilms-Tumor. Cancer 29:660–665. – 8. Grosfeld JL, Ballantine TVN, Baehner RL (1978) Experience with second-look operations on pediatric solid tumors. J Pediat Surg 13:275–280. – 9. Gutjahr P (1980) Untersuchungen zum Spätstatus Langzeit-Überlebender und Geheilter nach bösartigen Neubildungen im Kindesalter. Fortschr Med 98:289–292. – 10. Havers W, Schmitt G, Schreiber B, Stambolis C (1980) Wilms-Tumor-Therapie und Prognose bei 30 Patienten. Klin Pädiat 192:206–210. – 11. Janetschek G, Gutjahr P, Kutzner J, Klippel KF (1980) Therapie und Prognose des Wilms-Tumors. akt urol 11:245–251. – 12. Johnson DG (1980) Treatment of Wilms-Tumor in children. World J Surg 4:5–13. – 13. Leape LL, Breslow NE, Bishop HC (1978) The surgical treatment of Wilms-Tumor: Results of the National Wilms-Tumor Study. Ann Surg 187:351–356. – 14. Lemerle J, Voute PA, Tournade MF, Delemarre JFM, Jereb B, Ahstrom L, Flamant R, Gerard-Marchant R (1976) Preoperative versus postoperative radiotherapy, single versus multiple courses of Actinomycin D in the treatment of Wilms-Tumor. Cancer 38:647–654. – 15. Margolis LW, Smith WB, Wara WM, Kushner JH, DeLorimier AA (1973) Wilms-Tumor – an interdisciplinary treatment program with and without Dactinomycin. Cancer 32:618–622. – 16. Stiller CA, Lennox EL (1980) Nephroblastoma in infants, 1969–75: variations in treatment and survival. Brit Med J 281:1246–1248

Dr. R. H. Ringert
Urolog. Univ.-Klinik
Hufelandstr. 55
D-4300 Essen

Verhandlungsbericht der Deutschen Gesellschaft
für Urologie, 33. Tagung (1981), 472
© Springer-Verlag Berlin Heidelberg New York 1982

Ergebnisse kombinierter Therapieformen beim Wilms-Tumor

A. Zink, S. Kurz, H. v. Lieven, R. Haas und K. Devens

In der retrospektiv angelegten Untersuchung wurden 78 während des Zeitraumes von 1960–1976 an Wilms-Tumor erkrankte Kinder erfaßt (Alter: 5 Monate bis 11 Jahre). Innerhalb dieser Zeitspanne hat sich das therapeutische Vorgehen grundlegend geändert, was zur Unterteilung des Patientengutes in 3 Gruppen führte:

in adäquater Dosierung hat während des Beobachtungszeitraumes die Behandlungsergebnisse erheblich verbessert. Eine weitere Erhöhung der Überlebensraten bzw. der Rezidivfreiheit darf von der Modifikation des Therapieschemas nach den Richtlinien der „National-Wilms-Tumor-Study" erwartet werden.

Material und Methode

Ergebnisse

Therapie	„n"	Zeitraum	Überlebensraten		von „n" rezidivfrei nach 2 a
			2 a	5 a	
N + R	22	1960–1971	32%	32%	25%
N + R + (Zᵢ)	34	1960–1971	32%	28%	
N + R + AMD + VCR	22	1971–1978	91%	81%	77%
gesamt:	78	1960–1978	49%	39%	49%

N = Nephrektomie; R = Radiatio; Z_i = nach heutigen Aspekten insuffiziente zytostatische Therapie; AMD = Actinomycin D; VCR = Vincristin

Diskussion

Die konsequente Verbindung von operativer, aktinischer und kombiniert zytostatischer Therapie

Dr. R. A. Zink
Urolog. Klinik und Poliklinik
der Ludwig-Maximilians-Univ. München
Klinikum Großhadern
Marchioninistraße 15, D-8000 München 70

Verhandlungsbericht der Deutschen Gesellschaft
für Urologie, 33. Tagung (1981), 473/474
© Springer-Verlag Berlin Heidelberg New York 1982

Wilms-Tumor in der Schwangerschaft

R. Böcker, W. Ebell und Th. Stolze

Der Wilms-Tumor tritt vorwiegend im Kindesalter auf, in ca. 80% aller Fälle in einem Alter unter 5 Jahren [6].

Die Tumormanifestation im Erwachsenenalter ist bisher in 192 Fällen beschrieben worden [2, 4, 5]. Hier haben sie eine schlechte Prognose. Nach einer Aufstellung von D'Angio liegt die Zweijahresüberlebensrate bei 29%.

Das Zusammentreffen von Nierentumoren und Schwangerschaft ist bisher nur vereinzelt beobachtet worden. Insgesamt wurden bis 1974 26 Hypernephrome und 2 Wilms-Tumoren beschrieben [1, 3, 7].

Nach den bisher publizierten Kasuistiken lassen sich für die Therapie folgende wichtige Schlußfolgerungen ableiten:

1. Bei den Extragenitaltumoren – also auch bei den Nierentumoren – ist ein Einfluß der Schwangerschaft auf das Tumorwachstum nicht festzustellen,

2. ferner besteht mit oder ohne Schwangerschaft fast die gleiche Überlebenszeit.

3. Eine Mitbeteiligung (Metastasierung) der Placenta oder des Kindes ist sehr selten (bisher in 23 Fällen).

4. Nach Diagnosestellung „Nierentumor" soll die sofortige Tumornephrektomie angestrebt werden.

Kasuistik

Bei einer 27jährigen Patientin wurde in ihrer ersten Schwangerschaft nach einer Hämaturie sonographisch in der 29. Schwangerschaftswoche der Verdacht auf einen linksseitigen Nierentumor geäußert.

Nach Überweisung in die Universitäts-Frauenklinik wurde in der 32. Schwangerschaftswoche zur weiteren diagnostischen Abklärung ein Renovasogramm durchgeführt. Hier fand sich ein ca. 13 cm im Durchmesser großer vaskularisierter tumoröser Prozeß der linken

Niere (Mittel – Obergeschoß) bei gesunder Niere rechts.

Die Untersuchung war mit einer Strahlenbelastung von 375 Rad/cm² als Flächendosisprodukt verbunden.

In der 33. Schwangerschaftswoche erfolgte die linksseitige Tumornephrektomie, verdächtige paraaortale Lymphknoten waren nicht tastbar.

Histologisch bestand ein Adenomyosarkom (Birsch-Hirschfeld-Wilms-Tumor) der linken Niere (890 g, 14 x 12 x 10 cm) mit Einbruch in mehrere Lymphgefäße und in die Nierenhilusvenen.

In der 35. Schwangerschaftswoche wurde durch Sectio ein lebensfähiger, unreifer Knabe mit einem Lebendgewicht von 2200 g, einer Länge von 46 cm, Reifegrad Apgar-Score 8/9 geboren. In der gleichen Sitzung wurde eine retroperitoneale Lymphknotenbiopsie durchgeführt. In den Lymphknoten und in der Placenta fanden sich keine Metastasen.

Diagnose: Wilms-Tumor im Stadium II (SIOP).

Postoperativ wurde eine Chemotherapie mit Actinomycin D und Vincristin und eine Röntgenbestrahlung des Tumorbettes mit ultraharten Röntgenstrahlen des Betatrons mit einer Herddosis von 3000 rad durchgeführt.

Im 7. postoperativen Monat stellten sich mehrere metastasenverdächtige Rundherde der rechten Lunge ein. Außerdem fand sich im Computertomogramm in Höhe der Aortenbifurkation dorsolateral des linken Musculus psoas ein ca. 5 x 3 cm messender cystischer Tumor, der bis in das kleine Becken reichte. Der tumuröse Prozeß wurde freigelegt und operativ entfernt. Histologisch bestand eine Metastase eines Adenomyosarkoms (Wilms-Tumor).

Die Erweiterung des Tumorstadiums (Tumorstadium IV) führte zu einer Änderung des Therapieplanes, zur Chemotherapie wurde zusätzlich Adriblastin gegeben, außerdem wurde eine Bestrahlung beider Lungen mit Gamma-Strahlen des Kobalt 60 mit einer Herddosis von 1500 rad durchgeführt.

Eine Röntgenkontrolle des Thorax zeigte zwei Monate nach Bestrahlung beider Lungen und einen Monat nach zusätzlicher Adriblastinbehandlung einen Rückgang der Lungenmetastasen.

Literatur

Boronow RC (1964) Obstet gynec Surv 19:1. – Esersky GL, Satter SH, Panoff CE, Jacobi M (1947) J Urol 58:397. – Fetter TR, Koppel MM (1963) Cln Obstet Gyn, vol 6, Nr 4:1010. – Francis D, Olsen NJ (1977) Scand J Urol Nephrol 11:305. – Kilton L, Matthews MJ, Cohn MH (1980) J Urol 124:1. – Shah K, Wasan J, Lott St (1979) J Urol 121:365. – Verhagen A (1974) Tumor und Gravidität. Springer, Berlin Heidelberg New York

Prof. Dr. R. Böcker
Urolog. Klinik
d. Med. Einrichtungen d. Univ. Düsseldorf
Moorenstr. 5
D-4000 Düsseldorf

Verhandlungsbericht der Deutschen Gesellschaft
für Urologie, 33. Tagung (1981), 475
© Springer-Verlag Berlin Heidelberg New York 1982

Problemdiagnose Wilmstumor

G. Kunit, M. Engels und J. Rücker

Das Hauptproblem liegt nicht darin den Wilmstumor zu diagnostizieren, sondern einen kindlichen Tumor überhaupt, wie eine Analyse der Zuweisungsdiagnosen zeigte. Sie waren praktisch alle falsch (Tabelle 1).

Tabelle 1. Kinderchirurgische Abteilung, Landeskrankenanstalten, Salzburg

Einweisungsdiagnosen:

Lebertumor	2	
Milztumor	2	
akutes Abdomen	4	
Appendizitis	1	
Zunahme des Bauchumfanges	1	
Haematurie	2	
schlechter AZ	2	
Tumor	1	Zystenniere
Wilmstumor	2	Nierenvenenthrombose

Ausschlaggebend für diese Tatsache sind die fehlenden, subjektiven Beschwerden eines Säuglings oder Kleinkindes mit ihrem überraschend guten Allgemeinzustand, bis in ein weit fortgeschrittenes Stadium. Die Zunahme des Bauchumfangs wird meist als ein Zeichen guten Gedeihens gewertet, obwohl oft eine Disharmonie mit dem Ernährungszustand des übrigen Körpers besteht.

Aufgrund retrospektiver Analysen der anamnestischen Daten konnten wir
1. ein großes Abdomen,
2. eine auffallende Müdigkeit,
3. eine hartnäckige Obstipation,
als wochenlang bestehende Symptome erfassen, die bagatellisiert wurden, da die Laborbefunde in diesem Stadium der Erkrankung ohne weiteres im Normbereich lagen.

Die radiologische Abklärung eines Kleinkindes soll ja mit großer Zurückhaltung und strenger Indikation durchgeführt werden, diese Zurückhaltung verhindert aber einerseits die Früherkennung. Ein Ausweg bietet sich hier mittels der Sonographie, die immer breiteren Raum gewinnt und die unserer Meinung nach auch häufiger von den praktizierenden Ärzten benutzt werden sollte, da diese Methode nicht invasiv, genügend oft reproduzierbar und keinerlei Vorbereitung bedarf, noch dazu, wo eine gesetzliche Vorsorgeuntersuchung vorgeschrieben wird.

Ist einmal ein Tumor festgestellt, wird ja die weitere Routineabklärung durchgeführt, um die entsprechende Differentialdiagnose (Tabelle 2)

Tabelle 2. Differentialdiagnose

1. Neuroblastom
2. Hydronephrose
3. Cystenniere
4. Ovarialtumor
5. Nierenleukämie
6. peripheres Nonhodgkinlymphom
7. Nierenkarzinom (Hypernephrom)
8. Splenomegalie
9. Lobärnephritis
10. Mesoblastisches Nephrom

zu klären. Die Laparotomie bleibt nicht aus, sei es aus diagnostischer Sicht oder aus therapeutischer, entweder zur Entfernung des Tumors oder zumindest zur Verkleinerung und dient auch auf alle Fälle zur Stadiumeinteilung und somit auch zur Erstellung des weiteren, effizienten Therapieplans.

Dr. Gerhard Kunit
Urologische Abteilung
Landeskrankenanstalten
A-5020 Salzburg
Austria

Verhandlungsbericht der Deutschen Gesellschaft
für Urologie, 33. Tagung (1981), 476–479
© Springer-Verlag Berlin Heidelberg New York 1982

Wilms-Tumor: Probleme der Differentialdiagnose

R. Harzmann, K.-H. Bichler und St.-H. Flüchter

Aufgrund der eindrucksvoll belegten Vorteile einer praeoperativen Strahlentherapie des Wilms-Tumors sind exakte Kenntnisse in der differentialdiagnostischen Abgrenzung des Wilms-Tumors gegenüber anderen renalen und extrarenalen Erkrankungen von besonderer Wichtigkeit. Dies wird untermauert durch die Tatsache, daß ausgehend von weltweiten Erfahrungen 4–5 % aller behandelten Fälle postoperativ als „Nicht-Wilms-Tumoren" erkannt werden. Da die Nebenwirkungen der praeoperativen Strahlentherapie nicht unerheblich sind, muß also eine möglichst zweifelsfreie Diagnose dieses Tumors angestrebt werden. Anzumerken ist, daß Probleme bereits in Fragen der Nomenklatur auftauchen. Hier finden sich an Synonyma, die sämtlich das gleiche Krankheitsbild beschreiben, der Birch-Hirschfeld-Tumor [2], das Adenomyo-Sarkom, das metanephrogene Nephroblastom oder -adenom und das maligne embryonale Nephrom. Von Harms et al. [6] und in anderer Form von Heising et al. [8] wurde als Variante dieses Tumors das extrem seltene rhabdomyosarkom-ähnliche Nephroblastom beschrieben.

Während der mikroskopische Befund des Wilms-Tumors an Hand von abortiven embryonalen Glomeruli bzw. Tubuli und unreifem Spindelzellstroma klar definiert ist, bietet bereits das intraoperativ bzw. makroskopisch gefundene Bild mit Tumorinfiltration des perirenalen Gewebes und der großen knotigen, von cystischen Formationen und Tumornekrosen (65–71 %) durchsetzten Niere differentialdiagnostische Schwierigkeiten. Der ebenfalls vieldeutige röntgenologische Befund ist gekennzeichnet durch eine Dislokation des Nierenhohlsystems (85–89 %), Funktionsausfall (11–15 %), beiderseitiges Auftreten (5–13 %) und Verkalkungen (11–13 %) [3, 4]. Insbesondere die Tumornekrosen einschließlich der cystischen Parenchymveränderungen bedingen Schwierigkeiten in der röntgenologischen, speziell in der angiographi-

schen Aussage. Aus diesem Grund wird an Hand des Urogramms in nur 41 % und im Angiogramm in nur 64 % der Fälle die richtige Diagnose eines Wilms-Tumors gestellt. Die Sonographie zeigt sich allen anderen Untersuchungsverfahren mit einer in 94 % der Fälle richtigen Aussage überlegen [4], wobei eine ähnliche diagnostische Treffsicherheit für das Computertomogramm zu erwarten ist. Größere Fallzahlen sind mit dieser Technik noch nicht erfaßt, da das CT erst vor relativ kurzer Zeit in die Klinik eingeführt worden ist. Für die organbezogen wichtigsten differential-diagnostisch abgrenzungsbedürftigen Erkrankungen sollten bei dem in die Therapie dieses Tumors involvierten ärztlichen Personenkreis besondere Detail-Kenntnisse vorliegen (Tabelle 1).

Tabelle 1. Differentialdiagnosen des Wilms-Tumors mit überwiegender intrarenaler Lokalisation

Congenitales mesoblastisches Nephrom
Neuroblastom
Cystisches Nephroblastom
Hydro-/Pyonephrose
Nierenvenenthrombose
Xanthogranulomatöse Pyelonephritis
Leukaemische Infiltration
Glycogenose
Terato-Karzinom

Das *congenitale mesoblastische Nephrom* kommt ausschließlich im Neugeborenenalter vor und wird vom Pathologen als benignes mesenchymales Hamartom beschrieben. Dieser Tumor ist bei adäquater Therapie trotz extensiven Wachstums und hoher Rezidivneigung bei fehlender Metastasierung in 100 % heilbar.

Das *Neuroblastom* ist nach der Leukämie und intracraniellen Tumoren der dritthäufigste maligne Tumor des Kindesalters. Die vielfach als typisch beschriebene feinfleckige Tumorverkalkung ist ein unzuverlässiger Befund, der nur in 25–50% der Fälle vorkommt.

Typischerweise finden sich Abdrängungen der Niere, nicht jedoch intrarenale Dislokationen des Hohlsystems. Einschränkend ist festzustellen, daß auch intrarenale Neuroblastome – wenn auch extrem selten – beschrieben wurden [10]. Eine weitere Schwierigkeit besteht darin, daß andererseits der Wilms-Tumor auch extrarenal vorkommen kann [1].

Dennoch bereitet die Diagnose eines Neuroblastoms heute klinisch keine größeren Probleme, da dieser Tumor Marker produziert. Es sind dies die Vanillin-Mandelsäure, die Homovanillinsäure und das 3-Methoxy-4-Hydroxyphenyl-Glykol, die in 80–90% der Fälle im 24-Stundenurin nachweisbar sind. Ein weiterer im Urin identifizierbarer Tumormarker ist das Zystathionin, das in 50–80% dieser Fälle gefunden wird. Ein in neuerer Zeit nachgewiesener Serummarker ist die Dopamin-B-Hydroxylase, die beim Neuroblastom in 40% der Fälle signifikant erhöht ist [9].

Das *benigne zystische Nephroblastom* wird als Hamartoblastom der kindlichen Niere verstanden und verschiedentlich mit Synonyma wie multilokuläres cystisches Nephrom und polycystisches Adenom belegt. Im Gegensatz zur Prognose des Neuroblastoms ist die des benignen cystischen Nephroblastoms günstig.

Während die genannten Krankheitsbilder erhebliche differential-diagnostische Schwierigkeiten in der Abrenzung zum Wilms-Tumor aufwerfen können, werden die *Hydro- und Pyonephrose* des Säuglings- und des Kindesalters normalerweise ohne besondere Probleme richtig diagnostiziert. Dies gilt vor allem für die neuere Zeit, in der die Sonographie und vor allem das Computertomogramm insbesondere für cystische Prozesse zweifelsfreie Aussagen zulassen. Auch die *Nierenvenenthrombose* kann durch die genannten Untersuchungsverfahren und vor allem durch das dabei obligate nephrotische Syndrom klinisch exakt definiert werden.

Demgegenüber bietet die *xanthogranulomatöse Pyelonephritis* erhebliche differentialdiagnostische Probleme insbesondere dann, wenn diese Erkrankung ohne Lithiasis vorkommt. Diese seltene Verlaufsform einer akuten bzw. chronischen Pyelonephritis imitiert alle tumorbildenden Nierenerkrankungen in vollendeter Form. Das in neuerer Zeit häufiger diagnostizierte Krankheitsbild wurde bis 1977 212mal im Erwachsenen- und 34mal im Kindesalter beschrieben [7]. Die differential-diagnostischen

Probleme dieses Krankheitsbildes gehen bis in den mikroskopischen Bereich hinein. Hier können die typischen fettbeladenen Schaumzellen auf Grund der Helligkeit der Zellen mit Tumorzellen des hypernephroiden Karzinoms verwechselt werden, wobei allerdings erstere anstelle von Glykogen Fett enthalten. Eine weitere typische histologische Fehldiagnose ist die einer mischinfizierten Tuberkulose, die häufig an den bei der xanthogranulomatösen Pyelonephritis nachweisbaren Riesenzellen, Epitheloidzellen ähnelnden Histiozyten und den typischen Granulomen orientiert ist. Der makroskopische Befund ist gekennzeichnet durch eine große knotige Niere, die fest mit dem perirenalen Gewebe zusammenhängt und auf der Schnittfläche in Form der Granulome gelb-grüne Knotenbildungen und Abszesse aufweist.

Somit ist dieser entzündliche Tumor insbesondere auch intraoperativ schwer von dem ebenfalls das perirenale Gewebe infiltrierenden Wilms-Tumor abzugrenzen, zumal dieser mit seinen cystischen Strukturen und seinen Tumornekrosen die Abszesse der xanthogranulomatösen Pyelonephritis imitieren kann. Röntgenologisch findet sich typischerweise eine stumme Niere, die in 44% der Fälle Steine erkennen läßt. Dieses Krankheitsbild verläuft im Erwachsenenalter nahezu ausnahmslos als Veränderung, die die gesamte Niere erfaßt. Demgegenüber finden sich im Kindesalter in 56% der Fälle auch polbezogene Veränderungen, die lediglich durch Dislokation des Hohlsystems erkannt werden. Abb. 1 zeigt ein typisches Bild der xanthogranulomatösen Pyelonephritis im retrograden Pyelogramm. Die dabei nachweisbaren mottenfraßähnlichen Destruktionen des Hohlsystems bieten Anlaß zur Verwechslung mit einer Tuberkulose. Das Angiogramm zeigt – bedingt durch Granulome und Abszesse – Gefäßrarefizierungen und -elongationen, teilweise auch eine Zunahme der Gefäßfeinzeichnung als Entzündungsfolge. Aus allem geht hervor, warum die xanthogranulomatöse Pyelonephritis selten praeoperativ erkannt und demzufolge primär in der Mehrzahl der Fälle fehlbehandelt wird. Da auch der Pathologe bei der histologischen Differentialdiagnose nicht selten Schwierigkeiten hat, sei an dieser Stelle ausdrücklich auf die wegweisende und letztlich die Diagnose sichernde Untersuchung des histologischen Präparates im polarisierten Licht hingewiesen. Hierbei leuchten die mit Fettkristallen besetzten Makrophagen, die sog. Schaumzellen, hell auf und sichern damit die Diagnose (Abb. 2).

Seltene Differentialdiagnosen des Wilms-

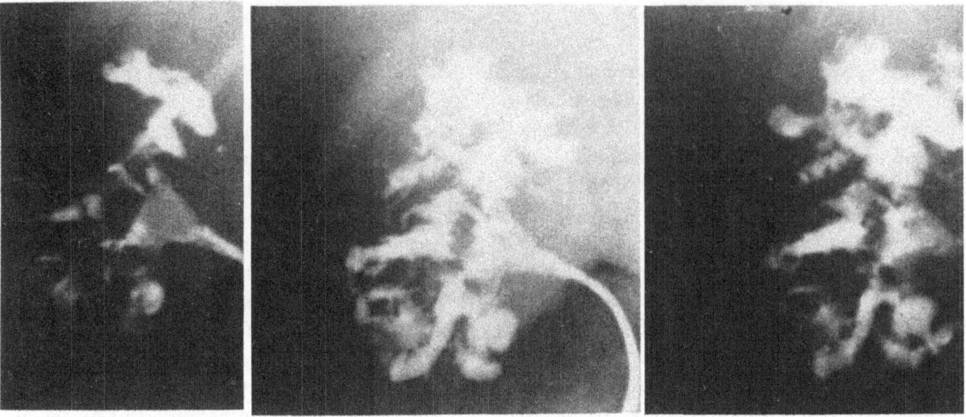

Abb. 1. Mottenfraßähnliche Hohlraumdestruktion im retrograden Pyelogramm bei xanthogranulomatöser Pyelonephritis des Kindesalters. Als Nebenbefund findet sich in Form einer Kontrastmittelaussparung ein den Harnleiterabgang obstruierender Stein

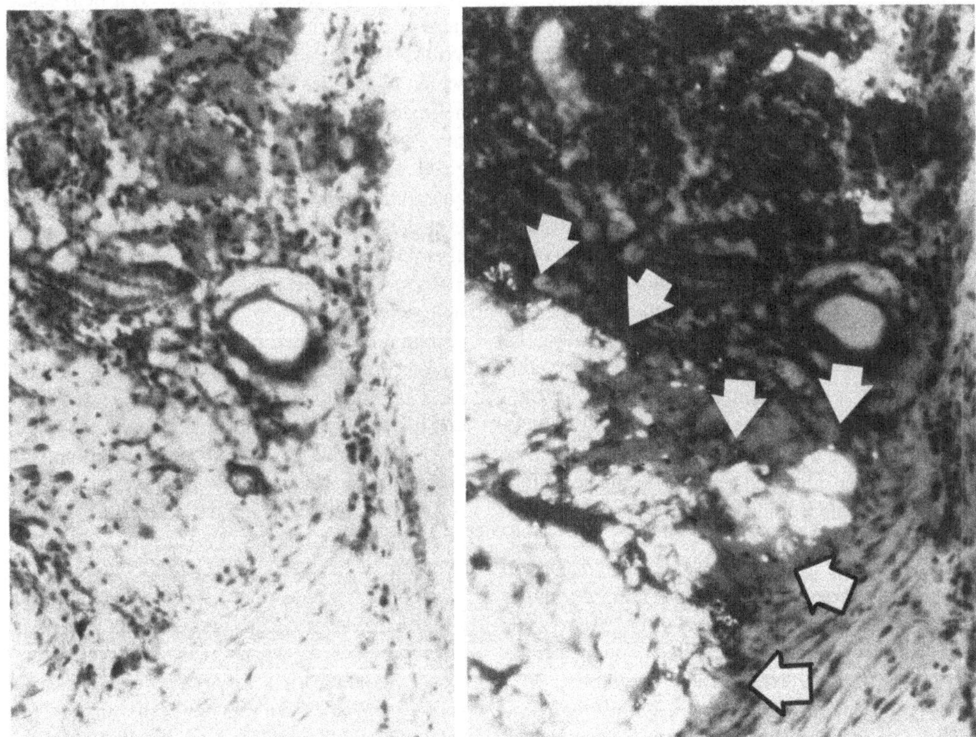

Abb. 2. Histologischer Befund bei xanthogranulomatöser Pyelonephritis. Die fettbeladenen Schaumzellen sind erst im polarisierten Licht als hellaufleuchtende Strukturen (rechte Bildhälfte) zu erkennen

tumors sind die *leukämische* Infiltration und die *Glycogenose der Nieren.* Eine extreme Rarität ist das *Terato-Karzinom bzw. das Teratom der Niere,* das bisher lediglich dreimal nachgewiesen wurde [5].

Abgesehen von verschiedenen extrarenalen Erkrankungen, die eine Tumorbildung der kindlichen Niere vortäuschen können, bereiten die genannten renalen Erkrankungsbilder im Einzelfall erhebliche Schwierigkeiten in der diagnosti-

478

schen Abgrenzung gegenüber dem Wilms-Tumor. Die allgemein akzeptierte Vorbestahlung dieses Tumors macht es jedoch erforderlich, zu einer zweifelsfreien Diagnose des Wilms-Tumors zu kommen, weswegen speziell für die Differentialdiagnose dieses Tumors erhebliche Kenntnisse verlangt werden müssen. Nur auf diesem Wege werden Fehldiagnosen und unter anderen Umständen akzeptierbare, bei einer benignen renalen Raumforderung jedoch nicht vertretbare Nebenwirkungsrisiken vermieden.

Literatur

1. Atermann K, Grantmyre E, Gillis DA (1979) Invest cell Path 2:309. – 2. Birch-Hirschfeld FV (1898) Beitr path Anat 24:343. – 3. Cremin BJ (1979) Clin Radiol 30:197. – 4. Gates GF, Miller JH, Stanley Ph (1980) J Urol 123:916. – 5. Glazier WB, Lytton B, Tronic B (1980) J Urol 123:98. – 6. Harms D, Gutjahr P, Hohenfellner R, Wilke E (1980) Eur J Pediatr 133:167. – 7. Harzmann R, Bichler K-H, Schmitz-Moormann P, Erdmann D (1977) Akt Urol 8:319. – 8. Heising J, Engelking R, Bohr M, Lennartz KJ, Fuhrmann U, Hüls W, Röttinger EM (1979) Urologe [A] 18:68. – 9. Holland Th, Donnohue JP, Baehner RL, Grosfeld JL (1980) J Urol 124:579. – 10. Shende A, Wind ES, Lanzkowsky P (1979) NY State J Med 79:93

Prof. Dr. med. R. Harzmann
Abteilung für Urologie
der Universität Tübingen
Calwer Str. 7
D-7400 Tübingen

Verhandlungsbericht der Deutschen Gesellschaft
für Urologie, 33. Tagung (1981), 480–484
© Springer-Verlag Berlin Heidelberg New York 1982

Diagnostische Fehler und Gefahren beim Wilms-Tumor

M. Westenfelder, H. Sommerkamp und A. Jobke

Im Vergleich zum Adenokarzinom der Niere des Erwachsenen bereitete der Wilms-Tumor schon immer differentialdiagnostische Schwierigkeiten. In 5–10 % muß mit einer Fehldiagnose gerechnet werden, so daß sich schon aus diesem Grunde eine präoperative Vorbestrahlung verbietet [1].

Die Differentialdiagnose umfaßt eine ganze Reihe von Zuständen wie z.B. das Neuroblastom, die Hydronephrosen, zystische Nierenerkrankungen und die xanthogranulomatöse Pyelonephritis [2].

Wegen der bösartigen Natur des Tumors ist es völlig gerechtfertigt, zunächst jede tumoröse intraabdominelle Tumorbildung als Wilms-Tumor anzusehen und als solche stationär in ein Zentrum einzuweisen. Dort muß aber in aller Ruhe und Sorgfalt die Diagnostik durchgeführt und die Therapie geplant werden.

Wie die Analyse der unten aufgeführten fehldiagnostizierten Fälle zeigt, trägt Erfahrung und Sachverstand mehr dazu bei, Fehler und Gefahren in der Diagnostik und Therapie zu vermeiden, als eine notfallmäßig durchgeführte Überdiagnostik oder forsches chirurgisches Vorgehen.

Von 1975 bis 80 wurden am Zentrum für Chirurgie der Universität Freiburg 11 Wilms-Tumoren operiert, davon wurden 3 primär ver-

kannt. Bei weiteren 10 Kindern, die unter dem Verdacht Wilms-Tumor eingeliefert wurden, bereitete die Diagnosestellung erhebliche Schwierigkeiten (Tabelle 1), die meisten Fälle davon stammen aber aus der Zeit vor der Einführung der Sonographie und vor der Schaffung geregelter Verhältnisse durch ein Tumorzentrum, so daß kein einheitliches Procedere gegeben war. Nach Einführung der Sonographie und Computer-Tomographie würden sicher 8 der 13 Fälle mit großer Wahrscheinlichkeit nur noch von historischer Bedeutung sein, allerdings verbleiben 5 Fälle, bei denen es auch heute noch zu falscher Interpretation der Befunde kommen könnte.

Die Fälle im einzelnen:

1. 6jähriges Mädchen mit dysurischen Beschwerden, Leukozyturie und Mikrohämaturie. Im Ausscheidungsurogramm Doppelniere li., Verdacht auf Doppelniere re. mit stummem hydronephrotischen oberen Segment (Abb. 1 a). Zystoskopisch re. nur ein Ostium!

Frustraner perkutaner Punktionsversuch unter Durchleuchtung (vor Einführung der Sonographie). Die Probefreilegung zeigte den Wilms-Tumor.

2. 4jähriger Knabe mit akutem Abdomen und septischen Temperaturen. Aufgrund des Palpa-

Tabelle 1. Fehldiagnosen und ihre Folgen in Verbindung mit der Diagnose Wilms-Tumor (n = 13)

	prim. Diagnose	Diagnose	Folge
1.	Doppelniere	Wilms-Tumor	Punktion
2.	Adeno-Ca. u. Schwangerschaft	Wilms-Tumor	Keine Nachbehandlung
3.	perf. Appendix	rupturierter Wilms-Tumor	Notfall-Laparotomie
4. – 7.	Wilms-Tumor	Hydronephrose	Überdiagnostik
8.	Wilms-Tumor	Malrotation	Überdiagnostik
9.	Wilms-Tumor / Neuroblast.	gekreuzte Dystopie	Probefreilegung
10.	Wilms-Tumor	Tripelniere	Laparotomie
11.	Wilms-Tumor	multizyst. Niere	Freilegung
12.	Wilms-Tumor	Nierenvenenthrombose	Nephrektomie
13.	Wilms-Tumor	solit. Markschwammniere	Angio, RP, Sepsis

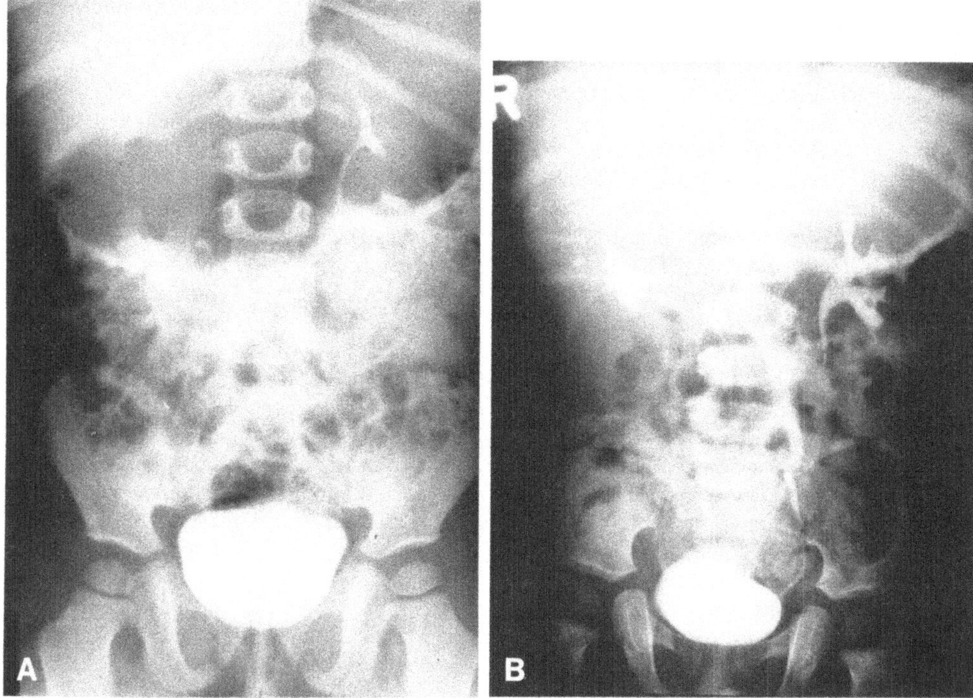

Abb. 1. A AUR eines 6jährigen Mädchens mit HWI-Symptomatik. Doppelniere li. Fehldiagnose einer Doppelniere re. mit stummem oberen Segment führte zur perkutanen Punktion. **B** AUR eines 4jährigen Mädchens mit palpablem „Nieren-Tumor" re. Freilegung zeigte eine multizystische Niere

tionsbefundes und der Abdomen-Leeraufnahme (Abb. 2 a) erfolgt ohne Urinuntersuchung eine notfallmäßige Laparotomie unter der Verdachtsdiagnose perforierte Appendizitis. Dabei findet sich ein rupturierter Tumor. Das postop. Ausscheidungsurogramm (Abb. 2 b) zeigt eine großen Wilms-Tumor, welcher auch histologisch durch die PE verifiziert worden war.

Angeblich hat schon über Wochen eine Makrohämaturie bestanden. Nach Vorbestrahlung und Zytostatika-Therapie erfolgt eine Sekundär-Nephrektomie.

3. 19jährige Schwangere (34. Schwangerschaftswoche) mit großem Nierentumor und Anämie. Die Histologie zeigt nach Tumornephrektomie (T3 N2 M0) ein undifferenziertes Adenokarzinom. Abbruch der Schwangerschaft und Nachbestrahlung des Tumorbettes. Nach 4 Monaten Auftreten von Lungenmetastasen, die sich auf Zytostatika-Therapie hin zurückbilden! Nach erneuter Revision des Falles wird retrospektiv die Diagnose Wilms-Tumor gestellt.

Die pathologische Fehldiagnose verhinderte die postoperative Zytostatika-Therapie.

4. Fälle, bei denen es sich nicht um einen Wilms-Tumor gehandelt hatte:

4 zum Teil außerordentlich große Hydronephrosen bereiteten wegen fehlender Kontrastmittelausscheidung im Ausscheidungsurogramm erhebliche differentialdiagnostische Schwierigkeiten. Sie wurden sowohl angiographisch, szintigraphisch als auch retrograd abgeklärt, obwohl eine stumme Niere eher gegen einen Wilms-Tumor spricht, bei dem praktisch immer noch ein Rest einer Nierenfunktion erhalten bleibt. Die gleiche Überdiagnostik erfolgte bei einer urographisch eindeutig malrotierten Niere, wobei die atypische Anomalie sowohl angiographisch als auch szintigraphisch fehlinterpretiert wurde (vor Einführung der Sonographie). Eine Laparotomie ließ sich in allen 5 Fällen verhindern, nicht aber im Fall einer gekreuzten Nierenektopie, bei der differentialdiagnostisch noch ein Neuroblastom erwägt

wurde, auch nicht bei einer multizystischen Niere (Abb. 1 b) und einer Nierenvenenthrombose eines Neugeborenen, welches unter dem Verdacht eines rupturierten Wilms-Tumors notfallmäßig operiert wurde.

Auch im Falle eines 6 Wochen alten, hochfebrilen Säuglings mit palpablem Tumor im li. Oberbauch wurde ohne jegliche Urinuntersuchung lediglich aufgrund eines Ausscheidungsurogramms (Abb. 3 a) und des Palpationsbefundes primär wegen Verdacht auf Wilms-Tumor eine notfallmäßige Laparotomie durchgeführt. Dabei zeigte sich ein hydronephrotisches, infiziertes oberes Segment einer Doppelniere, welches heminephrektomiert wurde. 2 Jahre später zeigte dann ein Kontroll-Urogramm noch immer eine Doppelniere, so daß es sich primär um eine übersehene Tripelniere mit ektop mündender Ureterozele gehandelt hatte (Abb. 3 b).

Als solider Tumor imponierte auch sonographisch eine solitäre Markschwammniere bei einem 6 Monate alten niereninsuffizienten Säugling. Hier konnte weder die Angiographie noch die Sonographie einen Tumor ausschließen, so

daß eine retrograde Darstellung durchgeführt wurde, die die endgültige Klarstellung brachte. Dies induzierte eine Urosepsis, und der Säugling verstarb nach mehreren Wochen infolge einer progredienten Niereninsuffizienz. Die Diagnose wurde durch Sektion verifiziert.

Seitdem der Wilms-Tumor sehr viel erfolgreicher durch interdisziplinäre Zusammenarbeit von pädiatrischen Onkologen, Radiologen und Urologen behandelt werden kann, hat sich die Einstellung zu diesem Tumor grundlegend gewandelt. Dennoch haftet ihm von früher her das Fluidum des Sensationellen und Dramatischen an. Noch vor 10 Jahren galten Schlagworte wie: 4–6 Std. müssen ausreichen für Diagnostik und Therapievorbereitung, und jede Zweitpalpation hat absolut zu unterbleiben. Diese Schlagworte sind noch tief im Bewußtsein der meisten zuständigen, aber nicht spezialisierten Ärzte verwurzelt. Dies führt u. U. zur dramatischen Notfallüberweisung mit Krankenhauseinlieferung bis spät in die Nacht, und unter dem psychologischen Druck und dem Drängeln der halb oder ganz aufgeklärten Eltern kommt es nicht selten zu notfallmäßig durchgeführten diagnostischen

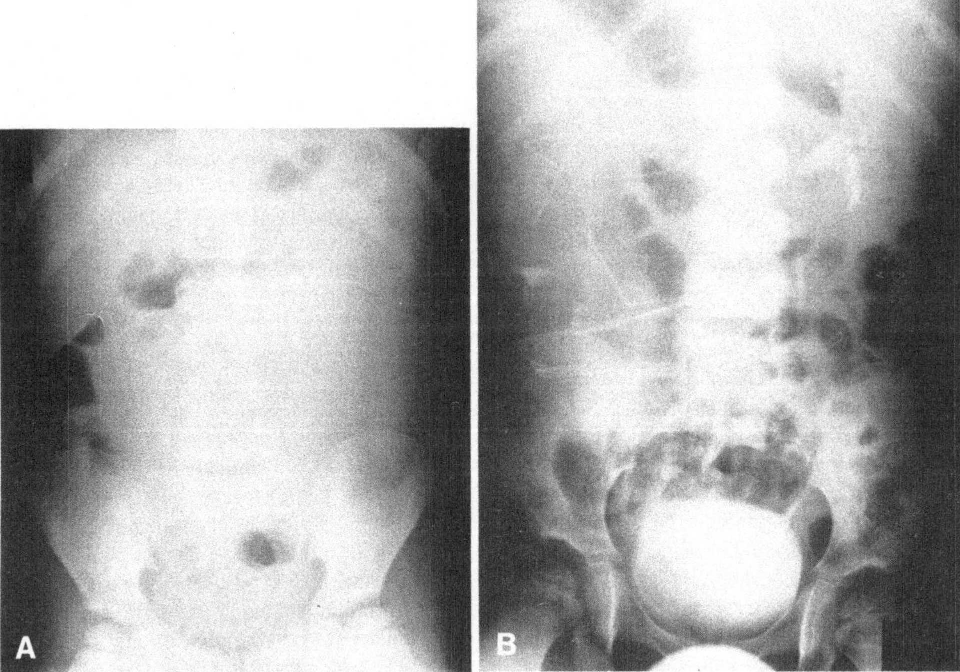

Abb. 2 A, B Abdomenübersicht eines hochfebrilen 4jährigen Knaben mit akutem Abdomen führt zur Laparotomie wegen Verdachts auf perforierte Appendizitis. Dabei wird ein rupturierter Tumor gefunden. PE und postoperatives AUR (Abb. 2 B) ergeben Wilms-Tumor

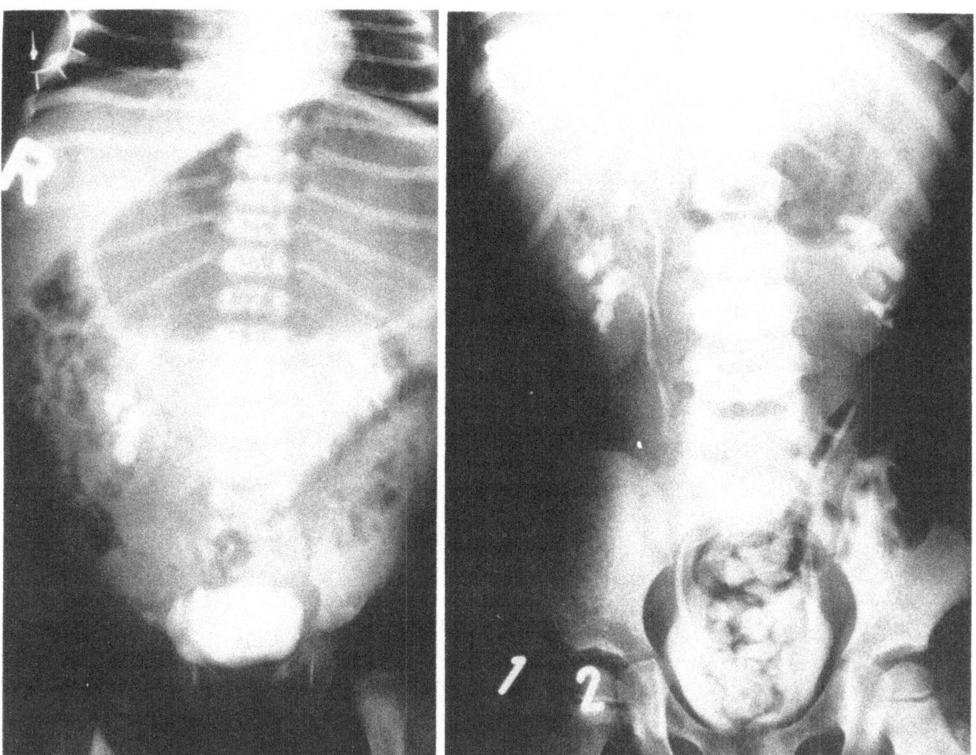

Abb. 3. a AUR eines 6 Wochen alten hochfebrilen Säuglings mit palpablem Tumor li. führt unter Verdachtsdiagnose Wilms-Tumor zur Laparotomie. Dabei zeigt sich eine „Doppelniere" mit ektatischem oberem Segment, welches reseziert wird. b AUR nach 2 Jahren zeigt immer noch 2 Nierenhohlsysteme, so daß es sich ursprünglich um eine Tripelniere gehandelt hatte

und therapeutischen Maßnahmen. Hierin liegt zweifelsohne die größte Gefahr für die Kinder, und hier können sich am leichtesten diagnostische und therapeutische Fehler einstellen.

Vor jedem Untersuchungsgang muß sorgfältig die Wertigkeit dieser Maßnahme abgewogen werden. Am wertvollsten hat sich in letzter Zeit die Sonographie herausgestellt, die bei Verdacht auf Wilms-Tumor als Screening-Methode praktisch immer indiziert ist und risikolos durchgeführt werden kann. Am zentralen diagnostischen Stellen des Ausscheidungsurogramms hat sich nichts geändert, eine Urinuntersuchung muß als obligatorisch angesehen werden. Die Angiographie wird nur sehr selten zur Diagnosestellung beitragen und ist technisch bei Kleinkindern auch nicht unproblematisch.

Ob das Computer-Tomogramm die Angiographie in Zukunft ersetzen kann oder sogar noch wertvollere Hinweise liefert, wird sich in Zukunft zeigen müssen.

Als sicher obsolet anzusehen ist die Szintigraphie, die perkutane Punktion ohne sonographisch nachgewiesene Hohlräume und das retrograde Pyelogramm bei Verdacht auf Wilms-Tumor.

In keinem Fall kann aber eine notfallmäßige Probelaparotomie bei intraabdominellem Tumor ohne vorangegangene Sonographie und Urinuntersuchung gerechtfertigt sein.

Auffällig an dem vorliegenden Material ist, daß nur in einem Fall differentialdiagnostisch ein Neuroblastom und nie eine xanthogranulomatöse Pyelonephritis erwägt wurde, dafür aber Harnwegsanomalien die größten Schwierigkeiten bereiteten. Dies gibt zur Hoffnung Anlaß, daß sich in Zukunft differentialdiagnostische Schwierigkeiten durch Einsetzen von Sonographie und Computer-Tomographie bei klar geregelter Zuständigkeit in einem Tumorzentrum drastisch reduzieren lassen und das therapeutische Risiko damit erheblich verringert wird.

Literatur

1. Snyder WH jr, Hastings TN, Pollock WF (1969) Retroperitoneal tumors. In: Pediatric surgery, vol 2. Year Book Medical Publishers, Chicago, p 1020–1050. – 2. Gilchrist GS, Kelalis PP (1976) Wilms Tumor. In: King LR: Tumors and related disorders, clinical pediatric urology, vol 2. W. B. Saunders, Philadelphia, p 896–927. – 3. Gorau DE, Donaldson SS, Wilbur J (1979) Pediatric Oncology, In: Campbell's urology, vol 2. W. B. Saunders, Philadelphia, p 1795–1821. – 4. Gross RE (1953) Surgery of infancy and childhood. W. B. Saunders, Philadelphia, p 558–605

Prof. Dr. med. Martin Westenfelder
Oberarzt der Urolog. Abteilung
im Zentrum Chirurgie der Universität
Hugstetter Str. 55
D-7800 Freiburg i. Br.

Verhandlungsbericht der Deutschen Gesellschaft
für Urologie, 33. Tagung (1981), 485–487
© Springer-Verlag Berlin Heidelberg New York 1982

Diskussion zu den Vorträgen Seite 464 bis 484

Moderatoren: Hohenfellner, R., Mainz, und Klippel, K.F., Mainz

Hohenfellner, Mainz: Ich hätte noch eine Frage an Sie: Ist dieses Dia aus der Zeit, wo die Sonographie nicht routinemäßig durchgeführt wird? Wollten Sie es gewissermaßen als historischen Beitrag verstanden wissen?

Ja, genau.

Ist die 2. Untersuchung ihn Ihrer Institution auch das CT in derselben Reihenfolge?

Kunit, Salzburg: Wir haben seit 2 Jahren einen Computertomographen in Salzburg, und wir führen das auch in dieser Reihenfolge dann durch.

Hohenfellner, Mainz: Herr Harzmann!

Harzmann, Tübingen: Herr Prof. Hohenfellner, meine Damen und Herren. Der unbestrittene Vorteil, der unbestrittene Nutzen der praeoperativen Strahlentherapie trotz aller nachteiligen Effekte bedingt, daß wir sehr exakte Kenntnisse haben sollten zur Differentialdiagnose des Wilms-Tumors, um die von Herrn Ringert genannten 4–5% der praetherapeutischen Fehldiagnosen sicher zu vermeiden.

Hohenfellner, Mainz: Wir sollten vielleicht gleich bei dem Punkt Differentialdiagnose noch bleiben. Sie haben gesagt, Herr Westenfelder, das sich in der Zeit, seit wir uns neulich in Frankfurt getroffen haben, jetzt durch Sonographie und Computertomographie einiges getan hat. Nach Ihrer Erfahrung: Welche Fälle müssen wir davon ausklammern? Wie würden Sie den Standard, den wir damals beschrieben haben, heute definieren?

Westenfelder, Freiburg: Ja, alle cystischen Veränderungen, Hydronephrosen, gekreuzte Dystopien würden sich sicher in der Sonographie und in der Computertomographie nachweisen lassen, genauso dieser Fall von Wilms-Tumor, der als Doppelniere verkannt wurde. Selbstverständlich nicht die Patientin mit dem Wilms-Tumor in der Schwangerschaft. Das ist ein Lapsus der Pathologen. Die perforierte Appendizitis, das ist sicher schwer zum Vorwurf zu machen, ein solches Kind. Aber ein Ausscheidungsurogramm vorher wäre sicher kein Schaden gewesen, vor der Laparotomie.

Hohenfellner, Mainz: Und wie ist das mit dem Neuroblastom?

Westenfelder, Freiburg: Die Neuroblastome haben interessanterweise bei uns nie differentialdiagnostische Schwierigkeiten gemacht.

Hohenfellner, Mainz: Und wie ist das mit der xanthogranulomatösen Pyelonephritis?

Westenfelder, Freiburg: Auch da haben wir 2 kindliche Fälle, die aber nie den Verdacht auf einen Wilms-Tumor aufbrachten, wegen der bestehenden Harnwegsinfektion vermutlich.

Hohenfellner, Mainz: Herr Harzmann, wie würden Sie den Wert der Sonographie und Computertomographie heute bei der xanthogranulomatösen Pyelonephritis beurteilen? Sind Sie auch der Meinung, daß wir das damit ganz gut differenzieren können?

Harzmann, Tübingen: Also, ich glaube, daß die Schwierigkeit der Abgrenzung, insbesondere bei dem Gesamtbefall des Organs bei der xanthogranulomatösen Pyelonephritis mit der Sonographie nicht ausgeräumt wird.

Hohenfellner, Mainz: Sie würden dem CT dann den Vorteil geben durch den Kalk?

Harzmann, Tübingen: Möglicherweise. Wenn man Glück hat, ist ein Stein dabei, und dann wird man möglicherweise auf Grund dieses Sonographiebefundes sagen, da denken wir zunächst einmal daran. Aber ich kann mir denken, daß Kliniken, die mehr Erfahrung mit der xanthogranulomatösen Pyelonephritis haben, wie Ihre Klinik, daß dort ähnliche Schwierigkeiten beobachtet worden sind, und zwar bei den xanthogranulomatösen Pyelonephritiden, die eben ohne Stein aufgetreten sind.

Klippel, Mainz: Herr Harzmann, es gibt eine Untersuchung einer Gruppe, die haben bei der xanthogranulomatösen Pyelonephritis die Zytologie im Urin gemacht und diese Schaumzellen diagnostiziert, und in 80% Trefferquote die Diagnose praeoperativ stellen können.

Harzmann, Tübingen: Ja, das ist eine sicherlich sehr gute Möglichkeit. Es setzt nur voraus, daß diese Sachen im Urin ankommen. Wenn Sie eine Obstruktion haben, die zumacht, und das ist ja bei der xanthogranulomatösen Pyelonephritis nicht sehr selten, dann wird man das vermissen. Aber ich glaube, insbesondere intraoperativ ist es ja doch nicht ganz selten die Schwierigkeit, daß man also einen Tumorburst hat, und dann furchtbar erschrickt, und zum Schluß war es dann glücklicherweise – wenn Sie es so wollen – eine xanthogranulomatöse Pyelonephritis.

Hohenfellner, Mainz: Möchte jemand zu der Frage der Differentialdiagnose noch etwas sagen? Ich möchte noch einmal betonen: Sie sehen, wie sich unsere Standardbestimmung schon innerhalb eines Jahres ziemlich weit geändert hat. Man ist eigentlich heute der Überzeugung, daß Sonographie und Computertomographie aufeinanderfolgende Verfahren sind, wobei man aber den genauen Stellenwert zwischen den beiden Verfahren sicher noch nicht eindeutig festlegen kann. Im Register wurden bis zum September 55 Wilms-Tumoren registriert. Und Sie werden dann sehen, ich habe eine Broschüre für Sie mitgebracht, daß die meisten Kliniken nur über einen, manche über 2 und maximal über 3 Fälle verfügen. Und daher wird es wahrscheinlich notwendig sein, über die Differentialdiagnose noch einmal in ein paar Jahren zu sprechen.

Ich möchte noch einmal zu dem Vortrag von Herrn Kunit kommen. Möchte dazu jemand noch etwas sagen. Oder zu den Wilms-Tumoren in der Schwangerschaft? Herr Sigel bitte.

Sigel, Erlangen: Wir hatten eine einzige Patientin, eine 19jährige. Die kam im 7./8. Monat. Sie hatte einen Nierentumor. Als solchen haben wir operiert. Er hat sich als Wilms-Tumor herausgestellt. Sie war 8 Jahre lang beschwerdefrei. Wir haben sie längst zu den Geheilten gerechnet. Im 10. Jahr kam sie mit einer diffusen pulmonalen Metastasierung und starb daran.

Hohenfellner, Mainz: Vielen Dank. Möchte jemand zu dem Vortrag von Herrn Ringert etwas sagen?

Sigel, Erlangen: Sie sagten, wesentliche Auskünfte kämen durch den Pathologen. Postoperativ gehört das ja zu den Spielregeln. Meinten Sie praeoperative Auskünfte?

Ringert, Essen: Nein. Praeoperative Auskünfte vom Pathologen erreichen wir nicht. Wir punktieren also die Wilms-Tumoren nicht. Zu dem Tumorburst möchte ich vielleicht doch noch einmal was sagen. Die NWTS-Studie hat ja gezeigt, daß wir, die wir alle so erschrecken, wenn so ein Tumor entweder an einer Stelle oder aber auch völlig platzt, daß wir meinen, deletäre Folgen daraus ableiten zu können. Ganz so schlimm, das muß mal gesagt werden, ist das ja nun auch wieder nicht. Ich weiß zwar jetzt aus dem Studium der NWTS II, daß man sich noch nicht so ganz festlegen will. Aber es scheint so, und das sollte, glaube ich auch, uns urologisch Tätigen, noch einmal wieder ins Gedächtnis gerufen werden, daß man nicht so operieren sollte, daß man auf Kosten selbst vitaler Organe oder aber daß man mutilierend operiert. Man sollte bedenken, daß die Chemotherapie einiges tun kann, daß wir mit der Chemotherapie sehr viel besser dran sind, als das vielleicht früher noch der Fall war.

Hohenfellner, Mainz: Dürfte ich Sie noch einmal um die letzten beiden Diapositive von meinem Vortrag bitten? Ist noch jemand da, der projizieren kann? Ja? Es war, glaube ich Nr. 130, die letzten beiden. Ich wollte noch einmal auf diese Frage des Tumorburst eingehen. Sie wissen ja, daß beim Tumorburst danach mit vier Feldern bestrahlt werden muß.

Wir haben eine Beobachtung gemacht, die uns also sehr zu denken gegeben hat, daß es nämlich 20 Jahre nach einem Tumorburst und nach einer 4-Felderbestrahlung zu ganz schweren Veränderungen nicht nur am Skelett gekommen ist, daß diese Patientin eine Schrumpfblase mit 50 ml hat, daß der ganze Dickdarm samt dem Colon descendens so verändert war, daß er für eine Harnableitung nicht mehr verwendet werden konnte. Und das ist natürlich eine Frage überhaupt, die wir vielleicht noch einmal bei den Spätfolgen besprechen sollten. Es ist offenbar die Latenzzeit, die uns zu denken geben sollte, bei diesen Tumorbursts. Natürlich, im Augenblick ist es so, daß die Patienten, die nachbestrahlt wurden mit Tumorburst nicht schlechter sind als die anderen. Aber was wird aus ihnen in 10, 15 oder 20 Jahren? Ich habe ein paar Punkte hier zusammengeschrieben, von denen ich Ihnen so etwas wie eine Zusammenfassung – soweit man das überhaupt bei der Standortbestimmung heute zusammenfassen kann – nochmals sagen möchte: Ich glaube, die Bedeutung des onkologischen Zentrums, das kam heute heraus, ist eigentlich unbestritten! Ebenso des Pathologen, und zwar des Kinderpathologen, der speziell mit onkologischen Fragestellungen befaßt ist, und nicht irgend eines Pathologen. Wir haben, glaube ich, Übereinstimmung erzielt, daß der Wilmstumor keine Notfalltherapie ist. Ich glaube, daß die Behandlungsstrategie, die wir entwickeln, eine sehr individuelle ist. Sie macht unsere Studien etwas schwierig. Es wurde heute darauf hingewiesen, daß wir ja bei einer individuellen Therapie – und die brauchen wir bei den massiven Nebenwirkungen, die diese Chemotherapie, die kombinierte, hat – kommen wir zu sehr unterschiedlichen Dosierungen. Wir müssen Therapieabbrüche durchführen. Wenn wir unser eigenes Krankengut durchsehen, finden wir, daß die Kinder sehr unterschiedlich hinsichtlich der Dosierung und der Intervalle behandelt werden mußten aufgrund dieser Nebenwirkungen. Ich glaube, daß man heute mit einer entsprechenden Vordiagnostik den Tumorburst weitgehend vermeiden kann. Es wurde die Frage nicht berührt heute, soll man bei diesen Kindern eine Lymphadenektomie durchführen? Der Standpunkt in Frankfurt lautete: Nein. Man sollte unbedingt Lymphknoten entnehmen, aber man sollte keine radikale Lymphadenektomie beim Wilms-Tumor durchführen. Es hätten sich keine Unterschiede in den Ergebnissen ergeben.

Ich glaube, daß uns der Kinderpathologe, auch wenn wir vorbehandelt haben, auf Grund der noch vorhandenen Struktur im Präparat eine ganz gute Auskunft darüber geben kann, welche Risikofaktoren hat dieses Kind und wie ist die Prognose. Das heißt also: Auch nach einer Vorbehandlung ist ein ganz gutes Staging noch möglich. Ich möchte auf etwas hinweisen, das uns in unserem eigenen Krankengut aufgefallen ist. Es ist offenbar eine Reduktion der Strahlentherapie in der Vorbehandlung auf 500 rad durchaus möglich, und man erzielt damit fast dieselben Ergebnisse. Ich habe Ihnen 2 oder 3 Diapositive gezeigt, wo wir primär eigentlich radikal nephrektomieren wollten, und dann im Computertomogramm dann einen kleinen, bilateralen Tumor entdeckt haben und mit 600 rad und einer kombinierten Chemotherapie eine eigentlich sehr leichte konservative Therapie, eine Tumorenukleation, durchführen konnten. Und die Ergebnisse in der Schweiz sind eigentlich überzeugend, die bei den bilateralen konservativ Operierten fast die gleichen Ergebnisse erzielt hat, oder identische Ergebnisse erzielt hat wie bei den radikalen.

Nun, ein besonderer Punkt ist sicherlich die engmaschige Kontrolle. Ich glaube, man sollte bei den Kontrollen die 2. Niere sonographisch nicht vergessen, die ja sehr häufig von einem Tumor befallen werden kann.

Ich möchte noch auf etwas hinweisen, das heute nicht besprochen wurde. Das sind die Spätfolgen der Chemotherapie in Prozenten. Man schätzt heute mit etwa 8–16 % von Spätkomplikationen der Chemotherapie. Und zwar ist auffallend daran, daß das Leukämierisiko nach 10–20 Jahren höher ist als das Leukämierisiko von 5–10 Jahren Beobachtungszeit. Ebenso, was die Coloncarcinome betrifft. Ich habe versucht, das alles jetzt noch einmal kurz zusammenzufassen, und möchte Sie bitten, wenn Sie zu diesen einzelnen Punkten noch Fragen haben oder eine Stellungnahme haben, können wir darüber noch sprechen. Wir haben noch 10 Minuten Zeit. Ja. Bitte.

Diskutant: Ich glaube, einen Punkt sollte man nicht vergessen: Wenn man praeoperativ bestrahlt, und das haben wir ja in manchen Fällen auch getan – sollte man unbedingt sonographieren, um zu erfassen, ob ein Wilms-Tumor droht zu perforieren unter der Vorbestrahlungstherapie. Das ist uns einmal passiert.

Hohenfellner, Mainz: Ja, ich glaube, das hat man sehr schön an dieser Kurve gesehen. Sie können eigentlich an der Tumorreduktion sehr schön sehen, ob das ein Wilms-Tumor ist, schon nach 2 oder 3 Tagen, und Sie können ihn sonographisch hinsichtlich der möglichen Ruptur, glaube ich, ganz gut überwachen. Stimmen wir da überein? Gut. Ja bitte, Herr Frick aus Salzburg:

Frick, Salzburg: Ich hätte eine Frage an Dich: Weiß man eigentlich etwas, ob es in den Wilms-Tumoren Hormonrezeptoren gibt, die möglicherweise ein zusätzliches therapeutisches Konzept ergeben könnten?

Hohenfellner, Mainz: Wir haben die Literatur daraufhin durchgesehen, und haben auch mit den Onkologen darüber und mit den Pathologen gesprochen. Ich glaube, man kann die Frage nicht eindeutig beantworten. Es gibt manche, die darauf eigentlich bestehen, und andere, die das absolut verneinen. Ich habe keine eindeutige Antwort darauf gefunden. Wir haben sehr genau speziell nach dieser Frage recherchiert. Vielleicht kann dazu jemand etwas sagen? Ja, bitte, Herr Hesse!

Hesse, Süd-Afrika: Ich möchte wissen, da wir jetzt länger Überlebende haben von Wilms-Tumoren, ob das bei den Männern Fertilitätsschäden sind von der Chemotherapie oder nicht? Was sind die Langzeitfertilitätseffekte der Behandlung?

Hohenfellner, Mainz: Die bisherigen Ergebnisse sind natürlich gering. Sie müssen berücksichtigen, daß wir bis zum Jahre 1967 nur rund 8–10 % aller Wilms-Tumoren überhaupt überlebt haben. Bei der anderen Gruppe, die nicht unter die Komplikationen gefallen ist, der Chemotherapie, wurden bislang keine berichtet. Dann wollte ich vielleicht noch etwas zum Schluß sagen: Es wird sehr schwierig sein, wenn wir eine individuelle Therapie jeder für uns führen, die in ein paar Jahren beurteilen zu können. Sofern es Ihnen irgendwie möglich ist, beteiligen Sie sich an einer dieser Studien. Bedenken Sie in diesen Überlegungen, daß unser heutiger Standpunkt oder Standort nur dadurch erreicht werden konnte, daß zwei randomisierte Studien geführt wurden, eine mit einer Monotherapie und eine mit einer Kombinationstherapie, daß die eine Studie gebrochen werden mußte, weil man sehr schnell gesehen hat, daß die kombinierte Therapie die Behandlungsergebnisse verdoppelt hat. Es könnte sehr gut sein, daß wir aufgrund der jetzigen histologischen Klassifizierung zu anderen Therapieschemen kommen müssen. Wenn Sie sich einer dieser Studien anschließen, dann könnte bei der geringen Zahl, die wir insgesamt haben, schneller ein Resultat herbeigeführt werden.

Ich danke Ihnen sehr für Ihre Aufmerksamkeit.

Verhandlungsbericht der Deutschen Gesellschaft
für Urologie, 33. Tagung (1981), 488–494
© Springer-Verlag Berlin Heidelberg New York 1982

Die Behandlung von Nierenarterienstenosen und Nierenarterienaneurysmen

R. J. A. M. van Dongen

Jeder siebte Erwachsene leidet an einem erhöhten Blutdruck. D. h., daß es in der BRD mehr als 6 Millionen Hochdruckkranke gibt. Bei 5–10 % dieser Kranken ist eine Minderdurchblutung der Niere für diesen hohen Blutdruck verantwortlich.

Eine extraparenchymale Durchblutungsstörung der Niere kann verschiedene Ursachen haben.

Erstens kann die Minderdurchblutung durch eine angeborene Gefäßmißbildung verursacht werden, wie z. B. bei der Nierenhypoplasie oder bei der Koarktatio der Bauchaorta.

Ein Aneurysma der A. renalis geht mit einer Strömungsverlangsamung einher und kann damit Ursache einer Minderdurchblutung der Niere sein.

Auch eine Embolie der A. renalis muß als Ursache genannt werden. Meistens kommt es dann zum Verschluß der Nierenarterie.

Alle diese Ursachen sind jedoch relativ selten, genau so wie die Drosselung durch Kompression und Abknickung, und die Läsionen, welche Spätfolgen von Verletzungen der Nieren sind.

In 90–95 % der Fälle werden die Stenosen und Verschlüsse der Nierenarterien durch eine Arteriosklerose oder durch eine fibromuskuläre Dysplasie verursacht.

Diagnostik

Wie kommt man einem renovaskulären Hochdruck auf die Spur? Da Anamnese und körperliche Untersuchung keine Hinweise auf eine renovaskuläre Ursache einer Hypteronie ergeben, ist man auf Suchteste angewiesen (Tabelle 1).

Der Aussagewert der ersten zwei Suchteste – Urographie und Isotopen-Renographie – ist beschränkt, vor allem bei arterieller Mehrfachversorgung einer Niere oder Doppelseitigkeit der Stenosen.

Mehr Aussagekraft muß der Szintigraphie zu-

Tabelle 1. Diagnostik des renovaskulären Hochdrucks

A) Suchteste
1. i. v. Urographie (Frühprogramm)
(Verdünnungsurogramm)
2. Isotopen-Renographie (^{131}J-Hippuran)
3. Szintigraphie (Technetium)
B) Objektivierung: Angiographie
C) Nachweis der hämod. und funkt. Wirksamkeit einer nachgewiesenen Stenose
1. Seitengetrennte Nierenfunktionsprüfung (Howard, Rapoport, Stamey)
2. Xenoauswaschmethode
3. Bestimmung der Plasmareninaktivität

gemessen werden. Auch bilaterale Stenosen sind zu erkennen. Man muß jedoch bedenken, daß auch nicht-vaskuläre Erkrankungen einen pathologischen Befund hervorrufen können.

Die Trefferquote dieser drei Suchteste liegt bei etwa 70 %.

Für den sicheren Nachweis einer Nierenarterienstenose und für die Aussage über Lokalisation, Ausdehnung und Grad der Läsion ist die Angiographie unerläßlich.

Allererst hat die Angiographie Bedeutung für die Differenzierung zwischen Arteriosklerose und fibromuskulärer Dysplasie.

Eine arteriosklerotische Läsion befindet sich meistens im proximalen Abschnitt einer Nierenarterie, entweder direkt am Ostium, oder etwas distal des Ursprungs. Die Einengung ist exzentrisch. Oft sieht man poststenotische Erweiterungen, vor allem bei hochgradigen Stenosen. Die Läsionen sind oft bilateral. Das ist einer der Gründe, daß man nie eine Nephrektomie durchführen soll.

Wichtig ist es zu wissen, daß eine arteriosklerotische Läsion progressiv ist. Wenn man nach einer gewissen Zeit die Angiographie wiederholt, sieht man oft eine Zunahme der Stenose und manchmal auch einen Verschluß.

Besonders ernsthafte Situationen ergeben sich, wenn die alleinige Behandlung mit Antihypertensiva so lange fortgesetzt wird, bis beide Nierenarterien verschlossen sind. In den letzten Jahren werden wir damit immer öfter konfrontiert. Zwar bleiben in solchen Fällen die Äste im Hilus der Nieren meistens durchgängig, so daß eine Wiederherstellungsoperation fast immer noch möglich ist, aber die Operationsergebnisse, und vor allem die funktionellen Ergebnisse sind dann schlechter.

In ungefähr 35 % der Fälle werden die Nierenarterienstenosen durch eine fibromuskuläre Dysplasie verursacht. Es gibt viele Formen der fibromuskulären Dysplasie: 5 Hauptformen und jede Hauptform hat einige Varianten (Tabelle 2).

Tabelle 2. Formen der fibromuskulären Dysplasie

Medida-Fibroplasie 40–60 %	Multifokale Form Fokale Form Tubuläre Form
Perimedia-Fibroplasie 10–25 %	Tubuläre oder konische Form Multifokale Form Mischform
Intima-Fibroplasie 5–15 %	
Media-Hyperplasie 5–10 %	Segmentäre Form Hypoplastische Form
Media-Dissektion	

Ich möchte darauf hinweisen, daß die verschiedenen Formen alle ein eigenes typisches Bild zeigen, nicht nur histologisch, sondern auch klinisch und angiographisch. Jede Form wird durch einen typischen Krankheitsverlauf gekennzeichnet. Jede Form reagiert anders auf medikamentöse oder chirurgische Therapie.

Für die Indikationsstellung zur medikamentösen oder chirurgischen Behandlung ist die Kenntnis der verschiedenen Formen also von großer Bedeutung, aber ich werde nicht weiter darauf eingehen und mich beschränken auf einige allgemeine Merkmale der F.M.D.

Eine erste Eigenschaft zeigen 4 der 5 Hauptformen, nämlich die Tendenz zur Progression. Die Verengung schreitet fort, und nicht selten kommt es schließlich zum Verschluß der Nierenarterie.

Eine zweite Eigenschaft vieler Formen der fibromuskulären Dysplasie ist die Beidseitigkeit. Auch bei der fibromuskulären Dysplasie soll man sich also nie zu einer Nephrektomie verführen lassen.

Eine dritte Eigenschaft mancher Formen ist, daß sie auch oft in den segmentalen Arterien auftreten, manchmal in Kombination mit Läsionen der Stammarterie, manchmal auch isoliert.

Ein viertes Merkmal ist, daß einige Formen der fibromuskulären Dysplasie auch in anderen Arterien vorkommen, z. B. in dem Truncus coeliacus, der A. mesenterica superior, der A. carotis interna, den Koronararterien und in der A. iliaca externa. Sogar in den Beinarterien kann die fibromuskulare Dysplasie angetroffen werden.

Wenn einmal eine Nierenarterienstenose objektiviert ist, muß man versuchen die hämodynamische und funktionelle Wirksamkeit nachzuweisen. Dazu ist die Bestimmung der Plasmareninaktivität im venösen Blut der beiden Nieren für die tägliche Praxis am besten geeignet. Der Aussagewert bei bilateralen Stenosen ist begrenzt und auch übrigens gibt es bei dieser Methode noch viele Fehlerquellen.

Wiederherstellungsverfahren bei einseitiger Nierenarterienstenose

Wenn es soweit ist, und die Indikation zur operativen Behandlung gegeben ist, erhebt sich die Frage, welches Wiederherstellungsverfahren unter den gegebenen Umständen in Frage kommt, von welcher Rekonstruktionsmethode man das beste Resultat erwarten kann.

Auf Grund unserer Erfahrungen bei fast 650 Patienten, bei denen eine oder mehrere Nierenarterien rekonstruiert oder mitrekonstruiert wurden, möchte ich das Für und Wider der verschiedenen Methoden diskutieren und auf Grund der Ergebnisse versuchen die Indikationen zur operativen Behandlung festzulegen.

Bei etwa 50 % unserer Patienten bestand eine isolierte einseitige Stenose. Für die Wiederherstellung einer solchen Stenose sind viele Rekonstruktionsmöglichkeiten vorhanden, aber nur wenige sind zu empfehlen (Tabelle 3).

Zuerst zur Methode der Endarteriektomie. Bei lokalisierten Abgangsstenosen ist eine offene Ausschälung in Kombination mit einer aortorenalen Kunststoff- oder Venenpatchplastik gegebenenfalls durchführbar. Wenn jedoch die Stenose sich im mittleren oder peripheren Abschnitt befindet, ist diese Methode nicht zu empfehlen,

Tabelle 3. Rekonstruktionsverfahren bei einseitigen Nierenarterienstenosen

Resektion der Stenose; End-zu-End-Anastomose

Endarteriektomie
    offene Endarteriektomie mit Streifenplastik
    Transaortale Endarteriektomie

Bypassplastik
    Splenorenaler Bypass
    Aortorenaler Bypass
    Iliakarenaler Bypass

Reimplantationsplastik
    Direkte Reimplantation der poststen. Art.
    Reimplantation mit Interposition

da die Gefahr besteht, daß man eine Abgangsstenose zurückläßt.

Auch eine halbgeschlossene Endarteriektomie einer Nierenarterie vom Aortenlumen aus kann ich nicht befürworten. Die Frühergebnisse sind befriedigend; es entwickelt sich jedoch in vielen Fällen nach einem oder zwei Jahren eine Rezidivstenose als Folge einer subendothelialen fibromuskulären Hyperplasie.

Von den verschiedenen Bypassverfahren ist die splenorenale Anastomose eine gute Methode, die jedoch eine gut durchgängige, weitlumige Milzarterie voraussetzt, was angiographisch oder besser noch mittels intraoperativer Druck- und Strommessungen objektiviert werden muß. Selbstverständlich kann man diese Methode fast ausschließlich bei linksseitigen Stenosen benutzen. Außerdem wird die Anwendung der splenorenalen Anastomose beschränkt durch die Frage, ob die Milzarterie im Laufe der Jahre arteriosklerosefrei bleibt.

Gute Möglichkeiten bietet das aortorenale Bypassverfahren, unter der Bedingung, daß dabei keine Kunststoffprothesen verwendet werden. Die Anastomosierung einer harten, steifen, groben Kunststoffprothese mit der zarten, dünnwandigen, manchmal sehr brüchigen poststenotischen Nierenarterie ist eine delikate Sache.

Viel besser ist ein Bypass mit venösem Material. Jedoch sind nach diesem Verfahren die hämodynamischen Verhältnisse in Höhe der distalen Anastomose nicht ganz ideal. Die Abknikkung in der Strombahn führt zu Energieverlust und Wirbelbildung, wodurch die Durchströmung des Transplantates nicht optimal ist und mit der Möglichkeit einer späteren Restenosierung oder Thrombosierung Rechnung getragen werden muß.

Eine direkte Reimplantation ist nur dann möglich, wenn die Stenose sich in dem proximalen Abschnitt der Nierenarterie befindet, und die poststenotische Nierenarterie genügend lang ist. Bei Anwendung dieser Methode ist es unbedingt erforderlich, daß eine weite Anastomose zwischen Aorta und poststenotischer Arterie hergestellt wird, was am besten durch Einnähen eines venösen Streifens in die Anastomose erreicht werden kann.

Wenn die direkte Reimplantation wegen der Kürze des poststenotischen Nierenarterienabschnittes nicht möglich ist, und bei Stenosen im mittleren oder peripheren Abschnitt, ist die Reimplantation in Kombination mit Veneninterposition die Methode der Wahl.

Auch wenn die ganze Nierenarterie bis zur Verzweigung reseziert werden muß, was bei allen Formen der fibromuskulären Dysplasie unbedingt erforderlich ist, bevorzugen wir dieses Veneninterpositionsverfahren, wobei dann eine schräge End-zu-Seit-Anastomose mit einem der Hauptäste hergestellt wird.

Die Ergebnisse der rekonstruktiven Eingriffe bei isolierten unilateralen Nierenarterienstenosen sind befriedigend. 84 % der operierten Patienten wurden normotensiv. Bei 23 % dieser Patienten waren dazu noch niedrige Dosen Antihypertensiva notwendig. Wir konnten feststellen, daß die funktionellen Ergebnisse bei Patienten mit einer fibromuskulären Dysplasie etwas besser sind als bei der arteriosklerotischen Gruppe, aber das mag wohl daran liegen, daß es sich bei der fibromuskulären Dysplasie meistens um jüngere Patienten handelt.

Wiederherstellungsverfahren bei doppelseitigen Nierenarterienstenosen

Doppelseitige Läsionen ohne anderweitige Verschlußprozesse kamen bei 24 % unserer Patienten vor. Bei 83 Patienten handelte es sich um beidseitige Stenosen.

Bei Lokalisation der Stenosen in den proximalen Abschnitten kann man durch eine quere Aortotomie, die sich in die beiden Nierenarterien fortsetzt, eine offene Endarteriektomie durchführen und einen transaortalen Kunststoff- oder Venenpatch einnähen, aber das sind aufwendige Operationen, die mit einer langdauernden Ischämie der Nieren einhergehen.

Weiter kommen grundsätzlich alle möglichen Kombinationen von Rekonstruktionsprinzipien einseitiger Nierenarterienstnosen in Betracht. Oder man kann an beiden Seiten eine Reimplantation mit Veneninterposition durchführen, aber auch das sind alles zeitraubende Operationen.

In den letzten 15 Jahren verwenden wir in solche Fällen nur noch die aortobirenale Brückenplastik, wobei beide Nieren mit Hilfe eines einzelnen Venensegmentes revaskularisiert werden. Dieses Venentransplantat, dessen Klappen zuvor reseziert werden, wird Seit-zu-Seit mit der infrarenalen Aorta und End-zu-End mit den poststenotischen Nierenarterien anastomosiert. Diese Methode gebrauchen wir auch, wenn es wegen fibromuskulärer Veränderungen notwendig ist, beide Nierenarterien ganz zu resezieren.

Die Ergebnisse der doppelseitigen Nierenarterienrekonstruktionen sind, wie auch zu erwarten ist, noch etwas besser als die der einseitigen Wiederherstellungen. Ein gutes funktionelles Operationsergebnis wurde bei 89 % der Patienten erreicht. Auch die anatomischen Früh- und Spätergebnisse der Brückenplastik sind erstaunlich gut. In keinem einzigen Fall konnte eine aneurysmatische Erweiterung des Transplantates nachgewiesen werden.

Perkutane transluminale Angioplastie

Stenosen der Nierenarterien können nicht nur operativ behandelt werden. Die perkutane transluminale Angioplastie macht es möglich Stenosen durch Dehnung der Wand zu beseitigen. Das ist ein großer Vorteil, denn eine operative Behandlung ist nicht einfach und nicht ohne Risiko. Außerdem ist eine große Erfahrung erforderlich.

Vor allem die fibromuskulären Erkrankungen der Nierenarterien würden für das Dotter-Verfahren geeignet sein.

Als bekannt wurde, daß die Frühergebnisse dieses Verfahrens fast so gut sind wie die der operativen Behandlung, haben viele Röntgenologen damit angefangen Nierenarterienstenosen mit Dehnung zu behandeln.

In der letzten Zeit sind jedoch in der amerikanischen Literatur einige Langzeitergebnisse bekannt geworden und die sind weitaus weniger befriedigend. Die Rezidivquote nach zwei Jahren beträgt 40 %. Vor allem bei Patienten mit einer F.M.D. ist die Zahl der Rezidive hoch.

Bei der Arteriosklerose ist zweifellose das Fortschreiten der Grundkrankheit für die Rezidivstenosen verantwortlich. Was die Rezidive bei der F.M.D. anbelangt, gibt es zwei Faktoren, die eine Rolle spielen. Erstens ist bei der F.M.D. der ganze Arterienstamm, oder sind beide Arterienstämme erkrankt bis in die Verzweigungen

hinein. Selbstverständlich gelingt es nicht, mittels perkutaner Angioplastie die Stenosen über ihre ganze Ausdehnung zu beseitigen. Zum einen ist es dadurch zu erklären, daß bei ungefähr 20 % der behandelten Fälle der Hochdruck nicht auf die Behandlung reagiert. Zum anderen wird eine Zunahme der fibromuskulären Stenosen in den nicht gedehnten Abschnitten für einen Rezidivhochdruck verantwortlich sein. Zweitens sind bei der F.M.D. die Läsionen meistens viel ausgedehnter als man auf Grund der Angiogramme annehmen würde, und das ist zweifellos in vielen Fällen eine Ursache von Fehlschlägen und Reziven.

Und dann noch ein weiterer wichtiger Punkt. Eine Operation hat ihr Risiko, aber auch die Gefahren der perkutanen Angioplastie dürfen nicht unterschätzt werden. Ich meine hier vor allem die Gefahr für die Niere, wenn die Katheterspitze eine Dissektion der Arterienwand verursacht. Wenn das passiert, bedeutet das fast immer den Verlust einer Niere, was besonders katastrophal ist, wenn es sich um Patienten handelt, bei denen die kontralaterale Niere funktionslos ist oder früher entfernt wurde.

Meines Erachtens ist es nur erlaubt, eine perkutane transluminale Angioplastie durchzuführen, wenn folgende Bedingungen erfüllt sind:

– Erstens darf auf Grund von scharfen, kontrastreichen und lückenlosen Angiogrammen kein Zweifel daran bestehen, daß es sich um kurzstreckige Stenosen handelt, die sich im proximalen oder mittleren Drittel des Hauptstammes befinden. Der periphere Abschnitt und die Verzweigungen müssen frei von Wandveränderungen sein. Nur in ausgesuchten Fällen kommt das Dotter-Verfahren in Betracht.

– Zweitens soll bei jedem Patienten die Indikation zur operativen oder perkutanen Behandlung interdisziplinär diskutiert werden.

– Drittens kommt das Dotter-Verfahren nur in Betracht, wenn der Röntgenologe a) Erfahrungen mit der perkutanen Angioplastie von Stenosen der Extremitätsarterien hat; b) die Pathomorphologie der arteriosklerotischen und der fibromuskulären Veränderungen der Nierenarterien kennt; c) über gute Kenntnisse der Charakteristika der verschiedenen Formen der F.M.D. verfügt.

– Viertens soll die perkutane Angioplastie der Nierenarterien nur in solchen Krankenhäusern durchgeführt werden, wo ein Gefäßchirurg mit großen Erfahrungen auf dem Gebiete der Nierenarterienchirurgie anwesend ist. Wenn sich bei dem Dotter-Verfahren eine Komplikation ereignet, soll sofort operativ eingegriffen werden. Während der Dotter-Behandlung soll ein Operationssaal freibleiben und der Gefäßchirurg mit seinem Team „stand by" sein.

Die Anwendung der perkutanen transluminalen Angioplastik ist also beschränkt.

Nebenbei möchte ich noch darauf aufmerksam machen, daß man sich davor hüten soll, Posttransplantationsstenosen mittels perkutaner Angioplastik zu behandeln. Das führt nahezu immer zur Perforation. Solche Stenosen sollen ausnahmslos chirurgisch beseitigt werden.

Totalverschluß einer Nierenarterie

Bei einem Totalverschluß einer Nierenarterie bleiben die Hilusarterien fast immer durchgängig und deshalb sind auch diese Totalverschlüsse operabel. Bei 35 Patienten wurden solche einseitigen Totalverschlüsse ohne anderweitige Verschlußprozesse operiert.

Bei einigen Patienten wurde eine erfolgreiche Revaskularisation mit Hilfe einer splenorenalen Anastomose erreicht. In den meisten Fällen jedoch verwenden wir bei solchen Totalverschlüssen Veneninterponate.

Die Ergebnisse sind zufriedenstellend. In ungefähr 50 % der Fälle wurde, was Funktion, Nierengröße und Blutdruck anbelangt, ein voller Erfolg erzielt, und bei ungefähr 25 % ein Teilerfolg. Man soll also auch Totalverschlüsse rekonstruieren. Eine Nephrektomie ist nie angezeigt.

Nicht selten sind obliterierende oder dilatierende Prozesse der aortoiliakalen Arterien mit Verschlußprozessen der Nierenarterien kombiniert.

Kombination
von aortoiliakalen Verschlüssen
und Nierenarterienläsionen

Bei 62 unserer Patienten war eine aortoiliakale Thrombose mit ein- oder beidseitigen Stenosen oder Verschlüssen der Nierenarterien vergesellschaftet. Bei der Hälfte der Fälle war der Nierenarterienprozeß asymptomatsich, d.h. es bestand kein renovaskulärer Hochdruck. In diesen Fällen geht es darum, eine drohende Niereninsuffizienz, bzw. dem Verlust einer Niere vorzubeugen.

Unserer Meinung nach ist Korrektur beider Verschlußprozesse in einer Sitzung vorteilhaft, weil eine eventuelle später erforderliche Korrektur der Nierenarterien auf erhebliche technische Schwierigkeiten stoßen würde.

Bei einer Kombination eines hohen aortoiliakalen Verschlusses mit einem einseitigen Nierenarterienverschlußprozeß machen wir meistens von einem Veneninterponat Gebrauch, um die Niere zu revaskularisieren. Das Interponat wird an die infrarenale Aorta angeschlossen.

Bei doppelseitigen obliterierenden Prozessen der Nierenarterien findet die Rekonstruktion mit Hilfe eines Brückenvenentransplantates statt.

Kombination
von Aortenaneurysmen
und Nierenarterienstenosen

Bei der Diagnostik von Aortenaneurysmen wird viel zu wenig auf eventuelle zusätzliche Nierenarterienpathologie geachtet. Die Kombination eines Bauchaortenaneurysmas mit, manchmal doppelseitigen, Verschlußprozessen der Nierenarterien kommt häufiger vor als allgemein angenommen wird. Bei 340 Patienten mit Aortenaneurysmen, die wir in den letzten 12 Jahren angiographierten, fanden wir 42mal korrekturbedürftige Verschlußprozesse der Nierenarterien, also in nicht weniger als 12 % der Fälle.

Aus den schon genannten Gründen ist auch in diesen Fällen die gleichzeitige Korrektur aller Läsionen indiziert.

Bemerkenswert ist, daß bei allen diesen Kombinationsoperationen die Operationsletalität niedriger ist als nach alleiniger Behandlung von hohen Aortenverschlüssen und Aortenaneurysmen. Das klingt paradox: eine mehr komplizierte Operation, und trotzdem eine niedrigere Letalität und weniger postoperative Komplikationen. Das ist zweifellos dadurch zu erklären, daß die Beseitigung einer gleichzeitigen Nierenarterienstenose in derselben Sitzung wesentlich zur Ausschaltung zusätzlicher postoperativer Morbiditätsfaktoren in Form einer Niereninsuffizienz oder in Form von Sekundärkomplikationen der renovaskulären Hypertonie beiträgt.

Indikationen zur operativen Behandlung

In allen diesen Fällen von Nierenarterienstenosen ist nicht an erster Stelle die Hypertonie eine Indikation zur Behandlung. Ein hoher Blutdruck kann meistens mit Medikamenten gut behandelt werden. Viel mehr geht es bei der Indikationsstellung zur operativen Behandlung um die Erhaltung einer Niere, die durch einen progressiven Prozeß ihrer Arterie bedroht ist.

Es ist aus diesem Grund, daß die hochgradige Nierenarterienstenose und die bilateralen Stenosen als erste auf unserer Indikationsliste zur operativen Behandlung vermeldet sind (Tabelle 4). Das impliziert, daß bei allen Patienten mit renovaskulärer Hypertonie auf irgendeine Weise der Grad der Stenose bestimmt werden muß und daß bilaterale Stenosen ausfinding gemacht werden müssen.

Unsere dritte Indikation ist das Lebensalter. Patienten unter 50 Jahren müssen einer Operation unterzogen werden. Nicht deshalb, weil die Ergebnisse der Nierenarterienwiederherstellung jenseits des 50. Lebensjahres unbefriedigender sind als bei Patienten unter 50 Jahren, denn das ist kaum der Fall. Bei 80 % unserer Patienten über 45 Jahren wurde ein gutes funktionelles Ergebnis erreicht und das ist immerhin zufriedenstellend. Die Indikation zur chirurgischen Behandlung der Nierenarterienstenosen bei Patienten unter 50 Jahren ist jedoch deshalb so wichtig, weil man verhindern muß, daß junge Hypertoniker ihr Leben lang Patient sind, und ihr Leben lang mit Medikamenten behandelt werden müssen.

Die anderen Indikationen brauchen keine weitere Erläuterung.

Aus unseren Statistiken geht auch hervor, daß es nur wenig ausmacht, ob der Hochdruck präoperativ ein Jahr, zwei, drei, vier oder fünf Jahre besteht. Sogar dann, wenn die Hypertonie präoperativ mehr als zehn Jahre bestanden hat, wird

Tabelle 4. Indikationen zur operativen Behandlung der renovaskulären Hypertonie

1. Hochgradie einseitige Stenose
   (Drohung eines Verschlusses)
2. Hämodynamisch wirksame doppelseitige Stenosen
3. Lebensalter unter 50 Jahren
4. Keine oder ungenügende Reaktion
   auf medikamentöse Therapie
5. Unverträglichkeit der medikamentösen Therapie;
   Nebenwirkungen
6. Vernachlässigung der medikamentösen Therapie
   (ungenügende „Compliance")
7. Gute Reaktion auf medikamentöse Therapie
   bei zunehmender „vaskulärer" Niereninsuffizienz
8. Kombination einer Nierenarterienstenose
   mit anderen rekonstruktionsbedürftigen Gefäßläsionen im Bauch oder Retroperitioneal-Raum
   (hohe Aortenthrombose, Bauchaorten-Aneurysma,
   Verschlußprozesse der intestinalen Arterien)

Tabelle 5. Ursachen von Persistieren des Hochdrucks nach Gefäßplastik

1. Unvollständige Beseitigung der Stenose
2. Schlechte haemodyn. Verhältnisse
   der Gefäßplastik
3. Neue Stenose
   a) durch Abknickung der Torquierung
      des Transplantates
   b) infolge fehlerhafter Naht- oder
      Anastomosentechnik
4. Früher Rezidivverschluß
5. Stenosen der intrarenalen Äste übersehen
6. Stenose der kontralat. Nierenart.
   nicht beachtet

eine Erfolgsquote von fast 85 % erreicht. Es stimmt also nicht, wie man so oft hört und liest, daß die sekundären arteriosklerotischen Veränderungen, die sich bei langbestehendem Hochdruck in der kontralateralen Niere entwickeln, verantwortlich für das Persistieren eines Hochdrucks nach gelungener Gefäßplastik sind.

Unserer Meinung nach gibt es andere Erklärungen für die Tatsache, daß der Blutdruck bei 10–15 % der Patienten nicht auf die Nierenarterienrekonstruktion reagiert (Tabelle 5).

Meistens hat der Operateur Schuld, und nicht die durch den Hochdruck bedingten sekundären vaskulären Veränderungen in der kontralateralen Niere.

Aneurysmen der Nierenarterien

Bei der Behandlung von Aneurysmen der Nierenarterien gelten dieselben Indikationen wie bei den Nierenarterienstenosen. Ein solches Aneurysma soll nicht operiert werden wegen einer Hypertonie, sondern weil die Gefahr besteht, daß die Niere verloren ist, wenn das Aneurysma thrombosiert.

Für die operative Behandlung der Nierenarterienaneurysmen kommen übrigens dieselben Operationsverfahren in Betracht wie bei den Nierenarterienstenosen und -verschlüssen.

Manchmal ist es möglich, das Arteriensegment mit dem Aneurysma zu rezesieren und die zurückbleibenden Arteriensegmente zu anostomosieren oder zu reimplantieren. Kleinere sackfömige Aneurysmen können abgetragen werden. Der Defekt in der Arterienwand wird dann mit Hilfe eines Venenstreifens verschlossen. Manchmal fordert die Lokalisation des Aneurysmas eine Resektion der ganzen Nierenarterie. Dann sind komplizierte Gefäßplastiken notwendig, um die Strombahn wiederherzustellen.

Die Behandlung der obliterierenden und dilatierenden Erkrankungen der Nierenarterien ist eine delikate Sache, wobei Erfahrungen eine Rolle spielen und wobei nur durch Team-Arbeit gute Ergebnisse erreicht werden können.

Prof. Dr. R.J.A.M. van Dongen
Wilhelmina Gasthius
Afdeling Vaatchirurgie
Eerste Helmerstraar 104
Amsterdam
Nederlande

Verhandlungsbericht der Deutschen Gesellschaft
für Urologie, 33. Tagung (1981), 495–507
© Springer-Verlag Berlin Heidelberg New York 1982

Aktuelle Information

R. Hartung

Aus dem Riesenangebot an Publikationen, die in Zeitschriften und Büchern im letzten Jahr erschienen sind, sowie aus der umfangreichen Information, die Kongresse und Seminare in diesem Zeitraum brachten, habe ich versucht, die wesentlichen neuen Entwicklungen zusammenzustellen, die eine Bedeutung für die Zukunft erkennen lassen.

So bildeten sich insgesamt drei Kapitel heraus, die ich Ihnen vorstellen möchte:

I. Neuere Maßnahmen der Diagnostik und Therapie, die jetzt einen Einsatz auf breiterer Basis rechtfertigen und deren Anwendung nicht auf die große Klinik beschränkt ist, sondern die auch in der kleineren Abteilung oder Praxis durchgeführt werden können.

II. Neuere, noch differenziertere Techniken der Diagnostik und Therapie, die in klinischer Erprobung stehen, mit Beurteilung der bisherigen Ergebnisse.

III. Schilderung gegenwärtig in Deutschland unter urologischer Leitung laufender oder geplanter Feldstudien über maligne urologische Tumore und Vorstellung des ersten Tumornachsorgepasses.

Da ich einerseits in einer solchen Übersicht auf Einzeldaten einer Publikation aus Zeitgründen nicht eingehen kann und ich Ihnen andererseits aber die hier vorgestellten Hinweise unmittelbar verfügbar machen wollte, habe ich eine Kopie des Manuskripts mit einer Zusammenstellung der Literatur, die noch über die hier zitierte hinausgeht, bereitgestellt.

Kapitel I

Ultraschall

Beginnen wir mit den praxisnahen Entwicklungen: Mit dem Einsatz des Ultraschalls in der Urologie befaßten sich in dem Zeitraum seit dem Berliner Kongreß vor einem Jahr in zum Teil speziellen Ultraschallzeitschriften etwa 40 Arbeiten.

Viele Anwendungen sind bekannt, und nicht zuletzt war die Bedeutung dieses Themas Grund dafür, auf der diesjährigen Tagung ein Ultraschall-Lehrseminar durchzuführen. Ich möchte aber doch auch hier auf einige neuere Ergänzungen eingehen, die evtl. eine noch weitere Verbreitung erfahren könnten.

Diese Graphik soll die ausgedehnte Anwendung der Sonographie in der Urologie und damit ihre Bedeutung für unser Fach zeigen. Selbst am Penis hat man mit der Therapiekontrolle bei der IPP ein objektives Meßinstrument zur Größenbeurteilung der Plaques gefunden.

Ultraschall – Hoden

Was die Ultraschalldiagnostik des Hodens betrifft, so gibt es für die Abklärung des akuten Hodentraumas sowie zur Differentialdiagnostik der Torsion sicherlich auch andere Untersuchungsmöglichkeiten, die hinweisend sind.

Eine eindeutige Überlegenheit der Ultraschalldiagnostik kann sich aber im Zusammenhang mit der Entdeckung eines Hodentumors ergeben, der der Palpation noch entgeht.

Dieser Fragestellung widmete sich ein ganzes Workshop on Early Detection of Testicular Cancer, das im November letzten Jahres in Kopenhagen stattfand.

In einer Übersichtsarbeit zitiert Robischon zahlreiche Autoren, die nicht-tastbare Hodentumoren sonographisch entdeckten bzw. in Fällen primär bekannter Metastasierung ohne Herdnachweis – etwa bei retroperitonealen Tumormassen oder bei Lungenmetastasen mit der Histologie eines Hodentumors – durch die Ultraschalluntersuchung im klinisch unauffälligen Hoden einen Tumor nachweisen konnten.

Ultraschall – Prostata

Die Ultraschalldiagnose eines Prostatakarzinoms, sei es auf transabdominellem, transvesikalem oder transrektalem Weg, ist sicher gut möglich, hier bestätigen jedoch die meisten Untersucher, daß ihre Trefferquote derjenigen des tastenden Fingers nicht überlegen ist. Weiterentwicklungen mit computeroptimierter Auswertung des Intensitätsmusters lassen aber bereits eine Verbesserung dieser Diagnostik erkennen.

Im Hinblick auf die mögliche Radikalität des operativen Vorgehens ist aber auch beim Prostatakarzinom eine Beurteilung der Samenblasen von Bedeutung.

Resnick u. Mitarb. berichteten über 23 von 53 untersuchten Patienten, die radikal prostatektomiert wurden, und bei denen sonographisch ein Ausschluß einer Beteiligung der Samenblasen festgestellt werden konnte.

Gerken und Grote/Dortmund beschrieben die Samenblasendiagnostik auch auf transvesikalem Wege.

Gammelgard und Holm/Kopenhagen, die in Europa zu den ersten Beschreibern der transrektalen und transvesikalen Sonographie gehörten, stellten für das Prostatakarzinom eine Methode der ultraschallgesteuerten, gezielten Biopsieentnahme vor.

Von größerer Bedeutung vielleicht als für die Diagnostik des Prostatakarzinoms ist die Sonographie für die Verlaufskontrolle nach entsprechender Therapie.

Dieses Beispiel aus der Arbeit von Resnick zeigt die Verkleinerung eines Prostatakarzinomherdes unter der Therapie und ein Beispiel einer Tumorprogression in einem anderen Fall.

In diesen beiden Situationen kann der Ultraschall bei den bekannten Schwierigkeiten der objektiven digitalen Beurteilung therapiebedingter Größenveränderungen eine bessere und verläßlichere Orientierung liefern.

Natürlich läßt sich auch die Größenbestimmung der gutartigen Prostatahypertrophie sonographisch vornehmen, wobei sich bei sorgfältiger Technik eine gute Korrelation gegenüber dem Operationsbefund ergibt. Doch ist auch hier die relative Notwendigkeit der Methode zu diskutieren.

Nicht uninteressant erscheint mir der Hinweis auf die sonographische Darstellung einer Prostataabszesses bei klinisch unklarem Befund, über den Dana und Cukier berichteten.

Ultraschall – Blase

Eine zunehmende Bedeutung gewinnt die transurethrale Ultraschalluntersuchung der Blase.

Nach ersten Berichten von Nakamura u. Mitarb. aus Japan hören wir nun auch von Arbeitsgruppen aus Dänemark und Deutschland über dieses Verfahren.

Hier berichteten Schüller u. Mitarb. über ihre Erfahrungen mit der intravesikalen Ultraschalltomographie mit einem dänischen Gerät und kamen zu einer sehr guten Korrelation ihrer Befunde mit der histopathologischen Stadieneinteilung.

Diese sehr schöne Dokumentation der Gegenüberstellung von Operationspräparat und Ultraschallbild verdanke ich Herrn Hutschenreiter/ Mainz.

Ultraschall – Niere

Die Diagnostik an der Niere ist weitgehend etabliert, in Kombination mit dem CT wurde speziell in der Tumordiagnostik an vielen Zentren der aniographische Tumornachweis verlassen.

Als sehr vorteilhaft erweist sich die Sonographie auch beim Nierentrauma.

Schmoller u. Mitarb. berichten über 27 Patienten mit einem stumpfen Nierentrauma, bei denen sie mit dieser nichtinvasiven Methode das Ausmaß der Verletzung ideal erkennen konnten, um danach zu entscheiden, ob eine Angiographie zum Ausschluß einer Nierenstielbeteiligung erforderlich war.

Natürlich wäre dieses schonende Verfahren auch beim kindlichen vesiko-ureteralen Reflux interessant, hierüber kann man jedoch keine verläßliche Aussage machen, wenn auch Hofmann über den sonographischen Nachweis eines Refluxes bei 12 von 17 Patienten berichtete. Dies gelingt allerdings nur beim hochgradigen Reflux, so daß auf das Miktionszysturethrogramm zur präoperativen Diagnosestellung sowie zur postoperativen Erfassung eines Refluxrezidivs noch nicht verzichtet werden kann. Zum Ausschluß einer postoperativen Stauung nach NCU hat sich der Ultraschall allerdings bewährt.

Auch das Retroperitoneum ist der sonographischen Diagnostik zugänglich. Beim klinischen Staging von Hodentumoren sahen wir an unserer Essener Klinik mehrere Beispiele, die bei unauffälliger Lymphographie im Ultraschall vergrößerte Lymphknoten erkennen ließen und deren Tumorbefall auch operativ bestätigt wurde.

Verbesserte Technologie, qualifizierte Ausbildung und damit relevante Diagnosefindung sollten uns überlegen lassen, die sonographische Diagnostik evtl. auch in das Programm der urologischen Vorsorgeuntersuchung aufzunehmen.

Perkutane Manipulationen – ultraschallorientiert, endoskopisch

Ein weiterer Bereich, der in letzter Zeit stark an Bedeutung gewonnen hat, umfaßt die sogenannten perkutanen Manipulationen an der Niere, am oberen Harntrakt und im kleinen Becken.

Während die ultraschall- und röntgenkontrollierte perkutane Fistelung bei Erwachsenen und Kindern an einigen Zentren schon seit längerer Zeit Routine geworden ist, haben sich in der letzten Zeit Ergänzungen dieses Grundprinzips ergeben, bei entsprechender Indikation auf dem Wege eines nicht-operativen Vorgehens Steine aus Niere und Harnleiter zu entfernen.

Alken u. Mitarb./Mainz, die in einer anderen Übersicht von über 500 perkutanen Nephrostomien nur 2 schwerwiegendere Komplikationen erlebten und deshalb von einem sicheren Verfahren sprechen, berichten über eine Steinextraktion oder Fistelspülungschemolyse bei inzwischen 50 Patienten. In allen Fällen war zunächst das steinobstruierte Nierenhohlsystem durch Fistelung entlastet worden, anschließend konnten durch Aufbougierung des Fistelkanals Instrumente wie Zystoskope, flexible Pyeloskope oder ein Steinpunch eingeführt werden.

Ist der direkte endoskopische Zugang nicht möglich, oder evtl. nicht sinnvoll, so kann das Nierenhohlsystem über die Fistel bespült werden. Unter Umständen lassen sich auch an 2 Punkten Fisteln anlegen, um einen Zu- und Ablauf zu schaffen. Hayase u. Mitarb./Japan berichteten über ein erfolgreiche Lyse von Zystinsteinen durch Bespülung mit Thiopronin, dem bei uns bekannten Thiola.

Berichte aus Israel (Stark u. Savir) schildern ähnliche Ergebnisse mit D-Penicillamin, Drettler u. Mitarb./Boston berichten über Lyseerfolge mit N-Acetylzystein. Auch aus der zitierten Mainzer Arbeitsgruppe wurden kürzlich erfolgreiche Lysebehandlungen mit dem N-Acetylzystein angegeben, einem Wirkstoff, den wir als Mukolyticum seit langer Zeit kennen.

Diese Möglichkeiten der Irrigation über Fisteln wecken auch neue Aspekte bei der Auflösung von Reststeinen nach Nierensteinoperationen. Hier könnte sich neben der bekannten Re-

nacidinspülung auch mit dem Hemiacridin eine neue Möglichkeit für die Auflösung infizierter Phosphatsteine ergeben. Mit noch anderen unschädlichen Substanzen sind hier sicher noch weitere Fortschritte zu erwarten.

Marberger/Wien präsentierte auf dem amerikanischen Urologenkongreß dieses Jahres einen für die Nierensteinentfernung konstruierten Ultraschall-Lithotriptor. Zum Teil war es möglich, diese Manipulationen auch in Lokalanästhesie durchzuführen, wie es ein Beispiel dieser aus anderen Gründen nicht operablen Patientin zeigt.

Geht man durch das Nierenhohlsystem in den unteren Harntrakt, so bieten sich Möglichkeiten der Harnleiterembolisation für Situationen anders nicht korrigierbarer Harnfisteln, meist bei Tumoren im kleinen Becken an.

Günther u. Mitarb. beschreiben nach experimentellen Untersuchungen ihre Erfahrungen bei Patienten, wobei bisherige Klebematerialien z. T. nach 6 bis 22 Monaten spontan abgingen, so daß nun ein neues Verfahren eines abwerfbaren, mit Silikon gefüllten Latexballons versucht wird. Der gleiche Autor berichtet auch über gute Erfahrungen einer internen Harnableitung durch antegrade Uretersplintung bei postoperativen Komplikationen mit Harnwegsobstruktion und Harnextravasation.

Diese antegrade Harnleiterschienung empfiehlt sich auch bei schwieriger Harnleiterchirurgie zur leichteren Auffindung des Ureters. Führt man diese Technik weiter und benutzt assistierend Führungsdrähte aus der Angiographie, so lassen sich auch solche Manipulationen durchführen, wie die Entfernung eines Harnleitersteins bei kombiniertem Zugang über die Niere und das Conduit, wie dies Fritzsche u. Mitarb. demonstrieren.

Unter den Begriff der perkutanen Manipulationen fallen noch zwei weitere mehr endoskopische Techniken, die hier kurz erwähnt werden sollen:

Wickham beschrieb in seinem neuen Buch eine laparoskopische Ureterolithotomie, wobei er durch einen kleinen Flankenschnitt über einen Trocar ein Laparoskop in das durch Gasinsufflation entfaltete Retroperitoneum einführt. Über einen zweiten weiteren Operationstrocar können zusätzliche Instrumente wie ein Sauger, ein Messerchen oder ein Elektrokauter eingeführt werden.

Hald u. Rasmussen stellten auf dem 2. Kopenhagener Symposium über transurethrale Chirurgie im Januar dieses Jahres eine extraperitoneale Pelvioskopie vor. Dabei wird ein Mediastinoskop zur Entdeckung von Lymphknoten des kleinen Beckens und Entnahme von Biopsien zweckentfremdet.

In der Beurteilung all dieser Techniken ist zu sagen, daß die perkutane Nephrolithotomie, die Fistelspülungschemolyse und die Ureterembolisation sinnvolle Ergänzungen der perkutanen Nephrostomie darstellen. Die zuletzt genannten extraperitonealen endoskopischen Manöver erschienen mir von der Technik her limitiert.

Das Stadium des Experiments verlassen hat ebenfalls die berührungsfreie Schlagwellen-Lithotripsie des Nierensteins an der Klinik von Prof. Schmiedt in München. Der in Periduralanästhesie durchgeführte Eingriff führte bei bisher 143 Patienten in 90% zu röntgenologisch dokumentierter Steinfreiheit, in 8,5% waren Restkonkremente verblieben, nur 2 Patienten mußten wegen obstruierender Steintrümmer operiert werden. Weder nach 3 Monaten noch bei 20 Patienten nach 1 Jahr war die seitengetrennte Clearance verändert.

Doppler-Sonographie

Die Gefäßlokalisation mit der Doppler-Sonographie ist eine weitere neue Entwicklung. In Situationen einer problematischen Identifizierung der Arteria testicularis bei der Varicocelenoperation, insbesondere bei beidseitigem Vorgehen oder bei Einzelhoden, empfiehlt Greenberg die Differenzierung mit der Doppler-Sonde, die bei ihm in allen Fällen gut gelang. Sowohl beim retroperitonealen als auch beim inguinalen Zugang ließe sich damit die Arterie von allen venösen Strukturen gut trennen.

Eine weitere sinnvolle Ergänzung zeigt sich bei der Diagnostik der Varicocele, insbesondere im Zusammenhang mit der Infertilität.

Hirsh u. Mitarb./England konnten in einer interessanten Studie nachweisen, daß Patienten mit einem deutlichen Reflux der Vena spermatica eine signifikante Reduktion der Samendichte aufwiesen. Bei der Klassifizierung des Doppler-Effektes konnten die Autoren klar herausstellen, daß mit zunehmendem Refluxgrad ebenfalls eine klare Zunahme der Infertilität einherging. Gegebenenfalls kann mit dem Doppler-Stethoskop auch der Nachweis einer subklinischen Varicocele erbracht werden. Geeignet erscheint dieses Instrument nicht nur für die Diagnosestellung, sondern auch für die Beurteilung des postoperativen Ergebnisses.

Problematisch ist die Doppler-Sonographie

beim sogenannten akuten Skrotum. Hier wurde dieses Methode von Rodriguez u. Mitarb. mit der Ultraschalldiagnostik und dem testikulären Scanning verglichen. Während das Szintiphoto immer die richtige Diagnose lieferte, lag die Trefferquote der Doppler-Untersuchung bei 79%.

Neuere intraoperative Maßnahmen bei der Chirurgie des Ausgußsteins

Auf diesem Kongreß wurde erstmals in Deutschland über die intraoperative Gefäßlokalisation bei Eingriffen am Nierenparenchym mittels der Doppler-Sonographie berichtet, wie dies die Mainzer Klinik nach tierexperimentellen Ergebnissen nun auch an Patienten praktiziert. Damit ist es möglich, schalleere Areale zwischen zwei Segmentarterien zu markieren, an der Niere aufzuzeichnen und exakt an diesen Stellen zu nephrotomieren. Bryniak u. Mitarb./Kanada beschrieben ein ähnliches Vorgehen. In Kombination mit intraoperativem Ultraschall geeigneter Frequenz ist es möglich, ohne Hypothermie und ohne Nierenstielabklemmung mit minimalen Nephrotomien Ausgußsteine zu operieren.

Darüber hinaus bietet sich die Technik auch bei organerhaltender Nierentumorchirurgie an, insbesondere beim Tumor an der Einzelniere.

Mit diesen Techniken eröffnen sich neue Wege für die Chirurgie an der Niere, zumal sich auch die Nierenperfusion mit Inosin als Technik der warmen Ischämie als nicht vorteilhaft erwies.

In zusammenfassender Beurteilung bin ich der Ansicht, daß die dopplergesteuerte Gefäßlokalisation an der Niere sicher von Bedeutung ist, alle anderen Anwendungen sind durch korrektes operatives Vorgehen bzw. beim akuten Skrotum durch gute Diagnostik unter der Befolgung des Prinzips – im Zweifelsfall immer freizulegen – meist zu ersetzen.

Tumorembolisation

Abschließend noch ein Wort zu einem radiologisch-urologischen Verfahren: 10 Jahre nach der ersten Katheterembolisation von Almgärd wurde diese Technik in den letzten 5 Jahren intensiv an vielen Zentren eingesetzt, und man kommt nun, insbesondere bei den Patienten, die nicht operiert wurden, zu einer Beurteilung der Methode: Die Ergebnisse variieren zwar etwas in Abhängigkeit von der Art des Verschlußmaterials, insgesamt zeigt sich aber, daß sich eine komplette und dauerhafte Ausschaltung einer Tumorniere durch die Embolisation der Arteria renalis nicht erreichen läßt. Gründe dafür sind die Tendenzen zur Rekanalisation und die Ausbildung von Kolateralkreisläufen. Über die Bearbeitung dieses Problems mit histologischen Nachuntersuchungen berichten Flamm u. Mitarb./Wien sowie Probst und Fischediek/Bern. Im Tierexperiment an der Ratte konnten Pontes u. Mitarb. keine Veränderung der Immunreaktion bei okkludierten im Vergleich zu scheinoperierten Tieren nachweisen.

Als Dauerlösung haben sich diese embolischen Verschlüsse auch bei blutenden inoperablen Blasenkarzinomen oder beim blutenden inoperablen Prostatakarzinom nicht bewährt. Die Indikationen reduzieren sich heute auf superselektive Okklusionen mancher maligner Tumore oder auf Verschlüsse von Segmentarterienstenosen als Therapie einer renalen Hypertonie oder bei blutenden Angiomen. Im Einzelfall sehen wir einen Vorteil dieser Methode bei sehr großen rechtsseitigen Nierentumoren mit ausgedehnter Vena-cava-Beteiligung, um zunächst an der nicht durchbluteten Niere die Vene präparieren zu können.

Kapitel II

Tumormarker

Nach einer ersten Euphorie über biologische Marker verschiedener Tumore bemüht man sich nun, da sich ihre Spezifität und Sensitivität besser beurteilen läßt, um ihre Einordnung in Diagnostik und Therapiekontrolle.

Tumormarker – Niere

Für das Nierenkarzinom kann mit den Markern Renin und Erythropoetin sowie mit den Polyaminen Pudrescin, Spermin und Spermidin, die auch bei anderen nicht-urologischen Karzinomen erhöht sein können, noch keine diagnostisch und therapeutisch verwertbare Aussage gemacht werden.

Tumormarker – Blase

Beim Blasenkarzinom scheint nach Meinung Javadpours eine Beziehung zwischen dem Nichtvorliegen des Zelloberflächenantigens A, B oder O und der Infiltration des Tumors zu bestehen. Bei 66 Blasentumoren verschiedener Stadien und Grade, die mit dem spezifischen Erythrozyten-Adherenz-Test untersucht wurden, zeigte sich, daß 70 % der Grad-I-Tumoren Zelloberflächenantigene und keiner der 26 % Grad-III-Tumoren das Antigen besaß. Aus diesen Befunden könnte sich eine Orientierung über das maligne Potential von Blasentumoren ergeben.

Mit dem Versuch, eine diagnostische und prognostische Beurteilung von Polyaminen im Harn zu erzielen, befaßten sich Pastorini u. Mitarb. Dabei konnten sie zeigen, daß die einzelnen Polyamine wie Spermidin und Pudrescin ganz gut sowohl mit dem Jewett-Marshall'schen Staging, als auch mit dem Grading nach Broders korrelierten.

Nach einer Arbeit von Rias u. Mitarb. könnte auch die Bestimmung der Immunglobuline im Harn ein diagnostischer Marker beim Blasenkarzinom sein. Während IGG und IGA immer bei Harnwegsinfekten erhöht sein können, ist dies für das IGM nicht der Fall.

Tumormarker – Hoden

Beim Hodentumor läßt sich unter Berücksichtigung der Marker der Fehler des klinischen Stagings auf eine Grenze von 5–14 % senken.

Neu diskutiert wird ein plazentares Protein, das als Tumormarker gelten könnte. Der Nachweis dieses spezifischen Beta-1-Glykoproteins geschieht ebenfalls mittels Radioimmunassay. Erhöhte Spiegel des Markers fanden sich bei Chorionkarzinomen, embryonalen Karzinomen und Teratomen. Seminome und Patienten mit Orchitis zeigten keinen erhöhten Spiegel von SP 1.

Über den Metastasennachweis mittels Radioimmunlokalisation wurde erstmals auf dem internationalen Symposium über menschliche Hodentumoren, Mäuse-Teratokarzinome und onko-fetale Proteine in Minneapolis berichtet und später von Javadpour und Goldenberg auch publiziert.

Das Prinzip besteht darin, Antikörper gegen AFP und HCG in Ziegen zu erzeugen, daraus die IGG Fraktion zu isolieren, mit ^{131}Jod zu markieren und pro Patient 1–2,5 mc des markierten Antikörpers zu injizieren. So gelang es Goldenberg in 13 von 20 Fällen, die Tumorlokalisation eindeutig festzustellen. Inzwischen liegen weitere ermutigende Ergebnisse mit dieser Methode von derselben Arbeitsgruppe vor. Eventuell entwickelt sich daraus eine wertvolle Kontrollmaßnahme für die Vor- und Nachbehandlung von Patienten mit Hodentumoren, insbesondere könnte der Tumornachweis auch in Organen wie in Lunge und Leber gelingen, in denen dieser mit anderen Methoden oft problematisch ist.

Tumormarker – Prostata

Mit den fraglichen Markern des Prostatakarzinoms befassen sich sehr ausführlich Catalona u. Mitarb. Da bekanntlich 90 % aller Tumoren schon bei der Ersterfassung die Kapsel überschritten haben, wäre die Früherkennung mit Hilfe zuverlässiger Marker besonders wichtig. Aber auch hier zeigt die große Zahl der geprüften fraglichen Screening-Tests keine eindeutige Überlegenheit einer Substanz, die bei dieser Suche einen Fortschritt gebracht hätte. Gleiches gilt auch für die Radioimmunoassaybestimmung der alkalischen Phosphatase, wie dies in mehreren Arbeiten von Vihko/Finnland, Quinones u. Lindholm/USA gezeigt werden konnte. Auch Arbeitsgruppen um Williams sowie um Fritzsche sahen in der RIA-Phosphatasenbestimmung keine größere Sensitivität und Spezifität gegenüber der Thymolphthalein-Phosphatasenbestimmung für die Prostatakarzinomstadien A, B und D. Wirth, Osterhage u. Ackermann/ Würzburg, haben zu diesem Thema in einer kritischen Übersicht Stellung genommen.

Der klinische Wert der Bestimmung der RIA-Phosphatasen besteht vielleicht in der Beurteilung des Verlaufs fortgeschrittener, lokaler und metastasierender Karzinome.

Daneben bemühen sich andere Arbeitsgruppen um die Aussagekraft der Zellmorphologie als Kriterium einer Therapiekontrolle. Stöber u. Mitarb./Hannover berichten über kariometrische Untersuchungen beim hormonbehandelten Prostatakarzinom. Leistenschneider u. Nagel/ Berlin sowie Arbeitsgruppen um Keller u. Völter versuchen, zytologische Regressionsparameter für eine prognostische oder therapeutische Orientierung zu erstellen.

Auch immunhistochemische Befunde, etwa nach Strahlentherapie, über die Mahan u. Mitarb. berichteten, überprüft man mit dieser Fragestellung. Mit Antisera gegen gereinigte humane saure Prostataphosphatase wurden 173 normale und neoplastische Gewebe untersucht. 45 Proben von anderen Karzinomen waren negativ. Im Gegensatz dazu zeigten maligne Prostata-

gewebsproben bei 53 von 55 Patienten unterschiedliche, aber immer positive Reaktionen. 23 strahlentherapierte Patienten zeigten zwischen 8 und 52 Monaten nach Behandlung eine verschiedengradige Anfärbung des neoplastischen Materials.

Die fortgesetzte Produktion saurer Prostataphosphatase in malignen Zellen nach Strahlentherapie läßt vermuten, daß eine gewisse metabolische Aktivität weiter besteht, die für Wachstum und Metastasierung verantwortlich sein könnte.

Immuntherapie – Niere

Über erste Ansätze einer aktiven Immuntherapie des metastasierenden Hypernephroms berichten Klippel u. Mitarb.

Aus dem Tumormaterial des Patienten werden autochthone Tumorzellen gewonnen, die nach Bestrahlung mit unspezifischen Immunstimulatoren wie BCG oder Candida-Antigenen kombiniert und zu einem Vakzinat verarbeitet werden. Ein Teil der Patienten erhielt auch allogene Zellen. Betrachtet man die vorläufigen Ergebnisse dieser Gruppe und vergleicht aber auch die Literatur, insbesondere den Bericht von Tykkae, der durch ähnliche Therapie die 5jährige Überlebensrate metastasierender Nierenkarzinome von 4,3 % auf 23,6 % steigern konnte, so stellen sich diese Ergebnisse als allen bisherigen Versuchen mit Zytostatika oder Gestagenen überlegen dar.

In gleicher Weise sind Ergebnisse von Richie u. Mitarb. zu beachten, die Schafe mit Tumormaterial von Patienten immunisierten, die von den Tieren gebildete Immun-RMA extrahierten und in vitro die Lymphozyten des Patienten damit stimulierten. Durch Retransfusion dieser Lymphozyten konnten teils komplette, teils partielle Remissionen erreicht werden.

Immuntherapie – Blase

Nach den nicht unbedingt überzeugenden Ergebnissen vieler Therapiestudien über Zytostatikainstillationen beim Blasenkarzinom diskutiert man seit einiger Zeit auch den Sinn einer aktiven, unspezifischen Immuntherapie mit BCG bei oberflächlichen, nicht-invasiven Karzinomen.

Tierexperimentell konnten verschiedene Untersucher, wie auch Adolphs u. Mitarb./Bonn zeigen, daß BCG-behandelte Ratten mit experimentellem Blasenkarzinom nach 12 Monaten eine signifikant geringere Blasentumormenge aufwiesen als die Kontrolltiere.

In klinischen Studien von Lamm u. Mitarb./ Texas sowie den Gruppen um Morales in Ontario und um Whitmore in New York ließ sich nach kompletter Blasentumorresektion ein statistisch signifikanter tumorprotektiver Effekt von BCG im Vergleich zu nur resezierten Patienten erkennen. Alle genannten Autoren sind sich einig, daß BCG ein wirksames Agens beim oberflächlichen Blasenkarzinom ist, erste günstige Resultate zeigen sich auch für das Carcinoma in situ. Insgesamt ist zu erkennen, daß eine intratumorale Applikation besser war als eine intradermale allein, so daß eine kombinierte Verabreichung sinnvoll erscheint. Ferner wurden kürzlich Beobachtungen über einen therapeutischen Effekt von Leukozyten-Interferonen bei systemischer und intraläsionaler Applikation berichtet.

Neuere Zytostatika-Applikationen

Wenn wir auch eingangs die unbefriedigenden Langzeitergebnisse der Embolisation von Tumoren erwähnen mußten, so eröffnet sich doch möglicherweise über die sogenannte Chemoembolisation mit Zytostatika, die in mikroverkapselter Form bei Karzinomen der Niere und intrapelviner Organe verabreicht werden, ein neuer Weg. Was die Urologie angeht, so sind Berichte von Kato u. Mitarb. interessant, die Chemoembolisationen mit Mikrokapseln von Mitomycin C, neben anderen Tumoren auch beim Nierenkarzinom, beim Prostata- und Blasenkarzinom durchführten. Einige Beispiele zeigen diese Bilder, die auf eine eindrucksvolle Tumorrückbildung hindeuten, so daß Patienten operabel wurden. Das mikroverkapselte Mitomycin C erreichte bei tierexperimenteller Messung eine hohe Konzentration in den direkt perfundierten Geweben. Als Variante beschreibt der gleiche Autor in einer Arbeit, die den Alken-Preis des letzten Jahres erhielt, die Möglichkeit einer gezielten Chemotherapie und magnetischer Kontrolle. In ferromagnetische Mikrokapseln, die ohne Schwierigkeit mit einem konventionellem Feld magnetisiert werden konnten, wurde eingeschlossenes Mitomycin C über die Aorta infundiert und unter magnetischer Kontrolle am gewünschten Ort konzentriert, wo es zu einer ausgedehnten Nekrose des Zielorgans führte.

Transplantierte Blasentumoren bei Kaninchen konnten mit den magnetisch gelenkten Mikrokapseln erfolgreich behandelt werden.

Vielleicht ergibt sich mit diesen beiden neuen Wegen eine Möglichkeit einer intensiven selektiven Zytostatikatherapie.

Prostaglandine

Den Prostaglandinen, einer Familie ungesättigter Fettsäuren, schrieb man ursprünglich eine Bedeutung für die Ejakulation zu, wegen ihrer Fähigkeit, die Kontraktion der glatten Muskulatur zu stimulieren.

Die gegenwärtige und vielleicht noch mehr zukünftige Bedeutung dieser Substanzen ist u. a. daran zu erkennen, daß es eine eigene Zeitschrift mit diesem Titel gibt, in der viele Arbeiten auftauchen, die auch für die Urologie interessant sind.

Prostaglandine – Blase

Man kennt inzwischen zahlreiche verschiedene Prostaglandine und konnte ihren positiven Einfluß auf die kontraktilen Elemente der Detrusormuskulatur nachweisen, so daß der Gedanke nahelag, diese Substanzen bei Blasenentleerungsstörungen zu prüfen.

Desmond u. Mitarb. sahen bei 36 Patienten mit schwacher Detrusorfunktion und Restharnbildung in 72 % eine deutliche Verbesserung der Detrusorfunktion mit länger anhaltendem positivem Effekt in 39 %. Daneben erkannte man, daß die intravesikale Prostaglandinanwendung mit dem Ziel der Detrusorstimulation eine wertvolle Hilfe bei der urodynamischen Abklärung des unteren Harntrakts sein könnte. Eine typische Druck- und Flußkurve eines solchen Versuchs zeigen die Abbildungen. Ähnliche positive Ergebnisse berichten Khalaf u. Mitarb., die aufgrund vieler Befunde der Meinung sind, daß die Prostaglandine eine Rolle im Miktionsablauf spielen. Als indirekter Hinweis mag auch ein anderer Befund gelten, über den Farkas u. Mitarb. berichten. Diese Untersucher bestimmten das Prostaglandin E_2 bei der akuten bakteriellen Zystitis und fanden im Vergleich zu Gesunden eine signifikante Zunahme des Spiegels von Prostaglandinen im Harn mit einer direkten Beziehung zu Beginn und Dauer der klinischen Symptomatik. Dieser Befund ist deshalb interessant, da man damit u. U. mit Prostaglandinhemmern einen neuen therapeutischen Ansatz finden könnte.

Prostaglandine – Niere

An der Niere gibt es Zeichen dafür, daß die endogenen Prostaglandine eine bedeutende Rolle als in-vivo-Modulator auf die renale Antwort von Vasopressin spielen können. Prostaglandine scheinen einen Effekt auf die Permeabilität der Sammelrohre für Wasser zu haben, in dem sie den hydroosmotischen Effekt des Vasopressins antagonisieren. Diese Wirkung ist unabhängig von Veränderungen der renalen Hämodynamik oder der Elektrolytausscheidung. Umgekehrt war der Effekt aufhebbar, wenn Prostaglandinhemmer wie Indomethacin im Tierversuch oder auch in der Klinik angewandt wurden.

Prostaglandine – Tumor

Möglicherweise in der Zukunft sehr bedeutende Fragestellungen werden aus der Rolle der Prostaglandine beim Karzinom resultieren. In einer sehr ausführlichen Arbeit beschreibt Droller vom John-Hopkins Institute Zusammenhänge zwischen Tumorzellprostaglandinproduktion, Tumorwachstum und Tumormetastasierung. Da Prostaglandine am Knochen die Osteoklastenaktivität stimulieren, ergibt sich in diesem Zusammenhang die nicht uninteressante Überlegung, inwieweit hier nicht beim Prostatakarzinom durch Prostaglandinantagonisten eine mögliche Tumormetastasierung im Knochenbereich gehemmt werden könnte. Tierexperimentell gibt es jedenfalls Anhalte dafür, daß Prostaglandinsynthetasehemmer an tumortragenden Tieren die Weiterentwicklung des Tumors teilweise unterdrückten. Im Tierexperiment gibt es ferner auch Hinweise für die Annahme, daß die Tumorprostaglandinproduktion die Fähigkeit metastasierender Zellen Knochen zu resorbieren erhöht und damit permanent Metastasendepots erstellt.

In einer klinischen Studie berichten Khan u. Mitarb./London über unterschiedliche Prostaglandinspiegel bei Prostatakarzinompatienten der Stadien A–C gegenüber dem Stadium D. Das auch klinisch erkennbare Ansprechen auf eine Hormontherapie ging parallel mit dem Abfall der Prostaglandine einher, ihr Anstieg korrelierte mit einer Krankheitsprogression und trat vor den Veränderungen im Knochenscan oder bei den Werten der sauren Prostataphosphatase auf.

502

Kapitel III

Therapiestudien

Abschließend noch kurz ein Wort zu derzeit in Deutschland laufenden und geplanten Studien. In den von der Aachener Klinik unter Rübben u. Lutzeyer geleiteten Studien über Instillationstherapie beim Blasenkarzinom sind bisher 160 Patienten erfaßt.

Die Studie soll 1982 beendet und dann ausgewertet werden.

Im Rahmen eines Programms der Bundesregierung zur Förderung von Forschung und Entwicklung im Dienste der Gesundheit wurde unter wesentlicher Mitarbeit von Herrn Weißbach/Bonn eine Therapiestudie beim Hodentumor beantragt und genehmigt.

Diese drei Protokolle einer prospektiven randomisierten multizentrischen Phase-III-Studie wurden ausgearbeitet, mehrere Kliniken sind daran beteiligt.

Eine andere geplante multizentrische Studie hat die Aufgabe, Lymphographie, Ultraschall und CT beim präoperativen Staging des Hodentumors bezüglich ihrer Sensitivität und Spezifität mit den von der UICC vorgeschlagenen Maßnahmen zu vergleichen.

Eine weitere, von der Bonner Klinik beantragte Studie sieht die Evaluierung der transurethralen und transrektalen Ultraschalldiagnostik für die Verbesserung der Tumorklassifikation von Blasenkarzinomen vor.

Tumornachsorgepaß

Nachsorge nach Tumortherapie ist heute mit den verbesserten Möglichkeiten onkologischer Maßnahmen von großer Bedeutung. Neben dem Leitstellensystem über ein Tumorzentrum entstand die Idee des sogenannten Nachsorgepasses aus der Praxis heraus. Man ging von den guten Erfahrungen aus, die Gynäkologen mit den Mütterpässen gesammelt hatten. Wenn auch beim Tumorpatienten die Problematik anders liegt, man denkt an folgende Ziele: in Kooperation zwischen mitbehandelnder Klinik und niedergelassenem Arzt soll dieser Paß mit dem Eintrag aller Befunde und einer geleiteten Verlaufskontrolle mithelfen, die Langzeitüberwachung und Betreuung von Tumorkranken auf aktuellem Wissensstand zu gewährleisten, den Patienten über Termine und Inhalt der Nachsorgeuntersuchungen zu informieren sowie die begleitende Dokumentation der Nachsorge sichern. Dieser Nachsorgepaß, der erstmals am 1. April dieses Jahres von der kassenärztlichen Vereinigung in Nordrhein-Westfalen eingeführt wurde, soll, falls er sich bewähren sollte, von anderen kassenärztlichen Vereinigungen bundesweit eingesetzt werden. Die berufspolitische Bedeutung dieses Unternehmens ist groß, da es gilt, dem niedergelassenen Arzt einen festen Platz im Nachsorgeprogramm dieser Patienten zu sichern. Die Bedeutung dieses Nachsorgeprogramms geht aus der Häufigkeit der Krebserkrankungen hervor. Derzeit leben in der Bundesrepublik Deutschland 700 000 Tumorkranke. Die Zahl der jährlichen Neuerkrankungen beläuft sich auf 220 000. Geheilte und nicht geheilte Patienten bedürfen der Nachsorge. Für urologische Karzinompatienten wurden ebenfalls Richtlinien entworfen, die eine systematisierte Nachsorge ermöglichen sollen. Der von der Aktionsgemeinschaft der nordrhein-westfälischen Tumorzentren und onkologischen Arbeitskreise (ATO) zusammen mit den kassenärztlichen Vereinigungen Nordrhein und Westfalen-Lippe inszenierte Nachsorgepaß mit einer Erstaussendung von 20 000 Exemplaren ist in der Zwischenzeit vergriffen. Demnächst soll der Paß nun auch mit urologischen Richtlinien neu erscheinen.

Meine Damen und Herren, nach diesem Ausblick über Tumorstudien und Tumornachsorgeprogramme bin ich am Ende meines Vortrags, den ich mit einem Gedanken beschließen möchte, der mir während der Ausarbeitung kam. Noch ausgereiftere Therapiekonzepte werden Heilungschancen und damit Lebenserwartung verbessern. So intensiv man sich aber um diesen Teil der Krankenbehandlung bemüht, so wenig gibt es Konzepte, einen therapierten Tumorpatienten darin zu unterstützen, ein soweit wie möglich normales Leben wieder zu führen. Diese Anzeige der American Cancer Society war mir wiederholt aufgefallen, der Buchtitel rechts ist eine Neuerscheinung aus diesem Jahr.

Ich glaube, daß vermehrte Anstrengungen gerechtfertigt sind, die vielfältige Problematik eines Patienten auch nach der Therapie ausreichend zu beachten.

Literatur

Ultraschall – Penis

Fleischer AC, Rhamy RK (1981) Sonographic evaluation of Peyronie disease. Urology XVII/3:290–291. – Altaffer LF, Jordan GH (1981) Sonographic demonstration of Peyronie plaques. Urology XVII/3:292–295

Ultraschall – Hoden

Cunningham JJ (1981) Echographic findings in Sertoli cell tumor of the testis. J Clin Ultrasound 9:341–342. – Albert NE (1980) Testicular ultrasound for trauma. J Urology 124:558–559. – Wilson PC, Valvo JR, Gramiak R, Frank IN (1981) Automated water-path ultrasonic examination of scrotum. Urology XVIII/1:94–99. – Grønvall S, Brünner N, Jacobsen G, Holm HH (1981) Ultrasound in the detection of testicular tumors. Int J Andrology Suppl 4:185

Ultraschall – Prostata

Resnick MI, Willard JW, Boyce WH (1980) Transrectal ultrasonography in the evaluation of patients with prostatic carcinoma. J Urology 124:482–484. – Dana A, Cukier H (1981) Diagnostic échographique d'un cas d'abcès de la prostate. J Urologie 87/4:255–257. – Holm HH, Gammelgaard J (1981) Ultrasonically guided precise needle placement in the prostate and the seminal vesicles. J Urology 125:385–387. –Kohri K, Kaneko S, Akiyama T et al (1981) Ultrasonic evaluation of prostatic carcinoma. Urology XVV/2:214–217. – Aguirre CR, Tallada MB, Mayayo TD et al (1980) Evaluation comparative du volume prostatique par l'échographie transabdominale, le profil urétral et la radiologie. Urologie 86/6:675–679. – Resnick MI (1981) Noninvasive techniques in evaluating patients with carcinoma of prostate. Suppl. Urology XVII/3:25–30

Ultraschall – Blase

Gammelgaard J, Holm HH (1980) Transurethral and transrectal ultrasonic scanning in urology. J Urology 124:863–868. – Rees M, Joseph AEA (1981) Ultrasound guided suprapubic puncture – A new, simple way of releasing a blocked foley balloon. Brit J Urol 53:196. – Schüller J, Walther V, Staehler G, Bauer HW (1981) Beurteilung von Blasenwandveränderungen mit der intravesikalen Ultraschalltomographie. Urologe [A] 20:204–210. – Nakamura S, Nijima T (1981) Transurethral real-time scanner. J Urology 125:781–783. – Schüller J, Walther V, Staehler G et al (1980) Intravesikale Ultraschalltomographie zur Bestimmung der Infiltrationstiefe von Blasentumoren. Münch med Wschr 122:1431–1433. – Nakamura S, Nijima T (1980) Staging of bladder cancer by ultrasonography: A new technique by transurethral intravesical scanning. J Urology 124:341–344. – Matouschek E (1981) Erste Ergebnisse bei der echographischen Darstellung von Tumoren mit einem neuen transurethralen Scanner. Tumor-Diagnostik 2:17–20

Ultraschall – Nieren

Janus CL, Janus SS (1981) Ultrasound: State of the art. J Clin Ultrasound 9:217–218. – Hofmann V (1981) Ultraschalldiagnostik beim vesiko-ureteralen Reflux im Kindesalter. Z Urol Nephrol 74:249–261. – Fagan CJ, Larrieu AJ, Amparo EG (1979) Retroperitoneal fibrosis: Ultrasound and CT features. Am Roentgen Ray Soc 133:239–243. – Shirkhoda A (1981) Gray-scale pattern and ultrasonic spectrum of adult polycystic kidney disease. Applied radiology/Ultrasound, Jan.–Febr. 1981. – Gregory A, Behan M (1981) Lymphoma of the kidneys: unusual ultrasound appearance due to infiltration of the renal sinus. J Clin Ultrasound 9:343–345

Ultraschall praenatal

Dubbins PA, Kurtz AB, Wapner RJ, Goldberg BB (1981) Renal agenesis: Spectrum of in utero findings. J Clin Ultrasound 9:189–193. – Martin JJ, Taylor ES jr (1981) Diagnosis of bilateral hydronephrosis in utero by ultrasonography. Urology XVII/3:272–273

Perkutane Manipulationen

Greenberg SH, Ring EJ, Oleaga JA et al (1980) Antegrade ureteral catheterization prior to complicated ureteral surgery. Urol Radiol 2:99–101. – Günther R, Klose, R, Bohl J, Marberger M (1980) Transrenale Ureterembolisation. Fortschr. Röntgenstr. 133/5:471–476. – Saitoh M, Watanabe H (1981) Ultrasonically guided percutaneous pyeloscopy. Urology XVII/5:457–459. – Alken P, Hutschenreiter G, Günther R, Marberger M (1981) Percutaneous stone manipulation. J Urology 125:463–466. – Weirich W, Ackermann D, Riedmiller H, Alken P (1981) Die Auflösung von Cystin-Steinen mit N-Acetylcystein nach perkutaner Nephrostomie. Aktuelle Urol 12:224–226. – Hald T, Rasmussen F (1981) Extraperitoneal pelvioscopy. 2nd Copenhaven Symposion on Transurethral Surgery, Jan. 1981. – Wickham JEA, Kellett MJ (1981) Percutaneous nephrolithotomy. Brit J Urol 53:297–299. – Bartone FF, Mazer MJ, Anderson JC et al (1980) Diagnosis and treatment of fluid-filled renal structures in children with ultrasonography and percutaneous puncture. Urology XVI/4:432–441. – Schilling A, Goettinger H, Marx EJ et al (1981) A new technique for percutaneous nephropyelostomy. J Urology 125:475–476. – Stark H, Savir A (1980) Dissolution of cystine calculi by pelviocaliceal irrigation with D-penicillamine. J Urology 124:895–898. – Fritzsche P, Moorhead JD, Axford PD Torrey RR (1981) Urologic applications of angiographic guide wire and catheter techniques. J Urology 125:774–780. – Thüroff JW, Hutschenreiter G (1980) Fallbericht: Perkutane Nephrostomie und instrumentelle Steinentfernung in Lokalanästhesie. Urol int 35:375–380. – Günther R (1981) Perkutane Harnleiterembolisation – Technik, therapeutische Anwendung und Weiterentwicklung. Aktuelle Urol 12:89–95. – Dretler SP, Jett GK, Newhouse JH et al (1981) Percutaneous dissolution of cystine calculi with N-acetyl-cysteine – The experience with four patients. 77. Ann Meeting Am Urol Assoc Boston, May 1981. – Sant GR, Blaivas JG, Meares EM (1981) Long-term results of renacidin irrigation in the management of renal struvite calculi. 77. Ann Meeting Am Urol Assoc, Boston, May 1981. – Walz PH, Hutschenreiter G, Alken P (1981) 505 Percutaneous nephrostomies – A safe urologic procedure. 77. Ann Meeting Am Urol Assoc, Boston, May 1981. – Hayase Y, Fukatsu H, Segawa A (1980) The dissolution of cystine stones by irrigated tiopronin solution. J Urology 124:775–778

Doppler-Sonographie

Seppelt U (1980) Die Dopplersonographie bei der Differential-Diagnose des „akuten Skrotums" Urologe [A] 19:260–262. – Hirsh AV, Kellett MJ, Robertson G, Pryor JP (1980) Doppler flow studies, venography and thermography in the evaluation of varicoceles of fertile and subfertile men. Brit J Urol 52:560–565. – Perrin P, Rollet J, Durand L (1980) The doppler stethoscope in the diagnosis of subclinical variocele. Brit J Urol 52:390–391. – Greenberg SH (1981) Doppler ultrasound for localization of testicular artery during varicocelectomy. Urology, XVII/5:480. – Rodriguez DD, Rodriguez WC, Rivera J et al (1981) Doppler ultrasound versus testicular scanning in the evaluation of the acute scrotum. J Urology 125:343–346

Nierenstein-Chirurgie

Thüroff JW, Thüroff S, Frohneberg D et al (1980) Intraoperative Gefäßlokalisation bei Eingriffen am Nierenparenchym mittels Dopplersonographie. Aktuelle Urol 11:287–293. – Bryniak SR, Chesley AE (1981) The use of the doppler stethoscope in urology. 77. Ann Meeting Am Urol Assoc, Boston, May 1981. – Koshiba K, Ishibashi A, Mashimo S (1980) Use of polaroid film in intraoperative renal radiography: A new technique. J Urology 124:586–587. – Fitzpatrick JM, Marberger M, Wickham JEA (1981) The role of inosine in the prevention of warm ischaemic damage in renal transplantation. 5th Symposium on Experimental Urology, 1980. Urol Res 228. – Riedmiller H,

Thüroff J, Alken P et al (1981) Gefäß- und Steinlokalisation durch Ultraschall – Das Ende von Ischämie und Kühlung in der Nierensteinchirurgie? Aktuelle Urol 12:210–215

Tumor-Embolisation

Pontes JE, Goldrosen M, Murphy GP (1981) Immunological response to tumor ischemia in a murine renal cell carcinoma. 77. Ann Meeting Am Urol Assoc, Boston, May 1981. – Ekelund L, Karp W, Mansson W, Olsson AM (1981) Palliative embolization of renal tumors: Follow-up of 19 cases. Urol Radiol 3:13–18. – Perlberger R, van Helsdingen PJRO (1981) Embolization of a large (nonoperable) renal tumor and subsequent CT control. Diagnostic Imaging 50:149–153. – Giuliani L, Carmignani G, Belgrano E et al (1981) Usefulness of preoperative transcatheter embolization in kidney tumors. Urology XVII/5:431–434. – Freeny P, Bush WH jr, Kidd R (1979) Transcatheter occlusive therapy of genitourinary abnormalities using isobutyl 2-cyanoacrylate (bucrylate). Ann Meeting Am Roentgen Ray Soc, Toronto, March 1979; AJR 133:647–656. – Flamm J, Kofler K, Graf F (1981) Histologische Ergebnisse nach präoperativer Katheterembolisation beim hypernephroiden Nierenkarzinom. Urologe [A] 20:170–176. – Günther R, Klose K, Thelen M, Jacobi G (1981) Superselektive Embolisation mit Gewebekleber im Urogenitaltrakt. Fortschr. Röntgenstr. 134/5:536–539

Tumor-Marker Blase

Pastorini P, Milano G, Toubol J et al (1981) The diagnostic and prognostic value of urinary polyamine measurement in bladder cancer. Urol Res 9:13–16. – Oehr P, Schlösser T, Adolphs HD (1980) Anwendbarkeit eines enzymatischen Tests zur Bestimmung von CEA im Serum und CEA-ähnlichen Substanzen im Urin bei Patienten mit Harnblasentumoren. Tumor-Diagnostik 1:40–44. – O'Brien P, Gozzo JJ, Monaco AP (1980) Urinary proteins as biological markers: Bladder cancer diagnosis versus urinary tract infection. J Urology 124:802–803. – Murphy GP (1975) Two tests tag occult bladder cancer. Medical World News Nov 3:72. – Gozzo JJ, Cronin WJ, O'Brien P, Monaco AP (1980) Detection of tumor-associated antigens in urine from patients with bladder cancer. J Urology 124:804–807

Tumor-Marker Hoden

Javadpour N (1980) Tumor markers in urologic cancer. Urology XVI/127. – Lange PH, Nochomovitz LE, Rosai J et al (1980) Serum alpha-fetoprotein and human chorionic gonadotropin in patients with seminoma. J Urology 124:472–478. – Lippert M, Papadopoulos N, Javadpour N (1981) Role of lactate dehydrogenase isoenzymes in testicular cancer. Urology XVII/1:50–53. – Javadpour N, Kim EE, DeLand FH et al (1981) The role of radioimmunodetection in the management of testicular cancer. J Am Med Assoc 246/1:45–49. – Szymendera JJ, Zborzil J, Sikorowa L et al (1981) Value of five tumor markers (AFP, CEA, HCG, HPL and SP$_1$) in diagnosis and staging of testicular germ cell tumors. Oncology 38:222–229. – Javadpour N, Utz M, Soares T (1980) Immunocytochemical discordance in localization of pregnancy specific beta-1 glycoprotein, alpha-fetoprotein and human chorionic gonadotropin in testicular cancers. J Urology 124:615–616. – Fowler JE jr, Taylor G, Blom J, Stutzman E (1980) Experience with serum alpha-fetoprotein and human chorionic gonadotropin in non-seminomatous testicular tumors. J Urology 124:365–368. – Kuber W, Aiginger P, Kühböck J, Spona J (1981) Wertigkeit der Serum-Beta-HCG-Bestimmung bei Patienten mit malignen Hodentumoren. Onkologie 4:221–225. – de Vere White R, Karian S, Ki Hong W, Olsson CA (1981) Testis tumor markers: How accurate are they? J Urology 125:661–663. – Mann K (1980) Human testis cancer, mouse teratocarcinoma and oncefetal proteins. Tumor Diagnostik 5:281–285. – Javadpour N, Goldenberg D (1981) Further study of AFP and HCG radioimmunodetection in localization and management of testicular cancer. 77. Ann Meeting Am Urol Assoc, Boston, May 1981

Tumor-Marker Prostata

Catalona WJ, Menon M (1981) New Screening and diagnostic tests for prostate cancer and immunologic assessment. Suppl Urology XVII/3:61–65. – Bauer H-W, Göttinger H, Grenner G, Dati F (1981) Enzyme immunoassay for the prostate-specific acid phosphatase (E.C.3.1.3.2.). Urol Res 9:21–24. – Papsidero LD, Kurlyama M, Wang MC et al (1981) Prostate antigen: a marker for human prostate epithelial cells. J Nat Cancer Inst 66/37–41. – Walz PH, Jacobi GH, Klippel KF (1980) Prostatakarzinom: Stellenwert des DNCB-Testes und der Bestimmung der Serumproteine und Immunglobuline in der Routinediagnostik. Aktuelle Urol 11:379–385. – Belville WD, Mahan DE, Sepulveda RA et al (1981) Bone marrow acid phosphatase by radioimmunoassay: 3 years of experience. J Urology 125:809–811. – Vihko P, Lukkarinen O, Kontturi M, Vihko R (1981) Effectiveness of radioimmunoassay of human prostatespecific acid phosphatase in the diagnosis and follow-up of therapy in prostatic carcinoma. Cancer Research 41:1180–1183. – Vihko P, Lukkarinen O, Kontturi M, Vihko R (1981) The effect of manipulation of the prostate gland on serum prostate-specific acid phosphatase measured by radioimmunoassay. Investigative Urology 18/5:334–336. – Quinones GR, Rohner TJ jr, Drago J, Demers LM (1981) Will prostatic acid phosphatase determination by radioimmunoassay increase the diagnosis of early prostatic cancer? J Urology 125:361–364. – Lindholm GR, Stirton M, Liedtke RJ et al (1980) Prostatic acid phosphatase by radioimmunoassay. J Am Med Assoc 244/18:2071–2073. – Hengst W, Fischer M, Sparwasser H (1980) Die Wertigkeit des PAP-RIA für die Diagnostik des Prostatakarzinoms. Tumor-Diagnostik 4:197–201. – Wirth MP, Osterhage HR, Ackermann R (1981) Diagnostischer Wert der radioimmunologisch bestimmten sauren Prostata-Phosphatase beim Prostatakarzinom. Aktuelle Urol 12:150–153. – Killian CS, Vargas FP, Lee CL et al (1980) Quantitative counterimmunoelectrophoresis assay for prostatic acid phosphatase. Invest Urology 18/3:219. – Williams RD, Dombrovskis S, Dreyer J et al (1981) Comparative sensitivity of four radioimmunoassays for prostatic acid-phosphatase. 77. Ann Meeting Am Urol Assoc, Boston, May 1981. – Fritsche HA, von Eschenbach A, Geitner A (1981) A comparison of enzymatic and radioimmunoassays for prostatic acid phosphatase. 77. Ann Meeting Am Urol Assoc, Boston, May 1981. – Wirth MP, Osterhage HR, Ackermann R (1981) Diagnostischer Wert der radioimmunologisch bestimmten sauren Prostata-Phosphatase beim Prostatakarzinom. Aktuelle Urol 12:150–153

Androgen-Rezeptoren Prostata

Ghanadian R, Auf G, Williams G (1981) Relationship between prostatic cytoplasmic and nuclear androgen receptors in patients with carcinoma of the prostate. Eur Urol 7:39–40. – Shain SA, Boesel RW, Kalter SS, Heberling RL (1981) A x C rat prostate adenocarcinoma: Initial characterization of testosterone regulation of hormone receptors of cultured cancer cells and derived tumors. J Nat Cancer Inst 66/3:565–574. – Lea OA, French FS (1981) Androgen receptor protein in the androgen-dependent dunning R-3327 prostate carcinoma. Cancer Research 41:619–623. – Fischer D, Gevers W, Bressel M (1980) Möglichkeiten für die Rezeptorenbestimmung beim Adenom – und Carcinom der Prostata. Urologe [A] 19:326–330. – Trachtenberg J, Hicks LL, Walsh PC (1981) Methods for the determination of androgen receptor content in human prostatic tissue. Invest Urology 18/5:349–354. – Dube JY, Frenette G, Tremblay RR (1981) Effect of endocrine manipulations on the levels of cytosolic and nuclear receptors for androgens in dog prostate. Invest Urology 18/6:418–421

Therapie-Kontrolle Prostatakarzinom

Mahan DE, Bruce AW, Manley PN, Franchi L (1980) Immunohistochemical evaluation of prostatic carcinoma before and after radiotherapy. J Urology 124:488–491. – Stöber U, Aeikens B (1980) Karyometrie zur Verlaufskontrolle beim hormonbehandelten Prostatakarzinom. Urol int 35:435–443. – Leistenschneider W, Nagel R (1980) Zytologisches Regressions-Grading und seine prognostische Bedeutung beim konservativ behandelten Prostatakarzinom. Aktuelle Urol 11:263–275. – Keller AJ, Völter D, Bertsch H (1981) Die Wertigkeit zytomorphologischer Parameter unter der Hormontherapie des Prostata-Karzinoms. Urologe [A] 20:228–230

Immuntherapie

Klippel KF, Jacobi GH, Schulte-Wissermann H (1981) Aktive Immuntherapie beim metastasierenden Hypernephrom. Aktuelle Urol 12:161–165. – Adolphs H-D, Thiele J, Kiel H (1981) Inhibition of experimental bladder tumor induction by systemic BCG treatment. Eur Urol 7:35–38. – Wise HA, Neidhart JA (1981) Immunotherapy of renal carcinoma with polymerized tumor antigen – Adjuvant preparations. 77. Ann Meeting Am Urol Assoc, Boston, May 1981

Immuntherapie – Blase

Morales A, Pang AD, Ottenhof PC (1981) Treatment of residual, non-infiltrating bladder cancer with bacillus calmette-guerin (BCG). 77. Ann Meeting Am Urol Assoc, Boston, May 1981. – Herr HW, Pinsky CM, Whitmore WF et al (1981) Effects of intravesical bacillus calmette-guerin (BCG) on carcinoma in situ of the bladder. 77. Ann Meeting Am Urol Assoc. Boston, May 1981. – Lamm DL, Thor DE, Stogdill VD et al (1981) Bladder cancer immunotherapy. 77. Ann Meeting Am Urol Assoc. Boston, May 1981. – Morales A, Ottenhof P, Emerson L (1981) Treatment of residual, non-infiltrating bladder cancer with bacillus calmette-guerin. J Urol 125:649–651. – Winters WD, Lamm DL (1981) Antibody responses to bacillus calmette-guerin during immunotherapy in bladder cancer patients. Cancer Res 41:2672–2676

Neuere Zytostatika-Applikationen

McKinstry DW (1981) Implanted drug delivery system for regional cancer chemotherapy. Research resources reporter V/7:1–15. – Kato T, Nemoto R, Mori H et al (1981) Arterial chemoembolization with mitomycin C microcapsules in the treatment of primary or secondary carcinoma of the kidney, liver, bone and intrapelvic organs. Cancer 48:674–680. – Nemoto R, Kato T (1981) Experimental intra-arterial infusion of microencapsulated mitomycin C into pelvic organs. Brit J Urol 53:225–227. – Kato T (1981) Ein Versuch zur magnetisch gesteuerten Zytostatikatherapie. Aktuelle Urol 12:48–51

Prostaglandine – Blase

Delaere KPJ, Thomas CMG, Moonen WA, Debruyne FMJ (1981) The value of intravesical prostaglandin E_2 and $F_2\alpha$ in a women with abnormalities of bladder emptying. Brit J Urol 53:306–306. – Hatano Y, Kohli JD, Goldberg LI, Fried J (1981) Relative contracting and relaxing potencies of a series of prostaglandins in isolated mesenteric artery strips. prostaglandin E_2 and $F_2\alpha$ in women with abnormali-zoni G, Erspamer GF (1981) Effects of active peptides on the isolated muscle of the human urinary bladder. Invest Urology 18/4:302–304. – Khalaf IM, Rioux F, Ouirion R, Elhilali MM (1980) Intravesical prosta-glandin: release and effect of bladder instillation on some micturition parameters. Brit J Urol 52:351–356. – Farkas A, Alajem D, Dekel S, Binderman I (1980) Urinary prostaglandin E_2 in acute bacterial cystitis. J Urology 124:455–457. – Desmond AD, Bultitude MI, Hills NH, Shuttleworth ED (1980) Clinical experience with intravesical prostaglandin E_2 – a prospective study of 36 patients. Brit J Urol 52:357–366. – Abdel-Rahman M, Coulombe A, Elhilali MM (1981) Detrusor dynamics II. Effect of prostaglandins and their synthesis inhibitor on stress-relaxation time course. Invest Urology 18/4:281–284. – Abdel-Rahman M, Coulombe A, Elhilali MM (1981) Detrusor dynamics I. effect of prostaglandin $F_2\alpha$ on tension-length relationship. Invest Urology 18/4:278–280

Prostaglandine – Prostata

Rolland PH, Marin PM, Serment G et al (1981) Human benign prostatic hypertrophy: Role of prosta-glandin E_2 and its relationship to Bromocriptine therapy. Eur Urol 7:41–45

Prostaglandine – Niere

Morrison AR, Thornton F, Blumberg A, Vaughan ED (1981) Thromboxane A_2 is the major arachidonic acid metabolite of human cortical hydronephrotic tissue. Prostaglandins 21/3:47177

Prostaglandine – Tumor

Droller MJ (1981) Prostaglandins and neoplasia. J Urology 125:757–760. – Dunzendorfer U, Ohlen-schläger G, Zahradnik HP (1981) 13,14-Dihydro-15-Keto-Prostaglandin-$F_2\alpha$ und Haptoglobin im Serum von Patienten mit urogenitalen Tumoren. Onko-logie 4:10–16. – Khan O, Hensby CN, Williams G (1981) Prostacyclin levels in patients with prostatic cancer: a new monitor of the growth and spread of the disease. 77. Ann Meeting Am Urol Assoc Boston, May 1981

Prof. Dr. R. Hartung
Direktor der Urolog. Univ.-Klinik
Hufelandstraße 55
D-4300 Essen

Verhandlungsbericht der Deutschen Gesellschaft
für Urologie, 33. Tagung (1981), 508–510
© Springer-Verlag Berlin Heidelberg New York 1982

Bericht des Präsidenten des Berufsverbandes Deutscher Urologen e. V.

D. Heck

Giftmord

Herr Präsident, meine sehr verehrten Damen und Herren, liebe Kolleginnen und Kollegen!

Am 29. Mai 1981 berichteten mehrere große, überregionale bundesdeutsche Tageszeitungen, eine Strafkammer beim Landgericht Nürnberg/Fürth habe einen 44jährigen Chirurgen und dessen Ehefrau zu je drei Jahren Freiheitsentzug verurteilt. Das Gericht habe es nach einem Prozeß von 6 Monaten Dauer als erwiesen angesehen, daß das Ehepaar durch überhöhte Rechnungen die kassenärztliche Vereinigung Bayern um mindestens 66 000 DM geschädigt habe. Aus der Frankfurter Allgemeinen Zeitung erfährt man allerdings über diesen Sachverhalt hinaus, es hätten – ich zitiere wörtlich – „der Arzt und seine Ehefrau... auf den Krankenscheinen ... erheblich mehr Leistungen eingetragen als vorgenommen worden waren. Diese Scheine enthielten bis zu 17 „Leistungen", selbst dann, wenn nur eine einzige Behandlung vorgenommen worden war.

Das Gericht sagte, der effektive Schaden belaufe sich auf 66 000 DM, doch hätten der Arzt und dessen Frau Honorare für weitere 735 000 DM in Rechnung gestellt; das Geld allerdings sei von den Kassen nicht überwiesen worden, weil der Arzt mit seinen Rechnungen zu weit über dem Durchschnitt gelegen habe. Zur Begründung des Urteils sagte denn auch der Vorsitzende ... verwundert müsse er darüber sein, daß es bei den Ärzten offenbar an jeglicher Kontrolle in der Honorarabrechnung mangle. Es sei dem Ehepaar ungemein leichtgemacht worden, die Kassen zu betrügen. Es werde geradezu an einen Selbstbedienungsladen erinnert, aus dem man die Ware mitnehmen können, ohne sie zu bezahlen. Man bringe den Medizinern, – wie das in keiner anderen Berufsgruppe der Fall sei – offenbar ein unbegrenztes Vertrauen entgegen; gefragt werden müsse aber, ob das zu rechtfertigen sei.

Der Richter fragte außerdem, ob nicht eine schärfere Kontrolle der Honorarabrechnung ein Hebel wäre, den man ansetzen könnte, um die Kosten im Gesundheitswesen hinabzudrücken. Er jedenfalls haben in diesem Prozeß den Eindruck gewonnen, daß ein Arzt, der sich in der Bundesrepublik Deutschland niederlasse, schon in ein paar Jahren mehrfacher Millionär sein könne". Ende des Zitats.

Nichts wird dem Leser einer solchen Nachricht ferner liegen, als die Gerechtigkeit des ergangenen Urteils anzuzweifeln. Nichts wird einem Kassenarzt, der diese Mitteilung liest, ferner liegen, als die Handlungsweise dieses Kollegen-Ehepaares in Schutz nehmen zu wollen. Läßt man jedoch als Insider unseres Sozialversicherungssystems die hier gemachten Mitteilungen auf der Zunge zergehen, – hier wie in der Folge stets unter der Voraussetzung, daß die Berichterstattung zutrifft – dann bleibt einem, trotz aller Gewöhnung an publizistische und juristische Absonderlichkeiten der vergangenen Jahre, der Mund offen stehen.

Die läßlichsten der hier begangenen Publikationssünden entspringen dabei dem uns längst geläufigen Mangel an primitivster Detailkenntnis. „Leistung" und „Behandlung" ist schließlich nicht das gleiche und 17 Leistungen in einem einzigen Behandlungsfall durchaus nichts Besonderes. Was man vermutlich sagen wollte war, daß mehr Leistungen angeschrieben als erbracht wurden. Der mit der Angelegenheit befaßte Richter muß auch keinen allzu guten Blick für verwaltungstechnische Zusammenhänge gehabt haben, wenn er das Fehlen „jeglicher Kontrolle in der Honorarabrechnung" bemängelte, gleichzeitig jedoch feststellt, daß 735 000 DM von den Kassen nicht überwiesen wurden, weil der Arzt mit seinen Rechnungen zu weit über dem Durchschnitt gelegen habe. Ein Richter, der in einer solchen Sache Recht spricht, müßte zumindest in die Details des kassenärztlichen Prozedere soweit eingedrungen sein, um zu wissen, daß Kostenträger nicht so ohne weiteres die Zahlung einer Dreiviertelmillion an Honoraren verweigern können. Wenn dieses Geld – immerhin das Zwölffache des zur Verurteilung herangezogenen Schädigungsbetrags – nicht ausgezahlt wurde, so ist dies dem reibungslosen Funktionieren der Selbstverwaltung, in diesem Falle der paritätisch besetzten Prüfungsgremien zu verdanken, womit die Existenz einer hocheffizienten Kontrolle in der Honorarabrechnung bereits erwiesen ist. Sicherlich besteht zwischen den Vertragspartnern in der Sozialversicherung ein hohes Maß an gegenseitigem Vertrauen. Trotzdem kennt man auch hier den alten und bewährten Grundsatz: „Vertrauen ist gut – Kontrolle ist besser". Wenn es also im vorliegenden Falle überhaupt zum Prozeß kam, dann wohl nur deshalb, weil die beklagten Kollegen mit offensichtlicher, auch in der Urteilsbegründung erwähnter Hartnäckigkeit unhaltbare Positionen im aufsteigenden Instanzenweg verteidigten.

Auch der auf beiden Beinen hinkende Vergleich mit dem Selbstbedienungsladen ist inzwischen ziemlich abgedroschen. Er irritiert uns nicht mehr allzu sehr, denn jedermann weiß, daß z.B. auch bei einem Juristen, der ein Gutachten nach Stundensatz anfertigt, der Auftraggeber kaum mit der Stoppuhr dahintersteht. Ohne ein gewisses Maß an blindem Vertrauen könnte schließlich niemand mehr wagen, auch nur sein Fahrzeug bei Grün über eine Kreuzung zu bewegen. Man versteht auch nicht so recht, was es mit ärztlicher Selbstbedienung zu tun haben soll, wenn die „Mitglieder der Solidargemeinschaft" mit ungebrochenem Vertrauen und, wie jedermann weiß, in Jahr für Jahr steigendem Ausmaß ärztliche Leistungen in Anspruch nehmen, nachdem ihnen der Sozialstaat und die Sozialversicherer auf dem Weg über die Medien während vieler Jahre den Gesundheitskonsum als selbstverständliches Recht gepredigt haben. Von den gleichen Medien immer und immer wieder über die Fortschritte der Medizin in mehr oder weniger fachkundigen Beiträgen belehrt, erwarten diese Menschen dann begreiflicherweise von einem Arztbesuch auch mehr als einen warmen Händedruck und verständnisvolle Worte. Man sollte auch nicht vergessen, daß gerade Juristen in immer zahlreicher werdenden Sozialgerichtsurteilen den Ärzten die Erbringung bestimmter Leistungen geradezu zwingend vorschreiben. Die rapide steigende Anzahl der Klagefälle wegen Kunstfehlern, die ja auch nicht ohne juristische Beteiligung und ohne „Aufklärung" durch die Medien zustande kommen, haben uns dar-

über hinaus auch insoweit das Fürchten gelehrt, daß die Hemmschwelle zur Erbringung von Leistungen schon aus der Sorge heraus immer niedriger geworden ist, ihre Unterlassung könne eventuell als Kunstfehler gewertet werden. Die Juristen und Publizisten sind an diesem „Selbstbedienungsladen" also in hohem Maße beteiligt (wenn ich auch keinen Selbstbedienungsladen kenne, „aus dem man die Ware mitnehmen könne ohne sie zu bezahlen").

Eine ausgesprochen skandalöse Dimension gewinnt diese ganze Geschichte aber aus der Tatsache, daß unser – im Gegensatz zu dem verurteilten Ehepaar – namenloser Richter mit einer höchst bedenklichen Unbedenklichkeit das gerade verhandelte Verfahren zu einem Musterbeispiel für die gesamte Ärzteschaft hochstilisiert. Sicherlich gehört diese Phase lauten Nachdenkens nicht mehr in die Urteilsbegründung, denn dort hätte sie leicht zum Gegenstand einer Dienstaufsichtsbeschwerde werden können. Hier nimmt unser Richter also wohl lediglich das Recht der freien Meinungsäußerung für sich in Anspruch, und wieweit die Grenzen dieses Begriffs über den gesunden Menschenverstand hinausehen, haben wir bei unserer prozessualen Auseinandersetzung mit Herrn Hackethal am eigenen Leibe erlebt. Was aber dem einen recht ist, ist dem anderen billig und so meine denn ich unseren Richter fragen zu dürfen, in welch einer Zeit wir eigentlich leben? Haben wir den Begriff der Sippenhaftung nicht mit dem Dritten Reich beerdigt, so daß wir uns weiterhin jeden Fehltritt eines unserer Kollegen in corpore um die Ohren schlagen lassen müssen? Wo sind sie denn eigentlich, diese zahllosen kassenärztlichen Millionäre? Ich kenne keinen einzigen, es sei denn er habe eine Millionärstochter geheiratet. Ist unser Richter wirklich so weltfremd, daß er nicht zu realisieren vermag, in welchem Ausmaß die allgemeine Teuerung, insbesondere im Personalsektor, auch auf die ärztlichen Praxen durchschlägt? Ist er wirklich so schwach in Mathematik, daß er nicht zu berechnen vermag, daß die uns von der Konzertierten Aktion zugestandenen bisherigen Honorarsteigerungen von 4,0 % im Mittel bei einer Inflationsrate von 5,5 % und einer Steigerung der Praxiskosten von 6,3 % nicht ein Mehr, sondern ein Weniger an Honorarvolumen bedeuten und daß wir mithin wohl eine der wenigen Berufsgruppen in diesem Lande sind, die ohne allzu große Reaktionen – ja sogar freiwillig – Jahr für Jahr eine Einkommensminderung hinnimmt? Kennt er nicht das alte deutsche Sprichwort, wonach derjenige nicht mit

Steinen werfen soll, der im Glashaus sitzt? Schließlich ist bis heute noch niemand auf den Gedanken gekommen, daß alle Politiker korrupt seien, weil hier und da einer der Versuchung nicht widerstehen konnte, und keiner ist auf den absurden Gedanken gekommen, alle Juristen seien suspekt, weil ein Herr Croissant und Genossen vom rechten Wege abgekommen sind.

Ich meine, daß die wirklichen Hintergründe für solche Auslassungen auf einer ganz anderen Ebene zu suchen sind, jener nämlich, die Wilhelm Busch mit dem Vers gemeint hat: „kaum hat mal einer ein Bissel 'was, gleich gibt es welche, die ärgert das." Nur so ist zu verstehen, daß eine schwer arbeitende Berufsgruppe, die gerade in der Gegenwart das unternehmerische Risiko voll zu spüren bekommt, sich solchen ehrabschneiderischen Kollektivbeschuldigungen ausgesetzt sieht. Wie wenig die dahinterstehenden Beweggründe von der Vernunft, geschweige denn vom Verstand kontrolliert sind, erhellt eine weitere Zeitungsnotiz, die die Bildzeitung unter dem Datum des 25. 3. 80 veröffentlichte: „Sozialminister Ehrenberg dachte lange über die Kostenexplosion im Gesundheitswesen nach, dann scherzte er: „Wenn Ärzte und Zahnärzte nur noch so viel verdienen wie ich, ist das Problem vom Tisch". Die Bezüge von Herrn Ehrenberg beliefen sich zu diesem Zeitpunkt auf jährlich 266 780 DM, diejenigen der Ärzte – nach Abzug der Praxiskosten – im Schnitt auf 250 000 DM, die der Kassenärzte gar nur auf 180 000 DM. Das sind genau 67,5 % der Bezüge von Herrn Ehrenberg.

Sie werden sich fragen, meine Damen und Herren, warum ich an dieser Stelle diesen Artikel der FAZ so breitgetreten habe. Die Antwort ist einfach genug. Falls Sie es nämlich aus den verschiedensten Publikationen in der Vergangenheit noch nicht entnommen haben sollten, dann sollte Sie dieses besonders krasse Musterbeispiel endlich belehren, daß wir Ärzte noch immer im Zeitalter der Kollektivschuld und Sippenhaftung leben. Was ein einzelner von uns tut, ist unter diesen Umständen niemals seine eigene Angelegenheit, sondern wird von der Publizistik und neuerdings offenbar auch von der Justiz unter dem trügerischen Singular „der deutsche Arzt" subsummiert. Daran sollte jeder von uns denken, ganz besonders, wenn er die Rückseite seiner

Krankenscheine ausfüllt oder eine Privatliquidation schreibt. Gerade in diesem letzteren Sektor, der bei manchem den größeren Teil des Umsatzes ausmacht und der nicht der engmaschigen und hocheffizienten Kontrolle der Prüfungsorgane der Vertragspartner unterliegt, gibt es noch viel zu viele Kollegen, die glauben, ihre unbestreitbar hohe fachliche Qualifikation sei nur mit dem Maximalmultiplikator der GOÄ ausreichend honoriert. Ich glaube und hoffe, daß es in diesem Berufsverband niemanden gibt, der einem Kollegen ernsthaft das sauer verdiente Honorar neiden würde. Es muß aber sich endlich die Einsicht durchsetzen, daß Honorarfragen heutzutage ein Politikum geworden sind. Wenn wir uns gerade jetzt dem Referentenentwurf für eine neue Privatgebührenordnung gegenübersehen, deren allgemeine Bestimmungen nicht nur unseren Liquidationsspielraum in schwerwiegender Weise beschneiden, sondern auch über weite Strecken von einem tiefen Mißtrauen in die finanzielle Redlichkeit der Ärzteschaft zeugen, dann dürfen wir die Ursachen hierfür zu einem nicht unbeträchtlichen Teil in unseren eigenen Reihen suchen. Die Entgleisung im Liquidationsgebahren einzelner sind damit zu einem Bumerang geworden, der uns an den eigenen Kopf fliegt.

Erinnern wir uns an einen Ausspruch unseres großen Kollegen Theophrastus Bombastus von Hohenheim, den wir unter dem Namen Paracelsus kennen: „Jedes Ding ist Gift und in jedem Ding ist Gift; nur die Menge macht, ob ein Ding ein Gift ist oder nicht." Denken wir daran, nicht nur beim Ausschreiben von Rezepten, und schreiben wir diese Zeilen auch den Journalisten und Juristen ins Stammbuch. Wir könnten uns sonst eines Tages alle miteinander des Giftmordes an der deutschen Medizin schuldig gemacht haben, die einmal einer der großen Lehrmeister der ganzen Welt gewesen ist und auch heute noch, eingezwängt in ein Korsett aus Bürokratie, Finanznot und Massen-Lehrbetrieb, die Kraft zu bahnbrechenden Entwicklungen in sich fühlt.

Dr. D. Heck
Tullastr. 3
D-6800 Mannheim

Verhandlungsbericht der Deutschen Gesellschaft
für Urologie, 33. Tagung (1981), 511
© Springer-Verlag Berlin Heidelberg New York 1982

Schlußwort des Präsidenten

Präsident: Damit sind wir am Ende dieses Kongresses angekommen. Wir sind sehr in Zeitnot, und ich möchte den Kongreß deshalb beschließen. Ich möchte noch einen Herrn aus unserem Vorstand verabschieden, der seit vielen, vielen Jahren die Geschicke unserer Gesellschaft mitgeleitet hat, der mit dem heutigen Tage und mit dieser Stunde aus dem geschäftsführenden, direkten Vorstand austritt. Das ist Prof. Dr. Reinhard Nagel, und ich möchte ihm symbolisch in diesem Augenblick mit vielem Dank aus dem Vorstand entlassen. Er hat uns in den letzten Jahren unendlich viel mit seinen Erfahrungen geholfen. Er wird der Gesellschaft weiter zur Verfügung stehen, dem Ausschuß der Gesellschaft und in verschiedenen Fortbildungs- und onkologischen Arbeitskreisen wird er für uns weiter wirken können. Ich möchte Dir noch einmal recht herzlich danken, Reinhard!

Klosterhalfen, Hamburg: Im Namen aller Teilnehmer dieses Kongresses möchte ich Herrn Albrecht noch einmal für die vorzügliche Durchführung danken. Herr Albrecht, die Vortragssäle waren nach meiner Erinnerung noch selten, ich glaube, noch nie so voll, und auch die Resonanz im Publikum, die Sie ja eigentlich schlecht mitbekommen können hier oben, war aus meiner Sicht ganz hervorragend. Noch einmal herzlichen Dank für diese hervorragende Durchführung des Kongresses.

Sie, meine Damen und Herren möchte ich hiermit noch einmal sehr, sehr herzlich im nächsten Jahr nach Hamburg einladen.

Ultraschall-Seminar

Verhandlungsbericht der Deutschen Gesellschaft
für Urologie, 33. Tagung (1981), 515

Einführung

Die sonographische Untersuchung hat sowohl für die präoperative Diagnostik als auch für die postoperative Verlaufskontrolle in der Urologie große Bedeutung gewonnen. Diese Tatsache veranlaßte den Vorstand der Deutschen Gesellschaft für Urologie, auf der diesjährigen Tagung ein Ultraschall-Lehrseminar durchzuführen, das neben Vorträgen zu den wichtigsten Themen vor allen Dingen auf dem Wege einer Live-Demonstration Ultraschalldiagnostik am Patienten demonstrieren sollte. Die Teilnehmer des Seminars konnten auf Monitoren im Vortragssaal die Übertragung von Patientenuntersuchungen verfolgen, die in einem Nebenraum durchgeführt wurden. Diese Demonstrationen wurden mit Geräten verschiedener Hersteller durchgeführt, Untersucher und Zuschauer waren über Mikrophonanlagen in Sprechverbindung. Neben dieser Live-Demonstration wurden wichtige Untersuchungsgänge auf Video- und Filmaufzeichnungen vorgeführt. Jeder Teilnehmer erhielt ein Kompendium sonographischer Lernhilfen von R. Heckemann.

Die Organisation und Durchführung des Seminars erfolgte durch
Herrn H.-U. Eickenberg (Bielefeld),
Herrn R. Hartung (Essen), und
Herrn H.-P. Volkmer (Wuppertal).

Verhandlungsbericht der Deutschen Gesellschaft
für Urologie, 33. Tagung (1981), 516
© Springer-Verlag Berlin Heidelberg New York 1982

Eröffnung durch den Präsidenten der Deutschen Gesellschaft für Urologie, Herrn Prof. Dr. K.F. Albrecht

Meine sehr verehrten Damen und Herren! Wir wollen möglichst pünktlich mit unserem Ultraschall-Seminar anfangen, und ich möchte Sie alle hier sehr herzlich anläßlich des 33. Kongresses der Deutschen Gesellschaft für Urologie begrüßen.

Zu Beginn will ich einen kurzen Überblick über die geschichtliche Entwicklung der Ultraschalltechnik geben. Nach Entdeckung des piezoelektrischen Effektes zur Erzeugung von Ultraschallwellen durch die Brüder Curie im Jahre 1880, also vor 101 Jahren, geriet diese Entdeckung wieder in Vergessenheit. Erst mit dem Untergang der Titanic im Jahre 1912 entwickelte Behm das Echolot-Verfahren, nach einer Anregung von Richardson, mit Ultraschall Eisberge orten zu können. In dem bald nach der Entwicklung des Echolotes folgenden Ersten Weltkrieg wurde diese Methode von dem Franzosen Langevin zur Ortung von feindlichen U-Booten eingesetzt. Nach dem Ende des Ersten Weltkrieges wurde das Ultraschall-Verfahren zur Lotung der Meerestiefe und in der Hochseefischerei zur Ortung von Heringsschwärmen verwandt. In den 30er Jahren setzte dann Sokoloff die Ultraschalltechnik für die Prüfung von Gußeisenstücken ein. 1942 erfolgte dann erst-malig die medizinische Anwendung von Ultraschallwellen bei der Diagnostik von Hirnerkrankungen durch Dussik in Österreich.

Seitdem ergaben sich immer neue Indikationsgebiete für die Verwendung des Ultraschalls in der diagnostischen Medizin. Ende der 50er Jahre wurden Kontaktscanner entwickelt, die die Ultraschalluntersuchungstechnik nicht nur auf dem geburtshilflichen Sektor, sondern auch auf anderen medizinischen Gebieten revolutionierten.

In Deutschland waren wir in Wuppertal 1969 die erste urologische Klinik, die sich mit der Differentialdiagnostik Nierencyste-Nierentumor beschäftigt hat.

Heute haben wir hier eine Monitoranlage aufgebaut, die alle Neuentwicklungen von Ultraschallgeräten demonstrieren soll. Damit möchte ich schließen und das Ultraschall-Seminar eröffnen.

Prof. Dr. K. F. Albrecht
Urologische Klinik der Stadt
Klinikum Barmen
Heusnerstr. 40
D-5600 Wuppertal 2

Verhandlungsbericht der Deutschen Gesellschaft
für Urologie, 33. Tagung (1981), 517/518
© Springer-Verlag Berlin Heidelberg New York 1982

Nierencyste, differentialdiagnostische Hinweise

H.-H. Schwaab

Die echoarme Raumforderung im Bereich der Niere ist jedem, der sich mit Ultraschall befaßt, ein vertrauter Befund. Das Ultraschallecho, das durch flüssigkeitsgefüllte Hohlräume ungebremst hindurchgeht, wird beim Auftreffen auf das Gewebe besonders stark reflektiert. Diese großen Impedanzunterschiede des akustischen Signals sind für die intensive Schallverstärkung auf der Rückseite des flüssigkeitsgefüllten Hohlraumes verantwortlich. Das Echo selbst kann selbstverständlich nicht den Inhalt differenzieren, hier ist die Schalleitungsfähigkeit entscheidend.

Aber auch diese ist für ähnliche Flüssigkeiten annähernd gleich. D.h., es besteht im echographischen Verhalten zwischen Wasser, Urin, Cystenflüssigkeit und Röntgen-KM kein wesentlicher Unterschied. Mit zunehmender Viskosität der Flüssigkeit können dann jedoch vermehrt Echos auftreten, also beim Abszeß, Haematom, Blut, zerfallendem Tumor. Hier ist die Variationsbreite jedoch schon erheblich. Schon aus diesen physikalischen Überlegungen geht hervor, daß eine echoarme Raumforderung keineswegs mit einer Cyste gleichzusetzen ist.

Die solitäre Nierencyste, die sich im typischen Fall als die große – auch bei Überschallung – echoarme Raumforderung mit verstärktem Rückwandecho darstellt, meist von kugeliger oder ovaler Form, ist jedem bekannt. Komplizierter wird es schon, wenn Cystenwände oder Parenchymbrücken, wie bei der gekammerten Cyste, zu Echos in der sonst echofreien Raumforderung führen. Aber auch hier läßt sich aus dem Gesamtbild relativ leicht eine Diagnose stellen. Nur auf den ersten Blick schwerer einzustuten sind die zahlreichen, über die ganze Niere verstreuten, echoarmen Räume. Diese haben oft unterschiedliche Größen, wie sie bei der polycystischen Nierendegeneration vorliegen. Während sich die Cysten vorwiegend um das zentrale Mittelecho herum gruppieren, führt die Harnstauung zu einer Spreizung dieses Mittelechos,

die sehr genau mit dem Ausmaß der Stauung korreliert. Im Extremfall ist kein Nierenparenchym mehr nachweisbar, wie bei einer hochgradigen Hydronephrose. Eine Abgrenzung zur Nierencyste ist oft nicht mehr möglich.

Diese Spreizung des Mittelechos kommt dadurch zustande, daß eine große flüssigkeitsgefüllte Zone entsteht, wenn das NB gestaut, die Kelchhälse verbreitert und die Kelche dilatiert sind. Im Gegensatz dazu kann eine diskrete Harnstauung mit multiplen Nierencysten oder der seltenen Megakolikosis verwechselt werden. Die Megakolikosis ist durch die Dilatation der Kelche ohne Verbreiterung der Kelchhälse gekennzeichnet und führt somit zu relativ gleichmäßig um das Mittelecho gruppierten echoarmen Komplexen.

Auch die Hydrokalix liegt dem Mittelecho nah. Ihre Ursache liegt häufig in der Kelchhalsstenose bei Tuberkulose oder in einem den Kelchhals blockierenden Stein, der dann selbst an seinem Steinreflex mit Auslöschphänomen erkennbar ist. Eine einzelne zentrale echoarme Zone, die pulsiert, läßt sich zweifelsfrei als Nierenarterie identifizieren. Während die bisherigen Beispiele alle eine hohe Schalleitfähigkeit aufgrund des wasserähnlichen Inhalts aufwiesen, können ein perirenaler Abszeß oder ein Haematom durchaus Echokomplexe unterschiedlicher Intensität zeigen. Vom fast wäßrigen Substrat bis zu pastenartigem Rahm bzw. Koageln sind die Übergänge fließend. Entsprechend sind die Echomuster unterschiedlich ausgeprägt.

Auch Nierentumoren können als echoarme Raumforderungen imponieren. Ein NB-Carcinom, das aufgrund seiner blutreichen Kapillaren und einer eventuellen Abflußbehinderung eine erhöhte Schalleitfähigkeit aufweist, kann mit multiplen Cysten verwechselt werden. Eine besondere Falle bildet hier das sehr seltene Nierensarkom, das bis auf geringfügige intratumoröse Echos, die auch als Cystenwände gedeutet werden können, eine Nierencyste inklusive verstärkten Rückwandechos nachahmen kann.

Die scharfe Grenze zum normalen Nierengewebe bildet einen wesentlichen Unterschied zu einer Cyste. Auch Hypernephrome können durchaus echoarm sein.

Eine weitere Differenzierung der angegebenen Probleme ist mit der ultraschallgesteuerten Punktion möglich, die mittlerweile einen integralen Bestandteil der Sonographie darstellt und mittels der modernen Punktionsschallköpfe nahezu problemlos ist. Mit der Punktion ist nicht nur eine rasche Diagnose möglich – beim Abszeß und Haematom bedarf es oft sofortiger Revision –, auch therapeutische Maßnahmen bei Harnstauungsnieren und Cystenverödung können sogleich erfolgen.

Nierensteine sind dann aufgrund des kräftigen Echos und des Auslöschphänomens gut erkennbar, wenn sie in einem gestauten Hohlsystem liegen. Je reduzierter das Nierenparenchym ist, desto schwieriger wird die sonographische Steindiagnostik, da die Impedanz-Unterschiede zwischen pyelonephritischem Nierengewebe und Steinen geringer werden.

Dr. H.-H. Schwaab
Oberarzt der Urolog. Abt.
St.-Barbara-Klinik Heesen
Im Sundern 1
D-4700 Hamm 5

Verhandlungsbericht der Deutschen Gesellschaft
für Urologie, 33. Tagung (1981), 519/520
© Springer-Verlag Berlin Heidelberg New York 1982

Nierenzysten und Nierensteine

H.-P. Volkmer

Zur inzwischen nahezu einheitlichen Nomenklatur eines sonographischen Befundes sei auf eines der aufgeführten Ultraschall-Lehrbücher verwiesen.

Die typischen Merkmale einer Zyste sind, wie die schematische Skizze eines Ultraschallbildes zeigt, die glatt begrenzte, nahezu runde Form, das Fehlen jeglicher Binnenechos sowie die scheinbare Schallverstärkung an der Zystenhinterwand (Abb. 1).

Differentialdiagnostisch zur Nierenzyste kommen alle Prozesse in Frage, die mit Flüssigkeit gefüllt sind. Ist das im Ultraschallbild zystenverdächtige Gebilde nicht wirklich echofrei, sondern enthält feine Binnenechos, so ist die Flüssigkeit dieses Gebildes mit Partikeln durchsetzt, wie z. B. bei Blut, Eiter oder bei einem flüssig zerfallenden Tumor. Maligne Tumoren in Zysten sind selten (ca. 1 % aller Zysten).

Eine stärkere Dilatation des Nierenbecken-Kelch-Systems, bei dem die Kelche und das Nierenbecken nahezu kugelförmige Gestalt annehmen, kann ebenfalls das Bild von Zysten vortäuschen. Das Querschnittsbild und die Gesamtkonfiguration, zusammen mit der Anamnese und der Klinik, helfen aber zur Unterscheidung.

Das Bild von Zystennieren ist typisch. Man sieht vergrößerte Nieren, die nur noch aus einer

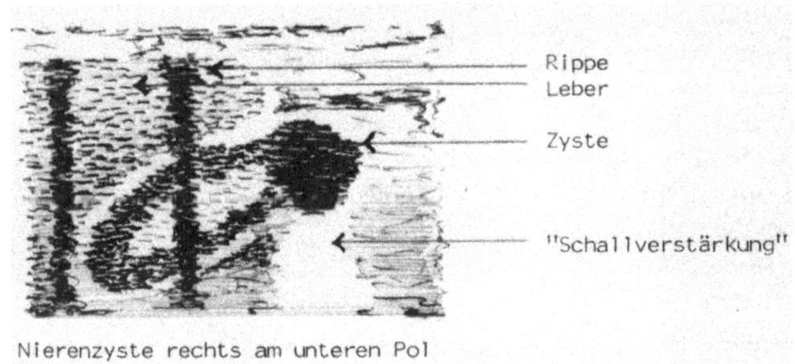

Abb. 1

Tabelle 1. Differentialdiagnose „zystischer" Nierenprozesse

Zyste:	Rund, glatt begrenzt, echofrei, mit „Schallverstärkung"
Kelchdivertikel:	Zystenähnlich → Urogramm, Punktat
Gestautes Nierenbecken, Stauungsniere, Hydro-/Pyokalix, Hydro-/Pyonephrose:	v. a. in Doppelnierenanlage zystenähnlich, aber meist unregelmäßige, nicht runde Form → Anamnese, Urogramm, Klinik, Punktat
Flüssig zerfallender Tumor:	Meist doch Binnenechos, wenig Schallverstärkung → Urogramm, CT, Renovasogramm
Zystennieren:	Gesamtkonfiguration typisch → Familienanamnese
Hämatom, Urinom, Abszeß:	Meist nicht völlig rund, häufig feine Binnenechos → Anamnese, Urogramm, Klinik
Pararenale Zysten:	Meist multipel, hilusnah, klein
Nebennierenzysten:	Häufig nur wegen technischer Schwierigkeiten – hinter den Rippen – nicht von der Niere abgrenzbar

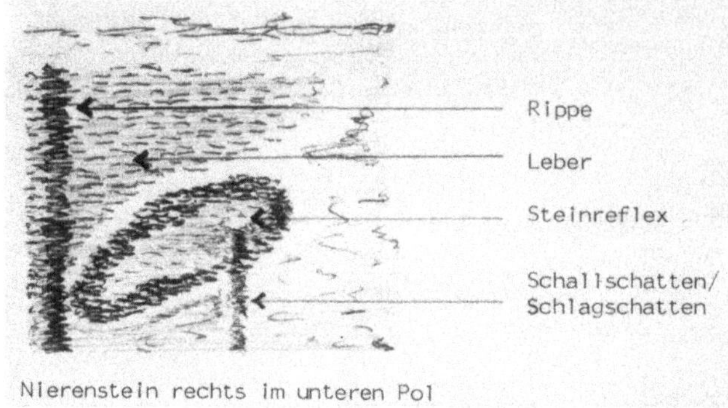

Abb. 2

Ansammlung von verschieden großen, unregelmäßig begrenzten, echofreien Arealen mit Schallverstärkung bestehen.

Besteht vom Ultraschallbild her der geringste Zweifel an der Diagnose einer Zyste, ist eine Zystenpunktion erforderlich (Tabelle 1).

Während eine flüssigkeitshaltige Raumforderung im Bereich der Niere relativ leicht erkannt wird, ist die Feststellung von kleineren Nierensteinen erst mit den heutigen, hoch auflösenden Geräten möglich. Das typische Bild besteht aus dem meist bogenförmigen, hellen Reflexsaum im Mittelecho, der an der Steinvorderkante entsteht, und dem dahinterliegenden Schlagschatten oder Schallschatten, einem echoarmen, bandförmigen Areal von der Breite des Steinreflexes. Wichtig zur Identifizierung eines Nierensteines ist, daß Steinreflex und Schlagschatten sich atemsynchron mit der Niere bewegen (Abb. 2).

Nierenhohlsystem-Ausgußsteine sind an ihren großen, hellen Reflexen und den breiten, dahinterliegenden Schlagschatten leicht zu erkennen. Kleine Steine lassen sich, auch wenn man gezielt nach urographischer Vorkenntnis nach ihnen sucht, nicht immer sonographisch nachweisen. Nützlich ist die Sonographie zur Feststellung nicht schattengebender Konkremente.

Im Nachweis von Zysten und anderen flüssigkeitsgefüllten Raumforderungen im Bereich der Nieren ist die Sonographie dem Urogramm überlegen und dem Computertomogramm ebenbürtig. Steine, sofern sie schattengebend sind, lassen sich im Urogramm sicherer nachweisen. Auch das CT ist hier der Ultraschallmethode überlegen.

Literatur

Bartels H (1981) Urosonographie. Springer, Berlin Heidelberg New York. – Lutz H (1978) Ultraschalldiagnostik (B-scan) in der Inneren Medizin. Springer, Berlin Heidelberg New York. – Lutz H, Meudt R (1981) Ultraschallfibel. Springer Berlin Heidelberg New York

Dr. H.-P. Volkmer
Urologische Klinik der Stadt Wuppertal
Klinikum Barmen
Heusnerstraße 40
D-5600 Wuppertal 2

520

Verhandlungsbericht der Deutschen Gesellschaft
für Urologie, 33. Tagung (1981), 521–523
© Springer-Verlag Berlin Heidelberg New York 1982

Die Nephrosonographie in der Diagnostik von Nierencysten und -steinen

B. Egger

Die Nephrosonographie hat ihre größte Bedeutung in der Differentialdiagnose solider und flüssiger Raumforderungen der Niere. Vor ihrer allgemeinen Anwendung mußte jeder urographische Tumorverdacht durch Gefäßdarstellung abgeklärt werden. Da Nierencysten im Sektionsgut in 50 % der Fälle auftreten, wurden entsprechend häufig Renovasogramme durchgeführt. Das Diagnoseverhältnis Tumor – Cyste betrug in unserer Klinik 9:1. Durch ihre hohe Treffsicherheit von 93–98 % konnten wir nach Einführung der routinemäßigen Sonographie die Anzahl der Gefäßdarstellungen zur Tumordiagnostik erheblich senken und führen sie fast nur noch aus operationstechnischen Gründen durch.

Die Untersuchung erfolgt in Rücken- oder Halbseitenlage in mehreren vertikalen und horizontalen Schnittebenen.

Die typische Nierencyste (Abb. 1) stellt sich

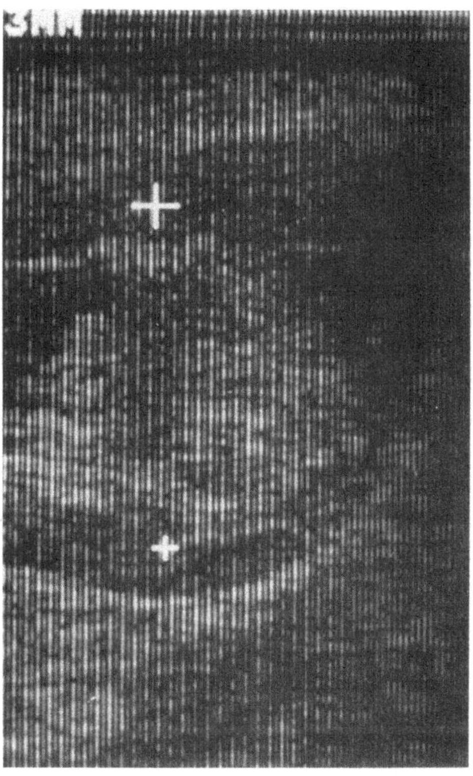

Abb. 2. Sonogramm, Nierentumor, unregelmäßiges Echomuster des Tumors, der von normalem Nierengewebe umschlossen ist

als echofreier, runder und glatt begrenzter Bezirk dar. Durch die geringe Schallabschwächung beim Durchdringen der Flüssigkeit gegenüber dem benachbarten Gewebe und durch den elektronischen Tiefenausgleich, kommt es nach der Cystenhinterwand zu einer deutlichen Reflexverstärkung. Diese kann durch laterale reflexarme Bande begrenzt sein. Dagegen zeigt der Nierentumor ein ganz anderes sonographisches Bild mit unregelmäßigen Binnenechos innerhalb eines raumfordernden Prozesses (Abb. 2). Binnen-

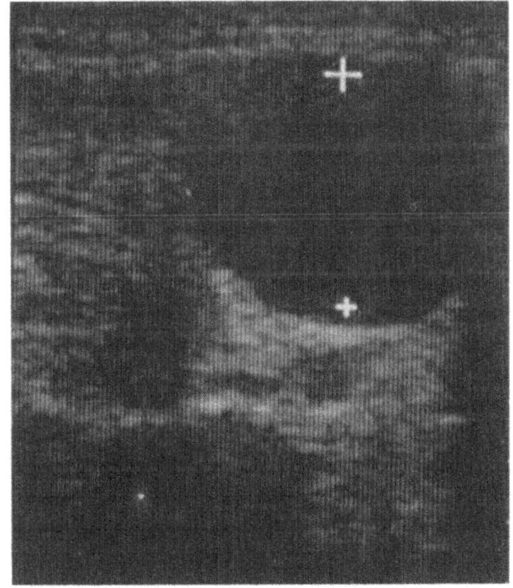

Abb. 1. Sonogramm, Nierencyste mit kreisrundem, echofreiem Bezirk und darunterliegender Schallverstärkung

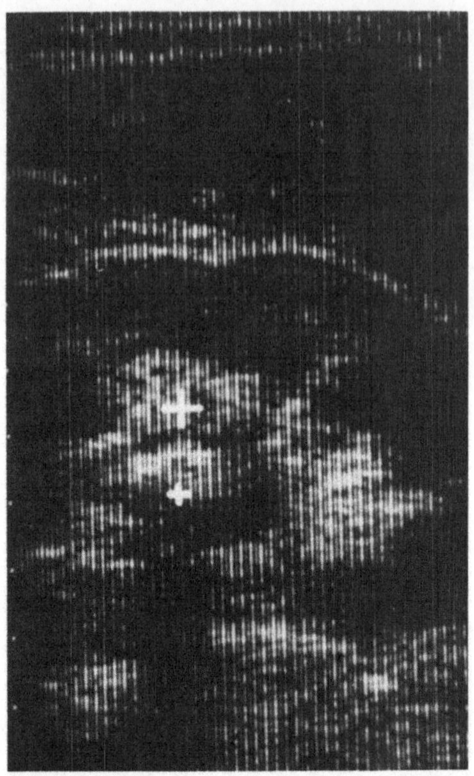

Abb. 3. Sonogramm, Nierenbeckenstein mit deutlichem Steinreflex und darunterliegendem Schallschatten

echos in Nierencysten können von Septen herrühren, aber auch Artefacte darstellen. Mit einiger Erfahrung lassen sich diese regelmäßig angeordneten Streuechos von echten Binnenechos jedoch gut unterscheiden. Cystenwandcarcinome sind äußerst selten (2–3 %) und führen zu Wandunregelmäßigkeiten oder durch Blutkoagula zu unregelmäßig angeordneten Binnenechos. In diesen Fällen führen wir eine weitergehende Diagnostik durch Cystenpunktion und Computertomogramm sowie Angiographie durch.

Keine diagnostischen Schwierigkeiten machen Cysten am Ober- und Unterpol der Niere. Dagegen kann es schwierig sein, peripelvine Cysten von einem erweiterten, extrarenalen Nierenbecken bei Abgangsengen zu unterscheiden. Sind in einer Schnittebene Kelche dargestellt, die auf den flüssigkeitsgefüllten Hohlraum zulaufen, spricht dies für ein erweitertes Nierenbecken. Zudem ist seine Form im Querschnitt eher längs-oval als rund. Kleine Cysten sind bei zentraler Lage von erweiterten Kelchen ebenfalls kaum zu unterscheiden, doch ist dies durch das Ausscheidungsurogramm leicht zu klären. Polycystische Nieren vom Erwachsenen-Typ sind beidseits als vergrößerte Organe erkennbar und weisen multiple Cysten unterschiedlicher Form und Größe auf. Das zentrale Reflexband ist vorhanden, jedoch deutlich gestört. Die fortgeschrittene polycystische Erkrankung mit großen multiplen Cysten kann mit der Hydronephrose gelegentlich verwechselt werden. Letztere weist jedoch kein zentrales Reflexband mehr auf, der Parenchymsaum ist stark reduziert und die Flüssigkeitsräume sind eher länglich als rund konfiguriert. Neben der Untersuchung der Nieren können bei polycystischer Degeneration Leber und Pankreas gleichzeitig geschallt werden.

Wird der Schallstrahl beim Passieren einer Cyste nur an ihren Wänden reflektiert, so kommt es beim Auftreffen auf einen Stein zu einer kompletten Reflexion. Dies zeigt sich im Bild einmal durch den Steinreflex und zum anderen durch den darunterliegenden Schallschatten. Dieser zeigt die Steingröße verläßlicher an als der vergrößernde Steinreflex. Konkremente im Bereich des Nierenbeckens müssen wegen der dortigen starken Echodichte einen Durchmesser von 0,5–1 cm haben um nachgewiesen zu werden. Sie liegen in der Mitte des zentralen Reflexbandes, wogegen sich Kelchsteine am Rande oder in den Polen darstellen. Die Untersuchung im Horizontalschnitt zeigt die ventrale oder die dorsale Lage an, was bei erforderlichen Nephrotomien hilfreich ist. Ausgußsteine bewirken durch ihre Größe einen Schallschatten, der über die gesamte Länge des zentralen Reflexbandes reichen kann. Eine sonographische Unterscheidung mehrerer Konkremente gegenüber einem soliden Stein ist auf Grund der sich überlagernden Reflexe häufig nicht möglich. Auch bei der Nephrocalcinose stellen sich Verkalkungen nur zusammenhängend dar, wobei die Steinreflexe im Parenchymsaum gelegen nachzuweisen sind.

Eine große Bedeutung hat die Sonographie beim Nachweis nicht schattengebender Steine und zur Verlaufskontrolle bei der Harnstauungsniere. Können bei einer röntgenologischen Raumforderung des Hohlsystems sonographisch keine Steinkriterien nachgewiesen werden, muß ein Nierenbeckentumor angenommen werden. Gelegentlich können Nierenbeckentumoren direkt dargestellt werden, wenn sie eine Harnstauung verursachen und dadurch in ihren Konturen sichtbar werden. Auch Blutkoagula können ein ähnliches Bild ergeben und vom Tumor nur schlecht abgegrenzt werden. Der positive Tumornachweis im Hohlsystem muß jedoch als eine Ausnahme angesehen werden.

Dr. B. Egger
Urolog. Klinik TU rechts der Isar
Ismaninger Str. 22
D-8000 München 80

Nierenerkrankungen II

Verhandlungsbericht der Deutschen Gesellschaft
für Urologie, 33. Tagung (1981), 524/525
© Springer-Verlag Berlin Heidelberg New York 1982

Sonographie parenchymaler Nierenerkrankungen

R. Heckemann, Essen

Zunächst einige anatomische Vorbemerkungen: Die normale Niere des Erwachsenen hat eine Länge von 9 bis 12 cm, eine Breite von 4 bis 7 cm und eine Tiefe (sagittaler Durchmesser) von 3 bis 5 cm. Die Form der Niere ist im Längsschnitt oval und im Querschnitt kokardenartig. Die Kontur ist glatt. Das Parenchym sollte eine Dikke von 1 cm immer überschreiten. Innerhalb des Parenchyms läßt sich in etwa 50 % der Fälle mit leistungsfähigen Geräten Mark von Rinde unterscheiden. Die Rinde zeigt einen feinen Echobesatz, welcher homogen verteilt ist. Dieser ist geringer ausgeprägt als der Echobesatz – nach Quantität geordnet – von Milz, Leber und Pankreas. Im Zentrum der Niere findet sich das Mittelecho, welches dem Sinus renalis entspricht und durch das Nierenbeckenkelchsystem, die großen Hilusgefäße und Fettgewebe gebildet wird. Das Mittelecho nimmt ein Drittel des Nierendurchmessers ein.

Akut entzündliche Nierenerkrankungen

Diese sind sonomorphologisch gekennzeichnet durch

1. eine diffuse Organvergrößerung;

2. eine globuläre Deformierung: die Gestalt des Organs wird mehr rund statt der normalen bohnenförmigen Form;

3. läßt sich eine Vergrößerung und scharfe Abgrenzbarkeit der Markkegel von der Rinde nachweisen;

4. besteht eine Reduktion des Mittelechos, welches im Vergleich zum Parenchym aber auch absolut kleiner wird;

5. Die Echogenität der Rinde nimmt zu und gleicht dem Echobesatz der Leber oder überschreitet diesen hinsichtlich der Intensität.

Diese Veränderungen lassen sich bei folgenden Krankheitsbildern nachweisen: akute Glomerulonephritis, Lupusnephritis, hypertensive Nephrosklerose, akute Tubulusnekrose (Rosen-

field et al. 1978). Ein prinzipiell gleiches Echobild bietet die akute Nierentransplantatabstoßung (Heckemann et al. 1980).

Es muß betont werden, daß eine spezifische Diagnose im sonographischen Bild nicht möglich ist. Diese wird histologisch durch eine Stanzbiopsie erbracht. Unter Berücksichtigung des klinischen Bildes und der Laborparameter ist jedoch häufig eine approximative Diagnose möglich. Der praktische Wert der Sonographie liegt darin, eine akute parenchymale Nierenerkrankung sicher von einem renalen Aufstau, polyzystischen Fehlbildungen, Tumorformationen und Anlageanomalien abgrenzen zu können.

Chronisch schrumpfende Nierenerkrankungen

Diese sind echomorphologisch gekennzeichnet durch

1. eine diffuse Organverkleinerung;

2. eine Parenchymverschmälerung

3. durch eine relative Verbreiterung des Mittelechos: dieses wird breiter als ein Drittel des Durchmessers, da das Parenchym schrumpft;

4. kommt es zu einer Aufhebung der Rinden-Mark-Differenzierung zugunsten einer monotonen Parenchymdarstellung;

5. bei einem Teil der schrumpfenden Nierenerkrankungen, insbesondere der pyelonephritischen Schrumpfniere, kommt es zu einer erschwerten Abgrenzbarkeit des Nierenorganes aus der Umgebung.

Auch bei den schrumpfenden Nierenerkrankungen ist eine Artdiagnose mit Hilfe der Sonographie allein nicht möglich.

Es soll hier darauf hingewiesen werden, daß auch die Hydronephrose zu einem Verlust der Rinden-Mark-Abgrenzung führt. Der Pathomechanismus ist auf eine Fibrosierung im Rahmen einer Druckatrophie zurückzuführen.

Interessante Mitteilungen werden von Rosenfield et al. 1980 über die Nierenvenenthrombose

gemacht: initial kommt es zu einer Reduktion
der Echogenität des Nierenparenchyms infolge
einer ödematösen Infiltration. Nach 2 Wochen
führt eine vermehrte zelluläre Infiltration zu
einer Zunahme des parenchymalen Echobesat-
zes mit gleichzeitigem Verlust der Rinden-
Mark-Abgrenzung infolge einer zunehmenden
Fibrosierung. Endzustand ist ein kleines Nierenorgan mit erhöhtem Echobesatz und einer er-
loschenen Rinden-Mark-Differenzierung. Ein
gleicher Mechanismus ist beim Niereninfarkt
bezüglich des Echobildes vorstellbar.

Bei der Markschwammniere sahen wir echo-
reiche Markkegel, welche dann Auslösephäno-
mene produzierten, wenn Verkalkungen vor-
lagen.

Insgesamt sind in der Literatur Mitteilungen
über parenchymale Nierenerkrankungen im sonographischen Bild noch rar. Mit Hilfe der neuen
Gerätegenerationen, die zu einer Verbesserung
der Detailerkennbarkeit führen, ist weiterer Aufschluß zu erwarten.

Literatur

Heckemann R, Rehwald U, Jakubowski HD, Don-
huijsen K, Schaller E (1981) Sonographische Zeichen
der Nierentransplantatabstoßung. Ultraschalldiagnostik in der Medizin. Drei-Länder-Treffen 1980 Böblingen. Thieme, Stuttgart. – Rosenfield AT, Taylor
KJW, Crade M, de Graaf CS (1978) Anatomy and
pathology of the kidney by gray-scale ultrasound.
Radiology 128:737. – Rosenfield AT, Zeman RK,
Cronan JJ, Taylor KJW (1980) Ultrasound in experimental and clinical renal vein thrombosis. Radiology 137:735

Priv.-Doz. Dr. R. Heckemann
Oberarzt im Radiologischen Zentrum
Universitätsklinikum der GHS Essen
Hufelandstr. 55
D-4300 Essen 1

Nierenerkrankungen III

Verhandlungsbericht der Deutschen Gesellschaft
für Urologie, 33. Tagung (1981), 526/527
© Springer-Verlag Berlin Heidelberg New York 1982

Solide Tumoren

H. Bartels

Die Differentialdiagnose röntgenologisch vermuteter raumfordernder Prozesse der Niere war eine der ersten wichtigsten Indikationen für die Urosonographie überhaupt. Es war schon mit den ersten Geräten möglich geworden, nachzuweisen, daß das Echomuster auch von soliden Tumoren erheblich abwich von dem des normalen Nierenparenchyms. Anfangs erfolgte bei dieser Fragestellung die Nephrosonographie besonders als Ergänzungsuntersuchung zum Urogramm, wenn die Nierenkonturen röntgenologisch, auch in Schichtaufnahmen, nicht eindeutig beurteilbar waren. Die echohaltige Protuberanz der Nierenkontur gehörte zu den frühesten sicheren Zeichen einer soliden renalen Raumforderung.

Die anfangs gar nicht so seltenen Fehldiagnosen der Ultraschall-Diagnostik bei der Frage solider Nierentumoren hatten retrospektiv ihre Ursache in der meist falschen Interpretation der technisch wesentlich schlechteren Schnittbilder als heute und in der anfänglichen Überschätzung der Sonographie.

Heutzutage werden bei der wesentlich besseren Auflösbarkeit und besonders durch die ultraschallgezielte Punktion von Nierencysten, die natürlich auch ambulant durchzuführen ist, Verwechslungen von im Zentrum zerfallenen Nierentumoren und Nierencysten nicht mehr vorkommen. Allerdings muß darauf geachtet werden, daß die eindeutigen Parameter der Nierencyste wirklich erfüllt sind. Eine Freilegung wird immer dann unerläßlich sein, wenn das Aspirat blutig ist, sofern dieses Blut nicht artefiziell bei falscher Lage der Punktionskanüle bedingt ist.

Verbleibt sonographisch auch nur eine geringe Unsicherheit an der Diagnose Nierencyste, sind alle weiteren diagnostischen Maßnahmen bis hin zur operativen Freilegung weiterhin absolut notwendig.

Es bleibt ungeklärt, ohne für uns besonders wichtig zu sein, ob eine iatrogene Tumorzellaussaat mit evtl. Impf- oder Fernmetastasen durch die Punktion eines Tumores iatrogen provoziert werden kann. Das Problem stellt sich praktisch nur in den jetzt äußerst seltenen Einzelfällen, wenn versehentlich anstelle einer gemutmaßten Cyste vielleicht doch ein flauer solider Tumor punktiert würde: Der geringste Tumorverdacht erübrigt urologischerseits die Punktion, weil die operative Freilegung in jedem Fall die einzige wirkliche Konsequenz bleibt.

Wenn dagegen der sonographische Befund eindeutig einen Nierentumor ergeben hat, wird es im Einzelfall von der klinischen Symptomatik und den übrigen Befunden, besonders aber vom Operateur abhängen, inwieweit zusätzliche präoperative diagnostische Maßnahmen unverzichtbar sind. Die CT-Untersuchung ist nach unseren Erfahrungen kaum je erforderlich und gibt nur selten eine zusätzliche Information.

Größe, Ausmaß und evtl. Metastasierung des Tumors in die Leber sind sonographisch ebenso, aber wesentlich weniger aufwendig auszumachen und intraoperativ sowieso eindeutig. Da intraoperativ accessorische Gefäßbündel in jedem Fall zu berücksichtigen sind, haben wir bei klarem sonographisch und urographischem Befund inzwischen oft auf die Renovasographie ohne jeden Nachteil verzichten können. Wichtig aber erscheint uns weiterhin in jedem Einzelfall die Cavographie, weil sonographisch nicht zuverlässig von ventral und gar nicht von dorsal ein Einbruch in die Cava oder eine tumorbedingte Verdrängung der Cava diagnostiziert werden kann.

Sind folgende sonographische Kriterien erfüllt, kann man sich seiner sonographischen Diagnose „solider Nierenprozeß" sicher sein:
1. Echohaltige Protuberanz der Nierenkontur.
2. Umschriebener echohaltiger Parenchymdefekt.
3. Verdrängung des zentralen Reflexbandes durch eine strukturdifferente Masse.
4. Veränderte Schallkonsumption innerhalb des Prozesses.

Differentialdiagnostisch niemals abzugrenzen

sind insbesondere ältere Hämatome mit oder ohne Bagatelltrauma-Anamnese; auch ältere klinisch stumme Infarkte und blande umschriebene Abscedierungen der Niere sind in Erwägung zu ziehen. Eine Differentialdiagnose gelingt aber computertomographisch, renovasographisch und szintigraphisch ebenso wenig, so daß in jedem Fall die Freilegung erst den letzten Aufschluß gibt.

Meistens sicher sonographisch abgrenzbar dagegen sind extrarenale solide erscheinende Raumforderungen. Hier handelt es sich meistens auf der linken Seite um die Milz und auf der rechten Seite um die Leber oder aber jeweils um größere oder kleinere Lymphknotenkonglomerate speziell im Hilusbereich der Niere, z.B. bei Hodentumoren. Allein das Denken an diese Möglichkeiten sowie die Kooperationsfähigkeit des Patienten und die geschickte variable Schallkopfapplikation können fast immer die Klärung erreichen. Vorausgessetzung soll, wie generell bei urosonographischen Untersuchungen, die Kenntnis der Anamnese, des klinischen Befundes und der Fragestellung sein.

Mit der Sonographie steht dem Urologen eine Untersuchungsmethode zur Verfügung, die mit einfachsten Mitteln die allermeisten Tumoren nachweisen und im Falle eines normalen Nephrosonogramms auch Tumoren fast sicher ausschließen kann und dann weitere Untersuchungen überflüssig macht. Lassen Sie uns diese unschädliche Methode nutzen, um durch ihren frühen und vermehrten Einsatz Nierentumoren früher als bisher zu entdecken. Es soll hiermit eine Anregung aufgegriffen werden, die der Präsident dieses Kongresses schon 1979 anläßlich des 1. Urologischen Ultraschall-Seminars in Göttingen gegeben hat, daß nämlich die Nephrosonographie in das Früherkennungsprogramm aufgenommen werden sollte. Damit würden die kurativen Möglichkeiten der Nierentumortherapie durch Frühoperation erheblich verbessert werden können.

Dr. med. Henning Bartels
Abteilung Urologie
Ev. Krankenhaus
Göttingen-Weende a.d. Lutter
Postfach

Verhandlungsbericht der Deutschen Gesellschaft
für Urologie, 33. Tagung (1981), 528–530
© Springer-Verlag Berlin Heidelberg New York 1982

Die „Stumme Niere" im Sonogramm

M. Hegemann und H. Leyh

Die Diagnose stumme oder funktionslose Niere ist meistens eine klinische oder radiologische, selten eine primär sonographische Diagnose. Das Ausscheidungsurogramm und die Nierenszintigraphie veranschaulichen direkt die Nierenfunktion. Bei der sonographischen Untersuchung kann auf die fehlende Ausscheidungsfunktion nur durch die Beurteilung von Parenchymmenge und Struktur geschlossen werden.

Störungen der Urinproduktion lassen sich auf prärenale, intrarenale oder postrenale Ursachen zurückführen. Der Ausfall der Nierenfunktion kann ein- oder doppelseitig sein.

Ein Strömungshindernis in der Arteria oder Vena renalis läßt sich meistens nicht sicher sonographisch darstellen. Die doppler-sonographische Untersuchung der tiefliegenden Nierenarterien ist mit den zur Zeit vorhandenen Geräten nicht möglich. Differentialdiagnostisch ist immer die akute Harnabflußstörung sonographisch auszuschließen. Systematische Beobachtungen über die sonographischen Befunde beim vasculären Insult der Nieren liegen nicht vor. Die Niere kann beim akuten Verschluß der Arteria renalis unauffällig sein. Beim akuten Verschluß der Vena renalis ist die Niere groß, ödematös, das Reflexmuster des Nierenbeckenkelchsystems erscheint komprimiert. Langfristig führt die Unterbrechung der Blutzirkulation durch die Niere zur vasculären Schrumpfniere.

Beim akuten Nierenversagen auf Grund septisch-toxischer Nekrosen des Nierenepithels stellen sich als sonographisches Korrelat der hydropischen Schwellung der Niere große, plump und prall wirkende Nieren mit dickem, reflexarmen Parenchymsaum dar. Der Pyelonreflex ist schlecht entfaltet.

Schrumpfnieren, die so hochgradig zerstört sind, daß sie keine Ausscheidungsfunktionen mehr haben, sind nicht immer sonographisch sicher darstellbar. Differentialdiagnostisch muß bei solchen Patienten an die Nierenagenesie und an ektope Nieren gedacht werden. Ektope Bek-

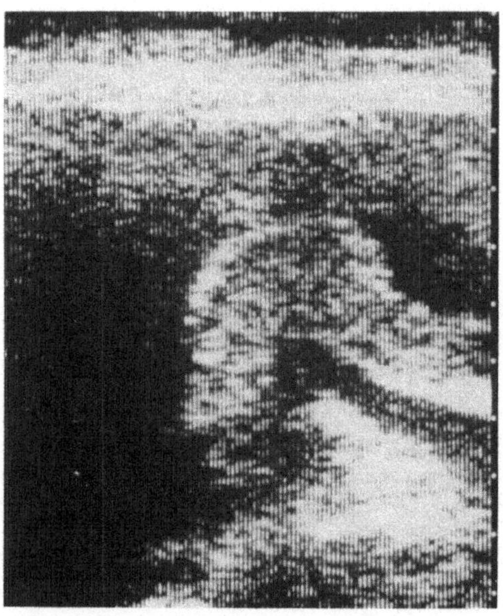

Abb. 1. Carzinom der Harnblase mit Ummauerung des distalen Ureters als Ursache einer „Stummen Niere"

kennieren kommen am besten bei gefüllter Harnblase zur Darstellung. Schrumpfnieren müssen cranial und medial gesucht werden, sind bei chronisch entzündlichen Vorgängen häufig schwer von der Umgebung abzugrenzen und dann in ihrer Struktur echoreicher. Hydronephrotische Nierenreste können mit Darmschlingen verwechselt werden. Bei tuberkulösen Kittnieren stellen sich hydronephrotische Kelche und undeutlich von der Umgebung abgrenzbare nicht liquide Strukturen dar.

Bei der histologisch gesicherten, rasch progredienten, akuten Glomerulonephritis sind die Nieren sonographisch groß, plump, prall, das Reflexmuster verstärkt, fein granuliert, leberähnlich. Die Markpyramiden treten als echoarme Strukturen stärker hervor. Der Pyelonreflex ist

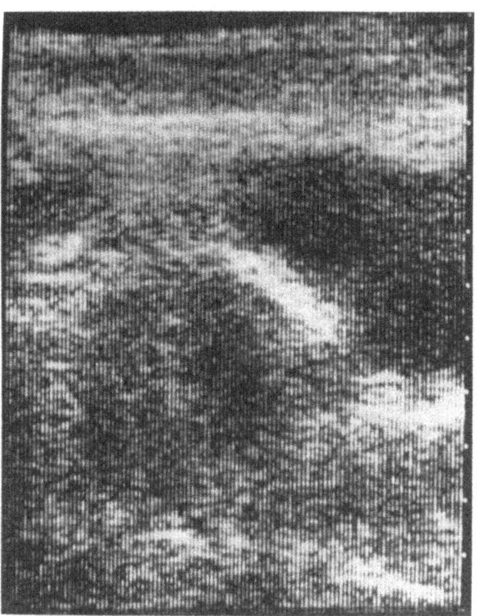

Abb. 2. In Bildmitte rundliche, pulsierende Struktur, ein Aneurysma der a. iliaca communis als Ursache eines distalen Ureterverschlusses

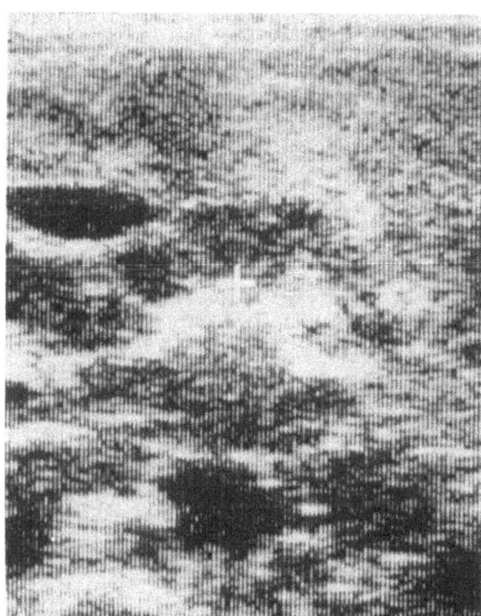

Abb. 3. Beidseitige Ureterkompression durch paraaortal gelegene retroperitoneale Lymphome (Aorta im Querschnitt)

wie beim akuten Nierenversagen schlecht entfaltet.

Neoplasien der Niere führen erst im fortgeschrittenen Stadium zum Ausfall der Nierenfunktion. Auch bei riesigen Hypernephromen ist meistens im Urogramm noch eine röntgenologische Restfunktion zu erkennen. Sonographisch stellen sich große, solide oder solid-liquide Strukturen dar. Die Zuordnung der Raumforderung zur Niere kann Schwierigkeiten bereiten. Tumorzapfen in der V. renalis oder in der V. cava inferior sind sonographisch darstellbar.

Der fortgeschrittene cystische Umbau des Nierenparenchyms führt zum urographischen Ausfall der Nierenfunktion. Größere Nierencysten können als flüssigkeitsgefüllte Strukturen dargestellt werden, sie müssen von hydronephrotischen Nieren sonographisch differenziert werden. Im dorsolateralen Längsschnitt läßt sich bei der hydronephrotischen Niere die Kontinuität des ballonierten Nierenbeckenkelchsystems darstellen. Multiple kleinere Nierencysten bewirken eine Echozunahme des Nierenparenchyms. Daneben sind polycystisch degenerierte Nieren durch Zunahme der Nierengröße und durch die Verbuckelung von einzelnen Nierencysten charakterisiert.

Ein Sonderfall der renalen Funktionseinschränkung ist die akute Abstoßungsreaktion der Transplantatniere. Sie ist von der akuten postoperativen Tubulusnekrose zu trennen und weiterhin von postrenalen und extrarenalen Funktionseinschränkungen zu differenzieren. Die chronische oder akute Abstoßungsreaktion geht mit einer Nierenvergrößerung, der vermehrten Echostruktur des Nierenparenchyms und einer Kompression des Nierenbeckenkelchsystems und bei Nekrosebildung mit liquiden Infarzierungszonen einher. Obstruierte Transplantatnieren zeigen dagegen die Erweiterung des Nierenbeckenkelchsystems. Können bei einer Nierentransplantation bei nicht funktionierender Transplantatniere perirenale Flüssigkeitsansammmlungen dargestellt werden, so ist an die Kompression der Transplantatniere durch Blut, Urin oder Lymphe zu denken.

Der Ausschluß postrenaler Harnabflußstörungen kann mit der Sonographie in vielen Fällen nicht invasiv erbracht werden. Ein balloniertes, kontinuierlich darstellbares Nierenbeckenkelchsystem und der je nach Dauer des Stauungszustandes verdünnte Parenchymmantel sind in den meisten Fällen eindeutige Hinweise auf eine postrenale Harnabflußstörung. Der Grad der Nierenhohlsystemerweiterung und der

Parenchymverdünnung ist von der Dauer der Harnstauung abhängig. In der akuten Kolik ist bei nephrographischer Darstellung der Niere im IUG der Parenchymmantel normal dick, das Nierenbeckenkelchsystem mäßig weitgestellt. Langfristige Stauungszustände führen in ihrem Endzustand zur parenchymarmen, hydronephrotischen Sackniere mit weitgehendem Funktionsausfall. Klinisch wichtig und sonographisch schwierig ist die Unterscheidung zwischen Harnstauungsniere und der Pyonephrose. Die Anwesenheit von echogenem Material im Nierenbecken bei Pyonephrosen ist nicht immer sonographisch darstellbar. Bei unsicheren sonographischen Kriterien bleibt die Diagnose der Pyonephrose eine klinische Diagnose. Mit Hilfe der sonographisch gesteuerten Punktion des Nierenhohlsystems kann die Diagnose Pyonephrose gesichert werden und bei klinischer Indikation eine temporäre Therapie eingeleitet werden.

Die Ursachen der Harnstauungsniere, Neoplasien, Konkremente, externe Kompression des Ureters, entziehen sich in vielen Fällen der sonographischen Diagnostik. Der retroperitoneale Verlauf des Ureters ist sonographisch nur unvollkommen darstellbar. Zur Darstellung kommt lediglich der pelvinoureterale Übergang und evtl. der dilatierte terminale Ureter.

Literatur

Behan M, Wixson D, Kazam E (1979) Sonographic evaluation of the nonfunctioning kidney. J clin ultrasound 7:449–458. – Marangola JP, Bryan PJ, Azimi F (1976) Ultrsonic visualisation of the unilateral non visualized kidney. AM J Roentgenol 126:853–862

Dr. M. Hegemann
Urologische Klinik und Poliklinik
der TU München
Klinkum re. d. Isar
Ismaninger Str. 22
D-8000 München 80

Verhandlungsbericht der Deutschen Gesellschaft
für Urologie, 33. Tagung (1981), 531–533
© Springer-Verlag Berlin Heidelberg New York 1982

Sonographie solider Raumforderungen im Retroperitoneum

R. Heckemann und H.-U. Eickenberg

Es soll im folgenden auf Tumoren nicht parenchymatöser retroperitonaler Strukturen eingegangen werden.

Es lassen sich die selteneren primären von den häufigeren sekundären Tumoren unterscheiden. Beide Gruppen sind überwiegend maligne.

Die primären retroperitonealen Tumoren sind überwiegend lateral der Wirbelsäule lokalisiert und werden erst diagnostiziert, wenn sie eine große Ausdehnung erreicht haben. Bezüglich des Echomusters läßt sich generell sagen, daß Tumoren eines uniformen Zelltypes echoarm erscheinen, während ein heterogener Aufbau ein echoreiches sonographisches Bild bewirkt.

Zu den häufigeren sekundären retroperitonealen Tumoren gehören locoregionale Rezidive sogenannter urologischer und gynäkologischer Tumoren, lymphogene Metastasen urologischer und gynäkologischer Tumoren sowie lymphogene und hämatogene Metastasen bei Mamm-Carcinom, Bronchial-Carcinom und Melanom.

Die sekundären retroperitonealen Tumoren finden sich im Lumbalbereich fast immer prävertebral: Paraaortal oder parakaval. Diese Lymphknoten stellen sich als einzeln verstreute, überwiegend strukturarme Areale prävertebral oder am ventralen Seitenrand der Wirbelsäule dar und sind ab einer Größe von 1,5 bis 2,5 cm im maximalen Durchmesser sonographisch erfaßbar, während der normale Lymphknoten wegen des mangelnden Impedanzunterschiedes gegenüber benachbarten Geweben nicht zur Abbildung kommt.

Größere Lymphknotenmassen können sich nach ventral ausladend als polyzyklisch begrenzte Konglomeratgruppen übereinander häufen oder – wie bei malignen Lymphomen zu beachten – schichtweise das gesamte Abdomen ausfüllen (Sandwich-Sign). Lymphknotentumoren bei Hodengeschwülsten gestalten sich charakteristischerweise als rundliche prävertebrale echoarme Massen, die sich hufeisen- oder sattelförmig um die Wirbelsäule herumlegen können. Die Aorta abdominalis ist häufig schwer aus dem sie umgebenden Tumorkomplex zu diskriminieren, allerdings gelingt die Gefäßabgrenzung mit den hochwertigen Real-Time-Geräten zunehmend häufiger. Die Ventralisierung der großen Gefäße durch einen Tumorkomplex läßt sich nicht selten eindrucksvoll abbilden. Zu achten ist auf eine Aufbiegung der Arteria mesenterica nach ventral durch Tumormassen. (Der normale aortomesenteriale Winkel beträgt ca. 14°). Eine Systematik der Erscheinungsformen sekundärer retroperitonealer Tumoren ist in beiliegender Skizze wiedergegeben (Abb. 1).

Iliakale Lymphknoten sind grundsätzlich schwieriger zu explorieren als die paraaortalen Lymphknoten, da im kleinen Becken einerseits häufig eine Darmgasüberlagerung vorliegt und andererseits die Lymphknoten weiter distal vom Schallkopf angeordnet sind. Es empfiehlt sich, das Becken nur bei gefüllter Harnblase zu untersuchen, wenn man die sonographischen Möglichkeiten voll nutzen will. Dadurch wird ein Teil des Dünndarms nach kranial gedrängt, und man kann durch das Fenster der gefüllten Harnblase die Iliakalregion besser einsehen und gleichzeitig tumorbedingte Impressionen der Harnblase darstellen. Lymphknoten imprimieren die Harnblase von lateral und können im Einzelfall die Blase geradezu sanduhrförmig von lateral her eindellen. Dorsale Imprimierungen der Harnblase werden durch den Uterus – meist etwas dextro- oder sinistroponiert – und durch die Prostatavergrößerung bedingt. Aber auch Darmtumoren und Knochentumoren des Kreuzbeins verursachen dorsale Imprimierungen der Harnblase von außen. Ventrale und ventrallaterale Blasenimpressionen sahen wir bei Sportlern oder Bodybuildern durch Rectus und Iliopsoasmuskulatur.

Die Treffsicherheit der Sonographie wird in der Literatur zwischen 74 und 90 % angegeben.

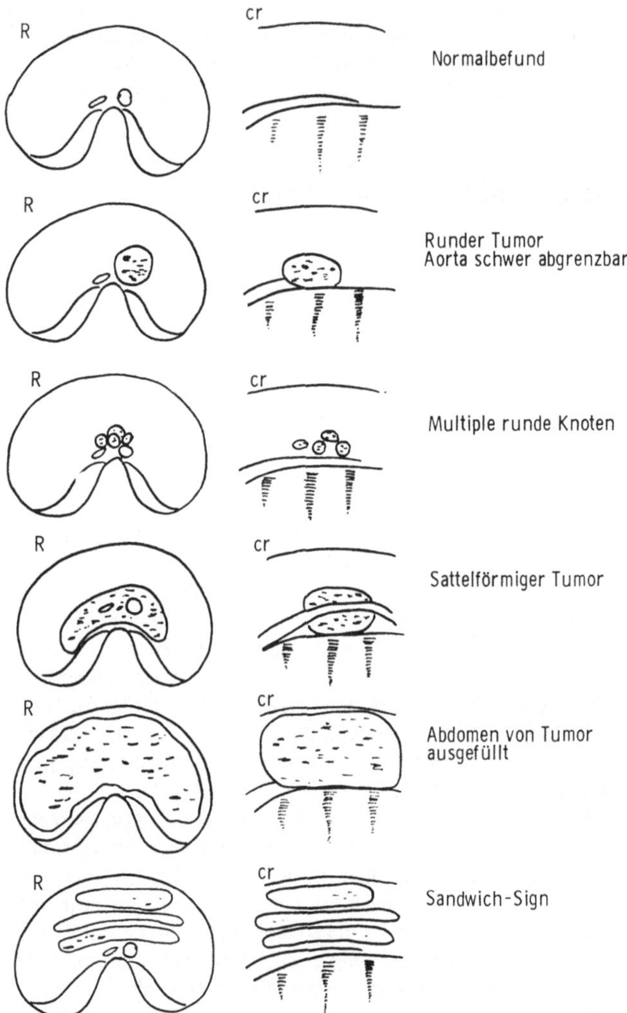

Abb. 1

Eine eigene retrospektive und prospektive Studie an 170 Patienten ergab folgende Resultate:

a) Ein minimaler Tumorbefall eines Lymphknotens, der nicht vergrößert ist, ist sonographisch nicht erfaßbar.

b) Vergrößerte Lymphknoten sind bei 90 % der Patienten, welche untersuchbar sind (keine Darmgasbehinderung, keine ausgeprägte Adipositas) zu diagnostizieren, wobei die lumbalen Lymphknoten sicherer als die iliakalen zu erfassen sind.

c) Zuverlässig ist die Beschreibung des ausgedehnten Tumorbefalls durch die Sonographie.

d) Geeignet ist die Sonographie für die Verlaufskontrolle dieser Prozesse.

Folgende differentialdiagnostische Möglichkeiten sollten bei der sonographischen Diagnose retroperitonealer Lymphknoten beachtet werden.

1. Am häufigsten können Darmschlingen einen retroperitonealen Tumor simulieren. Daher sollte auf Peristaltik im Real-Time-Bild geachtet werden. Im Gegensatz zu Tumoren läßt sich Darm mit dem Real-Time-Schallkopf gut imprimieren. Bestehen trotz dieser Maßnahmen noch Zweifel an der Diagnose, ist eine Kontrolluntersuchung am folgenden Tag angezeigt: Beim Tumor besteht Befundkonstanz, bei Darminhalt nicht.

2. Schwierig kann die Differenzierung eines Aortenaneurysma von einem paraaortalen Tumor in bestimmten Fällen werden: Thromben können einen Tumor vortäuschen. Das frei durchflossene Lumen eines Aortenaneurysma

kann eine normale Aorta mit umgebendem Tumor simulieren. In diesen Fällen muß eine Aortographie, eine Lymphographie, besser eine Computertomographie mit Kontrastmittel weiterhelfen.

3. Bevor ein paraaortaler Tumor diagnostiziert wird, ist immer an eine Hufeisenniere zu denken!

4. Hypertrophierte Muskulatur des Musculus iliopsoas sollte nicht mit Tumor verwechselt werden. Muskulatur zeigt im Real-Time-Bild ein typisches Spiel der Muskelfasern während der Kontraktion, Tumor nicht. Daher sollte eine Muskelprüfung durch Anheben des Beines vorgenommen werden.

5. Lymphknoten – insbesondere die der Non-Hodgkin-Gruppe – können zystoiden Charakter annehmen, d.h. sie sind echofrei oder echoarm, rund gestaltet, glatt begrenzt und zeigen eine nachfolgende Echoverstärkung. Kommen solche Raumforderungen iliakal im kleinen Becken vor, muß differentialdiagnostisch an eine Ovarialzyste, eine Ureterozele, Blasendivertikel oder eine Zyste vom Müllerschen Gang gedacht werden.

Besondere Bedeutung hat die Sonographie bei der Verlaufsbeurteilung von Tumoren unter antineoplastischer Therapie. Die Sonographie kann als quantatives, messendes diagnostisches Verfahren in der Onkologie einen Beitrag zur Beurteilung eines Therapieeffektes leisten.

PD Dr. R. Heckemann
Oberarzt im Radiologischen Zentrum
Universitätsklinikum der GHS Essen
Hufelandstr. 55
D-4300 Essen 1

Verhandlungsbericht der Deutschen Gesellschaft
für Urologie, 33. Tagung (1981), 534–536
© Springer-Verlag Berlin Heidelberg New York 1982

Ultraschalluntersuchung von Blase, Prostata und Samenblasen

P. H. Walz

Die sonographische Diagnostik der Harnblase ist mit drei prinzipiell verschiedenen Zugangswegen möglich: dem suprapubisch-transvesikalen, dem transurethralen und dem transrektalen. Die suprapubisch-transvesikale Diagnostik kann mit den üblichen, für die Oberbauchdiagnostik eingesetzten Geräten durchgeführt werden, Vorbedingung ist lediglich eine gefüllte Blase. Die Untersuchung beinhaltet keine Belästigung des Patienten und ist für den größten Teil der mit Sonographie zu klärenden Fragestellungen ausreichend. Diese beinhalten unter anderem: Restharnbestimmung, Blasendivertikel, Blasensteine, Blasentamponade, Ureterozelen, Verdrängung durch extravesikale Prozesse (Abb. 1).

Die sonographische Blasentumordiagnostik ist mit der supratransvesikalen und der transrektalen Untersuchungsmethode gleichermaßen nicht ausreichend möglich. Größere Tumoren lassen sich durchaus zufriedenstellend darstellen, bei kleineren Tumoren (unter ca. 1 cm) sowie ungünstiger Lokalisation ist die Darstellung mit den genannten Verfahren unzuverlässig. Zur Bestimmung der Infiltrationstiefe eines Blasentumors kann die transurethrale Sonographie möglicherweise eine entscheidende Verbesserung bringen. Die im Inneren der Blase rotierende Ultraschallsonde bietet mit ihrer hohen Schallfrequenz und damit ihrem hohen Auflösungsvermögen die technisch optimalen Möglichkeiten zur exakten Stadieneinteilung eines Blasentumors.

Limitierender Faktor ist derzeit noch die Größe der Schallsonde, die mit einem Durchmesser von 24 Charrière eine routinemäßige Diagnostik nicht erlaubt.

Sonographisch nicht zufriedenstellend beurteilbar sind die iliakalen und obturatorischen Lymphknotenstationen. Zum einen erschwert das ähnliche Schallmuster von Fettgewebe und Lymphknotenmetastasen die gegenseitige Abgrenzung, zum anderen sind typische Leitstrukturen – z.B. Aorta und Vena cava inferior im Retroperitonealraum – im kleinen Becken nicht immer darstellbar.

Für die Diagnostik von Prostata und Samenblasen sind die suprapubisch-transvesikale Untersuchung mit dem Compundscanner und die transrektale Untersuchung mit der Ultraschallsonde bezüglich der Aussagekraft gleich zu setzen und derzeit von keinem anderen bildgebenden Verfahren annähernd erreichbar. Die transvesikale Methode ist als zu invasiv abzulehnen, die Realtimegeräte erreichen zur Zeit noch nicht das Auflösungsvermögen der beiden erstgenannten Methoden.

Die Prostata ist im Normalfall dorsal der gefüllten Blase gut darstellbar. Kriterien der normalen Prostata oder des Prostataadenoms sind

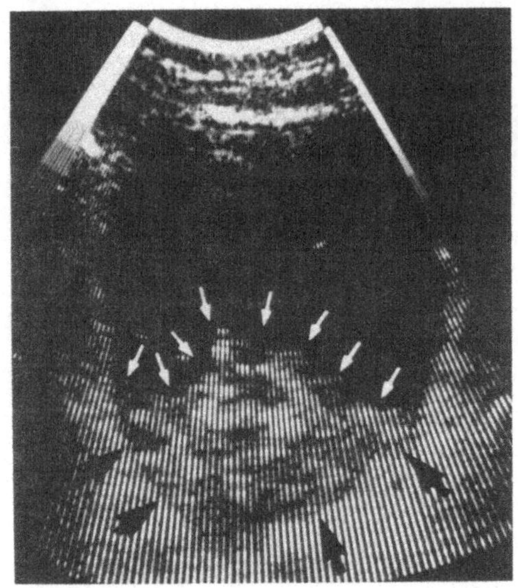

Abb. 1. Blasentamponade, Darstellung von ventral durch die flüssigkeitsgefüllte Blase im Querschnittsbild. *Schwarze Pfeile* = dorsale Blasenwand, *weiße Pfeile* = Blasentamponade am Boden der flüssigkeitsgefüllten Blase. Darstellung mit einem Real-Time-Gerät

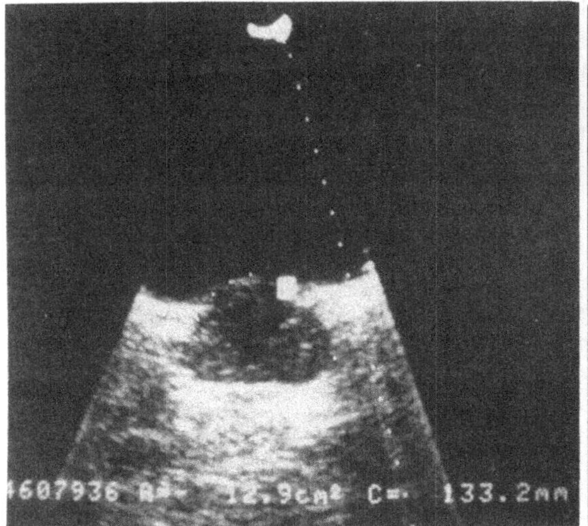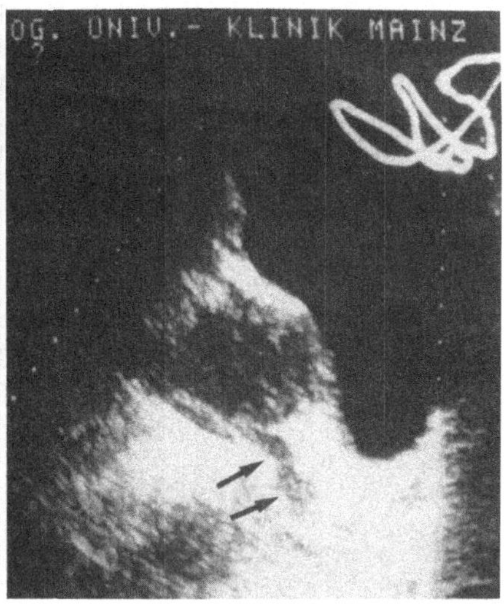

Abb. 2. Prostataadenom im Transversalbild (*links*) und Longitudinalbild (*rechts*). Darstellung von ventral durch die gefüllte Blase. Homogene, mäßig ausgeprägte Echointensität und gute Abgrenzbarkeit als Charakteristikum eines Prostataadenoms. *Schwarze Pfeile* im Longitudinalbild = teilweise dargestellte Samenblase. Darstellung mit einem Compoundscan-Gerät

im Transversalbild die Symmetrie, schwache, homogene Echos und eine gute Abgrenzbarkeit vom umliegenden Gewebe. Im Longitudinalbild (derzeit nur durch suprapubische Darstellung erhältlich) wölbt sich bei Prostatahypertrophie gelegentlich der Mittellappen in den echofreien Bezirk der gefüllten Blase vor (Abb.2). Unterschiede der Gewebetextur innerhalb der Prostata können vorliegen bei chronischer Prostatitis, bei Prostatakonkrementen (hier mit dorsalem Schallschatten) sowie beim Prostatakarzinom. Eine Unterbrechung der Kontinuität der Prostatakapsel weist auf ein infiltrierend wachsendes Karzinom hin.

Die Stadienbestimmung des Prostatakarzinoms ist sonographisch mit größerer Genauigkeit möglich als durch den palpierenden Finger oder auch durch die Computertomographie des kleinen Beckens. Ein Vergleich der Palpation mit der suprapubisch-transvesikalen und der transrektalen Sonographie bei 41 Patienten zeigte, daß beide sonographischen Methoden vergleichbare Ergebnisse brachten, während bei einem Drittel der Patienten mit Tumoren des Stadiums

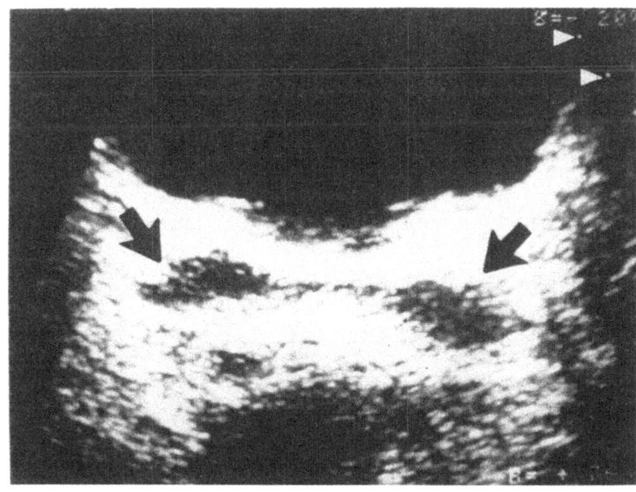

Abb. 3. Samenblasen. Symmetrische, keulenförmige Gebilde (*schwarze Pfeile*) dorsal der gefüllten Blase. Echobesatz wie beim Prostataadenom

T 2 oder T 3 dieses Stadium durch die Palpation unterschätzt wurde.

Die Samenblasen kommen dorsal der Blase als keulen- oder mandelförmige symmetrische Gebilde mit einem der Prostata vergleichbaren Echomuster zur Darstellung (Abb. 3). Bei Schnittbilduntersuchungen im Querschnitt von kaudal nach kranial weichen die beiden Samenblasen auseinander, wobei die Symmetrie erhalten bleibt. Im kaudalen Anteil ist meist noch der Mittellappen der Prostata angeschnitten, kranial sind die Samenblasen dorsal des Blasenbodens ohne Prostata zu erkennen. Neben Veränderungen der absoluten Größe ist die Aufhebung der Symmetrie das deutlichste Kriterium eines pathologischen Prozesses, wie er zum Beispiel beim Samenblasenemphysem oder beim infiltrierend wachsenden Prostatakarzinom gesehen wird.

Dr. P. H. Walz
Urologische Klinik und Poliklinik
der Joh.-Gutenberg-Universität
Langenbeckstr. 1
D-6500 Mainz

Verhandlungsbericht der Deutschen Gesellschaft
für Urologie, 33. Tagung (1981), 537–539
© Springer-Verlag Berlin Heidelberg New York 1982

Diskussionsbeitrag zur transrektalen Prostatasonographie

B. Aurich und B. Frentzel-Beyme

Die transrektale Prostatasonographie ist heute vormittag bislang unter Wert dargestellt worden. Wir schallen transrektal seit dem Februar 1981 mit dem Bruel- und Kjaer-Typ 9562, rotierender Schallkopf 3,5 MHZ. Dieses Gerät stellte die Deutsche Krebshilfe zur Verfügung. Eine hervorragende Darstellung der Anatomie ist möglich (Abb. 1).

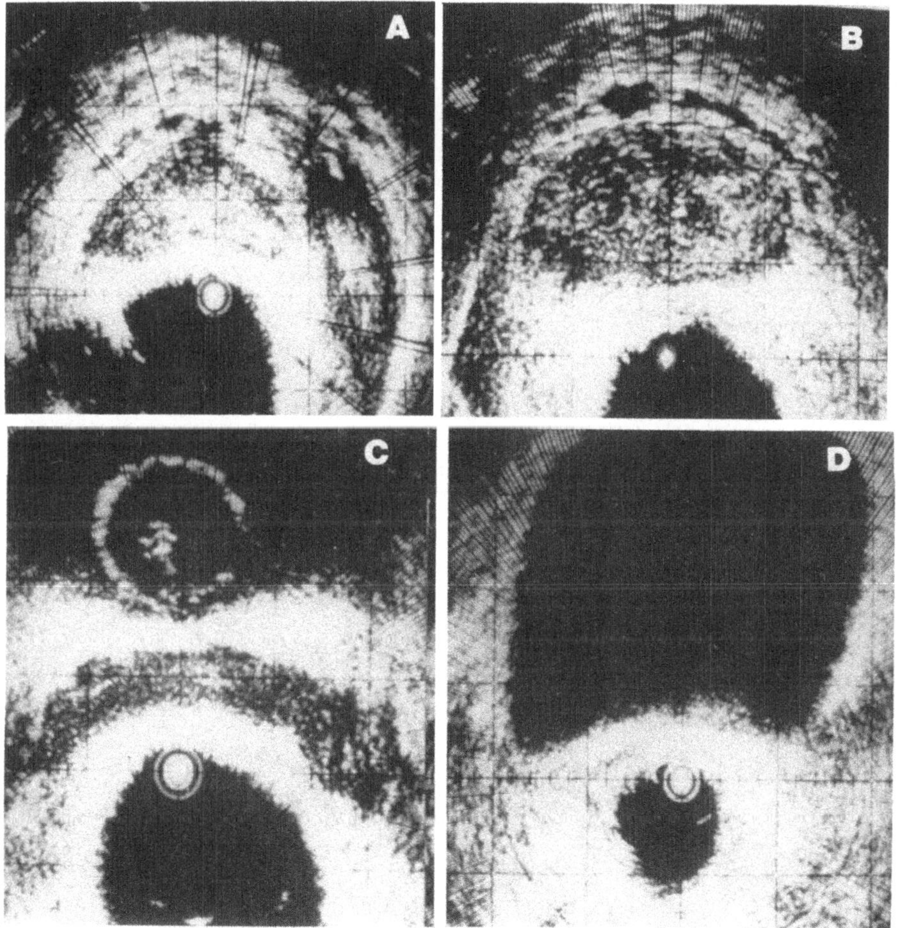

Abb. 1. Unten: der Schallkopf im Rektum – A Prostata mit mm. levatores ani, B Prostata mit Venensinus, C wurstförmige Samenbläschen, darüber Katheterballon in wassergefüllter Harnblase, D die wassergefüllte Harnblase

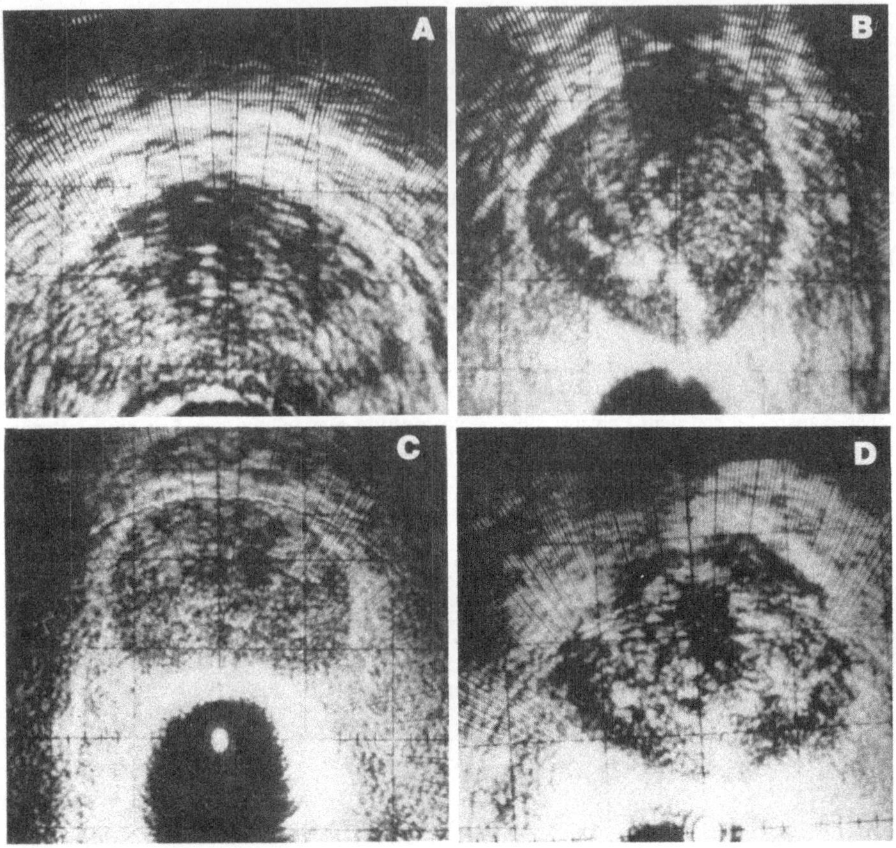

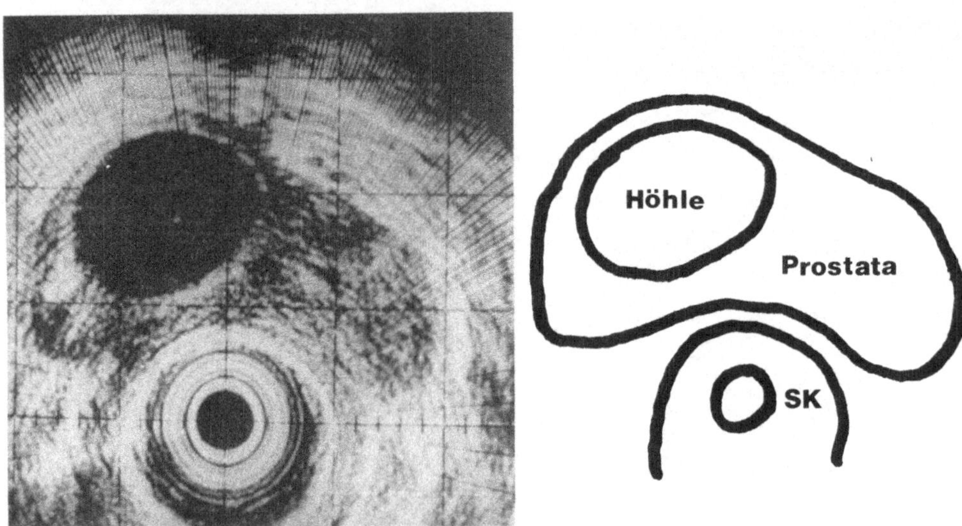

Abb. 2 A und C Adenom, B und D Carcinom

Abb. 3. Zustand nach palliativer TURP

Bei über zweihundert histologisch gesicherten Fällen konnten wir klare makroskopisch-morphologische Kriterien zur Differenzierung Adenom-Carcinom definieren (Abb. 2).

Prostata-Adenom: Symmetrisch, glatt begrenzt, rundoval oder dreieckig.

Prostata-Carcinom: Asymmetrisch, unscharf begrenzt, z. T. birnenförmig.

Abzesse lassen sich ebenso darstellen, wie sich eine Qualitätskontrolle nach TURP durchführen läßt (Abb. 3).

Vorrangige Indikationen zur transrektalen Prostatasonographie sind für uns:
1. Frühdiagnose des Carcinoms
2. Stadieneinteilung des Carcinoms zur Therapieplanung
3. Volumetrie zur Op.-Planung

Den rektal tastenden Finger empfinden die Mehrzahl unserer Patienten störender als die transrektale Sonde. Bei über 350 Untersuchungen hatten wir bislang keine einzige Komplikation zu verzeichnen. Als nicht invasive Methode ermöglicht die transrektale Sonographie hervorragende bildliche Darstellung der Prostata und des umgebenden Gewebes.

Dr. B. Aurich
Städt. Krankenhaus Am Urban, Berlin
Urolog. Abt.
D-1000 Berlin 61

Verhandlungsbericht der Deutschen Gesellschaft
für Urologie, 33. Tagung (1981), 540–542
© Springer-Verlag Berlin Heidelberg New York 1982

Die Ultraschalldiagnostik des Scrotalinhaltes

B. Egger, R. Pfab und W. Kropp

Der Scrotalinhalt ist der Palpation sehr gut zugänglich, so daß allein durch die klinische Untersuchung in Verbindung mit einfachen instrumentellen Methoden, wie z.B. der Diaphanoskopie, die Mehrzahl pathologischer Veränderungen sicher erkannt werden können. Nicht selten wird eine Diagnose aber dadurch erschwert, daß Patienten erst nach einem längeren Zeitraum der Erkrankung oder bereits anbehandelt kommen. Dies gilt besonders für die differential-diagnostische Abklärung zwischen Hodentumor und Epididymitis. In jedem Fall in dem ein Tumor nicht sicher ausgeschlossen werden kann, muß der Hoden freigelegt werden.

Mit der Sonographie steht jetzt eine zusätzliche nicht-invasive und einfache Untersuchungsmethode zur Verfügung, die eine Hilfe in der Abklärung zweifelhafter Befunde des Scrotalinhalts darstellen kann.

Untersuchungsmethode

Die Sicherheit der Diagnostik parenchymatöser Organe mittels Ultraschall hängt wesentlich von der Auflösungsqualität des Gerätes ab. Je höher die Schallfrequenz ist, desto besser ist das Auflösungsvermögen einerseits, desto schlechter aber die Eindringtiefe. Bei oberflächlichen Organen, wie dem Hoden, der dem Schallkopf direkt aufliegen kann, lassen sich somit hohe Frequenzen anwenden und damit eine gute Auflösung erzielen. Wir verwenden für unsere Untersuchungen ein Real-Time-Gerät der Firma Toshiba mit Multi-Array-Schallkopf. Der normale 3,5-MHz-Schallkopf ergibt bei direktem Aufsetzen auf den Hoden eine gute Darstellung des Parenchyms. Es zeigen sich bei unverändertem Organ regelmäßige feine Echos, die eine sichere Abgrenzung vom übrigen Gewebe und vom Nebenhoden erlauben. Eine Verbesserung der Bildqualität konnten wir durch die Zwischenschaltung eines Wasservorlaufs in Form eines mit

Wasser gefüllten Gummihandschuhs erreichen, doch entstehen durch die beiden Wände zusätzliche Reflexionen und es geht Schallenergie verloren. Dies führte zur Untersuchung des Hodens im Wasserbad. Hierbei sitzt der Patient auf einem Miktionsstuhl über den eine Folie geklebt ist. Nach Einfüllen von Wasser hängt der Hodensack in sitzender Position des Patienten frei im Wasserbad. Der Schallkopf wird von außen an die Folie herangebracht, so daß die Untersuchung berührungsfrei ablaufen kann. Dieses Verfahren ist zeitaufwendig und umständlich, ergibt aber mit dem 3,5-MHz-Gerät die besten Ergebnisse.

Seit einiger Zeit führen wir unsere Untersuchungen mit einem 5-MHz-Schallkopf durch, der dem Hoden direkt aufgesetzt wird. Hierdurch konnten wir eine wesentliche bessere Auflösung erzielen, die eine Wasservorlaufstrecke überflüssig macht.

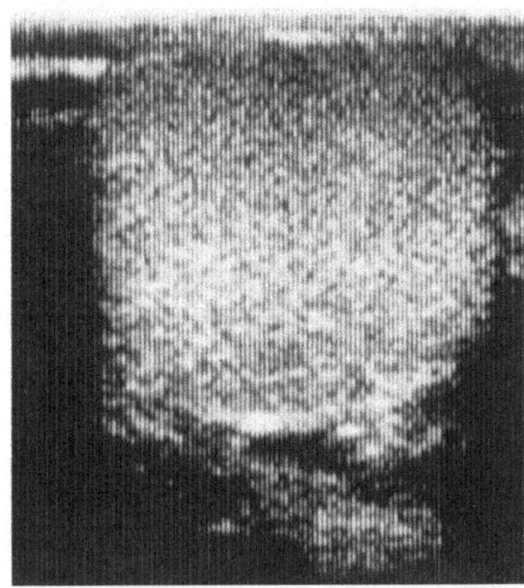

Abb. 1. Ultraschallbild eines normalen Hodens (5 MHz, direkter Kontakt). Regelmäßiges, dichtes Echomuster bei normalen Außenkonturen des Organs

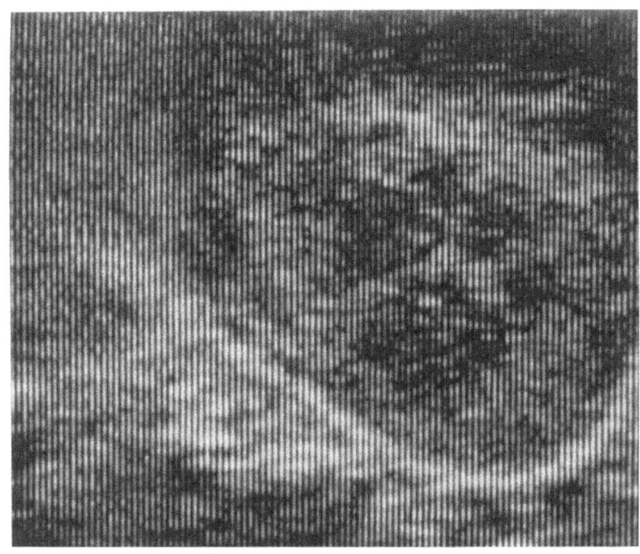

Abb. 2. Ultraschallbild Seminom
(3,5 MHz). Neben unauffälligem
Hodenparenchym unregelmäßig
begrenzte, dunklere, echoärmere
Zonen bei vergrößertem Organ

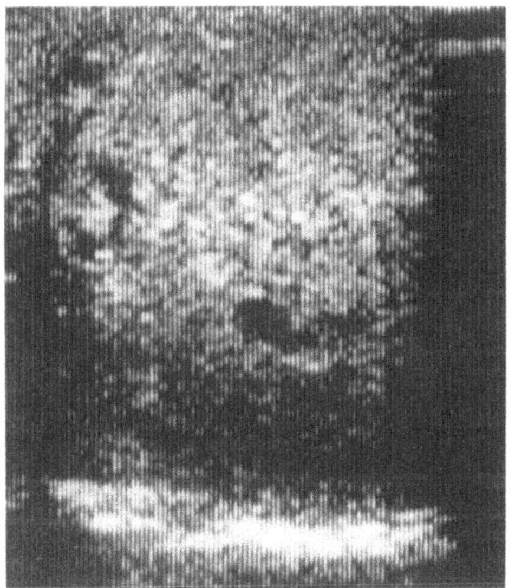

Abb. 3. Sonogramm embryonales Carcinom (5 MHz,
direkter Kontakt). Intratesticuläre, echoarme Zonen
bei unruhigem Echomuster

Untersuchungsbefunde

1. Hodentumor, Epididymitis, Hydrocele, Spermatocele, Varicocele

Die wichtigste Frage der Untersuchung des Scrotalinhaltes ist der Ausschluß des Hodentumors. Anhand mehrerer Beispiele können wir aufzeigen, daß Patienten, die unter der Diagnose Nebenhodenentzündung über Wochen und Monate konservativ behandelt wurden, sonographisch eindeutig das Bild eines Hodentumors zeigten. Alle diese Befunde sind histologisch gesichert. Während ein gesunder Hoden im Längs- und Querschnitt ein regelmäßiges Echomuster aufweist (Abb. 1), finden sich beim Seminom echoärmere, unregelmäßige Areale (Abb. 2). Liegen verflüssigte Nekrosezonen vor, wie sie bei nichtseminomatösen Hodentumoren zu finden sind, zeigt sich dies im Ultraschallbild in echoarmen, intratesticulären Bezirken. Insgesamt ist das Echomuster in diesen Fällen wesentlich unruhiger als beim Seminom, doch kann allein auf Grund des sonographischen Bildes keine Artdiagnose gestellt werden (Abb. 3).

Bei der akuten Epididymitis ist der Nebenhoden vom Hoden gut abzugrenzen, der ein normales Echomuster aufweist. Der Nebenhoden kann dabei verdickt sein und ist durch die begleitende Hydrocele gut zur Darstellung zu bringen. Hat eine Epididymitis zur Abszedierung geführt und hat diese bereits auf den Hoden übergegriffen, kann auch dies sonographisch dargestellt werden, wobei sich innerhalb des Hodens im Bereich des Rete testis echoarme Zonen finden.

Eine längerzeitig bestehende Hydrocele testis kann bei starker Fibrose der Hodenhüllen eine negative Diaphanoskopie ergeben. Hier zeigt sich im Sonogramm ein typischer peritesticulärer flüssigkeitsgefüllter Raum. Dabei stellt sich auch häufig die Appendix testis dar. Ein ähnliches Bild wie die Hydrocele zeigt die Spermatocele, die am Oberpol des Hodens liegt und gegenüber einem Tumor durch ihre echofreie Struktur gekennzeichnet ist. Eine Varicocele ergibt im sonographischen Bild extratesticuläre, bandförmige, geschlungene, echofreie Zonen, die den erweiterten Plexusvenen entsprechen.

2. Hodentrauma, Abszesse, Hodentorsion

Bei Traumen der Genitalregion kann es durch Hämatombildung schwierig sein, eine Hodenverletzung von extratesticulären Traumen abzugrenzen. Hier kann die Sonographie ebenfalls hilfreich sein. Verletzungen des Hodens zeigen sich durch die abnorme Form des Organs sowie Veränderungen des Echomusters, die durch intra- und extratesticuläre Hämatombildung bedingt sind.

Abszedierende Entzündungen im Bereich des Scrotums sind meist klinisch leicht zu diagnostizieren. In Zweifelsfällen kann durch Nachweis rundlicher, flüssigkeitsgefüllter Räume mit Spiegelbildungen und darunterliegenden Zonen unterschiedlicher Echodichte, die Diagnose sonographisch gestellt werden.

Die akute Hodentorsion ist mit der normalen Sonographie nicht nachzuweisen, da hier allenfalls eine Organvergrößerung ohne weitere charakteristische Zeichen vorliegt.

Zusammenfassend läßt sich sagen, daß bei unklaren Befunden des Scrotalinhaltes die Sonographie eine Hilfe darstellen kann. Die Möglichkeit der Zellablösung durch die Schallenergie bei Hodentumoren ist denkbar, konnte aber bisher nicht nachgewiesen werden. Dieses Risiko scheint uns jedoch geringer zu sein, als das eines fehldiagnostizierten Hodentumors, der über Wochen oder Monate unbehandelt bleibt.

Literatur

Bartels H (1981) Uro-Sonographie. Springer, Berlin Heidelberg New York. – Friedrich M, Kroll U (1981) Ultraschalldiagnostik am Körperweichteilmantel. Fortschr Röntgenstr 135/1:73–79. – Gottesman JE, Sample WF, Skinner DG, Ehrlich RM (1977) Diagnostic ultrasound in the evaluation of scrotal masses. J Urol 118:601–603. – Leopold GR, Woo VL, Scheible FW, Nachtsheim D, Gosink BB (1979) High-resolution ultrasonography of scrotal pathology. Radiology 131:719–722. – Miskin M, Buckspan M, Bain J (1977) Ultrasonographic examination of scrotal masses. J Urol 117:185–188. – Naser V, Ikinger U, van Kaick G, Schweigler M (1979) Echographie des Scrotums und der Testes mit Hilfe einer neuen Untersuchungstechnik. Urologe [A] 18:321–325. – Resnick MI, Sanders RC (1979) Ultrasound in urology. Williams and Wilkins, Baltimore. – Sample WF, Gottesman JE, Skinner DG, Ehrlich RM (1978) Gray scale ultrasound of the scrotum. Radiology 127:225–228. – Shawker TH (1976) B-Mode ultrasonic evaluation of scrotal swellings. Radiology 118:417–419.

Dr. B. Egger
Urologische Klinik und Poliklinik
der TU München
Klinikum re. d. Isar
Ismaninger Str. 22
D-8000 München 80

Verhandlungsbericht der Deutschen Gesellschaft
für Urologie, 33. Tagung (1981), 543/544
© Springer-Verlag Berlin Heidelberg New York 1982

Ultraschall in Gegenwart und Zukunft

H.-U. Eickenberg

Bildgebende Diagnoseverfahren haben wir genügend; ich nenne nur die Gamma-Kamera, das konventionelle Röntgen, das CT, die Thermographie, den Ultraschall und seit neuestem die elektromagnetische Resonanz, auch KST genannt. Einteilen können wir diese in belastende und nichtbelastende Verfahren. Wir Urologen haben nach den jahrzehntelangen Erfahrungen mit der Teil-Röntgendiagnostik nun auch Einblick in die Urosonographie genommen und versuchen, diese in der täglichen Praxis anzuwenden und klinisch weiterzuentwickeln. Diese Methode greift immer weiter um sich, insbesondere weil feststeht, daß keinerlei schädigende Wirkung durch die Ultraschallwellen zu erwarten sind. Gegenwärtig machen wir uns noch Gedanken über die Bedingungen der vorhandenen Ultraschallgeräte. Auf dem diesjährigen Ultraschall-Kongreß in Graz vorige Woche wurden über 50 verschiedene Geräte angeboten. Viele der Referenten dort versuchten, den Stellenwert dieser Geräte zu beurteilen. Mit dem alten Compound-Gerät meinte man bis jetzt, keinen großen Staat mehr machen zu können; jedoch wird neuerdings die manuelle Pendelbewegung der Compound-Untersuchungen durch eine oszillierende dynamische Führung des Schallkopfes ersetzt. Hieraus ergibt sich eine neue Generation von fantastischen, aufschlußreichen Bildern, so daß man sagen muß: Die zukünftige Entwicklung des Ultraschall-Verfahrens hat gerade erst begonnen.

Große, aufwendige aber auch schwerfällige Geräte wie das Oktoson haben sicher ihren Platz, um eine Art Computersonographie zu erreichen. Jedoch ist der Einsatzbereich für den Urologen hier nicht vorhanden. Bei allen neu vorgestellten Geräten war die Bildgüte vorrangig. Diese jedoch ist abhängig von der Schallfrequenz, der Focussierung und der Signalverarbeitung. Zusätzlich beobachtet man, daß einzelne Organe mit speziell dafür entwickelten Geräten untersucht werden, wie z. B. die Schilddrüse mit einem Small-Part-Scanner mit 5-Megahertz-Schallkopf. Die transrektale Ultraschalluntersuchung der Prostata und die transurethrale der Blase sind ja heute schon genügend diskutiert worden.

Farbige Ultraschallbilder tauchen jetzt auf, jedoch ist die Meinung der Experten, daß man hier in der Aussagekraft nicht weiterkommt. Der Gewebedifferenzierung war ein großer Teil der Vorträge in Graz gewidmet. Die Zahl der Internisten, die sonographisch eine Pyelonephritis von einer Glomerulonephritis unterscheiden wollen, war enorm. Jedoch ist hier von Kennern der Szene ein warnendes Wort am richtigen Platz gesprochen worden. Ebenso möchten wir zum jetzigen Zeitpunkt alle davor warnen, sonographisch eine Gewebedifferenzierung zwischen Prostata und Prostatakarzinom zu versuchen. Unsere Pathologen würden uns dies mit Recht verübeln.

Wenn man Real-Time und Compound-Techniken vergleicht, so muß man sagen, daß im Gegensatz von vor einigen Jahren hier eine Annäherung beider Methoden, insbesondere in Bildgüte und Aussagekraft zustande gekommen ist. Dies ist primär bedingt durch die besseren technischen Möglichkeiten, welche die ganze Breite der Mikroelektronik mit verarbeiten. Ein hierdurch möglich gemachtes Ultraschall-Transmissions-Computertomogramm zeigt, daß die Entwicklung voll im Flusse ist und die Ultraschalltechnik noch nicht an ihre Grenzen gestoßen ist.

Hieraus sich logisch entwickelnd ist die ultraschallgesteuerte unter permanenter Sicht durchgeführte perkutane Gewebegewinnung vor Ort. Technik und Anwendungsbereiche wurden im Film dynamisch demonstriert. Wie sehr diese ultraschallgeführten invasiven Methoden in die Klinik gehören, so sehr stellt die diagnostische Sonographie eine Methode dar, in der Praxis ambulant mit optimaler Technik am Patienten zu arbeiten. Sie vermittelt eine neue Erfahrung des Verhältnisses zwischen dem Patienten und dem untersuchenden Arzt. Die Sonographie gilt als Fortsetzung der körperlichen Untersuchung. Sie kann als inneres Auge, das den äußeren Befund der körperlichen Untersuchung fortführt, angesehen werden. Als Bindeglied einer rational-analytischen Medizin und hermeneutisch-pragmatischen Handelns stellt sie eine soziologisch determinierte Methode kommunikativer Diagnostik dar. Damit führt sie nicht wie viele der neuen technisierten medizinischen diagnostischen Methoden zur Entfremdung zwischen Arzt und Patient über die Technik als Mittler, sondern zum „hautnahen" Patientenkontakt.

Prof. Dr. H.-U. Eickenberg
Chefarzt der Urologischen Klinik
St.-Franziskus-Hospital
Kiskerstr. 26
D-4800 Bielefeld

Verhandlungsbericht der Deutschen Gesellschaft
für Urologie, 33. Tagung (1981), 545/546
© Springer-Verlag Berlin Heidelberg New York 1982

Ultraschallgesteuerte Stanzbiopsien der Niere bei Kindern

H. Bachmann, R. Heckemann und H. Olbing

Einleitung

Die perkutane Nierenbiopsie gehört zu den diagnostischen Verfahren, die sich wegen des hiermit verbundenen Risikos nur relativ langsam durchgesetzt haben. In der Bundesrepublik Deutschland wird diese Untersuchungsmethode seit 1965 verwendet. Nach einer Umfrage der Arbeitsgemeinschaft für Pädiatrische Nephrologie wurden bis zum Juni 1977 in der Bundesrepublik Deutschland, der Schweiz und Österreich insgesamt 3037 perkutane Nierenbiopsien bei Kindern durchgeführt. In den meisten Kinderkliniken erfolgt die Lokalisation der Niere für die perkutane Nierenbiopsie mit Hilfe radiologischer Methoden. Stanzbiopsien der Niere unter sonographischer Führung werden bei uns seit August 1980 routinemäßig durchgeführt, vorher wurde dieses Verfahren nur in Ausnahmefällen angewendet.

Patienten

Ultraschallgeführte perkutane Nierenbiopsien wurden bei insgesamt 31 Kindern im Alter von 3 bis 17 Jahren durchgeführt, bei 8 Patienten vor dem August 1980, bei 23 Patienten danach. Die Punktion erfolgte nur bei 5 Kindern in Allgemeinanästhesie (4 Patienten jünger als 5 Jahre), bei 26 Patienten in Lokalanästhesie. Die glomeruläre Nierenfunktion war bei 21 Kindern normal, bei 5 Kindern lag die Kreatinin-Clearance zwischen 40 und 80 ml/min/1,73 m^2, und bei 5 Kindern war sie niedriger als 40 ml/min/1,73 m^2. Bei 6 Kindern bestand primär eine Hypertonie, zum Zeitpunkt der Biopsie war der Blutdruck bei allen Kindern normalisiert.

Technik
der ultraschallgesteuerten Stanzbiopsie
(Abb. 1)

Das Real-Time-Verfahren informiert über den Punktionsort, die Punktionstiefe, den Punktionswinkel und über das sich atemsynchron bewegende Nierenorgan; häufig läßt sich auch die Nadelspitze sonographisch darstellen. Eine Vorinformation mit Hilfe einer Explorationsnadel ist deshalb nicht erforderlich. Es wird ein spezieller Punktionsschallkopf* verwendet, der ein Einlegen der Punktionsnadel – wir punktieren mit der Trucut-Nadel – in einen im Punktionsschallkopf befindlichen Punktionsschacht erlaubt. Die Nadel wird im Punktionsschacht bis zur Nierenoberfläche vorgeschoben; die Distanz zwischen Haut und Niere wird vorher sonographisch abgemessen und kann mit Hilfe eines Reiters auf die Punktionsnadel übertragen werden. Die Verbindung zwischen Schallkopf und Punktionsnadel ist nur halbstarr; damit ist gewährleistet, daß die Nadel jederzeit aus dem Schallkopf ausgeklinkt werden kann, um zu überprüfen, ob sich

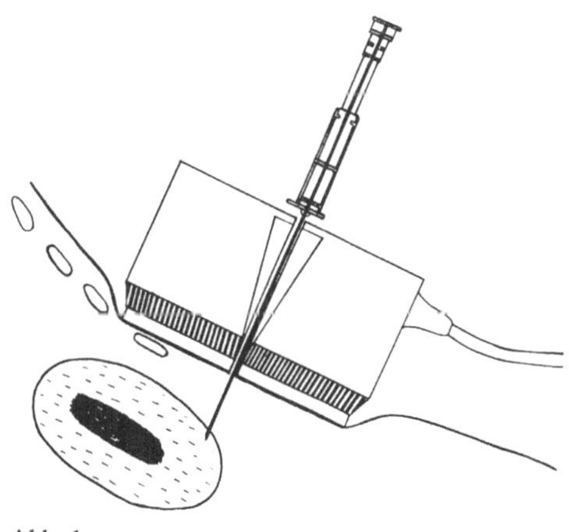

Abb. 1

---

* Toshiba

die Nadel schon atemsynchron bewegt; diese atemsynchrone Beweglichkeit der Nadel beweist, daß die Nadel die Nierenoberfläche erreicht hat.

Ergebnisse

Eine für die Diagnose ausreichende Menge an Nierengewebe wurde bei 30 von 31 Patienten (97 %) in der ersten Sitzung gewonnen. In dem lichtmikroskopisch aufgearbeiteten Material wurden im Mittel 20 (2–50), in dem immunfluoreszenzmikroskopisch aufgearbeiteten Material im Mittel 6 bis 7 (0–25) Glomeruli gefunden (Tabelle 1). Es wurden maximal 4 Punktionsmanö-

Tabelle 1. Ultraschallgeführte percutane Nierenbiopsie, Punktionsergebnisse

Adäquates Gewebe zur Diagnosestellung:	30/31
Zahl der Glomeruli: Lichtmikroskopie	2–50 (im Mittel: 20)
Immunfluoreszenzmikroskopie:	0–25 (im Mittel: 6–7)

ver pro Sitzung durchgeführt; achtmal waren Einzelpunktionen, sechzehnmal Doppelpunktionen, sechsmal Dreifachpunktionen und zweimal Vierfachpunktionen erforderlich. Die Biopsien wurden von zwei Untersuchern durchgeführt.

Komplikationen

Praktische Bedeutung haben vor allem die mit Blutungen einhergehenden Komplikationen. Die Blutungen sind meist leicht und passager, sie können aber auch zu erheblichen Problemen führen. Wir sahen eine Makrohämaturie bei 4 von 32 Patienten (12,5 %), bei einem der vier Patienten dauerte sie länger als 24 Stunden; Transfusionen waren in keinem Fall erforderlich (Tabelle 2).

Tabelle 2. Ultraschallgeführte percutane Nierenbiopsie, Komplikationen

Makrohämaturie:	4/32 (12,5 %)
– länger als 24 h:	1/32
Perirenales Hämatom:	3/24 (12,5 %)

Ein großer Vorteil der ultraschallgeführten perkutanen Nierenbiopsie besteht in der frühen Erkennung von perirenalen Hämatomen. Ohne Ultraschalldiagnostik werden auch größere perirenale Blutungen oft erst relativ spät bemerkt, da Frühsymptome fast regelmäßig fehlen. Die Patienten, die nach dem August 1980 punktiert wurden, wurden dreimal sonographisch nachuntersucht, direkt nach der Punktion und 12 sowie 24 Stunden später. Bei 3 von 24 Patienten fand sich ein kleines perirenales Hämatom (12,5 %); bei 2 Patienten erfolgte nach 3 Wochen eine Nachunterschung, bei beiden Patienten hatte sich das Hämatom völlig resorbiert (Tabelle 2).

Zusammenfassung

Unserer Meinung nach ist das ultraschallgeführte Ortungsverfahren mit der Real-Time-Technik die derzeit allen anderen Methoden überlegene Form der Nierenlokalisation bei der perkutanen Nierenbiopsie. Die Vorteile liegen vor allem in der exakten Lokalisierung der Niere ohne Kontrastmittelinjektion, in der Anwendung dieses Verfahrens auch bei Patienten mit eingeschränkter Nierenfunktion, in der guten Steuerung der Punktionsnadel und der Erfassung eines perirenalen Hämatoms.

Priv.-Doz. Dr. H. Bachmann
Kinderklinik der Univ. Essen
Hufelandstr. 55
D-4300 Essen

Verhandlungsbericht der Deutschen Gesellschaft
für Urologie, 33. Tagung (1981), 547/548
© Springer-Verlag Berlin Heidelberg New York 1982

Die ultraschallgesteuerte Nephrolithotomie

P. Alken

Lage und Ausdehnung eines Nierensteines können seine transparenchymatöse Entfernung notwendig machen. Auch bei ausgedehnter Ausgußsteinbildung sind dann selbst mehrfache radiäre, periphere Nephrotomien [1], die mit einer Pyelokalikotomie kombiniert werden können, parenchymschonender als die anatrope Nephrotomie [2]. Unabhängig von der Art des transparenchymatösen Zugangs war in jedem Fall eine temporäre Unterbrechung der arteriellen Blutzufuhr zur Niere notwendig, um die Operation übersichtlich und den Blutverlust gering halten zu können. Durch eine anatomie-orientierte Schnittführung an der Niere wird diese Maßnahme überflüssig.

Sterilisierbare kleindimensionierte Real-Time-Ultraschallsonden und Dopplersonden (Abb. 1[1]) erlauben an der freigelegten Niere eine sichere pseudo-dreidimensionale Lokalisation von Nierensteinen bis herab zu 2 mm Durch-

messer und eine Identifizierung intraparenchymer Gefäße von der Nierenoberfläche aus. Durch kombinierte Anwendung beider Techniken kann über dem steintragenden Abschnitt des Nierenhohlsystems ein gefäßarmes Areal zur radiären Nephrotomie sicher identifiziert werden. Die exakte Position und Richtung der Nephrotomie wird durch eine unter Ultraschallkontrolle von der Nierenoberfläche an den Stein geführte Nadel markiert (Abb. 2). Für die radiäre Nephrotomie wurden spezielle Instrumente entwickelt[2], die erlauben, die Nephrotomien so klein wie möglich zu halten. Dazu gehören Spatel, mit denen nach scharfer Inzision der Kapsel, das Parenchym stumpf auseinander gedrängt wird, Spekula, mit denen die Nephrotomie aufgehalten wird, und passende Scheren, Nadelhalter, Steinfaßzangen, kombinierte Saug-Spül-Kaltlichtvorrichtungen und ggf. ein Ultraschall-Lithotriptor zur intrarenalen Verkleinerung der Konkremente (Abb. 3).

Zeigt die Ultraschalluntersuchung der Niere keine weiteren konkrementverdächtigen Befunde mehr, reicht meist eine abschließende Röntgenaufnahme zur Dokumentation. Für den Ver-

---

1 High Stoy Technological Corporation, Lake Success, New York 11042, USA
2 Fa. Karl Storz GmbH & Co., Tuttlingen

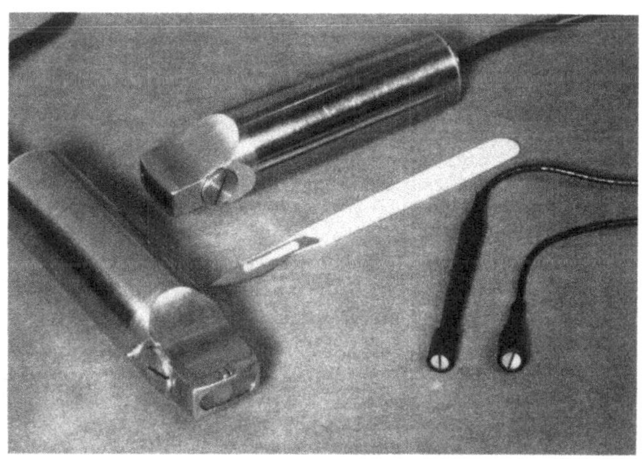

Abb. 1. Intraoperativ benutzte Dopplersonden und Sonde des Real-Time-Scanners. Das Skalpell ist zum Größenvergleich beigefügt

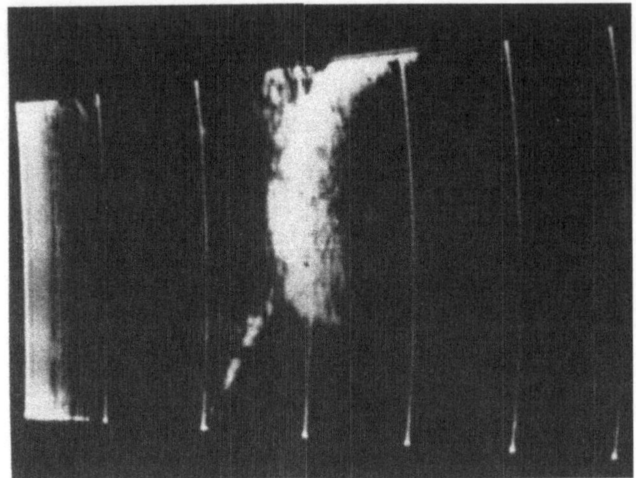

Abb. 2. Typisches bei der intraoperativen Real-Time-Untersuchung einer steintragenden Niere erhaltenes Ultraschallbild mit sichelförmigem Reflex der Steinoberfläche und nachfolgender Schallauslösung. Die unter Ultraschallkontrolle zum Stein geführte Nadel ist deutlich erkennbar. Der linke Bildrand entspricht der Nierenoberfläche. Die Distanzlinien haben einen Abstand von jeweils 5 mm

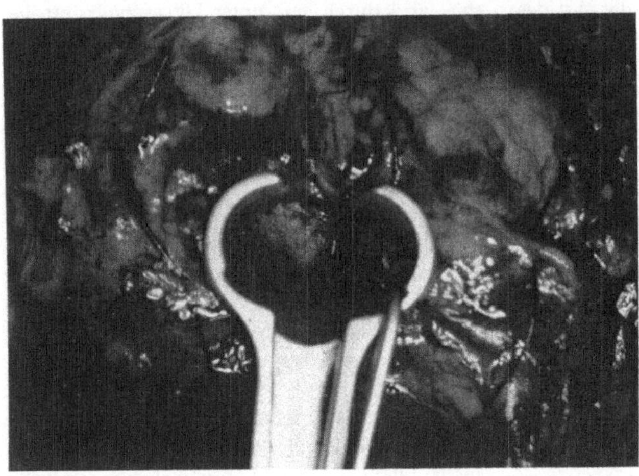

Abb. 3. Operationssitus. Aufblick auf eine Niere, an deren Oberfläche der intrarenale Gefäßverlauf durch Fäden markiert ist. Das eingesetzte Spekulum öffnet den Blick auf einen Kelchausgußstein

schluß der nur gering blutenden Nephrotomien ist lediglich eine fortlaufende Naht der Kapsel notwendig. In dieser Technik, deren Prinzip des gefäßschonenden transparenchymatösen Eingriffs auch bei der Behandlung von Tumoren in Einzelnieren, Gefäßmißbildungen, Traumen oder entzündlichen Veränderungen zur Anwendung kommen kann, wurden insgesamt 32 Eingriffe durchgeführt. Speziell bei der operativen Behandlung von Nierensteinen waren die Blutverluste trotz während der gesamten Operationszeit ungestörter arterieller Perfusion der Niere vergleichbar mit denen anderer Autoren, bei der sonst üblichen transparenchymatösen Nierensteinentfernung. Alle Nieren konnten reststeinfrei saniert werden. Die prä- und postoperativ durch Jod[131]-Hippuran-Clearance bestimmten

Funktionswerte zeigten erwartungsgemäß keine oder nur geringe Änderungen.

Literatur

1. Wickham JEA, Coe N, Ward JP (1974) 100 cases of nephrolithotomie. J Urol 112:702–705. – 2. Boyce WH, Elkins IB (1974) Reconstructive renal surgery following anatrophic nephrolithotomy: Follow-up of 100 consecutive cases. J Urol 111:307

Dr. P. Alken
Oberarzt d. Urologischen Klinik
und Poliklinik
Joh.-Gutenberg-Universität
Langenbeckstr. 1
D-6500 Mainz

Verhandlungsbericht der Deutschen Gesellschaft
für Urologie, 33. Tagung (1981), 549/550
© Springer-Verlag Berlin Heidelberg New York 1982

Ultraschallgesteuerte perkutane Nierensteinentfernung

P. Alken

Die perkutane Nephrostomie, unter Ultraschall- und Röntgendurchleuchtungskontrollen durchgeführt, hat eine nahezu zu vernachlässigende Komplikationsrate. Dieser Zugang kann unproblematisch zur Entfernung von Nierensteinen benutzt werden, wenn geeignete Instrumente zur Verfügung stehen und bestimmte Prinzipien beachtet werden. Die Punktion erfolgt in üblicher Weise in Lokalanästhesie, wobei die Position der Nephrostomie der Lage der Steine angepaßt werden muß. Zur Aufdehnung des Nephrostomiekanals wird ein Teleskopbougierset[1] [1] benutzt, das eine schnelle und relativ atraumische Bougierung bis zu 27 Charr erlaubt. In Lokalanästhesie durchgeführt sind dazu 2 Sitzungen erforderlich, in Epiduralanästhesie kann der Kanal akut auf 27 Charr aufgedehnt werden und Punktion, Dilatation und Steinentfernung sind mit dem Instrumentarium zur perkutanen Nierensteinentfernung[1] in einer Sitzung möglich. Bei allen endoskopischen endorenalen Manipulationen muß ein pyelorenaler Reflux vermieden werden: Durch Verwendung eines Niederdruckspülsystems, geringe Höhe des Spülflüssigkeitsreservoirs, geringe Füllung des Hohlsystems und intravenöse Applikation von Mannitol. Mit der Ultraschallsonde[1] können Nierensteine beliebiger Größe und Zusammensetzung erfolgreich zertrümmert werden [2]. Das Risiko mechanischer Pyelonläsionen ist bei sachgerechter Handhabung zu vernachlässigen [3].

Für die orale Chemolitholyse, die bei Cystin-, Harnsäure- und Struvitsteinen in vertretbarer Zeit möglich ist, stehen 3 Lösungen zur Verfügung: n-Acetyl-Cystein (2,4%ig) in Kombination mit 1,3%iger Natrium-Bikarbonat-Lösung für Cystin-Steine, 1,3%ige Natrium-Bikarbonat-Lösung für Harnsäuresteine und 10%ige Renacidin-Lösung für Struvitsteine. Bei röntgenologisch sicher dokumentierten freien Abflußverhältnissen wird mit 100–150 ml Lösungsmittel pro Stunde gespült. Um die aus der Zeit der transuretralen retrograden lokalen Chemolyse bekannte Hauptkomplikation – unkontrollierte Stauung mit Harnwegsinfekt – zu vermeiden, werden immer 2 Nephrostomie-Katheter, ein

---

1 Karl Storz GmbH & Co., D-7200 Tuttlingen

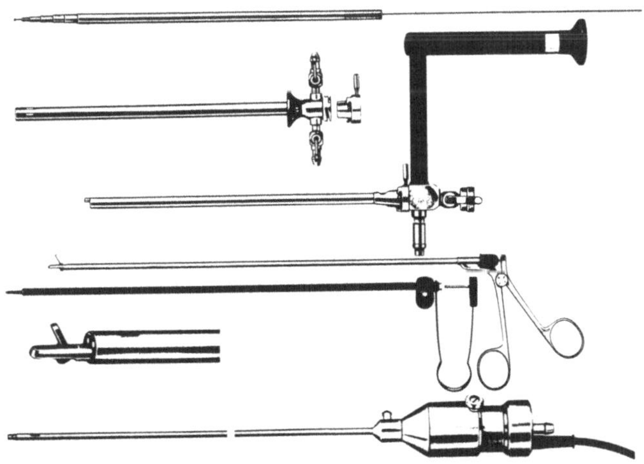

Abb. 1. Instrumentarium zur perkutanen Nierensteinsanierung: Von oben nach unten Teleskopbougierset, 27 Charr starker Endoskopschaft, 0-Grad-Optik mit Lichtleitung und Instrumentenkanal, Steinzangen, Spülrohr mit Wandler und Bohrsonde des Ultraschall-Lithotriptors

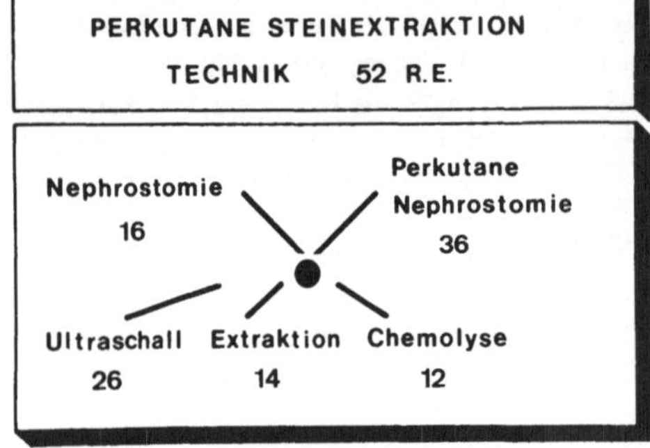

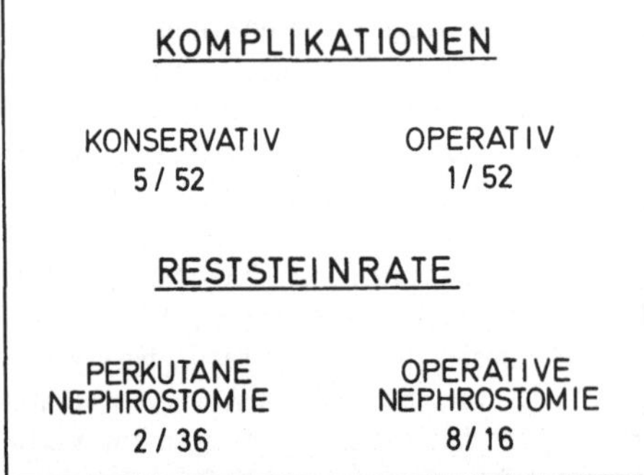

Abb. 2 und 3. Techniken und Behandlungsergebnisse der perkutanen Nierensteinsanierung bei 52 renalen Einheiten

6–8 Charr starker Einfluß- und ein 8–15 Charr starker Abflußkatheter so in das Hohlsystem plaziert, daß die Steine von der Spüllösung sicher erreicht werden. Ist bei den regelmäßigen Ultraschall- bzw. Röntgenkontrollen keine entspre-

chende Verkleinerung des Steines zu verzeichnen, kann die Chemolitholyse mit der endoskopisch kontrollierten Extraktion oder Ultraschall-Lithotripsie kombiniert werden. Ein Überblick über die bisher angewandten Techniken und Behandlungsergebnisse geben die Abbildungen 2 und 3. 5 der 6 Komplikationen wurden konservativ beherrscht, in einem Fall wurde eine subpelvine Ureterenge sekundär operativ versorgt. Die unterschiedliche Reststeinrate nach primär perkutaner und operativer Nephrostomie ist Ausdruck der Tatsache, daß beim primär perkutanen Zugang die Position und Richtung der Nephrostomie entsprechend den Instrumentationsbedürfnissen optimal und frei wählbar sind. Einzige Kontraindikation zur perkutanen Nierensteinsanierung ist eine Gerinnungsstörung.

Literatur

1. Alken P (1981) Teleskopbougierset zur perkutanen Nephrostomie. Aktuelle Urologie 12:216. – 2. Alken P et al (1981) Percutaneous stone manipulation. J Urol 125:463. – 3. Terhorst B et al (1975) Der Einfluß von elektrohydraulischer Schlagwelle und Ultraschall auf das Uroepithel. Urologe [A] 14:41. – 4. Gaca A (1965) Klinische Bilanz der chemischen Litholyse in Freiburg, Verhandlungsbericht der Deutschen Gesellschaft für Urologie, 21. Tagung, S 292

Dr. P. Alken
Oberarzt d. Urologischen Klinik
und Poliklinik
der Joh.-Gutenberg-Universität
Langenbeckstr. 1
D-6500 Mainz

Verhandlungsbericht der Deutschen Gesellschaft
für Urologie, 33. Tagung (1981), 551–553
© Springer-Verlag Berlin Heidelberg New York 1982

Intravesikaler Ultraschall

J. Schüller, V. Walther und E. Schmiedt

Unter den Begriff „intravesikaler Ultraschall" fällt zum einen die *A-Bild-Sonographie,* die über die Bestimmung der Blasenwandstärke zur Dosisoptimierung bei der Laserbestrahlung von Blasentumoren Anwendung fand, zum anderen die auf Entwicklungen von Holm aus dem Jahre 1974 zurückzuführende *B-Bild-Sonographie.* Die klinisch relevantere B-Bild-Sonographie (intravesikale Ultraschalltomographie; Abb. 1) beruht auf der Kombination des Realtime-Scannings und des aus der Radartechnik bekannten rotierenden Meßverfahrens. Ein am Ende der Sonde[1] um seine Längsachse rotierender hochfrequenter 6-MHz-Schallkopf sendet senkrecht zur Oberfläche des abstrahlenden Kristalls Schallimpulse aus, die über die als Wasservorlaufstrecke dienende Blasenfüllung auf die Blasenwand treffen und in tiefere Gewebsschichten eindringen. Die reflektierten Echos werden helligkeitsmoduliert auf dem Monitor wiedergegeben.

Nach Auffüllen der Blase mit 150–200 ml wird die Optik eines 24-Charr.-Resektoskop-

---

1 Wir verwendeten ein Ultraschallgerät der Firma Brüel & Kjaer (Naerum, Dänemark), Typ 9526 und 5850

a

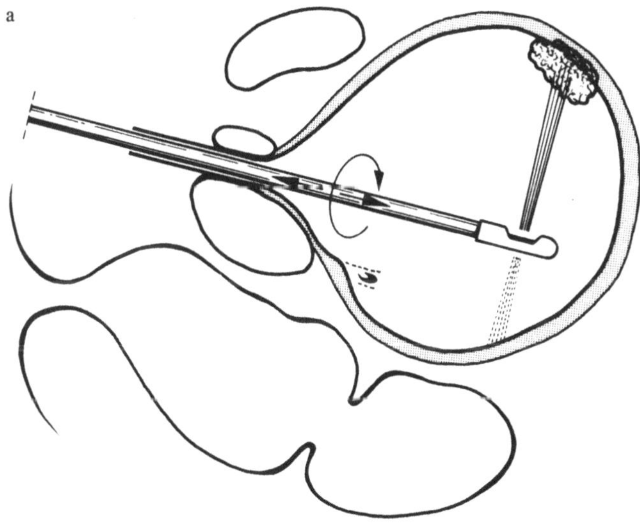

b

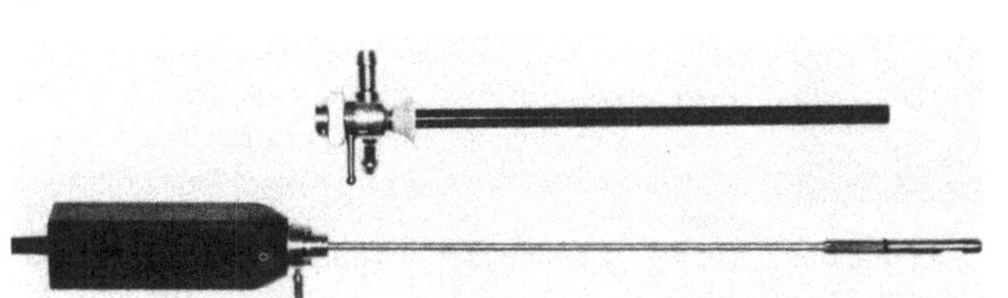

Abb. 1. Schematische Darstellung der intravesikalen Ultraschalltomographie (a), transurethrale Ultraschallsonde (b)

schaftes gegen die Ultraschallsonde ausgetauscht. Man erhält zweidimensionale Echtzeitbilder von Blasenquerschnitten und umgebender Strukturen in beliebigen transversalen Schnittebenen. Unter Verwendung von Schallköpfen unterschiedlicher Abstrahlwinkel erzielt man in nahezu allen Blasenwandabschnitten ein optimales Reflektionsverhalten der Schallwellen.

Die normale Blase stellt sich sonographisch als symmetrische, homogene, ringförmige Struktur von 3–6 mm dar. Orientierungspunkte sind die Luftblase am Blasendach sowie die beiden Ureterostien. Das perivesikale Gewebe ist mit seiner aufgelockerten Gewebetextur gegenüber der homogenen Blasenwand gut abgrenzbar (Abb. 2).

Den wichtigsten Anwendungsbereich der intravesikalen Sonographie stellt die Beurteilung von Blasentumoren dar. Sie läßt die sofortige Beurteilung eines Tumors hinsichtlich seiner Infiltrationstiefe zu. Nicht infiltrierende Tumoren zeigen ins Blasenlumen vorspringende Echostrukturen bei erhaltener Blasenwand. Infiltrierende Tumoren weisen bei groben Wandveränderungen ein Echomuster von insgesamt verminderter Intensität auf. Als schwierig hat sich die Unterscheidung tief infiltrierender und gerade ins perivesikale Gewebe übergehender Tumoren erwiesen, da beide Tumoren sonographisch mit einer Kontinuitätsunterbrechung der Blasenwand einhergehen.

Darüber hinaus können mit Hilfe der intravesikalen Ultraschalltomographie endoskopisch ungenügend einsehbare Blasendivertikel hin-

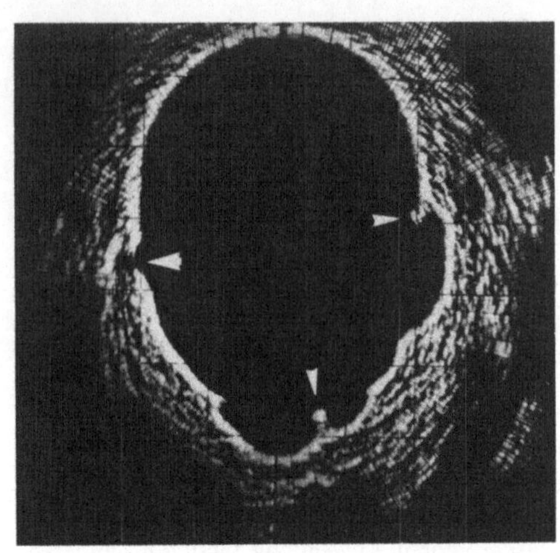

Abb. 3. Bild einer Blase mit Trabekeln (▸) und einem Divertikel (▶)

sichtlich eines Divertikeltumors oder -steines abgeklärt werden (Abb. 3).

Diagnostisch hilfreich kann die intravesikale Ultraschalluntersuchung bei differentialdiagnostischen Erwägungen pathologischer Veränderungen im intramuralen und juxtavesikalen Harnleiterbereich (DD: Stein – Tumor) sein.

Weiterhin kann die intravesikale Ultraschalltomographie zur Verlaufskontrolle verschiedener Behandlungsmethoden Anwendung finden.

Die intravesikale Ultraschalltomographie stellt eine Ergänzung zur Zystoskopie dar und ermöglicht dem Untersucher neben dem makroskopischen Befund eine sofortige Information über die Ausdehnung der Läsion und angrenzende Gewebestrukturen. Als limitierende Faktoren haben sich bisher zum einen die begrenzte Eindringtiefe der verwendeten Ultraschallsonde sowie die Beurteilung des Blasenauslasses, die auch mit retrograd abstrahlenden Schallköpfen nur bedingt möglich ist, erwiesen.

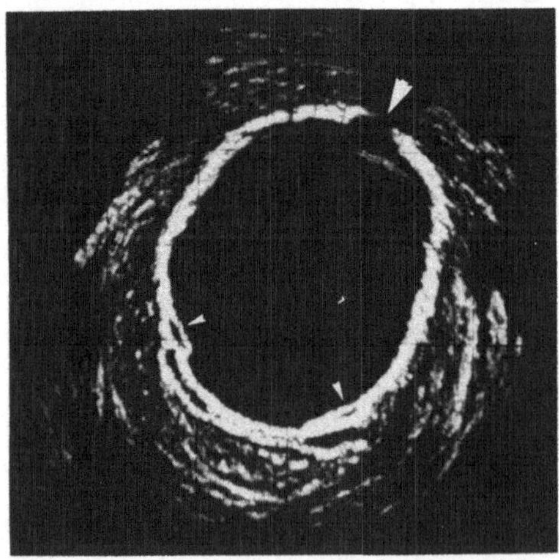

Abb. 2. Bild einer normalen Blase mit der Luftblase am Blasendach (▶) und den beiden Ureterostien (▸)

Literatur

Gammelgaard J, Holm HH (1980) Transurethral and transrectal scanning in urology. J Urol 124:863. – Holm HH, Northeved A (1974) A transurethral ultrasonic scanner. J Urol 111:238. – Nakamura S, Niijima T (1980) Staging of bladder cancer by ultrasonography: A new technique by transurethral intravesical scanning. J Urol 124:341. – Nakamura S, Niijima T (1980) Transurethral real-time scanner. J Urol 124:341. – Schüller J, Walther V, Staehler G,

Schmiedt E, Bauer H-W (1980) Intravesikale Ultraschalltomographie zur Bestimmung der Infiltrationstiefe von Blasentumoren. Münch med Wschr 122:1431. – Schüller J, Walther V, Staehler G, Bauer H-W (1981) Beurteilung von Blasenwandveränderungen mit der Ultraschalltomographie. Urologe [A] 20:204. – Schüller J, Walther V, Staehler G, Bauer H-W (1982) Intravesikale Ultraschalltomographie: Ein neuer Aspekt zum Staging von Blasentumoren. In: Verhandlungsbericht der Deutschen Gesellschaft für Urologie, 33. Tagung. Springer, Berlin Heidelberg New York, S 370

Dr. J. Schüller
Urolog. Klinik der Univ. München
Klinikum Großhadern
Marchioninistr. 15, D-8000 München 70

Verhandlungsbericht der Deutschen Gesellschaft
für Urologie, 33. Tagung (1981), 554/555
© Springer-Verlag Berlin Heidelberg New York 1982

Die Restharnbestimmung durch Ultraschall

J. Braun

Da die Restharnbestimmung der Blase durch Katheterisierung einen invasiven Eingriff darstellt und zudem infektionsgefährdet ist, suchte man nach nicht-invasiven Methoden zur Aufdeckung und Messung von Restharn. Dabei bot sich das röntgenologische Verfahren einer Blasenaufnahme nach Miktion in Verbindung mit dem Ausscheidungsurogramm an. Die Schätzung der verbliebenen Kontrastmittelmenge ist jedoch sehr ungenau, nach Bretland liegt die Fehlerquote bei 50 %. Durch die Möglichkeit des B-Bild-Ultraschallverfahrens, sehr genau zwischen cystischen und soliden Strukturen unterscheiden zu können, kamen West und Holmes bereits Mitte der 60er Jahre auf die Idee, den Restharn mit dem Ultraschallgerät zu bestimmen.

Durch planimetrische Verfahren errechnete Holmes das Blasenvolumen und gab eine Fehlerquote zwischen 18,5 und 25,5 % an. Heute ist die Untersuchung durch die modernen und schnellen Realtimegeräte in ihrem Ablauf wesentlich vereinfacht und weniger zeitaufwendig.

Der Restharn wird durch die sonografische Darstellung der 3 größten Blasendurchmesser in den 3 Ebenen bestimmt und durch mathematische Formeln berechnet. Es wird zunächst 2–3 Querfinger über der Symphyse im Transversalschnitt das Blasenlumen dargestellt und die größte quere Ausdehnung und die größte Höhe der Blase ausgemessen.

Anschließend wird im Längsschnitt die größte Längsausdehnung der Blase festgestellt, die nicht immer in der Medianlinie liegen muß.

Die Blasenkonturen stellen sich oftmals nicht scharf begrenzt dar, so daß ein gewisser primärer Meßfehler in Kauf genommen werden muß. Dieser kann sich noch vergrößern, wenn bei großen Restharnvolumen sich nur ein Teil der Blase im Schallfenster darstellt und die Gesamtgröße der Blase nur durch Verschieben des Schallkopfes ausgemessen werden kann. Hier ist ein Sectorscan mit breiterem Bildfenster deutlich vorteilhafter als ein 8 oder 10 cm langer Linearscan. Auch kann mit dem Sectorscan besser der Bereich an der Symphyse dargestellt werden. Durch die unterschiedlichen Formen der Blase, mal mehr rechteckig, mal mehr dreieckig, mal mehr kugelig und mal durch einen großen Mittellappen der Prostata vollständig verzogen, gibt es keine geometrische Figur, die der Blasenform genau entspricht. So entwickelten mehrere Autoren Formeln zur Berechnung des Blaseninhaltes nach sonografischen Messungen des Längs-, Hoch- und Querdurchmessers.

$$B/2 \times H \times 12,56 \qquad \text{(Orgaz et al.)}$$
$$L \times B \times H \times 0,523 \qquad \text{(Weitzel)}$$
$$L \times B \times H \times k + b \quad (k = 0,4 \quad b = 40) \quad \text{(Holm et al.)}$$
$$L \times B \times H \times k + b \quad (k = 0,75 \quad b = 10) \quad \text{(Widder)}$$

Wir haben an unserem Patientengut bei 51 Messungen den Restharn sonografisch bestimmt und diese 4 Formeln verglichen und sie gegen den mit dem Katheter bestimmten Restharn aufgetragen.

Es ergab sich eine Verteilung, die bei allen Formeln signifikant einer linearen Abhängigkeit entsprach. Berechnet man die Statistik zu der Verteilung, so ergibt sich für die verschiedenen Formeln folgender Korrelationsquotient und Standardfehler, die ein Maß für die Genauigkeit der Formeln sind:

Korrelations R	Standardfehler (ml)	
0,848	± 76	(Orgaz)
0,791	± 91	(Weitzel)
0,891	± 55	(Holm)
0,895	± 102	(Widder)

Im klinisch besonders interessanten Bereich bis 100 ml ergaben sich folgende Werte:

Korrelations R	Standard- fehler (ml)	
0,553	± 47	(Orgaz)
0,612	± 70	(Weitzel)
0,737	± 24	(Holm)
0,778	± 35	(Widder)

Allen Formeln ist gemeinsam, daß der Standardfehler unterhalb 300 ml deutlich geringer ist, als bei der Gesamtzahl der Fälle, d. h. die großen Abweichungen erst oberhalb von 300 ml liegen.

Um diese statistischen Daten weiter zu veranschaulichen, haben wir weitere Werte zu den Kurven berechnet, indem wir jeweils die Gerade berechnet haben, die den gefundenen Meßpunkten am nächsten kommt. Dadurch kann man nach der Gleichung $y = a + b \cdot x$ das zu erwartende sonografisch bestimmte Volumen zu jeder der angegebenen Volumenformeln berechnen. Es zeigt sich, daß im Bereich unter 200 ml Restharn die Formel von Holm statistisch am genauesten ist.

schneller geworden, wesentlich genauer ist sie jedoch nicht. Der von Holmes angegebene Fehler von 25 % ist auch heute noch vorhanden, der Fehler bei der alternativen Röntgenbestimmung beträgt nach Bretland jedoch 50 %.

Schlußfolgerung

Restharnbestimmung mit dem Ultraschall ist eine nicht invasive schnelle Methode, um einen Anhalt über einen Restharn zu bekommen. Bei Anurie gibt die Ultraschalldarstellung sofort zuverlässig Auskunft, ob Urin in der Blase ist. Die Volumenbestimmung hat jedoch einen ungefähren Fehler von 25 %. Dieser Fehler ist bei prä- oder postoperativen Verlaufskontrollen z.B. beim Prostataadenom durchaus akzeptabel. Bei der Therapiekontrolle z.B. medikamentös behandelter, neurogener Blasenentleerungsstörungen erscheint er mir jedoch zu hoch. Hier bietet sich eine genauere Restharnkontrolle über einen Punktionsfistelkatheter an.

für x	= 100 ml	= 200 ml	= 300 ml	= 500 ml	
	143 ± 46	279 ± 51	352 ± 60	459 ± 76	(Orgaz)
	175 ± 68	232 ± 77	301 ± 77	426 ± 91	(Weitzel)
	118 ± 24	182 ± 29	235 ± 31	374 ± 55	(Holm)
	140 ± 35	273 ± 50	378 ± 53	638 ± 101	(Widder)

Über 300 ml werden alle Formeln zunehmend ungenau, am besten scheint sich jedoch die Formel von Weitzel zu bewähren, d. h. die Restharnbestimmung im Ultraschall ist gegenüber den Zeiten von Holmes 1967 deutlich einfacher und

Dr. med. Jürgen Braun
Urologische Klinik
u. Poliklinik re. d. Isar
d. TU München
D-8000 München

Verhandlungsbericht der Deutschen Gesellschaft
für Urologie, 33. Tagung (1981), 556/557
© Springer-Verlag Berlin Heidelberg New York 1982

Fehlermöglichkeiten bei der Ultraschalluntersuchung

J. Braun und J. Heinzerling

Die Ultraschalluntersuchung am Patienten ist ein diagnostisches Hilfsmittel durch ein indirektes bildgebendes Verfahren nach dem Echoprinzip. Dabei werden nicht Organe und Körper direkt sichtbar gemacht, sondern es wird ein künstliches Bild erzeugt, das den Verhältnissen im Körper unter bestimmten Bedingungen entspricht. Hieraus ergibt sich, daß durch äußere Einflüsse oder auch durch physikalisch-technische Grenzen Artefacte im Ultraschallbild auftreten können, die zu einer Einschränkung der Beurteilbarkeit oder zu einer Fehlinterpretation führen können. Die Fehlermöglichkeiten sind im wesentlichen drei Verursachern zuzuordnen:
1. dem Untersucher,
2. dem Meßprinzip des Echoverfahrens,
3. den technisch-physikalischen Grenzen des Gerätes.

Die durch den Untersucher gegebenen Fehlermöglichkeiten lassen sich dadurch reduzieren, daß dieser sein Untersuchungsgerät und die Einstellmöglichkeiten gut zu handhaben weiß, die Apparateeinstellung aber trotzdem so wenig wie möglich verändert. Er sollte alle bereits erhobenen Befunde kennen, den Patienten optimal vorbereiten und lagern, sich Zeit für die Untersuchung nehmen und das interessierende Organ in möglichst verschiedenen Schnittebenen darstellen. Er sollte sich auf die Beschreibungen und Interpretationen von sicher Gesehenem beschränken und die meßtechnisch- und physikalisch technischen Fehler erkennen. Meßartefacte die aus dem Meßprinzip des Echoverfahrens resultieren, lassen sich nicht ausschalten. Das Grundprinzip der Abbildung aller Ultraschallgeräte ist die elektronische Umsetzung der Laufzeit der Echos, die an Grenzflächen im Körperinneren reflektiert werden, in ein Bild. Dies ist möglich, wenn das Medium und die Schallgeschwindigkeit bekannt ist. Im menschlichen Körper trifft das für die Weichteile zu, da in diesen die Schallgeschwindigkeit mit wenigen Prozent Abweichungen, der von Wasser entspricht. Die Schall-

geschwindigkeit in Wasser wird als Referenzwert benutzt. In Knochen oder Luft treten jedoch erheblich höhere oder niedrigere Schallgeschwindigkeiten auf, so daß das Echosignal von den Geräten nicht mehr korrekt ausgewertet werden kann, Bild und Wirklichkeit also differieren. Reflexionen entstehen an den Grenzflächen von Medien mit unterschiedlicher Schalleitung, im Körper z.B. an den Organkonturen. Hier wird, zumindest bei weitgehend rechtwinkligem Auftreffen, der größte Teil der Schallintensität durch die Grenzflächen hindurchdringen und nur ein kleiner Teil reflektiert. Da sich an der Grenzfläche in den zwei verschiedenen Medien mit dem Wellenwiderstand auch die Schallgeschwindigkeit ändert, ergibt die Zuordnung Laufzeit-Entfernung nur annähernd richtige Werte, das heißt beim Ultraschallbild eine korrekte Wiedergabe des Objektes. Weitere Artefacte entstehen dadurch, daß der von einer entfernteren Reflexionsstelle zurückkehrende Echoschall an einer schallkopfnahen Grenzfläche wieder teilreflektiert und unter Umständen erst nach mehrfacher Reflexion den Schallkopf, der gleichzeitig Sender und Empfänger ist, erreicht. Diese Mehrfachechos täuschen unter Umständen ein Septum in einem cystischen Bereich vor. z.B. in einer Nierencyste. Derartige Artefacte kann man daran erkennen, daß das vermeintliche Septum genau in der Entfernung vor der Körperoberfläche erscheint, die der doppelten Bauchdickenstärke entspricht. Mehrfachreflexionen können auch an Muskeln und Fettzellen entstehen und dann in normalerweise echofreien Bezirken z.B. einer Nierenzyste, Echos erzeugen, die manchmal die Differenzierung zwischen cystischer oder solider Raumforderung erschweren. Andererseits geben die Artefacte durch Mehrfachreflexion aber auch die Möglichkeit im Ultraschallbild zwischen Knochen- bzw, Steinreflexen und Luftreflexen zu unterscheiden. An knochen- oder steinartigen Objekten wird der Schall an der vorderen Kontur fast vollständig reflektiert, der in den Knochen eindringede Restschall wird wegen der hohen Absorption völlig ausgelöscht. In lufthaltigen Strukturen, z. B. Darm, gibt es praktisch keine Dämpfung. Der Schall, der dort eindringt, wird mehrfach reflektiert und kehrt zum Schallkopf zurück. Wegen der geringen Schallgeschwindigkeit in Luft erscheinen diese Echos noch in sehr großer Bildtiefe als lange Reflexionsfahnen, während hinter Knochen oder Steinen ein charakteristischer Schatten entsteht. Ein Schallschatten kann auch entstehen, wenn das Schallsignal tangential auf Wände trifft, die von ihrer Strukturdichte her einen Impedanzsprung für die Schallwellen bedeuten. Hierbei wird der Schallstrahl seitlich abgelenkt und nicht mehr zum Empfänger reflektiert. Fehler die durch die physikalisch-technischen Grenzen bedingt sind, sind am schwierigsten zu erkennen. Da ist die Auflösung eines Ultraschallgerätes hervorzuheben. Dabei unterscheidet man zwischen dem Auflösungsvermögen für axiale und für laterale Strukturen. Die Auswirkung der technisch begrenzten Axialauflösung läßt sich am Beispiel eines in der Schnittebene verlaufenden, senkrecht getroffenen dünnen Gefäßes veranschaulichen. Ist die Gefäßwand sehr dünn, so hängt das an der anterioren und posterioren Wand jeweils erzeugte Echo in seiner Länge von der Länge des Schallimpulses ab, das heißt, die Wand wird um so viel stärker dargestellt wie der Schallimpuls lang ist. Das bedeutet, daß das Lumen wesentlich kleiner dargestellt wird, als es in Wirklichkeit ist. Mögliche axiale Auflösung von Ultraschallgeräten bei einer Frequenz von 3 MHz liegt bei 1–2 mm, so daß sich dieser Lumenverkleinerung schon bei Gefäßen unter 5 mm lichter Weite bemerkbar machen kann. Somit ist das Ultraschallverfahren kaum zur Diagnose z. B. einer Nierenarterienstenose geeignet. Die laterale Auflösung zur Trennung nebeneinander liegender Objekte ist durch die Breite des Schallbündels gegeben. Wird ein punktförmiges Objekt vom Schallstrahl erfaßt, so wird das Abbild die laterale Ausdehnung aufweisen, die der Breite des Schallstrahles entspricht. Auf Grund der begrenzten axialen und lateralen Auflösung werden z. B. orthograd getroffene Gefäßlumina durch eine scheinbare Wandverbreiterung erheblich kleiner dargestellt als es der Wirklichkeit entspricht.

Die Angaben der Hersteller über die Auflösung werden als –6 dB Intensität gemessen. Merkliche Intensität ist aber auf Grund der logarithmischen Verarbeitung im Ultraschallgerät bis etwa –20 dB sichtbar, d. h. ein punktförmiges Objekt kann in echoarmer Umgebung in einer Ausdehnung abgebildet werden, die der wesentlich breiteren Schallkeule bei –20 dB entspricht. Eine wichtige diagnostische Konsequenz daraus ist, daß Schallschatten von Steinen erst dann auftreten, wenn die Steingröße ein Mehrfaches der spezifizierten lateralen Auflösung des Gerätes beträgt. So erklärt sich, daß so mancher röntgenologisch deutlich sichtbare Stein im Ultraschallbild sich nicht darstellen läßt. Eine weitere Konsequenz ist, daß ein neben dem echoarmen Bezirk liegender, stark echogener Bereich auf Grund der Restempfindlichkeit des Schallkopfes für ein außerhalb der Schallachse liegendes, starkes Signal, dieses in das Bild merklicher Intensität hineinprojeziert wird und eine Struktur vortäuscht, die in Wirklichkeit nicht vorhanden ist. So kann das Echo eines luftgefüllten Darmes in eine Nierencyste hineinprojeziert werden und dort ein Septum vortäuschen, das nicht vorhanden ist.

Ein typischer Geräteartefact ist differentialdiagnostisch jedoch sehr hilfreich. Dieser Artefact ist ein so vertrautes Bild bei der Ultraschalluntersuchung, daß er allgemein als Artefact gar nicht erkannt wird. Gemeint ist die «rückwärtige Schallverstärkung» hinter flüssigkeitsgefüllten Strukturen z. B. Cysten. Diese sogenannte Schallverstärkung resultiert aus dem Unvermögen des automatischen Tiefenausgleichs des Verstärkers sich differenziertem Gewebe anzupassen. Fehlt in einer Cyste die Dämpfung auf Grund der Echofreiheit und Fehlen der Absorption von Flüssigkeit, so erscheinen die Echos aus dahintergelegenen Bereichen mit zu hoher Intensität, da die Signalverstärkung hinter der Flüssigkeit durch die automatische Tiefenregulierung erheblich größer als vor der Cyste ist.

Dr. med. Jürgen Braun
Urologische Klinik
und Poliklinik rechts der Isar
der Technischen Universität München
Dr. Jürgen Heinzerling
Diplomphysiker
Firma CHF Müller, Hamburg

Verhandlungsbericht der Deutschen Gesellschaft
für Urologie, 33. Tagung (1981), 559–564
© Springer-Verlag Berlin Heidelberg New York 1982

Bericht über die 4. Arbeitssitzung des „Register und Verbundstudie für Harnwegstumoren RWTH Aachen"

H. Rübben, W. Lutzeyer, Ch. Mittermayer und J. Mau

Am 21. Oktober 1981 wurde im Kongreß-Zentrum West im Rahmen des 33. Kongresses der Deutschen Gesellschaft für Urologie die 4. Arbeitssitzung des „Register und Verbundstudie für Harnwegstumoren RWTH Aachen" durchgeführt und der 4. Jahresbericht gegeben. Folgende Kliniken sind an der Registerarbeit bzw. den prospektiven Studien beteiligt, in Klammern aufgeführt sind die örtlichen Register- bzw. Studienleiter:

Klinische Anstalten Aachen (Dr. med. H. Rübben)

Elisabeth-Krankenhaus, Köln-Hohenlind (Priv.-Doz. Dr. med. H.-J. Peters)

Universitätsklinik, Klinikum Großhadern, München (Dr. med. H. W. Bauer)

Universitätsklinik, Landeskrankenhaus, Homburg/Saar (Dr. med. Alzin)

Universitätsklinik rechts der Isar, München (Dr. med. R. M. Kuntz)

Universitätsklinik Bonn (Priv.-Doz. Dr. med. H.-D. Adolphs)

Gesamthochschule Essen (Prof. Dr. med. R. Hartung)

Urologische Klinik der Stadt Darmstadt (Prof. Dr. med. O. Hallwachs)

Klinikum Golzheim, Düsseldorf (Dr. med. Winkler)

Krankenanstalten Düren (Dr. med. Brand)

Caritas-Krankenhaus, Bad Mergentheim (Dr. med. Lutherer)

Bayer-Werk Leverkusen (Dr. med. U. Korallus)

Knappschaftskrankenhaus Bardenberg (Dr. med. K. Weigner)

Universitätsklinik Inselspital, CH-Bern (Dr. med. Karrer)

St.-Antonius-Hospital, Eschweiler (Dr. med. Hautumm)

Städt. Krankenhaus, Pforzheim (Dr. med. G. Leusch)

Allg. Poliklinik der Stadt Wien (Dr. med. Studler)

Krankenhäuser des Märkischen Kreises, Lüdenscheid (Dr. med. K. D. Ebbinghaus)

Med. Hochschule Hannover (Dr. med. G. H. Aeikens)

Elisabeth-Krankenhaus, Mönchengladbach (Priv.-Doz. Dr. med. P. Schabert)

Städt. Krankenhaus Moabit, Berlin (Dr. med. W. Heinrich)

St.-Elisabeth-Krankenhaus, Neuwied/Rhein (Dr. med. B. Opelt)

St.-Hildegardis-Krankenhaus, Köln-Lindenthal (Dr. med. Hua-Di, Tong)

Elisabeth-Krankenhaus, Straubing (Prof. Dr. med. K. Naber)

Kreiskrankenhaus Deggendorf (Priv.-Doz. Dr. med. habil. P. Carl)

Kreiskrankenhaus Garmisch-Partenkirchen (Dr. med. R. Barth)

St.-Katharinen-Hospital, Frechen (Dr. med. Derakhshani)

In das Register eingegeben wurden bislang ca. 4000 Tumoren der ableitenden Harnwege, 1400 wurden prospektiv erfaßt. Es fanden sich Tumoren des Nierenbeckens in 1,8 %, des Harnleiters in 2,0 %, der Blase in 81,8 % und der Harnröhre in 10,7 %; 7 % der Harnröhrentumoren waren Urethrakarunkel. Bei der Aufschlüsselung nach histologischen Karzinomtypen fanden sich Urotheltumoren in 82,5 %, Plattenepithelkarzinome in 3,4 %, die übrigen Tumoren (Adenokarzinome, undifferenzierte Karzinome, Sarkome, gutartige nichtepitheliale Tumoren) in etwa 3 %. Auffallend war das isolierte Auftreten von Carcinoma in situ in 3,5 %, das sind 58 Fälle, die meisten von diesen fanden sich in der Verlaufskontrolle von Patienten, die wegen eines Urothelkarzinoms der Blase behandelt worden waren. Ebenso fanden sich isolierte Epithelanomalien, meist in Form einer Cystitis cystica, in 7 %.

Retrospektive Datenanalysen

Ab November 1981 sollen im zweimonatlichen Intervall Informationen über den Stand des Registers und statistische Analysen, speziell an das Register herangetragener Fragestellungen erfolgen. Diese Informationen werden im wesentlichen anonym veröffentlicht, d. h. unter Nennung der Kliniken, die ihr Datenmaterial zur Analyse bereitgestellt haben. Es wird der Klinikleiter sowie der verantwortliche örtliche Studienleiter aufgeführt. Publikationen von Kliniken, die bei der Beantwortung einzelner Fragen auf das Datenmaterial des Registers zurückgreifen, erfolgen natürlich unter dem Namen der Klinik. Auf dem Arbeitstreffen wurden von Herrn Dr. Mau die Möglichkeiten einer retrospektiven Studienauswertung erläutert und das Konzept für die Datenanalyse vorgestellt.

Folgende Fragestellungen wurden bislang an das Register herangetragen und eine retrospektive Datenanalyse unter diesen Gesichtspunkten vorbereitet:

1. Häufigkeitsverteilung der Harnwegstumorpatienten in Abhängigkeit vom Alter und Geschlecht der Patienten zum Zeitpunkt der Erstdiagnose

Das mittlere Erkrankungsalter beträgt 66,4 Jahre, zwischen Männern und Frauen besteht kein Unterschied, ebenso ist keine Änderung des Erkrankungsalters im Vergleich der Datenerhebung vor und nach 1970 zu ermitteln. In Abhängigkeit von der T- und G-Kategorie findet sich kein unterschiedliches Erkrankungsalter bei Männern oder Frauen, das Verhältnis Männer/Frauen in einzelnen T- und G-Kategorien beträgt 3,8/1, d. h. superficiale und fortgeschrittene Karzinome verteilen sich gleichmäßig auf beide Geschlechter. Die Rezidivhäufigkeit, Tumorprogressionsrate und Überlebenszeit wurden entsprechend untersucht. Tabelle 1 zeigt ein Beispiel einer solchen Auswertung an 350 Patienten.

2. Prüfung der Registerklassifikation bei Nierenbecken-, Harnleiter-, Blasen- und Harnröhrentumoren

Von der UICC wurde 1978 und von der WHO 1973 eine Klassifikation für die Beurteilung von Blasenkarzinomen erarbeitet. In Anlehnung an diese Einteilung wurden vom Register die Nierenbecken-, Harnleiter- und Harnröhrentumoren klassifiziert. Bei diesen Registerklassifikationen handelt es sich ausschließlich um eine postoperative Beschreibung der Tumorausbreitung (pT-, pN-, pM-Klassifikation). Für die verschiedenen Abschnitte der ableitenden Harnwege soll nun getrennt geprüft werden, ob die Einteilung der Infiltrationstiefe (z. B. für das Harnblasenkarzinom in 8 Stufen, TIS, Ta, T1, T2, T3a, T3b, T4a, T4b) tatsächlich in jedem Fall eine unterschiedliche Prognose vorausbestimmen kann oder ob zwischen einzelnen Kategorien kein statistisch signifikanter Unterschied besteht, so daß einzelne Kategorien zu Gruppen zusammengefaßt und somit die Klassifikation insgesamt vereinfacht werden kann.

Von der UICC wurde das Papillom (Ta G0) nicht gesondert klassifiziert, jedoch vom Register getrennt verschlüsselt, so daß jetzt geprüft werden kann, ob das Papillom sich vom gut differenzierten nichtinvasiven Urothelkarzinom unterscheidet (Ta G0 vs Ta G1).

3. Bedeutung der Diagnose „Plattenepithelmetaplasie" und „Plattenepithelkarzinom" für die Bestimmung der Prognose von Blasenkarzinompatienten

In der Literatur ist vielfach die schlechte prognostische Bedeutung der Diagnose „Plattenepithelmetaplasie" und „Plattenepithelkarzinom" beschrieben. In einer Auswertung der Patienten der

Tabelle 1a. Tumorprogression: Zunahme des Entdifferenzierungsgrades in Abhängigkeit von der G-Kategorie des Ausgangstumors

prim. \ rec.	G1	G2	G3	†	total
G1	39	27	12	16	96
G2	41	24	19	32	116
G3	4	19	48	69	140
total	84	70	79	117	350

Ruttac 81

Tabelle 1b. Tumorprogression: Zunahme des Entdifferenzierungsgrades in Abhängigkeit von der G-Kategorie des Ausgangstumors, Angaben in %

% prim. \ rec.	G1	G2	G3	†
G1	41	29	13	17
G2	35	21	16	28
G3	3	14	34	49

Ruttac 81

Klinischen Anstalten der RWTH Aachen ließ sich jedoch ein unterschiedliches Verhalten von Urothelkarzinomen und Plattenepithelkarzinomen innerhalb einer einzelnen T-/G-Kategorie nicht nachweisen. D.h. insgesamt finden sich Plattenepithelkarzinome gehäuft im fortgeschrittenen Infiltrationsstadium und deuten somit insgesamt eine ungünstige Prognose an, innerhalb einer bestimmten T-/G-Kategorie läßt sich jedoch keine unterschiedliche Rezidivhäufigkeit, Tumorprogressionsrate und Überlebenszeit zwischen Urothel- und Plattenepithelkarzinomen aufzeigen. Diese Arbeitshypothese soll am Datenmaterial des gesamten Registers überprüft werden.

4. Vergleichende retrospektive Analyse verschiedener Behandlungsverfahren superficialer Blasenkarzinome

In diesem Fragenkomplex soll nach Ansätzen für prospektive multizentrische Studien gefahndet werden. Retrospektiv werden verschiedene therapeutische Verfahren innerhalb einer T- und G-Kategorie miteinander verglichen. Die Beurteilungskriterien sind wiederum die Rezidivhäufigkeit, die Tumorprogressionsrate und die Überlebenszeit.

Folgende therapeutische Verfahren werden zunächst geprüft:

A) Radiatio + TUR vs TUR alleine beim Ta-, T1- und T2-Karzinom

B) TUR alleine vs offene Resektion beim Ta-, T1- und T2-Karzinom

C) TUR einzeitig vs TUR zweizeitig beim Ta-, T1- und T2-,-Karzinom

D) TUR vs Cystektomie beim T2 G1–G3-Karzinom

5. Vergleichende Analyse der Daten von Patienten, deren Blasentumorleiden als Berufsrkrankung anerkannt wurde mit einem standardisierten Kollektiv des Harnwegstumorregisters (Dr. Korallus, Bayer AG, Leverkusen)

In einer vergleichenden Analyse der Daten des Harnwegstumorregisters und der werksärztlichen Unterlagen, die auf Magnetband an das Register übermittelt werden, wird analysiert, ob unter den als Berufskrankheit anerkannten Harnwegstumoren der Bayer AG die Zahl primärer Mehrfachtumoren erhöht ist oder ob sie im altersstandardisierten Erwartungsbereich liegen.

6. Einfluß begleitender Epitheldysplasien (Carcinoma in situ) auf die Prognose von Patienten mit urothelialen Blasenkarzinomen

In einer retrospektiven Analyse des Datenmaterials der Klinischen Anstalten der RWTH Aachen konnte wahrscheinlich gemacht werden, daß begleitende mittelgradige und schlecht differenzierte Epitheldysplasien (Carcinoma in situ) die Prognose der Patienten mit Urothelkarzinomen ungünstig beeinflussen hinsichtlich der Rezidivhäufigkeit, der Tumorprogressionsrate und der Überlebenszeit. Diese Hypothese soll am gesamten Datenmaterial des Registers geprüft werden. Im gleichen Rahmen soll der diagnostische Wert der multiplen Schleimhautbiopsie beurteilt werden.

Prospektive Datenanalysen

1. Registerarbeit

Die retrospektive Datenaufnahme ist im wesentlichen abgeschlossen, Ziel ist die Verfügbarkeit von 5000–6000 histologisch dokumentierten und reklassifizierten Tumoren. Die prospektive Datenerhebung soll weiter verfolgt werden bis auch in dieser Gruppe 4000–5000 Tumoren dokumentiert sind. Die Verlaufskontrolle aller Patienten, d. h. auch der retrospektiv erfaßten Patienten, wird weiter durchgeführt.

2. Therapiestudie: Intravesicale Chemorezidivprophylaxe superficialer Blasenkarzinome mit Adriamycin

In dieser Studie soll die grundsätzliche Wirksamkeit der intravesicalen Instillationsbehandlung mit Adriamycin geprüft werden hinsichtlich der Rezidivhäufigkeit nach vollständiger transurethraler Elektroresektion superficialer Blasenkarzinome. Weiterhin soll geprüft werden, ob eine kurzzeitige perioperative Prophylaxe ausreichend wirksam ist oder Instillationen über 1 Jahr erforderlich sind, um die Wirksamkeit der Behandlung zu gewährleisten. In dieser Studie werden verglichen

A) keine Instillation nach transurethraler Elektroresektion (TUR)

B) Instillation je 2mal wöchentlich in den ersten 6 Wochen postoperativ und

C) Instillation je 2mal wöchentlich in den ersten 6 Wochen postoperativ,
dann 2mal monatlich für weitere 4,5 Monate,
dann 1mal monatlich für weitere 6 Monate.

In dieser Studie sind bislang 142 Patienten aufgenommen. Die Patientenaufnahme soll 1982 abgeschlossen sein.

3. Therapiestudie: Intravesicale Chemorezidivprophylaxe superficialer Blasenkarzinome mit Mitomycin C

Nachdem durch die prospektive randomisierte Studie „Innsbruck, München, Mainz" die im wesentlichen gleich zu bewertende Wirkung von Mitomycin C und Adriamycin dargelegt wurde, wird in dieser Therapiestudie verglichen, ob eine zweijährige oder einjährige Behandlungsplanung zu überlegen ist, und ob ein zweimonatiges Instillationsintervall ebenso wirksam ist, wie eine Instillation im monatlichen Rhythmus.

A) Instillation je 2mal wöchentlich in den ersten 6 Wochen postoperativ, dann monatlich über insgesamt 2 Jahre

B) Instillation je 2mal wöchentlich in den ersten 6 Wochen postoperativ, dann jeden zweiten Monat für insgesamt 2 Jahre

In diese Studie sind bislang 41 Patienten aufgenommen; da für diese zweiarmige Studie deutlich weniger Patienten benötigt werden, soll auch hier die primäre Patientenaufnahme 1982 abgeschlossen sein.

4. Wert der cytophotometrischen DNS-Analyse bei der Beurteilung superficialer Blasenkarzinome

Von der Weltgesundheitsorganisation wurden 1973 die Kriterien für die histologische Bestimmung des Differenzierungsgrades urothelialer Blasenkarzinome festgelegt. Obwohl die verschiedenenDifferenzierungsgrade beim Blasenkarzinom gut charakterisiert sind, bleibt es im Einzelfall häufig schwierig, einen Tumor einem bestimmten Grad reproduzierbar zuzuordnen. Auf diese Schwierigkeit stößt man vor allem bei den mittelgradig differenzierten (G2-)Karzinomen.

Gerade im Rahmen eines Registers ist jedoch eine reproduzierbare Zuordnung der Tumoren erforderlich. Die quantitative Messung des DNS-Gehaltes der Zellkerne durch eine cytophotometrische Analyse erfüllt theoretisch die geforderten Voraussetzungen. Die Analyse wird an nach Feulgen gefärbten Quetschpräparaten durchgeführt. In einer prospektiven Studie soll der Vergleich der herkömmlichen histopathologischen Beurteilung und der cytophotometrischen Analyse den Wert dieses Untersuchungsverfahrens für die urologische Routine bestimmen.

5. Bestimmung der Blutgruppen-Antigenität (ABH) der Zellmembran bei Urothelkarzinomen der Harnblase

Die Bestimmung der Blutgruppenantigenität A, B und H besitzt einen prognostischen Wert für Patienten mit superficialen Urothelkarzinomen. Patienten mit ABH positiven Tumoren neigen zu einem benignem Krankheitsverlauf, während bei Patienten mit ABH negativen Tumoren ein invasives Tumorwachstum zu erwarten ist. Dabei besitzt z.Z. ein ABH positives Ergebnis eine größere klinische Aussagekraft als ein ABH negatibes. Die Antigenitätstests haben z.Z. wenig Aussagekraft im Hinblick auf die Rezidivhäufigkeit.

In einer prospektiven Studie soll die Peroxidase-Antiperoxidaseimmunocytochemische Technik nach Sternberger an Formalin-fixierten und in Paraffin eingebetteten Gewebsschnitten angewendet werden. Dabei wird ein enzymatischer Marker durch Antigen-Antikörper Reaktion an die Isoantigene A, B oder H gebunden und mittels der cytochemischen Reaktionen mit Diamino-Benzidin und H_2 deren Lokalisation ermittelt.

6. Kombinierte Bestimmung der ABH-Antigene, der cytophotometrischen Analyse des DNS-Gehaltes und des ^{3}H-Thymidin-Markierungsindex

Die Voraussetzungen und das Ziel dieser prospektiven Studie sind im wesentlichen die unter 5. aufgeführten. Es handelt sich hierbei um eine aufwendige Studienplanung, in die tatsächlich nur Patienten aufgenommen werden sollten, deren Tumorerkrankung primär klinisch und histologisch ausreichend dokumentiert ist, und deren Verlaufskontrolle über mindestens 3–5 Jahre gesichert ist.

Die Bestimmung der ABH-Antigenität erfolgt durch die Abteilung Urologie Köln an Formalin-fixierten und Paraffin-eingebetteten Schnitten, die cytophotometrische Analyse an Quetschpräparaten, die von den verantwortlichen Studienleitern angefertigt werden müssen, ebenso wie die Präparate für die Bestimmung des ^{3}H-Thymidin-Markierungsindex. Besteht an einer Klinik keine Umgangsgenehmigung für radioaktive Substanzen, so ist trotzdem die Teilnahme an der Studie (ABH, DNS) möglich.

7. Exfoliative Urincytologie in der primären Blasentumordiagnostik – Bestimmung des Entdifferenzierungsgrades

In einer retrospektiven Analyse von 1122 Diagnosen an 2500 cytologischen Präparaten ergab sich bei dem Vergleich der Bestimmung des Differenzierungsgrades zwischen Cytologie und Histologie eine Übereinstimmung der Befunde beim G1-Karzinom in 80 %, beim G2-Karzinom in 64 % und beim G3-Karzinom in 68 % der Fälle.

Bemerkenswert war die Tatsache, daß bei cytologisch schlecht differenzierten Karzinomen ohne entsprechenden histologischen Befund, die Prognose dieser Patienten einem G3-Karzinom entsprach.

In einer prospektiven Vorlaufstudie wurden an einer kleinen Fallzahl diese Befunde bestätigt, in 11 Fällen, das sind 7%, wurde eine histologische Fehleinschätzung, d.h. eine histologische Unterschätzung des Differenzierungsgrades cytologisch aufgedeckt, und in allen Fällen die cytologische Diagnose durch wiederholte Biopsien oder die TUR bestätigt.

Ziel der hier vorgeschlagenen Studie ist die Bestätigung der Ergebnisse der Vorlaufstudie an einer größeren Patientenzahl. Gegebenenfalls sollte die exfoliative Urincytologie in die Minimalforderungen an die primäre Tumordiagnostik der UICC (1988) aufgenommen werden. Von Herrn Prof. Rathert wurde angeregt, die cytologische Beurteilung gleichzeitig an nach Papanicolou gefärbten Präparaten und vorgefertigten Objektträgern (Test-simplets) durchzuführen. Dieser Vorschlag wird in das Studienprotokoll aufgenommen.

Generelle Studienplanung

Grundsätzlich ist es jeder Klinik und jedem Kollegen möglich, an einer oder mehreren der geplanten Studien sowie an der allgemeinen Registerarbeit teilzunehmen.

Dazu eröffnen sich zwei Möglichkeiten:

a) Bereitstellung von Datenmaterial zu einer der aufgeführten Studien

Hiermit wird die Klinik Mitarbeiter des Harnwegstumorregisters, erscheint auf den Publikationen, zu denen das Datenmaterial der Klinik zur Verfügung gestellt wurde und hat jederzeit Zugriff zum Gesamtmaterial des Registers, natürlich nach Rücksprache mit den anderen Registerteilnehmern.

b) Aktive Teilnahme an einer der aufgeführten oder einer neuen, von der Klinik vorgeschlagenen prospektiven Studie.

Voraussetzung hierzu ist die Übernahme eines Aufgabenbereiches, z.B. die Bestimmung von Antigenen, histologischer Aufbereitung von Blasentumormaterial oder anderer Analysen im Bereich der Blasentumordiagnostik. Daneben können auch Anträge auf prospektive randomisierte Therapiestudien an das Register gestellt werden. In diesen Fällen hat das Register lediglich die Aufgabe der Datenverarbeitung bzw. die Aufgabe der Koordination (Verteilung und Versand von Gewebsmaterial, Datenkollektiv, Verlaufskontrolle, statistische Analyse usw.). Hier liegt natürlich die primäre Autorenschaft beim örtlichen Studienleiter.

Datendokumentation

Im Rahmen der retrospektiven Datenerhebung und auch der z.Z. durchgeführten prospektiven Registerarbeit wird ein sehr aufwendiges Dokumentationsverfahren angewendet. Für die verschiedenen prospektiven Studien werden getrennte Dokumentationsbögen entworfen, so daß die Datenerhebung deutlich vereinfacht wird.

Für die prospektive Registerarbeit wird nach einer ausführlichen Analyse des bisher in das Register eingebrachten Datenmaterials ein neuer Satz von Datenerhebungsbögen entworfen, in dem alle Fragestellungen keine Berücksichtigung mehr finden werden, die bei der retrospektiven Analyse der ersten 4000 Tumoren keine signifikante Aussage erlauben.

Für die Leitung und Durchführung der Studien sind verantwortlich:

1. Retrospektive Datenauswertung, Registerarbeit

    H. Rübben, Abt. Urologie
    H.H. Dahm, W.v.Uelft, Abt. Pathologie
    J. Mau, H. Ratacjzak, Abt. Dokumentation & Statistik der RWTH Aachen

2. Therapiestudien: s. 1

3. Cytophotometrische Analysen

    Prof. A. Böcking, Abt. Pathologie der RWTH Aachen

4. Bestimmung der ABH Antigene

    Dr. P. Allhoff, Abt. Urologie der Universitätsklinik Köln

5. Kombinierte Bestimmungen der ABH-Antigene, des DNS-Gehaltes und des ^{3}H-Thymidin-Markierungsindex

    Prof. A. Böcking, Abt. Pathologie der RWTH Aachen (Cytophotometrie)
    Dr. K.-H. Bigalke, Abt. Pathologie der RWTH Aachen (Autoradiographie)

6. Exfoliative Urincytologie

    Dr. H. Rübben, Abt. Urologie der RWTH Aachen
    Prof. P. Rathert, Krankenanstalten Düren
    Prof. B. Terhorst, Caritas Krankenhaus, Bad Mergentheim

Bislang wurden alle Präparate von der Abteilung Pathologie der RWTH Aachen neu klassifiziert und ausschließlich Daten in das Register aufgenommen, zu denen die histologischen Schnitte verfügbar waren. Neben diesem zentralen Referenzzentrum ist die Einrichtung von 3 weiteren Referenzzentren geplant; folgende pathologische Institute haben sich zur Mitarbeit bereit erklärt:

Universitätsklinik des Landeskrankenhauses Homburg/Saar
Prof. Dr. med. G. Dhom
Dr. med. R. Krüger
Universitätsklinik Göttingen
Prof. Dr. med. E. Kunze
Universitätsklinik Inselspital CH-Bern
Prof. Dr. med. H. Cottier

Mit diesen Abteilungen und Herrn Prof. Dr. B. Helpap, Universitätsklinik Bonn, wurde zudem ein Kooperation bei den prospektiven Diagnostikstudien diskutiert.

Prof. Dr. W. Lutzeyer
Dir. Urolog. Abt. RWTH Aachen
Goethestr. 27/29, D-5100 Aachen

Verhandlungsbericht der Deutschen Gesellschaft
für Urologie, 33. Tagung (1981), 565
© Springer-Verlag Berlin Heidelberg New York 1982

Wissenschaftliche Ausstellung

1. ABH-Antigenität beim oberflächlichen Blasencarcinom
Jakse, G., Hofstädter, F., Innsbruck

2. Automatisierte Intraoperativdiagnostik bei Nieren-, Nierenbecken- und Harnleitertumoren
Tunn, U.W., Binder, A., Wierich, W., Senge, Th., Herne-Bochum

3. Autotransplantation – eine Methode in der operativen Behandlung renovasculärer Hypertonie
Vidovic, M., Marekowic, Z., Kalauz, N., Thune, S., Zagreb/Jugoslawien

4. Correlation of Tumor Markers with WHO and British Testicular Tumor Classifications
Sesterhenn, I., Mostofi F.K., Washington/USA

5. Das maligne Melanom der Urethra
Sommerkamp, H., Wetterauer, U., Freiburg

6. Die Circumcision – eine Zusammenstellung der verschiedenen Operationsverfahren
Laible, T., Tauber, R., München

7. Die modifizierte „Vestsche Manschettentechnik" bei der Ureterozystoneostomie
Baán L., Kecskemet/Ungarn

8. Die Wirkungen von Tamoxifen auf die experimentell induzierte epitheliale und stromale Proliferation beim kastrierten Hund
Funke, P.J., Tunn, U.W., Senge, TH., Neumann, F., Herne/Berlin

9. Harnwegsverletzungen bei gynäkologischen Operationen und ihre Versorgung
Rosdy, E., Kiss, T., Török, P., Budapest/Ungarn

10. Intraoperative, sonographische Steinlokalisation und dopplergesteuerte Nephrotomie – das Ende von Ischämie und Kühlung?
Riedmiller, H., Thüroff, J., Hutschenreiter, G., Hohenfellner R., Mainz

11. Intravesicale Ultraschall-Tomographie zur Beurteilung von Blasenwandveränderungen
Schüller, J., Walther, V., Stahler, G., Bauer, H.W., München

12. Korrelierte biochemische und stereologische Untersuchung an menschlichem Prostatacarcinomgewebe
Funke, P.J., Schweikert, U., Senge, Th., Richter, K.-D., Herne

13. Orchiofuniculolysis et Pexia
Perović, S., Belgrad/Jugoslawien

14. PTFE-Small-Carrion-Implantat zur funktionellen Rekonstruktion des Penis nach Starkstromverletzung
Möhring, K., Ikinger, M., Heidelberg

15. Prostatakarzinom: Überlebenswahrscheinlichkeiten
Seppelt, U., Kiel

16. Quantitative computergestützte Histophotometrie morphologischer Alteration von urologisch relevanten Nierenerkrankungen im Kindesalter
Heinert, G.G., Scherberich, J., Mondorf, W., Weber, W., Frankfurt

17. Therapie des Priapismus
Marx, F.J., Tauber, R., München

18. The Role of Pap in Diagnosis of Prostatic-carcinoma
Kash, F., Mostofi, F.K., Sesterhenn, I., Washington/USA

19. Transurethrale Ureteropyeloskopie
Perez Castro, E., Martinez-Pineiro, J.A., Madrid/Spanien

20. Tumornephrektomie nach arterieller Ballon-Okklusion
Bertermann, H., Seppelt, U., Poser, H.L., Kiel

21. Ureterocalicostomie
Kuzaka, B., Warschau/Polen

Verhandlungsbericht der Deutschen Gesellschaft
für Urologie, 33. Tagung (1981), 566
© Springer-Verlag Berlin Heidelberg New York 1982

Wissenschaftliches Filmprogramm

1. **Infrapubische Implantation einer AMS-Penis-Prothese**
Schreiter, F., Schwelm

2. **Quere Präputial-Insellappentechnik zur einzeitigen Korrektur der Hypospadie**
De Sy, W.A., Oosterlinck, W., Gent/Belgien

3. **Orchiofuniculolysis et Pexia**
Perović, S., Belgrad/Jugoslawien

4. **Das akute Skrotum**
Rothenberger, K., München

5. **Stereoresektoskopie**
Jonas, U., Leiden/Holland

6. **Transurethrale Ureteropyeloskopie**
Perez Castro, E., Martinez-Piñeiro, J.A., Madrid/Spanien

7. **Aktuelle endoskopische Operationsmethoden in der Urologie**
Porpáczy, P., Wien

8. **Ultraschallgesteuerte perkutane Nierenfistelung unter permanenter Sicht**
Eickenberg, H.-U., Meyer-Schwickerath, M., Heckemann, R., Essen

9. **Fortschritte in der Nierensteinchirurgie: Gefäß- und Steinlokalisation mittels Doppler und Ultraschall**
Hohenfellner, R., Alken, P., Hutschenreiter, G., Riedmiller, H., Mainz

10. **Nierenteilresektion nach Williams**
Kazon, M., Kossakowski, J., Warschau/Polen

11. **Entfernung eines Nierenbeckenausgußsteines in Hypothermie beim Kind**
Naber, K., Bichler, K.-H., Reuter, M.A., Straubing, Tübingen

12. **Hyperparathyroidism in Urology: Diagnosis and Treatment**
Carmignani, G., Belgrano, E., Puppo, P., Guiliani, L., Genua/Italien

Prämierte Filme 1980

13. **Der Neodym-Yag-Laser in der Urologie**
Schmiedt, E., Staehler, G., Hofstetter, A., Frank, F., Rothenberger, K.H., Pensel, J., Keiditsch, E., Langer, E., München

14. **Transversum-Conduit**
Hohenfellner, R., Marberger, M., Mainz, Wien

Verhandlungsbericht der Deutschen Gesellschaft
für Urologie, 33. Tagung (1981), 567–572
© Springer-Verlag Berlin Heidelberg New York 1982

Generalversammlung

Protokoll der ordentlichen Mitgliederversammlung der Deutschen Gesellschaft für Urologie
am 23. 10. 1981 im Congress-Centrum West, Köln

(Versammlungsleitung: Präsident Prof. Dr. K. F. Albrecht, Direktor der Urologischen Klinik der Stadt Wuppertal, Klinikum Barmen, Heusnerstraße 40, D-5000 Wuppertal 2,
Protokollführer: 1. Schriftführer Prof. Dr. H. Frohmüller, Direktor der Urologischen Klinik und Poliklinik der Universität Würzburg, Luitpoldkrankenhaus, Josef-Schneider-Straße 2, D-8700 Würzburg).

Der Präsident, Prof. Dr. K. F. Albrecht, eröffnet um 17.05 Uhr die Generalversammlung der Deutschen Gesellschaft für Urologie und begrüßt die 134 anwesenden Mitglieder. Er stellt gleichzeitig fest, daß die Versammlung satzungsgemäß eingeladen wurde, die Tagesordnung den Mitgliedern rechtzeitig angekündigt war und die Versammlung damit beschlußfähig ist.

Der Präsident stellt durch offene Abstimmung fest, daß die vorliegende Tagesordnung einstimmig genehmigt wird.

Tagesordnung

1. Prämienverleihung
für den Maximilian-Nitze-Preis

Im Gegensatz zu früheren Tagungen haben der Vorstand und der Ausschuß der Deutschen Gesellschaft für Urologie beschlossen, die Verleihung des Nitze-Preises nicht mehr bei der Eröffnung des Kongresses, sondern in der Generalversammlung vorzunehmen. Der Präsident teilt mit, daß in diesem Jahr 14 Arbeiten für den Nitze-Preis eingereicht wurden. Die Nitze-Preis-Kommission hat sich mit großer Mehrheit dazu entschlossen, die eingereichte Arbeit der Herren Ch. Chaussy, B. Forßmann, W. Brendel, D. Jocham, F. Eisenberger, W. Hepp und J. M. Gokel mit dem Titel „Berührungsfreie Nierensteinzertrümmerung durch extrakorporal erzeugte, fokussierte Stoßwellen" für den Nitze-Preis vorzuschlagen. Der Nitze-Preis ist derzeit

mit DM 8000 dotiert. Der Präsident gratuliert dem anwesenden Herrn Chaussy. Die Urkunde des Nitze-Preises wird den Preisträgern zugesandt.

2. Prämienverleihung
für die wissenschaftliche Ausstellung

Der Präsident gibt die Preisträger für die zwei besten wissenschaftlichen Arbeiten bekannt, die von der Jury, welche mit der Nitze-Preis-Kommission identisch ist, ermittelt wurden. Es wurde je eine klinische und eine experimentelle Arbeit prämiert.

Folgende Arbeitsgruppen erhielten gleichrangig den mit je DM 2000 ausgestatteten Preis:
1. als klinische Arbeit:
   Marx, F. J. und Tauber, R. (München): „Therapie des Priapismus".
2. als experimentelle Arbeit:
   Heinert, G. G., Scherberich, J., Mondorf, W., und Weber, W. (Frankfurt/Main): „Quantitative computergestützte Histophotometrie morphologischer Alteration von urologisch relevanten Nierenerkrankungen im Kindesalter".

3. Prämienverleihung
für das wissenschaftliche Filmprogramm

Für diesen Preis stehen DM 5000 zur Verfügung.

Die Filmjury hat beschlossen, zwei Filme gleichwertig und gleichrangig mit dem Preis zu versehen:

Eickenberg, H.-U., Meyer-Schwickerath, M., und Heckemann, R. (Essen): „Ultraschallgesteuerte perkutane Nierenfistelung unter permanenter Sicht".

Hohenfellner, R., Alken, P., Hutschenreiter, G., und Riedmiller, H., (Mainz): «Fortschritte in der Nierensteinchirurgie: Gefäß- und Steinlokalisation mittels Doppler und Ultraschall».

Beide Filme wurden mit je DM 2500 dotiert.

4. Wahl des Präsidenten für das Amtsjahr 1982/83 und des Kongreßortes 1983

Der Präsident begründet den einstimmigen Vorschlag des Geschäftsführenden Vorstandes und des Ausschusses der Deutschen Gesellschaft für Urologie, Herrn Professor Dr. Gerhard Rodeck, Direktor der Urologischen Universitätsklinik, Robert-Koch-Straße 8, D-3550 Marburg/Lahn, zum Präsidenten des Kongreßjahres 1982/83 zu wählen. Gegenvorschläge werden von der Generalversammlung nicht vorgebracht.

Bei der geheimen Zettelwahl entfallen auf Herrn Professor Dr. med. Gerhard Rodeck von den insgesamt 134 abgegebenen Stimmen, von denen 132 gültig sind, 113 Stimmen. 7 Stimmen fielen auf Herrn Sigel, 4 Stimmen auf Herrn Röhl, 3 Stimmen auf Herrn Frohmüller, je 2 Stimmen auf die Herren Klosterhalfen und Hohenfellner und 1 Stimme auf Herrn Faul.

Damit ist Herr Professor Dr. G. Rodeck mit 113 von 132 gültigen Stimmen zum Präsidenten für die Kongreßperiode 1982/83 gewählt und ist lt. Satzung damit gleichzeitig der neue 2. Vizepräsident der Gesellschaft.

Herr Professor Dr. G. Rodeck nimmt die Wahl an und dankt den Mitgliedern der Gesellschaft für das entgegengebrachte Vertrauen. Er werde bemüht sein, die Erwartungen zu erfüllen.

Als Kongreßort für das Jahr 1983 wird Wiesbaden vorgeschlagen, da Marburg nicht genügend Möglichkeiten für eine Tagung dieser Größe bietet. Dieser Vorschlag wird per acclamationem angenommen.

5. Wahl eines nicht ständigen Ausschußmitgliedes

Anstelle des verstorbenen Herrn Haefele, Wiesloch, wird Herr Davidts, Köln, als nicht ständiges Ausschußmitglied vorgeschlagen. Herr Davidts wird einstimmig – bei einer Stimmenthaltung – zum nicht ständigen Ausschußmitglied gewählt. Er nimmt die Wahl an.

6. Bericht über das Geschäftsjahr 1980/81

Der Präsident berichtet über die von der Deutschen Gesellschaft für Urologie durchgeführte Pilotstudie zur Qualitätssicherung. Diese Studie, an der 5 Kliniken teilgenommen haben, ist am 31. 5. 1981 abgelaufen. Es wurden die Operationsindikation, der Verlauf und die postoperativen Komplikationen beim Prostata-Adenom beurteilt. Die Studie hat gezeigt, daß keine wesentlichen Unterschiede in der Beurteilung der einzelnen Kliniken bestehen. Eine Weiterführung dieser Studie müßte flächendeckend erfolgen. Aus Kostengründen ist dies zum gegenwärtigen Zeitpunkt nicht möglich.

Der Präsident berichtet über den Referenten-Entwurf des Bundesministeriums für Arbeit über eine neue Gebührenordnung. Dieser Entwurf ist im Deutschen Ärzteblatt bereits ausführlich diskutiert worden. Wegen legaler Schwierigkeiten ist in absehbarer Zeit nicht mit einer Annahme dieses Referenten-Entwurfes zu rechnen. Mit einer neuen Gebührenordnung für die Urologen befaßt sich vor allem eine Kommission des Berufsverbandes der Deutschen Urologen.

Herr Knipper, der Ehrenpräsident des Berufsverbandes der Deutschen Urologen e. V., berichtet über eine Sitzung der Akademie der Fachärzte, die am 22. 10. 1981 in Köln stattgefunden hat. Vom Fachgebiet der Dermatologie war eine Zusatzbezeichnung „Plastische Operationen" beantragt worden. Von urologischer Seite wurde dazu festgestellt, daß für den Bereich Urologie eine solche Zusatzbezeichnung nicht erforderlich ist, weil plastische Eingriffe essentiell der Urologie zugehörig sind. Des weiteren wurde ein Antrag der Kinderchirurgen auf Verselbständigung behandelt. Herr Knipper stellt mit Besorgnis fest, daß unter Kinderärzten die Tendenz besteht, urologisch kranke Kinder nicht mehr einer urologischen, sondern einer kinderchirurgischen Behandlung zuzuführen.

Herr Hohenfellner, Mainz, der zusammen mit Herrn Knipper an der Tagung der Akademie der Fachärzte teilgenommen hat, ergänzt die Ausführungen von Herrn Knipper, daß die Tendenz letztlich dahin geht, eine mehr organbezogene als eine altersbezogene Chirurgie zu betreiben. Er stellt fest, daß entsprechend den EG-Richtlinien künftig für die Teilgebiete 7 Jahre Weiterbildung erforderlich sind. Das würde für die Kinderchirurgie 3 Jahre Allgemeinchirurgie, 3 Jahre Kinderchirurgie und 1 Jahr Pädiatrie bedeuten.

7. Bericht des Schatzmeisters

Der Schatzmeister legt den Bericht vor, der die
Zeit vom 1. 9. 1980 bis 30. 9. 1981 umfaßt. In
diesem Zeitraum betrugen die Gesamteinnahmen DM 264 571,71. Diese Summe setzt sich
zusammen aus Jahresbeiträgen und Zuschüssen
zum Verhandlungsbericht, aus Aufnahmegebühren, Zinsen aus Wertpapieren und Festgeld
und dem Überschuß vom letzten Kongreß in
Berlin, 1980. Diesen Gesamteinnahmen stehen
Ausgaben in Höhe von DM 197 271,14 gegenüber für Verwaltungs- und Personalunkosten,
für ein Gutachten für die Steuerprüfung, für Kosten für die Pilot-Studie der Qualitätssicherung,
für die Finanzierung des Kongreßbandes und für
Beschaffung von Büchern für unsere Bibliothek.
Zum gegenwärtigen Zeitpunkt beträgt der Vermögensstand DM 275 194,51. Er setzt sich zusammen aus Wertpapieren und Festgeld in Höhe
von DM 228 230,–, aus dem derzeitigen Bankkontostand in Höhe von DM 46 774,46 sowie
Bargeld in Höhe von DM 145,05.

Der Schatzmeister weist ferner darauf hin,
daß bei der letzten Mitgliederversammlung beschlossen wurde, daß der Vorstand entscheiden
kann, ob auch für Mitglieder unserer Gesellschaft ein Kongreßbeitrag verlangt werden soll.
In diesem Jahr wurde darauf verzichtet. Es ist zu
hoffen, daß es die Finanzlage zuläßt, daß auch
im kommenden Jahr keine zusätzlichen Gebühren für die Mitglieder der Deutschen Gesellschaft für Urologie erhoben werden müssen.

Der Präsident stellt fest, daß eine Kassenprüfung satzungsgemäß erst im nächsten Jahr fällig
ist.

8. Bericht des Archivars

Der Archivar stellt fest, daß im Berichtsjahr neben zahlreichen kleineren Werken auch wieder
sehr wertvolle Bücher für das Archiv erworben
werden konnten.

Die folgende Werke sind die bedeutendsten, in
der Reihenfolge des Ankaufs:

Civiale: Über die Lithotritie; Landois: Urämie; Baud: Maladies des Organes génito-urinaires. Volhard-Becker: Die klinischen Methoden der Nierenfunktionsprüfung; Home: Krankheiten der Vorsteherdrüse, 1817; Cellai: Betrachtungen über den Urin; Greenfield: Treatise
of the Stone, 1710; Fabry v. Hilden: Lithotomia
vesicae, 1628; Sincero: Med. Handbüchlein von
1777; Ultzmann: Untersuchung des Harns;
Voelcker-von Lichtenberg: Die Gestalt der
menschlichen Harnblase im Röntgenbild. Erstdruck aus MMW, 1905; einige englische Werke
aus Londoner Bibliotheken (z. B. Coulson,
Harrison); Lallemand: Krankheiten der Harn-
und Geschlechtsorgane; Lisfranc: Clinique chirurgicale von 1840; Cheselden-Dupuytren: Historie et Description de la Taille latérale, 1818;
Mercier: Traitement des Maladies des Organes
urinaires, 1856; Heurteloup: A l'Histoire de la
Lithotripsie, 1846.

Von Herrn Zurborg, Chefarzt der Urologischen Abteilung des Krankenhauses Maria-Hilf,
Krefeld, gingen folgende Bücherspenden ein:
1. Handbuch der speziellen Pathologie und Therapie, 1856–65, über: Krankheiten der Genitalien und der harnbereitenden Organe;
2. Garré-Ehrhardt: Nierenchirurgie;
3. Scheele: Dünndarmringplastik.

Der Archivar berichtete ferner, daß die von
Herrn Boden, ehem. Chefarzt der Urologischen
Abteilung des St.-Hildegardis-Krankenhauses,
Köln-Lindenthal, gespendeten Instrumente bereits erfaßt und in der Archiv-Übersicht im Urologen B veröffentlicht worden sind. Im Urologen B ist im übrigen der gesamte Archivbestand
mitgeteilt worden.

Einige Instrumente aus dem Archivbestand
werden zur Zeit in der Ausstellung der Technischen Universität Berlin zum Preußenjahr „Von
der Residenzstadt zur Industriemetropole" gezeigt.

Der Archivar teilt außerdem mit, daß Verhandlungen darüber begonnen haben, die urologische Sammlung in einem für später geplanten
Naturwissenschaftlich-Technischen Museum
oder in dem geplanten Neubau des Berlin-Museums im Rahmen der Abteilung „Berliner Medizin" unterzubringen, sodaß die Sammlung innerhalb des großen Komplexes der Berliner Museen
als Dauer-Leihgabe einen Platz finden könnte.

Zum Abschluß bemerkte der Archivar, daß
sich auch für die Lebenserinnerungen von James
Israel eine Lösung abzuzeichnen beginnt. Diese
Lebenserinnerungen werden mit größter Wahrscheinlichkeit als Jahresgabe der Deutschen Gesellschaft für Geschichte der Medizin herausgegeben werden.

9. Zu- und Abgänge

Der 1. Schriftführer berichtet, daß insgesamt
49 Herren die Neuaufnahme in die Deutsche Gesellschaft für Urologie beantragt, allerdings nur

47 die geforderten zwei Bürgen angegeben haben. Den Anträgen dieser 47 Herren wurde vom Ausschuß der Deutschen Gesellschaft für Urologie zugestimmt. Die beiden anderen Herren werden noch angeschrieben, damit sie die beiden Bürgschaften einreichen.

3 Mitglieder haben ihren Austritt aus der Deutschen Gesellschaft für Urologie erklärt. Da es sich bei 2 dieser Herren um einen Austritt wegen Erreichung der Altersgrenze handelt, werden die beiden Herren noch angeschrieben werden, daß sie von der Beitragspflicht befreit werden können und trotzdem Mitglieder der Gesellschaft bleiben können.

10. Nitze-Preis

Von der Kommission für die Verleihung des Nitze-Preises wurde der Vorschlag gemacht, die einzelnen Kommissionsmitglieder turnusmäßig zu wechseln. Herr Nagel hat als erster gebeten, aus dieser Kommission auszuscheiden. Der Präsident schlägt Herrn Sigel vor und dieser erklärt seine Bereitschaft, in der Nitze-Preis-Kommission mitzuwirken.

Die Kommission des Nitze-Preises ist identisch mit der Jury für die wissenschaftliche Ausstellung. Es gehören ihr zum Zeitpunkt dieses Kongresses folgende Herren an: K.F. Albrecht (Wuppertal) (als Präsident), R. Hohenfellner (Mainz), W. Lutzeyer (Aachen), R. Nagel (Berlin), E. Schmiedt (München), J. Sökeland (Dortmund).

Der Präsident unterbreitet den Vorschlag, daß jedes Jahr in alphabetischer Reihenfolge eines der Mitglieder ausscheidet und durch Neuwahl ersetzt wird. Auf diese Weise blieben die einzelnen Kollegen 5 Jahre lang Mitglied der Kommission. Im nächsten Jahr würde somit Herr Hohenfellner ausscheiden. Als sechstes Mitglied arbeitet der jeweilige Präsident der Gesellschaft in der Kommission mit, der ohnehin jährlich wechselt. Der obige Vorschlag des Präsidenten wird von der Generalversammlung per acclamationem angenommen.

11. Satzungsänderung

Der Geschäftsführende Vorstand der Deutschen Gesellschaft für Urologie schlägt eine Neufassung der bisherigen Satzung vor. Diese Satzungsänderung ist begründet durch ein Schreiben des Notars der Deutschen Gesellschaft für Urologie e. V., Herrn Dr. jur. B. Keim, München, mit Schreiben vom 11. 8. 1980, in welchem dieser mitteilte, daß lt. Auskunft des Finanzamtes München für Körperschaften gem. Schreiben vom 5. 12. 1980 eine Änderung der Satzung erforderlich ist, um sie an die Abgabenordnung 77 anzupassen.

Den Mitgliedern wurde der Vorschlag der Satzungsänderung zusammen mit der Einladung zur Generalversammlung fristgerecht zugestellt.

Im einzelnen handelt es sich um folgende Änderungen:

a) Bisherige Satzung § 1, Abs. 2

Sitz der Gesellschaft ist München im Bezirk des Amtsgerichtes München. Sie ist in das Vereinsregister eingetragen. Sie verfolgt ausschließlich und unmittelbar gemeinnützige Zwecke und erstrebt keinen Gewinn. Etwaige Überschüsse und sonstige Zuwendungen werden ausschließlich dem Gesellschaftszweck zugeführt. Die Mitglieder haben keinen persönlichen Anspruch an das Vermögen, auch nicht bei Auflösung der Gesellschaft. Das Geschäftsjahr ist das Kalenderjahr.

Vorschlag der Neufassung der Satzung, § 1, Abs. 2

Sitz der Gesellschaft ist München im Bezirk des Amtsgerichtes München. Sie ist in das Vereinsregister eingetragen. Sie verfolgt ausschließlich und unmittelbar gemeinnützige Zwecke im Sinne des Abschnitts „steuerbegünstigte Zwecke" der Abgabenordnung. Die Gesellschaft ist selbstlos tätig. Sie verfolgt nicht in erster Linie eigenwirtschaftliche Zwecke. Sie erstrebt keinen Gewinn. Etwaige Überschüsse und sonstige Zuwendungen werden ausschließlich dem Gesellschaftszweck zugeführt. Die Mitglieder haben keinen persönlichen Anspruch an das Vermögen, auch nicht bei Auflösung oder Aufhebung der Gesellschaft. Mittel der Gesellschaft dürfen nur für die satzungsmäßigen Zwecke verwendet werden. Die Mitglieder erhalten keine Zuwendungen aus Mitteln der Gesellschaft. Das Geschäftsjahr ist das Kalenderjahr.

b) Bisherige Satzung § 9, Abs. 2

Der Präsident vertritt die Gesellschaft gerichtlich und außergerichtlich nach außen ...

Vorschlag der Neufassung der Satzung § 9, Abs. 2

Der Präsident und der erste Vizepräsident vertreten die Gesellschaft gerichtlich und außergerichtlich je allein ...

c) Bisherige Satzung § 9, Abs. 2
... Bei Verhinderung wird er vom Vizepräsidenten vertreten ...
Vorschlag der Neufassung der Satzung
§ 9, Abs. 2
(In der Neufassung der Satzung wird obiger Satz gestrichen).

d) Bisherige Satzung § 9, Abs. 6
Über die Einnahmen und Ausgaben ist Buch zu führen. Es darf keine Person durch Verwaltungsaufgaben, die den Zwecken des Vereins fremd sind oder durch verhältnismäßig hohe Vergütungen begünstigt werden.
Vorschlag der Neufassung der Satzung
§ 9, Abs. 6
Über die Einnahmen und Aussagen ist Buch zu führen. Es darf keine Person durch Ausgaben, die dem Zweck der Körperschaft fremd sind, oder durch unverhältnismäßig hohe Vergütungen begünstigt werden.

e) Bisherige Satzung § 19, Abs. 3 (Auszug)
Für die Auflösung der Gesellschaft gelten die gesetzlichen Vorschriften. Das Gesellschaftsvermögen fällt bei der Auflösung oder Wegfall der bisherigen Zwecke an die Deutsche Forschungsgemeinschaft, die es unmittelbar und ausschließlich für gemeinnützige Zwecke zu verwenden hat ...
Vorschlag der Neufassung der Satzung
§19, Abs. 3 (Auszug)
Bei Auflösung oder Aufhebung der Gesellschaft gelten die gesetzlichen Vorschriften. Das Gesellschaftsvermögen fällt bei der Auflösung oder Aufhebung oder Wegfall der bisherigen Zwecke an die Deutsche Forschungsgemeinschaft, die es unmittelbar und ausschließlich für bestimmte gemeinnützige Zwecke zu verwenden hat. ...
Die Satzungsänderung wird einstimmig von der Generalversammlung genehmigt.

12. Fortbildungskommission der Deutschen Urologen

Herr Professor Dr. Nagel, als Vorsitzender der Fortbildungskommission der Deutschen Urologen, stellt fest, daß in der Juli-Ausgabe 1981 des Urologen A und Urologen B über die Arbeit der Fortbildungskommission berichtet wurde. Es wurde ferner vereinbart, daß auf den Regionalkongressen in besonderen Seminaren schwerpunktmäßig verschiedene Themen abgehandelt werden sollen. Dabei handelt es sich um die urologische Sonographie, die urologische Funktionsdiagnostik mit Urodynamik, die urologische Operationstechnik, die urologische Labordiagnostik, transurethrale Operationstechniken, percutane Operationstechniken, Kinderurologie, Urolithiasis, Andrologie und urologische Onkologie.

Als Ergänzung und Unterstützung für die Fortbildung wird versucht, ein Film-Archiv und Diapositiv-Archiv aufzubauen, das von der Firma Hoyer verwaltet wird. Ein Grundstock dieser beiden Archive wurde den Deutschen Urologen von der Firma Hoyer geschenkt und dieses Geschenk wurde akzeptiert. Neue Filme, welche die Firma Hoyer bezahlen wird, werden in Zukunft nur noch angenommen, wenn sie von der Fortbildungskommission genehmigt sind, so daß sie dann auch das Placet der Deutschen Urologen haben.

Herr Nagel wird mit den Präsidenten der Regionalkongresse Verbindungen aufnehmen, um in Zukunft auf den entsprechenden Tagungen die geplanten Fortbildungs-Seminare abzuhalten.

13. Film-Archiv der Deutschen Urologen

Der Präsident teilt mit, daß Herr Rathert, Düren, als Vorsitzender der Film-Jury bei der Zusammenstellung des wissenschaftlichen Film-Programms für den Kongreß, wie bereits in den früheren Jahren, hervorragende Arbeit geleistet hat. Er schlägt deshalb vor, daß Herr Rathert in dieser Film-Jury weiterhin federführend tätig sein soll.

Herr Rathert vertritt die Meinung, daß auch in der Film-Jury, ebenso wie in der Nitze-Kommission, ein routinemäßiger Wechsel der Mitglieder stattfinden sollte. Herr Rathert spricht dann das Problem des Film-Archivs der Deutschen Urologen an, wobei es zwischen den Deutschen Urologen und der Firma Hoyer bisher keine eindeutige Abmachung gebe. Er habe einen entsprechenden Entwurf dazu eingereicht. Herr Rathert bemängelte, daß es sich hier um ein Archiv der Firma Hoyer handle, das er als ausgesprochen unzulänglich empfinde. Er schlägt deshalb vor, daß ein zeichnungsberechtigter Mann der Firma Hoyer mit einem Vertreter der Fortbildungs-Kommission eine Kommission bilde, so daß von seiten der Deutschen Urologen eine Mitsprache bestehe.

Der Präsident entgegnet, daß der Geschäftsführende Vorstand der Deutschen Gesellschaft für Urologie die Fortbildungs-Kommission beauftragen würde, diese Angelegenheit zu besprechen.

Herr Nagel, Berlin, erklärte zu dieser Angelegenheit, daß die Firma Hoyer das Film-Archiv den Deutschen Urologen als Geschenke gegeben hat und daß sie auch sämtliche Kosten übernehmen will.

Der Präsident berichtet, daß sich Herr Mauermayer, München, aus der Film-Jury zurückziehen möchte. Ein Mitglied des Geschäftsführenden Vorstandes sollte nicht Mitglied dieser Jury sein, da die Herren des Vorstandes während des Kongresses mit anderen Angelegenheiten bereits überlastet sind. Herr Knipper, Hamburg, schlägt anstelle des ausscheidenden Herrn Mauermayer Herrn Hubmann, Hamburg, vor. Von Herrn Rathert wird Herr Hartung, Essen, vorgeschlagen. Herr Hubmann, Hamburg, wird bei zwei Gegenstimmen und einer Enthaltung anstelle des ausscheidenden Herrn Mauermayer, München, in die Film-Jury gewählt und nimmt die Wahl an.

14. Verschiedenes

a) Herr Bartels, Göttingen-Weende, berichtet über die „Deutsche Gesellschaft für Ultraschall in der Medizin" (DEGUM), die alle medizinische Disziplinen umfaßt. Auch für die Bundes-KV ist diese Gesellschaft der Ansprechpartner. Die Gesellschaft besteht seit nunmehr 10 Jahren und hat derzeit 600 Mitglieder, wovon allerdings nur 10 Urologen sind. Es ist beabsichtigt, diese Gesellschaft in verschiedene Fachdisziplin-Sektionen aufzuteilen und deshalb wäre es sehr erwünscht, wenn mehr Urologen Mitglieder in dieser Gesellschaft würden, zumal die Sonographie in der Urologie zunehmend an Gewicht gewinnt.

Auf die Frage des Präsidenten teilt Herr Bartels mit, daß derzeit die Gesellschaft von Gynäkologen und Internisten beherrscht wird. Bei Kongressen dieser Gesellschaft würden jedoch etwa 25 % der Vorträge vom urologischen Fachgebiet bestritten, wobei diese Vorträge jedoch zunehmend von Nicht-Urologen gehalten werden. Auch aus diesem Grunde sei eine stärkere Präsenz der Urologen in der DEGUM sehr wünschenswert.

Herr Eickenberg unterstützt den Vorschlag von Herrn Bartels.

Auf Anfrage des Präsidenten teilt Herr Bartels mit, daß zur Aufnahme in der DEGUM zwei Bürgen notwendig sind und daß der Jahresbeitrag DM 30,– beträgt. Als Kontaktadresse gibt er Herrn Professor Hansmann, Gynäkologische Universitätsklinik, Bonn, an.

b) Herr Sigel, Erlangen, regt an, in Zukunft nach Möglichkeiten zu suchen, die Kollegen aus der DDR zu den Kongressen der Deutschen Gesellschaft für Urologie einzuladen.

Der Präsident entgegnet, daß diese Angelegenheit bereits vom Geschäftsführenden Vorstand der Gesellschaft und auch im Ausschuß besprochen wurde. Der künftige Präsident wird versuchen, entsprechende Schritte zu unternehmen.

c) Der scheidende Präsident, Herr Professor Dr. K. F. Albrecht, dankt allen Beteiligten für die Mitarbeit bei der Durchführung des Kölner Kongresses und schließt die Versammlung.
Ende der Generalversammlung: 18.11 Uhr.

Professor Dr. H. Frohmüller
1. Schriftführer
d. Dtsch. Ges. f. Urologie

Verhandlungsbericht der Deutschen Gesellschaft
für Urologie, 33. Tagung (1981), 573–575
© Springer-Verlag Berlin Heidelberg New York 1982

Satzung der Deutschen Gesellschaft für Urologie

(Stand 24. Oktober 1981)

§ 1

Die Deutsche Gesellschaft für Urologie ist eine Vereinigung von Urologen und urologisch interessierten Ärzten. Sie dient der Förderung der Wissenschaft, insbesondere auf dem Gebiete der Urologie. Der Zweck wird erreicht durch Gedankenaustausch, wissenschaftliche Anregungen und Arbeiten auf allen Gebieten der Urologie. Wissenschaftliche Arbeiten werden im Auftrag und auf Weisung des Vereins durchgeführt. Die Gesellschaft veranstaltet in regelmäßigen Abständen ihren Kongreß. Sämtliche wissenschaftlichen Vorträge werden veröffentlicht. Die auf dem Gebiete der Urologie tätigen Ärzte sollen in der Berufsausbildung gefördert werden.

Der Sitz der Gesellschaft ist München im Bezirk des Amtsgerichtes München. Sie ist in das Vereinsregister eingetragen. Sie verfolgt ausschließlich und unmittelbar gemeinnützige Zwecke im Sinne des Abschnitts „steuerbegünstigte Zwecke" der Abgabenordnung. Die Gesellschaft ist selbstlos tätig. Sie erstrebt keinen Gewinn. Etwaige Überschüsse und sonstige Zuwendungen werden ausschließlich dem Gesellschaftszweck zugeführt. Die Mitglieder haben keinen persönlichen Anspruch an das Vermögen, auch nicht bei Auflösung oder Aufhebung der Gesellschaft. Mittel der Gesellschaft dürfen nur für die satzungsmäßigen Zwecke verwendet werden. Die Mitglieder erhalten keine Zuwendungen aus Mitteln der Gesellschaft. Das Geschäftsjahr ist das Kalenderjahr.

§ 2

Die Gesellschaft besteht aus Mitgliedern, Ehrenmitgliedern und korrespondierenden Mitgliedern.

§ 3

Mitglied kann jeder approbierte Arzt werden, der Interesse für das Fachgebiet der Urologie hat.

Dem Aufnahmeantrag ist eine schriftliche Befürwortung durch zwei Mitglieder der Gesellschaft beizufügen. Über die Aufnahme entscheidet der Ausschuß. Die Zustellung der Mitgliedskarte erfolgt nach Einzahlung der Aufnahmegebühr und des Beitrages für das laufende Geschäftsjahr.

§ 4

Jedes Mitglied zahlt eine Aufnahmegebühr sowie jährliche Mitgliedsbeiträge, deren Höhe von der Mitgliederversammlung festgelegt wird. Tritt ein Mitglied in den Ruhestand, so kann es auf Antrag von der Beitragspflicht befreit werden. Der Vorstand kann unter besonderen Umständen auch andere Mitglieder auf Zeit von der Beitragspflicht befreien.

§ 5

Ein Mitglied, welches trotz zweimaliger schriftlicher Mahnung durch den Schatzmeister mit der Beitragszahlung länger als ein Jahr im Rückstand bleibt, gilt als ausgeschieden.

§ 6

Bei einem Mitglied, welches das Ansehen der Vereinigung schädigt, kann auf Antrag des Vorstandes die Mitgliederversammlung auf Ausschluß erkennen.

Hierzu ist Zweidrittelmehrheit der anwesenden Mitglieder erforderlich. Die Abstimmung ist geheim und geschieht durch Stimmzettel. Ein Ausschlußantrag muß allen Mitgliedern mindestens 14 Tage vorher schriftlich mitgeteilt werden.

§ 7

Der freiwillige Austritt eines Mitgliedes erfolgt durch schriftliche Anzeige an den Schriftführer der Gesellschaft.

§ 8

Zu Ehrenmitgliedern können Ärzte oder Gelehrte ernannt werden, welche die urologische Wissenschaft oder die Gesellschaft in hervorragender Weise gefördert haben. Die Ernennung erfolgt auf Antrag des Vorstandes in der Mitgliederversammlung durch widerspruchslose Zustimmung oder durch Stimmzettel. Bei der Zettelwahl bedarf es einer Mehrheit von zwei Dritteln der abgegebenen Stimmen.

Die Ehrenmitglieder haben die Rechte der Mitglieder ohne deren Pflichten.

In gleicher Weise können Ärzte oder Gelehrte des In- und Auslandes zu korrespondierenden Mitgliedern ernannt werden. Korrespondierende Mitglieder haben die Rechte der Mitglieder, jedoch nur beratende Stimme.

§ 9

Der Vorstand besteht aus dem Präsidenten, dem ersten Vizepräsidenten, dem zweiten Vizepräsidenten, dem ersten und zweiten Schriftführer und dem Schatzmeister.

Der Präsident und der erste Vizepräsident vertreten die Gesellschaft gerichtlich und außergerichtlich je allein. Der Präsident beruft die Sitzungen des Vorstandes, des Ausschusses und die Mitgliederversammlung ein und leitet die Verhandlungen. Er ist gehalten, jährlich eine Ausschußsitzung und mindestens alle 2 Jahre eine Mitgliederversammlung einzuberufen. Die ausgeschiedenen Präsidenten sind ständige Mitglieder des Ausschusses, bis sie in den Ruhestand treten.

Der 1. Schriftführer leitet das Sekretariat der Gesellschaft, besorgt den Schriftverkehr und führt das Sitzungsprotokoll.

Der Schatzmeister verwaltet das Vermögen der Gesellschaft und zieht die Beiträge ein. Er ist, ebenso wie der 1. Schriftführer, zeichnungsberechtigt.

Der Ausschuß besteht aus dem Vorstand, den ständigen, vier nichtständigen Ausschußmitgliedern und dem jeweiligen Vorsitzenden des Berufsverbandes der Deutschen Fachärzte für Urologie e. V. Beschlüsse des Ausschusses werden mit einfacher Stimmenmehrheit der Anwesenden gefaßt. Bei Stimmengleichheit entscheidet die Stimme des Präsidenten.

Über die Einnahmen und Ausgaben ist Buch zu führen. Es darf keine Person durch Ausgaben, die dem Zweck der Körperschaft fremd sind, oder durch unverhältnismäßig hohe Vergütungen begünstigt werden.

Der Archivar ist ein Organ der Gesellschaft.

§ 10

Der Vorstand leitet die Geschäfte der Gesellschaft.

Er kann beliebige Aufgaben seines Geschäftsbereiches weiteren Mitgliedern der Gesellschaft übertragen.

Beschlüsse des Vorstandes werden mit einfacher Stimmenmehrheit der Anwesenden gefaßt. Bei Stimmengleichheit entscheidet die Stimme des Präsidenten.

§ 11

Die Amtsdauer des Präsidenten erstreckt sich über die Kongreßperiode.

Die Wahl des Präsidenten erfolgt in der Mitgliederversammlung durch Stimmzettel; einfache Mehrheit entscheidet. Wird diese im ersten Wahlgang nicht erzielt, so erfolgt eine Stichwahl zwischen den beiden Mitgliedern, die die meisten Stimmen erhalten haben. Der Präsident der vorausgegangenen Kongreßperiode wird stets erster Vizepräsident. Der neu gewählte Präsident wird zweiter Vizepräsident. Der ausscheidende Präsident ist für die nächste Kongreßperiode nicht wählbar.

Die Wahl der Schriftführer und des Schatzmeisters erfolgt in der Mitgliederversammlung, wenn notwendig durch Stimmzettel, mit einfacher Mehrheit. Die Wahl erfolgt für die Dauer von zwei Kongreßperioden. Wiederwahl auch für die nächste Kongreßperiode ist zulässig.

Die Wahl der nicht ständigen Ausschußmitglieder erfolgt in der Mitgliederversammlung, wenn notwendig, durch Stimmzettel, für die Dauer von 4 Jahren. Eine Wiederwahl ist nicht zulässig.

Die Wahl des Archivars erfolgt in der Mitgliederversammlung durch Stimmzettel. Die einfache Mehrheit entscheidet. Die Wahl erfolgt für einen unbefristeten Zeitraum. Eine Abwahl des Archivars kann auf Antrag des Vorstandes nur in der Mitgliederversammlung erfolgen. Hierzu ist eine ⅔-Mehrheit der anwesenden Mitglieder erforderlich. Die Abstimmung muß allen Mitgliedern auf der Einladung zur Mitgliederversammlung angekündigt werden.

§ 12

Scheidet ein Mitglied des Vorstandes im Laufe seiner Amtszeit aus, so kann sich der Vorstand bis zur nächsten Mitgliederversammlung durch Zuwahl aus dem Ausschuß ergänzen.

§ 13

Der Vorstand hat mindestens alle 2 Jahre der Mitgliederversammlung einen Geschäftsbericht sowie die Abrechnung vorzulegen. Der Präsident beruft zwei Mitglieder zur Prüfung der Abrechnung. Die Mitgliederversammlung nimmt den Prüfungsbericht entgegen und erteilt dem Vorstand Entlastung.

§ 14

Eine Mitgliederversammlung ist ferner auch dann einzuberufen, wenn das Interesse der Gesellschaft es erfordert oder die Einberufung schriftlich vom zehnten Teil der Mitglieder unter Angabe des Zweckes und der Gründe vom Vorstand verlangt wird.

§ 15

Änderungen der Satzungen können der Mitgliederversammlung nur dann zur Beschlußfassung vorgelegt werden, wenn sie 4 Wochen vorher eingereicht sind und auf der Tagesordnung stehen.

§ 16

Die wissenschaftlichen Tagungen der Deutschen Gesellschaft für Urologie finden in regelmäßigen Abständen statt. Der Tagungsort wird jedesmal durch den Ausschuß bestimmt. Der Präsident legt das Kongreßprogramm dem Ausschuß vor.

§ 17

Vorträge sind dem Präsidenten termingerecht mit Inhaltsangabe anzumelden. Annahme und Sprechzeit werden vom Ausschuß bestimmt.

Vortragsanmeldungen (Erstautor) für die Tagung der Deutschen Gesellschaft für Urologie können nur durch Mitglieder der Gesellschaft erfolgen. Nichtmitglieder der Deutschen Gesellschaft für Urologie können nur auf Einladung des Vorstandes einen Vortrag halten.

§ 18

Die Deutsche Gesellschaft für Urologie läßt die wissenschaftlichen Berichte in Form eines Kongreßbandes erscheinen unter Schriftleitung des jeweiligen Präsidenten.

§ 19

Auflösung der Gesellschaft: Der Antrag auf Auflösung der Gesellschaft wird der Tagesordnung nur eingefügt, wenn er von sämtlichen Vorstandsmitgliedern oder mindestens von der Hälfte der Mitglieder überhaupt unterzeichnet ist. Zur Beschlußfassung über diesen Antrag ist die nächste ordentliche Mitgliederversammlung zuständig, wenn dieselbe von mindestens zwei Dritteln der Mitglieder besucht ist.

Im Falle der Beschlußunfähigkeit muß der Vorstand innerhalb von 6 Wochen eine außerordentliche Mitgliederversammlung ordnungsgemäß unter Angabe der Tagesordnung einberufen, die dann unabhängig von der Zahl der erschienenen Mitglieder beschließt. Ein Beschluß, die Gesellschaft aufzulösen, kann in beiden Mitgliederversammlungen nur durch eine Mehrheit von drei Viertel der anwesenden Mitglieder gefaßt werden. Die Mitgliederversammlung, welche die Auflösung der Gesellschaft beschließt, verfügt zugleich über die Ausführung der Auflösung und über die Verwendung des Vermögens der Gesellschaft.

Bei Auflösung oder Aufhebung der Gesellschaft gelten die gesetzlichen Vorschriften. Das Gesellschaftsvermögen fällt bei der Auflösung oder Aufhebung oder Wegfall der bisherigen Zwecke an die Deutsche Forschungsgemeinschaft, die es unmittelbar und ausschließlich für bestimmte gemeinnützige Zwecke zu verwenden hat. Eine Zuwendung von Vermögen oder Vermögensteilen an Mitglieder der Deutschen Gesellschaft für Urologie ist ausgeschlossen. Beschlüsse über Verwendung des Vermögens der Gesellschaft sowie Beschlüsse über Satzungsänderungen, die die Zwecke der Gesellschaft und die Verwendung ihres Vermögens betreffen, sind auch vor Inkrafttreten dem zuständigen Finanzamt mitzuteilen. Über die Verwendung im einzelnen und die Beachtung der Bestimmungen der vorhergehenden Absätze entscheidet die Mitgliederversammlung.

Verhandlungsbericht der Deutschen Gesellschaft
für Urologie, 33. Tagung (1981), 576–594
© Springer-Verlag Berlin Heidelberg New York 1982

Verzeichnis der Mitglieder der Deutschen Gesellschaft für Urologie

(Stand: 24. Oktober 1981)

Organe der Gesellschaft

Geschäftsführender Vorstand:

Präsident: Albrecht, K.-F., Prof. Dr.,
D-5600 Wuppertal
1. Vizepräsident: Nagel, R., Prof. Dr.,
D-1000 Berlin
2. Vizepräsident: Klosterhalfen, H., Prof. Dr.,
D-2000 Hamburg
1. Schriftführer: Frohmüller, H., Prof. Dr.,
D-8700 Würzburg
2. Schriftführer: Kaufmann, J., Prof. Dr.,
D-2000 Hamburg
Schatzmeister: Brachmann, W., Dr.,
D-2000 Hamburg

Ständige Ausschußmitglieder:

Brosig, W., Prof. Dr., D-1000 Berlin
Büscher, H. K., Prof. Dr., D-3000 Hannover
Dettmar, H., Prof. Dr., D-4000 Düsseldorf
Lutzeyer, W., Prof. Dr., D-5100 Aachen
Marberger, H., Prof. Dr., A-6020 Innsbruck
Mauermayer, W., Prof. Dr., D-8000 München
Schmiedt, E., Prof. Dr., D-8000 München
Zoedler, D., Dr., D-4000 Düsseldorf

Nicht ständige Ausschußmitglieder:

Elsässer, E., Prof. Dr., D-8000 München
Frick, J., Prof. Dr., A-5020 Salzburg
Haefele, H., Dr., D-6908 Wiesloch †
Müller-Marienburg, H., Dr., D-8800 Ansbach
Heck, D., Dr., D-6800 Mannheim
(Vorsitzender des Berufsverbandes der Deutschen
Urologen e. V.)
Knipper, W., Dr., D-2000 Hamburg, als beratendes
Mitglied
(Ehrenpräsident des Berufsverbandes der Deut-
schen Urologen e. V.)
Archivar: Schultze-Seemann, F., Dr., D-1000 Berlin

Ehrenmitglieder

Alken, Carl-Erich, Geh. Sanitätsrat, Prof. Dr. Dr. h.c.
mult., ehem. Direktor d. Urolog. Univ.-Klinik, La-
gerstraße 33, D-6650 Homburg/Saar
Andersson, Lennart, Prof. Dr., Department of Urol-
ogy, Karolinska Sjukhuset, S-10401 Stockholm,
Schweden
Babics, Antal, Prof. Dr., Ulloi 78/B. Budapest VII,
Ungarn
Brosig, Wilhelm, Prof. Dr., Direktor der Urologischen
Klinik der FU Berlin, Klinikum Steglitz, Hinden-
burgdamm 30, D-1000 Berlin 45
Culp, David A., M.D., Professor of Urology, Uni-
versity of Iowa College of Medicine, Iowa City,
Iowa, USA
Donker, Pieter Jakob, Prof. Dr., Warmonderweg 16,
Oegstgeest, Niederlande
Fritjofsson, Åke, Prof. Dr., Associate Professor,
Chief of the Department of Urology, University
Hospital, S-75014 Uppsala 14, Schweden
Giertz, Gustav, Prof. Dr., Karolinska Sjukhuset,
S-10401 Stockholm 60, Schweden
Goodwin, Willard, E., Prof. Dr., University of Califor-
nia (UCLA), Los Angeles, California, USA
Heusch, Karl, Prof. Dr., Facharzt für Urologie und
Chirurgie, Chefarzt der Urolog. Klinik i. R., Kai-
ser-Friedrich-Allee 39, D-5100 Aachen
Ichikawa, Tokuji, Prof. Dr., Director of the First Na-
tional Hospital of Tokyo, Toyamacho, Shinjuku-
ku, Tokyo 1, Japan
Knipper, Wolfgang, Dr., Ehrenpräsident des Berufs-
verbandes der Deutschen Urologen e. V., Ärztl. Di-
rektor und Chefarzt der Urologischen Abteilung
des Marienkrankenhauses, Alfredstraße 9, D-2000
Hamburg 76
Linder, Fritz, Prof. Dr. Dr. h.c. mult., ehem. Dir. d.
Chirurg. Univ.-Klinik, D-6900 Heidelberg
Ljunggren, Einar, Prof. Dr., Carlanderska Sjukhem-
met, S-41255 Göteborg, Schweden
Madsen, P. O., Prof. Dr., Chief of Urology Service,
Veterans Administration Hospital, 2500 Overlook
Terrace, Madison, Wisconsin 35705, USA
Mayor, Georges, Prof. Dr., Facharzt für Chirurgie u.
Urologie, Ord. Prof. f. chirurg. Urologie, Universi-
tät Zürich, und Direktor der Urolog. Univ.-Klinik,
Kantonsspital, Rämistraße 100, CH-8000 Zürich,
Schweiz

Ravasini, Giorgio, Prof. Dr., Facharzt für Urologie, Chefarzt der Urolog. Univ.-Klinik i. R., Clinica Urologica Monoblocco Ospedaliero, Riviera Mugnai 8, I-35100 Padova, Italien

Schultheis, Theodor, Prof. Dr., Brunnenallee 52, D-3590 Bad Wildungen

Staehler, Werner, Prof. Dr., Facharzt für Urologie, Sommerhalde 23, D-7400 Tübingen 6

Straffon, Ralph, A., M.D., Professor and Chairman, Department of Urology, Cleveland Clinic Foundation, 9500 Euclid Avenue, Cleveland, Ohio 44106, USA

Takayasu, Hisao, Prof. Dr., University of Tokyo, Hongo, Japan

Wildbolz, Egon, Prof. Dr., Sulgeneckstraße 25, CH-3000 Bern, Schweiz

Zenker, Rudolf, Prof. Dr. Dr. h. c., Hauensteinstraße 14, D-8000 München 90

Korrespondierende Mitglieder

Allwall, Nils, Prof. Dr., Direktor der Med. Univ.-Klinik (Nierenklinik), S-22356 Lund, Torsv. 14, Schweden

Angelov, Angel, Dr., Abt. Urologie im Zentrum der Chirurgie, Johann-Wolfgang-Goethe-Universität, Theodor-Stern-Kai 7, D-6000 Frankfurt/Main

Auvert, Jean, Prof. Dr., 78, Avenue de Suffren, F-75015 Paris, Frankreich

Bakker, N. J., Prof. Dr., Verguiliuslaan 84, NL-5216 S'Hertogenbosch, Niederlande

Balogh, Ference, Prof. Dr., Facharzt für Urologie, Direktor der Urolog. Univ.-Klinik, Munkecy Mihaly u. 2, Pecs, Ungarn

Band, David, Dr., Edinburgh, Schottland

Bartrina, Josef, Prof. Dr., Diagonal 419, Barcelona, Spanien

Boer, Pieter W., Prof. Dr., Direktor der Urologischen Abteilung, Reichsuniversität Groningen, Akademisch Ziekenhuis, Oostersingel 59, NL-9713 EZ Groningen, Niederlande

Belonoschkin, Boris Alexander, Doz. Dr. habil., Facharzt für Frauenheilkunde, Stellvertr. Chefarzt der Frauenklinik, 10064 Sodersjukhuset, S-10401 Stockholm, Schweden

Biedermann, Günther, Priv.-Doz. Dr., Chirurg. Univ.-Klinik, A-6020 Innsbruck, Österreich

Blasucci, Paolo, Prof. Dr., unbekannt verzogen

Bodechtel, Gustav, Prof. Dr., ehem. Direktor der Med. Univ.-Klinik, Ziemssenstraße 1, D-8000 München

Bruni, Pasquale, Prof. Dr., Libero Docente in Urologia, Primario Urologo, Ospedale S. Gennaro, Via Giovenale 9, I-80122 Napoli, Italien

Couvelaire, Roger, Prof. Dr., 44, Rue Boileau, Paris, Frankreich

Costantini, Alfiero, Prof. Dr., Direttore Clinica Urologica, Universita di Firenze, Ospedale Careggi, Villa Monna Tessa, Firenze, Italien

Dix, Victor Wilkinson, Prof. Dr., Tunbridge Wells, 8 Shandon Close, Kent, England

Duff, Francis Arthur, Dr., Lecturer in Urology, Vice-President, Royal College of Surgeons, 9. Fitzwilliam Place, Dublin, Irland

Eckstein, Herbert B., Prof. Dr., The Hospital for Sick Children, Great Ormond Street, London, WC 1N4JH, England

Edsmyr, Folke, Prof. Dr., Radiumhemmet, Karolinska Sjukhuset, S-10301 Stockholm, Schweden

Enfedjieff, Michael, Doz. Dr., Facharzt für Chirurgie und Urologie, Vorstand der Urolog. Klinik, Staatskrankenhaus, Sofia, Bulgarien

Ercole, Ricardo, Prof. Dr., Br. Oronno 755, Rosario, Argentinien

Flachenecker, Georg, Prof. Dr. Ing., Hochschule der Bundeswehr, Werner-Heisenberg-Weg 39, D-8014 Neubiberg

Gammelgaard, Peter A., Prof. Dr., Abd. H-110-Kovenhavns Amts Sygehus I, Herlev, Herlev Ringvej, DK-2730 Herlev, Dänemark

Garcia, Alberto E., Dr., Paraguay 1352, Buenos Aires, Argentinien

Giuliani, Luciano, Prof. Dr., Direttore Clinica Urologica, Universita di Genova, Genua, Italien

Glenn, James F., MD, Dean of the School of Medicine, Emery University, 1365 Clifton Road N.E., Atlanta, Georgia 30322, USA

Grégoir, W., Prof. Dr., Université Libre des Bruxelles, Faculté de Medicine et de Pharmacie, Hôpital Universitaire Brugman, Clinique Urologique, Place Van Gehuchten, B-1020 Bruxelles, Belgien

Hanley, Howard, Dr., Devonshire Street, Portland Place W1, London, England

Hesse, Viktor E., Dr., 702 Nedpark Med. Centre, Trevenna Str. Sunnyside, Pretoria 0002, Republik Südafrika

Hjort, Erling, Dr., Akershus Fylke, Kirurkisk avdeling, Midstuen, Oslo, Norwegen

Howald, Rudolf, Dr., Facharzt für Urologie u. Chirurgie, Spiegelbergstraße 33, CH-4000 Basel, Schweiz

Ikoma, Fumihiko, Prof. Dr., Direktor der Urologischen Klinik der Medizinischen Hochschule Hyogo 1-1, Mukogawa-cho, 663 Nishinomiya, Japan

Küss, René, Prof. Dr., 63 Avenue Niel, F-75 Paris XVII, Frankreich

Mandel, J. V., Dr., 79 Harley Street, London W1, England

Patton, John, Dr., Walter Reed Army Hospital, Washington 12, D. C., USA

Petkovic, Sava, Prof. Dr., Facharzt für Chirurgie u. Urologie, Uroloska Klinika, Medicinskog Fakulteta Belgrad, General Zdanora 51, Belgrad, Jugoslawien

Pytel, Anton, Prof. Dr., Member Corr. Akademie Med. Sciences, Scientific Advisor of the Urological Clinic 2, Moskauer Med. Institut, Kotelnitscheskaja naber. I/15, w. 49, Moskau-240, USSR

Raposo-Montero, Luis, Dr., Facharzt für Urologie

(Privatklinik), Huerfanas, 15, Santiago de Compostela, Spanien

Rauchenwald, Karl, Dr., Facharzt für Urologie und Chirurgie, ehem. Vorstand der Urolog. Abt. am Landeskrankenhaus, St. Veiter Str. 47, A-9010 Klagenfurt, Österreich

Rocca-Rosetti, Salvatore, Prof. Dr., Direttore Clinica Urologica, Universita di Trieste, Triest, Italien

Scholtmeijer, R. J., Professor für Kinderurologie, Urologische Klinik, Erasmus-Universität, Sophia-Kinderkrankenhaus, Gordelweg, Rotterdam, Niederlande

Scott, Russel jr., M.D., P.O. Box 1129, Aspen, Colorado 81611, USA

Serav, Kemal, Prof. Dr.

Serralach, Prof. Dr., Pelayo 40, Barcelona, Spanien

Sestic, Zlatko, Dr., Facharzt für Urologie, Trg M. Oreskovica 2, Zagreb, Jugoslawien

Sorrentino, Michelangelo, Prof. Dr., Riviera di Chiaia 207, I-Neapel, Italien

Szendröi, Z., Doz. Dr., Urolog. Univ.-Klinik, P.O. Box 194, H-1428 Budapest, Ungarn

Turner Warwick, Richard, T., BSc, DM, MCh, FRCS, MRCP, FACS, Consultant Urologist, 51 Harley House, Marylebone Road, London N.W.I., England

Van Camp, Koenraad, Prof. Dr., Ordinarius für Urologie an der Universität Antwerpen, Antwerpen, Belgien

Wesolowski, Stefan, Prof. Dr., Leiter der Urolog. Univ.-Klinik, Oczki 6, Warschau, Polen

Zielinsky, J., Prof. Dr., ul. Sklodowskiej-Curie 30/9, PL-40048 Katowiece, Polen

Ordentliche Mitglieder

(749 Mitglieder)

Aberle, Albrecht, Dr., Facharzt f. Urologie u. Chirurgie, Schwarzwaldstr. 24, D-6800 Mannheim 1

Ackermann, Rolf, Prof. Dr., Facharzt für Urologie, Lt. Oberarzt der Urologischen Klinik und Poliklinik der Universität Würzburg, Luitpoldkrankenhaus, D-8700 Würzburg

Adam, Oswald, Dr., Facharzt für Chirurgie und Urologie, Niedergelassener Chirurg und Belegarzt im Michaeliskrankenhaus, Schlüterstraße 6/III, D-2000 Hamburg 13

Adolphs, Hans-Dieter, Dr., Facharzt für Urologie, Urol. Universitätsklinik, Venusberg, D-5300 Bonn

Aeikens, Bernhard, Dr., Urologische Klinik der Med. Hochschule Hannover, Karl-Wiechert-Allee 9, D-3000 Hannover 61

Al-Abadi, Hussein, Dr., Urologische Klinik und Poliklinik der FU Berlin, Klinikum Charlottenburg, Spandauer Damm 130, D-1000 Berlin 19

Albescu, Ion V., Dr. Chefarzt der Urologischen Abteilung des Kreiskrankenhauses, D-8304 Mallersdorf

Albrecht, Dieter, Dr., Facharzt für Urologie, An der Weide 31, D-2800 Bremen

Albrecht, Karl-Friedrich, Prof. Dr., Facharzt für Urologie und Chirurgie, Direktor der Urologischen Klinik der Städt. Krankenanstalten, Heusnerstr. 40, D-5600 Wuppertal-Barmen

Albring, Helmut, Dr., Facharzt für Urologie, Leitender Arzt der Urologischen Abteilung am Josef-Krankenhaus, Kleiststraße 10, D-4690 Herne

Alfermann, Friedhelm, Dr., Facharzt für Urologie u. Chirurgie, Leitender Arzt der Urologischen Abt. des Elisabeth-Krankenhauses, Weinbergstraße 7, D-3500 Kassel

Alken, Peter, Dr., Urologische Klinik der Johannes-Gutenberg-Universität, Langenbeckstr. 1, D-6500 Mainz

v. Allesch, Wilhelm, Dr., Facharzt für Urologie, Chefarzt der Urolog. Abt. Krankenhaus Seepark, Zum Widacker 5, D-2857 Langen

Allhoff, Ernst, Dr., Urologische Universitätsklinik, Joseph-Stelzmann-Straße 9, D-5000 Köln 41

Alloussi, Schahnaz, Dr., Urologische Univ.-Klinik, D-6650 Homburg/Saar

Almstedt, Ulrich, Dr., Facharzt für Urologie, Bahnhofstraße 30 a, D-3100 Celle

Altvater, Gerhard, Dr., Amselweg 12, D-4250 Kirchhellen

Altwein, Jens E., Prof. Dr., Leiter der Urolog. Abteilung des Bundeswehrkrankenhauses, Hindenburgkaserne, Mähringerweg 105/I, D-7900 Ulm

Alzin, Honore, Dr., Urologische Univ.-Klinik, D-6650 Homburg/Saar

Ammari, Bassam, Dr., Oberarzt der Urologischen Abteilung des Marienhospitals, Nassauer Straße 13/19, D-4700 Hamm 1

Aplas, G., Dr., Urologische Universitätsklinik Erlangen, Maximiliansplatz, D-8520 Erlangen

Aranyossy, Szolt, Dr., Facharzt für Urologie, Hefnersplatz 1, D-8500 Nürnberg

Arnholdt, Fritz, Prof. Dr., Parlerstraße 27, D-7000 Stuttgart 1

Arnold, Uwe-Christian, Dr., Urologische Klinik und Poliklinik der FU Berlin, Klinikum Charlottenburg, Spandauer Damm 130, D-1000 Berlin 19

Asbach, H. W., Priv.-Doz. Dr., Urologische Abteilung, Städt. Krankenanstalten Krefeld, Lutherplatz 40, D-4150 Krefeld

Bach, Dietmar, Dr., Urologische Universitätsklinik, Venusberg, D-5300 Bonn

Bacher, Karl, Dr., Facharzt für Urologie u. Chirurgie, Donnersbergstraße 9, D-6170 Frankenthal

Bandhauer, Klaus, Prof. Dr., Facharzt für Urologie, Chefarzt der Urolog. Klinik am Kantonsspital, CH-9006 St. Gallen, Schweiz

Bandtlow, Klaus, Dr., Facharzt für Urologie, Bahnhofstraße 12, D-8220 Traunstein

Bargenda, Bernhard, Dr., Facharzt für Urologie, Chefarzt der Urologischen Abt. des Städt. Auguste-Viktoria-Krankenhauses, Rubensstraße 125, D-1000 Berlin 41

Bartels, Henning, Dr., Chefarzt der Urologischen Abteilung des Ev. Krankenhauses Göttingen, An der Lutter 24, D-3400 Göttingen-Weende

Bartsch, Georg, Doz. Dr., Urologische Univ.-Klinik, Anichstraße 35, A-6020 Innsbruck

Basak, Dogan, Dr., Klinik u. Poliklinik für Urologie, Robert-Koch-Str. 40, D-3400 Göttingen

Bastian, Hans-Peter, Prof. Dr., Am Reithof 16, D-5204 Lohmar 1

Basting, R., Dr., Urologische Klinik des Klinikums der Johannes-Gutenberg-Universität, Langenbeckstraße 1, D-6500 Mainz

Bauer, Hartwig Wilhelm, Dr., Urolog. Klinik und Poliklinik der Ludwig-Maximilians-Universität München, Klinikum Großhadern, Marchioninistraße 15, D-8000 München 70

Bauer, Karl-Michael, Prof. Dr., Facharzt für Urologie und Chirurgie, Lug ins Land 53, D-8200 Rosenheim

Bauermeister, Hermann, Dr., Jessenstr. 2-6, D-2000 Hamburg 50

Baumbusch, Friedrich, Prof. Dr., Facharzt für Urologie u. Chirurgie, Direktor der Urolog. Klinik der Städt. Krankenanstalten, Lutherplatz 40, D-4150 Krefeld

Baumgärtel, Hermann, Prof. Dr., Chefarzt der Urologischen Klinik im Krankenhaus Siloah, Auestraße 46, D-3000 Hannover

Baumgart, Rolf, Dr., Facharzt für Urologie und Chirurgie, Chefarzt der Urolog. Abt. der Städt, Krankenanstalten, An den Voßbergen 79/99, D-2900 Oldenburg

Baumüller, A., Dr., Chirurg. Univ.-Klinik, Abteilung Urologie, Hugstetterstraße 55, D-7800 Freiburg/ Breisgau

Baur, Alfons, Dr., Facharzt für Urologie, Laudahnstraße 33, D-5000 Köln 41

Baur, Hans-Helmut, Dr., Chefarzt der Urolog. Abt. des Kreiskrankenhauses, Schloßhausstraße 100, D-7920 Heidenheim/Brenz

Beckendorf, Fritz, Dr., Facharzt für Chirurgie, Steinbrink 1, D-3352 Einbeck

Becker, Hermann, Dr., Facharzt für Urologie, Urologische Universitätsklinik und Poliklinik des Universitätskrankenhauses Eppendorf, Martinistraße 52, D-2000 Hamburg 20

Becker, H. C., Dr., Lehrstuhl und Abteilung für Urologie der Justus-Liebig-Universität, Klinikstraße 37, D-6300 Gießen

Behr, Jürgen, Dr., Facharzt für Urologie, Chefarzt der Urolog. Abt. des Evang. Krankenhauses, Forster Weg 34, D-3450 Holzminden

Behrendt, Johannes, Dr., Urologische Universitätsklinik der GHS, Hufelandstraße 55, D-4300 Essen 1

Bellenberg, Hans-Günther, Dr., Chefarzt der Urolog. Abt. des St. Elisabeth-Krankenhauses, Ginnheimer Str. 3, D-6000 Frankfurt/Main

Berendsen, Gert-Ulrich, Dr., Urologische Klinik und Poliklinik der FU Berlin, Klinikum Charlottenburg, Spandauer Damm 130, D-1000 Berlin 19

Berglin, Thorwald, Dr., P.L. 1046, S-43041 Kullavik, S-41134 Göteborg, Schweden

Bergmann, G., Dr., Facharzt für Urologie, Chefarzt der Urologischen Abteilung in der Klinik Dr. Bergmann, Helmholtzstraße 14–61, D-5300 Bonn 1

Bergmann, Max, Prof. Dr., Leiter der Urologischen Abteilung im Allg. Krankenhaus, A-4020 Linz/ Donau

Berndt, Rudolf, Dr., Facharzt für Urologie u. Chirurgie, Chefarzt der Urolog. Abt., Städt. Krankenhaus Neukölln, Rudower Straße 56, D-1000 Berlin 47

Bertermann, Hagen, Dr., FA f. Urologie, Abtlg. Urologie im Klinikum der Universität Kiel, Hospitalstr. 40, D-2300 Kiel

Bichler, Karl-Horst, Prof. Dr., Facharzt für Urologie, Direktor der Urologischen Univ.-Klinik Tübingen, Calwer Straße 7, D-7400 Tübingen

Bieberbach, Joachim, Dr., Facharzt für Urologie, Eisenacher Weg 60, D-3000 Hannover 1

Bielenberg, Dieter, Dr., Facharzt für Urologie, Schillerstraße 1, D-2900 Oldenburg

Biernat, Walter, Dr., Facharzt für Erkrankungen der Harnwege, Ringstraße 3, D-3110 Uelzen

Bischoff, W., Priv.-Doz. Dr., Belegarzt am Kreiskrankenhaus, Eduard-Breuninger-Straße 3, D-7150 Backnang

Blasche, Paul, Med.-Dir. Dr., Facharzt für Urologie und Chirurgie, Chefarzt d. Urolog. Abt. am Städt. Stiftungskrankenhaus, Ludwigstraße 9, D-6720 Speyer

Blech, Manfred, Dr., Klinik und Poliklinik für Urologie der Universität Göttingen, Robert-Koch-Straße 40, D-3400 Göttingen

Bleicken, Hans Gerd, Dr., Facharzt für Urologie und Chirurgie, Berglyk 12, D-2392 Glücksburg-Bochhoben

Bless, Klaus-Diethelm, Dr., Facharzt für Urologie, Am Schölzbach 90-92, D-4270 Dorsten

Blum, Dieter, Dr., Facharzt für Urologie, Hefnersplatz 1, D-8500 Nürnberg

Blumensaat, Carl, Dr., Uferstraße 12, D-8992 Wasserburg

Blumenstock, Ulrich, Dr., Facharzt für Urologie, Schulenburgring 128, D-1000 Berlin 42

Bock, Claus, Dr., Urologische Abteilung, Krankenhaus Neukölln, Rudower Str. 56, D-1000 Berlin 47

Bode, Hans-Ulrich, Dr., Kesselgasse, D-5300 Bonn 1

Bode, Ullrich, Facharzt f. Urologie, Groner Tor Str. 2-3, D-3400 Göttingen

Boden, Otto, Dr., Facharzt für Urologie, Kuschburgerstr. 9, D-5000 Köln 41

Böck, Fritz, Dr., Facharzt für Urologie, Unterländer Straße 52, D-7000 Stuttgart 40

Böcker, R., Prof. Dr., Oberarzt der Urolog. Univ.-Klinik der Universität Düsseldorf, Moorenstraße 5, D-4000 Düsseldorf 1

Böcking, Alfred, Dr., Pathologisches Institut im Klinikum der Albert-Ludwig-Universität, Albertstr. 19, D-7800 Freiburg/Br.

Bödeker, Jürgen, Priv.-Doz. Dr., Leiter der Urolog. Abt., Krankenhaus, Bergstr. 79, D-7890 Waldshut-Tiengen 1

Böhringer, Konrad, Dr., Facharzt für Urologie u. Chirurgie, Friedrich-Verleger-Straße 5, D-4800 Bielefeld

Boeminghaus, Frank, Prof. Dr., Lukas-Krankenhaus, Preußenstr. 84, D-4040 Neuß

Böttger, Paul, Dr., Facharzt für Urologie, Bahnhofstraße 96, D-6050 Offenbach

Böwering, R., Dr., Urologische Abteilung des Städt. Krankenhauses München Thalkirchner Straße, Thalkirchner Straße 48, D-8000 München 2

Bofinger, Günther, Dr., Facharzt für Urologie, Kimmichstraße 2, D-7000 Stuttgart 31

Bogdan, Roman, Dr., Facharzt für Urologie, Bundesallee 95, D-1000 Berlin 41

Boll, Klaus, Dr., Chefarzt der Urologischen Abteilung, Mathias-Spital, D-4440 Rheine

Bondarenko, Georg, Dr., Stadtkrankenhaus, D-2190 Cuxhaven

Bonert, Dusan, Dr., Urologe, Bulevar 23, YU-2100 Novi Sad, Jugoslawien

Bopp, Günter, Dr., Facharzt für Urologie, Chefarzt der Urol. Hauptabteilung am Kreiskrankenhaus, D-7090 Ellwangen/Jagst

Borgmann, Volker, Dr., Facharzt für Urologie, Oberarzt der Urologischen Klinik und Poliklinik der FU Berlin, Klinikum Charlottenburg, Spandauer Damm 130, D-1000 Berlin 19

Brachmann, Werner, Dr., Facharzt für Urologie und Chirurgie, Chefarzt der Urolog. Abteilung des Allg. Krankenhauses Barmbek, Rübenkamp 148, D-2000 Hamburg 60

Brandstäter, Peter, Dr., Facharzt für Urologie und Chirurgie, Chefarzt der Urologischen Abteilung des Kreiskrankenhauses, Posilipostraße, D-7140 Ludwigsburg

Brauer, Robert, Dr., Facharzt für Urologie, Hallerstraße 26, D-8500 Nürnberg

Braun, Hans-Peter, Dr., Chefarzt der Urolog. Abt. des St.-Vinzenz-Krankenhauses, Holzstraße 4a, D-6720 Speyer

Braun, Jürgen, Dr., Urologische Klinik und Poliklinik rechts d. Isar der TU München, Ismaninger Str. 22, D-8000 München 80

Braun, Reiner, Dr., Facharzt für Urologie, Oberarzt der Urolog. Klinik des Schwerpunktkrankenhauses Wetzlar, Bachstraße 66, D-6301 Heuchelheim

Bravetta, Giovanni, Doz. Dr., Primario Urologo, Ospedale Bassini-Milano, Legnano 32, I-20121 Milano, Italien

Brehmer, Bernd, Priv.-Doz. Dr., Facharzt für Urologie, Klinikum Niederberg, Robert-Koch-Straße, D-5620 Velbert

Bremicker, Dieter, Dr., Urologische Abteilung des Knappschaftskrankenhauses, D-4600 Dortmund

Brenner, Werner, Dr., Facharzt für Urologie und Chirurgie, D-8100 Garmisch-Partenkirchen

Bressel, Max, Dr., Facharzt für Chirurgie u. Urologie, Chefarzt der Urolog. Abt. im Allg. Krankenhaus Hamburg-Harburg, Eißendorfer Pferdeweg 52, D-2100 Hamburg 90

Broda, Dr., Oberarzt der Urologischen Abteilung des Friederikenstiftes Hannover, Humboldtstraße 5, D-3000 Hannover

Broegger, Karl-Josef, Dr., Facharzt für Urologie und Chirurgie, Moerser Straße 127 (Rheinhof), D-4005 Meerbusch 1

Brühl, P., Prof. Dr., FA für Urologie u. Laboratoriumsdiagnostik, 1. Oberarzt d. Urolog. Univ.-Klinik, Venusberg, D-5300 Bonn

Brunzema, Friedrich, Dr., Facharzt für Urologie, Chefarzt der Urologischen Abteilung d. Marien-Hospitals, Rochusstraße 2, D-4000 Düsseldorf 30

Bülow, H., Prof. Dr., Facharzt für Urologie, Chefarzt der Urologischen Klinik, Leopoldina-Krankenhaus der Stadt Schweinfurt, Gustav-Adolf-Straße 8, D-8720 Schweinfurt

Bünz, Werner, Dr., Facharzt für Chirurgie u. Urologie, Karlstraße 35, D-2000 Hamburg 76

Büscher, Hans-Kaspar, Prof. Dr., Facharzt für Urologie, Leitender Arzt der Urolog. Abteilung des Friederikenstiftes, Humboldtstraße 5, D-3000 Hannover

Burk, K., Dr., Urolog. Univ.-Klinik, Robert-Koch-Straße 8, D-3550 Marburg/L.

Busch, Rainer, Dr., Facharzt für Urologie, Urologische Universitätsklinik und Poliklinik des Universitätskrankenhauses Eppendorf, Martinistraße 52, D-2000 Hamburg 20

Buskühl, Dr. med., Kirchenstraße 15, D-8031 Gröbenzell

Butz, Manfred, Dr., Ass.-Prof., Facharzt für Urologie, Urologische Universitätsklinik der FU Berlin im Klinikum Steglitz, Hindenburgdamm 30, D-1000 Berlin 45

Carl, Peter, Priv.-Doz. Dr. habil., Facharzt für Urologie, Chefarzt des Urolog. Abt. d. Kreiskrankenhauses Deggendorf, Perlasberger Straße 41, D-8360 Deggendorf

Carmignani, Giorgio, Dr., Clinica Urologica Universita, Viale Benedetto, I-16132 Genova, Italien

Caspers, Hans-Peter, Dr., Oberarzt d. Urolog. Abtlg. d. Klinik Golzheim, Friedrich-Lau-Str. 11, D-4000 Düsseldorf 30

Chaussy, Christian, Prof. Dr., Urologische Klinik der Universität München, Klinikum Großhadern, Marchioninistraße 15, D-8000 München 70

Chiari, Reinhard, Priv.-Doz. Dr., Facharzt für Urologie, Oberarzt der Urologischen Klinik, Städtische Kliniken, Pacelliallee 4, D-6400 Fulda

Christians, Jochen, Dr., Leitender Arzt der Urolog. Abt. d. Evang. Krankenhauses, D-4200 Oberhausen

Class, Gerhard, Dr., Facharzt für Urologie, Dreiköniggasse 17, D-7900 Ulm

Correia-Branco, Manuel J., M.D., D.A.B., 389 Broadway, Cambridge, Massachusetts 02139 (USA)

Crona, Hugo, Dr., Lasarettet, S-Uddewilla, Schweden

Crone-Münzebrock, Helmut, Dr., Facharzt für Urologie, Am Schifferwall 5, D-2120 Lüneburg

Czaja, Dieter, Dr., Facharzt für Urologie, Ostwall 191, D-4150 Krefeld 1

Danger, Wilhelm, Dr., Facharzt für Chirurgie u. Urologie, Am Hang 14, D-4800 Bielefeld 1

Dathe, Günter, Dr., Facharzt für Urologie u. Chirurgie, Oberarzt der Urolog. Abt. der Chirurg. Univ.

Dathe, Günter, Priv.-Doz. Dr., Facharzt für Urologie u. Chirurgie, Oberarzt der Urolog. Abt. der Chirurg. Univ.-Klinik, D-6000 Frankfurt/Main 70

Daut, Hans, Dr., Ulmenstieg 1, D-3590 Bad Wildungen

Davidts, Helmut, Dr., Hohenstaufenring 59, D-5000 Köln

Decristoforo, Anton, Prim. Dr., Leiter der Urologischen Abteilung, Krankenhaus Ried, Schloßberg 1, A-4910 Ried im Innkreis, Österreich

Deeb, George, Dr., Dr.-Hans-Berger-Str. 17, D-8630 Coburg

Dege, Hans-Albert, Dr., D-7411 St. Johann 4

Degenhardt, W., Facharzt für Urologie, Oberarzt der Urolog. Klinik, Westfalendamm 403-407, D-4600 Dortmund 1

Deilmann, Friedrich-Wilhelm, Dr., Facharzt für Chirurgie u. Urologie, Chefarzt des Krankenhauses der Barmherzigen Brüder i. R., Urolog. Abt., Sickingenstraße 14, D-5500 Trier

Deilmann, Wolfgang, Dr., Urologische Klinik und Poliklinik der Universität des Saarlandes, D-6650 Homburg/Saar

Dembowski, J., Dr., Oberarzt d. Urologischen Klinik der Städtischen Krankenanstalten, Bremserstr. 79, D-6700 Ludwigshafen/Rhein

Dettmar, Hermann, Prof. Dr., Facharzt für Urologie, Direktor der Urologischen Univ.-Klinik, Moorenstraße 5, D-4000 Düsseldorf

Dettmar, Horst, Dr., Oberarzt, Kreiskrankenhaus, Röntgenstraße, D-4930 Detmold

Devens, K., Prof. Dr., Facharzt für Chirurgie, Kinderchirurgische Klinik der Universität, Lindwurmstraße 4, D-8000 München 2

Dewes, Rudolf, Dr., Facharzt für Urologie, Schwachhauser Heerstraße 155, D-2800 Bremen

Diemer, Dr., Kreiskrankenhaus, D-3440 Eschwege

Diener, Wolfgang, Dr., Facharzt für Urologie u. Chirurgie, Chefarzt d. Urolog. Abt. des Evang. Jung-Stilling-Krankenhauses, D-5900 Siegen

Dietz, Paul, Dr., Facharzt für Urologie, Leineweberstraße 55, D-4330 Mülheim/Ruhr

Djulepa, Jasenko, Priv.-Doz. Dr., Facharzt für Urologie, Hermann-Ehlers-Straße 20, D-6730 Neustadt/Weinstraße

Dreikorn, K., Prof. Dr., Oberarzt der Urologischen Abteilung d. Chirurg. Univ.-Klinik, Im Neuenheimer Feld 110, D-6900 Heidelberg 1

Dührig, Herbert, Dr., Facharzt für Urologie u. Chirurgie, Fuhlsbütteler Straße 104, D-2000 Hamburg 60

Durben, G., Dr., Abteilung für Urologie der RWTH Aachen, Goethestr. 27/28, D-5100 Aachen

Ebbinghaus, Klaus-Dieter, Dr., Facharzt für Urologie u. Chirurgie, Chefarzt der Urolog. Abt. an den Krankenhäusern des Kreises, D-5880 Lüdenscheid-Hellersen

Ebhardt, Klaus, Prof. Dr., Humboldtstraße 51, D-7530 Pforzheim

Edelhoff, Julius, Med.-Dir. Dr., Facharzt für Chirurgie, Lt. Med.-Dir. a.D., Lutherstr. 10, D-2400 Lübeck

Egger, Bernd, Dr. med., Oberarzt d. Urol Klinik und Poliklinik der TU München, Klinikum rechts der Isar, Ismaninger Straße 22, D-8000 München 80

Eichler, Heinz, Dr., Facharzt für Urologie, Kasinostraße 2 a, D-6230 Ffm.-Höchst

Eickenberg, Hans-Udo, Priv.-Doz. Dr., Facharzt für Urologie, Chefarzt der Urologischen Abtlg. Franziskus-Krankenhaus, D-4800 Bielefeld

Eisenberger, Ferdinand, Prof. Dr., Facharzt für Urologie, Direktor der Urolog. Klinik des Katharinenhospitals, Kriegsbergstraße 60, D-7000 Stuttgart 1

Ekmann, Hans, Doz. Dr., Facharzt für Chirurgie u. Urologie, Sahlgrenska Sjukhuset, Linnéplatsen 4, S-Göteborg SV

Elsässer, Erich, Prof. Dr., Facharzt für Chirurgie u. Urologie, Chefarzt der Urolog. Abt. des Krankenhauses der Barmherzigen Brüder, D-8000 München 2

vom Ende, Volker, Dr. med., Facharzt f. Urologie, Belegarzt am DRK-Krankenhaus, Moislinger Allee 8, D-2400 Lübeck

Engbert, Anders, Prof. Dr., Dept. of Urology, University Hospital, S-58186 Linköping, Schweden

Engehausen, Gerhard, Dr., Facharzt für Urologie, Chefarzt d. Urolog. Klinik d. Evang. Krankenhauses „Lutherhaus", Hellweg 100, D-4300 Essen 14

Engelking, Rüdiger, Prof. Dr., Facharzt für Urologie, Direktor der Urolog. Univ.-Klinik, J.-Stelzmann-Str. 9, D-5000 Köln 41

Erkens, Helmut, Dr., Facharzt für Chirurgie u. Urologie, Chefarzt der Urolog. Abt. St.-Vinzenz-Hospital, Merheimer Straße 217, D-5000 Köln 60

Esch, W., Dozent, Dr., Urologische Universitätsklinik, Alserstraße 4, A-1090 Wien 9, Österreich

Fabian, Peter, Dr., Facharzt für Urologie, Utbremerstraße 100, D-2800 Bremen

Faris, Faruk, Dr., Facharzt für Urologie, Ufergarten 1, D-5650 Solingen

Faul, Peter, Prof. Dr., Facharzt für Urologie, Chefarzt der Urologischen Abteilung des Stadtkrankenhauses, D-8940 Memmingen

Federschmidt, Klaus, Dr., Facharzt für Urologie, Chefarzt der Urolog. Abt. d. Ev. Johannes-Krankenhauses, Schildescher Straße 99, D-4800 Bielefeld 1

Feiber, Helmut, Dr., Urologische Univ.-Klinik, Lindenweg 9, D-3550 Marburg/Lahn

Fensterer-Nnabueze, Monika, Dr. med., Fachärztin für Urologie, Taunusstr. 8, D-6530 Bingen

Fiedler, Helmut, Dr., Facharzt für Urologie u. Chirurgie, Casanovastr. 2, D-1000 Berlin 441

Fiedler, Ulrich, Prof. Dr., Facharzt für Urologie, Düppelstraße 19, D-1000 Berlin 37

Figdor, Peter Paul, Univ.-Doz. Dr., Facharzt für Urologie, Vorstand der Urologischen Abteilung des

Kaiser-Franz-Josef-Spitals der Stadt Wien, Kundratstraße 3, A-1100 Wien

Fischer, Axel G., Dr., Arzt f. Urologie, Limburger Str. 13, D-6290 Weilburg

Fischer, Chr., Dr., Urologische Abteilung des Krankenhauses Itzehoe, Robert-Koch-Str. 2, D-2210 Itzehoe

Fischer, Dirk, Dr. Dr., Urolog. Abt. des Allgem. Krankenhauses Hamburg-Harburg, Eißendorfer Pferdeweg 52, D-2100 Hamburg 90

Fischer, Johannes, Dr., Facharzt für Urologie, Spielbudenplatz 5, D-2000 Hamburg 4

Flach, A., Prof. Dr., Ärztlicher Direktor d. Kinderchirurg. Abtlg. d. Chirurgischen Univ.-Klinik, Calwer Str. 7, D-7400 Tübingen

Flüchter, Stephan Heribert, Dr., Lehrstuhl und Abteilung für Urologie, Universität Tübingen, Calwer Straße 7, D-7400 Tübingen 1

Forner, Lothar, Dr., Facharzt für Urologie u. Chirurgie, Marktstraße 31, D-2940 Wilhelmshaven

Frank, Wolfgang, Dr., Facharzt für Urologie und Chirurgie, Urolog. Klinik Dr. Castringius, Germeringer Straße 32, D-8033 Planegg bei München

Frei, Albert, Dr., Facharzt für Urologie, Chefarzt der Urolog. Klinik, Städt. Krankenhaus, D-7700 Singen/Hohentwiel

Frick, Julian, Prof. Dr., Vorstand der Urolog. Abt. der Landeskrankenanstalten, A-5020 Salzburg

Friedrich, Carola, Dr., Fachärztin für Urologie, Naumburger Straße 2, D-8500 Nürnberg

Frieling, Horst, Dr., Facharzt für Urologie, Unterm Fröndenberg 18, D-5860 Iserlohn

Fritsch, Fedor, Dr., Oberarzt der Urolog. Klinik der Univ.-Klinik, Ljubljana, Jugoslawien

Fröhlich, Gert, Dr., FA f. Urologie, Ltd. Arzt d. Urolog. Abtlg. des Kreiskrankenhauses Mechernich/Eifel, Stiftsweg 18, D-5353 Mechernich

Fröhlich, Günther, Dr., Facharzt für Urologie, Chefarzt der Urolog. Abteilung St.-Franziskus-Hospital, Franziskusstraße, D-2842 Lohne

Frohmüller, Hubert, Prof. Dr., Direktor der Urologischen Klinik und Poliklinik der Universität, Luitpoldkrankenhaus, D-8700 Würzburg

Frohne, Karl-Heinz, Dr., Facharzt für Urologie und Chirurgie, Bismarckstraße 92, D-2870 Delmenhorst

Frohneberg, Detlef, Dr., Urologische Klinik der Johannes-Gutenberg-Universität Mainz, Langenbeckstr. 1, D-6500 Mainz

Fudickar, Georg, Dr., Urologische Klinik im Klinikum Barmen, Heusnerstraße 40, D-5600 Wuppertal 2

Funfack, Hans-Joachim, Dr., Facharzt für Urologie und Chirurgie, Marktstraße 53, D-7470 Albstadt 1

Funk, Klaus, Dr., Facharzt für Urologie, Chefarzt d. Urolog. Abt. und Ärztl. Direktor, Knappschaftskrankenhaus Bergmannsheil, Schemerweg 4, D-4650 Gelsenkirchen-Buer

Funke, Peter-Jörg, Dr., Oberarzt der Urolog. Klinik

der Ruhr-Universität Bochum, Josefs-Hospital, Widumer Straße 8, D-4690 Herne 1

Gaca, Adalbert, Prof. Dr., Facharzt für Urologie, Leibnizstraße 18 a, D-6200 Wiesbaden-Sonnenberg

Gallenmüller, Karl, Dr., Hafendamm 40, D-2390 Flensburg

Garcia, Martinez, Dr., J. Polo de Medina 1, Murcia, Spanien

Gasser, Georg, Prim., Univ.-Prof. Dr., Facharzt für Urologie, Vorstand der Urolog. Abteilung d. Krankenhauses der Stadt Wien-Lainz, Wolkersbergenstraße 1, A-1130 Wien

Gassert, Kurt, Dr., Facharzt für Urologie, Bahnhofstraße 52, D-6798 Kusel

Gasteyer, K. H., Dr., Krankenhaus Nordwest der Stiftung Hospital zum Heiligen Geist, Steinbacher Hohl 2-26, D-6000 Frankfurt (Main) 90

Geister, Helmut, Dr., Facharzt für Urologie u. Chirurgie, Chefarzt der Urolog. Klinik der Städt. Krankenanstalten, D-2160 Stade

Gerecht, Wolfgang, Dr., Facharzt für Urologie, Ärztehaus, D-6630 Saarlouis 2

Germann, Walter, Dr., Facharzt für Urologie, Alpenstraße 1, CH-6004 Luzern, Schweiz

Gib, Karl-Michael, Dr., Urologische Univ.-Klinik, D-6650 Homburg/Saar

Gieselmann, Heinrich, Dr., Chefarzt der Urolog. Abteilung, Vinzenz-Krankenhaus, Lange Feldstraße 31, D-3000 Hannover 71

Giesselmann, Walter, Dr., Facharzt für Urologie und Chirurgie, Im Kampe 45, D-3000 Hannover 51

Gilbert, P., Dr., Weyergrafweg 11, D-4005 Meerbusch 1

Gilch, Wilhelm, Dr., Heinrichstraße 16, D-6400 Fulda

Glantschnig, Wilfrid, Dr., Facharzt für Urologie, Moarfeldweg 6, A-9900 Lienz/Osttirol, Österreich

Glavicki, Stevan, Dr., Facharzt für Urologie, Urolog. Abt., Krankenhaus Siloah, Auestraße 46, D-3000 Hannover

Gleißner, Otto, Dr., Masurenallee 9, D-3590 Bad Wildungen

Gloede, Horst, Dr., Facharzt für Urologie u. Chirurgie, Adenauerallee 8, D-2000 Hamburg 1

Göckel-Beining, Bernt, Waldweg 74, D-4934 Horn-Bad Meinberg

Goebels, Rudolf, Dr., Facharzt für Urologie, Adolf-Flecken-Straße 10, D-4040 Neuss

Gödde, Steffen, Prof. Dr., Facharzt für Urologie, Chefarzt der Urolog. Klinik des St.-Johannes-Hospitals. An der Abtei 7–11, D-4100 Duisburg 11

Goedert, Jean, Dr., Facharzt für Urologie, 31, Bd Joseph II, Luxemburg

Göttinger, Hans, Leitender Arzt der Urologischen Abtlg. des Kreiskrankenhauses Mühldorf, D-8260 Mühldorf

Goldmann, Konrad, Dr., Facharzt für Urologie, Bertholdstraße 45, D-7800 Freiburg

Gonnermann, Horst, Dr., Facharzt für Urologie,

Wandsbeker Markstraße 24, D-2000 Hamburg 70

Graber, Pierre, Prof. Dr., Hôpital Cantonal, Clinique Universitaire d'Urologie, CH-1211 Genf, Schweiz

Grabner, Friedrich, Dr., Facharzt für Urologie, Leiter der Abteilung Urologie des Nephrologischen Zentrums Niedersachsen, Am Vogelsang 37, D-3510 Hannoversch-Münden

Graf, Christian, Dr., FA f. Urologie, Am Hof 2, D-8832 Weißenburg i. Bay.

Della Grazia, Mariano, E., Prof. Dr., Primario Urologo, Ospedale Generale, Provinciale di Melegnano (Milano), Via P. Togliatti, 65, I-20077 Melegnano, Italien

Gröninger, Karl-Heinz, Dr., Facharzt für Urologie u. Chirurugie, Rankestraße 72, D-8500 Nürnberg

Grohmann, Walter, Dr., Kreiskrankenhaus, D-4441 Beggendorf

Günthert, Ernst-Albrecht, Dr., Facharzt für Urologie, Leopoldstraße 58/IV, D-8000 München 50

Gumbrecht, Hanns, Dr., Facharzt für Urologie, Chefarzt der Urolog. Abt. d. Missionsärztl. Klinik, Salvatorstraße, D-8700 Würzburg

Gunkel, Horst, Dr., Facharzt für Urologie, Westenfelder Straße 16, D-4640 Wattenscheid

Gunst, Werner, Dr., Facharzt für Urologie, Chefarzt der Urolog. Abt. des Kreiskrankenhauses, D-7950 Biberach/Riß

Gutwinski, Erhard, Dr., Facharzt für Urologie, Kemnater Straße 50, D-7301 Ostfildern 1

Haas, H., Dr., Urologische Klinik u. Poliklinik d. Johannes-Gutenberg-Universität, Langenbeckstr. 1, D-6500 Mainz

Hagenmüller, Albrecht, Dr., Facharzt für Urologie, Hauptmann-Bauer-Weg 18, D-8110 Murnau/Oberbayern

Hagmaier, V., Dr., Urologische Klinik und Poliklinik, Departement für Chirurgie, Kantonsspital Basel, Spitalstr. 21, CH-4031 Basel, Schweiz

Haidlen, Wolfgang, Dr., Chefarzt der Urolog. Abt. des Ev. Diakonissenkrankenhauses, Roenbergstraße 38, D-7000 Stuttgart

Hak-Hagir, A., Prim. Dr. med., Allgemein Öffentl. Krankenhaus, A-3830 Waidhofen an der Thaya/Niederösterreich

Halbig, W., Dr. med., Urolog. Klinik der Universität, Moorenstraße 5, D-4000 Düsseldorf 1

Hallwachs, Otto, Prof. Dr., Facharzt für Urologie, Dir. d. Städt. Urolog. Klinik, Grafenstraße 9, D-6100 Darmstadt

Hamann, Franz, Dr., Facharzt für Urologie, Oberarzt der Urologischen Klinik der Städt. Kliniken Kassel, Mönckebergstraße 41-43, D-3500 Kassel

Hannappel, J., Dr., Abteilung für Urologie der Med. Fakultät der RWTH, Goethestraße 27-29, D-5100 Aachen

Hanschke, Hanns-Jürgen, Prof. Dr., Facharzt für Urologie u. Chirurgie, Chefarzt d. Urolog. Klinik im Stadtkrankenhaus, D-2190 Cuxhaven

Hansen, Fritz Hellmuth, Dr., Facharzt für Urologie, Chefarzt der Urolog. Klinik im Stadtkrankenhaus Rendsburg, Lilienstr. 22-28, D-2370 Rendsburg

Hantelmann, W., Dr., Urologische Klinik der FU Berlin, Klinikum Steglitz, Hindenburgdamm 30, D-1000 Berlin 45

Hartig, Dieter, Dr., Facharzt für Urologie, Chefarzt der Urolog. Abt. im Albert-Schweitzer-Krankenhaus, D-3410 Northeim

Hartmann, Michael, Dr., Facharzt für Urologie, Leitender Arzt d. Urolog. Abteilung am Bundeswehrkrankenhaus, Lesserstr. 180, D-2000 Hamburg 70

Hartung, Rudolf, Prof. Dr., Facharzt für Urologie, Direktor d. Urolog. Univ.-Klinik der Gesamthochschule Essen, Hufelandstr. 55, D-4300 Essen

Harzmann, Rolf, Prof. Dr., Ltd. Oberarzt d. Urolog. Abt. d. Universitätskliniken, Calwer Str. 7, D-7400 Tübingen

Hasche-Klünder, Rütger, Prof. Dr., Facharzt für Urologie, Gerrit-Engelke-Straße 1, D-3007 Gehrden

Haschek, Horst, Prof. Dr., Facharzt für Urologie, Vorstand der Urolog. Abt. der Wiener Allg. Poliklinik, Mariannengasse 10, A-Wien IX

Haselberger, J., Dr. med., Oberarzt d. Urolog. Klinik der Städt. Krankenanstalten, Postfach 23, D-6800 Mannheim 1

Hasse, Erich, Dr. Dr., Facharzt für Urologie, Frankfurter Straße 67, D-6050 Offenbach

Haubensak, Klaus, Prof. Dr., Chefarzt d. Urolog. Klinik, Klinikum Minden, Portastr. 7-9, D-4950 Minden/Westf.

Haug, Roland, Arzt für Urologie, Im Spitz 15, D-7701 Hilzingen

Hauge, Alexander, Prof. Dr., Facharzt für Urologie, Chefarzt der Urolog. Abtl. der Kurklinik Quellental, Wiesenweg, D-3590 Bad Wildungen-West

Hauri, D., Priv.-Doz. Dr., Oberarzt der Urolog. Univ.-Klinik, Kantonsspital, Rämistraße 100, CH-8006 Zürich, Schweiz

Hautkappe, Wilhelm, Dr., Facharzt für Urologie, Chefarzt der Urolog. Abteilung, Karolinenhospital, Norbertusstraße 19, D-5760 Neheim-Hüsten 2

Hautmann, Richard, Prof. Dr., Abteilung Urologie der Med. Fakultät an der RWTH Aachen, Goethestraße 27/29, D-5100 Aachen

Hautumm, Bernhard, Dr., Joseph-Ponten-Str. 19, D-5100 Aachen-Richterich

Heck, Dieter, Dr., Facharzt für Urologie, Tullastraße 3, D-6800 Mannheim

Hegemann, Dr., Chefarzt der Urolog. Abteilung des Marienhospitals, D-5040 Brühl

Heim, Günter, Dr., Facharzt für Urologie, Hauptstraße 37, D-8998 Lindenberg/Allgäu

Heinert, Gerd, Dr., Abteilung für Urologie im Zentrum der Chirurgie, Joh.-Goethe-Univ., Theodor-Stern-Kai, D-6000 Frankfurt/Main

Heinrich, Werner, Facharzt für Urologie, Chefarzt der Urolog. Abt. am Städt. Krankenhaus Moabit, Turmstraße 21, D-1000 Berlin 21

Heinrich, W. D., Dr., Facharzt für Urologie, Rüttenscheider Straße 62a, D-4300 Essen

Heinz, Arved, Dr., Urologische Klinik, Grafenstr. 9, D-6100 Darmstadt

Heising, J., Dr. med., Oberarzt an der Urolog. Univ.-Klinik Köln, Josef-Stelzmann-Straße 9, D-5000 Köln 41

Henftling, Theo, Dr., Facharzt für Urologie, Inhaber u. Leiter einer Privatklinik, Oststraße 24, D-7100 Heilbronn/Neckar

Hennig, Otto, Prof. Dr., Facharzt für Chirurgie und Urologie, Burgmairstraße 20, D-8900 Augsburg

Henning, Klaus, Dr., Urolog. Abteilung, Landeskrankenhaus, St. Veiter Straße 47, A-9010 Klagenfurt

Heravi, Peter Bagher, Dr., Facharzt für Urologie, Pirmasenser Straße 23, D-6783 Dahn/Pfalz

Heredia-Demis, César, Dr., Facharzt für Urologie, Pérez Aranibar 280, Miraflores – Barrio Medico, Lima, Peru

Hering, Franz-Josef, Abteilung Urologie der Med. Fakultät der RWTH, Goethestraße 27/29, D-5100 Aachen

Hermanek, Paul, Prof. Dr., Leiter der Abteilung für Klinische Pathologie i. d. Chirurg. u. Urolog. Klinik d. Univ. Erlangen-Nürnberg, Maximiliansplatz, D-8520 Erlangen

Herrberg, Werner, Dr., Facharzt für Urologie, Ebershaldenstraße 22, D-7300 Esslingen/Neckar

Hertel, E., Priv.-Doz. Dr., Chefarzt der Urologischen Abteilung des Städt. Krankenhauses, Sebastianstraße 18, D-8070 Ingolstadt

Hess, Herbert, Dr., Chefarzt der Urologischen Abteilung Krankenhaus Salem, Zeppelinstraße 33, D-6900 Heidelberg

Heusterberg, Karl-Heinz, Dr., Facharzt für Urologie, Neuhauser Straße 4, D-8000 München 2

Hild, Franz, Dr., Urologische Klinik d. Städt. Krankenanstalten Dortmund, Westfalendamm 403-407, D-4600 Dortmund

Hilden, Heinrich, Dr., Facharzt für Urologie, Glogauer Straße 15, D-8500 Nürnberg-Langwasser

Hilgenfeldt, Otto, Prof. Dr., Facharzt für Chirurgie, Parkstraße 17, D-4630 Bochum

Hochberg, Klaus, Prof. Dr., Facharzt für Urologie, Chefarzt der Urologischen Klinik, Städt. Krankenanstalten, Mainaustraße, D-7750 Konstanz 1

Höhn, W., Dr., Urologische Universitätsklinik, Maximiliansplatz, D-8520 Erlangen

Hoeltzenbein, Josef, Prof. Dr., Facharzt für Chirurgie, Zum Guten Hirten 31, D-4400 Münster

Hörenz, Gerhard, Dr., Facharzt für Urologie, Rauhe Gasse 23, D-3100 Celle

Hörr, Ernst, Auf dem Klingenberg 36, D-7170 Schwäbisch Hall

Hoffmann, Dietrich, Dr., Facharzt für Urologie, Johannisstraße 19-20, D-4500 Osnabrück

Hoffmann, Günter, Dr., Facharzt für Urologie, Theaterstraße 7, D-3000 Hannover

Hoffmeister, R., Oberarzt der Urologischen Abteilung und des urologisch-wissenschaftlichen Institutes der Klinik Golzheim, Friedrich-Lau-Str. 11, D-4000 Düsseldorf

Hofstetter, A., Prof. Dr., Chefarzt der Urolog. Abteilung im Städt. Krankenhaus Thalkirchner Straße, Thalkirchner Straße 48, D-8000 München 2

Hohenfellner, Rudolf, Prof. Dr., Facharzt f. Urologie, Direktor der Urolog. Univ.-Klinik, Langenbeckstraße 1, D-6500 Mainz

Holder, Erich, Prof. Dr., Facharzt für Urologie und Chirurgie, Vorstand der 1. Chirurg. Klinik der Städt. Krankenanstalten, Flurstraße 17, D-8500 Nürnberg

Homann, Walter, Dr., Urologische Univ.-Klinik der GHS, Hufelandstraße 55, D-4300 Essen 1

Hosek, Milan, Dr., Facharzt für Urologie, Ordinarius für Urologie, Qúenz Prostějov-nemocnice, Krankenhaus, Břno-Mendlovo nám 6, CSSR

Hrgovic, Zlatko, Dr., Am Anger 41a, D-3300 Braunschweig

Hubmann, Guntram, Dr. med., Marienhospital Erwitte, D-4782 Erwitte

Hubmann, Rolf, Prof. Dr., Chefarzt der Urolog. Abt. d. Allg. Krankenhauses St. Georg, Lohmühlenstraße 5, D-2000 Hamburg 1

Hubmer, Gerhart, Prof. Dr., Leiter d. Departements f. Urologie d. Univ.-Klinik f. Chirurgie, Auenbruggerplatz, A-8036 Graz

Huhn, K. H., Dr., Facharzt für Urologie, Mainzer Straße 212, D-6580 Idar-Oberstein

Huland, Hartwig, Dr., Facharzt für Urologie, Urologische Universitätsklinik und Poliklinik des Universitätskrankenhauses Eppendorf, Martinistraße 52, D-2000 Hamburg 20

Huntgeburth, Wilhelm, Dr. Facharzt für Urologie, Karlstraße 36, D-4790 Paderborn

Huth, Eberhard, Dr., Facharzt für Urologie, Ludmillastraße 15 a, D-8300 Landshut

Hutschenreiter, Gert, Dr., Urologische Klinik der Johannes-Gutenberg-Universität, Langenbeckstraße 1, D-6500 Mainz

Huttinger, F., Dr., Chefarzt d. Urolog. Abt., Krankenhaus Harlaching, Sanatoriumsplatz 2, D-8000 München 90

Ichim, V., Dr. habil., Urolog. Univ.-Klinik, Panduri-Hospital, SOS, Pandurilor Nr. 20, Bukarest, Rumänien

Ikinger, U., Dr., Urologische Abteilung der Chirurgischen Klinik, Klinikum der Universität Heidelberg, Im Neuenheimer Feld 110, D-6900 Heidelberg 1

Jacobi, G. H., Prof. Dr., Urologische Klinik des Klinikums der Johannes-Gutenberg-Universität, Langenbeckstr. 1, D-6500 Mainz

Jäppelt, Manfred, Dr., Facharzt f. Urologie, Reichsstraße 40, D-5600 Wuppertal-Barmen

Jakse, G., Dr., Facharzt f. Urologie, Urolog. Univ.-Klinik, Anichstraße 35, A-6020 Innsbruck

Janca, Kosta, Prof. Dr., Bulevar M. Tita 18/IV, Novi Sad, Jugoslawien

Jannopoulos, B., Dr., Facharzt für Urologie, Vas. Sofias Ave. 64, Athen 611, Griechenland

Jansen, Dr., Facharzt für Urologie, Theaterstraße 54-56, D-5100 Aachen

Jellinghaus, Wilfried, Priv.-Doz. Dr. med., Facharzt für Urologie, Chefarzt der Urolog. Klinik d. Stadt-

krankenhauses, Gabriel-von-Seidl-Str. 31, D-6520
Worms

Jenne, Kurt, Dr., Werdenfelser Str. 13, D-8070 Ingol-
stadt-Friedrichshafen

Jocham, Dieter, Dr. med., Urolog. Klinik und Poliklinik der Ludwig-Maximilians-Universität, Klinikum
Großhadern, Marchioninistraße 15, D-8000 München 70

Jörger, Wolfgang, Dr., Loersweg 7, D-2000 Hamburg 20

Jonas, Dietger, Prof. Dr., Paul-Ehrlich-Straße 50,
D-6000 Frankfurt/Main

Jonas, Udo, Prof. Dr., Rijksuniversiteit Leiden, Academisch Ziekenhuis, Afdeling Urologie, Rijnsburgerweg 10, Leiden, Holland

Jooss, Th., Dr., Am Haselnußstrauch 13, D-8000
München 45

Joost, Jörg, Dr., Urolog. Univ.-Klinik, Anichstraße 35, A-6020 Innsbruck

Jung, Hans Peter, Dr., Facharzt für Urologie, Leitender Arzt der Urolog. Abt. am Thurgauischen Kantonsspital, CH-8596 Münsterlingen

Jurković, Kurt, Dr., Facharzt für Urologie, Elisabeth-
straße 7, A-4020 Linz

Kaldewey, Walther, Dr., Bahnhofstr. 17, D-2800 Bremen

Kandalaft, Elias R., Dr., Urologist, P.O. Box 2618,
Amman, Jordanien

Karcher, Götz, Dr. med., Hauptstraße 14, D-7918
Illertissen

Karcher, Günther, Prof. Dr., Facharzt für Urologie,
Chefarzt der Urolog. Abt. des Stadtkrankenhauses,
D-6050 Offenbach/Main

Kastendieck, H., Dr., Abteilung Pathologie des AK
Harburg, Eißendorfer Pferdeweg 52, D-2100 Hamburg 90

Kastert, Hans-Bernhard, Dr., Oberarzt d. Urolog.
Universitäts-Klinik, Prittwitzstr. 43, D-7900 Ulm

Kaufmann, Joachim, Prof. Dr., Facharzt für Urologie, Chefarzt der Urolog. Klinik Altona, Paul-
Ehrlich-Straße 1, D-2000 Hamburg 50

Kazkaz, Hischam, Dr., Oberarzt der Urologischen
Klinik, Robert-Koch-Krankenhaus, D-3007 Gehr-
den/Hannover

Kelâmi, Alpay, Prof. Dr., Urolog. Klinik und Poliklinik der FU Berlin, Klinikum Steglitz, Hindenburgdamm 30, D-1000 Berlin 45

Keller, Albert, Dr., Facharzt für Urologie, St.-Trud-
pert-Krankenhaus, Urologische Klinik, D-7530
Pforzheim

Keller, Erwin, Dr., Hauptplatz 19, A-3300 Amstetten

Keller, Lutz, Dr., Facharzt für Urologie, Chefarzt der
Urolog. Abteilung des Kreiskrankenhauses, Röntgenstraße 20, D-7270 Nagold

Kemper, Jens, Dr. med., Milchgrund 41, D-2100
Hamburg 90

Kemper, Klaus, Urolog. Klinik, D-6631 Berus

Kersting, Dieter, Dr., Chefarzt der Urolog. Abteilung
Städtische Krankenanstalten, Auf der Freiheit 16,
D-5758 Fröndenberg

Kesslinger, H., Dr., Facharzt für Chirurgie und Uro-

logie, Maximilianstraße 10, D-8940 Memmingen

Khaffaf, Necib, Dr., Facharzt für Urologie, Sandstraße 38, D-3008 Garbsen 1

Kierfeld, G., Prof. Dr., Leitender Arzt der Abteilung
für Urologie im Zentrum für operative Medizin,
Städt. Krankenhaus, Dhünnberg 60, D-5090
Leverkusen 1

Kiermeier, Katharina, Dr., Fachärztin für Urologie
und Chirurgie, Oberärztin der Krankenanstalten
Karlsruhe, Urolog. Klinik, Moltkestraße 14,
D-7500 Karlsruhe

Kirchheim, Dieter, Dr., 5213 Klahanie Court N.,
Olympia, Washington 98502, USA

Kirchmeier, Peter, Dr., Institut für Pathologie der FU
Berlin, Klinikum Charlottenburg, Spandauer
Damm 130, D-1000 Berlin 19

Kissler, K., Dr. med. Facharzt für Urologie, Hoch-
kalterstraße 1, D-8262 Altötting

Klaus-Goldberg, Margarete, Dr., Hasenbergsteige
28 A, D-7000 Stuttgart 1

Kleinefenn, Otto, Dr., Facharzt für Urologie, Wiß-
mannstraße 10, D-4200 Oberhausen

Kletschke, Hans-Gottfried, Dr., Facharzt für Urologie, Chefarzt der Urolog. Abteilung d. DRK-Kran-
kenhauses Jungfernheide, Max-Dohrn-Straße 10,
D-1000 Berlin 10

Klingelhöfer, Karl-Heinz, Dr., Chefarzt der Urolog.
Abt. des St.-Elisabeth-Hospitals, D-4530 Ibben-
büren

Klippel, Karl-Friedrich, Prof. Dr., Facharzt für Urologie, Chefarzt d. Urolog. Abteilung d. Allgem. Krankenhauses, Siemensplatz 4, D-3100
Celle

Klosterhalfen, Herbert, Prof. Dr., Direktor der Urolog. Univ.-Klinik, Martinistraße 52, D-2000 Hamburg 20

Knauth, Horst, Dr., Facharzt für Urologie, Augs-
burger Straße, D-8860 Nördlingen

Knebel, Ludwig, Dr., Urologische Klinik, Klinikum
Mannheim der Universität Heidelberg, Postfach 23, D-6800 Mannheim

Kneise, Gerhard, Dr., Facharzt für Chirurgie, Lan-
genbergerstr. 29, D-7118 Künzelsau (Württ.)

Knipper, Wolfgang, Dr., Facharzt für Chirurgie und
Urologie, Ärztl. Direktor und Chefarzt der Urolog.
Abt. des Marienkrankenhauses, Alfredstraße 9,
D-2000 Hamburg 76

Knuth, Olaf, Dr., Facharzt für Urologie, Urologische
Klinik, Wagnerstraße 3–5, D-3400 Göttingen

Koch, V., Dr., FA f. Urologie, Schützenstr. 14/1,
D-7200 Tuttlingen

König, Karl, Prof. Dr., Facharzt für Urologie, Karlstraße 107, D-5340 Bad Honnef

Körner, Friedrich, Prof. Dr., Facharzt für Urologie
und Chirurgie, Steinstraße 12, D-7830 Emmen-
dingen

Kösters, Stefan, Dr. med., Urolog. Klinik d. Städt.
Krankenanstalten, Lutherplatz 40, D-4150 Krefeld 1

Kövesdi, Sándor, Facharzt für Urologie, Speck-
bacherstraße, A-6380 St. Johann (Tirol)

Kollberg, Stig Wilhelm, Dr., Facharzt für Urologie, Chefarzt der Urolog. Klinik, Centrallasarettet, S-46200 Vänersborg, Schweden

Kolle, Peter, Prof. Dr., Direktor der Urolog. Univ.-Klinik, Karl-Wiechert-Allee 9, D-3000 Hannover

Kollwitz, Arne-Andreas, Prof. Dr., Facharzt der Urologie, Chefarzt der Urolog. Abt. des Franziskus-Krankenhauses, Burggrafenstraße 1, D-1000 Berlin 30

Konjetzny, Karl-Heinz, Dr., Facharzt für Urologie, Neue Straße 29, D-2100 Hamburg 90

Konrad Gunter, Dr., Urologische Klinik und Poliklinik der Universität des Saarlandes, D-6650 Homburg/Saar

Kopper, Bernd, Dr., Urologische Klinik und Poliklinik der Universität des Saarlandes, D-6650 Homburg/Saar

Korte, Hermann, Dr., Facharzt für Chirurgie u. Urologie, Chefarzt der Urolog. Abt. im Heilig-Geist-Krankenhaus, Graseggerstr. 105, D-5000 Köln

Korth, Knut, Dr., Chefarzt der Urologischen Abteilung im Loretto-Krankenhaus, Mercystraße 6-14, D-7800 Freiburg

Kowohl, Klaus, Dr., Facharzt für Urologie, Wilhelmstraße 12, D-5210 Troisdorf

Kracht, Heinz, Dr., Facharzt für Urologie, Leitender Arzt der Urolog. Abteilung des Marienhospitals, Virchowstraße 135, D-4650 Gelsenkirchen

Krafft, Peter, Dr., Facharzt für Urologie, Ludwigstraße 13, D-8390 Passau

Kraft, Klaus, Dr., Facharzt für Urologie, Chefarzt der Urolog. Abteilung des Krankenhauses St. Liborius, Liboriusstraße, D-3590 Bad Wildungen

Krassel, Berthold, Dr., Facharzt für Urologie u. Chirurgie, Myliusstraße 6, D-7140 Ludwigsburg

Kreiß, Gunther, Dr., Facharzt für Urologie, Albert-Roller-Straße 7, D-7050 Waiblingen

Kress, Lothar, Dr., Lt. Medizinaldirektor a. D., Erschigweg 15, D-6730 Neustadt a. d. Weinstr. 19

Kröpfl, Darko, Dr., Urologische Klinik u. Poliklinik, Hufelandstr. 55, D-4300 Essen

Kronsbein, Heinrich, Dr., Facharzt für Urologie, Hamburger Allee 18, D-3000 Hannover

Krüger, E., Dr. med., Facharzt f. Urologie, Chefarzt der Urolog. Abteilung d. Maria-Josef-Hospitals, Lindenstraße 29, D-4402 Greven

Kuber, W., Dr., Urologische Universitätsklinik, Alserstraße 4, A-1090 Wien 9

Kürn, Karl-Günter, Dr., Facharzt für Urologie, Karl-Bröger-Straße 27, D-8500 Nürnberg 40

Kuhnen, B., Dr., Chefarzt der Urolog. Abt. des St.-Marien-Hospitals Lünen, D-4628 Lünen

Kult, Klaus, Dr., Hobökentwiete 65 b, D-2000 Hamburg 56

Kunit, Gerhard, Dr., Facharzt für Urologie, Oberarzt der Urologischen Abteilung des Landeskrankenhauses Salzburg, A-5020 Salzburg

Kuntz, R., Dr. med., Urolog. Klinik und Poliklinik der TU München, Klinikum rechts der Isar, Ismaninger Straße 22, D-8000 München 80

Kunze, E., Prof. Dr., Pathologisches Institut der Med. Einrichtungen der Universität Göttingen, Robert-Koch-Str. 40, D-3400 Göttingen

Kurth, K. H., Dr., Facharzt für Urologie, Afdeeling Urologie, Erasmus Universiteit, Postbus 1738, Rotterdam, Holland

von Kusserow, Hans-Jochen, Dr., Facharzt für Urologie, Humperdinckstraße 25, D-4000 Düsseldorf-Benrath

Lachmund, Joachim, Dr., Rathenaustraße 15, D-3000 Hannover 1

Lahm, Wilhelm, Dr., Facharzt für Urologie und Chirurgie, Cranachstraße 3, D-4800 Bielefeld 1

Laible, Volker, Dr., Urolog. Klinik u. Poliklinik der LMU München, Marchioninistraße 15, D-8000 München 70

Landmann, Erik, Dr., Facharzt für Urologie, Tautenburger Straße 2 f, D-1000 Berlin 46

Lang, Heiner, Dr., Facharzt für Urologie, Bahnhofstraße 29, D-6680 Neunkirchen

Lauer, Helmut, Dr., Facharzt für Urologie und Chirurgie, Marktstr. 4, D-8972 Sonthofen

Lauschke, Wolfgang, Dr., Facharzt für Urologie, Römerfeld 16, D-5070 Bergisch-Gladbach

Laval, Karl-Ulrich, Dr., Arzt f. Urologie, Münsterstr. 342, D-4000 Düsseldorf-Mörsenbroich 30

Lazica, M., Dr., FA f. Urologie, Urolog. Klinik im Klinikum Barmen, Heusnerstr. 40, D-5600 Wuppertal

Legner, Christoph, Dr., Facharzt für Urologie, Schillerstraße 51, D-6660 Zweibrücken

Lehmann, Hans-Dieter, Dr., Facharzt für Urologie u. Chirurgie, Chefarzt der Urolog. Abt., Neufelder Straße 32, D-5000 Köln 80

Leisinger, H.-J., Dr., Spezialarzt für Urologie FMH, Leitender Arzt der Urologischen Abteilung des Kantonsspitals, CH-8202 Schaffhausen, Schweiz

Leistenschneider, Wolfgang, Dr., FA für Urologie, Urolog. Klinik und Poliklinik der FU Berlin, Klinikum Charlottenburg, Spandauer Damm 130, D-1000 Berlin 19

Leliefeld, H. H.-J., Dr. med., Poliklinik d. Abteilung Urologie d. Mediz. Fakultät an der Rhein.-Westf. Hochschule Aachen, Goethestraße 27-29, D-5100 Aachen

Lent, Volkmar, Dr., Facharzt für Urologie, Chirurg. Univ.-Klinik, Ostmerheimer Straße 200, D-5000 Köln-Merheim

Lenzner, Arnim, Dr., Leitender Arzt der Urolog. Abt. des St.-Elisabeth-Krankenhauses, Königsweg 14, D-2300 Kiel

Lichtenauer, Peter, Prof. Dr., Facharzt für Urologie, Leiter d. Urolog. Abt. d. Medizinischen Akademie, Ratzeburger Allee 160, D-2400 Lübeck

Limmer, Heinz, Dr., Ostwall 100, D-4150 Krefeld

Linde, Fritz, Dr., Facharzt für Chirurgie u. Urologie, Dörfflerstraße 12, D-3550 Marburg/Lahn

Lindenberg, K., Dr., Urologische Universitätsklinik, Rämistr. 100, CH-8091 Zürich, Schweiz

Lindner, Arnulf, Dr., Schwanenweg 1, D-4600 Dortmund

Lingnau, Wieland, Dr., Facharzt für Urologie, Nymphenburger Straße 160, D-8000 München 19

Linke, K. H., Dr., Facharzt für Urologie und Chirurgie, Osianderweg 2, D-3220 Alfeld/Leine

Lipsky, H., Prim., Doz. Dr., Urologische Abteilung, Landeskrankenhaus Leoben, A-8700 Leoben

Litos, Michael, Dr., Facharzt für Urologie, Ypsilanton 29, Athen 139, Griechenland

Litz, Karl, Dr., Facharzt für Chirurgie u. Urologie, Am Höhenblick 26, D-7932 Munderkingen

Ljubović, Esad, Prof. Dr., Facharzt für Chirurgie und Urologie, Ul. Djure Djakoviča, Ciglane, A-1, Ulaz I, Y-71000 Sarajevo, Jugoslawien

Loebenstein, Heinrich, Prim., Dr., Facharzt für Urologie, ehem. Vorstand der Urolog. Abt. der Krankenanstalt Rudolfstiftung, Boerhavegasse 8, A-1030 Wien

Löhe, Edgar, Dr., Facharzt für Urologie, Solinger Straße 58, D-4018 Langenfeld

Loening, Stefan, Dr., M.D., Assistant Professor, University of Iowa Hospitals and Clinics, Dpt. of Urology, Iowa City, Iowa 52242 (USA)

Lohmann, Raimund, Dr., Facharzt für Urologie, Tannenbergstraße 25, D-5450 Neuwied

Lorentzen, Friedemann, Dr., Urologische Universitätsklinik der GHS, Hufelandstraße 55, D-4300 Essen

Luchesi, Joseph Christian, Dr., Facharzt für Urologie u. Chirurgie, Frankfurter Straße 50, D-6350 Bad Nauheim

Ludvik, W., Univ.-Prof. Dr., Vorstand der Urologischen Abteilung des Krankenhauses der Barmherzigen Brüder, Garnisongasse 11/6, A-1090 Wien, Österreich

Ludwig, Gerd, Priv.-Doz. Dr., Facharzt für Urologie, Oberarzt der Urologischen Klinik der Städt. Krankenanstalten, D-6800 Mannheim 1

Lunglmayr, G., Univ.-Doz. Dr., Urologische Universitätsklinik, Alserstraße 4, A-1090 Wien 9, Österreich

Lupp, Werner, Dr., Lindauer Straße 16, D-7750 Konstanz

Lurz, Hans, Dr., Facharzt für Urologie, Chefarzt der Urolog. Abt. im Diakonissenkrankenhaus, Speyerstraße 96, D-6800 Mannheim

Lutzeyer, Hans Wolfgang, Prof. Dr., Facharzt für Chirurgie u. Urologie, Vorstand der Abt. Urologie der Med. Fakultät, Goethestraße 27/29, D-5100 Aachen

Lux, Bernhard, Dr. med., Urolog. Klinik der Krankenhausstiftung, Untere Sandstraße 32, D-8600 Bamberg

Lymperopoulos, Stavros, Prof. Dr., Chefarzt d. Urolog. Abt. Knappschaftskrankenhaus, Dr.-Hans-Böckler-Platz, D-5124 Bardenberg

Maar, K., Priv.-Doz. Dr., Oberarzt der Urologischen Univ.-Klinik, Moorenstraße 5, D-4000 Düsseldorf 1

Madersbacher, H., Priv.-Doz. Dr., Oberarzt der Urolog. Univ.-Klinik, Anichstraße 35, A-6020 Innsbruck

Märk, Reimund, Dr., Urologische Universitätsklinik, Anichstr. 35, A-6020 Innsbruck, Österreich

Maier, Wolfgang A., Dr., Direktor der Kinderchirurgischen Klinik der Städt. Krankenanstalten, Karl-Wilhelm-Straße 1, D-7500 Karlsruhe 1

Makrigiannis, Dimitros, Dr., B. Frideriki 19 a, Larissa, Griechenland

Mankabady, Dr., Rheinhöhenweg, 9, D-5060 Bergisch-Gladbach

Marberger, Johannes, Prof. Dr., Facharzt für Urologie, Vorstand der Urolog. Univ.-Klinik, Anichstraße 35, A-6020 Innsbruck

Marberger, Michael, Prof. Dr., Facharzt für Urologie, Vorstand der Urolog. Abteilung der Krankenanstalt Rudolfsstiftung, Juchgasse 25, A-1030 Wien

Marquardt, Hans-Dieter, Prof. Dr., Facharzt für Urologie und Chirurgie, Ärztl. Direktor der Urolog. Univ.-Klinik, Prittwitzstraße 43, D-7900 Ulm

Marquardt, Henning, Prof. Dr., Facharzt für Urologie, Reichsstraße 103, D-1000 Berlin 19

Marx, F. J., Dr., Oberarzt der Urologischen Universitätsklinik München, Klinikum Großhadern, Marchioninistraße 15, D-8000 München 70

Massier, Johannes, Dr., Facharzt für Urologie, Kaiserallee 15, D-7500 Karlsruhe

Mast, Georg, Dr., Urolog. Klinik u. Poliklinik der Universität des Saarlandes, D-6650 Homburg/Saar

Matouschek, Erich, Prof. Dr. Dr., Facharzt für Urologie u. Chirurgie, Direktor der Urolog. Klinik, Moltkestraße 14, D-7500 Karlsruhe 1

Matthiesen, B., Dr., Facharzt für Urologie, Chefarzt der Urolog. Klinik, Robert-Koch-Krankenhaus, von-Reden-Straße 1, D-3007 Gehrden/Hannover

Matz, Joachim, Dr., Facharzt für Urologie u. Chirurgie, Bermpohlstraße 19 a, D-2820 Bremen 70

Mauermayer, Wolfgang, Prof. Dr., Facharzt für Urologie, Direktor der Urolog. Klinik und Poliklinik der Techn. Universität, Klinikum rechts der Isar, Ismaninger Straße 22, D-8000 München 80

May, Peter, Prof. Dr., Facharzt für Urologie, Chefarzt der Urolog. Klinik des Allg. Krankenhauses, D-8600 Bamberg

Mayer, Hans Peter, Dr. med., Urolog. Klinik und Poliklinik der Ludwig-Maximilians-Universität München, Klinikum Großhadern, Marchioninistraße 15, D-8000 München 70

Medenwaldt, Bernd, Dr., Facharzt für Urologie, Urologische Universitätsklinik und Poliklinik des Universitätskrankenhauses Eppendorf, Martinistraße 52, D-2000 Hamburg 20

Meinertz, Otto, Dr., Facharzt für Chirurgie u. Urologie, Gärtnergasse 11-15, D-6500 Mainz

Meixner, Dr., Chefarzt d. Urolog. Abt. d. Städt. Krankenanstalten, D-8510 Fürth

Melchior, Hans-Jörg, Prof. Dr., Leiter der Urolog. Klinik, Städt. Kliniken Kassel, Akadem. Lehrkrankenhaus d. Philipps-Univ. Marburg, Mönckebergstr. 43, D-3500 Kassel

Mellin, Hans-Eberhard, Dr., Urologische Universitätsklinik München, Klinikum Großhadern, Marchioninistraße 15, D-8000 München 70

Mense, Gerhard, Dr., Facharzt für Urologie, Landgraf-Karl-Str. 10, D-3500 Kassel-Wilhelmshöhe

Menzel, Elmar, Dr., Facharzt für Urologie, Chefarzt d. Urolog. Abt. am Knappschafts-Krankenhaus, Röntgenstraße 1a, D-4250 Bottrop

Meridies, Reinhard, Prof. Dr., Facharzt für Urologie, Leitender Arzt der Urolog. Abteilung d. Prosper-Hospitals, Hohenzollernstraße 13, D-4350 Recklinghausen

Meurer, Otto, Dr., Facharzt für Urologie, Rheinbabenstraße 5, D-4000 Düsseldorf 30

Meuser, Herbert, Dr., Facharzt für Urologie, Blutgasse 5, A-Wien 1

Meyer, Wolf-Hartmut, Dr., Univ.-Krankenhaus Eppendorf, Martinistr. 52, D-2000 Hamburg 20–25

Meyer-Delpho, Walter, Dr., Facharzt für Urologie, Terrasse 30, D-3500 Kassel

Meyer-Delpho, W., jun., Dr., Urologische Universitätsklinik, Venusberg, D-5300 Bonn

Michel, Hubert, Dr., Facharzt für Urologie, Wilhelminenstraße 20, D-6100 Darmstadt

Michel, Rainer, Dr., Facharzt für Urologie, Schmiedstr. 23, D-7988 Wangen-Herfetz

Miller, Fritz, Dr., Facharzt für Urologie, Neue Straße 3, D-7900 Ulm/Donau

Miller, R., Dr., Leitender Arzt der Urologischen Abteilung des Kreiskrankenhauses, Christophstr. 1, D-7320 Göppingen

Mira-Llinares, Antonio, Dr., Facharzt für Urologie u. Chirurgie, C/s. Pascual Perez, Alicante, Spanien

Möhring, K., Prof. Dr., Klinikum d. Universität Heidelberg, Abteilung Urologie, Im Neuenheimer Feld 110, D-6900 Heidelberg 1

Moeller, Jürgen, Dr., Facharzt f. Urologie, Wilhelmstraße 57, D-6840 Lampertheim

Möllhoff, Helmut, Dr., Facharzt für Urologie und Chirurgie, Chefarzt d. Urolog. Abteilung des Marien-Hospitals, Robert-Koch-Straße 21, D-4370 Marl

Mönch, Roland, Dr., Urolog. Klinik des Akademischen Krankenhauses, D-6400 Fulda

Moissidis, Perikles, Dr., Facharzt für Urologie, Oberarzt der Urologischen Abteilung der Augusta-Krankenanstalt, Bergstraße 26, D-4630 Bochum

Molitor, Dietmar, Dr., Urologische Univ.-Klinik, Sigmund-Freud-Str. 25, D-5300 Bonn 1

Molitor, Walter, Dr., Facharzt für Urologie, Postwiesenstraße 80d, D-7530 Pforzheim

Molnar, Stefan, Dr., Facharzt für Urologie, Weinstraße 7, D-8000 München 2

Moncada-Ochoa, José, Dr. med., Oberarzt d. Urolog. Klinik der Stadt, Klinikum Barmen, Heusnerstraße 40, D-5600 Wuppertal 2

Moonen, W. A., Dr., Gagellaan, Sint-Michielsgestel, Niederlande

Moormann, J. G., Prof. Dr., Facharzt für Urologie, Chefarzt der Urolog. Abteilung, Krankenhaus der Barmherzigen Brüder, Nordallee 1, D-5500 Trier

Morkos, Nabil, Dr., Facharzt für Urologie, Senftenberger Ring 13, D-1000 Berlin 19

Mossig, Heinrich, Dr., Urologische Abteilung des Krankenhauses der Stadt Wien-Lainz, Wolkersbergenstraße 2, A-1130 Wien

Müller, Helmut, Dr., Urologische Klinik des Stadtkrankenhauses, D-8670 Hof/Saale

Müller, Kurt, Dr., Facharzt für Urologie, König-Karl-Straße 38, D-7000 Stuttgart 50

Müller, Robert B., Dr., Urologe, Am Schwalbanger 1, D-8858 Neuburg/Donau

Müller-Beissenhirtz, Peter, Dr., Facharzt für Urologie, Chirurgische Klinik, Salzdalumer Straße 90, D-3300 Braunschweig

Müller-Dieckert, Detlef, Dr., Facharzt für Urologie, Marktplatz 29/31, D-3352 Einbeck 1

Müller-Marienburg, Hatto Wilhelm Ludwig, Dr., Facharzt für Urologie, Chefarzt der Urolog. Abteilung des Stadt- und Kreiskrankenhauses Ansbach, Heidingsfelder Weg 22, D-8800 Ansbach

Müssiggang, Hartwig, Dr., Facharzt für Urologie u. Chirurgie, Leiter der Urologie der Poliklinik Univ. München, Pettenkoferstraße 8a, D-8000 München 2

Mukherjee, Kajad Kumar, Dr., Facharzt für Chirurgie u. Urologie, Westenhellweg 103, D-4600 Dortmund

Mund, Erich, Dr., Facharzt für Urologie, Leitender Arzt der Urolog. Abteilung des Evang. Krankenhauses, Bahnhofstraße 53, D-5810 Witten/Ruhr

Naber, Kurt, Prof. Dr., Chefarzt der Urolog. Abt. St.-Elisabeth-Krankenhaus, Schulgasse 20, D-8440 Straubing

Naewie, Wolfgang, Dr., Zur Goldbrede 78, D-4720 Beckum

Nagel, Heinz, Dr., Facharzt für Urologie, Carl-Spitzweg-Str. 7a, D-5000 Köln 50

Nagel, Reinhard, Prof. Dr., Facharzt für Urologie, Direktor d. Urolog. Klinik und Poliklinik, Freie Universität Berlin, Klinikum Charlottenburg, Spandauer Damm 130, D-1000 Berlin 19

Nagels, Heinz, Dr., Facharzt für Urologie, Frühlingstr. 59, D-4300 Essen

Narath, Peter, Dr., Urologische Abteilung des Landeskrankenhauses Graz, A-8020 Graz

Neide, Ernst Leo, Karl-Theodor-Straße 95, D-8000 München 40

Neisius, Dietmar, Dr., Urologische Univ.-Klinik, D-6650 Homburg/Saar

Neugebauer, Wolfgang, Dr., Arzt f. Urologie, Oberarzt d. Urolog. Abt., St.-Josefs-Hospital Dortmund-Hörde, Wilhelm-Schmidt-Str. 4, D-4600 Dortmund 30

Nitzschke, U., Dr. med., Urolog. Abt. d. Eberhard-Karls-Universität, Calwer Straße 7, D-7400 Tübingen 1

Nürnberger, N., Dr., Urologische Universitätsklinik, Alserstraße 4, A-1090 Wien 9

Nuri, Mehdi, Prof. Dr., Facharzt für Urologie, Leitender Urologe, Ev. Krankenhaus, Waldstraße 73, D-5300 Bonn-Bad Godesberg

Obé, Gerhard, Dr., Facharzt für Urologie, Sulzbachstraße 28, D-6600 Saarbrücken 3

Obmann, Karl-Heinz, Dr., Facharzt für Urologie, Köthener Weg 18, D-6800 Mannheim 42

Oderwald, W. H. J., Uroloog. Rederijklaan 32, Mierlo, Niederlande

Offermann, Heribert, Dr., Facharzt für Chirurgie, Chefarzt der Chirurg. Abt. des St.-Willehad-Hospitals, Ansgaristraße 12, D-2940 Wilhelmshaven

Ohler, Ernst, Dr., Facharzt für Urologie, Roma 82, I-28051 Cannero/Riviera, Italien

Orestano, Fausto, Prof. Dr., Via Pietro D'Asaro 48, Palermo, Italien

Osterhage, Hans-Rainer, Priv.-Doz. Dr., Facharzt für Urologie, Urolog. Klinik und Poliklinik der Universität, Luitpoldkrankenhaus, D-8700 Würzburg

Oswald, Karl, Dr., Facharzt für Urologie, Chefarzt d. Urolog. Abt. des Städt. Krankenhauses St. Elisabeth, D-5440 Mayen (Eifel)

Otto, Heiko, Dr., Urologische Klinik u. Poliklinik der FU Berlin, Klinikum Charlottenburg, Spandauer Damm 130, D-1000 Berlin 19

Otto, Peter, Facharzt für Urologie, Aeschenweg 116, D-7750 Konstanz

Overbeck, Holger, Dr. med., Urolog. Klinik und Poliklinik der FU Berlin, Klinikum Charlottenburg, Spandauer Damm 130, D-1000 Berlin 19

Pačes, Václar, Prof. Dr., Facharzt für Urologie, Vorstand der Urolog. Klinik des Institutes für die ärztliche Fortbildung in Prag, Nomocnice Bulorka, Praha 8-Libeu, CSSR

Padidar, Adel Ali, Dr., Urologische Abteilung des Kreiskrankenhauses Detmold, D-4930 Detmold

Palmlöv, Andreas, Facharzt für Urologie, Chefarzt der Urolog. Klinik, Erika Sjukhus, Box 12600, S-11282 Stockholm, Schweden

Palmtag, H., Priv.-Doz. Dr., Oberarzt der Urologischen Abteilung der Chirurgischen Klinik, Klinikum der Universität Heidelberg, Im Neuenheimer Feld 110, D-6900 Heidelberg 1

Papic, Rodolub, Dr., Peter-Rosegger-Str. 11, D-4006 Erkrath 1

Patel, V. J., Dr. med., Oberarzt d. Urolog. Abteilung des Städt. Krankenhauses, Sebastianstraße 18, D-8070 Ingolstadt/Donau

Pauer, Prim, Dr., Leiter d. Urolog. Abt. d. Allg. Krankenhauses, A-4600 Wels, Österreich

Peczat, Rolf, Dr., Facharzt für Urologie, Im Zingel 5, D-3200 Hildesheim

Peters, H. J., Priv.-Doz. Dr., Wildenburgstraße 16, D-5000 Köln 41

Petritsch, Peter H., Univ.-Doz. Dr., Dept. Urologie, Chirurgische Universitätsklinik, Auenbruggerplatz, A-8036 Graz

Pfaffel, Regina, Dr., Fachärztin für Urologie, Steinacher Straße 5, D-1000 Berlin 62

Pfeiffer, Hans., Dr., Facharzt für Chirurgie, Uhlandstraße 24, D-7120 Bietigheim (Württemberg)

Pfitzenmaier, N., Dr., Urologische Abteilung der Chirurgischen Klinik, Klinikum der Universität Heidelberg, Im Neuenheimer Feld 110, D-6900 Heidelberg

Pilz, Lothar, Dr., Facharzt für Urologie, Königswall 6, D-4350 Recklinghausen

Planz, Konrad, Prof. Dr., Chefarzt der Urologischen Abteilung des Akadem. Krankenhauses, D-6400 Fulda

Pommer, Wolfgang, Dr., Medizinische Klinik der FU Berlin, Klinikum Steglitz, Hindenburgdamm 30, D-1000 Berlin 45

Pompino, Hermann-Josef, Prof. Dr., Facharzt für Urologie, Facharzt für Chirurgie-Kinderchirurgie, Leitender Arzt der chirurgischen und urologischen Abteilung an der DRK-Kinderklinik, Wellersbergstraße 60, D-5900 Siegen 1

Popelier, Guy, Dr., Facharzt für Urologie, Belgielei 199, B-2000 Antwerpen, Belgien

Porst, Hartmut, Dr., Abteilung Urologie, Bundeswehrkrankenhaus Ulm, Postfach 1220, D-7900 Ulm/Donau

Potempa, Joachim, Prof. Dr., Facharzt für Urologie, Direktor der Urolog. Klinik der Städt. Krankenanstalten, Klinikum d. Univ. Heidelberg, D-6800 Mannheim

Praetorius, Georg-Michael, Dr., Facharzt für Urologie, Waldstraße 6b, D-8032 Gräfelfing

Praetorius, Michael, Dr., Facharzt für Urologie und Chirurgie, Agnes-Bernauer-Straße 71, D-8000 München 21

Puigvert Gorro, Antonio, Prof. Dr., Cartagena 340, Barcelona 13, Spanien

Purwita, Sujono, Dr., Urologische Klinik u. Poliklinik d. FU Berlin, Klinikum Charlottenburg, Spandauer Damm 130, D-1000 Berlin 19

Pust, Reiner, Prof. Dr., Urologische Abteilung im Zentrum für Chirurgie der JL-Universität, Klinikstr. 37, D-6300 Gießen

Range, Rolf-Werner, Dr., Facharzt für Urologie, Rabenkopfstraße 39, D-8000 München 90

Rapp, Walter, Dr., Facharzt für Chirurgie u. Urologie, Oberarzt d. Stadtkrankenhauses, Ernst-Reuter-Straße 70, D-6090 Rüsselsheim

Rathert, Peter, Prof. Dr., Chefarzt der Abteilung Urologie der Krankenanstalten Düren, D-5160 Düren

Rattenhuber, U., Dr., Urologische Klinik der Universität München, Klinikum Großhadern, Marchioninistraße 15, D-8000 München 70

Rave, Bernhard, Dr., Facharzt für Urologie und Chirurgie, Hohenzollernstraße 30, D-4350 Recklinghausen

Redecker, Klaus-Dietrich, Dr., Facharzt für Urologie u. Chirurgie, Chefarzt der Urolog. Abteilung des Krankenhauses, Goethestraße 13, D-7520 Bruchsal

Reh, Norbert, Dr., Facharzt für Urologie und Chirurgie, Mühlenstraße 83, D-4050 Mönchengladbach

Rehker, Heinrich, Dr., Facharzt für Urologie, Chefarzt der Belegabteilung am St.-Agnes-Hospital, Casinowall 10, D-4290 Bocholt (Westfalen)

Reichelt, H., Dr., Urologische Abteilung der Allg. Poliklinik der Stadt Wien, Mariannengasse 10, A-1090 Wien, Österreich

Reichert, Hans-Erich, Dr., Urolog. Klinik u. Poliklinik der Universität, Luitpoldkrankenhaus, D-8700 Würzburg

Reinecke, F., Dr. med., Facharzt f. Urologie, Hamburger Straße 208, D-2000 Hamburg 76

Reinicke, Rolf, Dr., Facharzt für Urologie, Astfelder Straße 1, D-3380 Goslar 1

Reissfelder, Günter, Dr., Urologische Klinik und Poliklinik der Universität des Saarlandes, D-6650 Homburg/Saar

Reuter, Hans-Joachim, Prof. Dr., Facharzt für Urologie, Urolog. Klinik, Humboldtstr. 16, D-7000 Stuttgart 1

Reuter, Ulrich-Heinz, Dr., Facharzt für Urologie und Chirurgie, ehem. Chefarzt der Urolog. Klinik, Portastraße 7–9, D-4950 Minden (Westfalen)

Richter, Claus-Heinrich, Dernburgstraße 2, D-1000 Berlin 19

Riedasch, G., Dr., Klinikum d. Universität Heidelberg, Abteilung Urologie, Im Neuenheimer Feld 110, D-6900 Heidelberg 1

Riedel, B., Prof. Dr., Facharzt f. Urologie, Leitender Arzt der Urolog. Klinik des Reinhard-Nieter-Krankenhauses, Friedrich-Paffrath-Straße 100, D-2940 Wilhelmshaven

Riedmiller, Hubertus, Dr., Urologische Klinik u. Poliklinik der Johannes-Gutenberg-Universität Mainz, Langenbeckstr. 1, D-6500 Mainz

Rilling, Johann Georg, Dr., Facharzt für Urologie, Niedere Straße 52, D-7730 Villingen

Ringert, Rolf-Hermann, Dr., Urologische Universitätsklinik der GHS, Hufelandstraße 55, D-4300 Essen 1

Roblick, Dr., Facharzt für Urologie, Ärztlicher Leiter der Urolog. Abteilung d. Kreis- und Stadtkrankenhauses Wunsiedel-Marktredwitz, Postfach 540, D-8590 Marktredwitz

Rodeck, G., Prof. Dr., Direktor der Urolog. Univ.-Klinik, Robert-Koch-Straße 8, D-3550 Marburg/Lahn

Röhl, Lars, Prof. Dr., Facharzt für Urologie, Direktor der Urolog. Abt. der Chirurg. Univ.-Klinik, D-6900 Heidelberg

Rösner, Norbert, Dr., Facharzt für Urologie, Urologische Universitätsklinik, Robert-Koch-Straße, D-3550 Marburg/Lahn

Rohrbach, Klaus, Dr., Facharzt für Urologie, Zingel 17, D-3200 Hildesheim

Roßner, Eckhard, Dr., Facharzt für Urologie, Haferacker 14, D-2104 Hamburg 92

Rost, Armin, Dr., Urolog. Klinik u. Poliklinik im Klinikum Steglitz, Hindenburgdamm 30, D-1000 Berlin 45

Rothauge, Carl Friedrich, Prof. Dr., Facharzt für Urologie, Leiter der Abt. für Urologie der Justus-Liebig-Universität, Klinikstraße 37, D-6300 Gießen

Rothenberger, K.-H., Dr., Oberarzt der Urologischen Klinik, Thalkirchner Straße 48, D-8000 München 2

Rübben, H., Dr., Abteilung für Urologie der Med. Fakultät der RWTH, Goethestraße 27/29, D-5100 Aachen

von Rütte, Bernhard, Priv.-Doz. Dr., Spezialarzt für Chirurgie u. Urologie FMH, Effinger Straße 15, CH-3008 Bern, Schweiz

Rugendorff, Erwin Walter, Dr. Dr., Facharzt für Urologie, Ludwigsplatz 11, D-6300 Gießen

Ruile, Kurt, Prof. Dr., Facharzt für Urologie, Chefarzt der Urolog. Klinik der Städt. Krankenanstalten, D-7730 Villingen-Schwenningen

Rummelhardt, Sepp, Prof. Dr., Facharzt für Urologie, Vorstand der Urolog. Univ.-Klinik Wien, Alserstraße 4, A-1090 Wien

Rutishauser, Georg, Prof. Dr., Facharzt für Urologie und Chirurgie, Chefarzt der Urologischen Klinik des Departements für Chirurgie der Universität Basel, Kantonsspital, CH-4031 Basel, Schweiz

Sachse, Detlef, Dr., Facharzt für Urologie, Talstr. 51, D-6650 Homburg/Saar

Sachse, Hans, Prof. Dr., Facharzt für Urologie, Chefarzt der Urolog. Klinik der Krankenanstalten, Flurstraße 17, D-8500 Nürnberg

Salim, Semir, Dr., Oberarzt der Urolog. Klinik und Poliklinik der FU Berlin, Klinikum Charlottenburg, Spandauer Damm 130, D-1000 Berlin 19

Sauerwein, Dieter, Dr., Facharzt für Urologie, Chefarzt der Urolog. Abt., Werner-Wicker-Schwerpunktklinik, Im Kreuzfeld, D-3590 Bad Wildungen-West

von Scanzoni, Curt, Dr., Facharzt für Urologie, Jasperallee 19, D-3300 Braunschweig

Schabert, Peter, Priv.-Doz. Dr., Facharzt für Urologie, Chefarzt des Elisabeth-Krankenhauses, Hubertusstraße 100, D-4070 Rheydt

Schalkhäuser, K., Dr., Leitender Arzt der Urolog. Abteilung des Kreiskrankenhauses, D-8250 Dorfen

Scheibe, H., Dr., Urologische Abteilung der Justus-Liebig-Universität, Klinikstr. 37, D-6300 Gießen/Lahn

Schendzielorz, Fritz, Dr., Facharzt für Chirurgie und Urologie, Leitender Arzt der Urolog. Abt. des St.-Josef-Krankenhauses, Kardinal-Krementz-Straße 1-5, D-5400 Koblenz

Schiller, Manfred, Dr., Facharzt für Urologie u. Chirurgie, Promenadeplatz 10, D-8000 München 2

Schilling, A., Dr., Urologische Universitätsklinik München, Klinikum Großhadern, Marchioninistraße 15, D-8000 München 70

Schimatzek, Anton, Dr., Univ.-Facharzt für Urologie, Oberarzt d. Urolog. Poliklinik der Stadt Wien, Reischachstraße 3/7, A-1010 Wien

Schindler, Eckehard, Priv.-Doz. Dr., Oberarzt der Urolog. Klinik der Medizinischen Hochschule, Karl-Wiechert-Allee 9, D-3000 Hannover 61

Schindler, Ernst, Dr., Facharzt für Urologie und Chirurgie, Leitender Arzt d. Urolog. Abt. im Klinikum „Alte Mühle“, Ludwig-Konrad-Str. 6, D-3590 Bad Wildungen

Schmandt, Werner, Prof. Dr., Vorstand der Urolog.
Abt. d. Chirurg. Univ.-Klinik Münster, Jungeblodt-
platz 1, D-4400 Münster

Schmich, Hubert, Dr., Facharzt für Urologie und
Chirurgie, Leiter der Urolog. Abteilung am Kran-
kenhaus Maria Hilf, Dahlienweg 3–5, D-5483 Bad
Neuenahr-Ahrweiler 1

Schmidt, Albrecht C., Dr., Chefarzt der Urolog. Abt.
Diakoniekrankenhaus Schwäbisch Hall, D-7170
Schwäbisch-Hall

Schmidt, Joachim, Dr., Facharzt für Chirurgie u. Urologie, Oberarzt der Urolog. Klinik des Stadtkrankenhauses, Ob den Reben 3, D-7700 Singen

Schmidt, Peter, Dr., Untermarkt 13, D-6460 Geln-
hausen

Schmidt, Rainer, Dr., Tiefer Weg 1, D-2847 Barnstorf

Schmidt, Theodor, H., Dr., Facharzt für Urologie,
Chefarzt der Urologischen Klinik, Landkranken-
haus, D-8630 Coburg

Schmidt-Mende, Manfred, Prof. Dr., Facharzt für
Urologie und Chirurgie, Treiberstraße 9, D-3200
Hildesheim

Schmiedt, Egbert, Prof. Dr., Facharzt für Chirurgie u.
Urologie, Direktor der Urolog. Klinik u. Poliklinik
der Universität München, Klinikum Großhadern,
Marchioninistraße 15, D-8000 München 70

Schmitz, Werner, Prof. Dr., Chefarzt der Urolog.
Abteilung des Kreiskrankenhauses, D-4930 Detmold

Schmucki, O., Dr., Oberarzt der Urologischen Universitätsklinik, Kantonsspital, Rämistraße 100,
CH-8091 Zürich, Schweiz

Schmutte, E., Dr., Facharzt für Urologie, Gutzkow-
straße 9, D-6000 Frankfurt/Main

Schönefeld, Gerhard, Dr., Trivastr. 2/IV, D-8000
München 19

Schöngart, Klaus, Dr., Facharzt für Chirurgie u. Urologie, Wilhelm-Busch-Straße 2, D-3006 Burgwedel 1

Schrader, Gerd, Dr., Oberarzt der Urolog. Abteilung
des Kreiskrankenhauses, Fuhrberger Straße 4,
D-3006 Burgwedel 1

Schreiber, Berthold, Dr., Facharzt für Urologie, Chefarzt am St.-Marien-Hospital, Urolog. Abteilung,
Mühlenstraße 5–9, D-4660 Gelsenkirchen-Buer

Schreiner, Hellmuth, Dr., Facharzt für Urologie
und Chirurgie, Bahnhofsplatz 6, D-6930 Eber-
bach

Schreiter, F., Dr., Leitender Arzt der Urolog. Abteilung, Verbandskrankenhaus Schwelm, Dr.-Möller-
Straße 15, D-5830 Schwelm

Schröder, F. H., Prof. Dr., Direktor der Urologischen
Klinik, Erasmus-Universität, NL-3002 Rotterdam

Schroeter, Heinz, Dr., Facharzt für Urologie,
Nowackanlage 15/17, D-7500 Karlsruhe 1

Schrott, Karl M., Priv.-Doz. Dr., Urolog. Univ.-Kli-
nik, Maximiliansplatz, Postfach 35 60, D-8520 Erlangen

Schubert, G. E., Prof. Dr., Direktor des Pathologischen Institutes d. Stadt Wuppertal, Arrenberger
Straße 20–56, D-5600 Wuppertal 1

Schüler, H., Dr., Abteilung für Urologie der Chirurg.
Univ.-Klinik, D-6900 Heidelberg

Schüller, Jörg, Dr. med., Urolog. Klinik und Poliklinik der Ludwig-Maximilians-Universität, Klinikum
Großhadern, Marchioninistraße 15, D-8000 München 70

Schüssler, B., Dr., Gynäkologische Klinik der Universität des Saarlandes, D-6650 Homburg/Saar

Schütz, W., Dr. med., Urolog. Klinik und Poliklinik
der TU München, Klinikum rechts der Isar,
Ismaninger Straße 22, D-8000 München 80

Schütze, Richard, Dr., Facharzt für Urologie, König-
straße 1b, D-7000 Stuttgart 1

Schulte-Vels, Klaus, Dr., Facharzt für Urologie, Oberarzt der Urolog. Abteilung, Städt. Krankenanstalten, Auf der Freiheit 16, D-5758 Fröndenberg

Schultze-Seemann, Fritz, Dr., Facharzt für Urologie
u. Chirurgie, Alt Moabit 62, D-1000 Berlin 21

Schulz, Hans-Jürgen, Dr., Urologische Klinik und
Poliklinik der FU Berlin, Klinikum Charlottenburg, Spandauer Damm 130, D-1000 Berlin 19

Schulze, Walter, Dr., Facharzt für Urologie, Marktstraße 26/28, D-3040 Soltau

Schulze-Brüggemann, Bernd, Dr., Facharzt für Urologie, Urologische Klinik der Städt. Kliniken Osnabrück, Caprivistraße 1, D-4500 Osnabrück

Schuster, Detlev, Dr., Facharzt für Urologie und
Chirurgie, Leit. Arzt der Urolog. Klinik,
Stadtkrankenhaus, Eppenreuther Str. 9, D-8670
Hof

Schwaab, Hans-Hartmut, Dr. med., Oberarzt der
Urolog. Abteilung der St.-Barbara-Klinik Heesen,
D-4700 Hamm 5

Schwaiger, Rainer, Dr., Urologische Klinik und Poliklinik der Universität des Saarlandes, D-6650
Homburg/Saar

Schwander, Gottfried, Dr., Facharzt für Urologie,
Beethovenstraße 53, D-6000 Frankfurt/Main 1

Schwartz, Lothar, Dr., Facharzt für Urologie, Chefarzt der Urolog. Abt., Krankenhaus, D-5940
Lennestadt-Altenhundem

Scultéty, Sándor, Dr., Facharzt für Urologie und
Chirurgie, Chefarzt der Urolog. Abt. des Stadtkrankenhauses, Postfach 455, Szeged, Ungarn

Seidl, Peter, Dr., Facharzt für Urologie, Turfweg 4,
D-8400 Regensburg

Semmelroch, Hermann, Dr., Facharzt für Chirurgie,
Chefarzt der Chirurg. Abt. u. Direktor des Stadtkrankenhauses, D-8458 Sulzbach-Rosenberg

Senge, Theodor, Prof. Dr., Facharzt für Urologie,
Direktor an der Ruhruniversität Bochum, Josefs-
Hospital, Widumerstraße 8, D-4690 Herne 1

Seppelt, Ulrich, Dr. med., Oberarzt d. Urolog. Abteilung im Klinikum der Univ., Hospitalstraße 40,
D-2300 Kiel

Sharaya, Ali, Dr. med., Höhenweg 94, D-4300 Essen 11

Sichert, Wolfram, Dr., Wilhelmstraße 29, D-5100
Aachen

Sickinger, Kurt, Dr., Rothenbaumchaussee 179,
D-2000 Hamburg 13

Sigel, Alfred, Prof. Dr., Facharzt für Chirurgie u. Urologie, Vorstand d. Urolog. Klinik d. Univ. Erlangen-Nürnberg, Niendorfstraße 15, D-8520 Erlangen

Simmet, Johannes, Dr., Facharzt für Urologie, Odilienplatz 1, D-6638 Dillingen

Simon, Jürgen, Dr., Facharzt für Urologie, Tegeler Weg 4, D-1000 Berlin 10

Sinagowitz, Priv.-Doz. Dr., Facharzt für Urologie, Chirurgische Universitätsklinik, Abteilung Urologie, Hugstetter Straße 55, D-7800 Freiburg/Breisgau

Singer, Heinz, Prof. Dr., Chefarzt d. Kinderchirurg. Abt. d. Städt. Krankenhauses Schwabing, Kölner Platz 1, D-8000 München 40

Sintermann, R., Dr. med., Oberarzt der Urologischen Klinik und Poliklinik der TU München, Klinikum rechts der Isar, Ismaninger Straße 22, D-8000 München 80

Skerra, Gerhard, Dr., Facharzt für Urologie, Grafweg 5, D-5830 Schwelm

Smoler, Hans, Dr., Facharzt für Urologie, Am Pfänderholz 15, D-7972 Isny

Socha, Paul, Dr., Facharzt für Chirurgie u. Urologie, Königswiese 19, D-4650 Gelsenkirchen-Buer

Soder, Erich, Dr., Facharzt für Chirurgie u. Urologie, Chefarzt der Chirurg. Abt. des Städt. Krankenhauses, D-6740 Landau (Pfalz)

Sökeland, Jürgen, Prof. Dr., Facharzt für Urologie, Direktor der Urolog. Klinik, Westfalendamm 403-407, D-4600 Dortmund

Sommerkamp, Horst, Prof. Dr., Leiter der Urolog. Abt. der Chirurg. Univ.-Klinik, Hugstetter Straße 55, D-7800 Freiburg i. Brsg.

Sonnenberg, Sigmar, Dr., Facharzt für Urologie, Hochstraße 48, D-4850 Bottrop

Sosath, Günther, Dr., Grüner Brink 2 a, D-2391 Harrislee

Sparwasser, Herbert, Dr., Facharzt für Urologie u. Chirurgie, Chefarzt der Urolog. Klinik d. Städt. Krankenhauses, Kemperhof, D-5400 Koblenz

Speckmann, Friedrich, Dr., Facharzt für Urologie, Hermann-Löns-Straße 25, D-4600 Dortmund

Spranger, Rudolf, Dr., Facharzt für Urologie, Oberarzt der Urolog. Abteilung am Städt. Urban-Krankenhaus, Dieffenbachstraße 1, D-1000 Berlin 61

Staehler, G., Priv.-Doz. Dr., Urolog. Klinik und Poliklinik d. Ludwig-Maximilian-Universität, Klinikum Großhadern, Marchioninistraße 15, D-8000 München 70

Stähler, Hartmut, Dr., Facharzt für Urologie und Chirurgie, Chefarzt der Urolog. Klinik, Krankenhauszweckverband, Henisiusstr. 1, D-8900 Augsburg

Stammel, Ulrich, Dr., Facharzt für Urologie, Kaiserring 23, D-4230 Wesel

Stangel, Dr., Facharzt für Urologie, Alte Freiheit 3, D-5600 Wuppertal 1

Stark, Gerhard, Dr., Facharzt für Urologie, Hochwaldstr. 62, D-6640 Merzig

Steffens, Ludwig, Dr., Facharzt für Urologie, Chefarzt der Urolog. Abt. des St.-Antonius-Krankenhauses, D-5180 Eschweiler

Steffens-Krebs, Dieter, Dr., Facharzt für Urologie und Chirurgie, Chefarzt des Stadtkrankenhauses, Laustraße 30, D-3590 Bad Wildungen

Stockamp, Karl, Prof. Dr., Hockenheimer Straße 20, D-6703 Limburgerhof

Stöber, Ulrich, Dr. med., Oberarzt d. Urolog. Klinik der Mediz. Hochschule, Karl-Wiechert-Allee 9, D-3000 Hannover 61

Stöhrer, Manfred, Dr., Chefarzt der Urologischen Abteilung d. Berufsgenossenschaftlichen Unfallklinik Murnau, D-8110 Murnau/Obb.

Stoll, Hans, G., Dr., Facharzt für Chirurgie u. Urologie, Direktor der Urolog. Klinik, Kliniken der Freien Hansestadt Bremen, Zentralkrankenhaus, St.-Jürgen-Straße, D-2800 Bremen

Straube, Winfried, Prof. Dr., Facharzt für Urologie, Chefarzt der Urologischen Abteilung des Marienhospitals, Hospitalstraße 24, D-4300 Essen 12

Strauss, Wolfgang, Dr., Facharzt für Urologie und Chirurgie, Belegarzt der Urolog. Abteilung, Kreiskrankenhaus, Ernst-Putz-Straße 4, D-8788 Bad Brückenau 2

Strobel, Alois, Dr. med., Urolog. Klinik und Poliklinik der Ludwig-Maximilians-Universität, Klinikum Großhadern, Marchioninistraße 15, D-8000 München 70

Strohmenger, Paul, Prof. Dr., Facharzt für Urologie, Chefarzt der Urolog. Klinik, Städt. Kliniken Osnabrück, Caprivistraße 1, D-4500 Osnabrück

Strothotte, Erich, Dr., Facharzt für Urologie und Chirurgie, Kleine Flurstraße 9, D-5600 Wuppertal-Barmen

Studemund, Hartwig, Dr., Facharzt für Urologie, Lornsenstraße 9, D-2300 Kiel

Tauber, Roland, Prof. Dr. med., Urolog. Klinik und Poliklinik der Ludwig-Maximilians-Universität, Klinikum Großhadern, Marchioninistraße 15, D-8000 München 70

Taupitz, Artur, Prof. Dr., Facharzt für Urologie, Chefarzt der Urolog. Klinik des Städt. Krankenhauses, D-6750 Kaiserslautern

Teodorescu, Alexandru, Dr., Facharzt für Urologie, Str. Cornisei nr. 8, Scara C, Etaj-III – Ap. 8, Judetul Alt, R-Slatina, Rumänien

Terhorst, Bodo, Prof. Dr., Chefarzt der Urolog. Abt., Caritaskrankenhaus, Uhlandstraße 7, D-6990 Bad Mergentheim

Thelen, Anton, Prof. Dr., Facharzt für Chirurgie u. Urologie, Beethovenstraße 6, D-7800 Freiburg

Thelen, Paul, Dr., Facharzt für Urologie, Im Klapperhof 52, D-5000 Köln 1

Therhag, Hans, G., Dr., Dürerstraße 32, D-5620 Velbert

Thiel, Karl Heinz, Dr., Facharzt für Chirurgie u. Urologie, Chefarzt der Urolog. Abt. der Städt. Krankenanstalten, Jägerhausstraße 26, D-7100 Heilbronn

Thiele, Rudolf, Dr., Facharzt für Urologie, Reichsstraße 22, D-8850 Donauwörth

Thüroff, J., Dr. med., Urologische Klinik d. Johannes-Gutenberg-Universität, Langenbeckstraße 1, D-6500 Mainz

Tiggemann, Claus, Dr., Facharzt für Urologie, Reutlinger Str. 30, D-7500 Karlsruhe-Grünwettersbach

Timmermann, Oscar, Dr., Facharzt für Urologie, Arminstraße 24, D-4650 Gelsenkirchen

Tonnesen, Johannes, Dr., Urologe, Borromäus-Hospital, Urologische Abteilung, Postfach 209, D-2950 Leer/Ostfriesland

Tramoyeres, Cases Alfredo, Dr., Facharzt für Urologie, Chef der Urolog. Abt. Ciudad Sanitaria La Fe, Avd. Alferez Provisional, Valencia, Spanien

Truss, Friedrich, Prof. Dr., Facharzt für Urologie, Direktor der Klinik und Poliklinik für Urologie der Univ. Göttingen, Robert-Koch-Straße 40, D-3400 Göttingen

Tschervenakow, Anton, Dr., Facharzt für Chirurgie u. Urologie, Vorstand des Lehrstuhls für Urologie am Institut für ärztliche Fortbildung, Belo More 8, Sofia, Bulgarien

Tscholl, R., Priv.-Doz. Dr., Kantonsspital, Leitender Arzt der Urologischen Klinik, CH-5001 Aarau, Schweiz

Tunn, Ulf, Priv.-Doz. Dr., Facharzt für Urologie, Leitender Oberarzt der Urologischen Klinik der Ruhruniversität, Marien-Hospital, Widumer Straße 8, D-4690 Herne 1

Uhlir, Karel, Prof. Dr., Direktor der Urolog. Univ.-Klinik, Pekařská, Brno, CSSR

Ulbricht, Roland, Dr. med., Urolog. Klinik und Poliklinik der FU Berlin, Klinikum Charlottenburg, Spandauer Damm 130, D-1000 Berlin 19

Ulrich, Heinz Jürgen, Dr., Facharzt für Urologie, Pferdemarkt 16, D-2400 Lübeck

Ulshöfer, B., Dr., Urologische Klinik und Poliklinik der Universität, Robert-Koch-Straße 8, D-3550 Marburg/Lahn

Ultzmann, Harald, Dr., Facharzt für Urologie, Alserstraße 27, A-1080 Wien

Unger, Joachim, Dr., Facharzt für Urologie und Chirurgie, Leitender Arzt d. Urologischen Abt. am Städt. Krankenhaus, D-8830 Treuchtlingen

Unger, Victor, Dr., Facharzt für Urologie u. Chirurgie, Viktoriastraße 2, D-6600 Saarbrücken

Urlesberger, Hadwin, Primarius, Dr., Urologische Abteilung, Landeskrankenhaus, St. Veiter Straße 47, A-9010 Klagenfurt, Österreich

Uthmann, U., Dr., FA f. Urologie, Klinikum der Universität Heidelberg, Abteilung Urologie, Im Neuenheimer Feld 110, D-6900 Heidelberg

Vahlensieck, Winfried, Prof. Dr., Facharzt für Urologie, Direktor der Urolog. Univ.-Klinik, D-5300 Bonn-Venusberg

Vardakis, Georg, Dr., Facharzt für Urologie, Trift 19, D-3100 Celle

Voegele, Ulrich, Dr., Facharzt für Urologie, Fischertor 1, D-4950 Minden

Völter, Dieter, Prof. Dr., Chefarzt der Urologischen Abteilung des St.-Trudpert-Krankenhauses, D-7530 Pforzheim

Vogt, Wolfgang-Erich, Dr., Facharzt für Urologie, Tauentzienstraße 13, D-1000 Berlin 30

Volck, Hartmut, Dr., Arzt f. Urologie, Bahnhofstr. 1, D-7030 Böblingen

Vouros, Demetrios, Professor Dr., Facharzt für Urologie, Chefarzt der Urologischen Abteilung, Theagenion Medical Institute, Serronstr. 2, Thessaloniki, Griechenland

Wagener, Klaus, Dr., Facharzt für Urologie, Chefarzt im Sanatorium Hartenstein, D-3590 Bad Wildungen

Wagenknecht, Lothar-Viktor, Prof. Dr., Urologische Univ.-Klinik, Martinistraße 52, D-2000 Hamburg 20

Wagner, W., Priv.-Doz. Dr., Facharzt für Urologie, Chefarzt der Urolog. Abt., St.-Josefs-Hospital, Kurfürstenstraße 69, D-4150 Krefeld-Uerdingen

Walczak, Michael, Dr., Facharzt für Urologie, Oberarzt der Urolog. Abt. d. St.-Antonius-Hospitals, Dechant-Decker-Straße, D-5180 Eschweiler

Walther, Volker, Dr. med., Baumgartenstraße 30, D-8150 Holzkirchen

Walz, P. H., Dr., Urologische Klinik, Klinikum der Johannes-Gutenberg-Universität, Langenbeckstraße 1, D-6500 Mainz

Wand, Heribert, Prof. Dr., Facharzt für Urologie und Chirurgie, Leiter der Abteilung für Urologie im Klinikum der Univ. Kiel, Hospitalstraße 40, D-2300 Kiel

Wandschneider, Gerhard, Dr., Primarius, Univ.-Doz., Vorstand d. Urolog. Abt. d. Landeskrankenhauses Graz, Petersbergenstraße 61, A-8042 Graz

Wanner, Klaus, Dr. med., Oberarzt d. Urolog. Klinik am Katharinenhospital, Kriegsbergstraße 60, D-7000 Stuttgart 1

Wassmuth, Klaus, Dr., Stadtkrankenhaus, Urologische Abteilung, Würzburger Weg 22, D-8832 Weißenburg

Weber, Wolfgang, Prof. Dr., Leiter der Abteilung für Urologie im Zentrum der Chirurgie d. Joh.-v.-Goethe-Univ., Theodor-Stern-Kai 7, D-6000 Frankfurt/Main

Wehner, Walter, Dr., Facharzt für Urologie, Chefarzt der Urolog. Klinik, Hohenzollernstraße 7–9, D-7000 Stuttgart

Weidner, W., Dr., Lehrstuhl und Abteilung für Urologie der Justus-Liebig-Universität, Klinikstraße 37, D-6300 Gießen

Weigele, Günter Norbert, Dr., Facharzt für Urologie, Marktplatz 1, D-7410 Reutlingen

Weigner, K., Dr. med., Oberarzt der Urolog. Abteilung des Knappschafts-Krankenhauses, Dr.-Hans-Böckler-Platz, D-5102 Würselen 1

Weißbach, L., Priv.-Doz. Dr., Oberarzt der Urolog. Univ.-Klinik, Venusberg, D-5300 Bonn

Weissteiner, Gerhard, Dr., Urologische Univ.-Klinik, Anichstraße 35, A-6020 Innsbruck

Wellstein, Hans, Dr., Facharzt für Urologie, Holzstraße 21, D-7000 Stuttgart 1

Wenderoth, Heinz, Dr., Facharzt für Urologie u.

Chirurgie, Chefarzt der Urolog. Klinik d. Allg. Krankenhauses, Buscheystraße 15 a, D-5800 Hagen

Wenderoth, U., Dr., Urologische Klinik der Johannes-Gutenberg-Universität, Langenbeckstraße 1, D-6500 Mainz

Werner, Horst, Dr., Facharzt für Urologie u. Chirurgie, Chefarzt der Urolog. Abt. des St.-Elisabeth-Krankenhauses, Werthmannstraße 1, D-5000 Köln 41

Westenfelder, Martin, Priv.-Doz. Dr., Facharzt f. Urologie, Oberarzt der Abteilung für Urologie des Klinikums der Universität Freiburg, Hugstetter Straße 55, D-7800 Freiburg

Wichmann, D., Dr. med., Leitender Arzt der Urolog. Abt. des St.-Franziskus-Hospitals, D-2842 Lohne

Widok, Klaus, Dr., Allgäuer Straße 1, D-8000 München 71

Wieland, Wolf F., Dr. med., Urolog. Klinik und Poliklinik der Ludwig-Maximilians-Universität, Klinikum Großhadern, Marchioninistraße 15, D-8000 München 70

Wienhöwer, Reiner, Dr., Facharzt für Urologie, Oberarzt d. Klinik Golzheim, Urologische Abt., Friedrich-Lau-Straße 11, D-4000 Düsseldorf

Wigger, Curt, Dr., Facharzt für Urologie, Gartenstraße 14, D-4930 Detmold

Wilbert, Heinz, Dr., Facharzt für Urologie und Chirurgie, Siegfriedstraße 31, D-6520 Worms/Rhein

Wilhelm, E., Dr. med., Urolog. Univ.-Klinik, Maximiliansplatz, D-8520 Erlangen

Wille-Baumkauff, Horst, Prof. Dr., Facharzt für Urologie, Moltkestraße 1, D-3300 Braunschweig

Wiltschke, Heribert, Prim. Dr., Facharzt für Urologie, Kajetanerplatz 5, A-5020 Salzburg, Österreich

Winkler, Peter, Dr., Facharzt für Urologie, Lahnstraße 9, D-5000 Köln 50

Winz, Richard, Dr., Facharzt für Urologie, Burgwall 64, D-4400 Münster

Wirth, Manfred, Dr. med., Urolog. Klinik und Poliklinik der Univ. Würzburg, Luitpoldkrankenhaus, D-8700 Würzburg

Witschel, Rüdiger, Dr. med., Facharzt f. Urologie, Belegarzt in der Klinik Dr. Strempel, Bahnhofstraße 20, D-4970 Bad Oeynhausen 1

Witzel, Reinhold, Dr., Facharzt f. Urologie, Lennéstraße 9a, D-5300 Bonn

Woelk, Eberhard, Dr., Facharzt für Urologie, Chefarzt der Urolog. Abt. Kath. Krankenhaus Du-Zentrum, Pappendelle 6, D-4100 Duisburg 17

Wöller, Albrecht, Dr., Schloßstraße 23, D-4330 Mülheim/Ruhr

Wohlrabe, Kurt, Dr., Facharzt f. Urologie, Altendorfer Straße 288, D-4300 Essen 1

Wolterhoff, Hermann, Dr., Facharzt für Urologie, Poststraße 14, D-4010 Hilden

Wortberg, Klaus, Dr., Facharzt für Urologie, Albertinenkrankenhaus, D-4503 Dissen

Wricke, Gerhard, Dr., Facharzt für Urologie und Chirurgie, Bonifatiusplatz 8, D-6500 Mainz

Wulff, Hans Diederich, Prof. Dr., Facharzt für Urologie, Chefarzt d. Urolog. Klinik, Schwarzenmoorstraße 70, D-4900 Herford

Wurdas, Hermin, Dr., Facharzt für Urologie, Theodor-Heuss-Platz 1–3, D-4040 Neuß

Zechner, O., Dr., Urologische Universitätsklinik, Alserstraße 4, A-1090 Wien 9

Zeiss, Peter, Facharzt für Urologie, Ludwig-Dürr-Straße 46, D-8021 Icking

Zeman, Emil, Univ.-Doz. Dr., Facharzt für Urologie, Hohentwielstraße 33, D-7000 Stuttgart 1

Ziegler, Manfred, Prof. Dr., Direktor der Urolog. Univ.-Klinik, D-6650 Homburg/Saar

Ziegler, Wilhelm, Dr., Facharzt für Urologie, Schillerstraße 10, D-7600 Offenburg (Baden)

Zikic, Michael, Dr. Dr., Behringstraße 13, D-4930 Detmold

Zimmermann, Armin, Dr. med., Facharzt für Urologie, Rasenweg 8, D-3406 Bovenden 1

Zingg, Ernst, Prof. Dr., Facharzt für Chirurgie u. Urologie, Direktor der Urolog. Univ.-Klinik, CH-3010 Bern, Schweiz

Zink, Roman A., Dr. med., Urolog. Klinik und Poliklinik der Ludwig-Maximilians-Universität, Klinikum Großhadern, Marchioninistraße 15, D-8000 München 70

Zöckler, Hans-Theodor, Dr., Facharzt für Urologie, Urologische Klinik der Med. Hochschule, Karl-Wiechert-Allee 9, D-3000 Hannover-Kleefeld

Zoedler, Dietmar, Dr., Facharzt für Urologie, Chefarzt der Urolog. Abt. der Klinik Golzheim, Friedrich-Lau-Straße 11, D-4000 Düsseldorf

Zorn, Dietrich, Prof. Dr., Facharzt für Urologie, Aussiger Wende 17, D-3000 Hannover-Kirchrade

Zurborg, Clemens, Dr., Facharzt für Urologie, Chefarzt der Urolog. Abt. des Krankenhauses Maria-Hilf, Oberdissener Str. 94, D-4150 Krefeld

Zwergel, Th., Dr. med., Theodor-Litt-Ring 38, D-6411 Künzell-Bachrain

Zwergel, Ulrike, Dr. med., Theodor-Litt-Ring 38, D-6411 Künzell-Bachrain

Autorenregister

Ackermann, R. 39, 45, 72, 74, 438

Albrecht, K.F. 113, 114, 202, 228, 248, 283, 377, 379, 380, 516

Alken, P. 357, 547, 549

Altwein, J.E. 124, 224, 448, 462

Ansorge, U. 145

Antczak, J. 351

Aplas, G. 256, 283

Asbach, H.W. 182

Asper 303

Aubel, O.G.M.J. van 307

Aurich, B. 537

Baán, L. 397

Bachmann, H. 545

Bandelier, D. 195

Bartels, H. 376, 377, 378, 379, 380, 526

Bartsch, G. 102, 366, 379, 403, 426

Basak, D. 57

Bastian, H.P. 283, 285, 288, 304

Basting, R.F. 124

Bauer, H.-W. 370

Baumüller, A. 101, 113

Bayindir, S. 211

Becker, H. 227, 342

Becker, H.C. 208, 211

Beer, H. 28

Behrendt, H. 452

Belgrano, E. 414

Benert, D. 54

Bertermann, H. 358, 377, 378

Bichler, K.-H. 25, 266, 392, 456, 476

Bieda, J. 334

Blech, M. 143, 309

Bocancea, D. 328

Böcker, R. 473

Böhm, G. 184

Böwering, R. 69

Böwing, B. 256

Borgmann, V. 126, 251, 283

Bouffioux, C. 325

Braun, J. 554, 556

Bresel, M. 118

Bressel, M. 153, 238, 262, 283

Brosig, W. 345, 346

Brühl, P. 287

Brühlmann, W. 162

Burk, K. 59, 79, 321, 327

Cangh, P. van 325

Carmignani, Ch. 414

Casagranada, R. 149

Caspers, H.P. 77

Castro, P. 400, 402

Chantrie, M. 325

Chaussy, Ch. 373, 380, 385

Constantinescu, Gh. 338

Dalesio, O. 320

Darewicz, J. 147, 194

Das, S. 111

Dathe, G. 419

Debruyne, F.M.J. 451

Deichert, U. 205

Denis, L. 320, 325

Dettmar, H. 326

Devens, K. 472

Diener 303, 304

Dietl, P. 218

Dimopoulos, C. 294

Dongen, R.J.A.M. van 488

Dunkel, J.W. 59

Ebell, W. 473

Egender, G. 366

Egger, B. 30, 155, 521, 540

Egger, G. 291

Eickenberg, H.-U. 452, 469, 531, 543

Engelking, R. 28, 128, 129

Engels, M. 475

Ernst, H. 97, 113, 114

Fahrner, E.-M. 216

Faßbinder, W. 419

Faul, P. 376

Feiber, H. 441

Fischbach, H. 25

Fischer 283

Flüchter, St.H. 25, 392, 456, 476

Förster, R. 36

Forssmann, B. 373

Frang, D. 106

Frank, M. 274

Frei, U. 419

Frentzel-Beyme, B. 537

Frick, J. 149, 303, 426, 427, 487

Friesen, A. 69

Fröhlich, G. 184, 204

Frohmüller, H. 39, 174, 201, 202, 203, 204, 303, 438

Frohneberg, D. 415, 427

Fudickar, G. 151, 156

Găleşanu, M. 363

Galuska, L. 397

Gebhardt, M.A.H. 288

Geyer, G. 407

Giuliani, L. 141

Gohlke, K.-H. 39

Gregl, A. 57

Haas, R. 472

Haensch, R. 33

Hammer, C. 385

Haneke, E. 11

Hanke, P. 419

Hantelmann, W. 422

Hartung, R. 99, 495

Harzmann, R. 25, 266, 327, 392, 444, 456, 476, 485

Haschek, H. 407, 426

Hauri, D. 162, 201, 202, 203

Hautmann, R. 20

Hautumm, B. 321

Havers, W. 452, 469

Heck, D. 508

Heckemann, R. 524, 531, 545

Hefler 156

Hegemann, M. 528

Heinert 379

Heinzerling, J. 556

Hering, F. 274

Herold, S. 321

Hesse 108, 113, 115, 116, 285, 487

Heß, F. 51, 72

Hetzel, H. 218

Hild, F. 197, 201

Hill, M. 65

Hofer 128

Hofstetter, A. 69

Hohenfellner, R. 319, 415, 464, 485, 486, 487

Hruby, W. 361

Hubmann, G. 42, 140

Hubmann, R. 342
Hubmer, G. 348
Hübscher, H. 366
Huland, H. 381
Hutschenreiter, G. 357, 376,
    377, 379
Ikinger, U. 133
Janča, K. 54
Jankovič, B. 54
Jannopoulos, B. 294
Jellinghaus, W. 39
Jobke, A. 480
Jocham, D. 373, 385
Jörger, W. 262
Jonas, D. 419
Jonas, U. 228, 234, 247, 312
Joost, J. 291, 303
Karcher, G. 189, 201
Karl 74, 204
Kaufmann, J. 113, 155, 342
Kazoń, M. 351
Kehrer, B. 281
Klippel, K.F. 65, 316, 326, 464,
    485
Klosterhalfen, H. 246, 247, 248,
    381, 511
Kockott, G. 216
Kösters, S. 111, 182
Kolle, P. 74, 114, 192, 326, 327, 345
Kopper, B. 199, 201
Korn, S. 266
Krakowski, J. 334
Krause, W. 205, 208
Kraushaar, J. 67
Kropp, W. 540
Kunit, G. 149, 475, 485
Kurz, S. 472
Kyriakidis, A. 294
Lambardh, M. 99
Lazica, M. 140
Lehmann 155
Leliefeld, H. 221, 228
Lent, V. 355, 376
Leyh, H. 528
Lierse, W. 8
Lieven, H. v. 472
Loehrs, U. 385
Lotzien, C.F. 187
Ludvik, W. 114, 202
Lustenberger, F.X. 281
Lutzeyer, W. 20, 221, 274, 559
Lux, B. 298
Lymberopoulos, E. 321
Madersbacher, H. 218
Manthopoulos, A. 82
Marberger, H. 72, 73, 102, 113,
    114, 115, 116, 128, 346
Marberger, M. 284, 285, 361
Marx, F.J. 204, 329
Matouschek, E. 266
Matthiesen, B. 229, 246, 247

Mau, J. 559
Mauermeyer, W. 402
May, P. 298
Medenwaldt, B. 130
Melchior, H.-J. 115, 376, 378,
    380, 388
Mellin, H.-E. 62
Meyer, W.H. 93
Mittermayer, Ch. 559
Möhring, K. 133, 153
Molnar, S. 204
Molzahn, M. 422
Moncada, J. 151, 179
Muchelvi 347
Nabel, R. 126
Naber, K.G. 122, 129, 266, 285,
    286, 380
Nagel, R. 251, 283, 284, 285,
    303, 304
Neagu, V. 363
Needré, U. 288
Neisius, D. 199
Nöske, H.D. 67
Nowak, A. 88
Olbing, H. 545
Oosterlinck, W. 325
Osterhage, H.R. 438
Papacharalambous, A. 82
Papadogiannis, N. 82
Pasiewicz, J. 88
Pauw, M. de 320
Petrisch, P.H. 348
Petropoulos, K. 82
Pfab, R. 540
Pflüger, H. 278
Pittner, P. 59, 321
Ploem, J.S. 312
Podsiadly, P. 147, 194
Pop, T. 363
Porst, H. 202, 224, 227
Potempa, J. 128, 129, 248
Prauer, W. 218
Priegnitz 59
Proniewski, J. 351
Punzengruber, Ch. 407
Puppo, P. 414
Rathert, P. 145, 153, 156
Reißfelder, G. 199
Repetto, U. 414
Reuter, A. 355
Reuter, M. 392
Riedmiller, H. 357
Ring, E. 348
Ringert, R.H. 452, 469, 486
Robinson, M.R.G. 320
Rodeck, G. 59, 153, 154, 155,
    411, 426, 427, 441
Rohr, H.P. 366
Rost, A. 422
Rothauge, C.F. 67, 73, 205, 208,
    211, 227, 228

Rothenberger, K. 69, 74
Rübben, H. 559
Rücker, J. 475
Sachse, H. 115, 116
Sauerwein 247
Schabel, F. 291
Schätzl, M. 394
Scheiber 227
Schmandt, W. 154
Schmiedt, E. 203, 329, 345, 347,
    373, 551
Schmucki, O. 195
Schöndorf, Th. 208
Schoenenberger, A. 195
Scholtmeijer, R.J. 433, 447
Schramek, P. 407, 426
Schreiter, F. 118, 129, 238, 246,
    247, 248
Schröder, F.H. 74, 307, 326, 327
Schrott, K.M. 256, 283, 284
Schüller, J. 370, 379, 380, 551
Schulman, C.C. 223, 320, 325
Schultze-Seemann, F. 3
Schulze, W. 187
Schwab, H.-H. 517
Schwaiger, R. 199
Schwedler, T. 192
Schweikert, H.U. 403
Schwenn, S. 262
Sechtem, R. 411
Seiferth, J. 28
Senge, Th. 109, 116
Seppelt, U. 36, 74, 380
Sigel, A. 72, 73, 74, 447, 462,
    486
Sintermann, R. 216
Smith, P. 320
Smith, P.J.B. 448
Sökeland, J. 201
Sommerkamp, H. 101, 336, 346,
    347, 402, 480
Spengler, A. 242, 246, 247, 248,
    342, 345
Spycher, M. 162
Stackl, W. 361
Staehler, G. 62, 370, 385
Starck, M. 419
Stohrs, W.M. 234
Stokidis, D. 294
Stollmann, B. 469
Stolze, Th. 473
Straub, E. 415
Sy, W. de 325
Sylvester, R. 320
Székely, J. 106
Tanke, H.J. 312
Tauber, R. 157, 346
Teneta, L. 88
Teodorescu, Al. 338
Teodorescu, An. A. 338
Teodorescu, Fl. A. 338

Thieme, H. 109
Thüroff, J. 357
Truss, F. 57, 143, 153, 154, 155,
    156, 307
Tunn, U.W. 109
Ulshöfer, B. 59, 79, 138, 411
Vahlensieck, W. 376, 377, 378,
    379, 380
Viggiano, R. 320
Vogt, H.J. 99
Volkmer, H.-P. 519
Vries, J.D.M. de 451
Wagenknecht, L.V. 93, 130,
    153, 187

Walther, V. 370, 373, 551
Walz, P.H. 65, 534
Wand, H. 36, 358, 376, 377
Wannenmacher, M. 336
Weber, H.P. 287
Weber, W. 91, 115, 373, 419
Weidner, W. 204, 208, 211, 227
Weißbach, L. 444
Wendler, H. 348
Wensky, H. 358
Wespes, E. 223
Westenfelder, M. 271, 427, 459,
    480
Wienhöwer, R. 77

Wiskemann, A. 93
Wittmer 247
Wróbel 202
Zana, J. 106
Zander, M. 77
Zechner, O. 278, 285, 378
Zeidler 115
Ziegler, M. 227, 228
Zieliński, J. 88, 91, 115, 203, 345
Zimmermann, A. 57, 143, 309,
    326
Zink, R.A. 394, 472
Zöckler, H. 192, 204
Zoedler, D. 77, 91, 114, 115